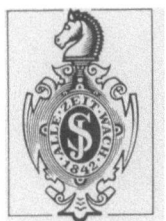

Zentrale Themen der Sportmedizin

Herausgegeben von W. Hollmann

Unter Mitarbeit von
P. O. Åstrand, A. Berg, C. Bouchard, M. Donike, A. Drews
S. Drews, M. J. Halhuber, A. Hartmann, H. Hofmann
W. Hollmann, J. Karlsson, J. Keul, H. Liesen, A. Mader
H. Mellerowicz, D. Michel, L. Röcker, R. Rost, B. Saltin
H. Schoberth, V. Seliger, B. Semiginovsky, J. Stegemann
H. Stoboy, N. B. Strydom, M. Chr. Thibault, C. H. Wyndham

Dritte, neubearbeitete und ergänzte Auflage

Mit 188 Abbildungen und 39 Tabellen

Springer-Verlag
Berlin Heidelberg New York Tokyo

Herausgeber
Professor Dr. Wildor Hollmann
Leiter des Instituts für Kreislaufforschung
und Sportmedizin (Lehrstuhl für
Kardiologie und Sportmedizin)
Deutsche Sporthochschule und Universität Köln
5000 Köln 41

1. Auflage 1972
2. Auflage 1977

CIP-Kurztitelaufnahme der Deutschen Bibliothek
Zentrale Themen der Sportmedizin/hrsg. von W. Hollmann. Unter Mitarb. von
P.-O. Åstrand ... - 3., neubearb. u. erg. Aufl. - Berlin; Heidelberg; New York;
Tokyo; Springer, 1986.
ISBN-13: 978-3-642-88733-8   e-ISBN-13: 978-3-642-88732-1
DOI: 10.1007/ 978-3-642-88732-1
NE: Hollmann, Wildor [Hrsg.]; Åstrand, Per-Olof [Mitverf.]; Sportmedizin

Das Werk ist urheberrechtlich geschützt. Die dadurch begründeten Rechte,
insbesondere die der Übersetzung, des Nachdruckes, der Entnahme von
Abbildungen, der Funksendung, der Wiedergabe auf photomechanischem oder
ähnlichem Wege und der Speicherung in Datenverarbeitungsanlagen bleiben, auch
bei nur auszugsweiser Verwertung, vorbehalten. Die Vergütungsansprüche des § 54,
Abs. 2 UrhG werden durch die ‚Verwertungsgesellschaft Wort', München,
wahrgenommen.
© Springer-Verlag Berlin Heidelberg 1972, 1977, 1986

Die Wiedergabe von Gebrauchsnamen, Handelsnamen, Warenbezeichnungen usw.
in diesem Werk berechtigt auch ohne besondere Kennzeichnung nicht zu der
Annahme, daß solche Namen im Sinne der Warenzeichen- und Markenschutz-
Gesetzgebung als frei zu betrachten wären und daher von jedermann benutzt
werden dürfen.
Produkthaftung: Für Angaben über Dosierungsanweisungen und Applikations-
formen kann vom Verlag keine Gewähr übernommen werden. Derartige Angaben
müssen vom jeweiligen Anwender im Einzelfall anhand anderer Literaturstellen auf
ihre Richtigkeit überprüft werden.
Satz: Appl, Wemding
2121/3140-543210

Vorwort zur dritten Auflage

Die Halbwertszeit des medizinischen Wissens hat sich seit dem Erscheinen der 2. Auflage weiter verkürzt, und dementsprechend ist auch das interdisziplinär angelegte Fach der Sportmedizin gewachsen. Nur einige wenige Grundlagenkapitel sind in dieser 3. Auflage unverändert geblieben; die weitaus meisten Themen haben eine völlig neue Bearbeitung erfahren und wurden auf den momentanen Wissensstand gebracht. Wenn auch erneut auf eine möglichst geringe Zunahme der Seitenzahl Wert gelegt wurde, ließ sich dieses Prinzip der knappen Information aufgrund des Wissenszuwachses in verschiedenen Bereichen nicht mehr so konsequent durchhalten wie in den beiden vorausgegangenen Auflagen. Darum wurde denjenigen Themen, in welchen es vom Inhalt her sinnvoll erschien, eine knappe zusammenfassende Darstellung hinzugefügt; grundsätzlich erhielt im Gegensatz zu den früheren Auflagen jedes thematisch getrennte Kapitel eine eigene Literaturzusammenstellung. Der Nachteil von Literatur-Vielfachzitierungen wurde damit zugunsten einer inhaltlich geschlossenen Darstellung eines Themas bewußt in Kauf genommen.

Hieß es noch im Vorwort zur 1. Auflage, daß es in der Bundesrepublik für den Medizinstudenten keine Prüfung über Sportmedizin in den Staatsexamina geben würde, so stehen wir heute dank der intensiven Bemühungen des Deutschen Sportärztebundes und der Deutschen Gesellschaft für Sportmedizin offenbar vor der Aufnahme der Sportmedizin in die ärztliche Approbationsordnung. Umso mehr ist zu hoffen, daß diese Schrift nicht nur dem Arzt und dem einschlägig tätigen Wissenschaftler, sondern auch dem Medizinstudenten eine wirksame Hilfe für den Erwerb sportmedizinischen Grundlagenwissens darstellt.

Wiederum danke ich allen Autoren für ihre Mitarbeit und Mühewaltung. Mein erneuter Dank gilt auch dem Springer-Verlag, insbesondere Herrn Sydor, für die freundliche Hilfestellung in allen Belangen der Drucklegung dieses Buches.

Köln, im Oktober 1985 WILDOR HOLLMANN

Vorwort zur zweiten Auflage

In den wenigen Jahren seit dem Erscheinen der ersten Auflage hat die Sportmedizin im nationalen wie im internationalen Bereich weiter an Bedeutung zugenommen. An verschiedenen Universitäten in der Bundesrepublik Deutschland wurden Lehrstühle für Sportmedizin eingerichtet. In Ländern wie Brasilien, Argentinien, Kolumbien, Venezuela, Mexiko, Ägypten, Iran, Japan, neuerdings auch in den USA und in Großbritannien, ist man um den Aufbau sportmedizinischer Institute bemüht. In den „klassischen" sportmedizinischen Ländern Europas, aber auch beispielsweise in Kanada konnten manche neue sportmedizinische Forschungsergebnisse erarbeitet werden. Dementsprechend hat sich auch die Literatur vergrößert, die gerade auf dem Gebiete der Sportmedizin als einer interdisziplinären Wissenschaft kaum noch überschaubar ist.

Diese Vielfalt der Forschungsergebnisse und die Möglichkeit ihrer Publikation fast in der gesamten Breite der medizinischen Disziplinen macht eine konzentrierte Darstellung einiger besonders wichtiger Themen zur schnellen Information über ein inhaltlich geschlossenes Gebiet wünschenswert. Darum wurde bereits für den Titel der ersten Ausgabe die Bezeichnung „Zentrale Themen..." gewählt, die in Anbetracht der skizzierten Fortentwicklung heute noch zutreffender sein dürfte. Damit ist gleichzeitig die Abgrenzung dieser Schrift in ihrer Aufgabenstellung gegenüber umfangreichen Monographien auf dem Gebiete der Sportmedizin gegeben. Einige neue Kapitel wurden aufgenommen, die übrigen überarbeitet. Auf eine möglichst geringe Zunahme der Seitenzahl wurde Wert gelegt. Zwecks Vermeidung von Literatur-Vielfachzitierungen ist auch trotz zuzugebender Nachteile an der geschlossenen Literaturwiedergabe am Ende des Buches festgehalten worden.

Allen Autoren danke ich für ihre Mitarbeit und Mühewaltung. Mein Dank gilt ferner dem Springer-Verlag, vor allem den Herren K. MÜNSTER und R. FISCHER, für die freundliche Beratung in der Drucklegung dieses Buches.

Köln, im Oktober 1977   WILDOR HOLLMANN

Vorwort zur ersten Auflage

Der Name „Sportmedizin" ist eine Traditionsbezeichnung, die heute nur noch einen Teilbereich dieses Faches charakterisiert. Viel treffender wird sie definiert durch „das Bemühen der theoretischen und praktischen Medizin, den Einfluß von Bewegung, Training und Sport sowie den von Bewegungsmangel auf den gesunden und kranken Menschen jeder Altersstufe zu analysieren, um die Befunde der Prävention, Therapie und Rehabilitation sowie dem Sport selbst dienlich zu machen."

Sportmedizinische Untersuchung und Forschung hat gemäß ihrem Metier den körperlich tätigen Menschen zum Ziel. Das setzte die Entwicklung spezieller Apparaturen und Untersuchungsverfahren voraus. Die hierdurch geschaffenen Möglichkeiten eröffneten ihrerseits neue Perspektiven für eine Reihe medizinischer Gebiete, insbesondere die Kardiologie, die Pulmonologie, die Pharmakologie, die Orthopädie, die Physiologie. Die Funktions- und Leistungsdiagnostik, die Bewegungstherapie und Rehabilitation erhielten besonders im letzten Jahrzehnt neue Impulse aus der Sportmedizin.

Im Vordergrund der sportmedizinischen Bemühungen von heute steht die Prävention gegenüber den Hypokinetosen. Sie repräsentieren diejenigen Störungen oder Erkrankungen, die durch Bewegungsmangel hervorgerufen oder maßgeblich gefördert werden. Darum wird diese Schrift auch mit einem präventiv-medizinischen Thema begonnen.

In manchen Staaten der Welt existiert bereits der Facharzt für Sportmedizin mit einer durchweg 3-4jährigen Spezialausbildung. In der Bundesrepublik gibt es für den Medizinstudenten noch keine Prüfung über Sportmedizin im Staatsexamen. In den klassischen medizinischen Lehrbüchern deutscher Sprache sind sportmedizinische Aspekte - wenn überhaupt - durchweg am Rande erwähnt. Der in der Praxis stehende Arzt ist aber tagtäglich bei seinen Patienten mit Fragen befaßt, die den Komplex Bewegungsmangel einerseits, Sport andererseits betreffen. Er soll aus präventivmedizinischen Gründen den Sport anraten und ein individuell geeignetes Training empfehlen. Der Arzt muß daher differenzieren können zwischen qualitativ und quantitativ unterschiedlichen Auswirkungen der verschiedenen motorischen Beanspruchungsformen (Koordination, Flexibilität, Kraft, Schnelligkeit, Ausdauer) auf den Organismus sowie zwischen den verschiedenen Stufen der Eignung für ein körperliches Training bei funktionsgestörten, leistungsschwachen und schließlich bei Personen mit organisch manifestierten Erkrankungen. Der Sporttreibende selbst will Ratschläge von seinem Arzt hinsichtlich der Sportausübung in gesunden und insbesondere in kranken Tagen. Der Arzt ist damit aber eindeutig überfordert, da ihm zumindest seine routinemäßige Ausbildung keine genügenden entsprechenden Kenntnisse vermittelte.

Das vorliegende Buch versucht, hier behilflich zu sein. Zentrale Themen der heutigen Sportmedizin obiger Definition sind von einem internationalen Spezialistenkreis in Lehrbuchart abgehandelt. Physiologische, internistische, orthopädische und biochemische Fragen wurden aus der Sicht der Sportmedizin berücksichtigt. Die angeschnittenen Probleme sind nicht nur für den Fachmann faszinierend. Ich möchte hier den Wunsch äußern, daß viele Ärzte, Medizin- und auch Sportstudenten es ebenso empfinden mögen.

Dem Springer-Verlag sei für die Anregung zur Entstehung dieses Buches, für die Beratung und Unterstützung sowie nicht zuletzt für die gute Ausstattung gedankt.

Köln, im Mai 1972　　　　　　　　　　　　　　　　　　　　　　　Wildor Hollmann

Inhaltsverzeichnis

Training und Sport als Mittel der Präventivmedizin in der Kardiologie
(W. Hollmann) 1
   Einleitung 1
   Risikofaktoren 2
   Bewegungsmangel-Training 3
   Begriffsbestimmungen 5
   Motorische Hauptbeanspruchungsformen 7
   Effektivität von Minimaltrainingsprogrammen 16
   Praktische Empfehlungen 19
   Optimale Sportarten 21
   Kontraindikationen bei organisch Gesunden 21
   Literatur 21

Neuromuskuläre Funktion und körperliche Leistung (H. Stoboy) 23
   Einleitung 23
   Muskelfasern und motorische Einheiten 24
   Muskelkontraktion 29
   Kontraktionsmechanismen 41
   Muskelarbeit und Wirkungsgrad 44
   Nervenaktivität und spinale Kontrolle der Muskeltätigkeit 46
   Ermüdung, Muskelkater und Aufwärmen 64
   Übung und Lernen 71
   Zentrale Aspekte der Muskeltätigkeit 75
   Trainingsbedingte Änderungen der Muskelfunktion 79
   Muskeltraining 86
   Literatur 97

Herz und Kreislauf im Sport (J. Stegemann) 111
   Herz und körperliche Aktivität 111
   Wechselbeziehungen zwischen Herz und Kreislauf bei körperlicher Arbeit 116
   Chronische Anpassung des Kreislaufs an den Bedarf (Kreislauftraining) . . 124
   Literatur 128

Das Sportherz (R. Rost) 129
   Definition und Wertung 130
   Funktionsweise des Sportherzens 134

Klinische Befunde und Schädigungsmöglichkeiten 139
Literatur 142

Lungenfunktion, Atmung, Gasstoffwechsel im Sport (W. Hollmann) 144
Allgemeine Aspekte 144
Lungenvolumina 146
Lungenventilation 149
Alveoläre Ventilation und Totraum 156
Diffusion in der Lunge 156
Gastransport im Blut 158
Steuerung der Atmung bei Körperarbeit 158
Atmung als leistungsbegrenzender Faktor 160
Maximale O_2-Aufnahme (aerobe Kapazität) 161
Sport und körperliches Training bei Lungenaffektionen 164
Literatur 166

Der Einfluß körperlicher Aktivität auf das Blut (L. Röcker) 168
Einleitung 168
Blutvolumen 168
Rotes Blutbild 173
Weißes Blutbild 176
Hormone 178
Proteine (Albumin, Globuline) 183
Enzyme 190
Lipide (Cholesterin und Triglyceride) 191
Zusammenfassung 192
Literatur 193

Energiestoffwechsel und körperliche Leistung (J. Keul, A. Berg) 196
Einleitung 196
Formen der Energiebereitstellung 199
Substratumsatz und Energieverwertung 202
Muskeltyp und Energiebereitstellung 207
Anpassung an wiederholte körperliche Belastung 210
Leistungsfähigkeit und metabolische Kenngrößen 224
Belastungsinduzierte Begleitphänomene des muskulären
Energiestoffwechsels 227
Energiestoffwechsel im Kindes- und Jugendalter 231
Besonderheiten des Leistungsverhaltens und Energiestoffwechsels der
Frau 235
Energiestoffwechsel im Alter 239
Schlußfolgerung 242
Literatur 243

Inhaltsverzeichnis

Die Ernährung des Sportlers (B. Saltin, J. Karlsson) 245
Aufgaben der Nahrung 245
Größe des Energieumsatzes bei verschiedenen sportlichen Tätigkeiten . . . 246
Relative Rolle von Kohlenhydraten und Fetten als Substrat 247
Kalorienaufnahme – Nährstoffe ohne Kaloriengehalt 252
Bedarf an Nährstoffen ohne Kaloriengehalt bei Training und Wettbewerb . 253
Praktische Ratschläge 257
Literatur 259

Körperliche Leistungsfähigkeit in der Höhe (P. O. Åstrand) 261
Einleitung 261
Physikalische Gesichtspunkte 261
Körperliche Leistungsfähigkeit 263
Leistungsbegrenzende Faktoren 264
O_2-Transport 265
Zusammenfassung 271
Literatur 273

Einfluß eines Höhentrainings auf die kardiopulmonale Leistungsfähigkeit in Meereshöhe (A. Mader, A. Hartmann, W. Hollmann) 276
Einleitung 276
Untersuchungsmethoden 276
Untersuchungsergebnisse 277
Diskussion 285
Literatur 289

Körperliche Arbeit bei hoher Temperatur (C. H. Wyndham, N. B. Strydom) . 290
Physiologische und psychologische Reaktionen bei Hitze 291
Hitzeschäden während Belastung bei hohen Temperaturen 300
Anleitung für Sportärzte in der Behandlung von Fällen mit Hitzschlag . . . 303
Präventive Maßnahmen 305
Literatur 309

Training (H. Mellerowicz) 310
Naturgesetzliche Grundlagen des Trainings 310
Qualität des Trainings 311
Quantität des Trainings 313
Prinzipien des Kurz-, Mittel- und Dauerleistungstrainings 321
Präventives und rehabilitatives Training 322
Literatur 323

Übung und Training in Kindheit und Jugend (C. Bouchard, M. Chr. Thibault) 324
Metabolische Kapazität und metabolisches Leistungsvermögen während
des Wachstums 324
Anpassungen an körperliche Belastung während des Wachstums 329
Auswirkungen von Training während des Wachstums 333
Zusammenfassung 338
Literatur 339

Höheres Alter und Sport (W. Hollmann, H. Liesen) 342
Koordination 344
Flexibilität 344
Kraft 345
Schnelligkeit 347
Aerobe Ausdauer 347
Training zur Vergrößerung der kardiopulmonalen Kapazität beim älteren
Menschen 351
Optimale Sportarten für den älteren Menschen 356
Praktische Hinweise zur Trainingsdurchführung 356
Literatur 357

Frau und Sport (B. Semiginovsky, V. Seliger) 358
Einleitung 358
Anthropometrie 359
Stoffwechsel und O_2-Versorgung 360
Kardiopulmonales System 362
Grundlegende Bewegungsfähigkeiten 368
Training 373
Erkrankungen und Verletzungen 375
Zusammenfassung 376
Literatur 377

Bewegungstherapie in der Früh- und Spätrehabilitation von Infarktpatienten
(A. Drews, S. Drews, M. J. Halhuber, H. Hofmann, D. Michel) 379
Einleitung 379
Praxis der Bewegungstherapie 380
Gruppeneinteilung zur Bewegungstherapie 383
Ergebnisse mit aktiver Bewegungstherapie 385
Gefahren und Zwischenfälle 390
Kontraindikationen für Bewegungstherapie 392
Körperliche Aktivität im Alltag 393
Das Belastungs-EKG 394
Zusammenfassung 398
Literatur 398

Inhaltsverzeichnis

Doping oder das Pharmakon im Sport (M. Donike) 400
Einleitung 400
Definition des Dopings 401
Beurteilung der Leistungssteigerung durch Wirkstoffe 404
Medizinische Begründung des Dopingverbots 405
Zur Notwendigkeit von Dopingkontrollen 409
Schlußbetrachtung 410
Anhang A: Dopingliste des Deutschen Sportbundes (DSB) 411
Anhang B: Liste der Dopingmittel für die Spiele der XXIV. Olympiade,
1988, Calgary und Seoul (Medizinische Kommission IOC) 414
Literatur 415

Sportverletzungen (H. Schoberth) 416
Penetrierende Verletzung 417
Kontusion 418
Knochenprellungen 422
Gelenkprellungen 423
Distorsion 425
Kniebinnenverletzungen 429
Luxationen 433
Frakturen 436
Muskel- und Sehnenverletzungen 439
Chronische Überlastungsschäden im Sport 445

Sachverzeichnis 447

Mitarbeiterverzeichnis

Prof. Dr. Per Olof Åstrand
Gymnastik- och idrottshögskolan
Fysiologiska institutionen
Lidingövägen 1
S-114 33 Stockholm/Schweden

Priv.-Doz. Dr. Alois Berg
Med. Univ.-Klinik Freiburg
Hugstetter Str. 55
D-7800 Freiburg i. Br.

Prof. Dr. Claude Bouchard
Laboratoire des sciences de l'activité physique
Université Laval
Quebec, Canada G1K 7P4

Prof. Dr. Manfred Donike
Institut für Biochemie der Deutschen Sporthochschule Köln
An der Bottmühle 2
D-5000 Köln 1

Dr. Adolf Drews
Kursanatorium Mettnau
D-7760 Radolfzell

Dr. Stefan Drews
Med. Klinik u. Poliklinik der Berufsgenossenschaftlichen Krankenanstalten „Bergmannsheil Bochum"
Universitätsklinik
Hunscheidtstr. 1
D-4630 Bochum

Prof. Dr. Max J. Halhuber
Kardiologische Rehabilitationsklinik
D-5920 Bad Berleburg

Dipl.-Sportlehrer Anton Hartmann
Institut für Kreislaufforschung und Sportmedizin
Deutsche Sporthochschule
D-5000 Köln 41

Dr. Hubert Hofmann
Klinik Höhenried für Herz- und Kreislaufkrankheiten
D-8131 Bernried/Obb.

Prof. Dr. Wildor Hollmann
Institut für Kreislaufforschung und Sportmedizin
(Lehrstuhl für Kardiologie und Sportmedizin)
Deutsche Sporthochschule und Universität Köln
D-5000 Köln 41

Dr. Jan Karlsson
Associated Professor Gymnastik- och idrottshögskolan
Fysiologiska institutionen
Lidingövägen 1
S-114 33 Stockholm/Schweden

Prof. Dr. Josef Keul
Lehrstuhl für Leistungsmedizin
Med. Univ.-Klinik Freiburg
Hugstetter Str. 55
D-7800 Freiburg i. Br.

Prof. Dr. Heinz Liesen
Institut für Kreislaufforschung und
Sportmedizin
Deutsche Sporthochschule
D-5000 Köln 41

Priv.-Doz. Dr. Alois Mader
Institut für Kreislaufforschung und
Sportmedizin
Deutsche Sporthochschule
D-5000 Köln 41

Prof. Dr. Harald Mellerowicz
Institut für Leistungsmedizin
Forckenbeckstr. 20
D-1000 Berlin 33

Dr. Dieter Michel
Klinik Höhenried
für Herz- und
Kreislaufkrankheiten
D-8131 Bernried/Obb.

Prof. Dr. Lothar Röcker
Institut für Leistungsmedizin
Präventive und Rehabilitative
Sportmedizin
Forckenbeckstr. 20
D-1000 Berlin 33

Prof. Dr. Richard Rost
Institut für Sportmedizin
Universität Dortmund
4600 Dortmund

Prof. Dr. Bengt Saltin
University of Copenhagen
August Krogh Institute
Lab. for the Theory of Gymnastics
13, Universitetsparken
DK-2100 Copenhagen

Prof. Dr. Hanns Schoberth
Ostseeklinik Damp
Fachkrankenhaus
D-2335 Damp 2

Prof. Dr. Václav Seliger †
Fakulta Telesné Vychovy a Sportu
Universita Karlova
Ujezd 450
11 807 Praha 1 - Malá Strana, CSSR

Prof. Dr. Borgan Semiginovsky
Fakulta Telesné Vychovy a Sportu
Universita Karlova
Ujezd 450
11 807 Praha 1 - Malá Strana, CSSR

Prof. Dr. Jürgen Stegemann
Physiologisches Institut der
Deutschen Sporthochschule Köln
Carl-Diem-Weg
D-5000 Köln 41

Prof. Dr. Hans Stoboy
Orthopädische Klinik u. Poliklinik
der Freien Universität Berlin
Oskar-Helene-Heim
Clayallee 229
D-1000 Berlin 33

Prof. Dr. Nicolaas B. Strydom †
Chief, Industrial Hygiene Division
Chamber of Mines of South Africa
Research Organization
P. O. Box 809
Johannesburg, South Africa

Marie Christine Thibault
Laboratoire des sciences de l'activité
physique
Université Laval
Quebec, Canada G1K 7P4

Prof. Dr. Cyril H. Wyndham †
Senior Chief Research Officer
Institute for Biostatics
Medical Research Council
P. O. Box 70
Tygerberg 7505, South Africa

Training und Sport als Mittel der Präventivmedizin in der Kardiologie

W. Hollmann

Einleitung

Die Medizin befindet sich heute in der vielleicht größten Umbruchsituation ihrer Geschichte. Es handelt sich um die Verlagerung der Schwerpunkte in Forschung, Lehre und Praxis von der Therapie auf die Prävention. Es wird in zukünftigen Jahrzehnten weniger darauf ankommen, eine Krankheit zu heilen – das wird gewissermaßen eine banale Selbstverständlichkeit sein –, als vielmehr das Auftreten einer Erkrankung zu verhüten. Der Fortschritt des Wissens, verbunden mit dem der technischen Möglichkeiten, wird mit Sicherheit eines natürlich noch fernen Tages die Medizin in den entsprechenden Stand versetzen.

Im Vordergrund sowohl des individuellen als auch des allgemeingesellschaftlichen Interesses stehen die Herz-Kreislauf-Krankheiten. Dazu stempelt sie sowohl ihre Zahl als auch die Konsequenz für den einzelnen Betroffenen. Nach den Angaben des statistischen Bundesamtes Wiesbaden rangierten Herz-Kreislauf-Krankheiten im Jahre 1983 in der Bundesrepublik Deutschland mit ca. 52% weitaus an der Spitze der zum Tode führenden Krankheiten. Die zahlenmäßig an 2. Stelle stehenden bösartigen Tumoren machten im Vergleich hierzu 22,3% aus. Allein im Jahre 1983 sind in der Bundesrepublik Deutschland ca. 83 000 Menschen an einem Herzinfarkt verstorben, während weitere 100 000 einen Herzinfarkt erlebten. Angesichts solcher Zahlen sollte jede Maßnahme genutzt werden, welche sich im Bereich der Prävention anbietet.

Untersuchungen über die Ursachen der Herz-Kreislauf-Erkrankungen ließen erkennen, daß nicht mehr, wie noch in den ersten Jahrzehnten dieses Jahrhunderts, entzündlich oder toxisch bedingte Herzschäden im Vordergrund stehen, sondern sog. degenerativ bedingte Veränderungen. Atherosklerotische Gefäßprozesse sind oft schon in den ersten Lebensjahren zu beobachten. Sie entwickeln sich nach einem Schema der Weltgesundheitsorganisation (WHO) (Abb. 1) zur sog. frühen Läsion mit Fettstreifen etwa ab dem 20. Lebensjahr. Je nach Erbgut und Lebensführung muß ca. ab dem 30. Lebensjahr mit fortgeschrittenen Läsionen gerechnet werden, wozu fibröse Plaques zählen. Ihnen folgen im späteren Lebensalter gegebenenfalls komplizierte Läsionen mit klinisch manifestierten Befunden wie Infarkt, Insult, Gangrän, Aneurysma. Die verschiedenen Stadien und Formen des Gefäßprozesses können neben- oder nacheinander entstehen und ineinander übergehen wie auch auf jeder Entwicklungsstufe zum Stillstand kommen. Das Lumen größerer arterieller Gefäße, z. B. der Koronararterien, muß um mehr als die Hälfte eingeengt sein, bevor Druck und Strömung des Blutes wesentlich abnehmen. Eine verminderte Durchblutung mit

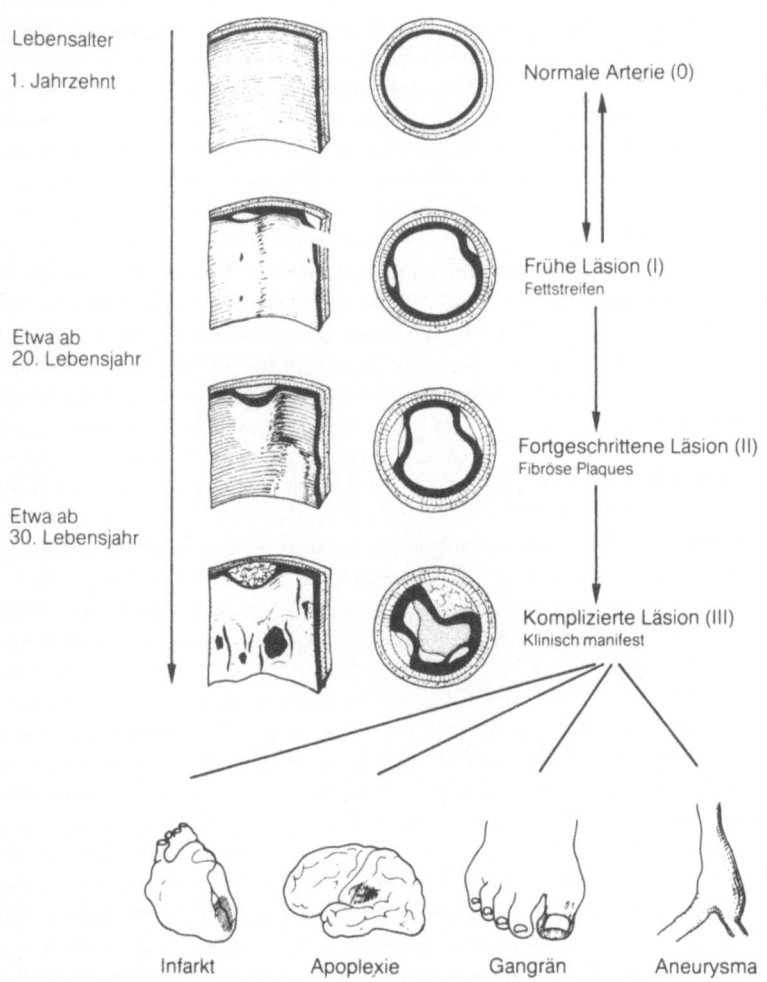

Abb. 1. Graphische Darstellung der Atherosklerosestadien (WHO)

entsprechender Hypoxie des versorgten Gewebes macht sich am frühesten bei intensiver muskulärer Arbeit bemerkbar.

Risikofaktoren

Funktionelle Basis aller organischen Schäden in Verbindung mit der Atherosklerose ist *das Auftreten eines Mißverhältnisses zwischen O_2-Bedarf und O_2-Angebot in dem Gewebe, welches von dem atherosklerotisch veränderten Gefäß versorgt wird.* Bleibt dieses Mißverhältnis für eine längere Zeit bestehen, so resultieren akute Kreislaufkatastrophen wie z. B. der Herzinfarkt oder der Gehirnschlag. In der Ursachenforschung hat sich der Begriff „Risikofaktor" in den

Alltagsgebrauch eingebürgert. Darunter versteht man eine Faktorgröße, die häufiger bei Personen vorkommt, welche später die in Frage stehende Krankheit entwickeln. Folgende Risikofaktoren können heute als gesichert angesehen werden:

Interne Risikofaktoren:
1) Hypertonie,
2) Hypercholesterinämie,
3) Hyperglykämie bzw. Diabetes mellitus,
4) Hyperurikämie bzw. Gicht,
5) Hypertriglyceridämie,
6) Adipositas (im Fall des Vorhandenseins anderer Risikofaktoren).

Externe Risikofaktoren:
1) Zigarettenrauchen,
2) unphysiologische Ernährung (qualitativ und quantitativ),
3) Disstreß,
4) Bewegungsmangel bzw. der Verzicht auf die Inanspruchnahme protektiver Mechanismen in Verbindung mit Training und Sport.

Der Vorbeugung der internen Risikofaktoren dient die ärztliche Vorsorgeuntersuchung. Wird dabei das Vorhandensein eines Risikofaktors festgestellt, müssen entsprechende therapeutische Maßnahmen erfolgen. Im Gegensatz hierzu liegt bei den externen Risikofaktoren das weitere Schicksal in der Hand des Betroffenen selbst. Externe Risikofaktoren sind nämlich Faktoren des Lebenswandels und im weiteren Sinne der Lebensauffassung (weitere Einzelheiten hierzu s. Hollmann et al. 1983). Hier soll im folgenden nur von der Bedeutung des Bewegungsmangels einerseits, von körperlichem Training und Sport zur Begegnung des Mangels andererseits die Rede sein.

Bewegungsmangel – Training

Aus der Sicht der Medizin ist die heutige Ausbreitung des Sportes u. a. eine zwangsläufige Folge der Industrialisierung mit der Einengung freier körperlicher Betätigung durch die berufliche und damit zeitliche Fixierung einerseits, durch Technisierung und Automation mit der Reduzierung intensiver muskulärer Inanspruchnahme auf ein oftmals grotesk anmutendes Minimum andererseits. Auto, Fahrstuhl und Rolltreppe entheben uns des Gehens und des Treppensteigens. Fließband und Automation verdrängen körperliche Anstrengungen aus der Industriearbeit. In wenigen Stunden erfliegen wir ferne Kontinente und gewinnen evtl. noch Zeit hinzu. Selbst die einstmals erheblich muskulär beanspruchte Hausfrau erfuhr eine wesentliche Entlastung durch selbstverständlich gewordene Einrichtungen wie Staubsauger, automatische Heizung, Wasch- und Spülmaschine.

Die Wandlung unseres Lebensstils hat zwar unsere Umwelt verändert, aber nicht unser Erbgut. Wir unterliegen heute denselben biologischen Gesetzen wie der Mensch vor Jahrtausenden. Ein Grundgesetz lautet: *Struktur und Leistungsfähigkeit eines Organs werden bestimmt vom Erbgut, von der Qualität und Quantität seiner Beanspruchung.* Für die organische Kapazität kommt nach unserem heutigen Wissen dem Erbgut eine Bedeutung in einer Größenordnung von mehr als 50% zu. Der elementare Funktionsreiz zur Entwicklung und Erhaltung der Leistungsfähigkeit von Herz, Kreislauf, Atmung und Stoffwechsel sind dynamische Beanspruchungen großer Muskelgruppen. Bleiben sie chronisch unterhalb einer Reizschwelle, so resultieren zunächst Funktions- und Leistungseinbußen, später gefolgt von Inaktivitätsatrophien, die bereits einen krankheitsnahen Zustand darstellen können. Liegen schon degenerative Gefäßveränderungen vor, so kann die Kombination der Auswirkungen von Bewegungsmangel mit den degenerativ verursachten Leistungseinbußen zum vorzeitigen Auftreten klinischer Beschwerden und von Funktionsverlusten im Alternsgang führen.

Dementsprechend besitzt Training auch eine Bedeutung im *gerontologischen Bereich*. Dank der Fortschritte der Medizin und Hygiene ist es gelungen, die mittlere Lebenserwartung von ca. 50 Jahren im Jahre 1900 auf ca. 70 Jahre beim Mann und 77 Jahre bei der Frau seit dem Jahre 1950 zu vergrößern. Es handelt sich nicht um eine absolute Zunahme der Lebenserwartung, sondern um eine relative. Maßgeblich hierfür sind vornehmlich die Verminderung der Säuglingssterblichkeit und die Abnahme der Todesfälle durch Infektionskrankheiten. Das starke Anwachsen der Personenzahl mittleren und höheren Alters stellt die Medizin vor neue Probleme. Es gilt ja nicht, eine Rekordzahl an Jahresringen anzusetzen, dabei aber senil dahinzuvegetieren, sondern es sollen hinzugewonnene Lebensjahre lebenswert gestaltet werden. Dazu gehört eine genügende körperliche und geistige Leistungsfähigkeit, um den Alltagsanforderungen gewachsen zu sein. Auch diese Überlegungen verlangen den oben genannten Wandlungsprozeß in der Medizin- und Gesundheitspolitik im Sinne einer Hinwendung zur präventiven Medizin.

Aus der Sicht dieser Überlegungen stellen im heutigen technisierten Alltagsleben Sport und körperliches Training kein „zweckfreies, lustbetontes Tun" mehr dar, sondern, vom medizinischen Standpunkt betrachtet, eine *biologische Notwendigkeit*.

Unter dem Begriff *Bewegungsmangel* verstehen wir unserer Definition nach eine muskuläre Beanspruchung, die chronisch unterhalb einer Reizschwelle liegt, deren Überschreitung notwendig ist zur Erhaltung oder zur Vergrößerung der funktionellen Kapazität. Die Auswirkungen von Bewegungsmangel ähneln funktionell in vielerlei Hinsicht den Alterungsvorgängen: die maximale O_2-Aufnahme pro Minute, das Bruttokriterium der kardiopulmonalen Kapazität, sinkt ab, desgleichen das sensibelste Kriterium zur Beurteilung der ausschließlich aeroben Leistungsfähigkeit, die aerob-anaerobe Schwelle; das Schlagvolumen des Herzens wird geringer, während der Laktatspiegel und das Atemminutenvolumen für eine gegebene Belastung als Ausdruck der reduzierten Leistungsreserve ansteigen. Gleichzeitig nimmt das maximale Herzzeitvolumen ab. Der O_2-Bedarf des Myokards steigt als Folge einer in Ruhe und auf gegebenen Belastungsstufen vergrößerten Schlagfrequenz des Herzens sowie wegen eines verstärkten

Sympathikotonus mit erhöhter Katecholaminausschüttung an. Alle diese gesundheitlich negativ zu beurteilenden Effekte treten im besonders starken Maße durch eine mehrtägige Bettruhe ein (Hollmann 1965). Somit stellt Bettruhe keine Entlastung, sondern schon nach einigen Tagen eine Belastung für das Herz dar. Dieser Gesichtspunkt verdient um so mehr Berücksichtigung, je deutlicher z. B. eine Koronarinsuffizienz als Ausdruck eines Mißverhältnisses zwischen O_2-Bedarf und O_2-Angebot im Myokard vorliegt.

Längere Bettruhe läßt darüber hinaus das Plasmavolumen abnehmen, steigert die Kalziumausscheidung als Ausdruck eines Kalkverlustes der Knochen, löst orthostatische Regulationsschwächen aus und führt zu einer evtl. pathologische Formen annehmenden Verhaltensweise der Blutzuckerbelastungskurve als Ausdruck einer Stoffwechselregulationsschwäche (Hollmann 1965; Hollmann et al. 1983; Vogt et al. 1967; Miller et al. 1964; Saltin et al. 1968). Weitere Inaktivierungserscheinungen können sein: Neigung zu Thrombosebildungen, hyper- und hypokinetisches Syndrom, Osteoporose, Gastritis psychischer Ursache, ferner verschiedene Affektionen auf den Gebieten der Orthopädie, Neurologie und Psychiatrie.

Begriffsbestimmungen

Zur Vermeidung von Mißverständnissen sollen einige später oft benutzte Begriffe definiert oder erklärt werden.

Gesundheit wird von der Weltgesundheitsorganisation (WHO) als „völliges Wohlbefinden in körperlicher, geistiger und sozialer Hinsicht" definiert. Diese Begriffsbestimmung ist ungenügend. Körperliches, geistiges und soziales Wohlbefinden kann beispielsweise auch bei Existenz hoher Risikofaktoren vorliegen oder im noch unentdeckten Krebszustand. Wir finden daher die Definition von Löther (zit. nach Israel 1979) zutreffender:

Gesundheit ist das funktionelle Optimum des lebenden Systems in der Totalität seiner aktiven und reaktiven Lebensäußerungen.

Zum Begriff der Gesundheit gehört zwangsläufig ein solches Maß an körperlicher Leistungsfähigkeit, daß Alltagsbedingungen des Lebens reaktiv ohne Empfindung von Beschwerden gemeistert werden können. So sind Gesundheit und körperliche Leistungsfähigkeit keineswegs identisch, jedoch gehört zum guten Gesundheitszustand eine entsprechende körperliche Leistungsfähigkeit.

Die Begriffe „Übung" und „Training" gelten im täglichen Sprachgebrauch oft als identisch. Dennoch sollte auf eine unterschiedliche Bedeutung hingewiesen werden, zumal in der klinischen Medizin im Rahmen der Bewegungstherapie und Rehabilitation die Differenzierung von praktischer Bedeutung ist.

Wir verstehen unter *Übung die systematische Wiederholung gezielter Bewegungsabläufe zur Leistungssteigerung ohne morphologisch faßbare Veränderungen.* Damit beschränkt sich der Begriff auf eine Verbesserung der Koordination in Zusammenwirken von Zentralnervensystem und Skelettmuskulatur. Der Zusatz "ohne morphologisch faßbare Veränderungen" ist erforderlich, da eine häufig wiederholte Aktivierung von Synapsenendigungen eine Hypertrophie sowohl der Synapsen als auch der betreffenden Vorderhornzellen auszulösen vermag. Vor allem bei organisch geschädigten Personen ist die erwähnte Differenzierung beider Begriffe bedeutsam. So ist oftmals für Patienten mit schweren organisch manifestierten Herzschädigungen ein Training mit entsprechenden Belastungsintensitäten und nachfolgenden morphologischen Anpassungserscheinungen – falls überhaupt durchführbar – mehr schädlich als nützlich, wohingegen Übung mit nachfolgend verbesserter Funktionsfähigkeit ohne sonstige morphologische Beeinflussung wertvoll sein kann. Ein Trainingsprogramm schließt das Üben ein, aber das Üben ist nicht gleichbedeutend mit dem Trainieren.

Training bezeichnen wir als systematische Wiederholung gezielter überschwelliger Muskelanspannungen zum Zweck der Leistungssteigerung mit morphologischen und funktionellen Anpassungserscheinungen.

Unter dem Begriff *Sport* verstehen wir hingegen *muskuläre Beanspruchung mit Wettkampfcharakter oder mit dem Ziel einer hervorstechenden persönlichen Leistung*. Beide Voraussetzungen – der Wettkampfcharakter und die herausragende persönliche Leistung – sind für das Training und das Üben nicht gegeben. Beispielsweise kann einem Patienten durch ein notfalls organgerichtetes Training sehr geholfen werden, wogegen eine gleiche Tätigkeit mit Wettbewerbscharakter – also Sport – möglicherweise eine Überbelastung und damit eine Schädigung verursacht.

Unter *Belastbarkeit* verstehen wir *die höchste Belastungsstufe, die ohne Risiko erreicht werden kann*. Der Begriff *Leistungsfähigkeit* beinhaltet hingegen die *höchste erreichbare Belastungsstufe*. Beim Gesunden sind die Grenzwerte der Leistungsfähigkeit und der Belastbarkeit identisch, beim Kranken evtl. weit auseinanderliegend.

Im deutschen Sprachgebrauch hat sich immer mehr das Wort *fit* bzw. *Fitness* eingebürgert. Das alleinstehende Wort „Fitness" bedeutet lediglich die Tauglichkeit für irgendetwas; erst der Zusatz von Beiwörtern oder Beisätzen läßt eine umrissene Zielansprache zu. Aber selbst die Bezeichnung *körperliche Fitness* ist ungenügend. Je nach Aufgabenstellung können nämlich qualitativ und quantitativ unterschiedliche Beanspruchungen angesprochen werden. So ist die körperliche Fitness für Kraftleistungen beispielsweise eine ganz andere als die für Ausdauerleistungen. Darüber hinaus kann Fitness sich sogar auf passive Vorgänge beziehen wie Fitsein für das Ertragen von Hitze, Kälte oder anderem. Wir definieren daher: *Fitness ist der Zustand einer im psychischen und physischen Bereich guten Leistungsbereitschaft für eine spezifische Aufgabe.*

Ferner ist zwischen *muskulären* und *motorischen Beanspruchungsformen* zu unterscheiden. Erstere beinhalten den physikalischen Aspekt einer statischen oder dynamischen Muskelbeanspruchung. Demgegenüber stellt der Begriff der motorischen Beanspruchungsformen eine übergeordnete Bezeichnung dar. „Motorik" verbindet untrennbar physische wie psychische Komponenten. Wir unterscheiden zwischen 5 motorischen Hauptbeanspruchungsformen, die anschließend dargestellt werden.

Motorische Hauptbeanspruchungsformen

Inwieweit sind körperliches Training oder Sport geeignet, präventive Wirkungen im Bereich der Kardiologie entfalten zu können? Zur Beantwortung dieser Frage muß zwischen 5 motorischen Hauptbeanspruchungsformen und ihren unterschiedlichen Auswirkungen auf den Organismus unterschieden werden:

Koordination, Flexibilität, Kraft, Schnelligkeit und Ausdauer.

Unter der *Koordination* verstehen wir das Zusammenwirken von Zentralnervensystem und Skelettmuskulatur innerhalb eines gezielten Bewegungsablaufs. Durch Übung wird eine Verbesserung der Koordination erreicht mit Einsparung des O_2-Bedarfs für eine gegebene Leistung. Hierdurch kann die Herzbeanspruchung für eine gegebene muskuläre Arbeit verringert werden. So beobachteten wir in Schwimmuntersuchungen beispielsweise lediglich durch eine Verbesserung der Schwimmtechnik und damit einer Steigerung der koordinativen Qualität eine Abnahme des O_2-Bedarfs für eine gegebene Schwimmgeschwindigkeit um über 50% (Abb. 2). Daß es sich dabei nicht um einen Trainingseffekt, sondern nur um eine Verbesserung der Koordination handelte, ging aus unverändert gebliebenen Leistungsgrößen des kardiopulmonalen Leistungsverhaltens bei Arbeit auf dem Fahrradergometer hervor. Die Bedeutung einer Einsparung an Herzarbeit wie generell des O_2-Bedarfs für eine gegebene muskuläre Leistung liegt in erster Linie auf dem bewegungstherapeutischen und rehabilitativen Sektor.

Die *Flexiblität* stellt das willkürliche Bewegungsausmaß in einem oder in mehreren Gelenken dar. Die Bedeutung einer übungsbedingten Förderung bzw. Erhaltung der Flexibilität liegt auf dem orthopädischen Sektor. Spätestens ab dem 50. Lebensjahr, wenn aus Alterungsgründen die Flexibilität abzunehmen beginnt, sollten regelmäßige Übungen dieser Art betrieben werden. Hierzu bietet sich z. B. die klassische morgendliche Zimmergymnastik an, ebenso aber auch das Aerobic.

Das Ziel diesbezüglicher Übungen sollte sein, ggf. noch im hohen Alter über eine Flexibilität zu verfügen, welche es erlaubt, flexibilitätsbezogene Belastungen beschwerdefrei meistern zu können (z. B. Flexibilitätsbedarf im Schultergürtel beim Kämmen, in der Wirbelsäule beim Schuheschnüren etc.). Die gymnastischen Übungen sollten so angelegt sein, daß in den wichtigsten Gelenken der Bewegungsspielraum einige Male in Anspruch genommen wird. Wenige Minuten eines morgendlichen gymnastischen Programms, z. B. nach dem Aufstehen durchgeführt, reichen für eine solche Schulung der Flexibilität und damit verbunden der Koordination aus.

Die *Kraft* ist nach den Gesichtspunkten der statischen und dynamischen Kraft zu differenzieren. Unter *statischer Kraft* verstehen wir diejenige Muskelspannung, welche willkürlich in einer gegebenen Position gegen einen fixierten Widerstand entfaltet werden kann. *Dynamische Kraft* beinhaltet diejenige Masse, welche innerhalb eines gezielten Bewegungsablaufs bewegt werden kann. Das Training beider Kraftformen hat wiederum seine Hauptbedeutung auf dem orthopädischen Sektor. Eine ihre Kraft wenig in Anspruch nehmende Person ver-

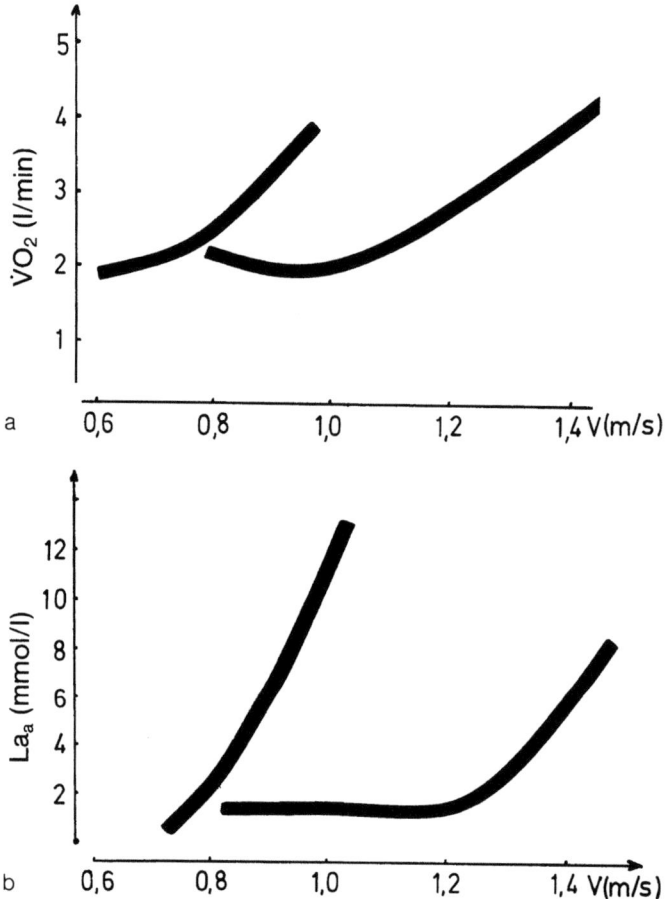

Abb. 2a, b. Erhöhung der Schwimmgeschwindigkeit um 50% (von 0,8 auf 1,2 m/s) bis zum beginnenden Laktatanstieg bei vorher schlecht koordiniert sich bewegenden Schwimmern nach einer mehrwöchigen Verbesserung der Schwimmtechnik. **a** Verhalten der O_2-Aufnahme; **b** Verhalten des arteriellen Laktats. (Nach Völker et al. unpubl.)

liert zwischen dem 20. und 70. Lebensjahr physiologischerweise 30–40% der gesamten Muskelmasse. Das bedeutet in erster Linie eine Gefährdung für die Mobilität wie auch eine erhöhte Schadensanfälligkeit an den Gelenken, daneben aber auch eine Beeinträchtigung der Stoffwechselkapazität des Körpers. Neben der Leber stellt die Skelettmuskulatur die wichtigste chemische Küche des menschlichen Organismus dar. Darum ist ein Training auf Muskelkraft sowohl aus orthopädischen als auch aus internistischen Gründen wünschenswert.

Andererseits ist es mit einem selektiven Krafttraining kaum möglich, gesundheitlich wünschenswerte Trainingsreize auf Herz, Kreislauf, Atmung und Stoffwechsel zu setzen. Das läßt sich auf einem direkten und einem indirekten Weg beweisen. Wir trainierten bei Studenten 6 Monate lang 5mal wöchentlich die Kraft der größten Muskelgruppen des Körpers mit verschiedenen Trainingsme-

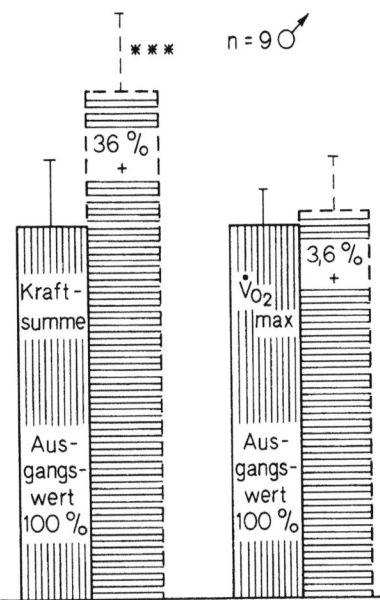

Abb. 3. Einfluß eines spezifischen Krafttrainings großer Muskelgruppen auf die maximale O_2-Aufnahme ($\dot{V}O_{2max}$). (Nach Hollmann u. Hettinger 1980)

thoden. Der durchschnittliche Kraftwert stieg um 36% hochsignifikant an. Vor und nach dem Training registrierten wir die maximale O_2-Aufnahme als das Bruttokriterium der kardiopulmonalen Kapazität. Es verblieb im Streubereich des Ausgangswertes (Abb. 3).

Den indirekten Beweis liefert ein Vergleich der aeroben Leistungsfähigkeit von Spitzensportlern der verschiedensten Sportarten. So verfügen beispielsweise Kunstturner trotz ihres täglich 4- bis 6stündigen Trainings selbst nach jahrelanger Trainingsdauer nur über eine kardiopulmonale Leistungsfähigkeit, welche im Streubereich der Durchschnittswerte von gleichaltrigen gleichschweren Personen liegt (Abb. 4). Der Grund ist darin zu sehen, daß beim Kunstturntraining keine Komponente analog der allgemeinen aeroben Ausdauer vertreten ist und damit auch keine signifikanten Verbesserungen der kardiopulmonalen Leistungsfähigkeit eintreten.

Eine Arbeit mit Expander und Impander gegen einen hohen Widerstand ist daher aus der Sicht der präventiven und rehabilitativen Kardiologie sinnlos. Eine längere statische Beanspruchung auch kleiner Muskeln beinhaltet nennenswerte Pulsfrequenz- und Blutdruckanstiege (Abb. 5). Da das Produkt aus Schlagfrequenz und systolischem Druck einen guten Anhalt für den O_2-Bedarf des Myokards bietet, steigt z. B. schon bei alleiniger längerdauernder statischer Beanspruchung des M. biceps der myokardiale O_2-Verbrauch an. Bei koronarinsuffizienten Patienten liegt aber gerade hier der Engpaß, indem auf gegebenen Belastungsstufen das Auftreten eines Mißverhältnisses zwischen O_2-Bedarf und O_2-Angebot droht. Infolgedessen sind speziell in der rehabilitativen Kardiologie länger dauernde statische Beanspruchungen höherer Intensität auch kleiner Muskelgruppen abzulehnen. Das gilt in besonderem Maße dann, wenn bei Überschreitung einer Größenordnung von 80–85% der Maximalkraft und bei

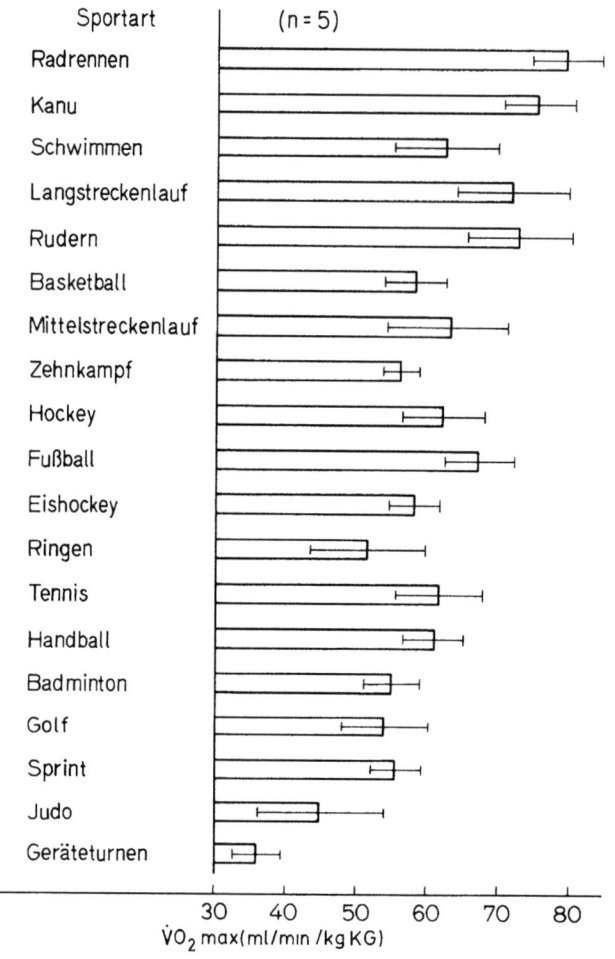

Abb. 4. Maximale O_2-Aufnahme pro kg Körpergewicht als Mittelwert von je 5 Spitzensportlern verschiedener Sportarten, die in unserem Institut untersucht wurden. (Nach Hollmann et al. 1983)

Einsatz größerer Muskelgruppen zusätzlich eine Preßatmung auftritt (Valsalva-Phänomen). Hierdurch entstehen weitere Risiken für den herzkranken Patienten, u.a. Rhythmusstörungen des Herzens. Darum ist auf die Vermeidung derartiger Maßnahmen z.B. bei koronaren Trainingsgruppen zu achten.

Die nächste motorische Hauptbeanspruchungsform ist die *Schnelligkeit*. Es lassen sich Grundschnelligkeit und Schnelligkeitsausdauer unterscheiden. *Grundschnelligkeit* beinhaltet die maximal erreichbare Geschwindigkeit innerhalb eines zyklischen Bewegungsablaufs. *Schnelligkeitsausdauer* stellt diejenige Zeitspanne dar, über welche eine gegebene submaximale Belastung durchgehalten werden kann. Beide motorischen Beanspruchungsformen basieren auf vornehmlich anaerober Arbeit. Es erhöht sich der Laktatspiegel, wodurch der pH-

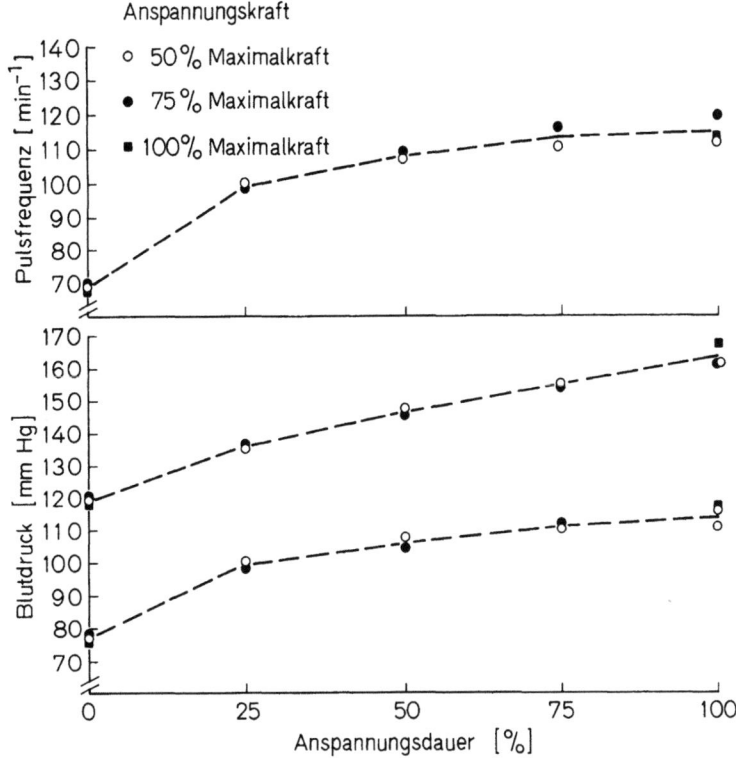

Abb. 5. Einfluß einer statischen Kraftbeanspruchung des M. biceps mit unterschiedlicher Intensität und Dauer auf das Pulsfrequenz- und Blutdruckverhalten. (Nach Hettinger u. Hollmann 1973)

Wert abfällt (Abb. 6). Gleichzeitig steigt der Katecholaminspiegel an und vergrößert in Verbindung mit dem gestiegenen Laktatspiegel den O_2-Bedarf des Myokards (Kindermann 1981).

Darum sind sowohl Beanspruchungen auf Grundschnelligkeit als auch auf Schnelligkeitsausdauer aus der Sicht der präventiven Medizin wenig nützlich. Ein Schnelligkeitsausdauertraining bedarf im jugendlichen Alter besonderer Kontrolle, weil bei hierzu neigenden Jugendlichen hypertone Blutdruckregulationsstörungen ausgelöst werden können.

Die Effekte eines *Ausdauertrainings* (allgemeine aerobe dynamische Ausdauer) können nach *peripheren* und *zentralen Mechanismen* differenziert werden. Die peripheren Mechanismen sind ihrerseits nach metabolischen und hämodynamischen Anpassungserscheinungen zu unterscheiden. Die peripheren metabolischen Adaptationen in der ausdauertrainierten Skelettmuskulatur sind folgende:

Zunahme von Zahl und Größe der Mitochondrien (Abb. 7);
Vermehrung der Aktivität einiger anaerober Enzyme und der Aktivität von aeroben Enzymen;
Zunahme des Myoglobingehalts;

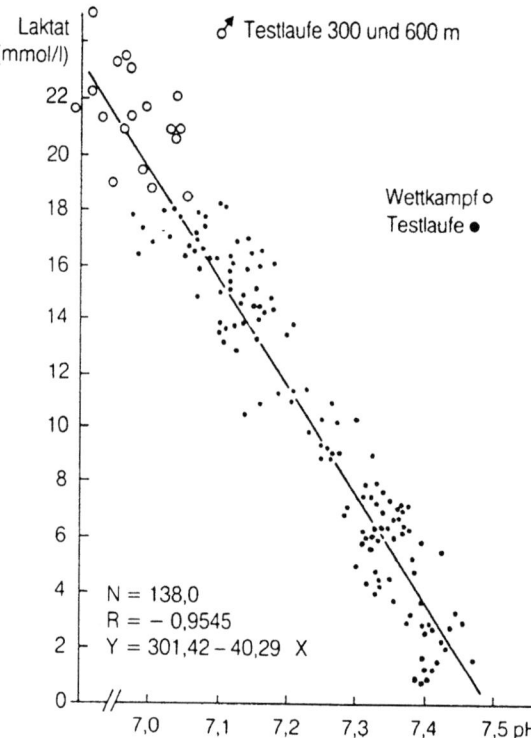

Abb. 6. Beziehungen zwischen pH-Wert und arteriellem Laktatspiegel bei Beanspruchung auf allgemeine anaerobe dynamische Ausdauer. (Nach Mader et al. 1979)

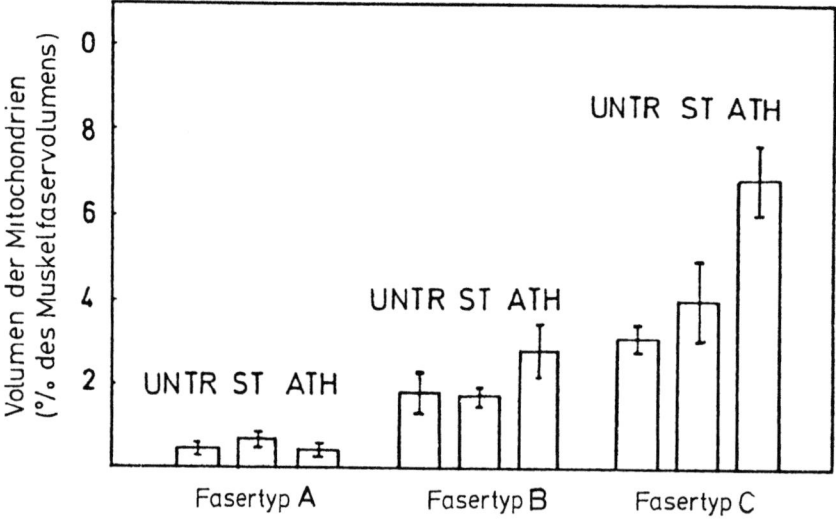

Abb. 7. Einfluß von Ausdauertraining auf die verschiedenen Muskelfasertypen in der Skelettmuskulatur (M. vastus lateralis) bei untrainierten Personen *(UNTR)*, Sportstudenten ohne spezifisches Ausdauertraining *(ST)* und ausdauertrainierten Personen *(ATH)*. Die wesentlichsten Unterschiede finden sich in den C-Fasern, die speziell für Ausdauerleistungen geeignet sind. (Nach Schön et al. 1980)

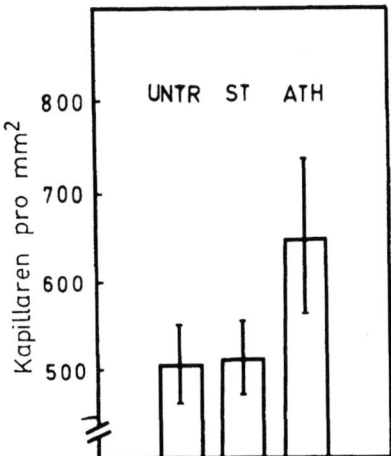 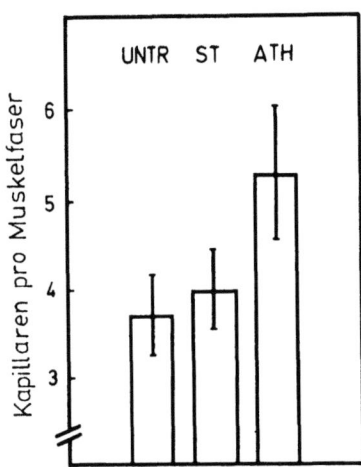

Abb. 8. Zahl der Kapillaren pro mm² und pro Muskelfaser im M. vastus lateralis bei untrainierten Personen *(UNTR)*, Sportstudenten ohne spezifisches Ausdauertraining *(ST)* und ausdauertrainierten Personen *(ATH)*. (Nach Schön et al. 1980)

Vergrößerung der intramuskulären Glykogendepots;
prozentuale Zunahme der Verbrennung freier Fettsäuren auf gegebenen submaximalen Belastungsstufen unter gleichzeitiger Schonung der Glykogendepots (Schön et al. 1980; Holloszy 1967; Pattengale u. Holloszy 1967; Hultman 1967, Keul et al. 1969). Die peripheren hämodynamischen Adaptationen sind
Zunahme der Oberfläche der Kapillaren in der trainierten Skelettmuskulatur (Brodal et al. 1977; Schön et al. 1978) (Abb. 8);
Abnahme des peripheren Widerstands (Rost u. Hollmann 1978).
Mit diesen peripheren Adaptationen geht eine Verminderung des peripheren sympathischen Antriebs auf das Herz einher. In mehrwöchigen Trainingsuntersuchungen, einbeinig im Sitzen auf dem Fahrradergometer durchgeführt, beobachteten wir eine Senkung der Pulsfrequenz für eine Belastungsstufe von 150 W bei einbeinig verrichteter Fahrradergometerarbeit um ca. 20 Schläge/min, während bei Benutzung des untrainierten Kontrollbeins nur insignifikante Differenzen entstanden. Das Atemminutenvolumen sank sogar bei Arbeit des trainierten Beins um etwa 40% auf derselben Belastungsstufe ab bei wiederum nicht signifikanter Reduzierung des Atmungsaufwandes unter Benutzung des untrainierten Beins (Abb. 9).
Die *zentralen Adaptationen* bestehen in:
Verminderung der Herzschlagzahl in Ruhe und auf gegebenen submaximalen Belastungsstufen;
Tendenz zur Reduzierung des systolischen Blutdrucks;
Verlängerung der Diastolendauer;
Reduzierung der Kontraktilität (Abb. 10);
Festigung der elektrischen Stabilität des Myokards;
Verminderung der Katecholaminfreisetzung (Roskamm u. Reindell 1982; Roskamm 1971; Lehmann u. Keul 1980; Heiss et al. 1977).

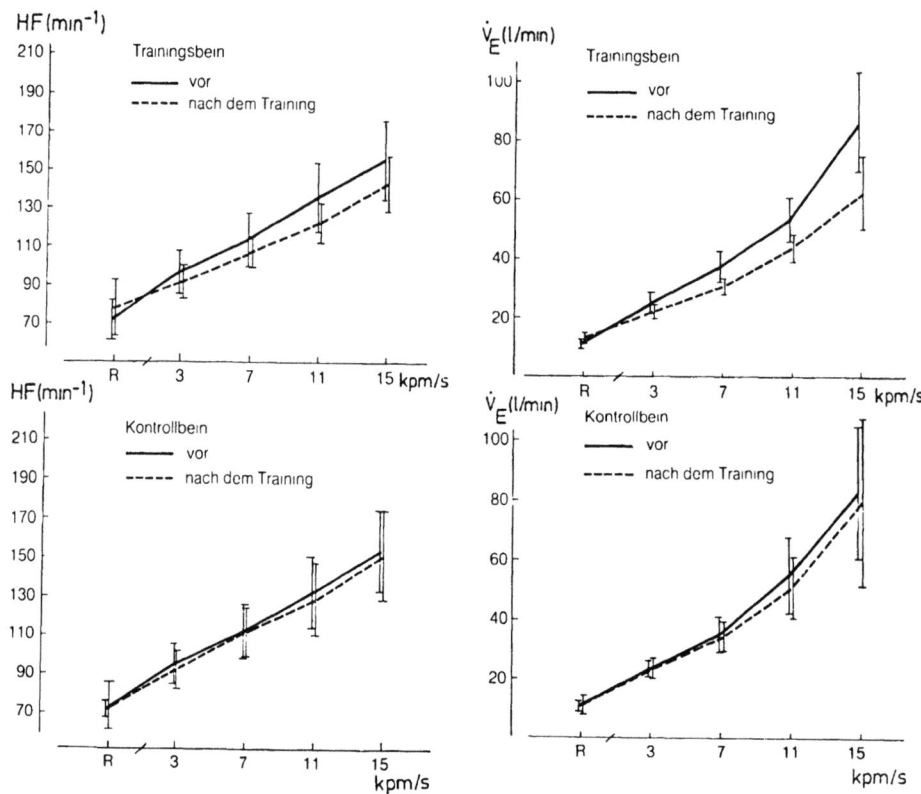

Abb. 9. Verhalten der Herzschlagzahl *(HF)* für gegebene Belastungen auf dem Fahrradergometer vor und nach einbeinig durchgeführtem Ausdauertraining unter Benutzung des trainierten *(oben)* und des untrainierten *(unten)* Beines. *Rechts:* Verhalten des Atemminutenvolumens *($\dot{V}_E$)* bei Arbeit mit einem ausdauertrainierten und einem untrainierten Bein von jeweils derselben Person

Die funktionelle Basis einer Koronarinsuffizienz ist das Auftreten eines Mißverhältnisses zwischen O_2-Bedarf und O_2-Angebot im Myokard. Alle genannten Trainingsadaptationen bewirken eine Verminderung des O_2-Bedarfs, ausgenommen der Faktor der verlängerten Diastolendauer. In der Diastole erfolgt die stärkste intramurale Durchblutung des Herzens, womit sich auch dieser Faktor positiv auswirkt. Durch die Summe der genannten Anpassungserscheinungen kann ein drohendes Mißverhältnis zwischen O_2-Bedarf und O_2-Angebot im Falle einer Koronarinsuffizienz auf eine höhere Belastungsstufe verschoben werden, wodurch eine relative Schutzzone entsteht (Abb. 11). Hiermit verbunden ist eine vergrößerte fibrinolytische Aktivität des Blutes (Williams et al. 1980), ferner eine verminderte Adhäsivität und Aggregabilität der Thrombozyten (Brouset et al. 1978) und eine verbesserte Verformbarkeit der Erythrozyten mit einer qualitativen Steigerung der Fließeigenschaften des Blutes (Schmid-Schönbein 1980). Eine ausdauertrainingsbedingte Vermehrung der HDL-Fraktion besitzt eine protektive Bedeutung gegenüber der Entstehung atherosklerotischer Läsionen (Übersicht Dufaux et al. 1982; Abb. 12). Der LDL- und Triglyceridspiegel sinken.

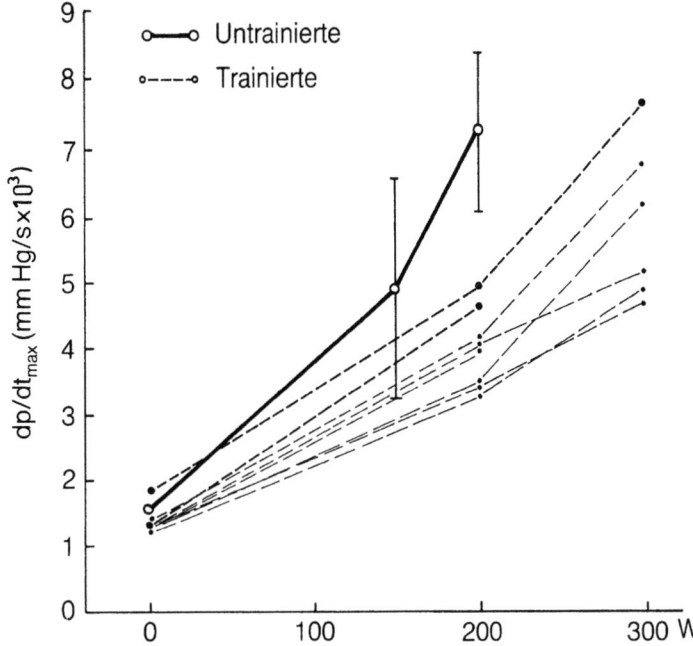

Abb. 10. Verhalten der Kontraktilität des Herzmuskels *(dp/dt$_{max}$)* in Ruhe und auf gegebenen Belastungsstufen bei untrainierten und ausdauertrainierten Personen. (Nach Roskamm 1971)

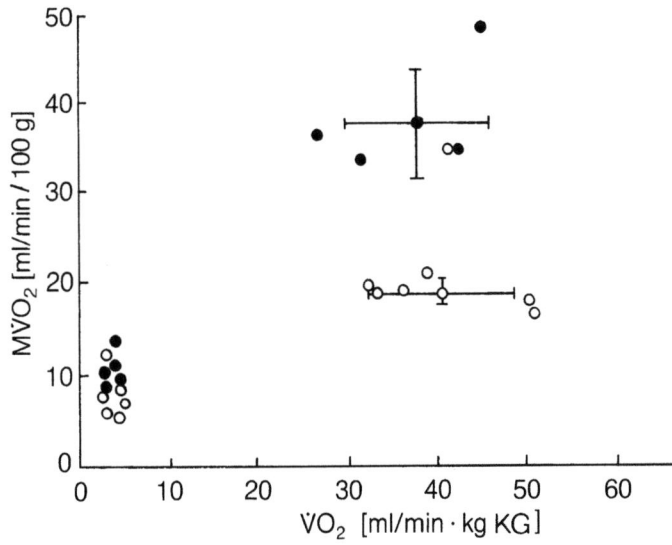

Abb. 11. Beziehungen zwischen der O$_2$-Aufnahme des gesamten Körpers ($\dot{V}O_2$) und des Herzmuskels *(M$\dot{V}O_2$)* bei untrainierten (●) und ausdauertrainierten Personen. (Nach Heiss et al. 1977)

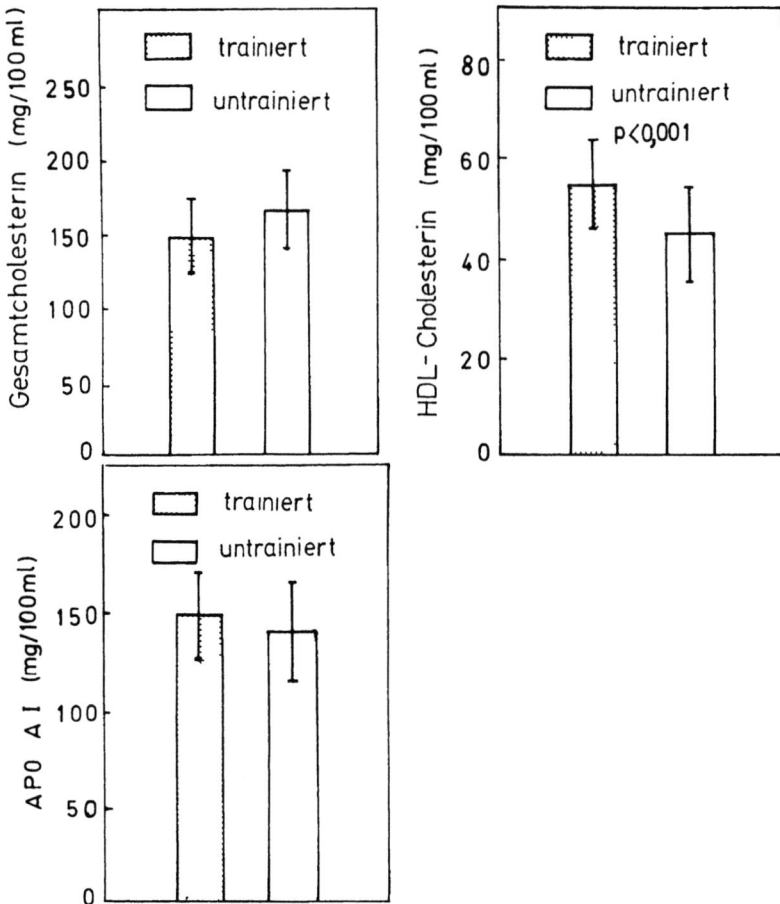

Abb. 12. Einfluß eines Ausdauertrainings auf den Gesamtcholesterinspiegel *(links)*, den HDL-Cholesterinspiegel *(rechts)* und den Apolipoprotein-A-I-Spiegel *(unten)*. (Nach Dufaux et al. 1982)

Mit diesen Veränderungen ist eine Steigerung der Leistungsfähigkeit des Herzens durch eine Zunahme des Schlagvolumens verbunden (Rost u. Hollmann 1978; Saltin et al. 1968). Die Herzgröße insgesamt bleibt bei dem später zu besprechenden Minimaltrainingsprogramm weitgehend unverändert. Gleichzeitig ist die frühdiastolische Relaxationsgeschwindigkeit beim trainierten Herzen erhöht (Keul et al. 1982).

Effektivität von Minimaltrainingsprogrammen

Minimaltrainingsprogramme beinhalten aerobe Ausdauerleistungen mittels dynamischer Arbeit unter Einsatz von mehr als mindestens einem Sechstel der gesamten Skelettmuskulatur. Für die Steigerung der Ausdauerleistungsfähigkeit spielen folgende Faktoren eine Rolle:

Höhe des Ausgangswerts der vorhandenen Leistungsfähigkeit,
Belastungsintensität,
Belastungsdauer,
Belastungshäufigkeit.

Als Vergleichswert für mögliche Trainingseffekte werden oftmals die kardiopulmonalen Leistungswerte von Spitzenathleten in Ausdauersportarten herangezogen. Das Bruttokriterium der kardiopulmonalen Kapazität stellt die maximale O_2-Aufnahme/min dar. Sie liegt bei Weltklasseathleten in Ausdauersportarten in Größenordnungen zwischen 80 und 90 ml/min/kg KG. Der 20- bis 30jährige Durchschnittsmann weist aber nur die Hälfte dieses Wertes auf. Es wäre nun falsch, davon auszugehen, daß dementsprechend seine Leistungsfähigkeit durch ein entsprechendes Training um 100% gesteigert werden könnte.

Der hohe Wert des Spitzenathleten beruht vermutlich vorwiegend auf einem überdurchschnittlich guten Erbgut, das ihm auch ohne ein spezifisches Training eine anormal hohe allgemeine aerobe Ausdauer mitgab. Sie wird durch das Training später weiterentwickelt. Generell darf man davon ausgehen, daß die Trainierbarkeit des kardiopulmonalen Systems in einer Größenordnung von maximal etwa 50% eines durchschnittlichen Ausgangswerts liegt (Bouchard et al. 1966; Keul et al. 1982; Hollmann u. Hettinger 1980; Hollmann 1963; Åstrand u. Rodahl 1977; Komi et al. 1977).
Je höher als Folge eines guten Trainingszustands die vorhandene aerobe Kapazität ist, um so geringer fällt der trainingsbedingte Zuwachs aus.

Belastungsintensität: Voraussetzung zur Erzielung einer Leistungssteigerung ist die *Überschreitung einer Reizschwelle.* Wird eine Belastungsintensität entsprechend einer Pulsfrequenz von etwa 100/min niemals erreicht oder überschritten, resultieren auch bei Untrainierten Leistungseinbußen. Soll bei einer Arbeit mit einer Belastungsintensität von 30% der maximalen O_2-Aufnahme eine Vergrößerung der kardiopulmonalen Kapazität um mehr als 10% erreicht werden, so muß der Umfang der Belastungsdauer hoch sein. Wird 10 Wochen lang 5mal wöchentlich mit je einer 2stündigen Belastungsdauer auf dem Fahrradergometer trainiert, so kann man auch mit dieser Belastungsintensität Steigerungen der maximalen O_2-Aufnahme um 15–20% eines durchschnittlichen Ausgangswerts erzielen (Saltin 1981, persönl. Mitteilung).
Anfang der 60er Jahre erprobten wir u.a. folgendes Belastungsschema: Belastungsintensität 50% der maximalen O_2-Aufnahme, Belastungsdauer 10 min, Trainingshäufigkeit 3mal wöchentlich. Als Belastungsart benutzten wir Fahrradergometerarbeit im Sitzen mit 60 Umdrehungen/min. Die maximale O_2-Aufnahme stieg nach 8wöchigem Training um 12% an bei gleichzeitiger signifikanter Reduzierung von Pulsfrequenz, Atemminutenvolumen und Atemäquivalent auf gegebenen Belastungsstufen.
Für durchschnittlich trainierte Personen genügt also bereits eine wöchentliche Trainingssumme von 30 min, verteilt auf 3 Tage, mit einer Belastungsintensität von 50% des Maximums, um zu signifikanten Verbesserungen der Leistungsfähigkeit und Ökonomie von Herz, Kreislauf, Atmung und Stoffwechsel zu gelangen.

Erhöht man die Trainingshäufigkeit auf 5mal die Woche à 10 min bei einer gegebenen Belastungsintensität von 50% der maximalen O_2-Aufnahme, so ist deren Wert kaum weiteren Vergrößerungen unterworfen.

Intensivere und schnellere Trainingsadaptationen lassen sich mit einer Belastungsintensität von 70% der maximalen O_2-Aufnahme erzielen, entsprechend einer Pulsfrequenz von etwa 150/min bei gesunden männlichen und weiblichen Personen unterhalb des 50. Lebensjahres. Unter Benutzung dieser Belastungsintensität führte in unseren Untersuchungen ein 3mal wöchentliches Training von jeweils 10minütiger Dauer innerhalb von 10 Wochen zu einer Steigerung der aeroben Kapazität um etwa 20% des Ausgangswerts.

Bei der Durchführung des Trainings ist natürlich darauf zu achten, daß etwa wöchentlich die Belastungsintensität dem gestiegenen Leistungsvermögen neu angepaßt werden muß, d.h. der gesunkenen Pulsfrequenz. Für den Untrainierten kann anfangs eine Belastungsintensität von 70% bereits mit diskomfortablen Anstrengungsgefühlen verbunden sein. Erfahrungsgemäß legen sie sich rasch im Zuge des adaptativen Geschehens.

Das ändert sich mit weiterer Steigerung der Belastungsintensität. Die Ursache ist die vergrößerte Laktatproduktion als Ausdruck eines prozentual zunehmenden anaeroben Stoffwechselgeschehens. Durchschnittlich leistungsfähige Personen können eine dynamische Arbeit wie Laufen oder Radfahren bis zu einer Pulsfrequenz von etwa 130/min rein aerob bewältigen (Hollmann 1963).

Je besser der Ausdauertrainingszustand ist, desto höher rückt diejenige Belastungsstufe, bei welcher die Laktatproduktion einsetzt. Spitzensportler wie beispielsweise Eddy Merckx, der erfolgreichste Berufsstraßenradrennfahrer aller Zeiten, können noch Belastungen jenseits einer Pulsfrequenz von 185/min praktisch ohne Laktatproduktion bestreiten. So ist es auch verständlich, daß die Ermittlung der aerob-anaeroben Schwelle ein zuverlässigeres Kriterium des momentanen Trainingszustands darstellt als die Messung der maximalen O_2-Aufnahme, die das Bruttokriterium der kardiopulmonalen Kapazität ist.

Belastungsdauer: Im Rahmen von Minimaltrainingsprogrammen ist eine Belastungsdauer unterhalb von kontinuierlich 5 min wenig wirksam. Daher empfehlen wir als Mindestbelastungsdauer zum Training des kardiopulmonalen Systems eine 10minütige Dauerbelastung (Hollmann 1965; Bouchard et al. 1966). Diese Empfehlungen sind von einer Reihe von Autoren bestätigt worden (Henriksson u. Reitman 1977; Bartel 1977; Meller u. Mellerowicz 1970; Schwarz 1970; Shindo et al. 1977). *Will man jedoch außerhalb eines kardiopulmonalen Trainingsreizes zusätzlichen Wert auf metabolische Adaptationen im vorgenannten Sinne legen, so ist eine Belastungsdauer von 30–40 min empfehlenswert.* Inwieweit eine darüber hinausgehende Belastung z.B. eine weitere HDL-Zunahme bewirkt, ist noch unbekannt.

Belastungshäufigkeit: Es erwies sich ein häufigeres Training (täglich, evtl. 2mal täglich) bei eineiigen Zwillingen als wirksamer als ein in der Belastungsintensität identisches, weniger häufiges, dafür aber entsprechend längeres Training (Aoki et al. 1973). Vermutlich ist das tägliche Training aus physiologischer Sicht am empfehlenswertesten.

Praktische Empfehlungen

Aufgrund der genannten experimentellen Befunde und Erfahrungen fassen wir heute unsere Empfehlungen in folgenden Punkten zusammen:

1) Beim Ausdauertraining muß es sich um eine *dynamische Belastung möglichst großer Muskelgruppen* handeln (z. B. Laufen, Radfahren, Skilanglaufen, Bergwandern, Schwimmen, Rudern, Ballspiele wie Fußball, Handball, Basketball, Hockey, Tennis u. a.).

2) Die *Belastungsdauer* sollte zur Erzielung von Trainingseffekten im kardiopulmonalen System kontinuierlich mindestens 10 min betragen. Ein gesundheitliches Optimum scheint bei einer Belastungsdauer von 30–40 min zu liegen, da hierbei weitere metabolische Adaptationen von präventiver kardiologischer Bedeutung erreicht werden. Im letzteren Fall genügt offenbar ein 3- bis 4mal wöchentlich durchgeführtes Training.

3) Die *Belastungsintensität* sollte so hoch sein, daß bei gesunden männlichen und weiblichen Personen unterhalb des 50. Lebensjahres Pulsfrequenzen von 130/min erreicht, solche von 160/min nicht überschritten werden. Für gesunde Personen jenseits des 50. Lebensjahres stellten wir die Faustregel auf: 180 minus Lebensalter in Jahren = Pulsfrequenz im Training. Da vom Kindes- bis zum Greisenalter die maximal erreichbaren Pulszahlen abnehmen, werden bei älteren Personen trotz der niedrigeren Pulsfrequenzwerte die Reizschwellen für Adaptationserscheinungen überschritten. Allerdings muß hier auf die recht große individuelle Streubreite der Pulsfrequenzreaktion beim Älteren hingewiesen werden, weswegen nur von einer Faustregel gesprochen werden kann. Eine kardiopulmonal-metabolische Trainierbarkeit im Sinne morphologischer Adaptationen ist durchschnittlich noch im 70. Lebensjahr vorhanden.

Hatte man schon viele Jahre kein Training mehr betrieben und steht nun jenseits des 35. Lebensjahres, sollte zunächst eine ärztliche Untersuchung vorgenommen werden zur Ausschaltung von Schäden oder Störungen, die in Verbindung mit sportlichem Training bedeutsam werden könnten.

Einem Anfänger sollte geraten werden, stets mit sehr geringen Belastungsintensitäten die gewünschte Ausdauersportart zu beginnen. Handelt es sich z. B. um Laufen, so kann man mit Laufdistanzen von 50–100 m das Trainingsprogramm aufnehmen. Von Mal zu Mal ist dann in Abhängigkeit vom Leistungsempfinden die Laufdistanz um 50–100 m zu steigern, ohne die Laufgeschwindigkeit zu vergrößern. Richtmaß für die Belastungsintensität sollte stets die Pulsfrequenz sein. Darum sollte jeder Trainierende in der Lage sein, seine Herzschlagzahlen einigermaßen zuverlässig ermitteln zu können. Zum Zweck des Pulsfrequenzmessens sollte man nach einer Belastung niemals stehen bleiben, sondern sich stets langsam weiterbelasten. Am zweckmäßigsten ist eine Meßdauer von je 10 s unter Multiplizierung dieses Wertes mit 6. Mißt man nach einer Belastung kürzer als 10 s, so können schon kleine Meßfehler erhebliche Abweichungen bedingen. Andererseits führt eine längere Messung als 10 s in den stark abfallenden Schenkel des Pulsfrequenzverlaufs in der Erholungsphase, wodurch ebenfalls

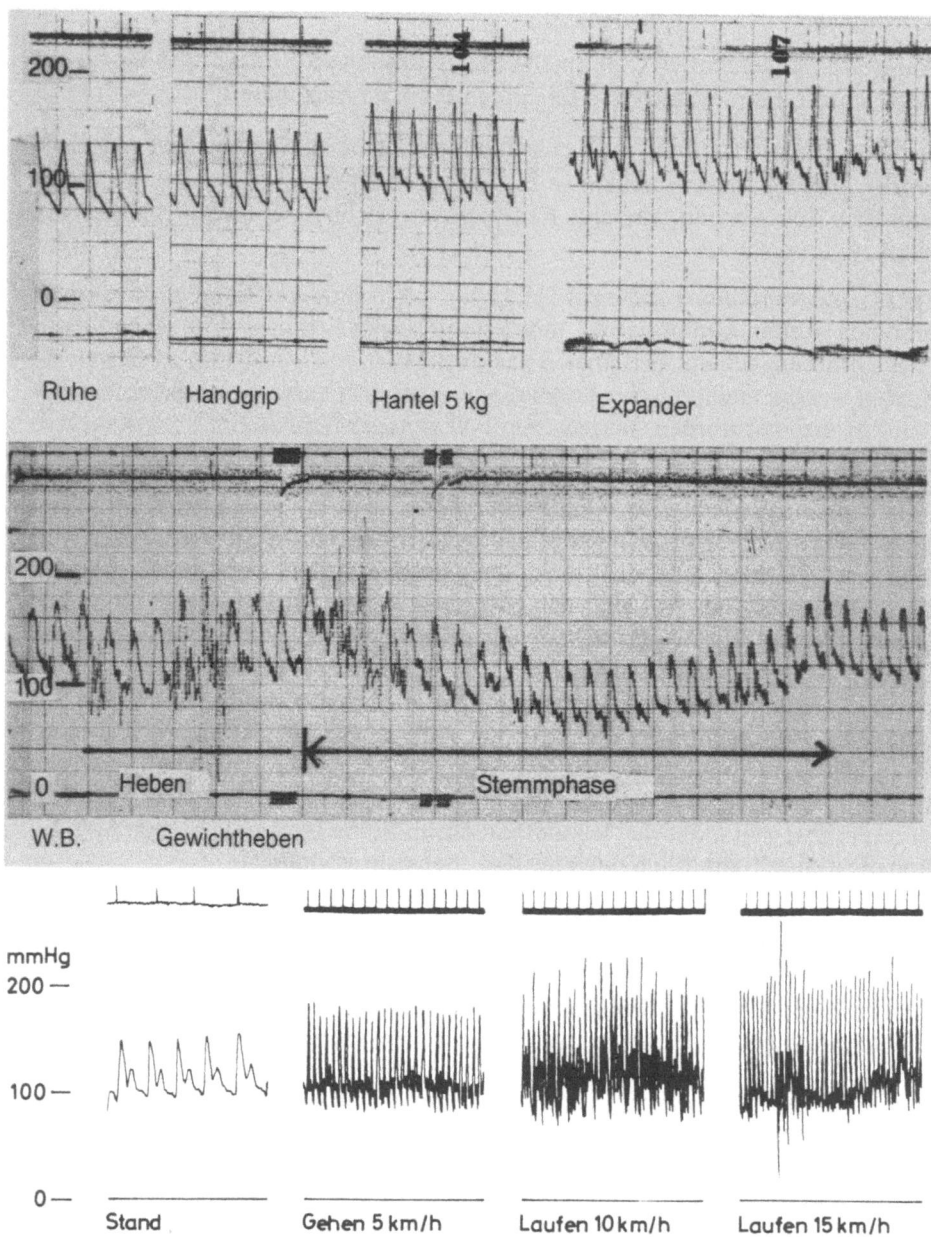

Abb. 13. Intraarteriell gemessenes Blutdruckverhalten bei verschiedenen Formen körperlicher Belastung. Lediglich beim Dauerlauf resultiert kein Anstieg des diastolischen Drucks. Der systolische Druckanstieg geht mit einer erheblichen Zunahme der gleichzeitigen O_2-Aufnahme einher. (Nach Rost und Hollmann 1978)

keine Realwerte über die Arbeitspulsfrequenz gemessen werden. Die Information des Patienten über das richtige Vorgehen beim Ausdauertraining sollte mit einer Instruktion über das Pulsfrequenzmessen verbunden sein.

Optimale Sportarten

Unter „optimal" verstehen wir, mit einem Minimum an Organbelastung ein Maximum an wünschenswerten Adaptationen zu erzielen. Die kombinierte Ermittlung des intraarteriell gemessenen Blutdrucks während einer sportlichen Betätigung mit der Messung des arteriellen Laktatspiegels gibt hierüber eindeutige Auskunft. Vorteilhaft sind solche Sportarten, welche mit minimaler Druckbelastung und erst spät einsetzender Laktatbildung gleichzeitig die Aufnahme großer O_2-Mengen während der Belastung gestatten. Als am günstigsten hat sich in dieser Hinsicht der Dauerlauf erwiesen (Abb. 13). Es folgen Sportarten wie Skilanglaufen, Radfahren, Bergwandern, danach das Schwimmen. Auch mit Sportarten wie z. B. Tennis lassen sich die gewünschten Effekte erreichen. Dabei muß man allerdings als Faustregel davon ausgehen, daß etwa ein 60minütiges Einzelspiel dem Effekt von einem ca. 20minütigem Dauerlauf gleichkommt. Handelt es sich um vorgeschädigte Personen, gelten andere Differenzierungsmaßstäbe als bei gesunden. So lehnen wir z. B. für Patienten im Zustand nach Herzinfarkt das Tennisspiel ab.

Kontraindikationen oder besondere Vorsicht bei organisch Gesunden

Intensive Ausdauerbelastungen sollten nicht durchgeführt werden:
- im Zustand einer erhöhten Körpertemperatur als Folge einer Infektion;
- mit vollem Magen.
- Besondere Vorsicht ist geboten bei Außentemperaturen von mehr als 28 °C und bei einer höheren relativen Luftfeuchte als 80–85%, ferner bei akuten intensiven Belastungen direkt nach dem Eintreffen in einer Höhe von mehr als 2000–2500 m.

Literatur

Aoki J, Takaoka I, Maeshima T (1973) Effects of training by exercise at 80% and 65% of $\dot{V}O_2$ max. on performance, maximum oxygen intake, blood lactate and heart rate in healthy adults. Rep Respir Cent Phys 1: 81

Åstrand P. O., Rodahl K (1977) Textbook of work physiology. McGraw-Hill, New York

Bartel W (1977) Die Bedeutung unterschiedlicher wöchentlicher Trainingshäufigkeit bei definierter Reizintensität und -dauer für die Entwicklung der physischen Leistungsfähigkeit. Med Sport 1: 18

Bouchard C, Hollmann W, Venrath H, Herkenrath G, Schlüssel H (1966) Minimal amount of physical training for the prevention of cardio-vascular diseases. XVI. Weltkongreß für Sportmed., Hannover 1966. Deutscher Ärzteverlag, Köln Berlin

Brodal P, Ingjer F, Hermannsen L (1977) Capillary supply of skeletal muscle fibers in untrained and endurance - trained men. Am J Physiol 6: 705

Broustet JP, Boisseau M, Bouloumie J, Emeriau JP, Series E, Bricaud H (1978) The effects of acute exercise and physical training of platelet function in patients with coronary artery disease. Cardiac Rehabil 9/2: 28

Dufaux B, Assmann G, Hollmann W (1982) Plasma lipoproteins and physical activity: A review. Int J Sports Med 3: 123

Heiss HW, Barmeyer J, Wink K, Keul J, Reindell H (1977) Trainingseinflüsse auf Durchblutung und Energieversorgung des Herzens. Sportarzt Sportmed 1: 1

Henriksson J, Reitman JS (1977) Time course of changes in human skeletal muscle SDH and cytochrome oxidase activities and maximal oxygen uptake with physical activity and inactivity. Acta Physiol Scand 99: 91

Hettinger Th, Hollmann W, Schönenborn M (1973) Über den Einfluß statischer Beanspruchung mittelgroßer Muskelgruppen auf den Kreislauf. Herz/Kreislauf 8: 329

Hollmann W (1963) Höchst- und Dauerleistungsfähigkeit des Sportlers. Barth, München

Hollmann W (1965) Körperliches Training als Prävention von Herz-Kreislaufkrankheiten. Hippokrates, Stuttgart

Hollmann W, Hettinger T (1980) Sportmedizin - Arbeits- und Trainingsgrundlagen. Schattauer, Stuttgart New York

Hollmann W, Rost R, Dufaux B, Liesen H (1983) Prävention und Rehabilitation von Herz-Kreislaufkrankheiten durch körperliches Training. Hippokrates, Stuttgart

Holloszy JO (1967) Effects of exercise on mitochondrial oxygen uptake and respiratory enzyme activity in skeletal muscle. J Biol Chem 242: 2278

Hultman E (1967) Studies on muscle metabolism of glycogen and active phosphate in man with special reference to exercise and diet. Scand J Clin Lab Invest [Suppl 94] 19: 1

Israel S (1979) Körperliche Leistungsfähigkeit und Gesundheit. Med Sport 19: 267

Keul J, Doll E, Keppler D (1969) Muskelstoffwechsel. Barth, München

Keul J, Berg A, Lehmann M, Dickhuth HH (1982) Körperliches Training in der Prophylaxe und Therapie der koronaren Herzkrankheit. VI. Interdisziplinares Forum der Bundesärztekammer 1982. Deutscher Ärzteverlag, Köln

Kindermann W (1981) Über die anaerobe Leistungsfähigkeit. Sportmed Symposion, Berlin

Komi PV, Rusko H, Vos J, Vihko V (1977) Anaerobic performance capacity in athletes. Acta Physiol Scand 100: 107

Lehmann N, Keul J (1980) Katecholaminausscheidung und Katecholaminspiegel bei verschiedenen Belastungen. In: Nowacki PE, Böhmer D (Hrsg) Sportmedizin, Aufgaben und Bedeutung für den Menschen in unserer Zeit (Kongreßband). Thieme, Stuttgart New York

Liesen H, Hollmann W (1981) Ausdauersport und Stoffwechsel. Hofmann, Schorndorf

Mader A, Heck H, Föhrenbach R, Hollmann W (1979) Das statische und dynamische Verhalten des Laktats und des Säure-Basen-Status im Bereich niedriger bis maximaler Azidosen bei 400-m und 800-m-Läufern. Dtsch Z Sportmed 7: 203; 8: 249

Meller W, Mellerowicz H (1970) Vergleichende Untersuchungen über Dauertraining mit gleicher Arbeit, aber unterschiedlicher Leistung an eineiigen Zwillingen. Sportarzt Sportmed 1: 1

Miller PB, Johnson RL, Lamb LE (1964) Effects of 4 weeks of absolute bed rest on circulatory functions in man. Aerospace Med 35: 1194

Pattengale PK, Holloszy JO (1967) Augmentation of skeletal muscle myoglobin by a program of treadmill running. Am J Physiol 213: 783

Roskamm H (1971) Hämodynamic und Kontraktilität des gesunden und kranken Herzens bei körperlicher Belastung. Verh Dtsch Ges Kreislaufforsch 37: 42

Roskamm H, Reindell H (Hrsg) (1982) Herzkrankheiten - Pathophysiologie, Diagnostik, Therapie. Springer, Berlin Heidelberg New York

Rost R, Hollmann W (1978) Herz, Gefäßsystem und Sport. Mod Ther 1: 46

Saltin B, Blomquist B, Mitchell JH, Johnson RL, Wildenthal K, Chapman CB (1968) Response to submaximal and maximal exercise after bed rest and training. Circulation [Suppl] 38: 7

Schmid-Schönbein H (1980) Myokardiale Durchblutungsstörungen aus der Sicht der Mikrorheologie des Blutes in der Endstrombahn. In: Ettinger R, Schöffler HH (Hrsg) Myokardinfarkt. Gentner, Stuttgart

Schön FA (1978) Licht- und elektronenmikroskopische Befunde am M. vastus lat. und ihr Bezug zu physiologischen Meßgrößen bei Normalpersonen, Sportstudenten und Ausdauertrainierten. Dissertation Deutsche Sporthochschule, Köln

Schön FA, Hollmann W, Liesen H, Waterloh E (1980) Elektronenmikroskopische Befunde am M. vastus lat. von Untrainierten und Marathonläufern sowie ihre Beziehung zur relativen maximalen Sauerstoffaufnahme und Laktatproduktion. Dtsch Z Sportmed 31/12: 343

Schwarz TG (1970) Über den Effekt von Minimal-Trainingsprogrammen auf das kardiopulmonale System. Dissertation, Köln

Shindo M, Tanaka H, Yoshitake Y (1977) Effects of training at 50% $\dot{V}O_2$ max. for 60 min in healthy college men. Rep Respir Cent Phys 5: 39

Vogt FB, Mack TB, Johnson TC, Wade L Jr (1967) Tilt table response and blood volume changes. Associated with 14 days of recumbency. Aerospace Med 38: 43

Williams RS, Logue EE, Lewis JL, Barton T, Stead NW, Wallace AG, Pizzo FV (1980) Physical conditioning augments the fibrinolytic response to venous occlusion in healthy adults. N Engl J Med 302/18: 987

Neuromuskuläre Funktion und körperliche Leistung

H. Stoboy

Einleitung

Durch das Wechselspiel von Kontraktion und Erschlaffung agonistischer und antagonistischer Muskelgruppen entstehen Bewegungsmuster, die bei vollendeter Koordination den Eindruck eines ästhetischen Bewegungsflusses in einer sportlichen Übung vermitteln. Die Kontraktion eines einzelnen Muskels nähert in vorgegebener Bewegungsrichtung Ursprung und Ansatz dieses Muskels reversibel einander an. Ein koordinierter Bewegungsablauf in vielen Muskeln kann erst aus der Summe des efferenten und afferenten Informationsflusses zu einer Vielzahl von motorischen Vorderhornzellen entstehen. Die einzelne motorische Vorderhornzelle versorgt, entsprechend den Erfordernissen für eine mehr oder weniger fein abgestufte Kontraktion, verschieden viele Muskelfasern. Ihr

Neuron verzweigt sich und tritt über die motorischen Endplatten mit den Muskelfasern in Verbindung. Eine solche motorische Einheit beinhaltet minimal etwa 5 (quergestreifte Augenmuskulatur) bis 1000 oder sogar mehr (Antigravitationsmuskulatur) Muskelfasern. Das Erregungsniveau der motorischen Vorderhornzelle, d.h. ihre Bereitschaft, fortgeleitete Erregung zu den entsprechenden Muskelfasern zu leiten, richtet sich nach der Aufschaltung räumlich unterschiedlicher, aber synchron eintreffender Impulse bzw. zeitlich in dichter Reihenfolge über die gleiche präsynaptische Endigung einlaufender Impulse. Außerdem hängt das Entstehen einer fortgeleiteten Erregung davon ab, ob diese Impulse bahnender (exzitatorischer) oder hemmender (inhibitorischer) Natur sind. Ein erheblicher Anteil dieser Signale stammt von den Exterozeptoren bzw. Propriozeptoren, so daß zentral entworfene Bewegungsmuster weitgehend durch den Eingriff peripherer Instanzen auf der Ebene des Rückenmarksegmentes modifiziert werden können. Erst durch diese periphere Kontrolle wird aus dem zentralen Entwurf eine fließende, zielgerechte Bewegung.

Der Funktionszustand des neuromuskulären Systems hängt überwiegend von dessen ständiger Betätigung ab. Die Intensität, die Dauer und die Wiederholungszahl jeder einzelnen Übung bedingen - sinnvoll angewandt - die Leistungsfähigkeit dieses Systems. Andere Faktoren, wie Kondition, Alter, Geschlecht, Klima und Ernährung, modifizieren sie. Nicht zuletzt spielt die Motivation sowohl für die Häufigkeit der Bewegungsereignisse als auch für die Intensität des Einzelereignisses eine wesentliche Rolle.

Muskelfasern und motorische Einheiten

Beim Menschen besteht ein Muskel nicht aus morphologisch, funktionell und biochemisch gleichartigen Muskelfasern. Grundsätzlich lassen sich 2 verschiedene Typen von Muskelfasern unterscheiden:

1) Fasern mit langsamer Kontraktionsgeschwindigkeit, die als ST- („slow twitch") oder I-Fasern bezeichnet werden. Durch ihren hohen Mitochondriengehalt (Hoppeler et al. 1973) und den damit verbundenen großen Gehalt an aerob wirkenden Enzymen sind sie in erster Linie auf eine aerobe Energiegewinnung angewiesen (Tabelle 1). Sie haben andererseits eine geringe Myosin-ATPase- und glykolytische Aktivität (Gollnick u. Hermansen 1973; Gollnick u. Sembrowich 1977; Holloszy 1973). Da sie aufgrund dieser Eigenschaften nur langsam ermüden, werden sie in erster Linie bei kontinuierlichen Ausdauerleistungen im submaximalen Bereich zur Erhaltung eines Steady state innerviert (Maton 1981). Deshalb findet man auch nach Ausdauerleistung vorwiegend eine Glykogenverminderung in den ST-Fasern (Bassey u. Fentem 1981).
2) Schnellkontrahierende Muskelfasern werden als FT- oder II-Fasern klassifiziert. Durch die hohe Aktivität der Myosin-ATPase und ihr gut ausgeprägtes glykolytisches System zur Energiegewinnung haben sie eine ausgeprägte Fähigkeit, anaerob ATP zu synthetisieren (Gollnick u. Hermansen 1973). Sie ha-

Tabelle 1. Eigenschaften der I-(ST-)Fasern und II-(FT-)Fasern. (Aus Bassey u. Fentem 1981)

	I [ST] Ausdauerleistung und Körperhaltung	II [FT] Dynamisches Krafttraining und statische Kontraktion
Anaerobe Kapazität	mäßig	hoch
Kapillarisierung	hoch	niedrig
Ausdauertoleranz	groß	gering
Oxidative Enzyme	hoch	niedrig
Myosin-ATPase	wenig	viel
Laktatdehydrogenase	wenig	viel
Rekrutierung bei:		
Ausdauerleistung	von Beginn	bei Erschöpfung
dynamischer Kraftleistung	von Beginn	von Beginn
statischer Kontraktion	<20% maximal	>20% maximal

ben eine größere Dichte des sarkoplasmatischen Retikulums, des T-Systems und der Myofibrillen (Alway et al. 1981). Ihre Verkürzungsgeschwindigkeit ist etwa doppelt so groß wie die der ST-Fasern. Sie dienen vor allen Dingen bei kurzdauernden Leistungen (Sprint, technische Disziplinen der Leichtathletik) zur anaeroben Energiegewinnung (Tabelle 1).

Die FT- oder II-Fasern werden entsprechend ihren Eigenschaften in Untergruppen eingeteilt.

Die IIa-Fasern enthalten mehr Mitochondrien und haben somit eine relativ hohe aerobe Kapazität. Trotz relativ großer Kontraktionsgeschwindigkeit ermüden sie langsam und erholen sich schnell (Essén et al. 1975).

Die IIb-Fasern haben hingegen eine große anaerobe, d.h. eine große Myosin-ATPase- bzw. glykolytische Aktivität. Ihre Kontraktionsgeschwindigkeit und ihre Ermüdbarkeit sind sehr groß, da die ATP-Resynthese nicht in gleichem Umfang erfolgen kann wie die Spaltung (Jansson et al. 1978; Häggmark 1982).

Eine weitere Unterart, die IIc-Fasern, sind in bezug auf ihre Eigenschaften undifferenziert und kommen normalerweise selten vor. Ihre Häufigkeit nimmt bei der Reinnervation von Muskelfasern bzw. bei der Transformation von motorischen Einheiten zu (Jansson et al. 1978). Sie stellen nach Häggmark (1982) wahrscheinlich eine intermediäre Übergangsform dar.

Eine andere Möglichkeit der Fasereinteilung ergibt sich aus der unterschiedlichen Zusammensetzung des Myosins aus schweren bzw. leichten Myosinketten (Abb. 1). Die leichten Ketten sind im Bereich der Myosinköpfe lokalisiert und eng mit der Größe der ATPase-Aktivität verknüpft (Trinick u. Elliot 1979). Die Faserdifferenzierung ergibt sich hauptsächlich aus der Zusammensetzung der leichten Ketten. Die Ketten des Fasertyps I bestehen hauptsächlich aus langsamen Komponenten, enthalten aber auch unterschiedliche Mengen schneller Proteine. Die stark schwankende Kontraktionsgeschwindigkeit ergibt sich aus einer unterschiedlichen Kombination von schnellen leichten und langsamen schweren Ketten des Myosins (Howald 1982). Bei den Fasertypen IIa und IIb überwiegen im Proteinmuster die schnellen leichten Ketten (Howald 1982).

Die seltenen IIc-Fasern enthalten alle schnellen und langsamen, leichten und höchstwahrscheinlich auch schweren Myosinanteile (Billeter et al. 1980). Nach Howald (1982) stellen

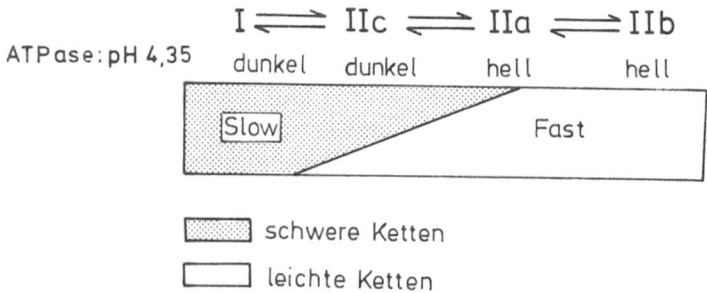

Abb. 1. Zusammensetzung der Muskelfaserarten aus schweren und leichten Myosinketten. (Nach Howald 1982)

sie Übergangsformen bei Umwandlung eines Fasertypes in den anderen dar, so daß eigentlich kontinuierliche Übergänge zwischen den einzelnen Fasertypen vorhanden sind (Abb. 1).

Im Mittel enthalten die Muskeln untrainierter Männer, Frauen und Kinder 45–55% ST-Fasern. Es besteht allerdings eine große inter-und intraindividuelle Variation. So enthalten beim Menschen der M. soleus und der M. tibialis anterior 87% bzw. 73% ST-Fasern, der M. triceps bzw. biceps humeri dagegen weniger als 50% (Bassey u. Fentem 1981).

Im M. vastus lateralis werden im Mittel 43% I-Fasern, 37% IIa-Fasern und 19% IIb-Fasern gefunden, wobei bei einzelnen Probanden 13% oder auch 96% I-Fasern beobachtet werden können (Henriksson 1980).

Eine noch größere Variation wird bemerkbar, wenn man die Daten für trainierte Athleten in die Betrachtung mit einbezieht (Abb. 2). Ausdauertrainierte verfügen in den entsprechenden Muskeln vorwiegend über ST-Fasern, Sprinter und Kraftsportler vorwiegend über FT-Fasern, wobei mit zunehmender Zahl von ST-Fasern i. allg. eine größere körpergewichtsbezogene maximale O_2-Aufnahme vorhanden ist (Bergh et al. 1978). Bei männlichen und weiblichen Mittelstreckenläufern ist der Anteil an I- und II-Fasern etwa gleich groß. Eine ähnliche Verteilung ergibt sich auch bei Werfern, Hochspringern und Weitspringern (Costill et al. 1976).

Nach Inbar et al. (1981) besteht bei trainierten Sportlern eine Korrelation zwischen dem prozentualen Anteil der II-Fasern, der maximalen Leistung und dem maximalen Drehmoment. Die mittlere Geschwindigkeit während eines 40-m-Sprints und eines 2000-m-Laufs ist positiv bzw. negativ zum prozentualen Anteil der II-Fasern bei trainierten Probanden korreliert. Bei Trainierten ist einer der Faktoren, der zur Kurz- bzw. Langstreckenleistung beiträgt, die Faserzusammensetzung des Muskels.

Die Faserverteilung ist im Zusammenhang mit der relativen maximalen Sauerstoffaufnahme gesehen offenbar nicht nur die einzige Determinante für die Größe der Leistung in einer bestimmten Sportdisziplin. Deshalb hat das Verteilungsmuster nur eine bedingte Aussagekraft, da die Leistung von vielen anderen Funktionen, deren Anpassungsbreite offenbar individuell verschieden ist (Ko-

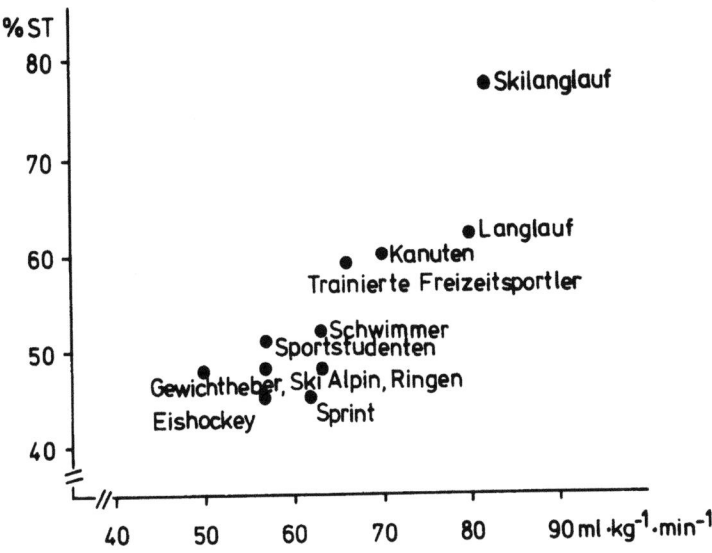

Abb. 2. Vereinfachte Darstellung des Zusammenhanges zwischen dem Anteil der ST-(I-)Fasern und der maximalen O_2-Aufnahme/kg Körpergewicht bei verschiedenen Sportarten. (Nach Bergh 1978)

ordination, Ausprägung der spinalen Regulationsmechanismen und ihrer Variabilität, Erythrozyten- und Hämoglobinmenge etc.), abhängt.

Der Faserquerschnitt ist offenbar gleichfalls sportartspezifisch ausgeprägt. Verglichen mit Untrainierten haben Kraftsportler einen um etwa 45% größeren Querschnitt der II-Fasern (Edström u. Ekblom 1972). Bei Ausdauerathleten ist der Querschnitt der ST-Fasern mit denen von Untrainierten vergleichbar (Gollnick u. Sembrowich 1977), da durch Krafttraining offenbar eine Vermehrung der kontraktilen Proteine und des Glykogengehaltes stattfindet (MacDougall et al. 1977), während bei Ausdauertrainierten zwar mehr Mitochondrien, aber nicht mehr Myofibrillen vorhanden sind.

Ganz allgemein ist in der entsprechenden Sportart der Faserquerschnitt bei männlichen Sportlern größer als bei weiblichen. Aufgrund der an Athleten erhobenen Befunde über unterschiedliche sportartabhängige Faserverteilungen ergab sich die Frage, ob das Verteilungsmuster der Faserarten durch bestimmte Trainingsformen geändert werden kann oder aber große Leistungen in entsprechenden Sportarten nur bei angeborener Dominanz von FT- oder ST-Fasern erreicht werden können (Howald 1982).

Im Tierexperiment wurde durch verschiedene Manipulationen versucht, die kontraktilen und Stoffwechseleigenschaften bzw. das Faserverteilungsmuster zu verändern. Durch Kreuzinnervationsversuche, bei denen schnelle Muskeln mit einem langsamen Nerv verbunden wurden, nahm die oxidative Enzymaktivität zu, die glykolytische ab (Vrbova 1980), dagegen stieg die ATPase-Aktivität in langsamen Muskeln an. Eine Tenotomie des M. soleus, der normalerweise durch die Schwerkraft gedehnt wird, wandelte ihn in einen schnellkontrahierenden Muskel um. Eine elektrische Reizung des motorischen Nerven des M. soleus mit hoher Reizfrequenz führte gleichfalls zu einer schnelleren Kontraktionsfähigkeit. Eine langandauernde Reizung mit langsamer Reizfrequenz ergab eine Transformation zu einem überwiegend langsamen Muskel (II-Fasern) (Pette et al. 1973).

Daraus wurde geschlossen, daß die Art und die Funktion von Muskelfasern durch Innervations- und Funktionseinflüsse bestimmt seien und ihre Änderungen (Training) den Anteil der I- bzw. II-Fasern des Muskels beeinflussen können (s. S. 81).

Die Größe einer motorischen Einheit kann so bestimmt werden, daß die Zahl der Fasern eines Muskels gezählt und durch die Zahl der motorischen Nervenfasern geteilt wird (Feinstein et al. 1955). Die Zahl der zu einer motorischen Einheit gehörenden Muskelfasern beträgt nach Myers u. Lovelace (1971) für den M. opponens pollicis 13, für den M. biceps brachii 163, für den M. tibialis anterior 610 und für den M. gastrocnemius 2037. Die Größe der motorischen Einheit ist von der Präzision der Bewegung, die ein Muskel auszuführen hat, abhängig.

In einem Muskel können kleinere und größere motorische Einheiten nachgewiesen werden, wobei ein Typ dominiert. Kleinere motorische Einheiten mit längeren Kontraktionszeiten (M. soleus 90 ms) werden von α-Motoneuronen mit langsamerer Leitungsgeschwindigkeit und kleinerer Impulsrate versorgt (Abb. 3; Haase 1976). Sie kontrahieren sich tonisch mit einer Spannungsentwicklung von etwa 15 p. Die Kontraktionszeit großer motorischer Einheiten ist kurz (M. gastrocnemius 30-40 ms). Sie werden von schnellen Motoaxonen mit hoher Entladungsrate innerviert und entwickeln eine Spannung von etwa 40 p bei phasischer Kontraktion.

Bei einer dritten Art von Motoneuronen überlappen sich die Eigenschaften der beiden anderen, so daß sie bei mittleren Kontraktionszeiten eine mittlere Spannungsentwicklung aufweisen.

Die zu einer motorischen Einheit gehörenden Muskelfasern weisen mit anderen eine erhebliche Überlappung auf. Nach Ludin (1974) beträgt der Durchmesser einer motori-

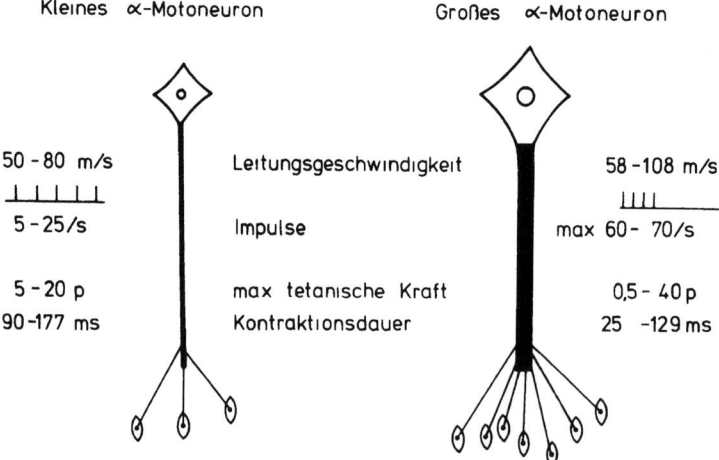

Abb. 3. Unterschiede im Verhalten von kleinen und großen α-Motoneuronen hinsichtlich ihrer Leitungsgeschwindigkeit, Erregungsrate, maximalen tetanischen Kraft und Kontraktionsdauer. (Nach Haase 1976)

schen Einheit 5-10 mm. In seinem kreisförmigen Querschnitt mischen sich Fasern von 20-30 verschiedenen Einheiten (Buchthal et al. 1957). Der Nachweis gelingt z.B. dadurch, daß in der vorderen Wurzel einzelne motorische Fasern elektrisch gereizt werden und dadurch der Glykogengehalt der entsprechenden Muskelfasern erheblich abnimmt (Burke et al. 1973). Alle Fasern einer motorischen Einheit sind sich hinsichtlich ihrer funktionellen und enzymatischen Eigenschaften sehr ähnlich. Motoneurone mit großer oxidativer Enzymaktivität kontrahieren sich langsam, sind ermüdungsresistent und gehören zu typischen „tonischen Motoneuronen" (Antigravitationsfunktion) (Molbech u. Johansen 1973). Motoneurone mit relativ großer oxidativer Enzymaktivität und ausgeprägtem anaerobem Stoffwechsel kontrahieren sich relativ schnell, entwickeln eine mittlere Spannung und sind gegen Ermüdung mäßig widerstandsfähig. Motorische Einheiten mit hohem Myosin-ATPase-Gehalt aber geringer oxidativer Aktivität entwickeln hohe Spannungen und ermüden schnell (Edington u. Edgerton 1976).

Muskelkontraktion

Abstufung der Kontraktion

Im Gegensatz zu den Kontraktionsformen des isolierten, elektrisch gereizten Muskels können beim innervierten Muskel nur 2 verschiedene Formen der Kontraktion, nämlich Einzelzuckung oder Tetanus, beobachtet werden. Die dabei entstehende Spannung entsteht an den serienelastischen oder auch parallelelastischen (s. S.33) Elementen (Abb. 4). Nach Abb. 5 kann die Spannungsentwicklung bzw. -verkürzung nicht direkt auf ein Meßinstrument übertragen werden, sondern nur über die Dehnung des serienelastischen Elements (Wilkie 1956). Die Trägheit elastischer Strukturen führt zu einer Dämpfung mechanischer Impulse (Autofederung, Stoßdämpfer). Bei einer Einzelzuckung beträgt die im serienelastischen Element erzeugte Spannung höchstens 50% des maximal möglichen Wertes, da die Trägheit des serienelastischen Elements nicht vollständig überwunden werden kann. Bei einer Einzelzuckung kann der aktive Zustand des kontraktilen Elements, unter dem man seine Möglichkeit, Spannung zu erzeugen, versteht, nie voll ausgenutzt werden (Edmann 1968). Durch eine Zunahme der Entladungsrate in den einzelnen motorischen Einheiten (Hopf 1974a, b) steigt die entwickelte Spannung an, da die Trägheit des serienelastischen Elements mehr und mehr überwunden wird, bis eine maximale Spannungsent-

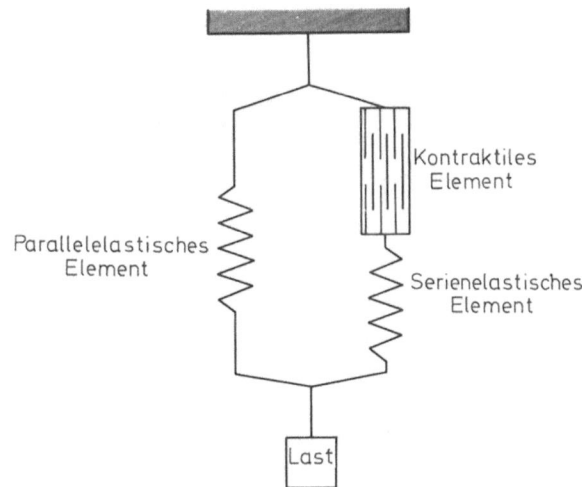

Abb. 4. Modell des kontraktilen Elements und der elastischen Elemente des Muskels. (Aus Hasselbach 1975)

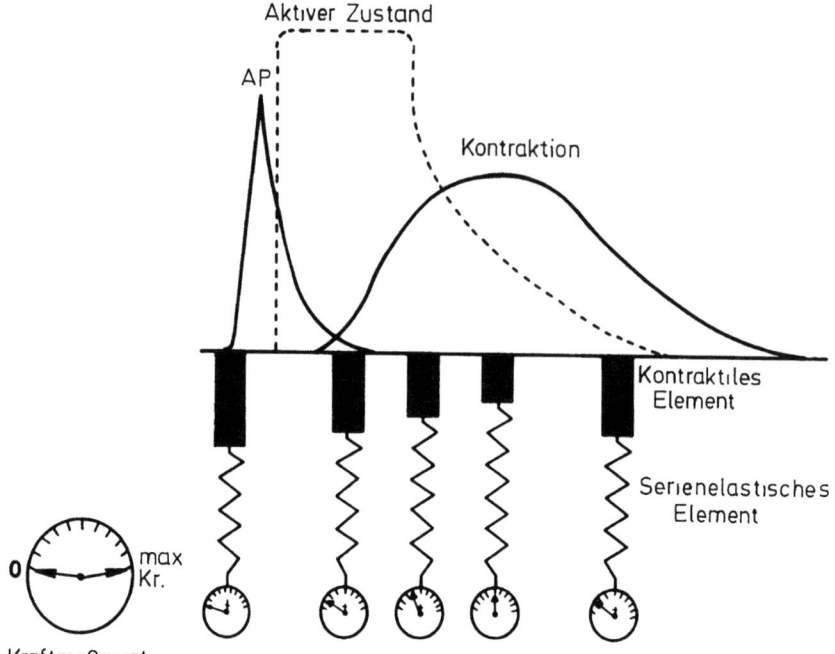

Abb. 5. Übertragung der Kraft bei einer Einzelzuckung auf ein Kraftmeßgerät. *Oberer Kurventeil:* Aktionspotential *(AP),* aktiver Zustand und Kontraktionskurve. Da der akitve Zustand bei einer Einzelkontraktion nur kurze Zeit dauert, kann die Trägheit des serienelastischen Elementes nicht voll überwunden werden, so daß nicht die Maximalkraft *(max. Kr.),* sondern nur ein Teil davon gemessen wird

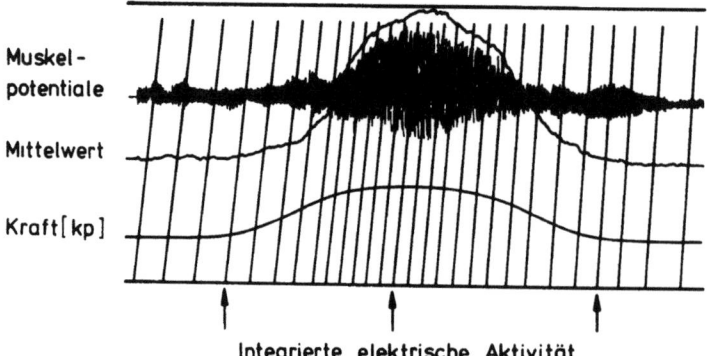

Abb. 6. Registrierung der Muskelaktionspotentiale, ihres Mittelwertes und der integrierten elektrischen Aktivität in Abhängigkeit von der Kraft. Die Größe der integrierten elektrischen Aktivität ergibt sich aus der Steilheit der mit Pfeilen bezeichneten aufwärtsgerichteten Registrierungen

wicklung gemessen werden kann. Außerdem nimmt die Zahl der sich kontrahierenden motorischen Einheiten zu. Dieses Verhalten ist durch die Ableitung von Aktionspotentialen einer begrenzten Zahl von motorischen Einheiten mit Nadelelektroden nachweisbar (Stoboy 1980c). Mit Oberflächenelektroden wird die Summe der Aktionspotentiale der im Bereich der Elektroden liegenden und erregten motorischen Einheiten abgeleitet. Der elektronisch gebildete Mittelwert kann elektrisch integriert und aus der Steilheit des Anstiegs die elektrische Aktivität in µVs ermittelt werden (Stoboy u. Friedebold 1973; Röcker u. Stoboy 1970) (Abb. 6). Mit zunehmender elektrischer Aktivität, d. h. mit ansteigender Zahl erregter motorischer Einheiten, und mit zunehmender Erregungsrate in der einzelnen motorischen Einheit nimmt die elektrische Aktivität mit größer werdender Spannung des Muskels linear (Laurig 1970; Bouisset u. Goubel 1973), bei starker Motivation logarithmisch zu (Owczarek 1970). Ein durch hochfrequente supramaximale elektrische Reizung erzeugter Tetanus, bei dem die Aufeinanderfolge der Einzelkontraktionen mechanisch nicht mehr registrierbar ist, jedoch durch das reizfrequenzabhängige Auftreten von einzelnen biphasischen Aktionspotentialen nachweisbar wird, ist deshalb als experimentelles Kunstprodukt anzusehen (Stoboy 1982b). Bei einer Willkürinnervation mit mittlerer Muskelkraft beträgt die Entladungsrate einer motorischen Einheit 25-35/s, bei maximaler Kraft 50/s (Myers u. Lovelace 1971; Person 1974). Bezogen auf die absolute Refraktärphase von 1 ms ist die maximale Entladungsfrequenz sehr niedrig und wird durch spinale Hemmungsmechanismen wie z. B. die Renshaw-Hemmung etc. (s. S. 56) begrenzt.

Kontraktionsformen; konzentrische, exzentrische und isokinetische Kontraktionen

Bedingt durch die jeweiligen äußeren Bedingungen treten bei der Muskelkontraktion verschiedene Formen auf, bei denen sich die im serienelastischen Element erzeugten maximalen Spannungen erheblich unterscheiden können. Bei einer statischen Kontraktion kann sich die Verkürzung des kontraktilen Elements vollständig auf das serienelastische Element auswirken und dadurch eine maximale aktive Spannungsentwicklung erzeugen (Abb. 7).

Alle anderen Kontraktionsarten des Muskels können als dynamisch bezeichnet werden, da der Muskel sich meßbar verkürzt oder auch verlängert wird und damit annäherungsweise seine Arbeit berechnet werden kann (Stoboy 1980a). Prinzipiell muß dabei mit jedem Moment der Verkürzung oder Verlängerung ein Kräftegleichgewicht zwischen der Größe der Last und der in den elastischen Elementen erzeugten Spannung vorhanden sein. Bei der isotonischen Kontraktion wird dieses Gleichgewicht passiv durch Dehnung des nichtkontrahierten Muskels erzielt (Abb. 7). Das gleiche gilt für die Anschlagszuckung, bei der während der Verkürzung ein unüberwindbarer Widerstand auftritt, so daß eine weitere Kontraktion nur statisch erfolgen kann. Bei der Unterstützungszuckung ist während der ersten Kontraktionsphase bis zur Erreichung des Gleichgewichts zwischen Last und Spannung eine statische Kontraktion notwendig, der dann eine dynamische Phase folgen kann, wobei mit zunehmender Last die Größe des Weges zwangsläufig abnehmen muß.

Muß sich der Muskel gegen einen elastisch verformbaren Widerstand verkürzen, so kontrahiert er sich auxotonisch, d. h. ein Teil der Kontraktilität wird für die Spannungserzeugung im serienelastischen Element verbraucht, ein anderer Teil gleichzeitig für die Verkürzung. Der Widerstand des elastischen Körpers

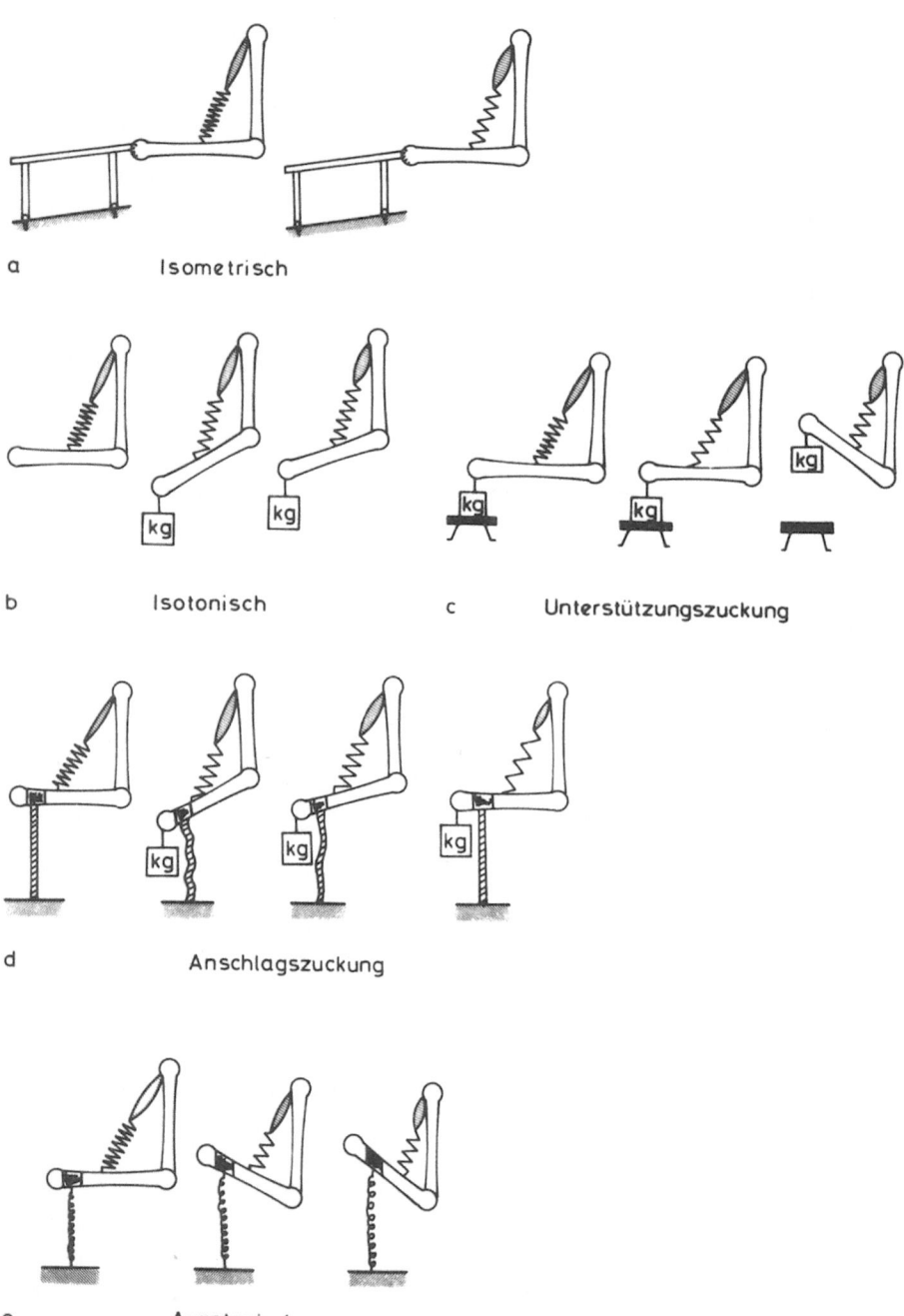

Abb. 7a–e. Verhalten der Muskellänge und der Spannungsentwicklung im serienelastischen Element. **a** Bei einer isometrischen Kontraktion, **b** einer isotonischen Kontraktion, **c** einer Unterstützungszuckung, **d** einer Anschlagszuckung und **e** einer auxotonischen Kontraktion. (Näheres s. Text)

wächst mit zunehmendem Weg, so daß die Kontraktilität in größer werdendem Maße zur Spannungsentwicklung benötigt wird (Abb. 7).

Der Skelettmuskel entfaltet seine Kraft gegen äußere Lasten oder Widerstände über ein Hebelsystem. Das am Drehpunkt ausgeübte Drehmoment muß infolgedessen in Abhängigkeit vom jeweiligen Hebelarm berücksichtigt werden, um bei einer bestimmten Gelenkstellung die Muskelkraft genau berechnen zu können. In Abhängigkeit vom Hebelarm ändert sich selbst bei konstanter Last die jeweilige Muskelspannung. Die häufig als isotonisch bezeichnete Kontraktionsphase erfüllt deshalb auch bei der Unterstützungs- bzw. Anschlagszuckung die Bedingungen einer auxotonischen Kontraktion. Bei einem Gelenkwinkel des Ellenbogens von 90° ist der Hebelarm für ein mit der Hand gehaltenes Gewicht etwa 10mal länger als der Hebelarm zwischen Drehpunkt und Ansatz der Unterarmbeuger. Deswegen müssen die Unterarmflexoren ein Drehmoment aufbringen, das 10fach größer ist als die Last (Åstrand u. Rodahl 1970).

Um die Größe der von einem Muskel entwickelten Spannung bzw. das Ausmaß der Verkürzung darzustellen, ist es üblich, ein Längen-Spannungs-Diagramm aufzunehmen. Von der Ruhelänge l_0 ausgehend dehnt man den Muskel passiv und mißt über die dazugehörige Spannungsentwicklung die Ruhedehnungskurve. Von jedem Punkt dieser Kurve aus kann sich der Muskel maximal verkürzen (abszissenparallele Änderung) bzw. maximal Spannung entwickeln (ordinatenparallele Änderung). Aus der Verbindung aller Punkte erhält man die Kurven der isotonischen bzw. isometrischen Maxima (Stoboy 1980a). Die Verkürzungsmöglichkeit des Muskels ist bei gleicher Muskellänge kleiner als die Spannungsentwicklung, so daß die Kurve der isometrischen Maxima wesentlich abszissenferner verläuft. Diese Längen-Spannungs-Beziehungen gelten aber nur für eine Einzelzuckung. Der innervierte Muskel kontrahiert sich dagegen immer tetanisch. Nach Hasselbach (1975) und Shephard (1972) sind die isotonischen und isometrischen Maxima bei Muskellängen, die kleiner oder gleich l_0 sind, praktisch identisch. Von l_0 ausgehend kann der Muskel bei 50-60% der maximalen Spannung seine größte Arbeit leisten (Shephard 1972). Sowohl für die Verkürzung als auch für die Spannungsentwicklung werden geringere Werte erreicht, wenn die Kontraktionen von einer anderen Länge als l_0 ausgehend, d. h. nicht bei einer mittleren Gelenkposition, erfolgen. Nur wenn die Bedingung l_0 eingehalten ist, besteht eine optimale Überlappungszone zwischen Aktin- und Myosinfilamenten, und damit ist in dieser Position die Anzahl der potentiell möglichen Brückenbindungen am größten (s. S. 43).

Bei Bewegung einer Last oder Überwindung eines Widerstandes durch aktive Muskelverkürzung kontrahieren sich die entsprechenden Muskeln konzentrisch (positive Arbeit). Bei Dehnung eines kontrahierten Muskels durch eine Last oder einen Zug kontrahiert sich der Muskel exzentrisch (negative Arbeit). Der M. quadriceps femoris führt dann eine konzentrische Kontraktion aus, wenn aus einer Kniebeuge die Streckung des Körpers erfolgt. Bei einer langsam ausgeführten Kniebeuge erfolgt dagegen eine exzentrische Kontraktion, die der Schwerkraft entgegenwirkt (Stoboy 1980a).

Bei gleicher Muskellänge ist die Kraft einer statischen Kontraktion größer als die einer dynamisch-konzentrischen (Darling 1971). Bei dynamisch-exzentrischen Kontraktionen übersteigt die Spannungsentwicklung auch die bei statischer Kontraktion entwickelte und nimmt sogar bei größerer Bewegungsgeschwindigkeit zu (Walker 1976). Der Unterschied soll in einer Änderung der kontraktilen Eigenschaften der Filamente und in der in den elastischen Elementen passiv erzeugte Spannung und ihrer Speicherung gegeben sein (Shephard

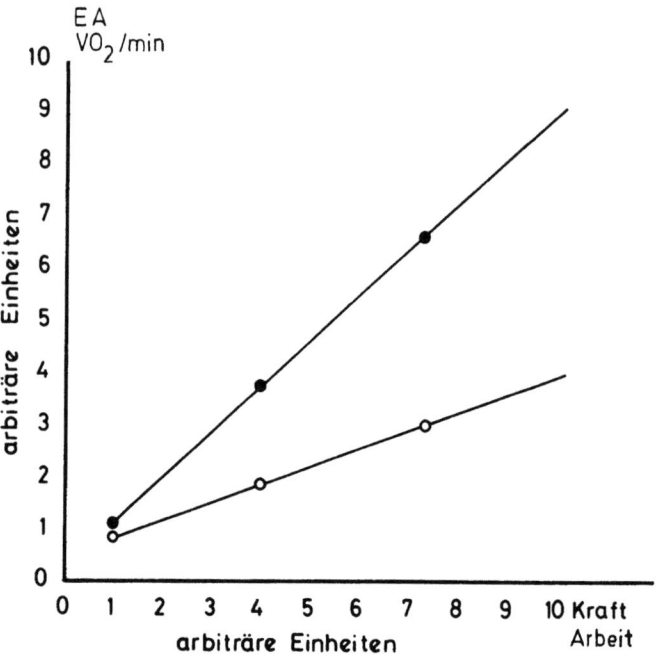

Abb. 8. Verhalten der elektrischen Aktivität *(EA)* bzw. der O_2-Aufnahme ($\dot{V}O_2$/min) in arbiträren Einheiten in Abhängigkeit von der Kraft bei konzentrischen Kontraktionen *(gefüllte Punkte)* und exzentrischen Kontraktionen *(leere Punkte)* bzw. in Abhängigkeit von positiver Arbeit *(gefüllte Punkte)* und negativer Arbeit *(leere Punkte)* in arbiträren Einheiten

1972). Die elektrische Aktivität (s. S. 31) verhält sich bei exzentrischer und konzentrischer Kontraktion annähernd positiv linear zur Spannungsentwicklung (Abb. 8). Bei konzentrischen Kontraktionen steigt jedoch diese Korrelation wesentlich steiler an als bei exzentrischen. Bei letzteren ist also bei gleicher Krafteinwirkung der Innervationsaufwand wesentlich kleiner (Abb. 9). Bei gleichstarken konzentrischen Kontraktionen ist die elektrische Aktivität etwa doppelt so groß wie bei exzentrischen (Bigland-Ritchie u. Woods 1973). Der Grund für die niedrige elektrische Aktivität bei exzentrischen Kontraktionen ist durch die zusätzliche passive Spannungsentwicklung der elastischen Elemente gegeben. Bei 10- bis 14jährigen Kindern ist die maximale exzentrische Kraft wenig größer als die isometrische, da nach Komi (1975) dieses Verhalten von der Entwicklung des Bindegewebes abhängig ist. Durch die passive Spannungsentwicklung entsteht in den serienelastischen Elementen eine potentielle Energie, die kinetisch genutzt werden kann. Nicht vollständig gesichert ist die Rolle einer zusätzlichen Erregung von Muskelspindeln (s. S. 49), deren adäquater Reiz die Dehnung des Muskels ist, wobei durch Zunahme afferenter Impulsraten an den entsprechenden Motoneuronen Bahnungsprozesse ausgelöst werden müßten (Stoboy 1980a). Bei maximalen exzentrischen bzw. konzentrischen Kontraktionen kann die elektrische Aktivität gleich groß werden, allerdings bei erheblich größerer Kraftentwicklung bei exzentrischer Tätigkeit (Seliger et al. 1980).

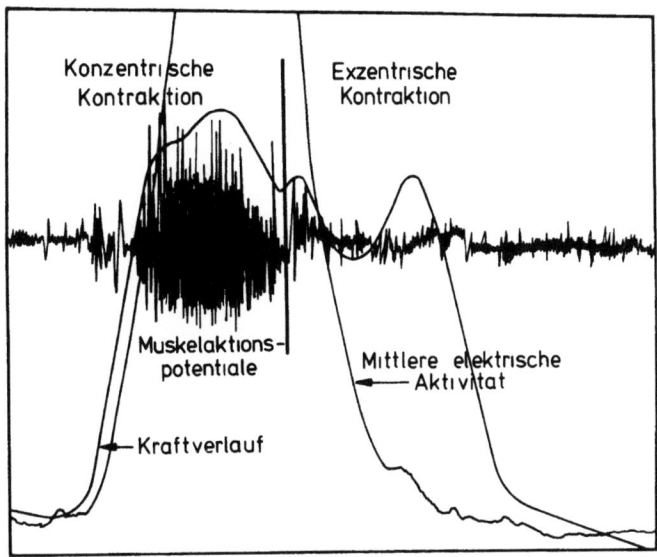

Abb. 9. Muskelaktionspotentiale (Oberflächenelektrodenableitung), Kraftverlauf und mittlere elektrische Aktivität bei einer konzentrischen und einer exzentrischen dynamischen Kontraktion. Der Übergang zwischen beiden Kontraktionsformen ist durch den *vertikalen Strich* gekennzeichnet. Die mittlere elektrische Aktivität bei konzentrischer Kontraktion ist so groß, daß ihre Kurve über den oberen Bildrand hinausgeht. Bei nicht wesentlich kleinerer Kraft während der exzentrischen Kontraktion sinkt die mittlere elektrische Aktivität stark ab

Eine Aufeinanderfolge exzentrischer Kontraktionen (negative Arbeit) wirkt sich auch auf den Energieumsatz aus (Abb. 8). Ein Beispiel dafür wäre Bergabradfahren ohne Freilauf, wobei die Bremsung durch die Beinmuskulatur geschieht. Bei Erzeugung der gleichen Spannung über die gleiche Zeit ist der Sauerstoffverbrauch bei positiver Arbeit mehr als doppelt so groß (Bigland-Ritchie u. Woods 1973). Möglicherweise spielt hier auch der Einfluß der Schwerkraft eine Rolle, da positive Arbeit i. allg. gegen, negative Arbeit i. allg. mit der Schwerkraft ausgeführt wird. Nach Seliger et al. (1980) ist die Energieausgabe bei gleichdauernden, maximalen statischen Kontraktionen noch größer als bei konzentrischen, wahrscheinlich weil die Spannungsentwicklung im Muskel konstant bleibt.
Nach Hesser et al. (1977) sind auch die $\dot{V}O_2$ und die $\dot{V}CO_2$ bei gleicher Leistung (Watt) während negativer Arbeit erheblich niedriger als während positiver.

Die bei exzentrischen Kontraktionen in den elastischen Elementen gespeicherte Energie kann bei sofort anschließenden konzentrischen Kontraktionen genutzt werden. Bei unmittelbar nach einer Kniebeuge erfolgender Streckung ist nach Thys et al. (1972) der Energieverbrauch wesentlich kleiner und die Bewegungsgeschwindigkeit bzw. die auf einer Meßplattform einwirkende Kraft erheblich größer als bei Kniebeugen und Strecken mit dazwischenliegenden Pausen. Beim Laufen und Springen führt eine Aktivierung der Unterschenkelstrecker vor dem Bodenkontakt zur Vorbereitung für eine exzentrische Kontraktion. Während des Bodenkontaktes werden diese Muskeln gedehnt und können die z. T. gespeicherte Energie während der konzentrischen Phase ausnutzen (Komi 1981).

Bei Tiefsprüngen ist die Energieausnutzung beim anschließenden Hochspringen (Höhe der Körperschwerpunktverlagerung) um so effektiver, je größer der Anteil der I-Fasern im M. vastus lateralis ist. Anscheinend sind die Bindungszeiten der Myosinbrücken an das Aktin verschieden groß und damit das Ausmaß der teilweise in den Brücken (Hals) gespeicherten elastischen Energie (Viitasalo u. Bosco 1982). Die Rolle der Bindungszeiten der Brücken für die Speicherung elastischer Energie wird durch den Befund von Asmussen et al. (1976) unterstrichen, daß sie bei kalten Muskeltemperaturen (32 °C) erhöht ist.

Bei Tiefsprüngen aus verschiedener Ausgangsstellung ist die Ausnutzung der gespeicherten Energie um so größer (Tiefsprung aus Hockstellung), je höher die Kraftentwicklung am Ende der exzentrischen Phase ist (Bosco u. Pittera 1982).
Besonders eindrucksvoll ist die Möglichkeit der Ausnutzung gespeicherter Energie bei verschiedenen Gangarten des Kängurus. Beim Vierfußgang steigt die O_2-Aufnahme im niedrigen Geschwindigkeitsbereich bis zu ca. 6 km/h linear an, verändert sich aber kaum beim Hüpfen bis zu etwa 25 km/h (Taylor 1978). Nach Proske (1980) beträgt dabei die gespeicherte und genutzte Energie ca. 40% der gesamten bei konzentrischer Kontraktion benötigten Energie.

Bei isokinetischen Kontraktionen wird die Kontraktionsgeschwindigkeit apparativ konstant gehalten. Im einfachsten Fall wird diese Konstanz durch eine Zentrifugalbremse erreicht, wobei die Tendenz zu einer schnelleren Bewegung durch die größer werdende Fliehkraft, die den Druck von Bremsklötzen an eine Bremstrommel verstärkt, unterdrückt wird (Hollmann u. Hettinger 1980; De Marees u. Mester 1981). Die Konstanz der Geschwindigkeit ist auch mit elektromechanischen Geräten zu erzielen, wobei bis zur vorgegebenen Geschwindigkeit beschleunigt wird. Gegen die Muskelkraft wird automatisch eine Gegenkraft erzeugt (MacArdle et al. 1981). Die vorgegebene Geschwindigkeit kann nicht überschritten werden, und die erzeugte Kraft wird in ein Drehmoment umgewandelt. Der Muskel kann dabei die für jeden Punkt des Bewegungsablaufs mögliche maximale Kraft erzeugen (DeLateur et al. 1972), wobei der Widerstand entsprechend fluktuiert und die Muskelkraft sich demgemäß anpaßt (Kume u. Ishii 1981). Die maximale Muskelkraft soll während des gesamten Bewegungsablaufs aufrecht erhalten werden können, so daß isokinetische Kontraktionen den Vorteil der statischen (gleiche Spannungsentwicklung) und der dynamischen Kontraktionen vereinen (MacArdle et al. 1981) und damit gute Krafttrainingsbedingungen darstellen. Nach Kume u. Ishii (1981) sind jedoch die Drehmomente in Abhängigkeit vom jeweiligen Gelenkwinkel (Ellbogen) verschieden groß. Die daraus berechnete Muskelspannung (Kraft) nimmt mit zunehmendem Gelenkwinkel von 10° bis 130° z. T. beträchtlich ab und ist nur im mittleren Bereich annähernd konstant. Selbst wenn bei dynamischen Kontraktionen (Unterarmbeugung) nicht nur die Geschwindigkeit, sondern auch das Drehmoment konstant gehalten wird (Abb. 10), ist die elektrische Aktivität nicht wie bei statischen Kontraktionen mit konstanter Kraft gleich groß, sondern nimmt besonders im Endbereich, d. h. bei spitzem Ellenbogenwinkel, erheblich zu (Nierlich 1979). Da die elektrische Aktivität als Ausdruck des Innervationsaufwandes auch die Größe der aktiven Spannungsentwicklung wider-

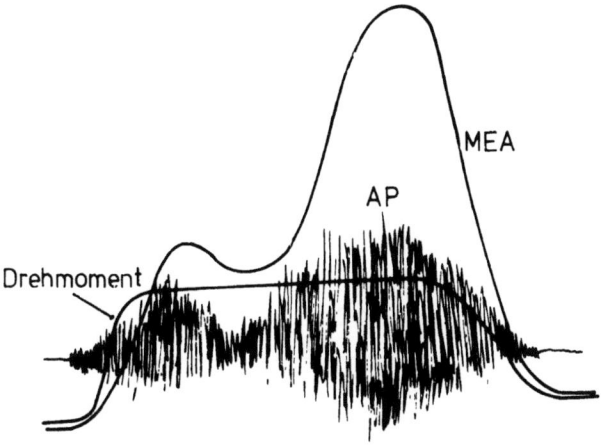

Abb. 10. Dynamische Kontraktion mit konstantem Drehmoment und konstanter Geschwindigkeit. *AP* Aktionspotentiale, *MEA* mittlere elektrische Aktivität. (Nach Nierlich 1979)

spiegelt, kann man bei isokinetischen Kontraktionen nicht von einer gleichbleibenden Spannungsentwicklung ausgehen.

Diese Überlegungen über die mögliche Ausnutzung von gespeicherter potentieller Energie haben dazu geführt, die Größe des Nutzeffektes bei entsprechenden Sportarten zu überdenken (s. S. 44).

Kraft-Geschwindigkeits-Relation des Muskels

Von einer konstanten Ausgangslänge ausgehend erreicht die Verkürzungsgeschwindigkeit eines Muskels ihr Maximum und nimmt mit steigender Kraft in hyperboler Form ab (Abb. 11), bis bei maximaler Kraft die Geschwindigkeit 0 erreicht wird (statische Kontraktion). Der nach außen meßbaren Verkürzungsgeschwindigkeit entspricht die Geschwindigkeit des Ineinandergleitens der Aktin- und Myosinfilamente (s. S. 43). Die bewegte Last muß sich nämlich im Kräftegleichgewicht zu der in den elastischen Elementen erzeugten Spannung befinden (Hasselbach 1975). Die Kraft-Geschwindigkeits-Relation wird i. allg. nach der von Hill angegebenen Gleichung beschrieben:

$$v = \frac{(P_0 - P) \cdot b}{P + a}.$$

v Verkürzungsgeschwindigkeit
P_0 maximale isometrische Kraft
P Last
a Kraftkonstante ($a/P_0 \approx 0{,}25$)
b Muskellängenkonstante

Bleibt P konstant und erhöht sich P_0 durch ein Krafttraining, so müßte nach der Hill-Gleichung P mit größerer Geschwindigkeit bewegt werden können. Mit zu-

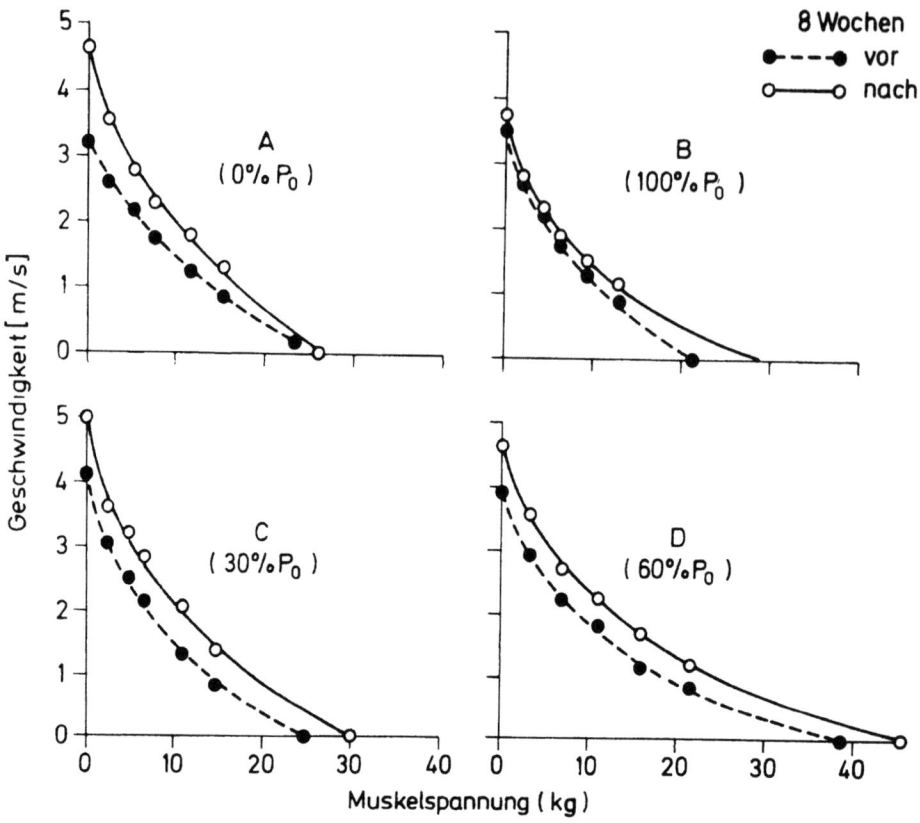

Abb. 11. Veränderung der Kraft-Geschwindigkeits-Relation (Unterarmbeuger) durch ein Krafttraining von 8 Wochen Dauer mit 0% *(A)*, 100% *(B)*, 30% *(C)* und 60% *(D)* der maximalen Kraft P_o. (Aus Ikai 1973)

nehmender Maximalkraft würde also die Kraft-Geschwindigkeits-Relation zu Orten höherer Kraft und größerer Geschwindigkeit verschoben werden. Bei konstanter Last müßte also die Kontraktionsgeschwindigkeit größer sein (Abb. 11). Nach Ikai (1973) tritt nach einem Krafttraining der Unterarmflexoren mit 60 und 30% der maximalen Kraft diese Verschiebung der Kraft-Geschwindigkeits-Relation im gesamten Bereich ein. Die Kraft eines sich verkürzenden Muskels verhält sich nach Dudel (1971) proportional zu den synchron bestehenden Brückenbindungen zwischen Aktin und Myosin. Die Kontraktionskraft des Muskels ist also um so kleiner, je geringer die Anzahl der synchron bestehenden Brückenbindungen ist und je schneller und häufiger sich die Brücken zwischen Aktin und Myosin verschieben. Muskeln mit einem größeren Anteil von II-Fasern entwickeln bei gleicher Last eine größere Geschwindigkeit als bei einer Dominanz der I-Fasern (Tihanyi et al. 1982). Die maximale Kontraktionsgeschwindigkeit eines „schnellen" Muskels (M. gastrocnemius) ist auch im Sarkomerbereich etwa 3fach größer als die „langsamer" Muskeln (Spector et al. 1980).

Neuromuskuläre Funktion und körperliche Leistung 39

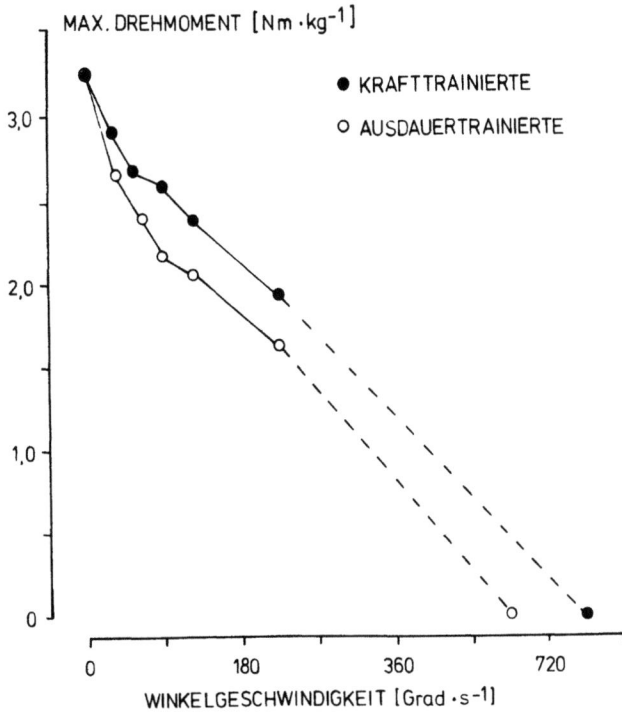

Abb. 12. Kraft-Geschwindigkeits-Relationen bei Krafttrainierten (>60% II-Fasern) und Ausdauertrainierten (<60% II-Fasern). (Aus Thorstensson 1976)

Durch Denervation des M. gastrocnemius und des M. soleus wurde in Versuchen von Binkhorst u. van't Hof (1973) der M. plantaris von Ratten besonders stark belastet. Nach kompensatorischer Hypertrophie zeigte dieser bei großen Lasten eine Zunahme der Verkürzungsgeschwindigkeit mit großen Kräften, eine Verminderung mit kleinen. Diese Versuche bestätigen die Befunde nach einem dynamischen Training mit unterschiedlicher Arbeit, aber gleicher physikalischer Leistung bei eineiigen Zwillingen von Röcker et al. (1971) (s. S. 90). Auch von Binkhorst u. van't Hof (1973) wird daraus der Schluß gezogen, daß für die Bewegung schwerer Gewichte mit großen Geschwindigkeiten eine entsprechende Kraftzunahme notwendig ist (Abb. 11), während bei Verwendung von leichten Gewichten die Kontraktionsgeschwindigkeit eher abnimmt. Bei konstanter Bewegungsgeschwindigkeit (180°/s) entwickelten krafttrainierte Probanden höhere Drehmomente als ausdauertrainierte (Thorstensson 1976). Bei einer statischen Situation (Winkelgeschwindigkeit 0°/s) war die Kraft unabhängig von der Trainingsart bzw. dem Muskelfasermuster gleich groß. Bei vorgegebener Winkelgeschwindigkeit konnten die größeren Dokumente den Probanden mit einem höheren Gehalt an II-Fasern zugeordnet werden (Abb. 12).

Größe der Muskelkraft

Die maximal mögliche Muskelkraft wird bei hochfrequenter elektrischer und supramaximaler Reizung erreicht. Um sie vergleichbar zu machen, wird sie auf den physiologischen Querschnitt (cm^2) bezogen.

Beim lebenden Menschen bereitet die Ermittlung des physiologischen Muskelquerschnitts erhebliche Schwierigkeiten. Erst durch die Ultraschallechographie ist es möglich geworden, den Querschnitt von Muskeln in vivo direkt zu bestimmten (Ikai u. Fukunaga 1968). Ein Ultraschallsender umkreist die in Wasser getauchte Extremität. Auf einem Oszillographen werden die reflektierten Ultraschallimpulse registriert. Durch unterschiedliche Reflektionen an verschiedenen Geweben kann so ein Bild des Extremitätenquerschnitts entworfen werden, aus dem durch Planimetrieren der Querschnitt bestimmter Muskelgruppen ermittelt werden kann. In Abhängigkeit von den verwendeten Methoden der Kraftmessung und der Querschnittsbestimmung werden für die absolute Muskelkraft Werte von 6-12 kp/cm^2 angegeben (Hettinger 1972).

Die Maximalkraft des Muskels ist dagegen diejenige, die bei maximaler Willkürinnervation gemessen werden kann. Unter normalen Bedingungen kontrahieren sich zwar die zu einer motorischen Einheit gehörenden Muskelfasern synchron, jedoch sorgen Hemmungseffekte dafür, daß sich niemals alle motorischen Einheiten bei einer Willkürinnervation gleichzeitig kontrahieren (s. S. 56; Stoboy 1980a). Deshalb beträgt die maximale Muskelkraft im Mittel auch nur 4-6 kp/cm^2 (Ikai 1973; Ikai u. Fukunaga 1968). Abgesehen von den noch zu nennenden Einschränkungen scheint sie unabhängig von Alter und Geschlecht zu sein (Ikai u. Fukunaga 1968). Die absolute Muskelkraft ist etwa 30% größer als die bei maximaler Willkürkontraktion entwickelte (Ikai 1973).

Zwischen der Größe des Querschnitts eines Muskels und der maximalen Muskelkraft besteht i. allg. eine positive Korrelation (Ikai u. Fukunaga 1968), wobei mit leichten Überlappungen die Werte für Männer im oberen Kurvenanteil liegen. Bezieht man dagegen die maximale Muskelkraft auf das Körpergewicht, bestehen zwischen männlichen und weiblichen Probanden keine Unterschiede mehr. Teilt man die maximale Kraft von männlichen durch die von weiblichen Probanden und bezieht den sich daraus ergebenden Index auf die fettfreie Körpermasse, besteht beim Strecken der Beine bei Frauen ein günstigeres, beim Faustschluß und beim Bankdrücken ein sehr viel ungünstigeres Verhältnis im Vergleich zu Männern (Wilmore 1974). Die Größe der maximalen Muskelkraft ist auch intraindividuell nicht konstant. Bei äußeren Einflüssen und Hypnose konnten von Ikai u. Steinhaus (1961) sowohl Zunahmen als auch Abnahmen der Kraft registriert werden. Unter standardisierten Bedingungen konnten Rökker u. Stoboy (1970) nachweisen, daß unter Motivationsbedingungen die Kraft des M. quadriceps femoris von männlichen Probanden im Mittel um 65% anstieg.

Bei Kindern nimmt die Muskelkraft etwa bis zum 10. Lebensjahr in gleicher Weise zu (Hettinger 1972). Vom 12. Lebensjahr an steigt die Kraft und die fettfreie Körpermasse bei Knaben weiter an (Abb. 13), während bei Mädchen der

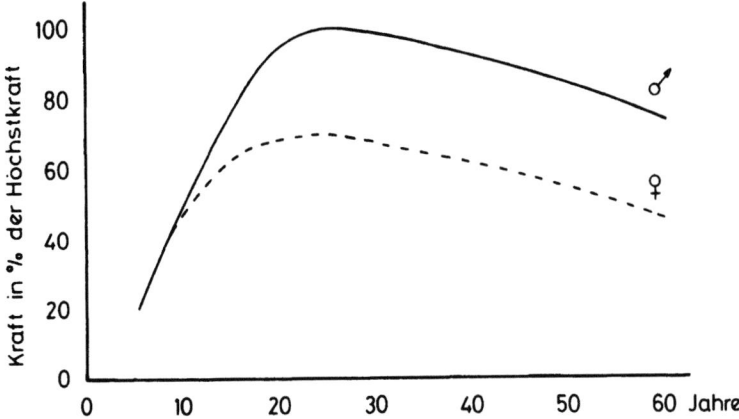

Abb. 13. Verhalten der Kraft in Prozent der maximal erreichbaren Kraft *(Ordinate)* vom Lebensalter bei männlichen und weiblichen Personen. (Aus Hettinger 1972)

Fettgehalt des Körpers zunimmt (Novak et al. 1973). Die größte Muskelkraft ist bei beiden Geschlechtern etwa zwischen dem 20. und 30. Lebensjahr erreicht (MacComas et al. 1973). Ein 65 Jahre alter Mensch verfügt nur noch über 80% seiner höchsten Kraft (Hettinger 1972). Nach Petersen u. Schröder (1971) braucht der ältere Mensch für eine gleich große muskuläre Leistung eine höhere Muskeldurchblutung. Bei gleicher submaximaler Leistung nimmt nach Wahren et al. (1973) die Beindurchblutung älterer Männer im Vergleich zu einer jüngeren Gruppe ab, dagegen steigt kompensatorisch die AVD_{O_2} erheblich an.

In sportlichen Disziplinen, in denen die Muskelkraft eine besondere Rolle spielt (z. B. Sprint), erreichen Mädchen und Knaben, die jünger als 12 Jahre sind, etwa die gleichen Ergebnisse. Bei älteren Knaben ist der Zuwachs an Leistungsfähigkeit viel größer, als aus der Wachstumsrate vorausgesagt werden kann (Asmussen 1962). Bei Kindern ist eine Begrenzung der Kraftentwicklung vor dem Epiphysenschluß angezeigt. Knaben zwischen dem 16. und 18. Lebensjahr sollen nach den Empfehlungen der International Labor Organization keine größeren Gewichte als 20 kp heben, Mädchen im gleichen Alter sollten eine Maximallast von 15 kp nicht überschreiten (Shephard 1972).

Kontraktionsmechanismen

Eine Erregung, die über die Muskelfasermembran läuft, führt zu Kontraktionsvorgängen im ultrastrukturellen Bereich. Die kleinste funktionelle Einheit, das Sarkomer, wird durch 2 Z-Streifen begrenzt, von denen Aktinfäden in das Innere des Sarkomers ziehen. Zwischen diesen sind Myosinfäden eingelagert, deren Köpfe sich nach Huxley u. Hanson (1973) an das Aktin anheften und damit eine Brückenbindung zwischen beiden kontraktilen Filamenten bewirken können (Abb. 14). Zwei andere Proteine, das Tropomyosin und das Troponin, regulieren die Brückenbindung und -lösung zwischen den Myosinköpfen und dem Aktin.

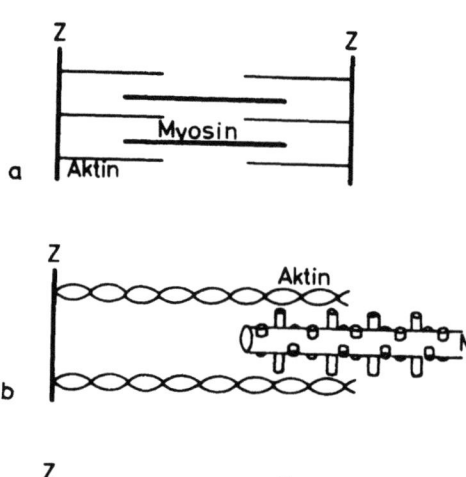

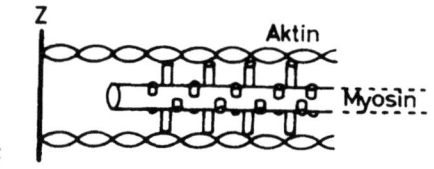

Abb. 14a–c. Schema der Ultrastruktur und der Verkürzung des Skelettmuskels. **a** Ultrastruktur; **b** Myofibrille in gedehntem Zustand; **c** Myofibrille in kontrahiertem Zustand. (Nach Huxley u. Hanson 1973)

Tropomyosin umschlingt spiralenförmig das Aktinfilament, Troponin besetzt im erschlafften Zustand in regelmäßigen Intervallen den Aktinfaden und hat eine hohe Affinität zu Kalziumionen. Nach erfolgter Brückenbindung zwischen den kontraktilen Filamenten kommt es dann zu einem Ineinandergleiten der Filamente (Abb. 14c) und damit zu einer Verkürzung des Sarkomers, wenn die Myosinköpfe Ruderbewegungen ausführen (Greif-Loslaß-Zyklus) und dadurch die Filamente aktiv ineinandergeschoben werden (Huxley 1980).

Wenn eine genügend große Verkürzung bzw. Spannungsentwicklung des Muskels erreicht werden soll, ist eine schnelle Aktivierung aller auch der im Faserinnern liegenden kontraktilen Proteine notwendig. Von der Oberfläche der Fasermembran ziehen meist im Bereich der Z-Streifen Einstülpungen als transversale Kanäle ins Muskelfaserinnere (T-System). An ihnen enden mit abgeschlossenen Zisternen longitudinale Kanäle (L-System), die nach Franzini-Armstrong (1964) Kalziumionen in hoher Konzentration enthalten (Abb. 15). Bei erschlafftem Muskel blockiert das Tropomyosin die Verbindungsstelle zwischen Aktin und Myosin und wird durch das Troponin in dieser Position fixiert (Ebashi 1974; Strand 1978). Die elektromechanische Kopplung wird durch eine Erregung des T-Systems ausgelöst, die zu einer Diffusion des Kalziums aus den Zisternen in das Sarkoplasma führt (Huxley 1980). Kalzium wird an das Troponin gebunden und dadurch das Tropomyosin aus seiner Blockierungsposition entfernt, so daß die Brückenbindung zwischen Aktin und Myosin erfolgen kann (Abb. 15). Die Myosin-ATPase wird aktiviert und spaltet das an den Myosinkopf gebundene

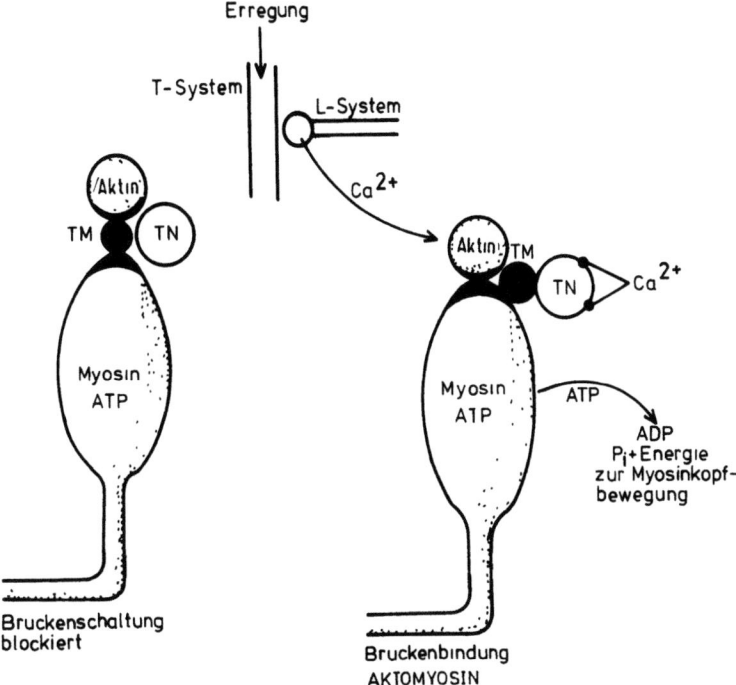

Abb. 15. Elektromechanische Kopplung. Die Erregung des T-Systems setzt Kalziumionen aus den Zisternen des L-Systems frei. Brückenbindung zwischen Myosin und Aktin. Energiegewinnung aus ATP. *TM* Tropomyosin, *TN* Troponin (näheres s. Text). (Nach Strand 1978)

ATP. Die freigesetzte Energie wird zur Bewegung der Myosinköpfe benötigt (Morel u. Pinset-Härström 1975). Nach der Spaltung des ATP entsteht ein stabiler Aktomyosin-ADP-Komplex, der die Brückenbindung fixiert (Abb. 15).

Bei langsamer Kontraktionsgeschwindigkeit können mehr Brückenbindungen gebildet werden. Mit zunehmender Verkürzungsgeschwindigkeit wird die Möglichkeit der Brückenbindungen herabgesetzt (Stainsby 1982), d.h. die Spannungsentwicklung wird kleiner. Diese Beziehung spiegelt sich in der Kraft-Geschwindigkeits-Relation wider.

Nur wenn genügend viel ATP vorhanden ist, kann die Brückenbindung wieder gelöst werden (Weichmacherfunktion) und damit eine Erschlaffung eintreten (Hasselbach 1975). Eine andere Voraussetzung der Erschlaffung ist der Rücktransport der Kalziumionen in die Zisternen durch die Kalziumpumpe (aktive Stoffwechselleistung). Andernfalls entstehen durch die weiterhin aktivierte Myosin-ATPase neue Brückenbindungen. Schnellere Muskeln verfügen über eine schnellere Ca^{++}-Aufnahmerate in die Tubuli als langsamere Muskeln und haben wahrscheinlich deshalb eine kürzere Kontraktionszeit (Brody 1976). Bei langdauernden statischen Arbeitsanteilen mit einer unzureichenden Durchblutung der Muskulatur reicht die ATP-Synthese nicht aus, und die Weichmacherfunktion ist eingeschränkt (Stoboy 1982a). Dieser Vorgang wäre ein erster

Schritt zur Entstehung von Muskelhärten. Da bei Eintritt des Todes der oxidative Stoffwechsel unterbrochen wird, der anaerobe dagegen noch ablaufen kann, ist bei der Totenstarre kaum mehr ATP zu finden.

Muskelarbeit und Wirkungsgrad

Die physikalische Arbeit ist nur dann zu messen, wenn eine Last um einen bestimmten Betrag gehoben wird. Bei dynamischen Kontraktionen ist dabei aber noch die Überwindung von viskösen und z. T. auch elastischen Widerständen notwendig, so daß nach Åstrand und Rodahl (1970) eine „Arbeit" eher das Produkt aus Kraft mal Kontraktionszeit, als das Produkt aus Kraft mal Weg ist. Das gilt besonders für statische Kontraktionen. Im Steadystate läßt sich angenähert bei Kenntnis der physikalischen Arbeit bzw. Leistung aus der Sauerstoffaufnahme einschließlich der Sauerstoffschuld (Shephard 1972) der Wirkungsgrad mit Hilfe des mechanischen Wärmeäquivalents (1 kJ = 102 kpm) berechnen. Bei einer ergometrischen Leistung errechnet sich der Wirkungsgrad (μ) wie folgt:

$$\mu = \frac{A \cdot 100}{E - e}.$$

A mechanische Arbeit in Kilojoule (kJ)
E Gesamtenergieverbrauch in kJ
e Ruheumsatz in kJ, gemessen in arbeitsadäquater Ausgangsposition (z. B. Sitzen, Stehen, Liegen)

Beim Radfahren beträgt der Wirkungsgrad im günstigsten Fall 20–30%, beim Rudern etwa 21% (Hollmann u. Hettinger 1980). Am isolierten Tiermuskel kann bei höchster Kontraktionsökonomie ein Wert von etwa 35–40% festgestellt werden (Hollmann u. Hettinger 1980). Wird die Körpermasse mitbewegt (z. B. Verladen von Kisten auf einen Lastwagen), sinkt der Wirkungsgrad unter 10% (Shephard 1972). Bei einer Arbeit von etwa 50–100 cm über dem Boden ist der Wirkungsgrad am größten und fällt deutlich ab, wenn die Arbeit in höheren oder niedrigeren Bereichen ausgeführt werden muß (z. B. Streichen einer Zimmerdecke, Auflesen von Feldfrüchten) (Hettinger 1970; Stoboy 1980a).

EMG-Analysen beim Laufen zeigten, daß die Aktivität der Beinstrecker während der Kontaktphase primär bei exzentrischer Kontraktion auftritt und bei konzentrischer nur eine kleine Aktivierung bestand (Komi 1982). Bewegungsmuster, die exzentrische Kontraktionsphasen ausnutzen, können in erheblichem Ausmaß durch die elastische Rückstellkraft mit einem geringen Aufwand an Energie vollzogen werden (s. S. 35).
Durch Messung der Bewegung der Körpersegmente beim Laufen und der dabei entstehenden Umwandlung von potentieller in kinetische Energie ergab sich somit ein Wirkungsgrad von 56% (Komi et al. 1981).
Der größte Nutzeffekt der II-Fasern tritt bei viel höherer Kontraktionsgeschwindigkeit auf als der der I-Fasern (Komi 1982). Deshalb variiert der Nutzeffekt beim Radfahren in Abhängigkeit von Leistung, Muskelfaserzusammenset-

zung und Umdrehungen/min. Die Spitzenleistung eines vorwiegend II-Fasermuskels kann bei Kniestreckungen von 12 Radianten/s festgestellt werden; für I-Fasern beträgt die optimale Geschwindigkeit nur 3-4 Radianten/s.

Probanden mit einem hohen Anteil an II-Fasern in ihrer Beinstreckmuskulatur können bei hohen Umdrehungszahlen wirkungsvoller radfahren als Probanden mit geringem II-Faseranteil (Miyashita u. Kanehisa 1980).

Bei Kontraktionen mit dem Wirkungsgrad Null (statische Kontraktionen), die mit maximaler Kraft bis zur Erschöpfung aufrecht erhalten werden, steigt die Herzfrequenz auf einen Wert von etwa 150/min an; die O_2-Aufnahme einschließlich der O_2-Schuld beträgt nur etwa 20% der $\dot{V}O_{2max}$, d.h. diese beiden Werte entsprechen einer dynamischen Leistung von etwa 175 bzw. 20 W (Röcker et al. 1972). Hier liegt also eine Aufhebung der linearen Beziehung zwischen Herzfrequenz und O_2-Aufnahme vor (Abb. 16). Es kann angenommen werden, daß die Regulation der Pulsfrequenz über Chemorezeptoren im Bereich der Muskulatur erfolgt (Stegemann u. Kenner 1971). Die Erhöhung der Pulsfrequenz ist dabei mit der Verminderung des Gehalts an energiereichen Phosphaten korreliert (Stegemann 1977). Bei einer körperlichen Leistung sind um so mehr ermüdende statische Anteile vorhanden, je größer die Diskrepanz zwischen der Herzfrequenz und der O_2-Aufnahme ist (Borsky u. Hubac 1966; Jackson et al. 1973).

Beim Gehen von Oberschenkelamputierten mit Prothesen oder Krücken ergeben sich ähnliche Verhältnisse. Nach Hettinger (1970) beträgt der Energieverbrauch beim Gehen mit Prothese etwa 0,75 cal/m/kg KG (0,0314 kJ), beim Gehen mit Krücken dagegen 0,82 cal/m/kg KG (0,0343 kJ). Beim Gehen mit einer Prothese stellte sich ein „Steady state" für die Herzfrequenz ein, während beim Gehen mit Krücken ein Ermüdungspuls-

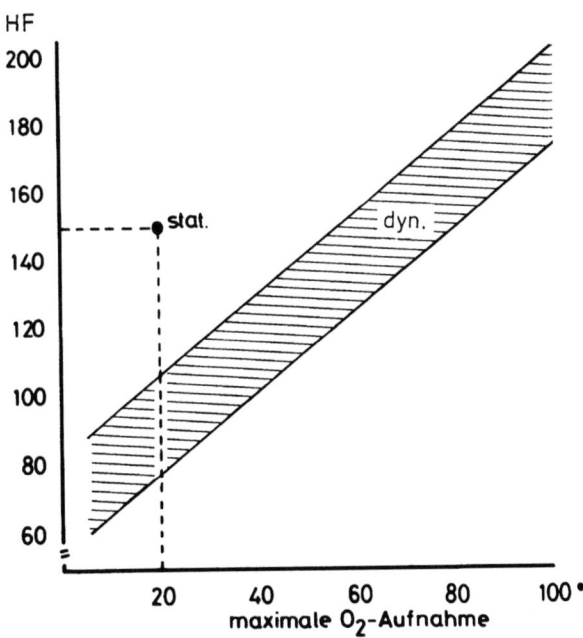

Abb. 16. Bei dynamischen Bewegungsabläufen *(schraffiertes Feld, dyn.)* ist die Herzfrequenz *(HF)* positiv linear zur maximalen O_2-Aufnahme (in Prozent der maximalen aeroben Kapazität) korreliert. Bei erschöpfenden maximalen statischen Kontraktionen *(stat.)* ist die Herzfrequenz im Vergleich zur O_2-Aufnahme überproportional gesteigert

frequenzanstieg zu beobachten war. Der Unterschied ist wahrscheinlich dadurch bedingt, daß in der Schwungphase beim Gehen mit Prothese sich die Stumpfmuskulatur hauptsächlich dynamisch kontrahiert, während beim Gehen mit Krücken eine vermehrte Stabilisierung notwendig wird, d.h. die statischen Anteile im Bewegungsablauf erheblich zunehmen.

Der Wirkungsgrad liegt bei diesen Patienten bei Benutzung von Prothesen zwischen 18 und 20%; bei Benutzung von Krücken etwa bei 11% (Sandler 1968). Patienten mit einer Gehbehinderung (abnormale Koordination oder Hinken) müssen etwa doppelt so viel Energie aufbringen, um bei konstanter Geschwindigkeit ihr Körpergewicht zu transportieren, wie normale Probanden (Molbech 1966). Paraplegiker haben beim Gehen mit Orthesen einen Nutzeffekt von etwa 5% und eine Energieausgabe, die etwa 8fach größer ist als der Ruhenüchternumsatz (Gordon 1957). Der beim Rollstuhlfahren mit 3 km/h ermittelte Gesamtumsatz beträgt etwa 3,13 kcal/min (Stoboy et al. 1971), der Nutzeffekt dabei etwa 8% (Voigt et al. 1968). Gehen in gebeugter Haltung kann den Energieumsatz bis zu etwa 50% erhöhen; beim Tragen einer Last können die statischen Anteile dadurch minimalisiert werden, daß die Last möglichst nahe am Körper gehalten wird (Hettinger 1970; Stoboy 1980a).

Nervenaktivität und spinale Kontrolle der Muskeltätigkeit

Erregungsübertragung an der motorischen Endplatte

Vor allem im Bereich der präsynaptischen Membran der motorischen Endplatte befinden sich Vesikel, die die Überträgersubstanz Acetylcholin enthalten (Schmidt 1971). Eine über das Motoneuron ablaufende Erregung führt zur Ausschüttung des Acetylcholins in den synaptischen Spalt. Es verbindet sich an der subsynaptischen Membran mit chemischen Rezeptoren und führt zur Depolarisation im Bereich der postsynaptischen Membran, wobei üblicherweise eine fortgeleitete Erregung entsteht (Struppler u. Ruprecht 1974). Die Einwirkungszeit des Acetylcholins von 2-3 ms wird dadurch gesichert, daß eine Hydrolysierung in Cholin und Acetat durch die Cholinesterase erfolgt. Die Spaltprodukte werden in die motorische Endplatte zurücktransportiert und dort wieder resynthetisiert (Strand 1978). Durch Hemmung der Cholinesteraseaktivität wird die Wirkungsdauer des Acetylcholins an den Rezeptoren vergrößert, die Amplitude des Endplattenpotentials erhöht und seine Dauer verlängert (Katz 1974). Die Depolarisation kann dabei so stark werden, daß die Muskelfasermembran für eine bestimmte Zeit unerregbar wird. Zu diesen Hemmstoffen der Cholinesterase gehören z.B. Prostigmin und Tensilon (Struppler u. Ruprecht 1974), aber auch Mittel zur Insektenbekämpfung (E 605) und Kampfgase. Eine Verminderung der Kalziumkonzentration und eine Erhöhung der Magnesiumkonzentration hemmt die Acetylcholinfreisetzung. Curare kann dagegen die Erregungsübertragung durch eine kompetitive Hemmung verhindern (Katz 1974). Succinylcholin wirkt ähnlich wie Acetylcholin (Struppler u. Ruprecht 1974), kann jedoch von der Cholinesterase nicht oder nur langsam abgebaut werden, so daß es durch seine langanhaltende Depolarisationswirkung die Erregungsübertragung blockiert.

Synaptische Bahnungs- und Hemmungsvorgänge

Die synaptische Erregungsübertragung an der motorischen α-Vorderhornzelle erfolgt von einigen tausend Neuriten, die mit ihren Endknöpfen am Zellkörper oder dessen Dendriten enden. Werden einzelne Neuriten in größeren Intervallen erregt, treten an der subsynaptischen Membran nur lokale Antworten auf, die durch das Einstechen von Mikroelektroden in die einzelne motorische Vor-

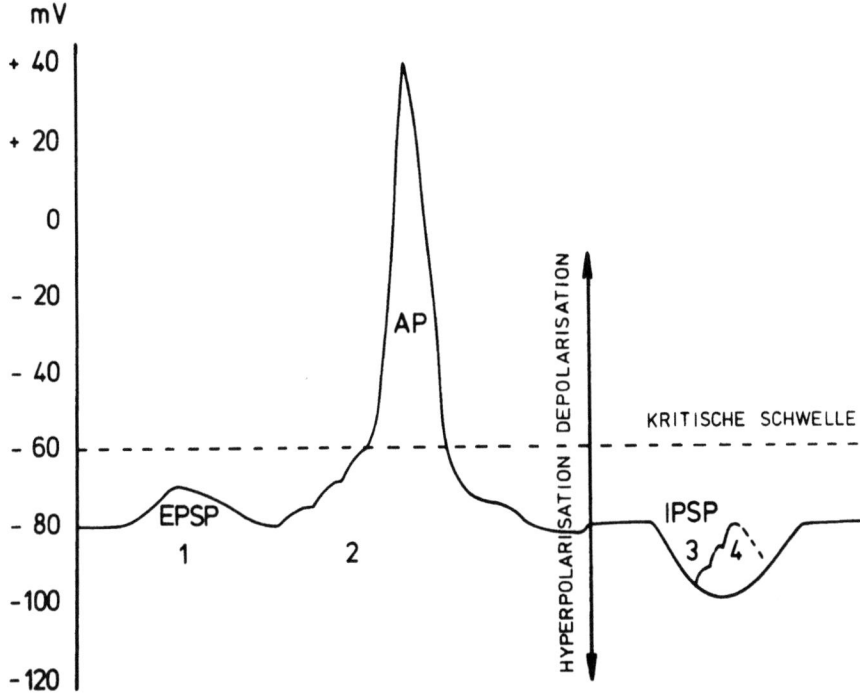

Abb. 17. Änderungen des Membranpotentials durch exzitatorische bzw. inhibitorische Einflüsse. Durch Erregungsübertragung von einem exzitatorischen Neuron entstehen exzitatorische postsynaptische Potentiale *(1, EPSP)*, die bei Erreichung der kritischen Schwelle *(2)* zur Auslösung einer fortgeleiteten Erregung *(AP* Aktionspotential) führen. Durch Erregungsübertragung von einem inhibitorischen Neuron entstehen inhibitorische postsynaptische Potentiale *(3, IPSP)*. Wird die motorische Vorderhornzelle während eines IPSP exzitatorisch erregt, erreichen die EPSP nicht die kritische Schwelle *(4)*. Deshalb kann keine fortgeleitete Erregung auftreten. (Aus Stoboy 1980b)

derhornzelle nachweisbar sind (Abb. 17). Das Membranruhepotential beträgt etwa 70-80 mV und wird in Abhängigkeit von der Funktion erregter Endknöpfe zur kritischen Schwelle hin oder von ihr weg verschoben (Bahnung bzw. Hemmung).

Erregte Synapsenendknöpfe bestimmter afferenter Axone (z. B. homonyme Muskelspindelfasern) setzen bei ihrer Erregung einen exzitatorischen Transmitter frei, der an der postsynaptischen Membran nach 0,5-0,8 ms zu einer lokalen Depolarisation führt (Eccles 1971; Katz 1974). Dieses exzitatorische postsynaptische Potential (EPSP) klingt im Verlauf von 10-15 ms ab (Abb. 17). Mit zunehmender Zahl erregter exzitatorischer Neurone wird die Amplitude des EPSP größer, überschreitet die kritische Schwelle von 15-20 mV (Eccles 1971; Katz 1974) und führt zu einer fortgeleiteten Erregung (Aktionspotential, AP). Die meisten Zellen der Pyramidenbahn und die Renshaw-Zellen (s. S. 56) werden durch Acetylcholin gebahnt (Wiesendanger 1969; Haase 1976).

Bei einer Erregung inhibitorischer Endknöpfe (z. B. homonyme Sehnenspindelfaser) wird die postsynaptische Membran hyperpolarisiert, d. h. der Abstand zwischen Membranpotential und kritischer Schwelle wird vergrößert (Katz 1974). Mit der Zahl der erregten Axone nimmt auch die Amplitude dieses inhibitorischen postsynaptischen Potentials (IPSP) zu (Abb. 17). Seine Dauer beträgt etwa 12 ms. Durch die Entfernung des Membran-

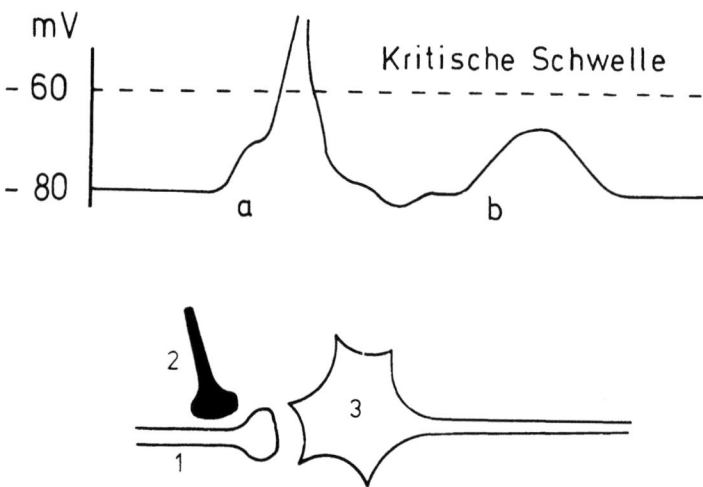

Abb. 18. Präsynaptische Hemmung. Wird nur das exzitatorische Axon *(1)* gereizt, entsteht bei Überschreitung der kritischen Schwelle *(a)* eine fortgeleitete Erregung im α-Motoneuron *(3)*. Durch Erregung des inhibitorischen präsynaptischen Axons *(2)* wird die Transmitterausschüttung in *1* vermindert und das EPSP erreicht nicht mehr die kritische Schwelle *(b)*. (Nach Schmidt 1971)

potentials von der kritischen Schwelle können fortgeleitete Erregungen nicht oder nur erschwert ausgelöst werden. Die Erregbarkeit des Motoneurons ergibt sich aus der Fluktuation des Membranpotentials, dessen augenblickliche Größe durch die jeweils vorhandenen exzitatorischen oder inhibitorischen Einflüsse bedingt ist (Abb. 17) (Stoboy 1980b). Wahrscheinlich kann Glycin (Glykokoll) als Transmitter für spinale IPSP angesehen werden (Haase 1976).
Bei der präsynaptischen Hemmung endet in unmittelbarer Nähe des Endknopfes einer exzitatorischen Nervenfaser der Endknopf eines hemmenden Axons (Abb. 18). Wird die präsynaptische Endung erregt, so vermindert sie durch die Freisetzung ihres Transmitters die Amplitude des Aktionspotentials im exzitatorischen Axon und damit die Menge des abgegebenen erregenden Transmitters (Eingangsbegrenzung). Dadurch werden die EPSP wesentlich kleiner (Eccles 1971; Katz 1974), und das Erreichen der kritischen Schwelle wird erschwert (Abb. 18). Mit einer Dauer von 100-150 ms ist sie wesentlich länger als ein postsynaptischer Hemmungsvorgang. Präsynaptische Hemmungen sind sowohl von Hautnerven als auch von afferenten Muskelnerven auszulösen (Eccles 1977). Die entsprechende Transmittersubstanz ist wahrscheinlich die γ-Aminobuttersäure (GABA), die auch als zentrale inhibitorische Substanz eine Rolle spielt (Bein 1972). Die Bedeutung solcher Hemmungsvorgänge für einen koordinierten Bewegungsablauf ergibt sich aus dem Gangbild bei spastischen Paresen.

Durch die Vielzahl der an der motorischen Vorderhornzelle endenden Axone können der Ganglienzelle gleichzeitig oder dicht aufeinanderfolgend Erregungen zugeführt werden. So entsteht eine Summation (zeitlich oder räumlich) der EPSP, wodurch die kritische Schwelle erreicht und eine fortgeleitete Erregung ausgelöst wird (Hopf 1974a, b; Haase 1976).

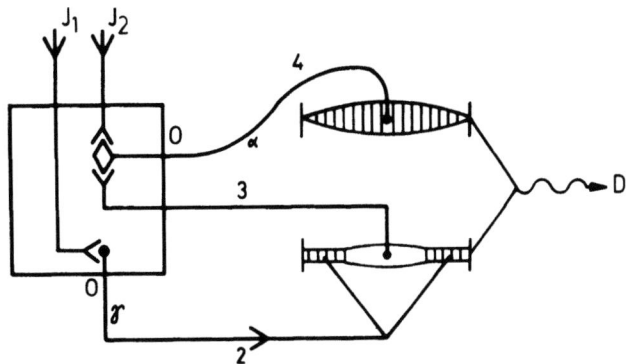

Abb. 19. Zentrale Impulse *(J₁)* führen über die γ-Innervation *(2)* zu einer Kontraktion der intrafusalen Muskelfasern, die durch ihre Kontraktion das Rezeptorfeld dehnen. Die Ia-afferente Impulsrate *(3)* nimmt zu, und damit steigt die Erregbarkeit der α-Vorderhornzellen bzw. die Impulsrate der α-Efferenz *(4)*. Die α-Vorderhornzelle kann auch direkt durch die motorische Hirnrinde erregt werden *(J₂)*. *D* Dehnungsreiz für die Auslösung des Muskelspindelreflexes. (Aus Stoboy 1976)

Funktion der Eigenreflexe und spinalen Regelmechanismen

Der klassische Muskelspindeleigenreflex wird i.allg. als eine die Muskeldehnung ausgleichende Kontraktion des homonymen Muskels beschrieben, wobei die Umschaltung der Muskelspindelafferenz monosynaptisch auf die α-Motoneurone oder nach Sherrington (1947) auf die „letzte gemeinsame Strecke" erfolgt. 70% aller motorischen Nervenfasern werden entsprechend ihrer Leitungsgeschwindigkeit (60–100 m/s) als α-Fasern, die restlichen mit einer Erregungsleitungsgeschwindigkeit von 30–45 m/s als γ-Fasern eingeordnet, die von entsprechend bezeichneten Vorderhornganglienzellen entspringen. Eine Innervation der α-Motoneurone führt zur Spannungsentwicklung und/oder zur Verkürzung des entsprechenden Muskels. Diese Ereignisse werden durch die Erregung der γ-Motoneurone nicht direkt verändert. Eine γ-Fasererregung führt zu einer Kontraktion der polar gelegenen intrafusalen Muskelfasern (Abb. 19, 20d) und durch Dehnung des Rezeptorfeldes zu einer Zunahme der Entladungen in den afferenten Ia-Fasern (Haase 1976). Dieser Erregungsweg wird als γ-Schleife bezeichnet.

Bei nichtinnervierter Muskulatur sendet die Muskelspindel durch schwerkraftbedingte Dehnung eine geringe Impulsfrequenz aus (Abb. 19, 20a). Diese erlischt bei alleiniger α-Innervation durch Erschlaffung der parallelgeschalteten Muskelspindeln (Abb. 20b), wie bei einer Eigenreflexkontraktion oder elektrischen Reizung der motorischen Fasern (Entlastungsreflex) (Struppler 1974). Bei entspannter Extremität führt eine passive Beugung mit Erschlaffung des entsprechenden Muskels zu einem Sistieren der Spindelaktivität (Gottlieb et al. 1981). Würde der Muskel nur α-innerviert, so könnte am kontrahierten Muskel eine im Bewegungsablauf nicht vorgesehene Dehnung (Laufen im unebenen Gelände) nicht mehr durch eine Reflexkontraktion kompensiert werden. Eine Dehnung des nichtinnervierten Muskels erhöht die Muskelspindelafferenz und führt zum Ablauf des Eigenreflexes, der zu einer isolierten Zuckung des Agonisten führt (Abb. 19, 20c). Eine zusätzliche Steigerung der Spindelafferenz kann durch isolierte Reizung der γ-Fasern in der

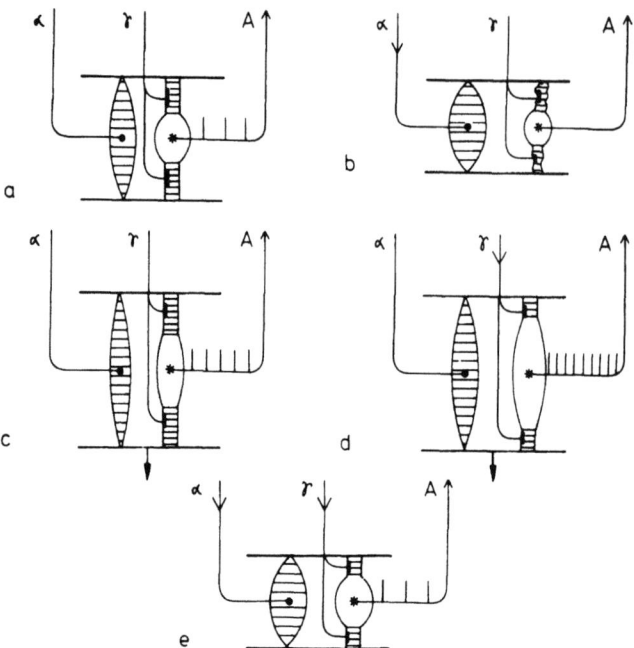

Abb. 20. a Muskelspindelafferenz *(A)* bei einem Muskel in Ruhelänge. **b** Bei einer α-Reizung (↓) und Kontraktion der extrafusalen Fasern erschlafft die Muskelspindel, und die Spindelafferenz sistiert. **c** Bei einer Dehnung des Muskels (↓) nimmt im Vergleich zu **a** die Muskelspindelafferenz zu *(A)*. **d** Erfolgt bei einer Dehnung des Muskels zusätzlich eine γ-Innervation, so steigt die afferente Impulsrate *(A)* im Vergleich zu **c**. **e** bei einer gleichzeitigen α-(↓) und γ-Innervation (↓) bleibt die Größe des Rezeptorareals im Gegensatz zu **b** erhalten und damit auch die Spindelafferenz *(A)* (s. Teilabb. **a**). (Aus Stoboy 1980d)

vorderen Wurzel erzielt werden (Abb. 19, 20d), die zu einer Verkürzung der kontraktilen Spindelanteile und damit zu einer Dehnung des sensiblen Mittelfeldes führt (Stoboy 1980d). Bei gleichzeitiger Reizung bzw. Innervation von α- und γ-Fasern kontrahieren sich die intrafusalen Fasern der Spindel etwa im gleichen Ausmaß wie die extrafusalen, wodurch die Größe des nichtkontraktilen Rezeptorfeldes erhalten bleibt (Abb. 19, 20c) und damit die Auslösung des Eigenreflexes auch während einer Muskelkontraktion möglich ist (Gottlieb et al. 1981). In diesem Fall würde eine im Bewegungsablauf eintretende Dehnung durch die Reflexkontraktion kompensiert werden (Stoboy 1980d).

Die Schwelle für eine zentralinduzierte Erregung der γ-Vorderhornzellen ist i. allg. niedriger als die der α-Zellen. Automatisiert ablaufende Bewegungen werden nach einer häufig vertretenen Meinung durch die Erregung der γ-Vorderhornzellen eingeleitet, die über eine Dehnung des Rezeptorfeldes der Muskelspindel zur Zunahme der afferenten Entladungsrate und damit zu einer Aktivierung der Vorderhornzellen führt. Auf diese Weise dient das System der Einleitung und dem Ablauf der Willkürbewegungen. Außerdem wird die Empfindlichkeit der Reflexauslösung durch die γ-Aktivität bestimmt (Haase 1976).

Die Stabilisation des Körpers gegen die Schwerkraft wie z. B. die Aufrechterhaltung der labilen Körperhaltung beim Stehen erfordert langanhaltende Kontraktionszustände (Muskeltonus) und nicht eine phasische Kompensation durch Einzelzuckungen. Von den Muskelspindeln gehen nicht nur schnell leitende Ia-Fasern, sondern auch langsamer leitende II-Fasern aus, die hauptsächlich stati-

Neuromuskuläre Funktion und körperliche Leistung 51

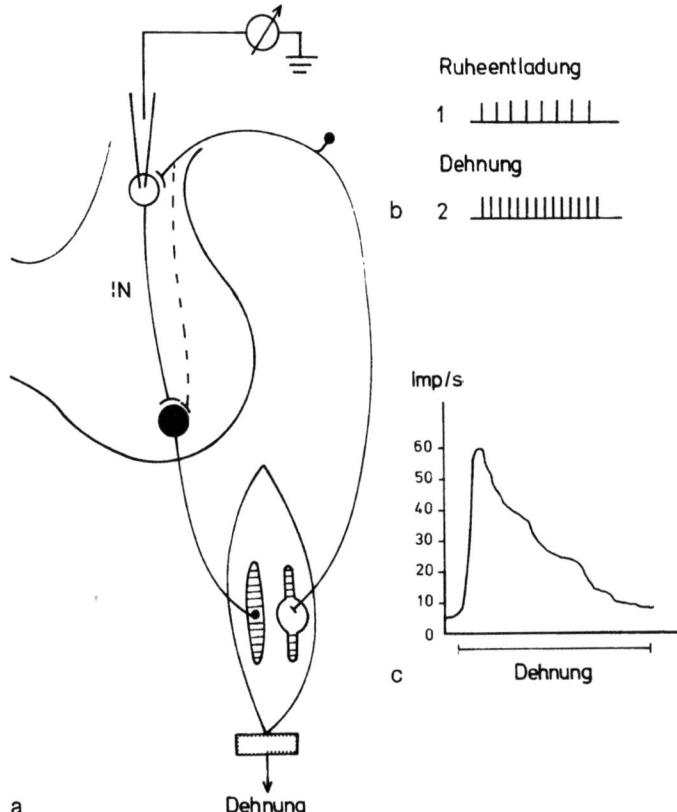

Abb. 21 a–c. Zunahme der Entladungsrate eines Interneurons bei Muskeldehnung. **a** Intrazelluläre Aktionspotentialableitung *(offener Kreis)* bei Dehnung der Muskelspindeln. **b** Entladungen vor *(1)* und nach *(2)* Dehnung des M. tibialis anterior. **c** Entladungsfrequenz *(Ordinate)* eines Interneurons bei konstanter Dehnung des M. triceps surae. (Schematisiert nach Kolmodin 1957)

sche Funktion haben (Lennestrand u. Thoden 1968; Dubo u. Darling 1971). Sie sind bi- oder polysynaptisch mit den α-Vorderhornzellen verschaltet, wobei die zugehörigen Interneurone nach Haase (1976) nicht eindeutig bestimmten Regelmechanismen zugeordnet werden können. Diese Interneurone haben häufig eine Spontanaktivität, die bei afferenten Zuflüssen erheblich zunehmen kann, und sie können auch durch exterozeptive und intestinale Afferenzen aktiviert werden. Durch die heterogene Aufschaltung wird die Repititionsfähigkeit der Entladungen noch stärker ausgeprägt (Haase 1976). Die Entladungen der Interneurone können den Reiz lange überdauern (Homma et al. 1975), und diese Erregungsspeicherung führt zu einer nachhaltigen Reflexverstärkung. Bei einer Muskeldehnung steigt die Ruheentladung der Interneurone stark an (Haase 1976; Abb. 21). Nur durch die Erregungsspeicherung dieser den α-Vorderhornzellen vorgeschalteten Interneurone können die Extensoren ihre stabilisierende Aufgabe gegen die Schwerkraft erfüllen (Granit et al. 1957). Wird im Tierversuch bei einer Muskeldehnung gleichzeitig eine exterozeptive Reizung vorge-

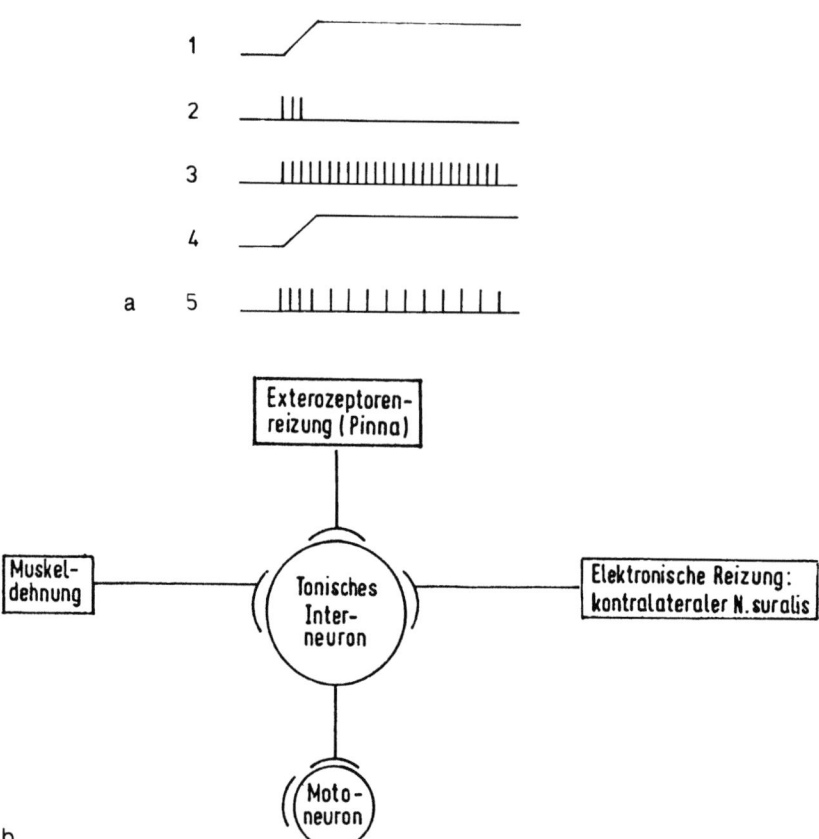

Abb. 22a, b. Aktionspotentiale eines phasischen α-Motoneurons. **a** *1* Dehnungsreiz des M. triceps surae, *2* Antwort auf die Muskeldehnung. *3* Das α-Motoneuron zeigt bei gleichzeitiger Exterozeptorenreizung (Ohrmuschelkneifen, Pinna) bzw. elektrischer Reizung des kontralateralen N. suralis eine erheblich gesteigerte Aktivität. *4* Muskeldehnung 30 s nach *3* führt zu einer im Vergleich zu *2* erheblich gesteigerten Entladungsfrequenz (posttetanische Potenzierung) *(5)*. **b** Konvergenz von 3 afferenten Zuflüssen auf ein gemeinsames Interneuron führt zur posttetanischen Potenzierung des α-Motoneurons. (Schematisiert nach Granit et al. 1957)

nommen (Kneifen oder elektrische Reizung des entsprechenden Hautnerven), so wird die Interneuronenentladung potenziert, und die Aktivität des entsprechenden Motoneurons überdauert den Reiz bis zu einer Minute (Abb. 22). Selbst 30 s nach Ende der Exterozeptorenreizung führen alleinige Muskeldehnungen immer noch zu erheblich höheren Aktivitäten des Motoneurons (posttetanische Potenzierung) (Granit et al. 1957). Nach Haase (1976) haben Afferenzen, Interneurone und Motoneurone bei reflektorischen Tonussteigerungen eine tonische Funktion. Über die Interneurone findet eine posttetanische Potenzierung statt. Die Interneurone haben nicht nur eine segmentale Bedeutung, sondern können auch von weit entfernt liegenden Rezeptoren gebahnt werden. Als Beweis dafür kann der Jendrassik-Handgriff dienen, bei dem die Muskelspin-

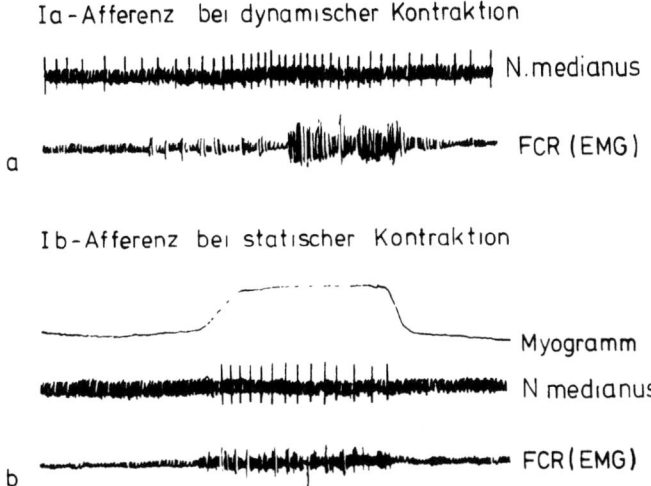

Abb. 23. a Ableitung der Aktionspotentiale einer Ia-Faser des N. medianus und des Elektromyogramms *(EMG)* des M. flexor carpi radialis *(FCR)*. Mit zunehmender Aktivität des Muskels nimmt die Entladungsrate der Muskelspindelfaser als Ausdruck der gemeinsamen γ- und α-Aktivierung gleichfalls zu. **b** Ableitung der Aktionspotentiale einer Ib-Faser des N. medianus. Nur während der Spannungserhöhung durch Kontraktion des M. flexor carpi radialis *(FCR)* tritt eine Serie von Aktionspotentialen auf. (Nach Burg et al. 1973)

delafferenzen im N. tibialis durch Kontraktionen des M. biceps und M. pectoralis erheblich ansteigen (Burg et al. 1973).

Die Aktivität der intrafusalen Muskelfasern hängt im Tierversuch vom Ausmaß der Anästhesie ab. Verschiedene Anästhetika (z. B. Barbiturate und Halothan) haben einen spezifischen Einfluß auf die Spindelsensibilität (Appelberg u. Jeneskoy 1972; Koeze 1973). Die Übertragung der tierexperimentellen Befunde auf den Menschen wurde durch Hagbarth u. Vallbo (1967) möglich, die mit Wolframdrahtelektroden perkutan Aktionspotentiale einzelner peripherer Nervenfasern am wachen Menschen ableiten konnten. Muskelspindelfasern zeigten während einer Muskeldehnung dynamische und statische Antworten, ihre Aktivität sistierte, wenn der Muskel passiv verkürzt wurde (Vallbo 1970; Burg et al. 1973). Bei Willkürkontraktionen konnte eine gleichzeitige Aktivierung der α-Motoneurone und der Muskelspindelafferenzen beim Menschen nachgewiesen werden (Burg et al. 1973; Abb. 23 a). Auch beim Menschen scheint also bei Willkürinnervation eine gemeinsame Aktivierung der γ- und α-Motorik vorzuliegen (Stein 1974), während bei peripherer Auslösung einer isolierten Muskelzuckung die Muskelspindelaktivität durch Entdehnung erlischt.

Die Sehnenspindel (Golgi-Organ) ist zu den extrafusalen Muskelfasern in Serie geschaltet und liegt zwischen den extrafusalen Muskelfasern und den Sehnenbündeln (Abb. 24). Ihre afferente Nervenfaser gehört mit einer Leitungsgeschwindigkeit von etwa 80 m/s zu den Ib-Fasern (Carpenter 1971). Sie wird vorwiegend durch eine Spannungsentwicklung im Muskel, wie z. B. bei statischer Kontraktion, erregt (Abb. 23 b). Nach Burg et al. (1973) kann ein Sehnenrezeptor beim wachen Menschen dadurch identifiziert werden, daß 1) an der Ib-Faser bei mittlerer Muskellänge keine Aktivität nachweisbar ist, 2) keine deutliche Beziehung zwischen Muskellänge und Aktivität bei Dehnung des Muskels besteht

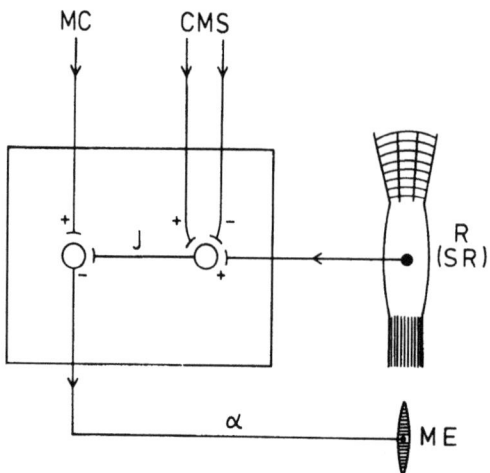

Abb. 24. Verbindung eines Rezeptors *(R)*, in diesem Falle eines Sehnenrezeptors *(S.R.)*, über ein Interneuron *(I)* mit dem α-Motoneuron *(M.E. motorische Einheit)*. Die Zelle des Interneurons kann durch zentrale motorische Strukturen *(CMS)* gehemmt (−) oder gebahnt (+) werden. Die motorische Einheit kann direkt vom motorischen Kortex *(MC)* aktiviert werden. (Aus Stoboy 1980d)

und 3) eine große Empfindlichkeit bei aktiver Muskelkontraktion nachweisbar ist. Auch während elektrisch ausgelösten oder reflektorischen Kontraktionen treten Salven von Aktionspotentialen auf. Mit zunehmender Kraft wird während willkürlicher statischer Kontraktion die Entladungsrate in den Ib-Fasern größer. Bei der Erschlaffung des Muskels stellt der Rezeptor seine Tätigkeit ein. Homonyme und synergistische α-Motoneurone werden bei Erregung der Sehnenrezeptoren gehemmt. Es konnte nachgewiesen werden, daß diese Hemmung bisynaptisch über ein Zwischenneuron abläuft (Stein 1974; Henatsch 1976; Abb. 24).

In den Gelenkkapseln und Bändern befinden sich Rezeptoren, die je nach dem Winkelgrad des Gelenkes aktiviert werden, nur in einem bestimmten Bereich tätig sind und bei einem festgelegten Winkelgrad ihre maximale Impulsrate erreichen (Kornhuber 1972). Deshalb sind sie in der Lage, einen genauen Eindruck über die jeweilige Gelenkstellung zu vermitteln. Die Rezeptoren der Bänder messen die Größe und die Geschwindigkeit einer Spannungsänderung (Shukow 1974; Haase 1976). Nach Clark (1975) werden afferente Gelenknervenfasern v.a. bei extremen Gelenkstellungen aktiv. Bei Körperstellungen, die hauptsächlich passiv durch den Gelenk- und Bandapparat aufrecht erhalten werden (z.B. maximale Vorwärtsneigung), führt nach Basmajian (1973a) ihre Aktivität zu inhibitorischen Prozessen im ZNS und Schmerzen, die eine Ermüdung zur Folge haben.

Voraussetzung für schnell aufeinanderfolgende Bewegungen (Beugungen und Streckungen) ist eine Regelung auf spinaler Ebene. Diese reziproke Innervation (Sherrington 1947) ist bereits im Bereich der Eigenreflextätigkeit nachweisbar.

Die afferenten Muskelspindelfasern (Ia) wirken nicht nur bahnend auf die homonymen Motoneurone, sondern sind bisynaptisch mit den antagonistischen α-Vorderhornzellen verschaltet (Abb. 25). An diesen löst ihre Erregung Hem-

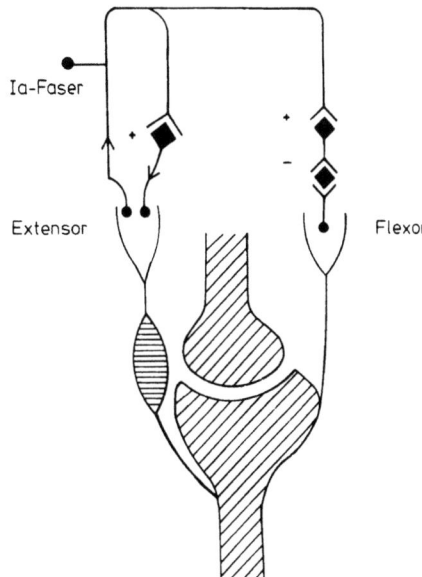

Abb. 25. Reziproke Innervation im Bereich des Kniegelenks. Eine Dehnung des Extensors führt monosynaptisch zu einer agonistischen Bahnung und bisynaptisch zu einer antagonistischen Hemmung. (Nach Haase 1976)

mungsprozesse aus (Jankowska u. Lindström 1972). Durch die gleichzeitige Erschlaffung des Antagonisten wird die homonyme Kontraktion unterstützt. Erregungen der Sehnenspindeln hemmen dagegen die Agonisten und bahnen die Antagonisten (Haase 1976). So kann eine hochsynchrone Erregung vieler motorischer Einheiten (statische Kontraktion und Ablauf eines Muskelspindelreflexes) vermindert oder unterbrochen werden (autogene Hemmung, Spannungsbegrenzung). Dadurch wird die Gefahr eines Muskelrisses erheblich vermindert (Stoboy 1980d). Die Anwendung von Lokalanästhetika zur Schmerzausschaltung bei akut auftretenden Sehnenzerrungen vergrößert die Gefahr eines Muskelrisses, da dadurch auch die autogene Hemmung ausgeschaltet werden kann.

Besteht die Notwendigkeit zur Gelenkstabilisation, wird das Muster der reziproken Innervation aufgegeben. Agonisten und Antagonisten können gleichzeitig innerviert werden (Kudina 1980; s. S. 64).

Beim Menschen kann die reziproke Innervation durch die Auslösung des H-Reflexes (Hoffmann-Reflex) nachgewiesen werden (Hoffmann 1922). Der N. tibialis wird mit mittelstarken kurzen Rechteckimpulsen elektrisch gereizt, und vom M. gastrocnemius werden mit Oberflächenelektroden Aktionspotentiale abgeleitet (Abb. 26). Dabei können 2 Aktionspotentiale registriert werden; das erste (M-Antwort) ist auf die Erregung von motorischen Einheiten durch Reizung der efferenten α-Fasern zurückzuführen, das zweite entsteht durch die Reizung der afferenten Muskelspindelfasern und führt über den Reflexbogen zu einer zweiten Erregung (H-Antwort) (Haase 1976). Bei antagonistischer Innervation nimmt die Amplitude der H-Antwort ab (Abb. 26), da durch antagonistische Hemmung weniger agonistische motorische Einheiten erregt werden. Die H-Antwort kann dabei völlig verschwinden. Bei einer agonistischen Innervation nimmt die Amplitude der H-Antwort durch agonistische Bahnung deutlich zu (Abb. 26). Die durch die Willkürinnervation ausgelösten Aktionspotentiale fallen nach Ablauf der H-Antwort für etwa 30 ms aus. Diese Innervationsstille wird durch mehrere Hemmungsmechanismen hervorgerufen:

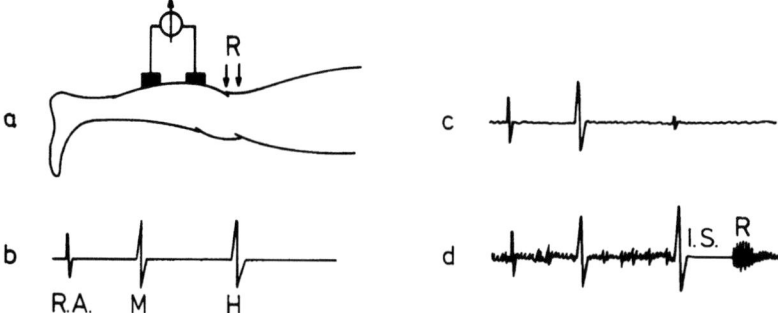

Abb. 26. a Ableitung der Aktionspotentiale des M. gastrocnemius bei Reizung *(R)* des N. tibialis mit Einzelimpulsen. **b** Reizartefarkt *(R.A.)*, M- und H-Antwort bei mittlerer Reizintensität. **c** bei Innervation der Antagonisten nimmt die Amplitude der H-Antwort durch antagonistische Hemmung ab. **d** Bei agonistischer Innervation wird die H-Antwort größer. Danach tritt eine Innervationsstille auf *(I.S.)*. (Nach Stoboy 1980d)

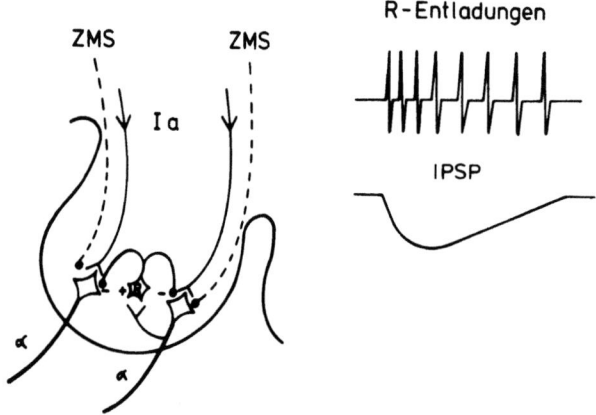

Abb. 27. Von den α-Motoneuronen zweigen Kollateralen ab, welche an den Renshaw-Zellen *(R)* repetitive Entladungen auslösen können (+; *R-Entladungen*). Die Renshaw-Axone verlaufen zu benachbarten α-Vorderhornzellen und lösen an ihnen eine Membranhyperpolarisation aus *(IPSP* inhibitorisches postsynaptisches Potential). *Ia* Muskelspindelafferenz, *ZMS* zentrale motorische Strukturen. (Nach Haase 1976)

1) Durch den Entlastungsreflex fällt die Ia-Afferenz aus (Struppler 1972; Szumski et al. 1974).
2) Durch die agonistische Bahnung steigt die Spannung im Muskel erheblich an, so daß die autogene Hemmung ausgelöst wird (Burg et al. 1973).
3) Vor dem Austritt der α-Motoneurone aus dem Vorderhorn zweigt vom Axon eine Kollaterale ab, die eine bahnende Synapse mit einer kleinen Ganglienzelle, der Renshaw-Zelle, bildet (Abb. 27). Ihr Axon läuft zu den homonymen α-Vorderhornzellen zurück und endet in hemmenden Synapsen. Durch diese Rückkopplung wird die Impulsrate im Motoneuron begrenzt oder sogar unterbrochen (Ausgangsbegrenzung) (Haase 1976).
4) Durch die synchrone Aktivierung der α-Vorderhornzellen betrifft die refraktäre Phase besonders viele Motoneurone.

Variabilität der spinalen motorischen Kontrollen

Die beschriebenen spinalen Kontrollmechanismen (Längenbegrenzung = Muskelspindelreflex; Spannungsbegrenzung = Sehnenspindelreflex; Eingangsbegrenzung = präsynaptische Hemmung; Ausgangsbegrenzung = Renshaw-Hemmung) scheinen in ausreichendem Maß den Bewegungsapparat vor schädigenden Einflüssen zu sichern. Da aber z.B. schon bei geringgradigen statischen Kontraktionen eine Erregung der Sehnenspindelnfasern nachzuweisen ist (Haik u. Hennemann 1967; Burg et al. 1973), muß eine Variabilität der spinalen Regelmechanismen angenommen werden, da sonst z.B. maximale statische Kontraktionen durch die Spannungsentwicklung dauernd unterbrochen würden. Nach Hoffmann (1934) haben Reflexe keine isolierte Existenz. Sie stellen untergeordnete Funktionen dar, die eine ordnende und anpassende Wirkung haben. Nach Vallbo (1971) können die α-Motoneurone bei Affen und Menschen unter Umgehung der γ-Schleife direkt monosynaptisch über die Pyramidenbahn aktiviert werden. Eine monosynaptische Ankopplung ist auch bei raschen Startbewegungen anzunehmen (Evarts 1971). Dafür spricht auch der von Basmajian (1973b) erhobene Befund, daß einzelne motorische Einheiten selektiv willkürlich innerviert werden können. Rein rechnerisch kann ein Sprinter nur dann ca. 70 ms nach dem Startsignal zu laufen beginnen, wenn eine direkte α-Ankopplung an die zentrale Motorik erfolgt (Jung 1976).

Die „letzte gemeinsame Strecke" kann als Einbahnstraße angesehen werden, die nur von einer bestimmten Anzahl von Impulsen (Bahnung) oder gar nicht (Hemmung) befahren werden kann. Sie dient 2 verschiedenen Tendenzen bzw. deren Kombination:

1) der Stabilisierung des Körpers gegen von außen einwirkende Störungen wie z.B. die Schwerkraft;
2) dem Erreichen eines möglichst großen Ausmaßes an Bewegungsfreiheit (Henatsch 1976).

Eine direkte Erregung des α-Motoneurons führt zu einer besonders schnellen Aktivierung der motorischen Einheiten (Jung 1976). Da die γ-Schleife umgangen wird, kann die „letzte gemeinsame Strecke" v.a. durch Impulse von zentralen motorischen Strukturen besetzt werden (Stoboy 1980d). Die Empfindlichkeit der Muskelspindeln für die Auslösung von Dehnungsreflexen ist dabei herabgesetzt (s. Abb. 20b). Die anderen besprochenen spinalen Regelmechanismen sind über Interneurone mit den α-Vorderhornzellen verbunden. Diese unterstehen unterschiedlichen supraspinalen Einflüssen (Henatsch 1976). Unabhängig von der peripheren Situation können sie zentral gebahnt oder gehemmt werden (s. Abb. 24). Eine Bahnung führt zu einer vermehrten Abgabe des hemmenden Transmitters, erhöht damit die Unterdrückung zentraler Impulse und führt zu einer Stabilisation des Systems. Bei zentraler Hemmung der Ganglienzelle des Interneurons werden die hemmenden peripheren Einflüsse vermindert, und die „letzte gemeinsame Strecke" kann mehr zentrale motorische Impulse vermitteln, d.h. es findet ein Gewinn an Bewegungsfreiheit statt (Henatsch 1976).

Durch den beschriebenen zentralen Eingriff kann auch die Renshaw-Hemmung gefördert (zusätzliche Begrenzung der Impulsrate) bzw. vermindert werden (Erhöhung der zentralen motorischen Impulsrate) (MacLean u. Leffmann 1967; Henatsch 1976; Abb. 27). Diese Ausgangsbegrenzung wirkt sich stärker auf tonische motorische Einheiten aus als auf phasische Einheiten für ballistische Bewegungen (Friedmann et al. 1981). Auch die eingangsbegrenzende präsynaptische Hemmung kann durch zentrale Impulse fördernd oder hemmend beeinflußt werden.

Durch die Flexibilität der spinalen Kontrolle können 2 Grundtendenzen verwirklicht werden, nämlich einmal die Stabilisierung der Körperhaltung bzw. eines Bewegungsablaufs, zum anderen ein möglichst ungehinderter Ablauf einer motorischen Handlung (Henatsch 1976). Möglicherweise ist dieser zentrale Eingriff einer der Gründe, weshalb Sportverletzungen und -schäden mit größerer Häufigkeit bei motivierten und hochtrainierten Athleten auftreten (Stoboy 1980d).

Fremdreflexe (polysynaptische spinale Reflexe)

Von einer Reihe von Exterozeptoren lassen sich gleichfalls motorische Reflexe auslösen. Da Rezeptor und Effektor verschiedenen Organsystemen angehören, werden sie als Fremdreflexe klassifiziert. Die Verschaltung der Afferenz zu den Motoneuronen erfolgt prinzipiell polysynaptisch, wobei die Zahl der betroffenen Synapsen von den Reizbedingungen abhängt. Diese somatische Sensibilität dient nach Kornhuber (1972):

1) zur Abgrenzung des Organismus gegen die Außenwelt,
2) der Darstellung der taktilen Außenwelt im Bewußtsein bzw. im Gedächtnis zum Zweck der Orientierung und Regelung der Motorik und des Verhaltens und
3) zur Orientierung über die Körperposition und die Bewegungsabläufe.

Die Erregung der Exterozeptoren löst nicht nur Reflexabläufe aus, sondern führt auch zu bewußten Empfindungen. Sie bestehen aus rationalen (epikritischen) Anteilen, die zum Tastsinn gehören, und affektiv getönten (protopathischen) Anteilen, zu denen die Schmerzempfindung zu rechnen ist (Jung 1976).

Die unterschiedliche Dichte der Rezeptoren an verschiedenen Körperstellen bestimmt das räumliche Auflösungsvermögen. Die Raumschwelle ist verschieden groß und wird durch den kleinsten Abstand, bei dem 2 Reize noch als getrennt wahrgenommen werden, bestimmt (Hensel 1975).

Die Thermorezeptoren werden durch δ-Fasern mit einer Leitungsgeschwindigkeit von 5–25 m/s versorgt (Stämpfli 1971). Bei konstanten Raumtemperaturen sind afferente Impulse in den Wärme- und Kältefasern in charakteristischen Temperaturbereichen nachweisbar. Für Wärmefasern beträgt dieser Temperaturbereich 30–48 °C mit einem statischen Maximum bei 46 °C. Das statische Maximum der Kältefasern liegt bei 27 °C, und sie sind in einem Temperaturbereich von 5–43 °C aktiv (Schmidt 1972a). Bei Temperaturen, die höher als 45 °C sind, werden die Kälterezeptoren wieder erregt, so daß es bei akuter Hitzeexposition (Sauna) zu einer vorübergehenden „paradoxen Kälteempfindung" kommen kann (Schmidt 1972a). Thermorezeptoren können auch inadäquat durch chemische

Reize erregt werden, Kälterezeptoren z. B. durch mentholhaltige Chemikalien, Wärmerezeptoren z. B. durch CO_2, Alkohol und verschiedene Gewürze (Hensel 1975).

Die am meisten affektiv getönte Empfindung ist der Schmerz. Seine Definition ist schwierig, da Gewebezerstörungen ohne Schmerzen vorkommen können (Malignom) bzw. Schmerzen auch ohne nachweisbare Gewebeschädigung entstehen (Trigeminusneuralgie). Schmerzangaben beziehen sich nicht immer auf eine Gewebeschädigung, sondern haben auch eine soziale Funktion, wie z. B. die Erregung von Aufmerksamkeit, die Bitte um Hilfe oder die Dominanz über andere Personen (Clark u. Hunt 1971).

Von den Exterozeptoren können 2 Schmerzempfindungen ausgelöst werden. Von den oberen Hautschichten geht der helle Oberflächenschmerz aus, der räumlich gut lokalisierbar ist. Ihm folgt mit einer Latenz von 0,5-1,0 s ein dumpfer und diffuser Tiefenschmerz. Der erste wird vorwiegend durch Fasern der A_δ-Gruppe, der zweite durch marklose C-Fasern geleitet. Der helle Oberflächenschmerz löst Fluchtreflexe aus, der dumpfe Tiefenschmerz hat einen quälenden Charakter, ist von vegetativen Reaktionen begleitet (Übelkeit, Schweißausbruch etc.) und kann zur Schonhaltung durch Hemmung der Motorik führen (Hensel 1975).

An der Hyperalgesie in der Umgebung des geschädigten Gewebes sind zentralnervöse Vorgänge beteiligt (Schmidt 1972b). Die subjektive Einstellung zum Schmerz variiert die Wirkung einer Schmerzbekämpfung durch Analgetika. Athleten haben i. allg. eine höhere Schmerztoleranz und neigen zur Schmerzreduktion (Ryan u. Kovacic 1966). Ablenkung, Gleichgültigkeit und schwere Ermüdung können die Schmerzempfindung dämpfen, Angst und Erwartungserlebnisse können sie steigern (MacGlastian et al. 1969; Hensel 1975).

Im Bereich des Hinterhorns kann durch Impulse vom Hirnstamm der Eingang für bestimmte Afferenzen geändert werden (Wall 1967). Durch elektrische Reizung schnell leitender afferenter Fasern (z. B. Propriozeptoren) scheint es möglich zu sein, eine Schmerzempfindung für längere Zeit zu vermindern (Wall u. Sweet 1967). Eine kontralaterale Kältereizung erhöht gleichfalls die Schmerzschwelle (Blitz u. Dinnerstein 1968). Die Aktivität von Fasern, die Berührungs- und Temperaturempfindungen vermitteln, scheint also gleichfalls den Eingang für die Schmerzempfindung zu verkleinern (Wall u. Sweet 1967). Diese „Gatetheorie", d.h. die Erschwerung der Weiterleitung von Schmerzimpulsen durch Hemmungsmechanismen, ist vielfach aus der Sportpraxis zu belegen. Eine während eines Laufes zugezogene Verletzung führt häufig erst im Ruhezustand zu deutlichen Schmerzsensationen. Nach Clark u. Hunt (1971) hat diese Theorie der Schmerzunterdrückung auch therapeutische Konsequenzen (Struppler 1982), da durch entsprechende Behandlungsmaßnahmen (Krankengymnastik, Hydrotherapie, Massage) die Afferenz in den schneller leitenden Fasern gesteigert wird und Schmerzen vermindern kann.

Nicht schmerzhafte exterozeptive Reize führen zu kaum sichtbaren lokalen Reaktionen. Die Antwort auf nozizeptive Reize wird mit zunehmender Reizstärke ipsilateral auf mehrere Beugemuskeln rekrutiert (Struppler 1974). Der bedrohte Körperteil wird so vom geschädigenden Reiz entfernt. Solche protektiven Antworten können als Abwehr oder Fluchtreaktionen aufgefaßt werden (Henatsch 1976). Bei starken schmerzhaften Reizen an der Fußsohle können alle Beugemuskeln aktiviert werden, so daß durch eine Flexion im Sprung-, Knie- und Hüftgelenk die Extremität vom Schadensort entfernt wird. Die Extensoren werden dabei gehemmt (Meinck et al. 1981; Abb.28). Das umgekehrte Verhaltensmuster ist kontralateral zu beobachten. Die Strecker werden erregt, die Beuger gehemmt, so daß der „Cross-extensor-Reflex" entsteht. Dadurch ergibt sich eine Stabilisierung der nicht gereizten Extremität zur Aufrechterhaltung der Körperposition. Durch dieses reziproke Innervationsmuster ist die Lokomotion auf spinaler Ebene vorgezeichnet. Auch die exterozeptive Reflexantwort ist nicht stereotyp festgelegt. Eine Beugung im Bereich des Fußes ist bei einer N.-tibialis-Reizung am deutlichsten ausgeprägt, während eine Hüftbeugung kaum vorhanden ist. Dagegen ergibt sich eine deutliche Beugung im Bereich der Hüfte und des Fußes bei Reizung des N. saphenus, während sie im Bereich des Knies nur in geringem Ausmaß stattfindet. So ergeben sich in Abhängigkeit von der Lokalisation der gereizten Rezeptoren verschiedene Lokalzeichen für die Beugung einer Extremität (Struppler 1974; Meinck et al. 1981). Mit einem thermoelektrischen Reizgerät, das die Me-

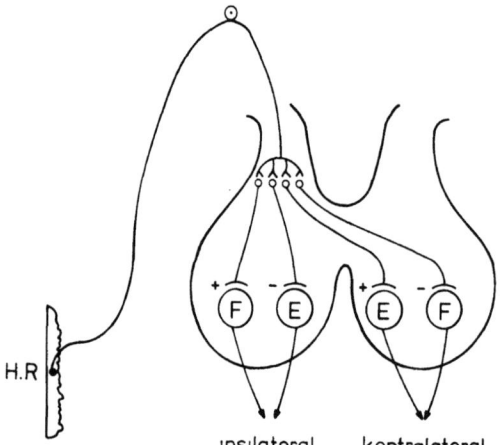

Abb. 28. Schematische Darstellung des ipsilateralen Beuge- und kontralateralen Streckreflexes (+ Bahnung, − Hemmung) bei starker schmerzhafter Reizung von Hautrezeptoren *(H.R.)*. *F* Flexoren, *E* Extensoren. (Aus Stoboy 1980d)

chanorezeptoren nicht beeinflussen kann, untersuchten Wolf et al. (1976) die Entladungsfrequenzen einzelner motorischer Einheiten. Betrugen diese etwa 5 Hz, traten zu Beginn einer Kühlung inhibitorische Einflüsse auf. Lagen sie bei 0,5 Hz, nahm während der Kühlung die Aktivität einzelner motorischer Einheiten zu, wurde jedoch im weiteren Verlauf signifikant vermindert. Unter einer gekühlten Hautstelle kann die Muskelaktivität also verändert werden, wobei die Richtung der Änderung (Aktivitätszu- oder -abnahme) vom zentralen Erregungszustand der entsprechenden motorischen Einheit abhängt. Hierauf könnte die tonusherabsetzende Wirkung einer Kryotherapie beruhen.

Muskeltonus

Als Muskeltonus wird ganz allgemein jeder Spannungszustand eines nicht willkürlich innervierten Muskels angesehen, der sich als Widerstand gegen eine passive Bewegung bemerkbar macht. Der isolierte Muskel kehrt nach einer durch Reizung ausgelösten Kontraktion nicht unmittelbar zur Ruhelänge zurück, sondern weist einen Verkürzungsrückstand auf, bei dem keine Stoffwechselaktivität nachweisbar ist (Aktionspotentiale). Dieser „plastische Tonus" beruht wahrscheinlich auf einer Veränderung der kontraktilen Proteine nach einer aktiven Verkürzung (Hink 1981).

Durch gravitationsbedingte Erregung der Muskelspindel werden motorische Einheiten in großen Abständen asynchron mit einer Frequenz bis zu 5 Hz erregt und versetzen den Muskel in einen mäßigen Spannungszustand (Dudel 1971). Dieser „Reflextonus" ist bei besonders großer Verstärkung elektromyographisch nachweisbar (Hasselbach 1975; Rotzinger u. Stoboy 1974). Umwelteinflüsse, wie z.B. niedrigere Temperaturen, akustische Einflüsse bzw. geistige Tätigkeit (Kopfrechnen) erhöhen den Muskeltonus (Shahani 1970; Burg et al. 1973). In erster Linie werden kleine tonische α-Motoneurone erregt (Haase 1976). Die afferenten Impulszuflüsse werden dabei nicht mono-, sondern vorwiegend bi- und polysynaptisch den α-Vorderhornzellen zugeführt. Ihre Verschaltung erfolgt über erregungsspeichernde Interneurone (s. S. 51), da nur so tonische Dauerentladungen über die

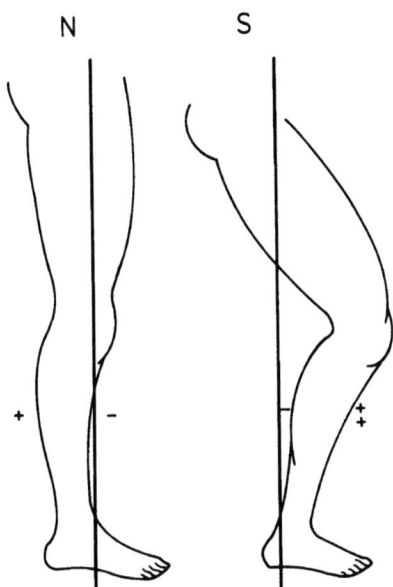

Abb. 29. Aktivität des M. soleus und des M. tibialis anterior beim aufrechten Stehen eines normalen Probanden *(N)* und eines spastischen Patienten *(S)*

Extensormotoneurone zur Stabilisation gegen die Gravitation möglich werden. Die Größe des Muskeltonus hängt in weitem Ausmaß von der γ-Innervation ab, die u.a. durch die Aktivität der Formatio reticularis im zirkadianen Rhythmus gesteuert wird (Mills 1981). Eine Zunahme des Wachheitsgrades („arousal"), bedingt durch die Aktivität dieser Region, führt zu einer größeren Reaktionsbereitschaft und einem verbesserten „Wirkungsgrad" der Motorik. Eine weitersteigende Aktivität („over-arousal") führt zu einer Verminderung der motorischen Sicherheit und u.a. bei konkurrierenden Aufgaben zu einer schlechteren Signalbeantwortung (Mills 1981; Shephard 1972).

Körperhaltung und Koordination

Im Stehen kann das labile Gleichgewicht des Körpers nur durch die Aktivität bestimmter Muskelgruppen aufrechterhalten werden. Der Körperschwerpunkt liegt dabei im Bereich des 2. Sakralwirbels und projiziert sich mit seiner Schwerpunktlinie auf einen Punkt unmittelbar vor den Fußknöcheln (Abb. 29; MacConall u. Basmajian 1969). Im Normalfall ist deshalb die Aktivität im M. soleus erheblich größer als im M. tibialis anterior. Um auf der Fußsohle stehen zu können, muß ein Patient mit Spitzfuß bei spastischer Lähmung die Knie beugen. Dabei wird der Körperschwerpunkt hinter den Knöchel projiziert, und die muskuläre Aktivität wird in den M. tibialis anterior verlagert (Abb. 29; Rotzinger u. Stoboy 1974). Die Stabilität des Körpers gegen äußere Einflüsse ist um so besser gesichert, je größer die Unterstützungsfläche und je kürzer die Entfernung des Körperschwerpunkts von der Unterstützungsfläche ist. Schrittstellung der Füße und breitbeiniges Stehen erhöht die Stabilität um etwa 20%, eine zusätzliche Knie- und Hüftbeugung um etwa 100%. Eine größere Muskelaktivität verstärkt gleichfalls die Stabilität gegen externe Störungen (Willems u. Vranken 1974).

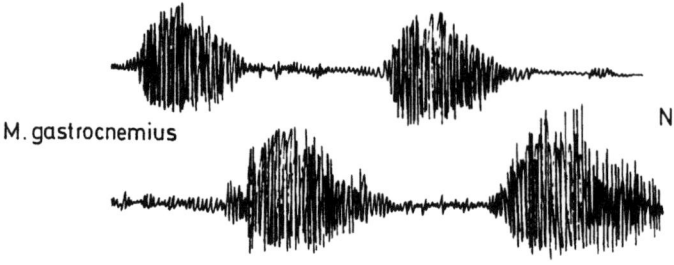
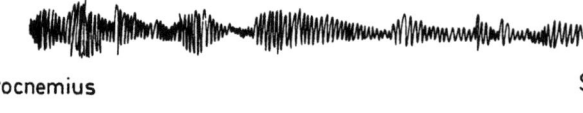

Abb. 30. Elektrische Aktivität bei Plantar- und Dorsalflexion des Fußes. $N=$ normaler Proband, $S=$ spastische Parese

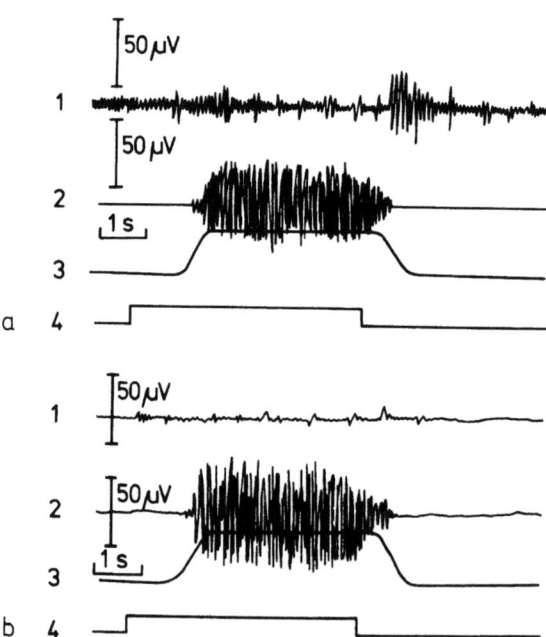

Abb. 31a, b. Steigerung der elektrischen Aktivität des Agonisten *(2)* und Hemmung der Mitinnervation des Antagonisten *(1)* durch Übung (rhythmische Handbeugung gegen eine Gummimembran). **a** Vor Übungsbeginn; **b** nach häufiger Übung. *1* EMG M. anconeus, *2* EMG M. flexor carpi ulnaris, *3* Mechanogramm, *4* Signalmarkierung. (Nach Kosmjan 1965)

Neuromuskuläre Funktion und körperliche Leistung

Nicht nur die Muskeln, sondern auch Bänder und Gelenkkapseln sichern die Gelenkstabilität (Basmajian 1973b; Shepard 1972). Bei maximaler Rumpfbeugung ist keine elektrische Aktivität der Rückenmuskulatur nachweisbar, da das Gewicht des Rumpfes durch die Gelenk- und Bänderstrukturen gehalten wird. Eine Haltungsermüdung ist deswegen auf die Erregung von Kapsel- und Bänderrezeptoren zurückzuführen (Basmajian 1973b).

Der Begriff „Körperhaltung" steht nicht unbedingt im Gegensatz zu dem Begriff „Bewegung". Für einen nachfolgenden Bewegungsablauf (Startposition des Sprinters) ist eine bestimmte Haltung die Voraussetzung. Diese „Stützmotorik" bereitet z. B. bei einem Werfer durch die Rumpf- und Beinhaltung die dynamische Bewegung (Zielbewegung) vor. Dabei werden die Rumpfmuskeln früher aktiviert als die Extremitätenmuskeln (DeLong u. Strick 1974).

Im allgemeinen ergeben sich schnell aufeinanderfolgende Bewegungsabläufe durch reziproke Innervation (Bahnung des Agonisten, Hemmung des Antagonisten). Im einfachsten Fall findet man wie bei der Plantar- und Dorsalflexion des Fußes beim Gesunden eine deutliche Abgrenzung der Aktivität der daran beteiligten Beuger und Strecker (Abb. 30). Bei einem durch eine Spastik erheblich gestörten Bewegungsablauf ist keine fließende Bewegung nachweisbar. Die Aktivitäts- und Ruhephasen der entsprechenden Muskeln sind nicht zu trennen (Rotzinger u. Stoboy 1974).

Ungewohnte Bewegungsabläufe sind durch eine Mitinnervation für den Bewegungsablauf nicht notwendiger Muskeln charakterisiert. Durch Übung werden die Aktivitätsphasen des Agonisten ausgeprägter, und die Innervation wird auf die zur Bewegungsausführung notwendigen Muskeln beschränkt (Person 1974). Nach Kosmjan (1965) kann im ungeübten Zustand bei rhythmischer Handbeugung gegen eine Gummimembran eine deutliche Aktivität des M. anconeus nachgewiesen werden. Sie verschwindet mit zunehmender Übung fast völlig, und die elektrische Aktivität des M. flexor carpi ulnaris wird ausgeprägter

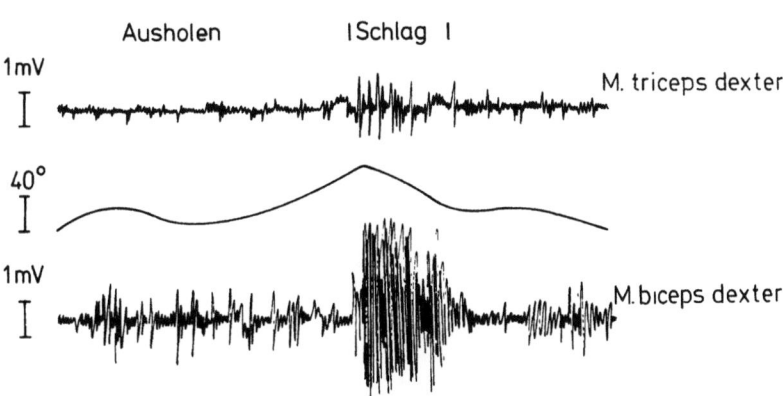

Abb. 32. Stabilisierung eines Bewegungsablaufs während eines Hammerschlags durch gleichzeitig agonistische und antagonistische Kontraktionen. Registrierung der elektrischen Aktivität des M. triceps und des M. biceps und der Veränderung des Gelenkwinkels *(mittlere Kurve)*. (Nach Person 1974)

(Abb. 31). Die reziproke Innervation wird jedoch dann durchbrochen, wenn die Stabilisierung eines Gelenks zur Bewegungsausführung notwendig wird. Das ist u.a. bei Zielbewegungen der Fall, bei denen eine Stabilität gegenüber äußeren Störungen notwendig ist. Nach Person (1974) wird bei einem Hammerschlag kurz vor Erreichen des Zieles auch der Antagonist, wenn auch nicht im gleichen Umfang wie der Agonist, innerviert (Abb. 32).

Ermüdung, Muskelkater und Aufwärmen

Ermüdungsfaktoren

Der Begriff „Ermüdung" ist primär ein subjektives Phänomen, das periphere, zentrale und psychologische Vorgänge, wie z.B. Empfindlichkeit gegenüber Unlustgefühlen, Motivation etc., beinhaltet (Bassey u. Fentem 1981). Ein subjektiv stark ermüdeter oder erschöpfter Mensch ist bei Gefahr oder durch Belohnung in der Lage, seine Leistung noch erheblich zu steigern. Die bei häufig wiederholter willkürlicher Kontraktion abnehmende Kraft kann durch elektrische Reizung des entsprechenden Nerven wieder vergrößert werden (Ikai et al. 1961). Aus diesem Befund ergibt sich eine Einteilungsmöglichkeit in eine periphere (muskuläre) und eine zentrale (neurale) Komponente der Ermüdung. Die durch maximale Reizung erzwungene synchrone Kontraktion aller motorischen Einheiten führt nach Entwicklung eines Kontraktionsrückstandes zu völliger Erschöpfung, bei der auch durch elektrische Reizung keine Aktion mehr ausgelöst werden kann.

Für die muskuläre Ermüdung ist offensichtlich ein Sauerstoffmangel bzw. eine Substratverarmung für die Energiegewinnung verantwortlich.

Eine 6h dauernde Ischämie an Ratten führte nach Stock et al. (1973) zu einem vollständigen Verbrauch der energiereichen Phosphate und des Glykogenspeichers. Nach 2- bis 3stündiger Ischämie trat eine rasche Normalisierung des Stoffwechsels ein; nach 4stündiger Ischämie konnte erst nach 6 Wochen eine Restitution beobachtet werden, während nach 5-6h dauernder Ischämie überhaupt keine Restitution mehr nachweisbar war.

Während dynamisch ryhthmisch ablaufender Bewegungen ist die Durchblutung in Abhängigkeit von der Kraft während der Kontraktion mehr oder weniger behindert, steigt aber in den Erschlaffungsintervallen weit über ihren mittleren Wert an (Shephard 1972). Eine Vasodilatation bei körperlicher Leistung ist deshalb keine Garantie für eine ausreichende Durchblutung (Stoboy 1980a). Selbst bei rhythmischen Kontraktionen mit hoher Spannungsentwicklung kann durch die kontraktionsbedingte Erhöhung des Muskelinnendrucks eine erhebliche „Durchblutungsschuld" entstehen (Shephard 1972), die erst nach Beendigung der Leistung ausgeglichen werden kann (reaktive Hyperämie).

Bei statischen Kontraktionen ist die Durchblutung zwischen 30 und 50% der maximalen Kraft unzureichend, darüber tritt eine völlige Durchblutungsunterbrechung ein (Donald et al. 1967; Lind u. McNicol 1967). Die statische Ausdauer ist deswegen sehr viel kürzer als die dynamische, beträgt bei etwa 10% der maximalen Kraft im Mittel 30 min und nimmt exponentiell ab, bis sie bei maximaler Kraft auf 20-30 s absinkt (Röcker u. Stoboy 1970). Häufig wiederholte Muskelkontraktionen führen zu einer Herabsetzung des Drehmoments bzw. der Muskelspannung durch:

1) Verminderung des ATP- bzw. KP-Gehaltes (Costill et al. 1979; Karlsson et al. 1981) bzw. einen Anstieg der ADP-Konzentration, welche bei einer Verminderung der Muskelspannung von 50% auf das 6- bis 7fache erhöht war (Sahlin et al. 1981);
2) drastische Glykogenabnahme in den Muskelfasern mit einer Verminderung der maximalen Muskelkraft bzw. einer deutlichen Zunahme der Ermüdbarkeit bei nachfolgenden Kontraktionsserien (Jacobs et al. 1981; MacArdle et al. 1981);
3) Zunahme des intramuskulären Laktats bis auf das 15fache des Ausgangswertes (Sahlin et al. 1981), besonders bei beeinträchtigter Zirkulation (hohe anaerobe Stoffwechselanteile; Bassey u. Fentem, 1981);
4) Anstieg der H^+ Konzentration mit einem erschöpfungsbedingten Abfall des intramuskulären pH auf 6,7 (Sahlin et al. 1981) bzw. sogar auf 6,3 mit einer daraus resultierenden Blockierung der Glykolyse (Bassey u. Fentem 1981; Sutton et al. 1981).

Außerdem kann die Kaliumkonzentration in der Muskelzelle abnehmen, so daß die Erregungsprozesse der Membran beeinträchtigt werden können (Nöcker 1971; s. S. 47). Der Beginn der Ermüdung hängt von dem Anteil an Muskelfaserarten im entsprechenden Muskel ab. Die Abnahme der Kraft bei Kontraktionsserien erfolgt bei Muskeln mit einem höheren Anteil an II-Fasern schneller als bei einem Überwiegen von I-Fasern (Maton 1981). Sie ist v. a. in den IIb-Fasern stark ausgeprägt (Tesch 1980).

Nach Viitasalo u. Komi (1981) ist dieses Verhalten z. T. durch die höhere intramuskuläre Laktatkonzentration bedingt, möglicherweise auch durch unterschiedliche Innervationsmuster, da die Erregungsrate in schnellen motorischen Einheiten stärker abnimmt als in langsamen.
Ein noch engerer Zusammenhang ergibt sich zwischen der Größe der maximalen isometrischen Kraft und der Ermüdbarkeit (Clarkson et al. 1980), besonders beim Vergleich zwischen schnelleren und langsameren Ausdauerläufern (Clarkson et al. 1981).
Bei hochfrequenter elektrischer Reizung tritt schnell eine Abnahme der Kontraktionsamplitude und letztlich auch des Muskelaktionspotentials als Zeichen der Ermüdung auf (Strand et al. 1976), obgleich die Erregbarkeit und die Erregungsleitung des Nerven nicht beeinflußt sind (MacArdle et al. 1981). Ein dabei auftretender Ausfall von Muskelaktionspotentialen läßt auf eine Blockierung der neuromuskulären Erregungsübertragung schließen, die wahrscheinlich durch eine Verminderung der Acetylcholinfreisetzung an den motorischen Endplatten bedingt ist (Hasselbach 1975).

Beim Eintreten der Ermüdung werden zur Aufrechterhaltung der geforderten Leistung oder Kraft zusätzliche motorische Einheiten rekrutiert (Lloyd 1971). Die elektrische Aktivität nimmt vom Beginn einer konstant aufrechterhaltenen Kraft an kontinuierlich zu (Maton 1981). Im Verlauf der Ermüdung tritt eine

Veränderung des Frequenzspektrums auf. Die niederfrequenten Anteile nehmen auf Kosten der höherfrequenten zu (Viitasalo u. Komi 1980), da die Leitungsgeschwindigkeit über die Muskelmembran bei einer Laktatanhäufung vermindert ist. Nach Bigland-Ritchie et al. (1981) wird aber auch die Motoneuronenaktivität (Synchronisation) und die neuromuskuläre Übertragung gestört (Bassey u. Fentem 1981). Nayata et al. (1981) konnten nachweisen, daß eine deutliche Verschiebung im Frequenzspektrum des EMG mit dem Erreichen der anaeroben Schwelle Auftritt.

Zur Ermüdung kann auch die Atmung beitragen, wenn das Atemzeitvolumen einen großen Teil der maximalen willkürlichen Ventilation in Anspruch nimmt. Durch die großen für den Gasaustausch notwendigen Kräfte verbraucht die Atemmuskulatur unproportional viel Sauerstoff. Bei gesunden Probanden wird eine Dyspnoe nicht durch die Begrenzung der O_2-Transportkapazität des respiratorischen Systems ausgelöst (Cotes 1975).

Eine geringere Herabsetzung des O_2-Partialdrucks führt zu schnellerer Ermüdung bei nur geringer körperlicher Leistung. Bei einem Kabinendruck von ca. 2500 m Höhe beklagt sich das Flugpersonal häufig über schnellere und größere Ermüdung (Denison 1981). Die Gründe dafür bei einer so geringen zerebralen Hypoxie sind kaum bekannt. Aus Tierversuchen kann man rückschließen, daß die Katecholaminumsatzrate vermindert ist und die synaptische Übertragung durch Verminderung der Bildung von Transmittersubstanzen beeinträchtigt wird (Denison 1981).

Die Auswirkung von Katecholaminen auf die Ermüdung ist bisher unsicher. Im Tierversuch soll Adrenalin allerdings in unphysiologisch hohen Dosen eine muskuläre Ermüdung in einem gewissen Umfang beseitigen können (Hilton 1981). Durch Reizung im Hypothalamusbereich konnten statische Kontraktionen bei Katzen länger aufrechterhalten werden, da durch cholinerge Effekte die Phosphorylaseaktivität erhöht werden soll (Hilton 1981). Strand et al. (1976) konnten im Tierexperiment nachweisen, daß jede Maßnahme, die zu einer Erhöhung der ACTH-Sekretion führte, bei elektrischer Reizung des intakten N. ischiadicus der Ratte, gemessen an der Spannungsentwicklung und an der Größe der muskulären Aktionspotentiale, zu einer Ermüdungsverzögerung und einer verbesserten Erholung führte (Abb. 33). Die gleiche Wirkung hatte eine Zufuhr des ACTH-Fragments 4–10, das nicht kortikotrop wirkt.

Nach Basmajian (1973 b) ist bei extremen Gelenkstellungen eine Haltungsermüdung auf die Erregung von Kapsel- und Bänderrezeptoren zurückzuführen, die durch ihre Aktivität zentrale Inhibitionen auslösen. Außer den bekannten exterozeptiven Schmerzrezeptoren mit Fasern der A_δ- und der C-Gruppe (Stoboy 1980d) konnten auch in Muskeln und Gelenkkapseln Rezeptoren gefunden werden, die nur durch Schmerzreize erregbar sind (Schmidt 1980a, b). Bei einem metabolitbedingten osmotischen Wassertransport in die Muskelzelle kann eine vermehrte Faszienspannung (Åstrand u. Rodahl 1970) oder auch eine Reizung von Chemorezeptoren durch Laktatanhäufung, pH-Abfall und Erhöhung der Kaliumkonzentration im interstitiellen Raum Schmerzzustände erzeugen, die zur zentralen Inhibition der Motorik führen können (Hensel 1966; Keele 1966). Daraus kann eine direkte zentrale Hemmung von Motoneuronen resultieren (Minagawa et al. 1978) oder eine verstärkte Inhibition über die Renshaw-Zellen (Hultborn et al. 1979).

Ermüdung ist auch durch eine Verschlechterung der Koordination gekennzeichnet. Kontraktionen der daran beteiligten Muskeln verlaufen nicht mehr mit gleichmäßiger ausgeglichener Spannungsentwicklung, sondern gleichen eher

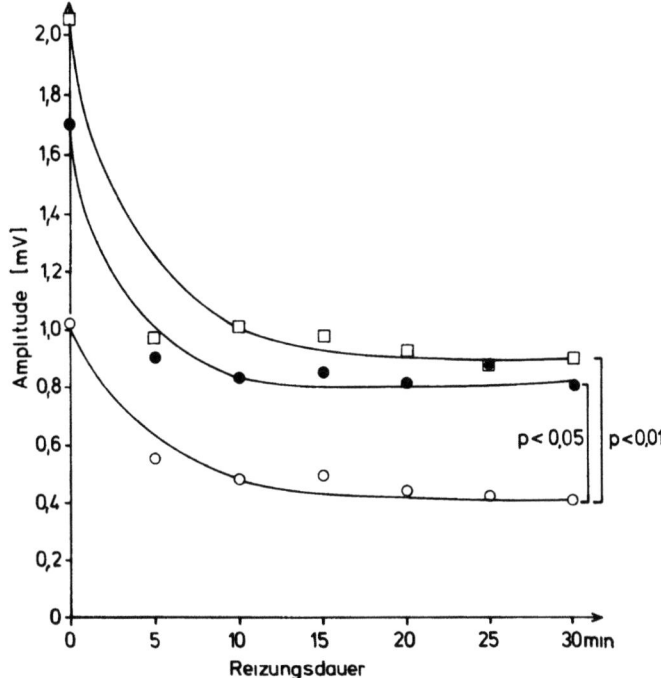

Abb. 33. Veränderungen der Aktionspotentialamplitude des M. gastrocnemius während supramaximaler Reizung des N. ischiadicus (10 Hz) bei Kontrollratten (O——O), adrenektomierten (●——●) und adrenektomierten Ratten, denen 10 mE ACTH injiziert worden war (□——□). (Nach Strand et al. 1976)

angedeutet einem Klonus. Die Innervation der an der Kontraktion beteiligten motorischen Einheiten ist stärker, bis zum Auftreten eines Tremors, synchronisiert (Bassey u. Fentem 1981).

Muskelschmerz und Rigidität

Zustände von Muskelhärte und Muskelschmerz können zu verschiedenen Zeitpunkten nach ungewohnter körperlicher Leistung oder auch ohne offensichtliche Überbeanspruchung auftreten und verschieden lange anhalten. Unmittelbar nach größerer Anstrengung kann eine Steifheit der Muskulatur verbunden mit Schmerzzuständen eintreten, die nach Minuten bis Stunden v. a. nach entmüdenden Maßnahmen wieder verschwindet. Diese kurzdauernden akuten Schmerz- und Härtezustände können auf das Auftreten von Metaboliten vorwiegend aus dem anaeroben Stoffwechsel zurückgeführt werden, bei denen durch Osmose eine Wasseraufnahme und eine damit verbundene Faszienspannung erfolgt (Åstrand u. Rodahl 1970). Außerdem spielt offenbar die Reizung von Chemorezeptoren durch Erhöhung der Laktat-, H^+- und Kaliumkonzentration im interstitiellen Raum eine Rolle (Hensel 1966; Keele 1966; Kidd u. Vaillant 1972).

Durch Abtragung der „Durchblutungsschuld" und der damit verbundenen Beseitigung bzw. Resynthetisierung von Metaboliten bzw. Substraten wird dieser Zustand beseitigt. Mehrere Tage lang anhaltende Muskelschmerzen („Muskelkater"), die nach ungeübten Bewegungsabläufen und großen Anstrengungen auftreten, werden auf Mikrotraumen zurückgeführt. Die Auffassung, daß ein Muskelkater durch Laktatakkumulation entsteht, ist nicht haltbar, da Laufen ohne Neigung des Laufbandes (78% $\dot{V}O_{2\,max}$) einen drastischen Blutlaktatanstieg ohne Muskelkater verursacht, aber Bergablaufen (10° Neigung, 58% $\dot{V}O_{2\,max}$) zu keinem signifikanten Laktatanstieg, aber zu schwerem Muskelkater führte (Watrous et al. 1981). Der Muskelkater wurde in erster Linie auf Bindegewebeverletzungen zurückgeführt, da die Hydroxiprolinausscheidung im Urin für mehrere Tage stark erhöht war (Abraham 1977).
Dafür spricht auch, daß eine Einschätzung der Mißempfindung beim Muskelkater nach exzentrischem Training um ein vielfaches größer war als nach konzentrischen oder statischen Belastungen (Talag 1973). Dieser Befund spricht auch gegen die Annahme, daß der Muskelkater durch ein metabolitbedingtes Ödem entsteht, da die Energieausgabe bei konzentrischen Kontraktionen mehrfach größer ist als bei exzentrischen (MacArdle et al. 1981).
Fridén u. Sjöström (1982) konnten nachweisen, daß bei einem Muskelkater, der durch exzentrische Kontraktionsfolgen provoziert wurde, Veränderungen der Myofibrillen, v.a. Z-Streifenrisse, auftraten. Sie bestätigten damit die Mikrotraumatheorie.
Langdauernde Muskelverhärtungen verbunden mit Muskelschmerz, die als Myogelose, Hartspann etc. klassifiziert werden, sind offenbar verschiedener Genese, da nach Findeisen et al. (1980) dabei niemals Aktionspotentiale abzuleiten sind, die als Kriterium einer Dauerkontraktion zwangsläufig nachzuweisen sein müßten (Stoboy 1980 d). DeVries (1968) bzw. Cobb et al. (1975) geben dagegen an, daß bei einer schmerzhaften Tonuserhöhung des Muskels Aktionspotentiale als Kriterium langdauernder Muskelaktivität nachweisbar sind.

Eine Muskelverhärtung ohne Daueraktivität kann auf die Entstehung des stabilen Aktomyosin-ADP-Komplexes zurückgeführt werden, der Brückenbindungen fixiert (s. S. 43). Bei Einwirkung unterschiedlicher Faktoren mit unzureichender Muskeldurchblutung wird durch den unzureichenden aeroben Stoffwechsel (pH-Abnahme) die ATP-Synthese und die Funktion der Kalziumpumpe eingeschränkt (Sahlin et al. 1981). Solche Situationen treten bei langdauernden Arbeiten mit statischen Kontraktionsanteilen (Schreibmaschineschreiben), vor allen Dingen in ungünstiger Körperposition (Über-Kopf-Arbeit, Arbeit in gebückter Stellung), bei Fehlhaltungen und Kälteeinwirkung auf.

Biopsien des M. gastrocnemius bei Leistungssportlern (Tast 1979) ergaben 1) eine Mitochondrienschwellung mit Zerfall der Cristae und fettiger Degeneration, 2) eine Auffaserung von Myofibrillenbündeln mit teilweiser Auflösung der kontraktilen Proteine durch ein intrazelluläres Ödem, 3) eine Abdrängung der Kapillaren vom Sarkolemm und eine Vergrößerung der Diffusionsstrecke durch ein interstitielles Ödem und 4) starke Schwellungen der Endothelzellen in den Kapillaren mit Einengungen des Lumens (Abb. 34). Miehlke u. Fassbender

Neuromuskuläre Funktion und körperliche Leistung 69

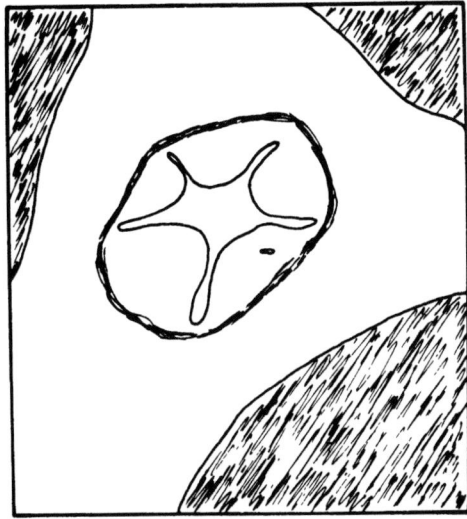

Abb. 34. Kapillare mit geschwollenen Endothelzellen *(Mitte)* und erheblicher Einengung des Lumens in ödembedingt vergrößertem interstitiellem Raum. (Schematisiert nach Tast 1979)

(1979) fanden Mitochondrienveränderungen bei Muskelrheumatismus, wie sie von Gollnick u. King (1969) nach kurzfristiger Hypoxie im Tierversuch beschrieben wurden.

Die Endprodukte des anaeroben Stoffwechsels führen in diesem Fall über Kapillarveränderungen und Ödementstehung zu einer Diffusionsstörung, die intrazelluläre Strukturschädigungen zur Folge hat. Eine inkomplette Ischämie der unteren Extremitäten durch Aortenabklemmung bei rekonstruktiver Gefäßchirurgie hatte gleichfalls eine drastische Verminderung des ATP- und KP-Speichers zur Folge. Durch ansteigende Laktatkonzentration wurde die Laktat/Pyruvat-Rate verdoppelt. Als Ausdruck des gestörten Stoffwechsels wurden Anschwellungen der Mitochondrien, Muskelfaserödeme und z. T. Anschwellungen der Endothelzellen im Kapillarbereich gefunden. Besonders deutlich waren diese Veränderungen bei den II-Fasern ausgeprägt (Sjöström et al. 1982).

Lassen sich kleine niederfrequente Aktionspotentiale ableiten (Hasselbach 1975; Rotzinger u. Stoboy 1974), so besteht ein in seiner Größe unterschiedlicher kontraktiler Muskeltonus, der sich u.a. aus einem afferenten Zufluß v.a. von den Muskelspindeln zu den α-Vorderhornzellen ergibt (Stoboy 1980d). Die phasische Kompensation der Längenänderung des Muskels erfolgt monosynaptisch, die Aufrechterhaltung oder Veränderung des Tonus bi- oder polysynaptisch über die II-afferenten Fasern der statischen Muskelspindelanteile. Die an der Erregungsübertragung beteiligten Interneurone können heterogen aktiviert werden und erregungsspeichernd wirken (s. S.51). Nach Schmidt (1972a) enden an ihnen propriozeptive, exterozeptive und intestinale Afferenzen, wobei für ihre Aktivierung kutane Afferenzen besonders wirksam sein sollen.

Außer den exterozeptiven Schmerzrezeptoren (s. S.59) werden auch in Muskeln und Gelenkkapseln Rezeptoren gefunden, die nur durch Schmerzreize erregbar sind (Schmidt 1972b; Schmidt 1980a, b). Nach Cobb et al. (1975) lösen

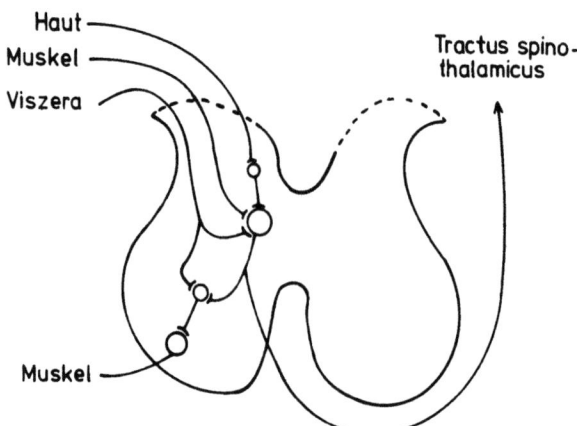

Abb. 35. Entstehung von Schmerz und Muskeltonuserhöhung durch verschiedene Afferenzen (Haut, Muskel, Viszera), die segmental an den Neuronen des Tractus spinothalamicus enden. Außerdem bestehen Verbindungen zu den α-Motorneuronen der gleichen und benachbarten Segmente (Muskel). (Schematisiert nach Schmidt 1972b)

intramuskuläre Injektionen geringer Mengen hypertoner NaCl-Lösung Muskelschmerzen aus, die mit elektromyographisch nachweisbarer Hyperaktivität (Muskelspasmus) verknüpft sind. Reflektorisch bedingte schmerzhafte Muskelverhärtungen können aber nicht nur durch Erregung von entsprechenden Muskelrezeptoren bzw. Gelenkrezeptoren ausgelöst werden. Der übertragene Schmerz ist so zu erklären, daß intestinale Schmerzfasern zumindest teilweise auf die gleichen spinalen Interneurone aufgeschaltet werden (Schmidt 1972b). Die Erregung der Interneurone führt zu einer peripheren, z.B. muskulären Schmerzempfindung. Durch gleichzeitig einfließende periphere Impulse wird die Erregbarkeit der Interneurone erhöht, und es entsteht eine Hyperpathie. Diese Interneurone gehen auch Synapsen mit den motorischen Vorderhornzellen ein, so daß es durch Reizung viszeraler und anderer Schmerzrezeptoren zu einer Erhöhung des Muskeltonus oder sogar zu einer reflektorischen Muskelkontraktur kommen kann (Abb. 35). Eine spinal bedingte Muskelhärte führt aber ihrerseits z.B. durch eine Drosselung der Durchblutung zu Schmerzen und Überempfindlichkeit (Schmidt 1972b).
Aus der Interaktion zwischen muskulären und spinalen Vorgängen geht hervor, daß beide Bereiche gleichzeitig am Zustandekommen der Muskelverhärtung und des Schmerzes beteiligt sein können.

Über die Entstehung von Muskelkrämpfen gibt es viele, jedoch nur unbewiesene Theorien, die sich mehr oder weniger auf eine Störung im Elektrolytgleichgewicht beziehen. Sie treten nicht nur bei Elektrolytverlusten nach langdauernden körperlichen Belastungen, v.a. unter Hitzebedingungen, auf (Hollmann u. Hettinger 1980), sondern auch während des Schlafes. Deshalb sollen sie auch durch eine verminderte Durchblutung bzw. durch eine Übererregung des Muskels aufgrund eines Cholinesterasemangels entstehen können (Morehouse u. Miller 1976).
Nach Dietrich u. Mörl (1980) bzw. Witt (1980) können auch metabolische Azidosen bzw. Kalzium-, Kalium- und Natriummangel krampfauslösend wirken. Durch Muskeldeh-

nung (Morehouse u. Miller 1976) oder statische Kontraktionen können sie wahrscheinlich durch die autogene Hemmung (s. S. 53) zum Verschwinden gebracht werden (Stoboy 1977).

Aufwärmen und Leistungssteigerung

Jedem Trainingsprogramm oder Wettkampf sollte ein allgemeines oder spezifisches Aufwärmen vorausgehen, um die Leistungsbereitschaft zu erhöhen und die Verletzungsgefahr zu verringern (Hollmann u. Hettinger 1980). Durch sorgfältiges Aufwärmen kann die Zeit für 100-, 400- und 800-m-Läufe um 2,5-6% herabgesetzt werden (Åstrand u. Rodahl 1970). Durch bessere Durchblutung und Wärmeproduktion in der Muskulatur erfolgt der O_2-Austausch schneller, und die Nervenleitungsgeschwindigkeit nimmt zu (Carlow u. Appenzeller 1981). Durch das Aufwärmen soll eine Körperkerntemperatur von 38,5 °C erreicht werden, um bessere motorische Leistungen zu erzielen und den Muskelstoffwechsel günstig zu beeinflussen (Israel 1977). Die optimale Kerntemperatur ist in Abhängigkeit vom Lebensalter, der Außentemperatur und der Bekleidung bei einer Laufgeschwindigkeit von etwa 12 km/h in 15-30 min zu erzielen (Åstrand u. Rodahl 1970; Israel 1977). Nach Morehouse u. Miller (1976) bzw. DeVries (1974) nimmt außerdem die Bewegungsgeschwindigkeit aufgrund verminderter visköser Widerstände im Muskel zu, und die Erregungsübertragung in den Synapsen wird erleichtert.

Andere Autoren konnten keine sichere Wirkung des Aufwärmens auf die Leistung feststellen (Franks 1972). Nach Gutin et al. (1981) beeinflußt ein Aufwärmen mit leichter Intensität (30 bzw. 45% $\dot{V}O_{2\,max}$) die folgende Ausdauerleistung nicht positiv. Aufwärmen mit höherer Intensität führt zu einer Beeinträchtigung des Ausdauerleistung. Es konnte kein Hinweis dafür erhalten werden, daß die durch das Aufwärmen erhöhte Muskeltemperatur die O_2-Versorgung der arbeitenden Muskeln verbessert oder den Nutzeffekt erhöht. Aufwärmen erscheint vor Ausdauerleistungen fragwürdig und entfaltet seine Wirksamkeit wahrscheinlich nur bei Leistungen im maximalen Bereich.

Ein zu langes Aufwärmen mit zu hoher Intensität vermindert die Leistungsreserven bzw. die Koordination (Hollmann u. Hettinger 1980) und verbietet sich daher von selber.

Übung und Lernen

In letzter Zeit sind eine Unzahl von Arbeiten über motorisches Lernen veröffentlicht worden (z. B. Schmidt 1976). Bei allen Variationen von Lernmodellen wird i. allg. eine durch unterschiedliche Eingabe bedingte Variation von Lernergebnissen dargestellt. Über biologische Mechanismen des Lernens ist dagegen viel weniger bekannt. Nur wenige Forschungsprogramme haben sich mit der Kodierung von Information und ihrer Speicherung beschäftigt; viele andere Publikationen haben nur wenig zum Verstehen des Lernens beigetragen (Stelmach 1974).

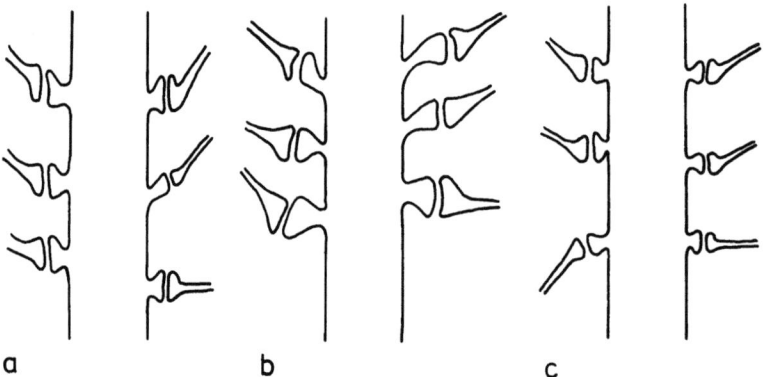

Abb. 36a-c. Veränderungen synaptischer Verbindungen in Abhängigkeit von ihrem Gebrauch. **a** Normale Synapsen; **b** hypertrophierte Synapsen; **c** atrophierte Synapsen. (Nach Eccles 1977)

Periphere Mechanismen

Die Wiederholung von Übertragungsvorgängen an einer Synapse führt zur Vergrößerung der postsynaptischen Potentiale und zu tetanischer Potenzierung (s. S. 52). Die Entladung von Interneuronen kann dabei länger anhalten als der Reiz und diesen Minuten bis Stunden überdauern. Eine wiederholte synaptische Aktivierung führt zu einer vermehrten Transmitterfreisetzung (Thesleff 1976).

Nach Eccles (1977) hypertrophieren synaptische Verbindungen bei häufigem Gebrauch bzw. atrophieren bei geringer Benutzung. Durch die Hypertrophie werden die Kontaktflächen größer, es kann mehr Transmitter ausgeschüttet werden und die postsynaptische kritische Schwelle wird früher erreicht (Abb. 36). Diese Vorgänge erleichtern den Ablauf eines zentral ausgelösten Vorgangs und stellen somit einen Lernprozeß dar (Schmidt 1980a, b).

Selbst Moleküle wie Aminosäuren können synaptische Membranen passieren und in den Axonen orthograd oder auch retrograd transportiert werden (Strand 1978). Hormone, wie z.B. das ACTH und v.a. sein neurotroper Anteil ACTH 4-10, wirken wahrscheinlich über einen axonalen Transport und bahnen die Funktion der motorischen Einheiten (Strand et al. 1976). So kann es z.B. als Antagonist gegen eine morphiumbedingte Depression spinaler Reflexe wirken (Zimmermann u. Krivoy 1973).

Diese synaptischen Mechanismen sind möglicherweise dafür verantwortlich, daß bei völlig Untrainierten bereits nach kurzer körperlicher Leistung eine erhebliche Verminderung der Reflexzeit bei Auslösung des Achillessehnenreflexes nachweisbar ist (Johnson et al. 1963). Auch nach wiederholten statischen Kontraktionen nahm die Reflexzeit erheblich ab (Viitasalo et al. 1980), möglicherweise mitbedingt durch einen Anstieg der Muskeltemperatur.

Schon 1961 wurde von Gutmann et al. nachgewiesen, daß eine trophische Funktion der motorischen Vorderhornzellen für die Erhaltung des Muskelstoffwech-

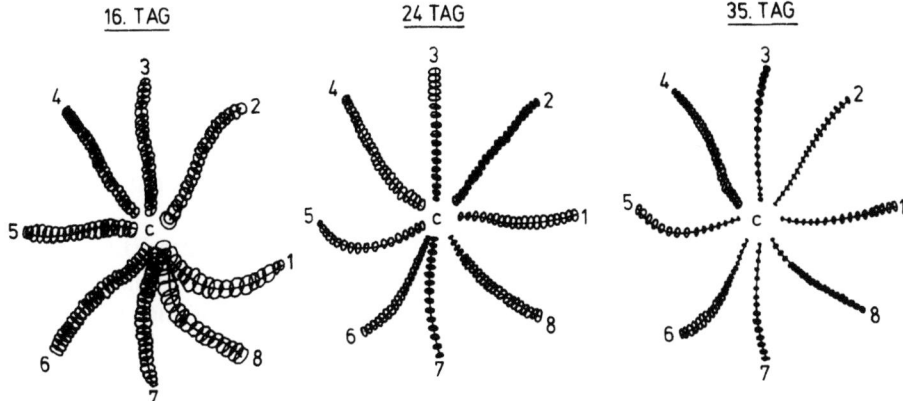

Abb. 37. Von einem Zentrum *(C)* aus werden von einem trainierten Affen 8 kreisförmig angeordnete Ziele angesteuert *(1-8)*. Die Linien geben den mittleren Verlauf der Bewegung zu verschiedenen Trainingszeiten (16.-35. Tag) an. Die Ellipsen stellen die mittlere Variabilität dar. Mit fortschreitendem Training wird die Verminderung der Variabilität deutlich. (Aus Georgopoulus et al. 1981)

sels eine Rolle spielt. Eine ungestörte Afferenz scheint für die Trainierbarkeit eines Muskels gleichfalls notwendig zu sein (Stoboy et al. 1968).

Georgopoulus et al. (1981) trainierten einen Affen, der von einem Zentrum aus mit einer Marke mittels eines Manipulators 8 kreisförmig angeordnete Ziele erreichen sollte. Innerhalb von 35 Tagen (Abb. 37) nahm das Ausmaß der unnötigen Mitbewegungen erheblich ab, und die Ziele wurden fast ohne Schwankungen direkt angesteuert. Die Geschwindigkeit zur Erreichung eines Zieles nahm gering zu, die Reaktionszeit blieb jedoch praktisch konstant. Während in anderen Untersuchungen berichtet wurde, daß sich die Reaktionszeit bei einem während der Bewegungsausführung vorgenommenen Zielwechsel erheblich verlängert (Bertelson 1966), wurde in dieser Untersuchung festgestellt, daß die Reaktionszeit auch unter solchen Bedingungen und ohne zusätzliche Verzögerungen (psychologische Refraktärzeit) im voraussehbaren physiologischen Bereich lag.

Zentrale Faktoren

Im primären Gedächtnis wird kodierte Information für einige Sekunden in Form eines Erregungskreises gespeichert und z. B. durch neue Information vergessen. Im sekundären Gedächtnis ist in Abhängigkeit von der Übungshäufigkeit das gespeicherte Material Minuten bis Jahre verfügbar. Vergessen erfolgt durch vorher erworbene oder später hinzugekommene Information (Mountcastle 1974). Im tertiären Gedächtnis werden niedergelegte Informationen fixiert, die durch tägliche Verrichtungen fortwährend verstärkt und praktisch nicht mehr vergessen werden (Schmidt 1980a). Die Speicherung von Informationen kann in 2 Bereichen erfolgen.

Neuronale Mechanismen

Die beschriebene Hypertrophie der Synapsen hat auch in zentralen Bereichen ihre Bedeutung (Eccles 1977). Kurzfristige Reizung von Zellen des Hippocampus führt durch postsynaptische Potenzierung (s. S.52) zu stundenlangen Entladungen, die eine Informationsspeicherung widerspiegeln (Popper u. Eccles 1980). Wiederholte Erregungen *einzelner* Synapsen führen offenbar nicht zur Hypertrophie. Im Kleinhirn soll nur die gleichzeitige Erregung von Moos- und Kletterfasersynapsen an Purkinje-Zellen zu einem synaptischen Lernprozeß führen (Eccles 1977). Für Lernvorgänge sind also anscheinend kleine Synapsenverbände notwendig.

Bei Lernprozessen treten in den verschiedenen Ableitungen des EEG Phasenverschiebungen der Rhythmen auf, die auf eine schrittweise Verlagerung des Lernortes hinweisen. Definitive Aussagen sind bisher nicht möglich (Birbaumer 1975).

Biochemische Mechanismen

Offenbar spielt die Proteinsynthese für das Langzeitgedächtnis eine wesentliche Rolle (Strand 1978). Die Synthese der RNS in den Zellen des Hippocampus ist nach Lernvorgängen erheblich erhöht (Hydén 1965) und löst Proteinsynthesen aus. Dieser Vorgang muß nicht unbedingt auf eine spezifische biochemische Kodierung von Informationen hinweisen, sondern kann auch eine völlig unspezifische Verbesserung des Lernvorganges darstellen. Eine Extraktion von RNS aus dem Gehirn trainierter Tiere und seine Übertragung auf Kontrolltiere sollte einen Transfer spezifischer gelernter Information beweisen (Zippel 1973), blieb jedoch ohne überzeugendes Ergebnis. Unspezifische fördernde Effekte auf den Lernvorgang sind auch durch „Streßhormone" wie ACTH oder Vasopressin zu erzielen, da beide im Tierversuch (DeWied et al. 1975) und beim Menschen (Miller et al. 1974) das Behalten von Erlerntem verlängern. Van Riezen (1975) vermutet, daß ACTH auch die Formatio reticularis aktiviert und auf diesem Weg eine Bahnung motorischer Einheiten fördert.

In letzter Zeit wird eine Synthese von bioelektrischen und biochemischen Vorgängen für die Bildung von Engrammen angenommen.
Das in Abhängigkeit von den entsprechenden Zuflüssen fluktuierende postsynaptische Membranpotential (s. S.48) soll membrangebundene Enzyme aktivieren (Schmitt 1979), durch die spezifische Moleküle synthetisiert werden (Abb. 38). Diese können ihrerseits die Membraneigenschaften so beeinflussen, daß die Membranaktivität in gleicher Weise ablaufen kann, solange diese Moleküle vorhanden sind und nicht bei Informationsmangel durch den Stoffwechsel metabolisiert werden (Agnati et al. 1981). Durch axonalen Transport kann ein solches spezifisches Molekül die Messenger-RNS umwandeln und so neue Peptide erzeugen, die nur im Stoffwechselgleichgewicht Bestand haben und dann die ursprüngliche Sequenz bioelektrischer Signale an den Synapsen induzieren können (Abb.38).
Bei der Konsolidierung des Gedächtnisses spielt das noradrenerge System eine fördernde Rolle (Ögren et al. 1980). Eine Verknüpfung zwischen der Aktivität des noradrenergen Systems und der synaptischen Plastizität v. a. im Hippocampusbereich wird von Kety (1970) und Bliss (1979) angenommen. Ein Engramm scheint nicht durch eine permanent lokalisierte biochemische Substanz repräsentiert zu sein, sondern diese stellt eher einen biochemischen Auslöser von bioelektrischen Vorgängen in verschiedenen lokalen Erregungskreisen des Gehirns dar (Agnati et al. 1981). Die bioelektrischen und biochemischen Vorgänge des Lernens können erheblich durch Peptide wie Vasopressin und ACTH modifiziert werden (Kovacs et al. 1979; Ögren u. Fuxe 1974).

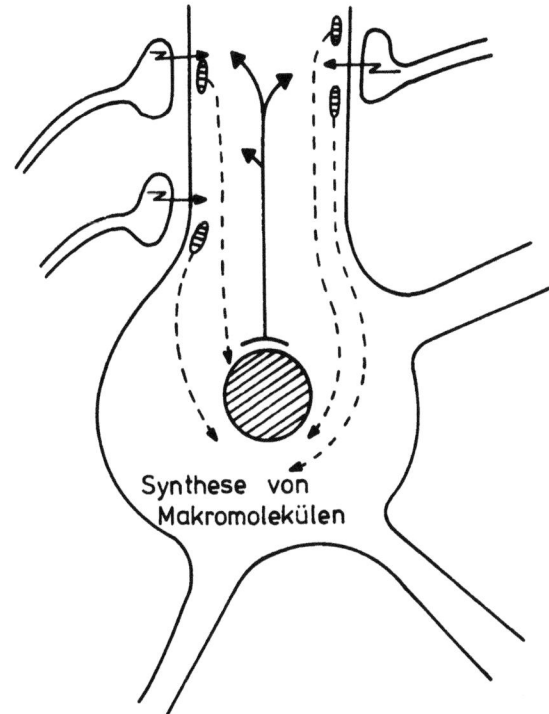

Abb. 38. Vereinfachte Darstellung der Informationsverarbeitung in Neuronenkreisen. Es wird die Kodierung von Information durch elektrische Vorgänge bzw. Molekülsynthese gezeigt. ⇁⇁⇁ postsynaptische Membranpotentialänderungen, ⊛ enzyminduzierte Molekülbildung, - - - - → axonaler Molekültransport, → Peptidtransport zu den Synapsen. (Nach Agnati et al. 1981)

Auch der afferente Leitungsweg scheint durch Training und körperliche Leistung gebahnt werden zu können. Visuell evozierte Potentiale traten bei Ausdauertrainierten nach kürzerer Latenz auf als bei Nichttrainierten (Carlow u. Appenzeller 1981). Meist waren die Latenzen der visuell und akustisch evozierten Potentiale nach einem 24-km-Lauf zusätzlich verkürzt. Wahrscheinlich spielt hier eine Verbesserung der synaptischen Übertragungszeit von 0,6 ms bis auf 0,2 ms eine Rolle (Eccles 1977).

Zentrale Aspekte der Muskeltätigkeit

Einfluß der Formatio reticularis

Die allgemeine Funktion dieses Netzwerkes von Nervenzellen, welche die Medulla, die Pons und das Mesenzephalon miteinander und mit höheren bzw. niederen Strukturen des ZNS verbinden, besteht in einer Regulation der neuronalen Erregbarkeit von der Hirnrinde bis zu den spinalen Motoneuronen (Abb. 39). Seine Entladungen führen in höher gelegenen Hirnregionen zu einer

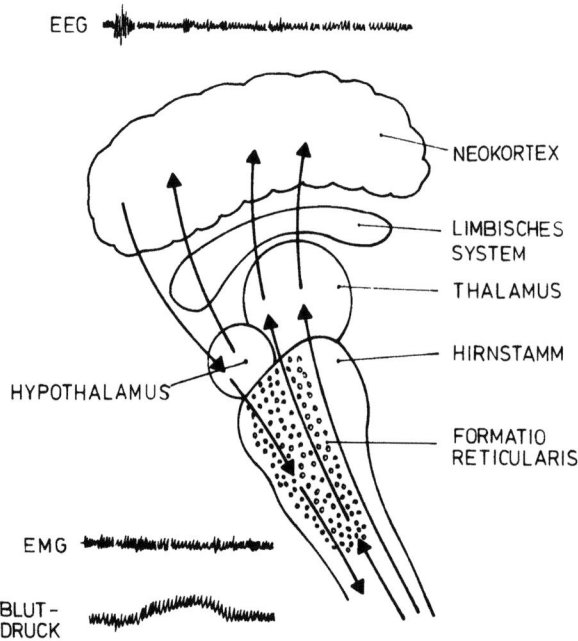

Abb. 39. Die Formatio reticularis erhält Zuflüsse von allen Rezeptoren und überträgt diese Informationen zum Mittelhirn, zum limbischen System und zur Hirnrinde. Das *EEG* geht in einen desynchronisierten Zustand *(β-*Wellen) über, die elektrische Aktivität des Muskels wird erhöht *(EMG)* und der *Blutdruck* steigt an. (Schematisiert nach Zanchetti 1967)

Aufrechterhaltung des Bewußtseins und des Wachheitszustandes (Shephard 1972). Dieses aufsteigende retikuläre aktivierende System wird unspezifisch projiziert, wobei größere Veränderungen der Aktivität den Übergang vom Schlaf- zum Wachzustand bzw. das Umgekehrte bewirken, während geringere Aktivitätsänderungen für den augenblicklichen Grad der Aufmerksamkeit verantwortlich gemacht werden (Schmidt 1980a).
Andererseits wird die Aktivität der Formatio reticularis durch das Ausmaß des Zuflusses afferenter Impulse von allen sensiblen und sensorischen Gebieten unterhalten oder bei Einschränkung der Afferenzen vermindert (polysensorische Konvergenz) (Abb. 39). Ihre Funktion ist durch die Unbestimmtheit der Reizantwort unspezifisch (Schmidt 1980a; Mills 1981). Jede Bewegung mit Erregung der propriozeptiven Rezeptoren ist ein besonders wirkungsvoller Reiz zur Aktivierung dieses Neuronenverbandes und bestimmt mit den Wachheitsgrad (Rekeln und Strecken) (Strand 1978).

Bei Erregung bestimmter Gebiete werden Motoneurone gebahnt, wobei die medullären Fasern die α- und γ-Flexormotoneurone, die pontinen Fasern die α- und γ-Extensormotoneurone aktivieren (Schmidt 1980a). Die Aktivität der Formatio reticularis bestimmt auch die Größe des Muskeltonus über die γ-Efferenz im zirkardianen Rhythmus (Strand 1978; Caspers 1970). Auf diese Weise ist eine Mitwirkung oder die Vorbereitung der Stütz- und Zielmotorik zu verstehen und nachgewiesen worden (Nieuwenhuys et al. 1978). Außer den genannten Funktionen bestehen vielfältige Beziehungen zu vegetativen Funktionen in

Abhängigkeit vom Wachheitsgrad (z. B. Beeinflussung der Herzfrequenz und der Gefäßweite).
Der Muskeltonus wird mit dem Eintreten der Müdigkeit vermindert und im Schlaf stark herabgesetzt, so daß auch die Aktivität der spinalen Reflexe sinkt (Empfindlichkeit der Reflexauslösung) (Johns 1981).

Mit zunehmendem Wachheitszustand v. a. bei einer zu erwartenden Aktion steigen die Herzfrequenz und der Blutdruck. Die Muskeldurchblutung ist erhöht und desgleichen der Muskeltonus. Bis zu einem optimalen Wachheitsgrad nimmt der Wirkungsgrad von Handlungen zu. Ein weitersteigender Wachheitsgrad führt zu einer Verminderung des Wirkungsgrades, z. B. zu einer zunehmenden Fehlerquote bei hochkoordinierten Bewegungen und zum Auftreten eines Muskeltremors (Mills 1981). Möglicherweise ist in einem solchen Zustand im Wettkampf die Koordination verschlechtert und damit die Placierungschance beeinträchtigt.

Willkürinnervation

Durch spezielle Ableitungstechniken des EEG wurde schon vor längerer Zeit nachgewiesen, daß eine Bewegung durch ein langsam ansteigendes oberflächennegatives Potential vorbereitet wird (Caspers 1961). In letzter Zeit sind u. a. durch Kornhuber (1971) die einer Bewegung vorangehenden bioelektrischen Änderungen eingehend untersucht worden. Bereits 0,8-1 s vor der Bewegung setzt eine langsam ansteigende oberflächennegative Potentialänderung ein, das Bereitschaftspotential, das von ausgedehnten Kortexarealen bilateral ableitbar (Abb. 40) und in seiner Größe in Abhängigkeit von der gegebenen psychologischen Situation stark variabel ist (Hink et al. 1982). Eine gegensinnige Potentialschwankung tritt etwa 80 ms vor Bewegungsbeginn auf. Diese prämotorische Positivierung ist gleichfalls ausgebreitet und bilateral ableitbar, wenn auch mit einem Maximum in der Parietalgegend, d. h. im Bereich des sensorischen Assoziationsfeldes. 50 ms vor Bewegungsbeginn tritt ein oberflächennegatives Motorpotential auf, das nur im Bereich des kontralateralen motorischen Rindenfeldes ableitbar ist (Abb. 40).
Die primären Instanzen für die Auslösung von Handlungsantrieben liegen im Bereich des limbischen Systems (Abb. 41), dessen Aktivität u. a. auch Handlungszielsetzung und Motivation einschließt (Henatsch 1976). Das Bereitschaftspotential scheint ein Ausdruck der Handlungsantriebe des limbischen Systems zu sein (Henatsch 1980).
Diese vagen Bewegungsantriebe werden nun in der Hirnrinde, allerdings in den sensorischen Assoziationsfeldern, in denen Teilphasen der geplanten Bewegung gespeichert sind, zu Bewegungsentwürfen umgesetzt. Als Ausdruck dieser Aktivierung kann das bilaterale prämotorische Potential angesehen werden (Schmitt u. Gordon 1974).
Je nach Bewegungsart werden diese Entwürfe durch verschiedene Strukturen weiterverarbeitet (Abb. 41). Die Kleinhirnrinde übernimmt die Programmierung ballistischer Selbstbewegungen, die präzise Erregungsmuster hinsichtlich des

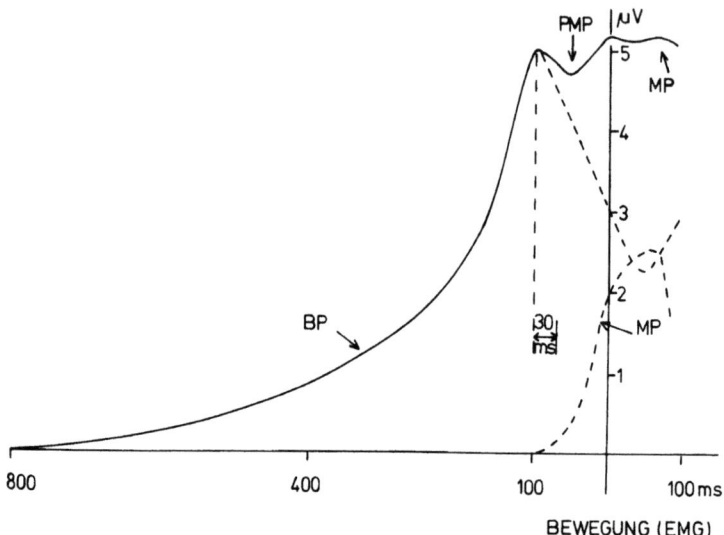

Abb. 40. Änderungen der Hirnrindenpotentiale unmittelbar und während einer willkürlichen kurzen Bewegung. *Ordinate:* Oberflächennegativität des Kortex in μV. *Abszisse:* Zeit vor und nach Bewegungsbeginn (O). Reihenfolge: Langsam ansteigendes Bereitschaftspotential *BP*, prämotorische Positivierung *(PMP)* und Motorpotential *(MP)*. Der isolierte Verlauf des *PMP* und des *MP* ist gestrichelt gezeichnet. (Nach Kornhuber 1971, 1974)

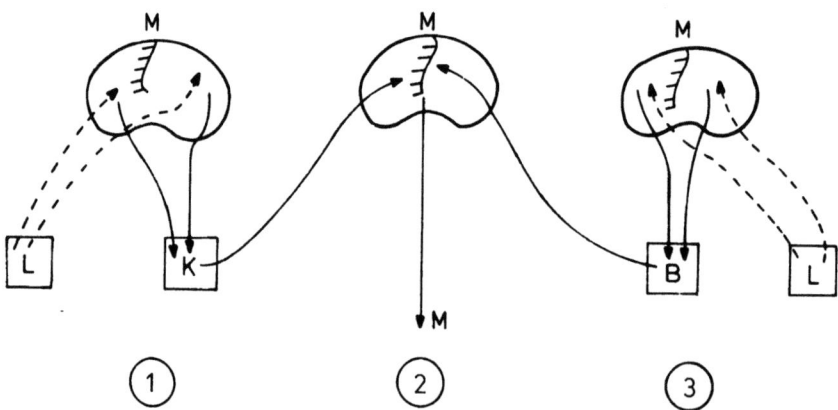

Abb. 41. Auslösung und Ablauf der zerebralen Aktivierungsprozesse bei Selbstbewegungsmotorik *(1* und *3)*. Vom limbischen System *(L)* aus werden sensorische Assoziationsfelder des Kortex aktiviert, die entweder die Programmierung der Bewegungsentwürfe in der Kleinhirnrinde *(K)* oder in den Basalganglien *(B)* auslösen. Erst dann überträgt die motorische Hirnrinde *(M)* die Entwürfe als Efferenzen (↓*M*) auf die spinale Ebene *(2)*. (Stark schematisiert nach Kemp u. Powell 1971 bzw. Porter 1973)

zeitlichen Ablaufs und der räumlichen Gestaltung erfordern (Llinás 1975). Die streng geometrische Anordnung der Parallelfasern und der Purkinje-Zellen bildet hierfür eine optimale Voraussetzung (Braitenberg 1973). Kontinuierlich ablaufende und stetig erfolgende Selbstbewegungen (Rampenbewegungen) werden in den Basalganglien ausgearbeitet. Erst von diesen beiden Bewegungsgeneratoren wird der motorische Kortex veranlaßt, die entworfenen Programme auszuführen und als Efferenzen auf die spinale Ebene zu übertragen (Porter 1973). Diese Efferenzen werden supraspinal durch propriozeptive Aktivität geregelt („long loop"). Als Ausdruck der Aktivierung des motorischen Kortex ist das lokal begrenzte kontralaterale Motorpotential anzusehen.

Der zentrale Ablauf der Vorbereitung und Ausführung der Motorik spiegelt sich auch in Veränderungen auf spinaler und muskulärer Ebene wider. Nach Kots (1977) setzt zuerst eine Vorbereitungsphase ein („pretuning"), die zeitlich in den Bereich des Bereitschaftspotentials fällt. Mit elektromyographischen Methoden kann festgestellt werden, daß die Reflexerregbarkeit der späteren Agonisten zunimmt. Dieser Vorgang wird auf die Entstehung eines zentralen Bewegungsentwurfs bezogen.

Die sich anschließende Bereitschaftsphase („tuning") führt zu einem weiteren kontinuierlichen Anstieg der Reflexerregbarkeit späterer Agonisten und fällt in die Phase der prämotorischen Positivierung. Diese zunehmende Erregbarkeitssteigerung wird der Aktivierung von Interneuronen zugeschrieben, die durch extrapyramidale Efferenzen erfolgen soll. Eine Bahnung von Eigenreflexen in dieser Phase ist für Rampenbewegungen ausgeprägter und setzt früher ein als für ballistische Bewegungen (Bonnet 1981).

In der Auslösungsphase („triggering"), die zeitlich etwa mit dem Motorpotential übereinstimmt, nimmt die Reflexerregbarkeit der schnellen agonistischen Motoneurone steil zu, während die Erregbarkeit inhibitorischer Interneurone stark gedämpft wird (reziproke Innervation, s. S. 54). Diese Phase wird von Kots (1977) auf einen erregenden Einfluß der Pyramidenbahn zurückgeführt. Eine durch erworbene Bewegungsautomation verbesserte Koordination erfolgt wahrscheinlich durch eine Bahnung des entsprechenden spezifischen Bewegungsmusters. Außerdem wird durch eine Hemmung von begleitenden Erregungsprozessen der Bewegungsablauf auf die unbedingt dazu notwendige Muskulatur beschränkt und so der Energieverbrauch vermindert.

Nach Kots (1977) werden durch Training die reziproken inhibitorischen Prozesse stärker ausgeprägt, und Hemmungsprozesse, welche die Innervationsstille synergistischer Muskeln bedingen (s. S. 56), werden stark gedämpft. Diese Vorgänge erlauben eine hohe Entladungsrate der letzten gemeinsamen Strecke und die Vergrößerung der Zahl gleichzeitig an der Erregung beteiligter motorischer Einheiten. Die afferente Kontrolle ist dadurch nachweisbar, daß die Erregung von Muskelspindeln durch Muskeldehnung nach kurzer Latenz als evozierte Potentiale über der Hirnrinde ableitbar ist (Starr et al. 1981).

Trainingsbedingte Änderungen der Muskelfunktion

Muskelquerschnitt, kontraktile Proteine, Motivation und Kraft

Eine Funktionsverbesserung der Skelettmuskulatur ist nur durch eine über das alltägliche Maß hinausgehende Beanspruchung zu erreichen. Durch Muskeltraining können im wesentlichen 3 verschiedene Funktionsbereiche beeinflußt werden:

1) Muskelkraft,
2) statische oder dynamische Ausdauer und
3) Kontraktionsgeschwindigkeit des Muskels.

Nur wenn die Muskelkraft bei einer Kontraktion eine bestimmte Schwelle übersteigt, kommt es zur Hypertrophie und Kraftzunahme. Als adäquater Trainingsreiz ist die Spannungserhöhung im Muskel anzusehen. Die früher als Trainingsreiz postulierte Hypoxie kann als überholt gelten (Hettinger 1972). In vielen Sportarten, z. B. in den technischen Disziplinen der Leichtathletik und bei Kurzstreckenläufen, ist eine Vergrößerung der Muskelkraft die Voraussetzung für eine Leistungsverbesserung.

Die maximale Muskelkraft wird häufig mit 4–6 kp/cm^2 des physiologischen Querschnitts als konstant angegeben (Stoboy 1980a). Nach Ikai u. Fukunaga (1970) nimmt bei einem Krafttraining jedoch die Kraft erheblich mehr zu als der Muskelquerschnitt. Sie kann sogar in Relation zum Faserquerschnitt 3fach größer werden (Morehouse u. Miller 1976). Penman (1970) konnte nachweisen, daß bei einem Krafttraining die Konzentration der kontraktilen Proteine im Faserquerschnitt vermehrt wird. Die Synthese der kontraktilen Proteine überwiegt dabei bei weitem ihren Abbau (MacArdle et al. 1981). Allerdings nimmt die Relation zwischen Mitochondrienvolumen und Menge der kontraktilen Proteine ab, so daß durch diese Verminderung der aeroben Kapazität im Verhältnis zur Muskelmasse die allgemeine Ausdauer beeinträchtigt sein kann (MacDougall 1979).

Durch Zufuhr von Wachstumshormonen an Ratten konnte von Bigland u. Jehring (1952) eine erhebliche Zunahme des Faserquerschnitts festgestellt werden, jedoch nahm die Muskelkraft im Vergleich zu Kontrolltieren ab. Offenbar kann also eine Hypertrophie auch durch den Einbau von nichtkontraktilen Proteinen in die Muskelfaser bedingt sein (Pseudohypertrophie). Im Vergleich zu einer Krafttrainingsgruppe hatten Elitebodybuilder eine niedrigere Myofibrillendichte und einen höheren sarkoplasmatischen Muskelfaseranteil (MacDougall et al. 1982). Im Tierversuch und nach extremem Krafttraining wurde eine Faservermehrung (Hyperplasie) beschrieben, die z. T. durch eine Faserspaltung auftreten soll, wenn hypertrophe Muskelfasern einen Querschnitt von 20–50 µm erreichten (Reitsma 1965; Gonyea 1980). Nach Schmalbruch (1977) bzw. Gollnick et al. (1981) sind solche Faserspaltungen als lichtmikroskopische Kunstprodukte anzusehen, so daß eine Hyperplasie abgelehnt wird. Andererseits sollen extrem Krafttrainierte, z. B. Bodybuilder, eine größere Anzahl von Muskelfasern als Probanden einer Krafttrainingsgruppe besitzen (MacDougall et al. 1982), wobei offen bleibt, ob die größere Faserzahl angeboren oder durch Hyperplasie entstanden ist. Bei diesen Probanden traten degenerative Zeichen wie unverhältnismäßig viel zentrale Kerne, z. T. hochgradige Fett- und Bindegewebseinlagerungen und eine Faseratrophie auf. Da bei den Probanden eine Anwendung von Anabolika vorlag, bleibt fraglich, ob diese Veränderungen hierdurch oder durch das Krafttraining bedingt waren.

Nach Schantz et al. (1981) ist die Muskelfaserzahl bei Sportstudenten und Bodybuildern etwa gleich, so daß sie Unterschiede des Muskelquerschnitts ausschließlich auf eine Faserhypertrophie beziehen.

Die für die Hypertrophie notwendige Eiweißsynthese wird wahrscheinlich durch die leistungsbedingte Freisetzung von ACTH induziert (Neubert 1977). Durch Aktivierung der Adenylzyklase in der Muskelfasermembran wird cAMP freigesetzt, das als spezifische Antwort die Proteinsynthese verbessert (Stoboy 1980e).
Eine trainingsbedingte Hypertrophie betrifft vorwiegend die II-Fasern, deren Querschnitt um 30–45% zunehmen kann, wobei die Zahl der Zellkerne gleichfalls um 46% ansteigt (Edström u. Ekblom 1972; Goldberg et al. 1975). Die selektive Hypertrophie der II-Fasern ist dadurch gekennzeichnet, daß durch ein Krafttraining das Querschnittsverhältnis von II-/I-Fasern von etwa 1,2 auf 1,5 zunimmt (Thorstensson 1976).
Eine Proliferation des intramuskulären Bindegewebes und der entsprechenden Sehnen bzw. Bänder konnte gleichfalls infolge eines Krafttrainings nachgewiesen werden (Tripton 1975). Muskeltraining wirkt sich auf die Knochenstruktur durch Neubildung von Knochentrabekeln aus. Bei trainierten Tieren kann man eine Dickenzunahme der Gelenkknorpel feststellen, wobei die größere Kompressibilität eine verbesserte Kompensation von Gelenkflächeninkongruenzen ergibt und die einwirkende Kraft pro Fläche herabsetzt (Ingelmark 1957). Durch Verminderung zentral hemmender Impulse kann die Muskelkraft erheblich gesteigert werden, wie z.B. unter Hypnose- und Posthypnosebedingungen oder bereits durch Anwesenheit von Beobachtern (Ikai u. Steinhaus 1961; Josenhans 1967). Röcker u. Stoboy (1970) konnten unter Motivationsbedingungen eine um 65% größere Kraft messen als im nichtmotivierten Zustand. Eine erhebliche Kraftsteigerung ist also auch durch Ausschaltung von Begrenzungsmechanismen möglich (s. S. 57).
Die im Tierversuch anscheinend nachgewiesene Möglichkeit der Umwandlung einer Muskelfaserart in eine andere (s. S. 27) wurde durch Trainingsversuche zu verifizieren versucht. Durch kurzdauernde Trainingsversuche konnten keine prozentualen Veränderungen der I- oder II-Muskelfaseranteile nachgewiesen werden (Thorstensson 1976), und zwar weder durch ein Kraft- noch durch ein Ausdauertraining (Gollnick et al. 1973; Karlsson 1975). Nach Henriksson (1980) kann ein Training von geringerer Dauer als 6 Monaten keine Faserumwandlung bewirken. Komi et al. (1977) schlossen aus Zwillingsversuchen aufgrund identischer Faserverteilungen gleichfalls auf eine vorwiegend genetisch determinierte Faserverteilung, die durch funktionelle Einflüsse kaum verändert werden kann. Da diese Untersuchungen vorwiegend an der Muskulatur der unteren Extremitäten durchgeführt wurden, bestehen i. allg. funktionell und morphologisch symmetrische Verhältnisse (Fugl-Meyer et al. 1982), die aber durch asymmetrische Einflüsse wie Training eines Beines verändert werden können (Krotkiewski et al. 1979). Bei Rechtshändern überwogen, bedingt durch die funktionelle Asymmetrie, die I-Fasern des M. extensor carpi radialis brevis, verglichen mit dem kontralateralen Muskel (Fugl-Meyer et al. 1982). Kurzdauernde Trainingsversuche scheinen nicht auszureichen, die Schwelle für eine Umwandlung der kontraktilen Proteine zu erreichen (Salmons 1980), und das meist identische Verhalten eineiiger Zwillinge führt nicht zu einer unterschiedlichen Faserverteilung (Howald 1982). Trainieren eineiige Zwillinge dagegen über lan-

ge Zeit unterschiedlich, so entwickeln sie den durch Gewichtheben bzw. Langlauf geprägten Körperbautyp (Howald 1981). Durch jahrelanges Ausdauertraining werden Fasern vom Typ II in Typ-I-Fasern umgewandelt (Howald 1982). Eine akute Trainingsunterbrechung durch Immobilisation oder Wechsel der Trainingsart führt zum Auftreten von IIc-Fasern, die als Zwischenformen langsames und schnelles Myosin enthalten (Häggmark 1982).
Eine Umwandlung von I- in II-Fasern ist schwerer nachweisbar, da der dauernde Impulszufluß über die propriozeptive Afferenz, welche die Funktion der I-Fasern beeinflußt (Grimby u. Hannerz 1976), über eine viel längere Zeit einwirkt als die Innervation während eines Trainings (Howald 1982). Ein anaerobes Training beeinflußt deshalb stärker den II-Faserquerschnitt und seine Stoffwechselfunktion. Nach Howald (1982) kann ein Sprinter bei entsprechendem Training Ausdauereigenschaften erwerben, während ein Langstreckenläufer kaum Sprinterqualitäten erwerben kann. Deshalb ist das genetisch bedingte Faserverteilungsmuster für den Erwerb von Sprinteigenschaften wesentlich wichtiger als für das Ausdauertraining.
Bei einer Umwandlung von II- in I-Fasern im Tierversuch fand Kugelberg (1976), daß auch die Motoneurone eine Umwandlung von phasischen zu tonischen erfahren. Den gleichen Mechanismus nehmen Fugl-Meyer et al. (1982) bei der Dominanz der I-Fasern in der Führungshand an.

Biochemische Änderungen

Der anaerob trainierte Muskel enthält größere Mengen an energiereichen Phosphaten (ATP, KP) (Houston u. Thomson 1977), und der Glykogenspeicher kann bis zu 100% vergrößert sein (Yakowlew 1977) (Abb. 42). Die Schlüsselenzyme für den anaeroben Stoffwechsel sind hauptsächlich in den FT-Fasern erhöht (Thorstensson et al. 1976a, b). Im Vergleich zum Ausdauertrainierten oder Untrainierten besteht eine erhöhte Laktatproduktion durch eine vermehrte Aktivität glykolytischer Enzyme.

Die durch Biopsien beim Menschen erhobenen Befunde sind nicht so einheitlich und vollständig wie die im Tierversuch erhaltenen.
Durch ein Krafttraining kann die Geschwindigkeit der Glykolyse durch eine Zunahme der Phosphorylase und der PFK beeinflußt werden, während sich für die Zunahme der LDH kein Hinweis ergeben hat (Costill et al. 1979). Die Katalysierung der Oxidation der Acetylreste wird durch eine Aktivitätszunahme der Malat- und Succinatdehydrogenase erhöht, und die Kontraktilitätsenzyme Kreatinkinase, Myokinase und ATPase zeigen gleichfalls eine Aktivitätszunahme (Thorstensson 1976). Nach isometrischem Training wurde eine Vermehrung der Succinyloxidase beobachtet (Grimby et al. 1973). Durch die Erhöhung der mitochondralen Aktivität besteht hierdurch die Möglichkeit einer trainingsbedingten Zunahme der AVD_{O_2}.
Nach Sprinttraining steht im Vergleich zu Ausdauertrainierten eine hohe Kapazität für den ATP- und KP-Verbrauch zur Verfügung (Rehunen et al. 1976). Schnelle Muskeln zeigen eine hohe Kreatinkinase- und Hexosephosphatisomeraseaktivität (Haralambie 1982). Die durch den anaeroben Glykogenabbau erfolgende Energiegewinnung führt zu einer Anhäufung des Muskellaktats von 20–30 mmol/l (Haralambie 1982). Beim erwachsenen Menschen konnte keine Zunahme der Glykolyseenzymaktivität, also der PFK und der LDH, nachgewiesen werden (Green et al. 1979).

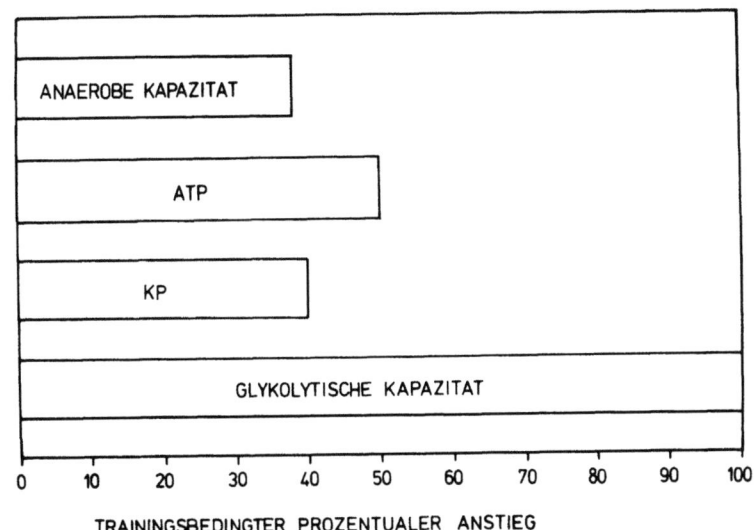

Abb. 42. Veränderungen der anaeroben Kapazität des Skelettmuskels durch ein Krafttraining. (Aus MacArdle et al. 1981)

Nach Haralambie (1982) soll die Regulation der Glykogenolyserate, die Substratkonzentration und die Anpassung des Zellstoffwechsels an anaerobe Bedingungen wichtiger sein als die absolute Aktivität der bisher untersuchten Enzyme.

Bei 11- bis 13jährigen Knaben betrug nach Eriksson et al. (1973) die PFK-Aktivität nur 50% der des Erwachsenen, stieg jedoch nach dem Training erheblich an.

Ausdauertraining führt zu einer Zunahme des Mitochondrienvolumens und der Mitochondrienzahl (Hoppeler et al. 1973). Nach Howald (1982) ist bereits nach 6wöchigem Ausdauertraining eine Zunahme des Mitochondrienvolumens nachweisbar, und zwar sowohl in den I- als auch in den IIa- und IIb-Fasern. Die oxidative Kapazität kann also in allen Fasern vermehrt werden. Entsprechend der Volumen- und Oberflächenzunahme der Träger aerober Enzyme nimmt auch deren Aktivität z. T. erheblich zu (Holloszy 1973), wie z. B. die der Succinatdehydrogenase (Saltin et al. 1976) und der Hexokinase (Haralambie 1982) sowie die der aktiven Fraktion der Glykogenphosphorylase. Das für den vollständigen Abbau des Glykogens verantwortliche „glycogen debranching enzyme" wird gleichfalls in seiner Aktivität gesteigert (Taylor 1975). Der Zunahme des Triglyceridtropfenvolumens (Howald 1975) entsprechend steigt auch die Lipoproteinlipase deutlich an (Nikkilä et al. 1978).

Der hohe intrazelluläre O_2-Gehalt ergibt sich aus einer erheblichen Zunahme des Myoglobingehaltes bei Ausdauertrainierten (Hickson 1981).

Der intramuskuläre Kaliumgehalt ist nach Nöcker (1971) bei trainierten Tieren deutlich größer als bei untrainierten, sinkt jedoch während Erschöpfung bei trainierten Tieren wesentlich stärker ab. Die Natriumkonzentration verhält sich dieser Veränderung entsprechend reziprok. Dieser Befund stützt die Annahme interstitieller Rezeptoren, deren adäquater Reiz eine Änderung der Osmolalität ist.

Die bisher beim Menschen nachgewiesenen biochemischen Adaptationen entsprechen also den Trainingswirkungen in anderen Bereichen, z. B. der Zunahme der kardiopulmonalen oder der muskulären Kapazität, und die Kombination der Adaptationsmechanismen erhöht jeweils die spezifische Leistungsfähigkeit.

Durchblutung und Kapillarisierung

Die Ruhedurchblutung des Muskels beträgt pro 100 ml Gewebe 1-3 ml/min (Gauer 1972). Bei dynamischen Kontraktionen steigt sie auf einen Maximalwert von 20-50 ml/min (Shephard 1972), im Mittel zwischen Kontraktionsphasen und Erschlaffungsphasen liegt sie pro 100 ml Gewebe bei 10-15 ml/min. Eine Zunahme der Durchblutung bei körperlicher Leistung ist 1) durch eine Vergrößerung des Druckgradienten zwischen Hochdruck- und Niederdrucksystem und 2) durch eine Vasodilatation der Muskelgefäße möglich. Ein Anstieg des systolischen Blutdrucks, dessen Größe von dem Ausmaß der Leistung abhängt, ist häufig gemessen worden. Nach Bassey u. Fentem (1981) soll er jedoch nur im geringen Ausmaß zu einer Erhöhung der Muskeldurchblutung beitragen. Da die prä- und postkapillären Sphinkteren sympathisch adrenerg oder in geringem Ausmaß sympathisch cholinerg innerviert werden, führt eine Reizung der entsprechenden sympathischen Nerven i. allg. zu einer Vasokonstriktion (Köpchen 1972). Die leistungsbedingte adrenerge Situation steht also in Opposition zu der Dilatation der präkapillären Sphinkteren. Eine Erregung der cholinergisch-dilatatorischen Fasern soll in geringem Umfang zu Beginn einer Leistung die Vasodilatation einleiten (MacArdle et al. 1981). Von anderen Autoren wird die Wirksamkeit dieses Mechanismus bestritten (Bassey u. Fentem 1981). Außerdem kommt es auch nach Denervierung zu einer Abnahme des Strömungswiderstandes im tätigen Muskel. Eine Reihe von Metaboliten sind offenbar in der Lage, diese Dilatation auszulösen, wie z. B. der Anstieg des pCO_2, der H^+-Ionen, die Zunahme des ADP, der Milchsäure und des Bradykinins (Bassey u. Fentem 1981). Da eine experimentelle Anwendung dieser Substanzen zwar zu einer Vasodilatation führt, die jedoch niemals das Ausmaß der bei einer Muskeltätigkeit entstehenden erreicht, bezweifelt Shephard (1972) eine ausreichende Wirksamkeit. Dagegen soll die bei Muskeltätigkeit auftretende Erhöhung der interstitiellen Kaliumkonzentration und die damit verbundene Zunahme der Osmolalität zu einer erheblichen Vergrößerung der Muskeldurchblutung führen (Köpchen 1972; Shephard 1972). Im Tierversuch stieg bei Kontraktion des M. quadriceps femoris die Kaliumkonzentration im Interstitium erheblich an und korrelierte mit der Größe der arteriellen Durchblutung (Gebert u. Brecht 1971).

Bei einer leistungsbedingten erhöhten sympathischen Erregung wird diese also durch eine „metabolische Dilatation" in den Muskelgefäßen überspielt (Köpchen 1972). Dabei steigt die Strömungsgeschwindigkeit bei elektrisch ausgelösten Kontraktionen im Tierversuch in den Kapillaren von 0,27 mm/s auf 0,38 mm/s an (Hudlicka et al. 1982). Gleichgroße Testreize an der entsprechenden sympathischen Faser verlieren mit steigender Leistung ihre konstriktorische Wirkung und werden schließlich bei maximaler Muskelaktivität völlig wirkungslos.

Die leistungsbedingte erhöhte Sympathikusaktivität führt aber zur Konstriktion der postkapillären Gefäße und damit zu einer Sicherstellung des venösen Rückflusses zum Herzen (Köpchen 1972). Unmittelbar nach einer Ausdauerleistung mit erheblichem Flüssigkeitsverlust nimmt die Dehnung des venösen Gefäßbettes erheblich zu und erhöht damit die Gefahr einer orthostatischen Labilität (Kirsch et al. 1975). Während der Leistung unterstützen u. a. die Muskelpumpe und der erhöhte inspiratorische Sog den venösen Rückfluß und tragen somit dazu bei, ein ausreichendes venöses Angebot zu sichern.

Bei statischen Kontraktionen steigt die Durchblutung bis zu 30% der maximalen Kraft erheblich über den Ruhewert an, nimmt jedoch zwischen 30 und 50% der maximalen Kraft nur unerheblich zu. Bei 70% der maximalen Kraft tritt mit Sicherheit eine Durchblutungsunterbrechung ein (Donald et al. 1967; Lind u. MacNicol 1967). Im Tierversuch konnte bei langdauernden maximalen isometrischen Kontraktionen ein Gewebedruck im zentralen Muskelanteil von 220 mm Hg gemessen werden (Kirkebö u. Wisnes 1982). Durch die im submaximalen Kraftbereich aufrechterhaltene Durchblutung mittels eines Anstiegs des mittleren arteriellen Druckes auf Werte zwischen 130-160 mm Hg wird die Perfusion so lange gesichert, bis der Muskelinnendruck den erhöhten arteriellen

Druck überschreitet (Darling 1971; Rost 1979). Die Erhöhung des systolischen Drucks kann auch dann festgestellt werden, wenn nur kleine Muskelgruppen mit geringer Kraft aktiv sind. Bereits bei geringer Spannungsentwicklung entsteht eine relative Ischämie mit einer entsprechenden Verminderung des ATP-Speichers (Mackie u. Terjung 1981). Nach Darling (1971) soll dieser Blutdruckanstieg auf Reflexmechanismen beruhen, die durch Produkte des anaeroben Stoffwechsels ausgelöst werden, wie z. B. durch eine regionale Hyperosmolalität (Tallarida et al. 1981). Bei statischen Kontraktionen steigt auch die Herzfrequenz an (Rost 1979; Hollmann u. Hettinger 1980) und erreicht bei maximalen erschöpfenden Kontraktionen Werte von etwa 150/min. Da die O_2-Aufnahme einschließlich der O_2-Schuld nur etwa 500 ml/min beträgt, findet eine Entkopplung beider Parameter statt (Röcker et al. 1972). Die Pulsfrequenz wird hierbei wahrscheinlich über Chemorezeptoren im Bereich der Muskulatur erhöht (Stegemann u. Kenner 1971), wobei eine Korrelation mit der Verminderung des Gehaltes an energiereichen Phosphaten in der Muskulatur besteht (Stegemann 1977).

Die Dauerleistungsfähigkeit eines Muskels hängt weitgehend von der O_2-Zufuhr und damit von der Austauschfläche im Bereich der Mikrozirkulation ab. Eine vergrößerte Austauschfläche im Sinne einer verbesserten Kapillarisierung bzw. Kapillardichte wurde deshalb von einer Reihe von Autoren gefordert bzw. gefunden.

Nach Brodal et al. (1977) beträgt bei Ausdauertrainierten die Kapillarzahl 425/mm², bei Untrainierten 305/mm². Somit ist als gesichert anzusehen, daß die kapilläre Austauschfläche trainingsbedingt vergrößert wird. Von einigen Autoren wird aufgrund der durch Zählung ermittelten hohen Kapillarzahlen auf eine Neubildung geschlossen (Hudlicka et al. 1976; Brodal et al. 1977). Andere stützen sich bei dieser Aussage auf eine Zunahme des Anteils der I-Fasern durch Ausdauertraining, weil I-Fasern von mehr Kapillaren umgeben sind (Brown et al. 1976). Nach Hudlicka (1982) führt genügend langes Ausdauertraining zu einem Kapillarwachstum v. a. im Bereich der I-Fasern, welches wahrscheinlich einer Zunahme der aeroben Kapazität vorausgeht. Reitsma (1965) glaubte Aussprossungsvorgänge von Kapillaren zusammen mit einer Muskelhyperplasie bei exzessivem Training im Tierversuch feststellen zu können.

Nach Appell (1982) kann eine Kapillarneubildung elektronenmikroskopisch durch das Auftreten von juvenilen Endothelzellen erkannt werden; sie war jedoch bisher nicht nachweisbar (Ingjer 1979). Bei bioptisch gewonnenem Material besteht die Gefahr der Mehrfachzählung (Sillan u. Banchero 1977), wenn ein geschlängelter Kapillarverlauf vorhanden ist. Nach Appell (1982) verfügen die Endothelzellen der Kapillaren über eine Membranreserve, die eine Verlängerung wie bei einem Teleskop zuläßt und zwangsläufig zu einem mäanderförmigen Verlauf führt. Daraus resultiert eine große Austauschfläche, die zu einer besseren O_2-Versorgung führt.

Die Muskeldurchblutung trainierter Probanden ist nach Treumann (1971) bei gleicher Leistung wesentlich kleiner als bei Untrainierten und kehrt schneller auf den Ausgangswert zurück. Dieser Befund wird so gedeutet, daß nur die augenblicklich tätigen Muskelfasern besonders gut durchblutet werden, während die Durchblutung der ruhenden motorischen Einheiten gedrosselt wird. Marées u. Barbey (1973) konnten dagegen auf segmentplethysmographischen Wegen messen, daß der maximale arterielle Einstrom durch Training, wahrscheinlich bedingt durch eine Verminderung des Strömungswiderstandes in der untersuchten Extremität, erheblich zunimmt. Außerdem besteht eine enge Beziehung zwischen der maximalen O₂-Aufnahme und der Größe des maximalen arteriellen Einstroms. Dagegen konnte eine schnellere Abnahme der gesteigerten Durchblutung, die wahrscheinlich die nach Leistung erfolgten Messungen Treumann's (1971) beeinflußt hat, auch von Philippi et al. (1973) bestätigt werden.

Muskeltraining

Die Wirkung eines Muskeltrainings ist schwer zu beurteilen, da der Erfolg vom Zustand der Muskulatur zu Beginn des Trainings abhängt. Da hinsichtlich der Muskelkraft die trainingsbedingte Kraftzunahme einen exponentiellen Anstieg zeigt (Abb. 43), ist bei bestimmter Trainingsdauer die größte Zunahme bei einer funktionellen Atrophie zu erwarten. Mit einer höheren Ausgangskraft beginnend nimmt die Trainingswirkung immer mehr ab. Gerade im Bereich des Leistungssports sind bei ausdauertrainierten Athleten selbst bei einer Vergrößerung des Trainingspensums oder einer „Verbesserung" der Trainingsmethode nur noch geringe Kraftzunahmen zu erwarten, die z. T. im Bereich der Fehlerbreite der Meßmethode liegen bzw. mitbedingt durch das kleine Kollektiv statistisch nicht mehr zu sichern sind. Außerdem müßte für eine Beurteilung bekannt sein,

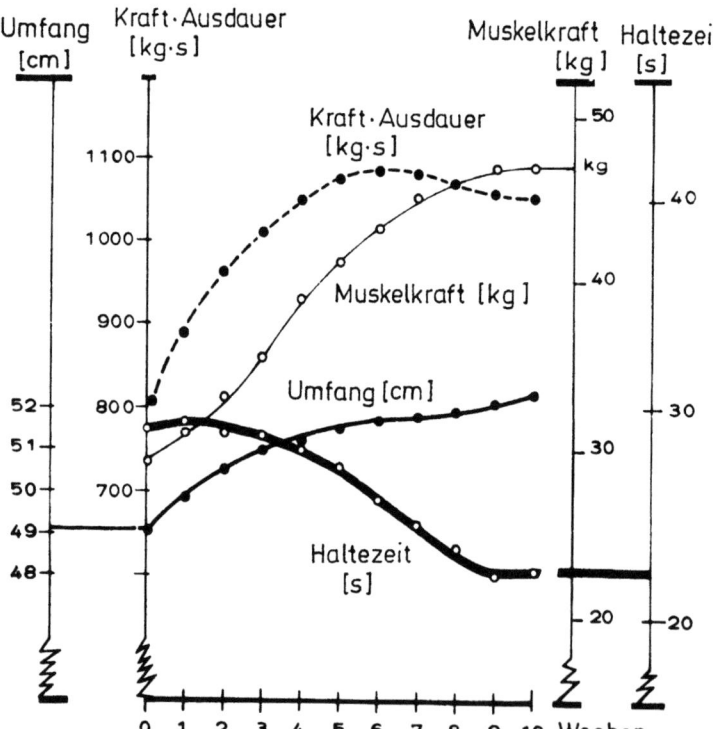

Abb. 43. Veränderungen der Muskelkraft, der statischen Ausdauer (Haltezeit), des Produktes aus Kraft und Ausdauer und des Extremitätenumfanges während eines 10 Wochen dauernden maximalen statischen Krafttrainings

wie homogen das Probandenkollektiv ist und unter welchen äußeren Bedingungen das Training bzw. die Messung des Trainingserfolgs durchgeführt wurde. Es ist zu erwarten, daß z. B. eine Kraftmessung mit einzelnen Probanden im Labor zu schlechteren Ergebnissen führt als eine Messung, die in Anwesenheit der ganzen Trainingsgruppe durchgeführt wird. Zusätzliche Motivationsmaßnahmen werden zu einer weiteren Verbesserung führen (s. S. 81). Die Einführung einer neuen Trainingsmethode, v. a. dann, wenn sie auf eindrucksvollen Geräten beruht, oder auch nur die Variation bisher stereotyp durchgeführter Trainingsmaßnahmen kann zu mehr oder weniger starker Motivation führen und die Ergebnisse erheblich beeinflussen. So ist immer wieder festzustellen – das gilt nicht nur für den Bereich des Sports –, daß neue Methoden zunächst zu überraschenden Ergebnissen führen, nach längerer Anwendung aber nur noch innerhalb bestimmter, mehr oder weniger enger Grenzen gültig sind.

Statisches Muskeltraining

Das statische Muskeltraining ist v. a. bei Untrainierten am besten untersucht worden. Nach Hettinger (1972) genügen Kontraktionen mit 60% der maximalen Kraft und einer Dauer von 6–10 s, einmal täglich ausgeführt, um einen optimalen Kraftzuwachs zu erreichen. Hinsichtlich der reinen Kraftentwicklung konnte dieses Ergebnis verifiziert werden (Stoboy 1973). Bei 5mal täglich wiederholten Kontraktionen ist der zusätzliche Kraftgewinn nur geringgradig größer (Josenhans 1962). Der anfängliche prozentuale Kraftgewinn ist um so größer, je geringer die Ausgangskraft ist und nimmt mit fortschreitendem Training immer mehr ab (Abb. 43 und 44).

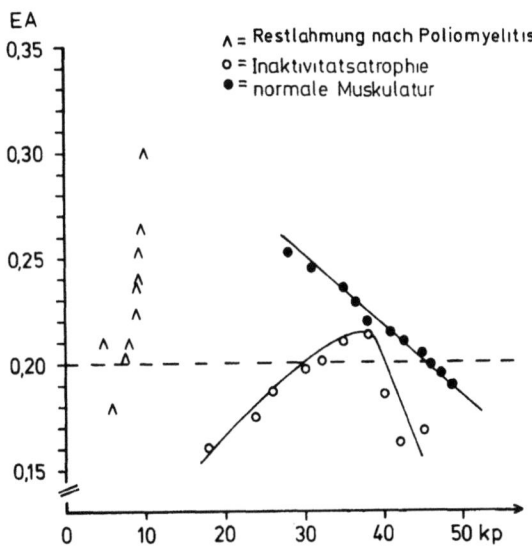

Abb. 44. Zunahme der Muskelkraft durch ein 10 Wochen dauerndes Training mit maximalen statischen Kontraktionen *(Abszisse)* und Veränderungen der elektrischen Aktivität *(EA) (Ordinate)*

Bei einer homogenen Probandengruppe ist das Integral aller mit Oberflächenelektroden abgeleiteten Aktionspotentiale (elektrische Aktivität, EA) positiv linear oder bei großer Motivation positiv logarithmisch mit dem Drehmoment (der nach außen hin wirkenden Kraft) korreliert (Owczarek 1970), d. h. die Größe der EA ermöglicht im akuten Versuch eine Abschätzung des Innervationsaufwands und damit der Spannungsentwicklung. Sie entspricht daher dem jeweiligen Drehmoment und bleibt bei konstantem Drehmoment (statische Kontraktion) innerhalb der ermüdungsfreien Kontraktionsdauer konstant. Da der adäquate Reiz für eine Kraftzunahme die Spannungsentwicklung des Muskels ist, sind bei dieser Art der Kontraktionen hinsichtlich der Kraftentwicklung günstige Voraussetzungen gegeben (Hettinger 1972).

Zur Berechnung von Kräften wird aus dem obengenannten Grund gelegentlich die Größe der EA herangezogen (Walker u. Popping 1977). Ein solches Vorgehen ist bereits im Ansatz unrichtig, da der Zusammenhang zwischen EA und Kraft (Drehmoment) u. a. vom augenblicklichen Trainingszustand des entsprechenden Muskels abhängt (Abb. 44). Während eines statischen Trainings bedeutet eine etwa gleichgroße EA bei untrainierten gesunden Probanden ein Drehmoment von etwa 42 kp, bei Patienten mit Inaktivitätsatrophie von etwa 32 kp, bei Patienten mit Restlähmungen nach Poliomyelitis dagegen nur von ca. 8 kp. Diese extremen Unterschiede sind u. a. darauf zurückzuführen, daß im Trainingsverlauf als Zeichen einer Ökonomisierung der Kontraktion bzw. Verbesserung der intramuskulären Koordination mit zunehmender Kraft eine Verminderung der EA auftritt (Abb. 44). Dieses Ereignis findet bei untrainierten gesunden Probanden in der 1.-2. Trainingswoche, bei Patienten mit Inaktivitätsatrophie in der 4.-5. Trainingswoche statt (Stoboy 1973).

Die statische Ausdauer nimmt mit zunehmender Kraft ab (Abb. 43). Sie wird also auf Kosten einer schnellen Kraftentwicklung stark eingeschränkt, weil wahrscheinlich die Dauer des Trainingsreizes zu kurz ist (DeMarées u. Mester 1981). Deshalb erreicht das Kraft-Ausdauer-Produkt in der 5.-6. Trainingswoche bereits sein Maximum (Abb. 43; Stoboy et al. 1968). Weil die statische Ausdauer atrophischer Muskeln kleiner ist als die normaler und während des Trainings noch stärker abnimmt als bei normalen Probanden, ist das Kraft-Ausdauer-Produkt immer wesentlich kleiner als bei untrainierten Probanden. Aus dieser Sicht ist der normale Muskel besser trainierbar als der atrophische (Friedebold et al. 1968).

Nicht nur die motorische Vorderhornzelle selbst hat eine trophische Funktion für den Muskelstoffwechsel und die Proteinsynthese (Åstrand u. Rodahl 1970), sondern auch die peripheren afferenten Zuflüsse. Fällt die Afferenz bei Patienten mit Tabes dorsalis aus, kann durch ein statisches Training kein Kraftzuwachs mehr erzielt werden. Die im Tierversuch nachweisbare Hypertrophie der motorischen Vorderhornzelle bleibt möglicherweise aus, und die Aktivität der zentralen Efferenzen ist anscheinend nicht mehr in der Lage, die vom zentralen Nervensystem abhängige Trainierbarkeit zu erhalten (Stoboy 1973).

Ein kontrolliertes Ausdauertraining von 5 Wochen Dauer, welches die maximale Sauerstoffaufnahme um 21% erhöhte, führte bei statischen Kontraktionen zu einer Verminderung der Herzfrequenz und des Blutdruckanstiegs, allerdings nur bei statischen Kontraktionen von ausdauertrainierten Muskeln. Da diese Veränderungen bei Probanden mit einer Medikation von β-Rezeptorenblockern nicht eintrat, wird vermutet, daß die adrenerge

Reaktionslage für die Veränderung der kardiovaskulären Parameter bei statischen Kontraktionen verantwortlich ist (Morgan et al. 1982).
Geübte Rollstuhlfahrer zeigten gleichfalls eine signifikant niedrigere Herzfrequenz bei abgestuften statischen Kontraktionen als völlig untrainierte Probanden (Stoboy u. Rich 1971).

Für die Rehabilitation atrophischer Muskeln ist zur Wiederherstellung der Kraft und der Form das statische Muskeltraining vorzuziehen, da gezielt einzelne Muskelgruppen auch bei Fixation einer Extremität innerviert werden können und der Zeit- und Personalaufwand sehr klein ist (Stoboy 1973). Eine Kontraindikation für maximale statische Kontraktionen ergibt sich durch die erhebliche Zunahme der Herzfrequenz und des mittleren Blutdrucks bei koronaren Herzerkrankungen und bei manifester Herzinsuffizienz. Beträchtliche Anstiege der Herzfrequenz und des Blutdrucks deuten auf eine erhebliche Vergrößerung des O_2-Bedarfs des Myokards hin. Bei einer Koronarinsuffizienz kann daraus eine Diskrepanz zwischen O_2-Bedarf und O_2-Versorgung resultieren (Hollmann et al. 1981).
Weitere Indikationen für das statische Training ergeben sich bei Haltungsfehlern, da z.B. bei dem Heben von Lasten die auf die Wirbelsäule einwirkenden Kräfte ohne Schädigung nicht allein von diesen Strukturen toleriert werden können, sondern etwa zu 50% durch die Kontraktionen der Rumpf- und Bauchmuskulatur mitgetragen werden (Morris et al. 1961).
Für den Leistungssport besteht der wesentliche Nachteil des statischen Krafttrainings darin, daß kein Bewegungsablauf erfolgt, infolgedessen nur die intramuskuläre Koordination verbessert werden kann. Da die Kraftzunahme von der Muskellänge und damit vom Gelenkwinkel abhängig ist, können kaum dynamische Bewegungsabläufe sportartspezifisch beeinflußt werden. Schnelle Bewegungen mit hoher Kraft (Schnellkraft) werden kaum gefördert, da sich ein statisches Training vorwiegend auf eine Funktionsverbesserung der I-Fasern auswirkt (Hollmann u. Hettinger 1980).
Die zeitliche Diskrepanz zwischen statischem und dynamischem Krafttraining ergibt sich daraus, daß bei einem Gewichtheben von 1–2 h Dauer die maximale Spannungsentwicklung im einzelnen Muskel nur wenige Minuten lang auftritt (Murray 1963; Karpovich 1969).

Dynamisches Krafttraining

Ein dynamisches Krafttraining kann mit Hanteln, Kraftmaschinen, Partnerübungen und dem Eigengewicht des Körpers durchgeführt werden und besteht in erster Linie aus konzentrischen Kontraktionen. Bei der Verwendung ausreichend großer Drehmomente bzw. Lasten wird damit nicht nur, wie allgemein bestätigt, eine Zunahme der Kraft erreicht (Hollmann u. Hettinger 1980; MacArdle et al. 1981), sondern auch eine Verbesserung der Koordination, die in einer Bahnung der die Bewegung ausführenden Muskulatur und in einer Hemmung der Mitinnervation der nicht zum Bewegungsablauf notwendigen Muskeln besteht (s. S. 83). Ein Anstieg der Muskelkraft in den ersten 3 Trainingswochen ohne Vergrößerung des Muskelquerschnitts weist auf eine Verbesserung der Koordination hin (Fukunaga 1976), da erst nach dieser Trainingsphase eine Hypertrophie des Muskels nachweisbar ist. Es besteht allerdings auch die Möglichkeit, daß zunächst die Konzentration der kontraktilen Proteine ohne eine Zunahme des Querschnitts in der Muskelfaser größer wird (Penman 1970).

Durch die Veränderung des Hebelarms bei dynamischen Kontraktionen ergibt sich zwangsläufig, daß die im Muskel erzeugte Spannung nicht konstant sein kann und bei günstigster Gelenkstellung bzw. Muskellänge durch eine optimale Überlappung und damit maximale Möglichkeit von Brückenbindungen zwischen Aktin und Myosin am größten ist (Hasselbach 1975) (s. S.43). Diese Auffassung wird auch durch das Verhalten der EA bestätigt, die bei konzentrischen Kontraktionen des M.biceps den größten Innervationsaufwand und damit die größte Spannungsentwicklung bei einem mittleren Gelenkwinkel aufweist (s. Abb.9). Bei einem dynamischen Training sind folgende Einzelfaktoren zu beachten:

1) Größe des Drehmoments (Last bzw. Widerstand),
2) Bewegungsgeschwindigkeit,
3) Beschleunigung der Last bzw. des Widerstands,
4) Anzahl der Wiederholungen der einzelnen Bewegung und der Bewegungsserien,
5) jeweilige Pausendauer zwischen Einzelbewegungen und Serien sowie
6) Länge des Weges im Zusammenhang mit der Größe des Gelenkwinkels und der Winkelgeschwindigkeit (s. auch Hollmann u. Hettinger 1980).

Wie bereits besprochen, nimmt die Bewegungsgeschwindigkeit auch während eines Krafttrainings mit großen Gewichten nicht ab, sondern im ganzen Kraft- bzw. Drehmomentbereich zu (s. S.38). Lediglich bei einem Training mit Maximalkraft wird nur die Geschwindigkeit für große Lasten positiv beeinflußt (Binkhorst u. van't Hof 1973). Bei gleicher Leistung, aber unterschiedlicher Arbeit (unterschiedliche Gewichte und Wiederholungszahlen) konnte an eineiigen Zwillingen nachgewiesen werden, daß bei einem Training mit 80% der maximalen Kraft nicht nur die Bewegungsgeschwindigkeit bis zu 36% zunahm, sondern auch die statische Kraft, die statische Ausdauer und damit das Kraft-Ausdauer-Produkt (Röcker et al. 1971). In diesem Fall verminderte sich auch die EA als Ausdruck der Bewegungsökonomisierung. Bei einem Training mit 24% der maximalen Kraft nahm die Bewegungsgeschwindigkeit für schnelles Bankdrücken und für schnelle Kniebeugen mit Hanteln dagegen geringfügig ab. Der Kraftzuwachs war wesentlich kleiner, das Kraft-Ausdauer-Produkt verminderte sich und eine Ökonomisierung konnte nicht festgestellt werden. Hieraus geht die Bedeutung einer hohen Belastungsintensität für ein dynamisches Krafttraining hervor. Von Bührle u. Schmidtbleicher (1977) wurde diese Aussage bestätigt. Ein dynamisches Maximalkrafttraining führte im Vergleich zu Trainingsprogrammen mit kleineren Gewichten zur höchsten Korrelation zwischen Kraft und Bewegungsgeschwindigkeit ($r = 0,88$). In der Praxis werden bei der Methode des „repetition maximum" oder des „Pyramidensystems" Lasten benutzt, die

50-100% der Maximalkraft entsprechen (Hollmann u. Hettinger 1980; de Marées u. Mester 1981).

Die Geschwindigkeit, mit der die einzelnen Bewegungen beim dynamischen Training durchgeführt werden, bestimmt weitgehend die Funktionsverbesserung der einzelnen Fasertypen. Hohe Lasten, langsame Bewegungen oder auch statische Kontraktionen beeinflussen vorwiegend die I-Fasern, große Lasten, die mit hoher Geschwindigkeit bewegt werden, führen vorwiegend zu Trainingswirkungen auf die II-Fasern (Hollmann u. Hettinger 1980). Das geht auch daraus hervor, daß zwischen der Größe der anaeroben Leistungsfähigkeit (Wingate-Test) und dem Anteil bzw. der Fläche der II-Fasern eine enge positive Beziehung besteht, die sich nur im Bereich kurzdauernder maximaler Leistungen auswirkt (Bar-Or et al. 1980). Aus dem Verlauf der registrierten Kraftverlaufskurven, die bei Maximalkrafttraining einen deutlichen primärschnellen Anteil mit einem darauf folgenden langsamen Kraftanstieg aufwiesen („Abbrüche"), bzw. aus der signifikanten Verkürzung der Kraftanstiegszeit schlossen Bührle u. Schmidtbleicher (1977) bzw. Schmidtbleicher u. Haralambie (1981), daß ein Maximalkrafttraining sich vorwiegend auf die II-Fasern, ein Training mit 30% der maximalen Kraft, aber häufigeren Wiederholungen sich auf beide Fasertypen auswirken soll.
Ein kurzdauerndes (3 Wochen) statisches bzw. dynamisches Krafttraining an eineiigen Zwillingen in etwa gleichem Umfang führte zu stärkerer Kraftzunahme des statisch trainierten Probanden (+22% bzw. +15%), während Schlußsprünge aus dem Stand, Medizinballstoßen und eine maximale kurzdauernde Leistung am Handkurbelergometer in etwa gleichem Ausmaß (im Mittel um 7%) verbessert wurden (Meller u. Stoboy 1968). In geringem Ausmaß ist also auch ein statisches Training in der Lage, kurzdauernde Leistungen positiv zu beeinflussen. Durch ein dynamisches Krafttraining (80% der maximalen Kraft) konnte nicht nur eine entsprechende Kraftzunahme und Hypertrophie erreicht werden, sondern bei gleichbleibender relativer $\dot{V}O_{2\,max}$ (ml/min/kg KG) eine erhebliche Zunahme der anaeroben Ausdauer (Ergometer, Laufband) bei maximaler Leistung (Hickson et al. 1980). Da keine Veränderungen der Laktatrate durch das Training nachzuweisen waren, wird eine Vermehrung der ATP- und KP-Konzentration und eine höhere Enzymaktivität für die ATP-Resynthese (MacDougall et al. 1977) bzw. eine verbesserte Rekrutierung motorischer Einheiten angenommen.

In den ersten Trainingswochen führte ein kombiniertes Kraft-Ausdauer-Training von 10 Wochen Dauer in gleichem Ausmaß zu einer Kraft- bzw. Leistungszunahme, die jeweils einem isolierten Kraft- bzw. Ausdauertraining entsprach (Hickson 1980). In den letzten Trainingswochen trat jedoch bei weiter steigender Ausdauerleistung ein Kraftverlust auf.
Die trainierten Muskeln scheinen sich deshalb beiden Trainingsarten nicht in gleicher Weise anpassen zu können. Nach Hickson (1980) verbessert gleichzeitiges Krafttraining nicht die Ausdauerleistungsfähigkeit, während ein gleichzeitiges Ausdauertraining ein Krafttraining, zumindest vorübergehend, beeinträchtigen kann.

Exzentrisches Muskeltraining

Das exzentrische Training stellt eine Besonderheit des dynamischen Krafttrainings dar, da durch die passive Dehnung der serienelastischen bzw. parallelelastischen Elemente die Spannungsentwicklung größer ist als bei konzentrischen und statischen Kontraktionen (Komi 1979). Nach Margaria (1976) wird während negativer Arbeit bei gleicher Geschwindigkeit und Last im Gegensatz zu positiver Arbeit nur ein Bruchteil der maximalen Kraft benötigt, so daß weniger motorische Einheiten innerviert werden müssen (s. Abb. 8). Deshalb sind der Innervationsaufwand (EA) und die Energieausgabe bei gleicher Last bzw. Leistung erheblich kleiner (Bigland-Ritchie u. Woods 1973). Auch das $\dot{V}$, die $\dot{V}O_2$ und die $\dot{V}CO_2$ sind nach Hesser et al. (1977) bei gleicher Leistung und negativer Arbeit niedriger als bei positiver Arbeit.

Die bei exzentrischen Kontraktionen in den elastischen Elementen gespeicherte Energie kann bei sofort anschließenden exzentrischen Kontraktionen durch die elastische Rückstellkraft genutzt werden (s. S. 35), wie bei Tiefsprüngen mit einleitender und anschließender Gegenbewegung und auch bei schnellem Laufen (Komi 1982). Bei einem Vergleich zwischen exzentrischem und statischem Krafttraining, das mit jeweils 50% der maximalen Kraft durchgeführt wurde, lag die Kraftzunahme im gleichen Bereich und unterschied sich nicht wesentlich (Hollmann u. Hettinger 1980). Dagegen stieg nach exzentrischem Training trotz zunehmendem Drehmoment die Zahl der möglichen Kontraktionen erheblich an, so daß auf eine Verbesserung der lokalen Muskelausdauer geschlossen wird.

Nach Komi (1975) führt ein maximales exzentrisches Training zum größten Kraftzuwachs. In der ersten Trainingswoche nimmt allerdings die Kraft erheblich ab, da ein starker Muskelkater, bedingt durch maximale Beanspruchung und ungewohnten Bewegungsablauf, auftritt (Abb. 45). Ein Sprinttraining mit „übermaximalen" Geschwindigkeiten (Erhöhung der willkürlichen Laufgeschwindigkeit durch ein vorgedehntes Gummiband) führte nicht nur zu einer höheren Geschwindigkeitszunahme als bei üblichem Lauftraining, sondern auch zu einer Verbesserung der vertikalen Sprunghöhe nach Tiefsprüngen und Sprüngen mit einleitender Gegenbewegung (Viitasalo et al. 1982).

Solche Tiefsprünge (50-100 cm) werden in verschiedener Ausführung auch mit zusätzlicher Gewichtsbelastung zur Verbesserung der Sprungkraft als Trainingsmethode zunehmend angewandt (Abb. 46). Dabei wird nach der Landung ein Strecksprung ausgeführt, bei dem eine möglichst große Höhe (Verlagerung des Körperschwerpunktes) erzielt werden soll (Bosco ud. Komi 1979).

Es erwiesen sich Sprünge aus der Hocke mit einer einleitenden Gegenbewegung als besonders wirkungsvoll (plus 20-30%) bezüglich der Sprungkraft (Bosco u. Pittera 1982). Die Kraftentwicklung in der exzentrischen Phase ist dabei größer als beim Fallsprung und deshalb auch die Ausnutzung gespeicherter elastischer Energie bei der folgenden konzentrischen Kontraktion (Bosco u. Komi 1981). Außer den elastischen Rückstellkräften wird bei Tiefsprüngen eine starke Steigerung der Muskelspindelafferenz für die Höhe der Strecksprünge verantwortlich gemacht (Bosco et al. 1982). Die dabei zwangsläufig auftretende Spannungsbegrenzung (s. S. 53) soll durch eine Erhöhung der Reizschwelle der Sehnenspindeln vermindert oder ausgeschaltet werden (Bosco et al. 1979). Durch die große Spannungsentwicklung bei exzentrischen Kontraktionen ist das Verletzungsrisiko bei dieser Trainingsart vergrößert, und es kann leicht ein Muskelkater auftreten (Viitasalo et al. 1982).

Mit einem motorgetriebenen Ergometer können exzentrische Kontraktionen durch Bremsung erzeugt werden (Knuttgen et al. 1982), die zunächst zu einem Muskelkater führen können (Fridén u. Sjöström 1982), der im Verlauf eines Trainings wieder verschwindet. Bei gleichbleibender Leistung von 252-316 W ($\dot{V}O_2$ 20-30% einer gleichgroßen konzentrischen Leistung) nehmen die $\dot{V}O_2$, die

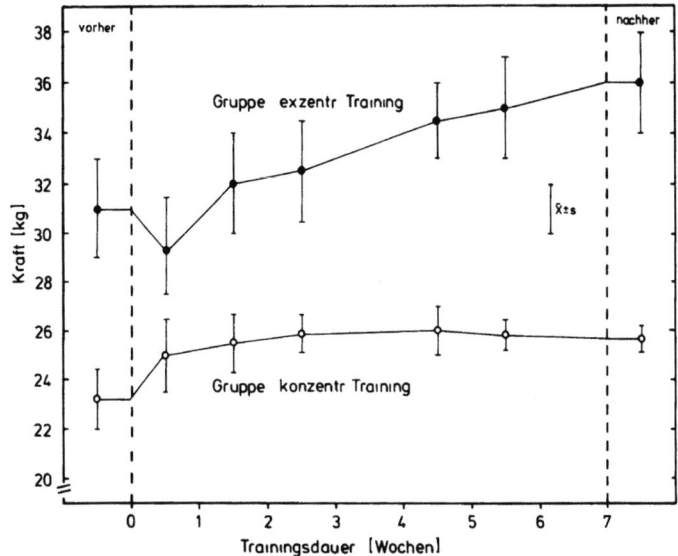

Abb. 45. Zunahme der Kraft während eines exzentrischen und konzentrischen Trainings. (Aus Komi 1975)

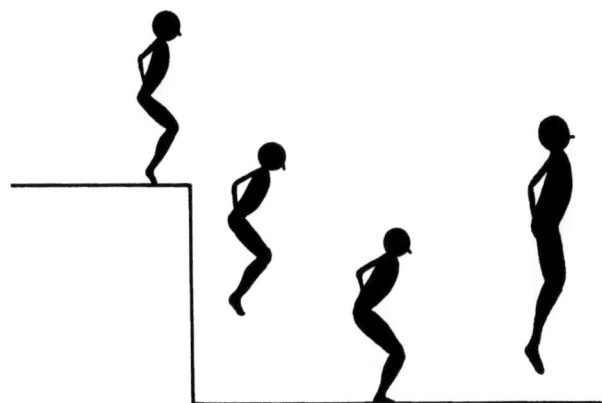

Abb. 46. Tiefsprung aus der Hockstellung mit anschließendem Strecksprung. (Aus Bosco u. Pittera 1982)

Herzfrequenz und die Hauttemperatur ab, die Ausdauer erheblich zu (durchschnittlich um ca. 50%). Die trainingsbedingten Veränderungen werden auf

1) schlechte Koordination und weniger effektiven Bewegungsablauf vor dem Training,
2) Anpassung an die ungewohnte Bewegung mit Herabsetzung des Stoffwechsels und der Wärmeproduktion und
3) verbesserte Speicherung und Ausnutzung der durch exzentrische Kontraktionen erzeugten elastischen Energie zurückgeführt (Knuttgen et al. 1982).

Mit einer ähnlichen Versuchsanordnung konnten Fridén u. Sjöström (1982) bei exzentrischem Ergometertraining bis zur Erschöpfung nicht nur eine Zunahme der Kraft für konzentrische Kontraktionen nachweisen, sondern auch eine erhebliche Zunahme der Ausdauer und der exzentrischen Arbeit (+375%). Auch diese Autoren schließen auf eine trainingsbedingte Anpassung der Muskulatur an die großen exzentrisch erzeugten Spannungen.

In der Rehabilitation können bei geringer Belastbarkeit von Patienten submaximale exzentrische Kontraktionen verwendet werden, da sie einen geringeren Innervationsaufwand und Energieverbrauch haben als konzentrische Kontraktionen. Maximale exzentrische Kontraktionen sind jedoch zu vermeiden, da ein erheblicher Muskelkater ausgelöst werden kann.

Isokinetisches Training

Isokinetische Kontraktionen, die mit einem entsprechenden Gerät durchgeführt werden, laufen mit vorgegebener konstanter Geschwindigkeit ab, die nicht überschritten werden kann. Die vom Muskel entwickelte Kraft wird deshalb in Drehmomente, nicht aber in Beschleunigungen umgewandelt. Die entsprechende Muskelgruppe kann dabei die dem jeweiligen Gelenkwinkel bzw. der Muskellänge entsprechende maximale Kraft entfalten (De Lateur et al. 1972). Das Drehmoment ist also in Abhängigkeit vom Gelenkwinkel und der Geschwindigkeit unterschiedlich groß (Abb. 47) und erreicht z.B. bezogen auf das Kniegelenk bei ca. 60° sein Maximum (Thorstensson et al. 1976a, b). Das bei maximaler statischer Kontraktion entwickelte Drehmoment (0°/s) ist immer größer als

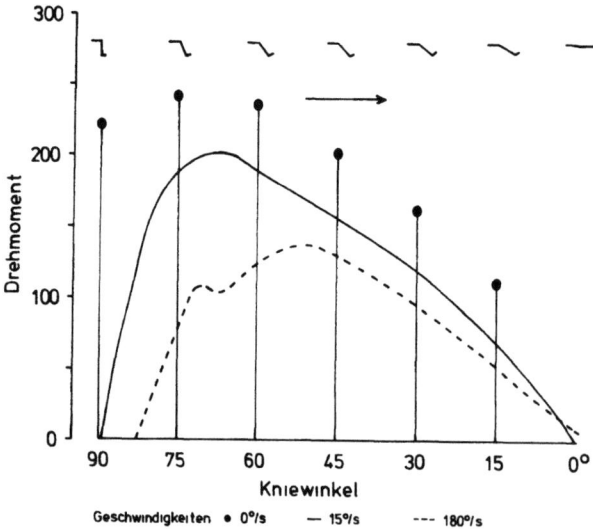

Abb. 47. Kniewinkel *(Abszisse)* und Drehmomente *(Ordinate)* bei statischen und isokinetischen Kontraktionen verschiedener Geschwindigkeit. (Aus Thorstensson et al. 1976a, b)

das bei isokinetischer Bewegung erzeugte (Kume u. Ishii 1981). Dieses Verhalten entspricht der Kraft-Geschwindigkeits-Relation (s. S. 37), jedoch besteht bei gleichem Gelenkwinkel eine hohe Korrelation zwischen statischen und isokinetischen Drehmomenten (Otis et al. 1981).

Die Behauptung, daß ein isokinetisches Krafttraining die Vorteile des statischen und des dynamischen Gewichtstrainings beinhaltet (McArdle et al. 1981), da eine maximale Spannungsentwicklung im gesamten Bewegungsbereich erzielt wird, ist nicht gesichert. Außerdem entstehen bei Bewegungen, die gegen die oder mit der Schwerkraft ausgeführt werden, Verfälschungen der registrierten Arbeit, die um 25–43% zu klein oder um 55–510% zu groß sein können (Winter et al. 1981). Eine rechnerische Korrektur ist jedoch möglich.

Nach Caiozzo et al. (1981) nimmt bei Untrainierten durch ein isokinetisches Training (4 Wochen Dauer) mit langsamer Geschwindigkeit der Bewegung das Drehmoment und die Geschwindigkeit zwischen 5,5 und 14,7%, mit schneller Geschwindigkeit um 0,4–8,8% zu. Durch ein 7 Wochen dauerndes isokinetisches Training wurde von Costill et al. (1979) eine Vergrößerung des statischen Drehmoments um 14%, bei hoher Winkelgeschwindigkeit nur um 4% berichtet. Dabei war im maximalen anaeroben Test (60 s) die Leistung zu Beginn um ca. 25% größer, nach 30 s jedoch nur noch gleich groß wie vor dem Training. Ein 4 Monate dauerndes Training (Ciriello et al. 1982) mit einer Winkelgeschwindigkeit von 60°/s führte zu einer Zunahme der Gesamtarbeit von 26–36%, ein 5 Wochen dauerndes Training mit mittlerer Winkelgeschwindigkeit zu einem statischen und isokinetischen Kraftzuwachs der Beinmuskulatur von etwa 20–25% (Krotkiewski et al. 1979).

Unter Beachtung der beschriebenen Vorbehalte für die Vergleichbarkeit verschiedener Krafttrainingsarten erscheinen die angeführten Ergebnisse eines isokinetischen Trainings im Vergleich zu anderen Trainingsmethoden die Erwartungen nicht zu erfüllen, da der Trainingseffekt bei gesunden Probanden in vergleichbarer Größenordnung liegt. Die Kraftzunahme eines dynamischen Gewichtstrainings (10 Wochen) beträgt nach Wilmore (1974) je nach untersuchter Muskelgruppe 5% (Greifkraft) bis 26% (Beinstreckung). Ein dynamisches Gewichtstraining erhöhte das isokinetisch gemessene Drehmoment bei langsamen und mittleren Geschwindigkeiten um ca. 25% (Thorstensson 1977). Nach Etheridge u. Thomas (1982) bestehen nach 7 Wochen Training kaum oder keine Unterschiede zwischen dynamischen Gewichtstrainingsformen und langsamem bzw. schnellem isokinetischem Training mit jeweils gleicher Arbeit. Damit wird die Aussage von De Lateur et al. (1972) bestätigt, daß ein isokinetisches und ein dynamisches Gewichtstraining in vergleichbarem Ausmaß zu identischen Kraftzunahmen führt. Verschiedene Formen des dynamischen Krafttrainings (Maximalkrafttraining, Schnellkrafttraining) und isokinetischen Trainings bewirkten eine etwa gleich große Zunahme der statischen Maximalkraft in 4 Wochen (Bührle u. Schmidtbleicher 1977), während die Bewegungsgeschwindigkeit und die „Schnellkraft" (kp/ms) am deutlichsten durch das Maximalkrafttraining beeinflußt wurden. Nach Pfaffenberg et al. (1982) beeinflußt das statische Krafttraining das maximale isokinetische Drehmoment stärker als das isokinetische Training die statische Maximalkraft.

Die maximale Winkelgeschwindigkeit und das maximale Drehmoment nehmen mit einem größer werdenden Anteil von II-Fasern zu (s. Abb. 12) (Thorstensson et al. 1976 a, b). Bei 50% der maximalen Kraft beginnend, werden bei isokinetischen Kontraktionen mit zunehmender Kraft vorwiegend II-Fasern rekrutiert (Hultén et al. 1981). Costill et al. (1979) bzw. Thorstensson (1977) berichten über eine Tendenz zur selektiven Hypertrophie von IIa-Fasern, während nach Grimby (1982) sowohl Anteil als auch Fläche der II-Fasern deutlich, v. a. bei Training mit hohen Winkelgeschwindigkeiten, größer werden.

In der Rehabilitation bestehen die Vorteile eines isokinetischen Trainings in der Vermeidung von Beschleunigungen und exzentrischen Kontraktionen, da beide zu Überlastungen führen können. Außerdem können gleichzeitig Agonisten und Antagonisten trainiert werden (Grimby 1982). Durch die Registrierung der Drehmomentverläufe ergibt sich eine Kontrollmöglichkeit, die v. a. bei neurologischen Erkrankungen eine sofortige Rückmeldung für den Patienten ermöglicht (De Lateur et al. 1972).

Nach chirurgisch behandelten Bandverletzungen führte ein isokinetisches Training mit langsamer Winkelgeschwindigkeit zu einer deutlich größeren Zunahme der Maximalkraft und weniger ausgeprägten Verbesserungen isokinetischer Drehmomente im Vergleich zu Gewichtstrainingsprogrammen (Grimby et al. 1980). Der Kraftzuwachs wird allerdings dabei in einem größeren Ausmaß auf neurale Faktoren (Rekrutierung motorischer Einheiten, Koordination) zurückgeführt als auf die geringe Zunahme des II-Faserquerschnitts (Grimby 1982). Ein isokinetisches Training soll in der Rehabilitation vor allen Dingen bei schmerzfreien Patienten mit genügend großem Bewegungsausmaß verwendet werden. Es kann jedoch nicht sportspezifische Aktivitäten ersetzen, die für das Lernen spezifischer motorischer Prozesse (sportartspezifische Bewegungen) notwendig sind (Grimby 1982). Außerdem wird bei Patienten mit reduzierter maximaler Streckung des Kniegelenks ein statisches Training empfohlen, da durch isokinetische Kontraktionen kein Effekt zu erwarten ist.

Selbst bei dieser als besonders schonend angesehenen Trainingsform wird in bezug auf Bandverletzungen davor gewarnt, zu früh zu beginnen (Erikson 1981), da sonst das Risiko einer erneuten Ruptur besteht (Paulus et al. 1980).

Die einzelnen Trainingsformen können zusammenfassend wie folgt beurteilt werden:

Aus praktischen Gründen ist zur Wiederherstellung der Kraft und Form atrophischer Muskulatur das statische Training vorzuziehen. Bei Haltungsfehlern kann durch statisches Training der Rücken- und Bauchwandmuskulatur zur Stabilisierung des passiven Bewegungsapparates beigetragen werden. Im Leistungssport spielt das statische Training nur bei zeitweiliger Atrophie einer Muskelgruppe eine Rolle, wie nach Verletzungen oder bei deutlicher Schwäche einer bestimmten Muskelgruppe, die für eine spezifische technische Übung benötigt wird.

Ein dynamisch konzentrisches Training kann mit relativ geringem Aufwand durchgeführt werden und erhöht nicht nur die Kraft, sondern bewirkt auch eine Koordinationsschulung. Bei Verwendung mittlerer und großer Lasten bzw. Widerstände wird außerdem die Bewegungsgeschwindigkeit erheblich gefördert. Die lokale anaerobe Ausdauer des Muskels kann bei gleichbleibender maximaler Sauerstoffaufnahme erheblich zunehmen.

Das exzentrische Training ist durch eine besonders große Spannungsentwicklung gekennzeichnet und damit auch durch eine besonders große Kraftzunahme. Durch die Ausnutzung gespeicherter Energie führt es bei nachfolgenden konzentrischen Kontraktionen zu einer erheblichen Energieeinsparung und wird hauptsächlich zur Verbesserung der Sprungkraft bzw. zur Erzielung höherer Bewegungsgeschwindigkeiten und -beschleunigungen verwendet. Die Gefahr der Muskelkaterentstehung bzw. des Auftretens von Verletzungen ist beim maximalen exzentrischen Training besonders groß. In der Rehabilitation ist es bei Patienten mit geringer Belastbarkeit im submaximalen Bereich zum Erreichen der genannten Ziele verwendbar.

Das isokinetische Training hat einige technische Vorteile. Die Trainingserfolge liegen im sportlichen Bereich in bezug auf die Kraft- und Bewegungsgeschwindigkeitszunahme etwa in der Größenordnung anderer dynamischer Trainingsformen. Ein Training mit langsamen Winkelgeschwindigkeiten soll in erster Linie die Ausdauer, ein Training mit hohen Winkelgeschwindigkeiten in erster Linie die Kontraktionsgeschwindigkeit beeinflussen. In der Rehabilitation wird durch isokinetisches Training eine Überlastung vermieden, und es führt bei atrophischen Muskeln anscheinend zu einer schnelleren Kraftzunahme als andere Verfahren. Jedoch soll selbst mit dieser schonenden Trainingsart z. B. nach operativ versorgten Bandverletzungen ein zu früher Beginn vermieden werden, da sonst erneut Rupturen auftreten können.

Literatur

Abraham WM (1977) Factors in delayed muscle soreness. Med Sci Sports 9: 11
Agnati LF, Fuxe K, Ferri M, Benfenati F, Ögren S-O (1981) A new hypothesis on memory – A possible role of local circuits in the formation of the memory trace. Med Biol 59: 224
Alway SE, MacDougall JD, Sale DG, Elder G, Sutton JR (1981) Ultrastructure of type I and type II fibers in human skeletal muscle. Med Sci Sports 13: 95
Appelberg B, Jeneskoy T (1972) Mesencephalic fusimotor control. Exp Brain Res 15: 97
Appell H-J (1982) Entwicklung und Verhalten des Gefäßsystems bei körperlicher Belastung. In: Groher W, Noack W (Hrsg) Sportliche Belastungsfähigkeit des Haltungs- und Bewegungsapparates. Thieme, Stuttgart New York
Asmussen E (1962) Muscular performance. In: Rodahl K, Horvath SM (eds) Muscle as a tissue. McGraw-Hill, New York
Asmussen E, Bonde-Petersen F, Jørgensen K (1976) Mechanoelastic properties of human muscles at different temperatures. Acta Physiol Scand 96: 83
Åstrand P-O, Rodahl K (1970) Textbook of work physiology. McGraw-Hill, New York
Bar-Or O, Dotan R, Inbar O, Rothstein A, Karlsson J, Tesch P (1980) Anaerobic capacity in muscle fiber type distribution in man. Int J Sports Med 1: 82
Basmajian JV (1973a) Electromyographic analysis of basic movement patterns. In: Wilmore JH (ed) Exercise and sport sciences review, vol I. Academic Press, New York
Basmajian JV (1973b) Control of individual motor units. Am J Phys Med 52: 257
Bassey EJ, Fentem PH (1981) Work physiology. In: Edholm OG, Weiner JS (eds) The principles and practice of human physiology. Academic Press, London New York Toronto Sydney San Francisco
Bein HJ (1972) Pharmakologische Differenzen von Muskelrelaxantien. In: Birkmayer W (Hrsg) Aspekte der Muskelspastik. Huber, Bern

Bergh U, Thorstensson A, Sjoedin B et al. (1978) Maximal oxygen uptake and muscle fiber types in trained and untrained humans. Med Sci Sports 10: 151
Bertelson P (1966) Central intermittency twenty years later. Q J Exp Psychol 18: 153
Bigland B, Jehring B (1952) Muscle performance in rats, normal and treated with growth hormone. J Physiol (Lond) 116: 129
Bigland-Ritchie B, Woods J (1973) Oxygen consumption and integrated electrical activity of muscle during positive and negative work. J Physiol (Lond) 234: 39
Bigland-Ritchie B, Donovan EF, Roussos CS (1981) Conduction velocity and EMG power spectrum changes in fatigue of sustained maximal efforts. J Appl Physiol 51: 1300
Billeter R, Weber H, Lutz H, Howald H, Eppenberger HM, Jenny E (1980) Myosin types in human skeletal muscle fibers. Histochemistry 65: 249
Binkhorst RA, van't Hof MA (1973) Force-velocity relationship and contraction time of the red fast plantaris muscle due to compensatory hypertrophy. Pflügers Arch 342: 145
Birbaumer N (1975) Physiologische Psychologie. Springer, Berlin Heidelberg New York
Bliss TVP (1979) Synaptic plasticity in the hippocampus. Trends Neurosci 2: 42
Blitz B, Dinnerstein AJ (1968) Pain attenuation by contralateral cold stimulation. Psychol Sci 10: 395
Bonnet M (1981) Comparison of monosynaptic tendon reflexes during preparation for ballistic or ramp movement. Electroencephalogy Clin Neurophysiol 51: 353
Borsky J, Hubac M (1966) Vplyo stalického a dynamickéhe zatacenia na niektoré fyziologické fukcié organizma. Pracov Lék 18: 5
Bosco C, Komi PV (1979) Potentiation of mechanical behaviour of the human skeletal muscle through prestretching. Acta Physiol Scand 106: 467
Bosco C, Komi PV (1981) Muscle elasticity in athletes. Proc. Int. Symp. on sport biology, Vierumäki Finnland
Bosco C, Pittera C (1982) Zur Trainingswirkung neuentwickelter Sprungübungen auf die Explosivkraft. Leistungssport 12: 36
Bosco C, Komi PV, Locatelli E (1979) Physiologische Betrachtungen zum Tiefsprungtraining. Leistungssport 9: 434
Bosco C, Tarkka I, Komi PV (1982) Effect of elastic energy and myoelectrical potentiation of triceps surae during strech-shortening cycle exercise. Int J Sports Med 3: 137
Bouisset S, Goubel F (1973) Integrated electromyographical activity and muscle work. J Appl Physiol 35: 695
Braitenberg V (1973) Gehirngespinste für kybernetisch Interessierte. Springer, Berlin Heidelberg New York
Brodal P, Ingjer F, Hermansen L (1977) Capillary supply of skeletal muscle fibers in untrained and endurance trained men. Ann J Physiol 232: 705
Brody IA (1976) Regulation of isometric contraction in skeletal muscle. Exp Neurol 50: 673
Brown MD, Cotter MA, Hudlicka O, Vrbova G (1976) The effect of different patterns of muscle activity on capillary density, mechanical properties and structure of slow and fast rabbit muscles. Pflügers Arch 361: 241
Buchthal F, Guld C, Rosenfalck P (1957) Multielectrode study of the territory of a motor unit. Acta Physiol Scand 39: 83–105
Bührle M, Schmidtbleicher D (1977) Der Einfluß von Maximalkrafttraining auf die Bewegungsgeschwindigkeit. Leistungssport 7: 3
Burg D, Szumski AJ, Struppler A, Velho F (1973) Afferent and efferent activation of human muscle receptors involved in reflex and voluntary contraction. Exp Neurol 41: 754
Burke RE, Levine DM, Tsairis P, Zajak CE (1973) Physiological types of histochemical profiles in motor units of the cat gastrocnemius. J Physiol (Lond) 234: 723
Caiozzo VJ, Perrine JJ, Edgerton VR (1981) Training induced alterations of the in vivo force-velocity relationship of human muscles. J Appl Physiol 51: 750
Carlow TJ, Appenzeller O (1981) Neurology of indurance training. In: Appenzeller O, Atkinson R (eds) Sports medicine. Urban & Schwarzenberg, Baltimore München
Carpenter MB (1971) Upper and lower motor neurons. In: Downey JA, Darling R (eds) Physiological basis of rehabilitation medicine. Saunders, Philadelphia
Caspers H (1961) Die zentralnervöse Regulation der Muskeltätigkeit. In: Baader EW

(Hrsg) Handbuch der gesamten Arbeitsmedizin, Bd 1 Arbeitsphysiologie. Urban & Schwarzenberg, Berlin München Wien

Caspers H (1970) Zentralnervensystem. In: Keidel WD (Hrsg) Kurzgefaßtes Lehrbuch der Physiologie. Thieme, Stuttgart

Ciriello VM, Holden WL, Evans WJ, Hassinger R (1982) The effect of two isokinetik training regimes on skeletal muscle strength and fibre area. Med Sci Sports 14: 169

Clark FJ (1975) Information signaled by sensory fibres in medial articular nerve. J Neurophysiol 38: 1464

Clark W, Hunt HF (1971) Pain. In: Downey JA, Darling R (eds) Physiological basis of rehabilitation medicine. Saunders, Philadelphia

Clarkson PM, Kroll W, MacBride TC (1980) Plantar flexion fatigue and muscle fibre type in power and endurance athletes. Med Sci Sports 12: 262

Clarkson PM, Kroll W, Melchionda AM, Wilcox A (1981) Plantar flexion and knee extension isometric fatigue and fibre type composition in female distance runners. Med Sci Sports 13: 94

Cobb CR, DeVries HA, Urban RT, Luekens CA, Bagg RJ (1975) Electrical activity in muscle pain. Am J Phys Med 54: 80

Costill DL, Daniels J, Evans W, Fink W, Krahenbuhl G, Saltin B (1976) Skeletal muscle enzymes and fibre composition in male and female track athletes. J Appl Physiol 40: 149

Costill DL, Coyle EF, Fink WF, Lesmes GR, Witzmann FA (1979) Adaptations in skeletal muscle following strength training. J Appl Physiol 46: 96

Cotes JE (1975) Lung function. Blackwell, Oxford

Darling RC (1971) Exercise. In: Downey JA, Darling R (eds) Physiological basis of rehabilitation medicine. Saunders, Philadelphia

DeLateur B, Lehmann JF, Warren CG, Stonebridge J, Funita G, Cokelet K, Egbert H (1972) Comparison of effectiveness of isokinetic and isotonic exercise in quadriceps strengthening. Arch Phys Med Rehabil 53: 60

DeLong MR, Strick PL (1974) Relation of basal ganglia, cerebellum and motor cortex units to ramp and ballistic limb movements. Brain Res 71: 327

DeVries HA (1968) Quantitative electromyographic investigations of the spasm theory of muscle pain. Am J Phys Med 45: 119

DeVries HA (1974) Physiology of exercise for physical education and athletes. Brown, DuBuque

DeWied D, Bohns B, van Wimersma Greidanus TjB (1975) Memory deficits in rats with hereditary diabetes insipidus. Brain Res 85: 152

Denison D (1981) High altitude and hypoxia. In: Edholm OG, Weiner JS (eds) The principles and practice of human physiology. Academic Press, London New York Toronto Sydney San Francisco

Dietrich HA, Mörl H (1980) Nächtliche Wadenkrämpfe. Ärztl Forsch 27: 3

Donald KW, Lind AR, McNicol GW, Humphreys PW, Taylor RH, Staunton HP (1967) Cardiovascular responses to sustained (static) contractions. Circ Res [Suppl 1] 20: 115

Dubo HIC, Darling RC (1971) Gamma nervous system and muscle spindles. In: Downey JA, Darling RC (eds) Physiological basis of rehabilitation medicine. Saunders, Philadelphia

Dudel J (1971) Der Muskel. In: Schmidt RF (Hrsg) Neurophysiologie. Springer, Berlin Heidelberg New York

Ebashi S (1974) Regulatory mechanism of muscle contraction with special reference to the Ca-troponin-tropomyosin-system. Essays Biochem 10: 1

Eccles JC (1971) Physiologie der Nervenzelle und ihrer Synapsen. In: Gauer OH, Kramer K, Jung R (Hrsg) Physiologie des Menschen, Bd 10. Urban & Schwarzenberg, München

Eccles JC (1977) The understanding of brain. McGraw-Hill, New York

Edington DW, Edgerton VR (1976) The biology of physical activity. Houghton Mifflin, Boston

Edman KAP (1968) General discussion. In: Ernst E, Straub FB (eds) Symposium on muscle. Akadémiai Kiadó, Budapest

Edström L, Ekblom B (1972) Differences in sizes of red and white muscle fibres in vastus lateralis of musculus quadriceps of normal individuals and athletes; relation to physical performance. Scand J Clin Lab Invest 30: 175

Erikson E (1981) Rehabilitation of muscle function after sport injury. Int J Sports Med 2: 1

Eriksson BO, Gollnick PD, Saltin B (1973) Muscle metabolism and enzyme activities after training in boys 11-13 years old. Acta Physiol Scand 87: 485

Essén B, Jansson E, Henriksson J, Taylor AW, Saltin B (1975) Metabolic characteristics of fibre types in human skeletal muscle. Acta Physiol Scand 95: 153

Etheridge GL, Thomas TR (1982) Physiological and biochemical changes of human skeletal muscle induced by different strength training programs. Med Sci Sports 14: 141

Evarts EV (1971) Activity of thalamic and cortical neurons in relation to learned movements in the monkey. Int J Neurol 8: 321

Feinstein B, Lindegard B, Nyman E, Wohlfart G (1955) Morphologic studies of motor units in normal human muscles. Acta Anat (Basel) 23: 127

Findeisen DGR, Linke PG, Pickenhain L (1980) Grundlagen der Sportmedizin. Barth, Leipzig

Franks BD (1972) Physical warm up. In: Morgan WP (ed) Ergogenic aids and muscular performance. Academic Press, New York

Franzini-Armstrong C (1964) Fine structure of sarcoplasmatic reticulum and transverse tubular system in muscle fibers. Fed Proc 25: 887

Fridén J, Sjöström M (1982) Effects of eccentric training on muscle strength and structure. Med Sci Sports 14: 169

Friedebold G, Strand FL, Stoboy H (1968) Strength and endurance in the training of normal and atrophic muscles in man. Am Correct Ther J 22: 39

Friedmann WA, Sypert GW, Munson JB, Fleshman JW (1981) Recurrent inhibition in type-identified motoneurons. J Neurophysiol 46: 1349

Fugl-Meyer AR, Eriksson A, Sjöström M, Söderström G (1982) Is muscle structure influenced by genetical or functional factors. Acta Physiol Scand 114: 277

Fukunaga T (1976) Die absolute Muskelkraft und das Muskeltraining. Sportarzt Sportmed 11: 255

Gauer OH (1972) Kreislauf des Blutes. In: Gauer OH, Kramer K, Jung R (Hrsg) Physiologie des Menschen, Bd 3. Herz und Kreislauf. Urban & Schwarzenberg, München Berlin Wien

Gebert G, Brecht K (1971) Ionale Verschiebung im Skelettmuskel bei Muskelarbeit. Ärztl Forsch 25: 126

Georgopoulos AP, Kalaska JF, Massey JT (1981) Spatial trajectories and reaction times of aimed movements: Effect of practice, uncertainty and change in target location. J Neurophysiol 46: 725

Goldberg AL, Etlinger JD, Goldspink DF, Jablecki C (1975) Mechanism of work-induced hypertrophy of skeletal muscle. Med Sci Sports 7: 248

Gollnick PD, Hermansen L (1973) Biochemical adaptation to exercise. Anaerobic metabolism. In: Wilmore JH (ed) Exercise and sport sciences reviews, vol 1. Academic Press, New York

Gollnick PD, King DW (1969) Effect of exercise and training on mitochondria of rat skeletal muscle. Am J Physiol 216: 1502

Gollnick PD, Sembrowich WL (1977) Adaptation in human skeletal muscle as a result of training. In: Amsterdam EA (ed) Exercise in cardiovascular health and disease. Yorke, New York

Gollnick PD, Armstrong RD, Saltin B, Saubert CW, Sembrowich WL, Shepherd RE (1973) Effect of training on enzyme activity and fiber composition of human skeletal muscle. J Appl Physiol 34: 107

Gollnick PD, Timson BF, Moore RL, Riedy M (1981) Muscular enlargement and number of fibers in skeletal muscles of rats. J Appl Physiol 51: 936

Gonyea WJ (1980) Role of exercise in inducing increase in skeletal muscle fiber number. J Appl Physiol 48: 421

Gordon EE (1957) Energy costs in prescription of activity. Mod Med (Minneap) 25: 83

Gottlieb GL, Agarwal GC, Jaeger RJ (1981) Response to sudden torques about ankle in man. IV. A functional role of a α-γ linkage. J Neurophysiol 46: 179

Granit R, Phillips CG, Skoglund S, Steg G (1957) Differentiation of tonic from phasic alpha ventral horn cells by stretch, pinna and crossed extensor reflexes. J Neurophysiol 26: 470

Green H, Thomson J, Daub W, Houston M, Ranney D (1979) Fiber composition, fiber size and enzyme activities in vastus lateralis of elite athletes involved in high intensity activity. Eur J Appl Physiol 41: 109

Grimby G (1982) Isokinetic training. Int J Sports Med 3: 61

Grimby G, Hannerz J (1976) Disturbances in voluntary recruitment order of low and high frequency motor units on blockades of proprioceptive afferent activity. Acta Physiol Scand 96: 207

Grimby G, Björntorp P, Fahlén M, Hoskins TA, Höök O, Oxhöj H, Saltin B (1973) Metabolic effect of isometric training. Scand J Clin Lab Invest 31: 301

Grimby G, Gustafson E, Peterson L, Renström P (1980) Quadriceps function and training after knee ligament surgery. Med Sci Sports 12: 70

Gutin B, Wilkerson JE, Horvath SM, Rochelle RW (1981) Physiologic response to endurance work as a function of prior exercise. Int J Sports Med 2: 87

Gutmann E, Baranek R, Hnik P, Zelena J (1961) Physiology of neurotrophic relations. Proc. 5th Nat. Congr. Czech. Physiol. Soc.

Haase J (1976) Haltung und Bewegung und ihre spinale Kontrolle. In: Gauer OH, Kramer K, Jung R (Hrsg) Physiologie des Menschen, Bd 14: Sensomotorik. Urban & Schwarzenberg München

Häggmark T (1982) Skelettmuskelveränderungen bei Verletzungen und Immobilisierung. In: Groher W, Noack W (Hrsg) Sportliche Belastungsfähigkeit des Haltungs- und Bewegungsapparates. Thieme, Stuttgart New York

Hagbarth KE, Vallbo AB (1967) Mechanoreceptor activity recorded percutaneously with semielectrodes in human peripheral nerves. Acta Physiol Scand 69: 121

Haik J, Henneman E (1967) Responses of Golgi tendon organs to active contractions of the soleus muscle of the cat. J Neurophysiol 30: 466

Haralambie G (1982) Anpassung der Enzymaktivitäten nach verschiedenen Trainingsformen. In: Groher W, Noack W (Hrsg) Sportliche Belastungsfähigkeit des Haltungs- und Bewegungsapparates. Thieme, Stuttgart New York

Hasselbach W (1975) Muskel. In: Gauer OH, Kramer K, Jung R (Hrsg) Physiologie des Menschen, Bd 4. Urban & Schwarzenberg, München

Henatsch HD (1976) Bauplan der peripheren und zentralen sensomotorischen Kontrollen. In: Gauer OH, Kramer K, Jung R (Hrsg) Physiologie des Menschen, Bd 14: Sensomotorik. Urban & Schwarzenberg, München

Henatsch HD (1980) Haltung und Bewegung als Kontrahenten und Partner in der Motorik. In: List M (Hrsg) Krankengymnastik aktuell. Pflaum, München

Henriksson KG (1980) Muscle histochemistry and muscle function. Acta Paediatr Scand [Suppl] 283: 15

Hensel H (1966) Allgemeine Sinnesphysiologie. Hautsinne, Geschmack, Geruch. Springer, Berlin Heidelberg New York

Hensel H (1975) Somato-viszerale Sensibilität. In: Keidel WD (Hrsg) Kurzgefaßtes Lehrbuch der Physiologie, 4. Aufl. Thieme, Stuttgart

Hesser CM, Linnarsson D, Bjurstedt H (1977) Cardiorespiratory and metabolic responses to positive, negative and minimum load dynamic exercise. Respir Physiol 30: 51

Hettinger T (1970) Angewandte Ergonomie. Bartmann, Frechen

Hettinger T (1972) Isometrisches Muskeltraining, 4. Aufl. Thieme, Stuttgart

Hickson RC (1980) Interference of strength development by simultaneously training for strength and endurance. Eur J Appl Physiol 45: 255

Hickson RC (1981) Skeletal muscle cytochrome C and myoglobin, endurance, and frequency of training. J Appl Physiol 51: 746

Hickson RC, Rosenkoetter MA, Brown MM (1980) Strength training effects on aerobic power and short term endurance. Med Sci Sports 12: 336

Hilton SM (1981) The physiology of stress. Part I - Emotion. In: Edholm OG, Weiner JS (eds) Principles and practice of human physiology. Academic Press, London New York Toronto Sydney San Francisco

Hink RF, Kohler H, Deecke L, Kornhuber HH (1982) Risk training and the human Bereitschaftspotential. Electroencephalogy Clin Neurophysiol 53: 361
Hnik P (1981) What is muscle tone? Physiol Bohemoslov 30: 389
Hoffmann P (1922) Untersuchungen über die Eigenreflexe (Sehnenreflexe) menschlicher Muskeln. Springer, Berlin
Hoffmann P (1934) Die physiologischen Eigenschaften der Eigenreflexe. Ergeb Physiol 36: 15
Hollmann W, Hettinger T (1980) Sportmedizin - Arbeits- und Trainingsgrundlagen. Schattauer, Stuttgart New York
Hollmann W, Rost R, Liesen H, Dufaux B, Heck H, Mader A (1981) Assessment of different formes of physical activity with respect to preventive and rehabilitative cardiology. Int J Sports Med 2: 67
Holloszy JO (1973) Biochemical adaptations to exercise. Aerobe metabolism. In: Wilmore JH (ed) Exercise and sport reviews, vol 1. Academic Press, New York
Homma S, Mizote M, Watanabe S (1975) Participation of mono- and polysynaptic transmission during tonic activation of stretch reflex arcs. Jpn J Physiol 25: 135
Hopf HC (1974a) Impulsleitung in peripheren Nerven. In: Hopf HC, Struppler A (Hrsg) Elektromyographie. Thieme, Stuttgart
Hopf HC (1974b) Untersuchung der Willkürmotorik. In: Hopf HC, Struppler A (Hrsg) Elektromyographie. Thieme, Stuttgart
Hoppeler H, Lüthi P, Claassen H, Weibel ER, Howald H (1973) The ultrastructure of the normal human skeletal muscle. Pflügers Arch 344: 217
Houston ME, Thomson JA (1977) The response of endurance adapted adults to intense anaerobic training. Eur J Appl Physiol 36: 207
Howald H (1975) Ultrastructural adaptation of skeletal muscle to prolonged exercise. In: Howald H, Poortmans JB (eds) Metabolic adaptation to prolonged physical exercise. Birkhäuser, Basel
Howald H (1981) Morphologische und funktionelle Anpassung des menschlichen Skelettmuskels an körperliche Belastung. Sportliche Belastungsfähigkeit des Haltungs- und Bewegungsapparates. Symposium Berlin
Howald H (1982) Training induced morphological and functional changes in skeletal muscle. Int J Sports Med 3: 1
Hudlicka O (1982) Growth of capillaries in skeletal and cardiac muscle. Circ Res 50: 451
Hudlicka O, Myrhage R, Cooper J (1976) Growth of capillaries in adult skeletal muscles after chronic stimulation. IXth World Conf. Eur. Soc. Microcirc., Antwerpen
Hudlicka O, Zweifach BW, Tyler KR (1982) Capillary recruitment and flow velocity in skeletal muscle after contractions. Microvasc Res 23: 201
Hultborn H, Lindström S, Wigström H (1979) On the function of recurrent inhibition in the spinal cord. Exp Brain Res 37: 399
Hultén B, Rennström P, Grimby G (1981) Glykogen depletion patterns with isometric and isotonic exercise in patients after leg injury. Clin Sci 61: 35
Huxley HE (1980) The variety of muscle activating system. In: Ebashi S, Maruygama K, Endo M (eds) Muscle contraction. Springer, Berlin Heidelberg New York
Huxley HE, Hanson J (1973) In: Bourne GH (ed) Structure and function of muscle, vol 1. Academic Press, New York
Hydén H (1965) Activation of nuclear RNA of neurons and glia in learning. In: Kimble DP (ed) Anatomy of memory. Science, Palo Alto
Ikai M (1973) Training of muscle strength and power in athletes. Br J Sports Med 7: 43
Ikai M, Fukunaga T (1968) Calculation of muscle strength per unit cross-sectional area of human muscle by means of ultrasonic measurement. Int Z Angew Physiol 26: 26
Ikai M, Fukunaga T (1970) A study of training effect on strength per unit cross-sectional area of muscle by means of ultrasonic measurement. Int Z Angew Physiol 28: 172
Ikai M, Steinhaus AH (1961) Some factors modifying the expression of human strength. J Appl Physiol 16: 157
Ikai M, Yabe K, Ischii K (1961) Muskelkraft und muskuläre Ermüdung bei willkürlicher Anspannung und elektrischer Reizung des Muskels. Sportarzt Sportmed 5: 29

Inbar O, Kaiser P, Tesch P (1981) Relationship between leg muscle fibre type distribution and leg exercise performance. Int J Sports Med 2: 154

Ingelmark BE (1957) Morpho-physiological aspects of gymnastic exercise. FIEP Bull 27: 37

Ingjer F (1979) Capillary supply and mitochondrial content of different skeletal muscle fiber types in untrained and endurance trained men. Eur J Appl Physiol 40: 197

Israel S (1977) Das Erwärmen als Startvorbereitung. Med Sport 12: 386

Jackson DH, Reeves TJ, Sheffield LT, Burdeshaw J (1973) Isometric effects on treadmill exercise response in healthy young men. Am J Cardiol 31: 344

Jacobs I, Kaiser P, Tesch P (1981) Muscle strength and fatigue after selective glycogen depletion in human skeletal muscle fibers. Eur J Appl Physiol 46: 47

Jankowska E, Lindström S (1972) Morphology of interneurones mediating Ia reciprocal inhibition of motoneurones in the spinal cord of the cat. J Physiol (Lond) 226: 805

Jansson E, Sjödin B, Tesch P (1978) Changes of muscle fibre type distribution in man after physical training. Acta Physiol Scand 104: 235

Johns MW (1981) Sleep. In: Edholm OG, Weiner JS (eds) The principles and practice of human physiology. Academic Press, London New York Toronto Sydney San Francisco

Johnson BL, Jokl E, Jokl P (1963) The effect of exercise upon the duration of the triceps surae reflex. J Assoc Phys Ment Rehabil 17: 172

Josenhans W (1962) An evaluation of some methods of improving muscle strength. Rev Can Biol 21: 315

Josenhans W (1967) Muscular factors. Can Med Assoc J 96: 761

Jung R (1976) Einführung in die Bewegungsphysiologie. In: Gauer OH, Kramer K, Jung R (Hrsg) Physiologie des Menschen, Bd 14: Sensomotorik. Urban & Schwarzenberg, München

Karlsson JB (1975) LDH-isoenzymes in skeletal muscle of endurance and strength trained athletes. Acta Physiol Scand 93: 150

Karlsson J, Pichl K, Knuttgen HG (1981) Performance and muscle metabolic changes in exercise with repeated maximal dynamic contractions. Int J Sports Med 2: 110

Karpovich PV (1969) Physiology of muscular activity. Saunders, Philadelphia

Katz B (1974) Nerv, Muskel und Synapse, 2. Aufl. Thieme, Stuttgart

Keele CA (1966) Measurement of responses to chemical induced pain. In: DeReuck ACS, Knight J (eds) Touch, heat and pain. CIBA foundation symp. Churchill, London

Kemp JM, Powell TPS (1971) The connections of the striatum and globus pallidus: Synthesis and speculation. Philos Trans R Soc Lond [Biol] 262: 441

Kety SS (1970) The biogenic amines in the central nervous system: Their possible role in arousal emotion and learning. In: Schmitt FO (ed) The neurosciences. Rockefeller University Press, New York

Kidd G-L, Vaillant C (1972) The response and toleration of muscle receptors to K^+. 2nd International Symposium on motor control, Varna

Kirkebö A, Wisnes A (1982) Regional tissue fluid pressure in rat calf muscle during sustained contraction or stretch. Acta Physiol Scand 114: 551

Kirsch K, Risch W-D, Mund U, Röcker L, Stoboy H (1975) Low pressure system and blood volume regulating hormones after prolonged exercise. In: Howald H, Poortmans JR (eds) 2nd International Seminar on biochemistry of exercise 1973. Birkhäuser, Basel

Knuttgen HG, Nadel ER, Pandolf KB, Patton JF (1982) Effects of training with excentric muscle contractions on exercise performance, energy expenditure and body temperature. Int J Sports Med 3: 13

Koepchen HP (1972) Kreislaufregulation. In: Gauer OH, Kramer K, Jung R (Hrsg) Physiologie des Menschen, Bd 3: Herz und Kreislauf. Urban & Schwarzenberg, München Berlin Wien

Koeze TH (1973) Thresholds of cortical activation of baboon alpha and gamma motoneurons during halothane anaesthesia. J Physiol (Lond) 229: 319

Kolmodin GM (1957) Integrative processes in single spinal interneurons with proprioceptive connections. Acta Physiol Scand [Suppl 139] 40: 1

Komi PV (1975) Faktoren der Muskelkraft und Prinzipien des Krafttrainings. Leistungssport 1: 3

Komi PV (1979) New muscular performance: Factors influence in force and speed function. Scand J Sports Sci 1: 2
Komi PV (1981) Integrative approach for the study of locomotion utilizing physiological methods. Int J Sports Med 2: 286
Komi PV (1982) Integrative approach of biomechanics and physiology in the study of locomotion. Int J Sports Med 3: 44
Komi PV, Viitasalo JHT, Havu M, Thorstensson A, Sjödin B, Karlsson J (1977) Skeletal muscle fibres and muscle enzyme activities in monozygous and dizygous twins of both sexes. Acta Physiol Scand 100: 385
Komi PV, Ito A, Sjödin B, Wallenstein R, Karlsson J (1981) Muscle metabolism, lactate breaking point, and biomechanical features of endurance running. Int J Sports Med 2: 148
Kornhuber HH (1971) Das vestibulare System mit Exkursen über die motorischen Funktionen der Formatio reticularis, des Kleinhirns, der Stammganglien und des motorischen Cortex sowie über die Raumkonstanz der Sehdinge. In: Keidel WD, Plattig KH (Hrsg) Vorträge der Erlanger Physiologentagung 1970. Springer, Berlin Heidelberg New York
Kornhuber HH (1972) Tastsinn und Lagesinn. In: Gauer OH, Kramer K, Jung R (Hrsg) Physiologie des Menschen, Bd 11: Somatische Sensibilität, Geruch und Geschmack. Urban & Schwarzenberg, München
Kornhuber HH (1974) Cerebral cortex, cerebellum and basal gangliar: An introduction to their motor functions. In: Schmitt OF, Gordon FE (eds) The neurosciences. 3rd study program. MIT Press, Cambridge
Kosmjan EJ (1965) Über die Wechselbeziehungen der Muskelantagonisten bei nachgebender Arbeit. Zh Vyssh Nerv Deiat 15: 61
Kots YM (1977) The organisation of voluntary movement. Plenum, New York London
Kovacs GL, Bohns B, Versteeg DHG (1979) Facilitation of memory consolidation by vasopressin: Mediation by terminals of the dorsal noradrenergic bundle. Brain Res 172: 73
Krotkiewski M, Aniansson A, Grimby G, Björntorp P, Sjöström L (1979) The effect of unilateral isokinetic strength training on local adipose and muscle tissue morphology, thickness, and enzymes. Eur J Appl Physiol 42: 271
Kudina LP (1980) Reflex effects of muscle afferents on antagonistic studied on single firing motor units in man. Electroencephalogy Clin Neurophysiol 50: 214
Kugelberg E (1976) Adaptive transformation of rat soleus motor units during growth. J Neurol Sci 27: 269
Kume S, Ishii K (1981) Biomechanical analysis of isokinetic exercise. In: Morecki A, Fidelus K, Kedzior K, Witt A (eds) Biomechanics VII B. University Park Press, Baltimore
Laurig W (1970) Elektromyographie als arbeitswissenschaftliche Untersuchungsmethode zur Beurteilung von statischer Muskelarbeit. Beuth, Berlin
Lennestrand G, Thoden U (1968) Muscle spindle responses to concomitant variations in length and in fusimotor activation. Acta Physiol Scand 74: 153
Lind AR, McNicol GW (1967) Muscular factors which determine the cardiovascular response to sustained and rhythmic exercise. Can Med Assoc J 96: 706
Llinás R (1975) The cortex of the cerebellum. Sci Am 232: 56
Lloyd AJ (1971) Surface electromyography during sustained isometric contractions. J Appl Physiol 30: 713
Ludin HP (1974) Das normale Elektromyogramm. In: Hopf HC, Struppler A (Hrsg) Elektromyographie. Thieme, Stuttgart
MacArdle WD, Katch FI, Katch VL (1981) Exercise physiology. Lea & Febiger, Philadelphia
MacComas AJ, Scia EP, Petito F (1973) Muscle strength in boys of different ages. J Neurol Neurosurg Psychiatry 36: 171
MacConaill MAM, Basmajian JV (1969) Muscles and movements. Williams & Wilkins, Baltimore

MacDougall JD (1979) Mitochondrial volume density in human skeletal muscle following heavy resistance training. Med Sci Sports 11: 164
MacDougall JD, Ward GR, Sale DG, Sutton JR (1977) Biochemical adaptation of human skeletal muscle to heavy resistance training and immobilization. J Appl Physiol 43: 700
MacDougall JD, Sale DG, Elder GC, Sutton JR (1982) Muscle ultrastructural characteristics of elite power lifters and body builders. Eur J Appl Physiol 48: 117
MacGlastian TH, Evans FJ, Orne MT (1969) The nature of hypnotic analgesia and placebo responses to experimental pain. Psychosom Med 31: 227
Mackie BG, Terjung RL (1981) Muscle blood flows to the different fiber types and their ability to maintain ATP levels during contraction. Med Sci Sports 13: 95
MacLean JB, Leffmann H (1967) Supraspinal control of Renshawcells. Exp Neurol 18: 94
Marées H de, Barbey K (1973) Änderung der peripheren Durchblutung durch Ausdauertraining. Z Kardiol 62: 653
Marées H de, Mester J (1981) Sportphysiologie I. Diesterweg, Sauerländer, Frankfurt Berlin München Aarau Salzburg
Margaria R (1976) Biomechanics and energetics of muscular exercise. Clarendon, Oxford
Maton B (1981) Human motor unit activity during onset of muscle fatigue in submaximal isometric contraction. Eur J Appl Physiol 46: 271
Meinck, H-M, Piesiur-Strehlow B, Koehler W (1981) Some principles of flexor reflex generation in human leg muscles. Electroencephalogy Clin Neurophysiol 52: 140
Meller W, Stoboy H (1968) Der Einfluß eines statischen und dynamischen Kurztrainings auf verschiedene Formen muskulärer Aktivität. Sportarzt Sportmed 5: 215
Miehlke K, Fassbender HG (1979) Muskelrheumatismus. Krankheitsformen und Therapie Tropon, Köln
Miller LH, Castin AJ, Sandman CA, Fink M, van Veen WJ (1974) Polypeptide influence on attention, memory and anxiety in man. Pharmacol Biochem Behav 2: 663
Mills I (1981) The physiology of stress, part II: The coping mechanism. In: Edholm OG, Weiner JS (eds) The principles and practice of human physiology. Academic Press, London New York Toronto Sydney San Francisco
Minagawa T, Matoba H, Morita S, Kawai Y (1978) Physiological properties of motor unit. In: Assmussen E, Jørgensen K (eds) Biomechanics VI-A. University Park Press, Baltimore
Miyashita M, Kanehisa H (1980) Correlation between efficiency in cycling and maximal power of human extensor muscles. J Sports Med 20: 365
Molbech S (1966) Energy cost in level walking in subjects with an abnormal gait. Communications from the testing and observation Institute of the Danish National Association for infantile paralysis, No. 22, Kopenhagen
Molbech S, Johansen SH (1973) Endurance time in slow and fast contracting muscle groups. Work Environment Health 10: 62
Morehouse LE, Miller AT (1976) Physiology of exercise. Mosby, Saint Louis
Morel JE, Pinset-Härström I (1975) Ultrastructure of the contractile system of striated skeletal muscle and the process of muscular contraction. I. Ultrastructure of the myofibril and source of energy. Biomedicine 22: 88
Morgan BJ, Brammel HL, Sable DL, Morton FL, Horwitz LD (1982) Effect of aerobic conditioning and cardiovascular response to isometric training. J Appl Physiol 52: 1257
Morris JM, Lucas DR, Bresler D (1961) Role of trunk instability of the spine. J Bone Joint Surg [Am] 43: 327
Mountcastle VB (1974) Medical Physiology, vol 1. Mosby, Saint Louis
Murray A (1963) Modern weight training. Kaye & Ward, London
Myers SJ, Lovelace RE (1971) The motor unit and muscle action potentials. In: Downey JA, Darling RC (eds) Physiological basis of rehabilitation medicine. Saunders, Philadelphia
Nayata A, Mure M, Moritani T, Yoshida T (1981) Anaerobic threshold determination by blood lactate and myoelectric signals. Jpn J Physiol 31: 585
Neubert D (1977) Allgemeine Endokrinologie. In: Gauer OH, Kramer K, Jung R (Hrsg) Physiologie des Menschen, Bd 18: Endokrinologie I. Urban & Schwarzenberg, München Wien Baltimore
Nierlich I (1979) Untersuchung der elektrischen Aktivität des M. biceps brachii bei sta-

tischen und dynamischen Muskelkontraktionen. Inaugural-Dissertation, Freie Universität Berlin
Nieuwenhuys R, Voogd J, Van Huijzen C (1978) The human central nervous system. Springer, Berlin Heidelberg New York
Nikkilä E, Taskinen MR, Sehunen S, Härkonen M (1978) Lipoprotein lipase activity in adipose tissue and skeletal muscle of runners. Metabolism 27: 1661
Nöcker J (1971) Physiologie der Leibesübungen. Enke, Stuttgart
Novak P, Bierbaum M, Mellerowicz H (1973) Maximal oxygen consumption, pulmonary function, body composition and anthropometry of adolescent female athletes. Int Z Angew Physiol 31: 103
Ögren S-O, Fuxe K (1974) Learning, brain noradrenalin, and the pituitary-adrenal axis. Med Biol 52: 399
Ögren S-O, Archer T, Ross SB (1980) Evidence for a role of the locus ceruleus noradrenaline system in learning. Neurosci Lett 20: 351
Otis JC, Warren R, Deland J (1981) Relationship between isometric and isokinetic muscle torques. Med Sci Sports 13: 128
Owczarek F (1970) Das Verhalten des Kraft-Zeit-Produktes, der elektrischen Aktivität, der Herzfrequenz und des Sauerstoffverbrauchs bei erschöpfenden abgestuften statischen Muskelkontraktionen. Inaug.-Diss., Freie Universität Berlin
Paulus L, Noyes FJ, Allman FL (1980) Knee rehabilitation. Am Orth. Soc. for Sports Med. September 6th, 1980, Atlanta/USA
Penman KA (1970) Human striated muscle ultrastructural changes accompanying increased strength without hypertrophy. Res Q Am Assoc Health Phys Educ 3: 418
Person RS (1974) Die Arbeit der Muskeln bei den Bewegungsakten des Menschen. In: Pickenhain L (Hrsg) Sportphysiologie. VEB Volk und Gesundheit, Berlin
Petersen P, Schroeder W (1971) Wirkungsgrad der Skelettmuskeldurchblutung in Abhängigkeit vom Lebensalter. Z Kreislaufforsch 60: 1034
Pette D, Smith ME, Staudte HW, Vrbová G (1973) Effects of long term electrical stimulation on some contractile and metabolic characteristics of fast rabbit muscle. Pflügers Arch 338: 257
Pfaffenberg A, Goebel R, Küssel R, Schneider PG, Hollmann W (1982) Über den Einfluß eines isokinetischen Krafttrainings im Vergleich zu einem statischen Krafttraining. Dtsch Z Sportmed 33: 210
Philippi H, Hollmann W, Liesen H (1973) Über den Effekt eines lokalen aeroben Trainings auf die muskuläre Durchblutung und die lokale aerobe Ausdauer männlicher und weiblicher Personen. Sportarzt Sportmed 2: 30
Popper K, Eccles JC (1980) Das Ich und sein Gehirn. Piper, München
Porter R (1973) Functions of the mammalian cerebral cortex in movement. In: Kerkut GA, Phillis JW (eds) Progress in neurobiology, vol 1, part 1. Pergamon, New York
Proske U (1980) Energy conservation by elastic storage in kangaroos. Endeavour 4: 148
Rehunen S, Näveri H, Kuoppasalmi K, Tulikuora I, Härkönen M (1976) Regulation of muscle metabolism during short term physical exercise. Physical performance and muscle metabolism during short time exercise. Symposium Kuopi/Finnland, March 1976
Reitsma W (1965) Regenerative volumetrische en numericke hypertrophie von skeletspieren bij kikker en rat. Acad. Proefschrift, Vrije Universiteit Te Amsterdam
Röcker L, Stoboy H (1970) Die Bezeihung zwischen Kraft und statischer Ausdauer unter Motivationsbedingungen. Med Sachverst 66: 149
Röcker L, Meller W, Mellerowicz H, Stoboy H (1971) Die Wirkung eines dynamischen Trainings mit gleicher physikalischer Leistung aber unterschiedlichen Gewichten und Wiederholungszahlen bei eineiigen Zwillingen. Sportarzt Sportmed 12: 281
Röcker L, Stoboy H, Owczarek F, Repnow V (1972) Der Einfluß der Motivation auf Herzfrequenz, Atemzeitvolumen und Sauerstoffaufnahme bei maximalen statischen Kontraktionen. Arbeitsmed Sozialmed Arbeitshyg 7: 226
Rost R (1979) Kreislaufreaktion und Adaptation unter körperlicher Belastung. Osang, Bonn
Rotzinger M, Stoboy H (1974) Comparison between clinical judgment and electromyograph-

ic investigations of the effect of a special training program for CP-children. Acta Paediatr Belg [Suppl] 28: 121
Ryan ED, Kovacic CR (1966) Pain tolerance and athletic participation. Percept Mot Skills 22: 383
Sahlin K, Edström L, Sjöholm H, Hultman E (1981) Effect of lactic acid accumulation and ATP decrease on muscle tension and relaxation. Am J Physiol 240:C121
Salmons S (1980) The response of skeletal muscle to different patterns of use. In: Pette D (ed) Plasticity of muscle. de Gruyter, Berlin New York
Saltin B, Nazar U, Costill DL, Stein E, Jansson E, Essén B, Gollnick PD (1976) The nature of training response; peripheral and central adaptations to one-legged exercise. Acta Physiol Scand 96: 289
Sandler B (1968) Training in homemaking activities. In: Krusen FH (ed) Handbook of physical medicine and rehabilitation. Saunders, Philadelphia
Schantz P, Randall-Fox E, Norgren P, Tydén A (1981) The relationship between the mean muscle fibre area of the thigh in subjects with large differences in thigh girth. Acta Physiol Scand 113: 537
Schmalbruch H (1977) Regeneration of soleus muscles of rats, autografted in toto as studied by electrone microscopy. Cell Tissue Res 117: 195
Schmidt RA (1976) The schema as a solution to some persistent problems in motor learning theory. In: Stelmach GF (ed) Motor control. Issues and trends. Academic Press, New York San Francisco London
Schmidt RF (1971) Synaptische Übertragung. In: Schmidt RF (Hrsg) Neurophysiologie. Springer, Berlin Heidelberg New York
Schmidt RF (1972a) Temperatursinne: Kalt- und Warmrezeptoren. In: Gauer OH, Kramer K, Jung R (Hrsg) Physiologie des Menschen, Bd 11: Somatische Sensibilität, Geruch und Geschmack. Urban & Schwarzenberg, München
Schmidt RF (1972b) Schmerz. In: Gauer OH, Kramer K, Jung R (Hrsg) Physiologie des Menschen, Bd 11: Somatische Sensibilität, Geruch und Geschmack. Urban & Schwarzenberg, München
Schmidt RF (1980a) Integrative Funktionen des Zentralnervensystems. In: Schmidt RF, Thews G (Hrsg) Physiologie des Menschen. Springer, Berlin Heidelberg New York
Schmidt RF (1980b) Somato-viscerale Sensibilität. In: Schmidt RF, Thews G (Hrsg) Physiologie des Menschen. Springer, Berlin Heidelberg New York
Schmidtbleicher D, Haralambie G (1981) Changes in contractile properties of muscle after strength training in man. Eur J Appl Physiol 46: 221
Schmitt FO (1979) The role of structural, electrical and chemical circuitry in brain function. In: Schmitt FO, Worden FG (eds) The neurosciences, 4th study programm. M.I.T. Press, Cambridge
Schmitt FO, Gordon FG (1974) The neurosciences, 3rd study program. M.I.T. Press, Cambridge
Seliger V, Dolejs L, Karas V (1980) A dynamometric comparison of maximum eccentric, concentric and isometric contractions using EMG and energy expenditure measurements. Eur J Appl Physiol 45: 235
Shahani BT (1970) Flexor reflex afferent nerve fibres in man. J Neurol Neurosurg Psychiatry 33: 786
Shephard RJ (1972) Alive man. Thomas, Springfield
Sherrington CS (1947) The integrative action of the nervous system. Yale University Press, New Haven
Shukow JK (1974) Die periphere Organisation des neuro-muskulären Apparates. In: Pickenhain L (Hrsg) Sportphysiologie. VEB Volk und Gesundheit, Berlin
Sillan AH, Banchero N (1977) Effects on hypoxia on capillary density and fiber composition in rat skeletal muscle. Pflügers Arch 370: 227
Sjöström M, Neglén P, Fridén J, Eklöf B (1982) Human skeletal muscle metabolism and morphology after temporary incomplete ischemia. Eur J Clin Invest 12: 69
Spector SA, Gardiner PF, Zernicke RF, Roy RR, Edgerton VR (1980) Muscle architecture and forcevelocity characteristics of cat soleus and medial gastrocnemius: Implication for motor control. J Neurophysiol 44: 951

Stämpfli R (1971) Physiologie der peripheren Nerven. In: Gauer OH, Kramer K, Jung R (Hrsg) Physiologie des Menschen, Bd 10: Allgemeine Neurophysiologie. Urban & Schwarzenberg, München

Stainsby WN (1982) Energetic patterns of normally circulated mammalian muscle in situ. Fed Proc 41: 185

Starr A, McKeon B, Skuse N, Burke D (1981) Cerebral potentials evoked by muscle stretch in man. Brain 104: 149

Stegemann J (1977) Herz und Kreislauf im Sport. In: Hollmann W (Hrsg) Zentrale Themen der Sportmedizin. Springer, Berlin Heidelberg New York

Stegemann J, Kenner T (1971) A theory of heart rate control by muscular metabolic receptors. Arch Kreislaufforsch 64: 185

Stein RB (1974) Peripheral control of movement. Physiol Rev 54: 215

Stelmach GE (1974) Retention of motor skill. In: Wilmore JH (ed) Exercise and sport sciences review. Academic Press, New York London

Stoboy H (1973) Theoretische Grundlagen zum Krafttraining. Schweiz Z Sportmed 21: 149

Stoboy H (1976) Flexibility of peripheral motor control. In: Simri U (ed) Motor learning in physical education and sport. Wingate Institute, Israel

Stoboy H (1977) Neuromuskuläre Funktion und körperliche Leistung. In: Hollmann W (Hrsg) Zentrale Themen der Sportmedizin. Springer, Berlin Heidelberg New York

Stoboy H (1980a) Die mechanischen Eigenschaften des Muskels und seine Kontraktion. In: Witt AN, Rettig H, Schlegel KF, Hackenbroch M, Hupfauer W (Hrsg) Orthopädie in Praxis und Klinik, Bd 1: Allgemeine Orthopädie. Thieme, Stuttgart New York

Stoboy H (1980b) Elektrophysiologie. In: Witt AN, Rettig H, Schlegel KF, Hackenbroch M, Hupfauer W (Hrsg) Orthopädie in Praxis und Klinik, Bd 1: Allgemeine Orthopädie. Thieme, Stuttgart New York

Stoboy H (1980c) Die Elektromyographie und ihre Anwendbarkeit zur Beurteilung von Muskelkontraktionen und Bewegungsabläufen. In: Witt AN, Rettig H, Schlegel KF, Hackenbroch M, Hupfauer W (Hrsg) Orthopädie in Praxis und Klinik, Bd 1: Allgemeine Orthopädie. Thieme, Stuttgart New York

Stoboy H (1980d) Reflektorische Kontrolle und Muskeltätigkeit. In: Witt AN, Rettig H, Schlegel KF, Hackenbroch M, Hupfauer W (Hrsg) Orthopädie in Praxis und Klinik, Bd 1: Allgemeine Orthopädie. Thieme, Stuttgart New York

Stoboy H (1980e) Physiologie der Skelettmuskulatur in ihrer Anpassung und Reaktion auf sportliche Belastungen unter besonderer Berücksichtigung der Flexibilität spinaler Reflexmechanismen. In: Nowacki PE, Böhmer D (Hrsg) Sportmedizin - Aufgaben und Bedeutung für den Menschen in unserer Zeit. Thieme, Stuttgart

Stoboy H (1982a) Physilogische Grundlagen des aktiven Bewegungsapparates. Manuel Med 19: 105

Stoboy H (1982b) Physiologische Grundlagen der Erregbarkeit des Muskels. In: Groher W, Noack W (Hrsg) Sportliche Belastungsfähigkeit des Haltungs- und Bewegungsapparates. Thieme, Stuttgart New York

Stoboy H, Friedebold G (1973) Changes of electrical activity, of actual circumference of thigh during contraction and of strength-endurance product during isometric training in functional and organic muscle atrophy. In: Jokl E (ed) Medicine and sport, vol 8: Biomechanics III. Karger, Basel

Stoboy H, Rich BW (1971) Muscle strength and electrical activity, heart rate and energy cost during isometric contractions in disabled and non-disabled. Paraplegia 8: 217

Stoboy H, Friedebold G, Strand FL (1968) Evaluation of the effect of isometric training in functional and organic muscle atrophy. Arch Phys Med Rehabil 49: 508

Stoboy H, Rich BW, Lee M (1971) Work load and energy expenditure during wheelchair propelling. Paraplegia 8: 223

Stock W, Bohn HJ, Isselhard W (1973) Die Restitution des Energiestoffwechsels der Skelettmuskulatur der Ratte nach langdauernder Ischämie. Res Exp Med 159: 306

Strand FL (1978) Physiology. A regulatory system approach. McMillan & Collier, New York London

Strand FL, Cayer A, Gonzales E, Stoboy H (1976) Peptide enhancement of neuromuscular

function. Animal and clinical studies. The neuropeptides, Pharmacol Biochem Behav [Suppl 1] 5: 179
Struppler A (1972) Zur Physiologie und Pathophysiologie des Skelettmuskeltonus. In: Birkmayer W (Hrsg) Aspekte der Muskelspastik. Huber, Bern
Struppler A (1974) Elektromyographie der zentralen Innervationsstörungen. In: Hopf HC, Struppler A (Hrsg) Elektromyographie. Thieme, Stuttgart
Struppler A (1982) Ansatzpunkte für eine gezielte Schmerztherapie. Ärtzl Fortbild 32: 73
Struppler A, Ruprecht EO (1974) Störungen des neuromuskulären Überganges. In: Hopf HC, Struppler A (Hrsg) Elektromyographie. Thieme, Stuttgart
Struppler A, Burg D, Erbel F (1973) The unloading reflex under normal and pathological conditions in man. In: Desmedt JE (ed) New developments in EMG and clinical neurophysiology, vol 3. Karger, Basel
Sutton JR, Jones NL, Toews CJ (1981) Effect of pH on muscle glycolysis during exercise. Clin Sci 61: 331
Szumski AJ, Burg D, Struppler A, Velho F (1974) Activity of muscle spindles during muscle twitch and clonus in normal and spastic subjects. Electroencephalogy Clin Neurophysiol 37: 589
Talag TS (1973) Residual muscular soreness influenced by concentric, eccentric and static contractions. Res Q Am Assoc Health Phys Educ 44: 458
Tallarida G, Baldoni F, Peruzzi G, Raimondi G, Massaro M, Sangiori M (1981) Cardiovascular responses and respiratory reflexes from muscles during dynamic and static exercise. J Appl Physiol 50: 784
Tast K (1979) Elektronenmikroskopische Untersuchungen an Myogelosen und der Einfluß von Vit. E auf ihre Ultrastruktur. Inaugural-Dissertation, Freie Universität Berlin
Taylor AW (1975) The effects of exercise and training on the activities of human skeletal muscle glycogen cycle enzymes. In: Howald H, Poortmans J (eds) Metabolic adaptations to prolonged physical exercise. Birkhäuser, Basel
Taylor CR (1978) Why change gaits? Recruitment of muscles and muscle fibers as a function of speed and gait. Am Zool 18: 153
Tesch PA (1980) Fatigue pattern in subtypes of human skeletal muscle fibres. Int J Sports Med 1: 79
Thesleff S (1976) Motor innervation of muscle. Academic Press, London New York San Francisco
Thorstensson A (1976) Muscle strength, fiber types and enzyme activities in man. Acta Physiol Scand [Suppl] 443
Thorstensson A (1977) Observations on strength training and detraining. Acta Physiol Scand 100: 491
Thorstensson A, Grimby G, Karlsson J (1976a) Force velocity relations and fiber composition in human knee extensor muscles. J Appl Physiol 40: 12
Thorstensson A, Hultén B, Döbeln W von, Karlsson J (1976b) Effect of strength training on enzyme activities and fibre characteristics in human skeletal muscle. Acta Physiol Scand 96: 392
Thys H, Farragiana T, Margaria M (1972) Utilisation of muscle elasticity in exercise. J Appl Physiol 4: 491
Tihanyi J, Apor P, Fekete G (1982) Force-velocity-power characteristics and fiber composition in human knee extensor muscles. Eur J Appl Physiol 48: 331
Tripton CM (1975) The influence of physical activity on ligaments and tendons. Med Sci Sports 7: 165
Treumann F (1971) Auswirkungen des körperlichen Trainings auf die Muskeldurchblutung. Phys Med Biol 2: 289
Trinick J, Elliot A (1979) Electron microscope studies of thick filaments from vertebrate skeletal muscle. J Med Biol 131: 133
Vallbo AB (1970) Discharge patterns in human muscle spindle afferents during isometric voluntary contractions. Acta Physiol Scand 80: 552
Vallbo AB (1971) Muscle spindle response at the onset of isometric voluntary contractions in man. Time difference between fusimotor and skeleto-motor effects. J Physiol (Lond) 218: 413

Van Riezen H (1975) Possible significance of ACTH fragments for human mental performance. Society of biological psychiatry, May/June 1975, New York
Viitasalo JT, Bosco C (1982) Electromechanical behaviour of human muscles in vertical jumps. Eur J Appl Physiol 48: 253
Viitasalo JT, Komi PV (1980) EMG, reflex and reaction time components, muscle structure and fatigue during intermittent isometric contractions in man. Int J Sports Med 1: 185
Viitasalo JT, Komi PV (1981) Effects of fatigue on isometric force- and relaxation-time characteristics in human muscles. Acta Physiol Scand 111: 87
Viitasalo JT, Hirvonen J, Mero A (1982) Trainingswirkungen des „Schlepptrainings" auf die Laufgeschwindigkeit und die Maximal- und Explosivkraft. Leistungssport 12: 185
Voigt E-D, Berendes B, Hildebrandt G (1968) Energieumsatz und Kreislaufbelastung von Körperbehinderten beim Fahren im Krankenfahrstuhl. Arbeitsmed Sozialmed Arbeitshyg 3: 135
Vrbová G (1980) Innervation and differentiation of muscle fibres. In: Goldspink DF (ed) Development and specialisation of skeletal muscle. Cambridge University Press, London New York New Rochelle Melbourne Sydney
Wahren J, Saltin B, Jorfeld L, Pernow B (1973) Influence of age on the local circulatory adaptation to leg exercise. Scand J Clin Lab Invest 6: 79
Walker PS, Popping NK (1977) Biomechanics of the shoulder joint during abduction in plane of the scapula. Bull Hosp Joint Dis 38: 107
Walker SM (1976) Lenthening contraction and interpretations of active static tension in the isometric twitch response of skeletal muscle. Am J Phys Med 55: 192
Wall PD (1967) The laminar organization of dorsal horn and effects of descending impulses. J Physiol (Lond) 188: 403
Wall PD, Sweet WH (1967) Temporary abolition of pain in man. Science 155: 108
Watrous B, Armstrong RB, Schwane JA (1981) The role of lactic acid in delayed onset muscular soreness. Med Sci Sports 13: 80
Wiesendanger M (1969) The pyramidal tract. Recent investigations of its morphology and function. Ergeb Physiol 61: 72
Wilkie DR (1956) The mechanical properties of muscle. Br Med Bull 12: 177
Willems EJ, Vranken MS (1974) Postural reaction of a man on a slowly moving base. In: Nelson RC, Morehouse CA (eds) International series on sport sciences, vol 1: Biomechanics IV. University Park Press, Baltimore
Wilmore JH (1974) Alterations in strength, body composition and anthropometric measurements consequent to a 10-week training program. Med Sci Sports 6: 133
Winter DA, Wells RP, Orr GW (1981) Errors in the use of isokinetic dynamometers. Eur J Appl Physiol 46: 397
Witt T (1980) Ursachen - spezifische Diagnosemethoden - therapeutisches Vorgehen bei nächtlichen Wadenkrämpfen. Ärztl Forsch 27: 21
Wolf SL, Letbetter WD, Basmajian JV (1976) Effects of a specific cutaneous cold stimulus on single motor unit activity of medial gastrocnemius muscle in man. Am J Phys Med 55: 177
Yakowlew NN (1977) Sportbiochemie. Sportmedizinische Schriftenreihe Nr. 14. Barth, Leipzig
Zanchetti A (1967) Reticular formation. In: Quarton GC, Melnechuk T, Schmitt FO (eds) The neurosciences, a study programm. Rockefellers University Press, New York
Zimmermann E, Krivoy W (1973) Antagonism between morphine and the polypeptides ACTH, ACTH 1-24 and MSH in the nervous system. Prog Brain Res 39: 383
Zippel HP (1973) Memory and transfer of information. Plenum, New York London

Herz und Kreislauf im Sport

J. Stegemann

Das Herz-Kreislauf-System und seine Anpassung ist für das Verständnis von Ausdauerleistung und Ausdauertraining im Sport wichtig. Ein weiterer, nicht unwesentlicher Blickpunkt unserer Betrachtung muß der Einfluß von Sport überhaupt auf das System sein, an dessen Versagen heute der überwiegende Anteil der Bevölkerung in der industrialisierten Welt stirbt. Grund für dieses Versagen dürfte oft mangelnde körperliche Aktivität sein. Wir müssen also die Wechselwirkungen zwischen physischer Aktivität und funktionellem Zustand von Herz und Kreislauf beschreiben.

Da sich dieses Buch in erster Linie an den sportmedizinisch interessierten Arzt wendet, kann die normale Physiologie des Herzens und des Kreislaufs als bekannt vorausgesetzt werden. Vorwiegend sollen deshalb die akuten und chronischen physiologischen Anpassungsprozesse an körperliche Leistung und die Anwendung von Kreislauftests auf praktische Probleme der Beurteilung der körperlichen Leistungsfähigkeit besprochen werden.

Herz und körperliche Aktivität

Herzmechanik

Man kann sich in einem vereinfachten Modell (Abb. 1) die Beziehung zwischen Füllung, Druck und Wandspannung klarmachen, wenn man sich das Herz als Kugel vorstellt. Der Innendruck versucht, die beiden Kugelhälften auseinanderzudrücken. Die Gegenkraft wird gebildet durch die Spannung der Summe aller Muskelfasern, die die Zahl n haben sollen. Es besteht also die Beziehung:

$$K = \frac{\pi r^2 P}{n},$$

wobei K die Spannung der einzelnen Muskelfaser, r den Radius des Querschnitts und P den Innendruck darstellt. Man bezeichnet diesen Zusammenhang auch als Laplace-Gesetz. Soweit wir wissen, ist die Zahl der Muskelfasern zumindest im Erwachsenenalter unabhängig vom Trainingszustand. Bei konstanter Herzgröße ist demnach die Faserspannung dem Innendruck proportional. Aus der Tatsache, daß das Herz elastisch ist, ergibt sich aus der Gleichung ferner, daß mit zunehmendem Innendruck auch der Radius größer wird und damit die Faserspannung überproportional zunimmt.

Das Frank-Starling-Straub-Gesetz geht von der Eigenschaft jedes Muskels aus, in einem gewissen Bereich auf gleichen Reiz hin eine um so größere Kraft zu entwickeln, je stärker die Ausgangsspannung des Muskels ist. Starling (1918)

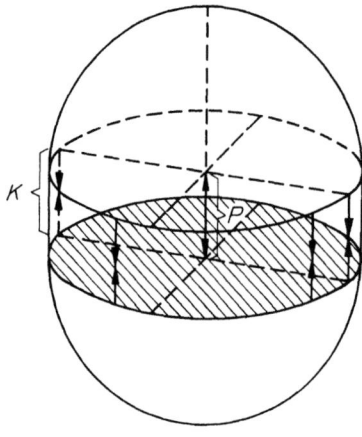

Abb. 1. Das Herz ist als Hohlmuskel von Kugelform gedacht. Der Innendruck P sucht die beiden Halbkugeln auseinanderzutreiben mit der Kraft $P \pi r^2$. Dem wirkt die Summe der Kräfte K aller Muskelfasern rings um die Schnittfläche entgegen. (Aus Schneider 1971)

glaubte zunächst, diese Erkenntnisse auf das Herz bei Leistung übertragen zu können. Diese Meinung hat sich als nicht ausreichend erwiesen. Die zentralnervösen und hormonellen Einflüsse, aber auch die Wechselwirkungen zwischen Herz und Kreislauf wurden nicht genügend berücksichtigt. Diese beeinflussen die Arbeit des Herzens stark.

Aus den Grundeigenschaften des Herzmuskels ergibt sich jedoch, daß er ohne Veränderung des Innervationstonus in einem weiten Bereich in der Lage ist, sein Schlagvolumen an das venöse Angebot anzupassen oder auch gegen variable Aortendrücke auszuwerfen. Grundsätzlich bestehen also Fließgleichgewichte, die Füllung, Schlagvolumen und Druckentwicklung einander anpassen können.

Die Bedeutung dieser Eigenschaften liegt in erster Linie in der Angleichung der Minutenvolumina beider Ventrikel. Sie spielt beim Sport besonders bei schnellen Leistungsänderungen eine wichtige Rolle, bei denen die zeitliche Abfolge von Änderungen des peripheren Widerstandes, der Mobilisierung des Blutvolumens, der Atem- und Kreislaufantriebe und der Herzleistung nicht übereinstimmen. Eine weitere Bedeutung liegt in jeder Adaptation der Volumen- und Druckbedingungen in den Fällen, in denen keine Änderung der Innervationsbedingungen auftritt. Dies ist z.B. beim Lagewechsel der Fall, aber auch beim Eintauchen in das Umgebungsmedium Wasser, bei dem das Herz durch Leerdrücken der superfiziellen Venen durch den hydrostatischen Druck des Wassers stärker gefüllt wird.

Zu diesen muskulären Eigenschaften kommt nun die Innervationswirkung, die die Kontraktilität des Herzens beeinflußt. Besonders zu betonen ist hier die Wirkung des Sympathikus, während man die Wirkung des Vagus auf die Ventrikelmuskulatur vernachlässigen kann, da, wenn überhaupt, nur eine geringe Versorgung der Ventrikel durch den parasympathischen Anteil des vegetativen Nervensystems besteht.

Der Sympathikus verstärkt die Kontraktionskraft des Myokards. Es ist verständlich, daß eine Wechselbeziehung zwischen der durch den Sympathikus ausgelösten Steigerung der Kontraktionskraft und der Vordehnung des Herzens besteht, so daß z.B. die gleiche Innervationsänderung unterschiedliche Reaktionen auslösen kann, abhängig davon, wie stark die einzelne Faser vorgespannt ist, da die Beziehung zwischen Kraft und Dehnung im gesamten Bereich nichtlinear ist.

Die Herzgröße, v.a. bei Arbeit, muß also eine Funktion aller beim Fließgleichgewicht auftretenden Komponenten sein. Es ist leicht einzusehen, daß z.B. im Liegen und Stehen die Grundfüllung des Herzens verschieden groß ist. Wenn man sich dazu noch den Füllungszustand des Kreislaufs als variabel vorstellt, so wird klar, wie müßig es ist, sich über die absolute Änderung der Herzgröße bei Arbeit streiten zu wollen. Sie hängt weitgehend von den Ausgangsbedingungen ab.

Das Herz als einen kugelförmigen Hohlmuskel zu betrachten, stellt eine grobe Vereinfachung dar. Der komplizierte Verlauf der Herzmuskelfasern, die man sich wiederum vereinfacht aus Ring- und Längsmuskeln bestehend vorstellen kann, bewirkt, daß das Herz praktisch in 2 „Gängen" arbeitet. Die unterschiedliche Vordehnung der einzelnen Fasergruppen zusammen mit den zeitlichen Parametern führt dazu, daß das große Herz mit langsamer Frequenz mehr dem Bild eines sich konzentrisch kontrahierenden Hohlmuskels entspricht. Hier ist besonders die Ringmuskulatur aktiv, während sich das hochfrequent schlagende Herz mehr der langen Spiralmuskeln bedient: Das Herz entspricht bei langsamer Frequenz dem Konstruktionsprinzip einer Kolbenpumpe, bei der die diastolische Füllung zwischen 2 Systolen liegt, während es bei hoher Frequenz eher einer Membranpumpe entspricht, wobei Entleerung und Ansaugen über den Ventilebenenmechanismus in einem Arbeitsgang erfolgen. Hier wird die Gesamtenergie während der Systole aufgebracht.

Arbeit und Umsatz des Herzens

Die Arbeit des linken Ventrikels besteht aus 2 Anteilen: einmal das Schlagvolumen auf den Aortendruck zu erhöhen und zweitens, dieses Volumen auf die Geschwindigkeit der Blutströmung im Anfangsteil der Aorta zu beschleunigen. Der Druck-Volumen-Anteil (W_{PV}) unter Ruhebedingungen ergibt sich aus den Ruhewerten. Gehen wir von einem Schlagvolumen von $100 \text{ cm}^3 = 100 \cdot 10^{-6} \text{ m}^3$ und einem Druckanstieg von 0 auf 120 mm Hg (16000 Pa; Pa = Nm^{-2}) aus, so ergibt sich

$$W_{PV} = 16000 \cdot 100 \cdot 10^{-6} \frac{\text{N m}^3}{\text{m}^2} = 1,6 \text{ Nm}.$$

Die Beschleunigungsarbeit beträgt nur etwa 1% der Druck-Volumen-Arbeit. Die Rechnung ist aus didaktischen Gründen stark vereinfacht, da eigentlich über den gesamten Druckablauf integriert werden müßte.

Wird diese Arbeit mit 60 Schlägen/min (1 Schlag/s) geleistet, so ergibt sich eine Leistung von $1,6 \text{ Nm} \cdot \text{s}^{-1} = 1,6 \text{ W}$.

Bei großer körperlicher Anstrengung eines Ausdauertrainierten im 3. Lebensjahrzehnt, bei dem der Aortendruck mehr als den doppelten Wert erreicht, das Schlagvolumen 20% größer ist und die Herzfrequenz 180/min erreicht, kann

man mit einer Leistung von ca. 12 W rechnen, da hier auch die Beschleunigungsarbeit zunimmt. Beim Untrainierten kann die Herzleistung sich etwa im Verhältnis 1:5 verändern. Das rechte Herz muß größenordnungsmäßig wegen der niedrigeren Drücke im Lungenkreislauf rund 20% der Leistung des linken Herzens aufbringen.
Errechnen wir den dazu notwendigen Energieaufwand bei einem Wirkungsgrad von 20%, so ergibt sich ein Umsatz bei Körperruhe von 8 kJ/s. Zusammen mit dem basalen (nicht leistungsbezogenen) Umsatz des Herzens ergibt sich ein Anteil am Gesamtumsatz von ca. 9%. Bei schwerer körperlicher Arbeit steigt der Umsatz des Herzens auf das 8- bis 10fache an.
Der Wirkungsgrad des Herzens ist insofern von großer Bedeutung, als beim älteren Menschen häufig infolge der Verengung von Herzkranzgefäßen die O_2-Versorgung kritisch werden kann, da das Herz bekanntlich nicht anaerob arbeiten kann. Der Wirkungsgrad ist um so höher, je niedriger die Herzfrequenz und je größer das Schlagvolumen für sonst gleiche Herzarbeit ist. Ausdauertraining begünstigt also den Wirkungsgrad und vermindert dadurch das Infarktrisiko.

Blutdruckregulation und Ausdauertrainingszustand beim Menschen

Schon Thron et al. (1967) haben gezeigt, daß die Blutdruckcharakteristik beim Menschen quantitativ anders verläuft, als sie bei den meisten Tieren seit Koch (1931) bekannt ist. Die Kennlinien laufen bei den meisten Tieren symmetrisch um den Arbeitspunkt, d.h. die Regulation ist etwa gegen Blutdrucksenkungen gleich wirksam wie gegen Blutdrucksteigerungen. Beim Menschen dagegen ist die Gegenregulation gegen Blutdruckabfall wesentlich wirksamer als gegen Blutdruckanstieg. Diese Beobachtung scheint offensichtlich mit dem aufrechten Gang des Menschen zusammenzuhängen.
Uns interessierte vor einigen Jahren (Stegemann et al. 1974) im Zusammenhang mit der Beobachtung, daß Ausdauertrainierte nach Streß orthostatisch wesentlich labiler reagieren als Untrainierte, ob durch Ausdauertraining die Blutdruckcharakteristik verändert wird. Wir verwendeten dazu eine Methode, wie sie in Abb. 2 dargestellt ist. Die Versuchsperson liegt in einer umgebauten „eisernen Lunge", so daß ihr Halsteil bei freier Atmung unter positiven oder negativen Druck gesetzt werden kann. Die Meßfühler im Karotissinus reagieren bekanntlich auf Änderung der Wanddehnung, die in einem bestimmten Verhältnis zum transmuralen Druck steht. Als transmuralen Druck bezeichnet man den Unterschied zwischen Gefäßinnendruck und Druck der umgebenden Luft. Unter den üblichen Bedingungen ändert sich kurzfristig nur der Gefäßinnendruck. Unter der vorliegenden experimentellen Bedingung ändert sich der umgebende Luftdruck so, daß die Dehnung oder Stauchung des Rezeptorareals ohne invasive Manipulation erfolgen kann. Leider kann man die Aortenrezeptoren mit dieser Methode nicht direkt beeinflussen.
Abb. 3 zeigt zusammengefaßt die Ergebnisse. Die gestrichelte Kurve zeigt die Regelkennlinie von 5 Untrainierten. Sie ist weitgehend mit der von Thron et al.

Herz und Kreislauf im Sport

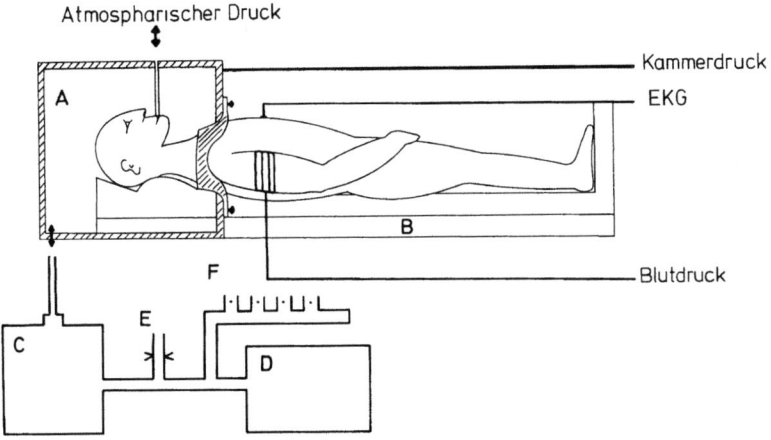

Abb. 2. Schematische Darstellung der Methode zur Bestimmung der Empfindlichkeit der Pressorezeptorenreflexe. Die Versuchsperson liegt in einer modifizierten eisernen Lunge *(B)*, die abgedichtete Druckkammer *(A)* kann auf einen Druck zwischen ±60 mm Hg durch einen Kompressor und einstellbaren Widerstand eingestellt werden. Der Druck wird durch den Tank *(C)* stabilisiert. EKG, Blutdruck und Druck in der Kammer *(A)* werden registriert. (Aus Stegemann et al. 1974)

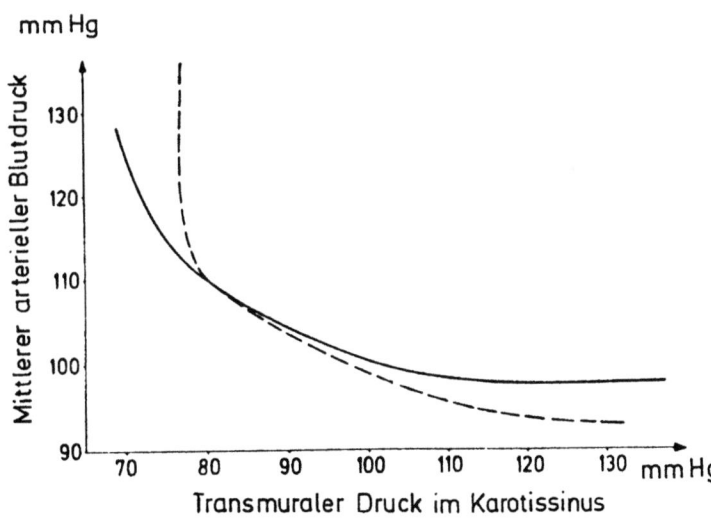

Abb. 3. Mittlerer arterieller Blutdruck als Funktion des transmuralen Drucks im Karotissinus (——— ausdauertrainierte Sportler; ----- Untrainierte). Man kann der Darstellung entnehmen, daß beim Menschen die Regelung gegen Druckabfall wirksamer ist als gegen Drucksteigerung, weiterhin, daß beim Trainierten die Empfindlichkeit des Systems reduziert ist (Methode in Abb. 2 dargestellt). (Aus Stegemann et al. 1974)

(1967) publizierten Kurve identisch. Dagegen zeigt die durchgezogene Linie die mittleren Kennlinien der 5 Ausdauertrainierten. Die Kurve läuft über den gesamten Bereich flacher. Regeltechnisch bedeutet dies, daß der Verstärkungsfaktor des Regelkreises (CP/MAP) kleiner ist, wobei CP der Karotissinusdruck und MAP der mittlere arterielle Aortendruck ist. Kurzfristige Veränderungen des Blutdrucks (z. B. beim Lagewechsel) werden beim Untrainierten stärker ausreguliert als beim Ausdauertrainierten.

Praktisch bedeutet dieser Befund, daß Trainierte in Ruhe wesentlich kreislauflabiler reagieren als Untrainierte. Sie kollabieren deshalb auch leichter bei Streß (z. B. Blutentnahme, Injektion etc.). Für die Leistung deuten die Befunde darauf hin, daß die Ausdauertrainierten im Vorteil sind, und zwar aus folgenden Gesichtspunkten: Die Blutverteilung hängt wesentlich von der Höhe des Sympathikotonus ab, der durch die Arbeit ansteigt. Dadurch wird in den nichtaktiven Gebieten die Durchblutung eingeschränkt. Der mit der Leistung vergrößerte Blutdruck reguliert den arbeitsbedingten Sympathikotonus über das Pressorezeptorensystem aber teilweise zurück. Der effektive Sympathikotonus ist eine Resultante des durch die Leistung erhöhten und des durch den steigenden Blutdruck verminderten Sympathikotonus, wobei der erstere immer überwiegt. Wird die Empfindlichkeit der Pressorezeptorenschleife durch Ausdauertraining herabgesetzt, so wird der Bremseffekt vermindert und damit die Blutverteilung bei Leistung verbessert. Diese Verbesserung wird jedoch durch eine Verschlechterung der Regelqualität in Ruhe erkauft.

Wechselbeziehungen zwischen Herz und Kreislauf bei körperlicher Arbeit

Schon die Tatsache, daß das Herz der „Motor" für die Blutbewegung ist, macht verständlich, daß man die Förderleistung des Herzens bei körperlicher Aktivität nur im Zusammenhang mit dem Gefäßsystem sehen kann. Eine banale Grundregel ist, daß das Herz niemals mehr fördern kann, als sein venöses Angebot zuläßt. Man kann deshalb nicht von der Herzfrequenz auf das Herzzeitvolumen schließen. Das venöse Angebot hängt von einer Reihe von Faktoren ab, von denen aber nur einer bei körperlicher Arbeit wesentlich ist: das ist die Muskeldurchblutung, weil sie der einzige Faktor ist, der wesentlich zur Veränderung des peripheren Widerstands beiträgt. Zusätzlich unterstützt die Muskelpumpe aktiv den venösen Rückfluß. Unter Ruhebedingungen ist bekanntlich das zentrale Blutvolumen, v. a. das der Lunge, das man mit 1,2 l annimmt, für die Förderleistung des Herzens ein guter Puffer, beträgt dieses Volumen doch immerhin 25% des pro Minute umlaufenden Blutvolumens. Peripher bedingte Änderungen des venösen Rückstroms können durch dieses Puffervolumen vorübergehend ausgeglichen werden, ohne daß es zu einer Änderung des Fördervolumens des Herzens kommen muß. Bei hoher körperlicher Leistung dagegen wird die aktiv umlaufende Blutmenge größer, während das zentrale Blutvolumen abnimmt. Ferner steigt das Herzminutenvolumen je nach Leistungsfähigkeit auf den 5- bis 6fachen Wert an. Geht man von einem maximalen Herzminutenvolumen von 20 l/min aus und setzt es in Verhältnis zu dem zentralen Blutvolumen

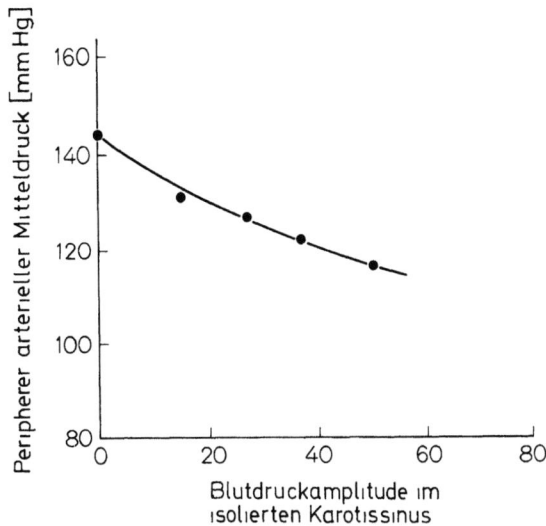

Abb. 4. Peripherer arterieller Mitteldruck als Funktion der Blutdruckamplitude bei konstantem Mitteldruck von 105 mm Hg in einem isolierten Karotissinus beim Hund. (Aus Stegemann 1977)

von 1 l, so wird deutlich, daß das Puffervolumen nur noch etwa 5% des umlaufenden Volumens ausmacht. Das bedeutet aber, daß Änderungen des venösen Rückstroms kaum mehr gepuffert werden können, sondern unmittelbar auf die Herzförderung zurückwirken. Sinnvoll ist auch, daß, wenn nach einem erfolgreich durchgeführten Ausdauertraining das Herzzeitvolumen maximal auf 30–35 l/min ansteigen kann, gleichzeitig das Blutvolumen um 10–15% ansteigt. Das zusätzliche Blutvolumen erhöht v. a. das zentrale Blutvolumen.

Die Dehnbarkeit des Windkessels wirkt als weiterer Faktor wesentlich auf die Größe des Herzminutenvolumens bei Arbeit ein. Je geringer die Dehnbarkeit des Windkessels wird, um so größer wird bei gleichen sonstigen Verhältnissen die Blutdruckamplitude. Die Höhe der Blutdruckamplitude hat einen Regeleffekt, d. h. je größer bei gleichem Mitteldruck die Blutdruckamplitude wird, um so stärker wird der Sympathikotonus durch die Blutdruckfühler herabgesetzt.

Abb. 4 zeigt den depressorischen Effekt von sinusförmig pulsierenden Drücken unterschiedlicher Amplitude in einem isolierten Karotissinus auf die Höhe des peripheren Blutdrucks beim Hund. Bei Arbeit ist die effektive Höhe des Sympathikotonus offensichtlich eine Funktion der fördernden Wirkung der Muskelrezeptoren (S. 96) und der hemmenden Wirkung der Blutdruckzügler. Deshalb hängt offensichtlich auch die maximale Größe des zu erreichenden Sympathikotonus von der Blutdruckamplitude ab.

Bei älteren Menschen nimmt bekanntlich wegen der Dehnbarkeitsabnahme der Windkesselarterien die Blutdruckamplitude schon unter Ruhebedingungen, noch stärker aber unter Arbeitsbedingungen zu. Ältere Menschen gleichen Trainingszustandes erreichen deshalb bei maximaler Leistung auch eine kleinere maximale Herzfrequenz als Ausdruck des geringen maximalen Sympathikotonus. Diese Altersabnahme der maximalen Arbeitspulsfrequenz hängt also damit im wesentlichen von hämodynamischen Einflüssen ab, da der gleiche Mensch bei statischer Haltearbeit oder bei paroxysmaler Tachykardie wesentlich höhere Herzfrequenzen erreichen kann.

Akute Anpassung des Herz-Kreislauf-Systems an die Leistung

Leistung benötigt bekanntlich Energie, die über einen längeren Zeitraum betrachtet oxidativ mit Hilfe von Sauerstoff bereitgestellt wird. Der Kreislauf stellt das wichtigste O_2-Transportsystem dar. Die Transportkapazität des Kreislaufs ist damit neben der oxidativen Kapazität der arbeitenden Muskeln leistungsbegrenzend. Wenn bei einem untrainierten jungen Mann bei Höchstleistung die O_2-Aufnahme von 0,3 auf 3,3 l/min ansteigt, so bedeutet dies vereinfacht, daß ca. 3 l/min mehr Sauerstoff an die arbeitende Muskulatur antransportiert werden muß. Bei einer normalen Hämoglobinkonzentration von 16 g/100 ml Blut können unter Berücksichtigung der Hüfner-Zahl ca. 220 ml Sauerstoff/l Blut gebunden werden. Könnte man das Blut völlig ausschöpfen, so benötigten wir zu dem Grundherzzeitvolumen von etwa 5 l/min also ein zusätzliches Herzzeitvolumen von $\frac{3000}{220} = 13,6$ l/min, also insgesamt etwa 18 l/min. Bei Ausdauertrainierten mit einer maximalen O_2-Aufnahme von 5,3 l/min ergäbe sich nach der gleichen Rechnung ein Betrag von 28 l/min. Mit Hilfe dieser „Milchmädchenrechnung" kommt man tatsächlich auf Werte, wie man sie größenordnungsmäßig in der Literatur finden kann, obwohl diese Rechnung einige physiologische Tatsachen außer acht läßt. Es ist nämlich nicht möglich, das Blut völlig auszuschöpfen. Der Zusammenhang zwischen Sauerstoffgehalt und Sauerstoffdruck wird durch die O_2-Dissoziationskurve (Abb. 5) beschrieben. Diese Kurve läuft durch den Ursprung. Ein O_2-Gehalt von 0 bedeutet also gleichzeitig den O_2-Druck 0. Die treibende Kraft, durch die der Sauerstoff von den Erythrozyten zu den Mitochondrien gelangt, ist aber die O_2-Druckdifferenz zwischen Erythrozyt und Mitochondrien, die um so größer sein muß, je größer der Diffusionswiderstand R ist. Vereinfacht gilt hier das Ficksche Diffusionsgesetz:

$$\dot{V}'O_2 = \frac{\Delta pO_2}{R}.$$

R wird hier u.a. durch die Austauschfläche und den Abstand zwischen Erythrozyt und Mitochondrien bestimmt.

Diese Überlegung bedeutet also, daß der O_2-Gehalt des Blutes nur so weit absinken darf, wie es die Aufrechterhaltung der notwendigen Druckdifferenz (ΔpO_2) erfordert. Die Mitochondrien stellen ihre aerobe Energiebereitstellung je nach Lage im Muskel bei ca. 150 Pa (ca. 1 mm Hg) pO_2 ein. Der pO_2 im Blut muß dabei etwa 3,3 kPa (25 mm Hg) betragen, damit die notwendige Druckdifferenz aufrechterhalten wird. Nach der Kurve in Abb. 5 bedeutet dies ein Aus-

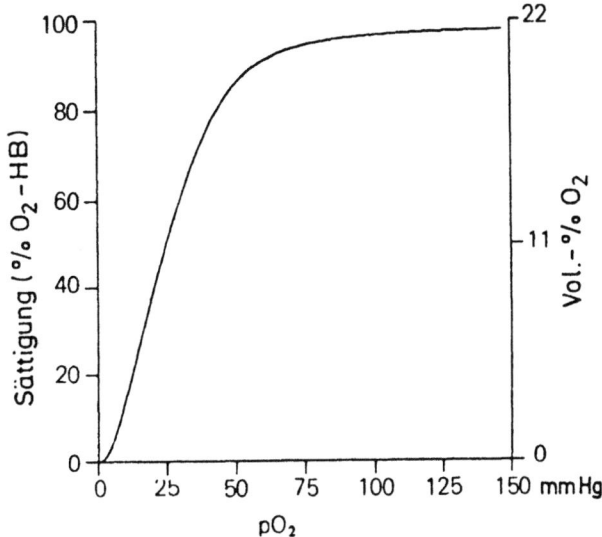

Abb. 5. Standard-O_2-Bindungskurve berechnet für pH 7,4; Temperatur 37 °C, pCO_2 40 mm Hg (5,3 kPa) und Hb 16 g% sowie einen 2,3-DPG-Gehalt der Erythrozyten von 5 mmol/l. Die *linke Ordinate* zeigt die Sättigung in % O_2-HB, die *rechte Ordinate* die entsprechenden Vol.-% O_2. (Aus Stegemann 1977)

schöpfen im arbeitenden Muskel von ca. 50%. Wir müßten also in unserem Beispiel ein Herzminutenvolumen von 36 bzw. 56 l/min erwarten, wenn sich die Natur nicht einige Mechanismen hätte einfallen lassen, die auf ganz unterschiedliche Weise bewirken, daß das Herzzeitvolumen (HZV) weit weniger ansteigt und damit die arteriovenöse Differenz zunimmt.

1) Die O_2-Dissoziationskurve ist nicht konstant, sondern sie wird durch eine Reihe mit der Arbeit verbundener Einflüsse nach rechts verschoben. Das bedeutet, daß der gleiche O_2-Gehalt des Blutes einen höheren O_2-Druck ausübt. Diese wichtigen Einflüsse sind Steigerung der Temperatur, des pCO_2 und eine Zunahme des 2,3-DPG-Gehalts im Erythrozyten sowie eine Senkung des pH-Wertes. Die Muskeltemperatur steigt bei einer Leistung von der Ruhetemperatur von 28–32 °C auf über 40 °C an, dabei wird auch das Blut wärmer. Der pH-Wert im Blut fällt durch den pCO_2-Anstieg, aber v.a. auch bei der Laktatbildung ab. 2,3-DPG – ein Metabolit im Erythrozyten – wird bei länger dauernder Leistung vermehrt gebildet. Die Kombination dieser Effekte führt dazu, daß das Blut bei gleichem O_2-Druck stärker genutzt werden kann.

2) Die Durchblutung der arbeitenden Muskulatur wird durch Abnahme des Vasomotorentonus, der an den kleinsten Arterien angreift, erhöht. Diese erschlaffen und öffnen damit eine Reihe von kollabierten Kapillaren, die damit die Austauschfläche und den Abstand Erythrozyt-Mitochondrien herabsetzen. Dadurch wird der Diffusionswiderstand verkleinert, wodurch zusätzlich der Versorgungsdruck abnehmen kann.

3) Das Herzminutenvolumen wird v. a. durch die Wirkung des Sympathikus umverteilt, indem die nichtaktiven Gebiete in ihrer Durchblutung eingeschränkt werden zugunsten der arbeitenden Gebiete. Dies wird dadurch erreicht, daß der Sympathikotonus bei Leistung ansteigt, was zu einer stärkeren Erregung der Vasomotoren im ganzen Kreislaufsystem führt. Ausgenommen sind die Koronar- und Gehirndurchblutung, deren Gefäße nicht von sympathischen Vasomotoren versorgt werden. Die Wirkung der Vasomotoren kann jedoch nur in nichtaktiven Gebieten wirksam werden, da der Überträgerstoff Noradrenalin in Gebieten mit hoher Stoffwechselrate unwirksam ist. Unterstützt wird dieser Effekt noch durch das Schwitzen. Durch die Verdunstung des Schweißes wird die Haut gekühlt (Wenzel 1961), deren Durchblutung da-

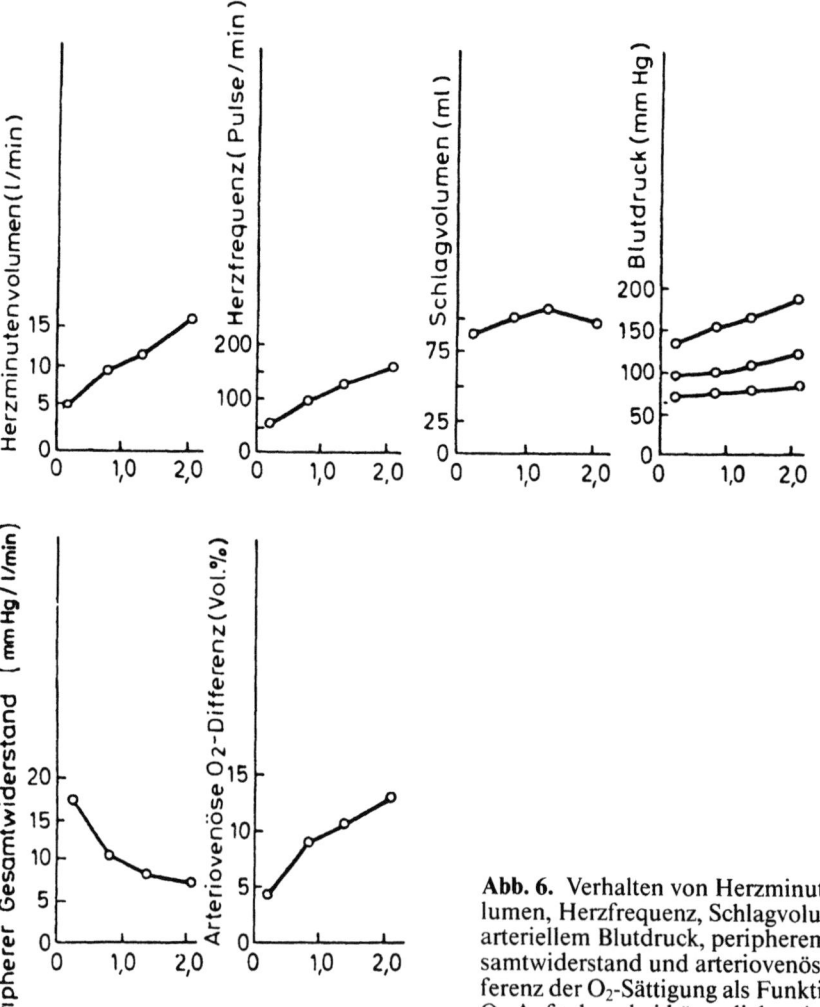

Abb. 6. Verhalten von Herzminutenvolumen, Herzfrequenz, Schlagvolumen arteriellem Blutdruck, peripherem Gesamtwiderstand und arteriovenöser Differenz der O_2-Sättigung als Funktion der O_2-Aufnahme bei körperlicher Arbeit. (Aus Grimby et al. 1966)

durch noch stärker abnimmt. Ebenso wird die Aktivität großer Gebiete ausgeschaltet, z. B. durch die hemmende Wirkung des Sympathikus auf die Darmmotilität.

Die Umverteilung des Blutes zwischen aktiven und nichtaktiven Gebieten funktioniert natürlich nur, wenn genügend Blut unter ausreichendem Druck in den großen Arterien zur Verfügung steht. Nur so kann eine Veränderung des lokalen Gefäßwiderstandes in den kleinsten Arterien eine Veränderung der Durchblutung bewirken. Es muß also ein genügend großes HZV zur Verfügung stehen. Auch hier erfolgt die Anpassung weitgehend durch das vegetative Nervensystem, in erster Linie durch den Sympathikus. Das Herz könnte zwar in einem großen Bereich das HZV ohne Innervation aufgrund seiner muskulären Eigenschaften erhöhen – dafür sprechen die Untersuchungen von Braunwald et al. (1969) an Patienten mit Herzschrittmachern. Allerdings würde dieses den ökonomischen Grundregeln für das Herz widersprechen, d. h. möglichst wenig Sauerstoff für die vorgegebene Leistung zu verbrauchen. Der Sympathikotonus am Herzen bewirkt bei Leistung zunächst eine Zunahme der Kraft der Kontraktion. Das Herz entleert sich bei jedem Schlag stärker. Das Schlagvolumen wird auf Kosten des Restvolumens erhöht. Die Herzfrequenz wird zunächst proportional zur Höhe des O_2-Mehrverbrauchs des Gesamtkörpers gesteigert, damit wird eine optimale Kraft-Geschwindigkeits-Relation der Myokardkontraktion erreicht. Bei längerdauernder Leistung über der anaeroben Schwelle steigt die Herzfrequenz überproportional an, wobei wohl wegen des dann limitierten venösen Rückstroms das HZV nicht mit ansteigt. Unter teleologischen Gesichtspunkten ist dieser Anstieg der Herzfrequenz nicht nur sinnlos, sondern auch schädlich, da der O_2-Verbrauch in Relation zur Herzleistung zunimmt. Der Effekt hängt damit zusammen, daß der Sympathikotonus weitgehend generalisiert erhöht wird. Der geschilderte positive Effekt auf die Blutverteilung scheint hier für das Herz nicht gerade zweckmäßig zu sein. Eine Synopsis über die Anpassung der verschiedenen Kreislaufparameter im submaximalen Bereich zeigt Abb. 6.

Regelung des Sympathikotonus bei Leistung

Nachdem in den vorangegangenen Abschnitten gezeigt wurde, daß die Anpassung des Kreislaufs an die Leistung in erster Linie eine Funktion des Sympathikotonus ist, erhebt sich natürlich die Frage, durch welche Mechanismen der Sympathikotonus an den Arbeitsstoffwechsel der Muskulatur angepaßt wird. Die Herzfrequenz bei Arbeit ist ein brauchbarer Indikator für die Höhe des Sympathikotonus, da ihre Veränderung, wie wir oben gesehen haben, das Herzminutenvolumen nur wenig beeinflußt und deshalb relativ rückwirkungsfrei auf die übrigen Kreislaufgrößen ist.

Da immer wieder recht alte, aber längst überholte Hypothesen hierzu durch die Lehrbücher und die Literatur geistern, sollen zunächst die Faktoren genannt werden, die unter physiologischen Bedingungen *keine* wesentlichen Einflüsse auf die Erhöhung des Sympathikotonus bei Arbeit darstellen:

1) Mechanorezeptoren in Muskeln und Gelenken: Schon Müller (1953) konnte zeigen, daß negative (Bremsarbeit) und positive Arbeit, bei der die mechanische Beanspruchung der Muskelfasern und Gelenke gleich ist, einen sehr unterschiedlichen O_2-Verbrauch aufweisen. Die Herzfrequenz läuft dabei immer parallel zur O_2-Aufnahme. Stegemann et al. (1968) konnten zeigen, daß das gleiche für unterschiedliche Wirkungsgrade gilt, die durch eine Veränderung der Relation von Kraft und Geschwindigkeit der Muskelkontraktion hervorgerufen werden. Auch hier wird die Höhe der Herzfrequenz nur durch die Höhe der O_2-Aufnahme bestimmt.
2) Die arbeitsbedingte Abnahme des peripheren Widerstands und des damit verbundenen Abfalls des arteriellen Drucks soll über die Pressorezeptoren für den Anstieg des Sympathikotonus verantwortlich sein. Bei Leistung steigt jedoch der arterielle Mitteldruck an oder bleibt zumindest konstant. Ein künstlicher arteriovenöser Shunt beim Tier, der in ähnlicher Weise wie nach der vorgeschlagenen Hypothese wirken soll, führt jedoch zu einem Blutdruckabfall und nur einem sehr mäßigen Herzfrequenzanstieg (Coleridge u. Linden 1955).
3) Die Dehnung der Vorhöfe soll den sog. Bainbridge-Reflex auslösen und damit die Herzfrequenz steigern. Katheteruntersuchungen zeigen jedoch, daß bei Arbeit kein erhöhter Vorhofdruck auftritt.

Interessanter freilich als die Fakten, die offensichtlich keine Rolle spielen, sind die, welche den Sympathikotonus bei Leistung anheben. Man kann heute mit gutem Grund davon ausgehen, daß diese Erhöhung von metabolischen Rezeptoren der Muskulatur ausgelöst wird. Schon Alam u. Smirk (1937) hatten gezeigt, daß von der arbeitenden Muskulatur blutdrucksteigernde Reflexe ausgehen, die bei Patienten, die an Syringomyelie litten, ausblieben. Stegemann (1963) konnte zeigen, daß von einer abgebundenen Muskelgruppe aus auch in Ruhe eine Herzfrequenzerhöhung ausgelöst wird, wenn man die Durchblutung dieser Muskelgruppe schmerzfrei abbindet. Offensichtlich werden diese Rezeptoren erregt, wenn sich Metaboliten im Muskel anhäufen. Es würde den Rahmen dieser Darstellung überschreiten, auf Einzelheiten einzugehen. Auf die zusammenfassenden Darstellungen aus unserer Arbeitsgruppe sei hingewiesen (Stegemann u. Kenner 1971; Tibes 1981).

Statische Arbeit und Muskeldurchblutung

Statische Arbeit stellt insofern einen Sonderfall dar, da während der Kontraktion des Muskels die Kapillaren komprimiert werden und die Durchblutung deshalb gedrosselt oder vollständig blockiert wird. Bei dynamischer Arbeit wird die Durchblutung an den Widerstandsgefäßen (kleinste Arterien) durch Metaboliten reguliert und durch rhythmische Kontraktion der Kapillaren und Wirkung der Venenklappen (Muskelpumpe) sogar die Durchblutung unterstützt. Wenn die Kapillaren jedoch permanent zugedrückt werden, kann auch die Erschlaffung der kleinsten Arterien keine Zunahme der Durchblutung verursachen. Rohmert (1960) konnte zeigen, daß eine Kraft, die 15% der Maximalkraft

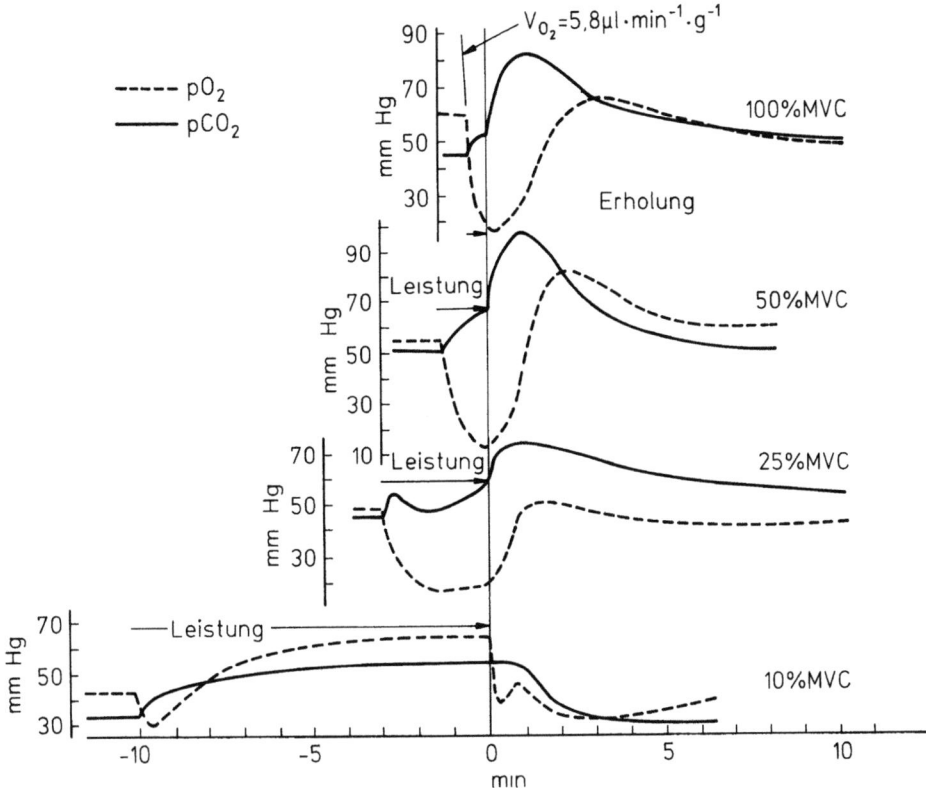

Abb. 7. Verhalten von pO_2 und pCO_2 im M. vastus lateralis des Menschen während einer isometrischen Kontraktion bei verschiedenen Prozentsätzen der Maximalkraft *(MVC)*. Die Kurven sind so angepaßt, daß das Ende der Arbeit bei der 0. Minute liegt. Die Kontraktionen bei 100%, 50% und 25% der Maximalkraft wurden bis zur Erschöpfung durchgehalten, während die Kontraktion bei 10% nach 10 min abgebrochen wurde. (Aus Bonde-Petersen u. Lundsgaard 1980)

(MVC) unterschreitet, ohne Muskelermüdung gehalten werden kann. Auch bei statischer Haltearbeit ist der Energieumsatz der Muskulatur erhöht, obwohl keine physikalische Arbeit (Kraft mal Weg) geleistet wird. Der Grund dafür ist, daß der Greif-Loslaß-Mechanismus der Myosinköpfchen am Aktin unter Erhöhung des Energieumsatzes zunimmt. Überschreitet die Maximalkraft 15%, so ist der Muskelstoffwechsel für die eingeschränkte Durchblutung zu hoch. Deshalb kann eine solche Kraft nur begrenzte Zeit gehalten werden. Neuerdings haben Bonde-Petersen u. Lundsgaard (1980) diese Tatsache durch Messung der Blutgasdrücke im M. vastus lateralis des Menschen anschaulich gemacht (Abb. 7).

Die 4 Kurven zeigen von oben nach unten den Verlauf des pO_2 und des pCO_2 bei Beginn, während statischer Kontraktion bei 100%, 50%, 25% und 10% der Kraft, die man eine Minute lang halten kann, während der zugehörigen Erholungsphase. Bei Kontraktion mit annähernd Maximalkraft betrug der O_2-Verbrauch der Muskulatur 5,8 µl (g·min). Man sieht deutlich den starken Abfall des pO_2 und den Anstieg des pCO_2, der aus dem erhöhten Stoffwechsel und dem Gefäßverschluß resultiert. Bei 10% der Maximalkraft - also unterhalb der Dauerleistungsgrenze - zeigt sich nach einem initialen Abfall des pO_2 später ein leichter Anstieg über den Ruhewert.

Chronische Anpassung des Kreislaufs an den Bedarf (Kreislauftraining)

Theoretische Aspekte des Herztrainings

Obwohl dieses Buch ein eigenes Kapitel über das Sportherz enthält, sollen hier kurz die wesentlichen theoretischen Aspekte des Herztrainings unter sportlichen Gesichtspunkten aufgezeigt werden. Bekanntlich wird der Herzzyklus in 4 Phasen eingeteilt, die Füllungsphase, die Anspannungsphase, die Austreibungsphase und die Erschlaffungsphase. Unter Trainingsgesichtspunkten müssen uns die Anspannungs- und Austreibungsphase besonders interessieren. In der Anspannungsphase sind alle Herzklappen geschlossen: Die Herzmuskelfasern spannen sich also weitgehend isometrisch an, und zwar solange, bis der diastolische Druck überwunden ist. Bei sportlicher Intervallbelastung, bei der hohe und niedrige Belastung einander abwechseln, steigt während der hohen Belastungsphase der diastolische Druck stark an. Unter diesen Umständen werden die Herzmuskelfasern in erster Linie isometrisch trainiert. Deshalb steigt ihr Faserquerschnitt und damit besonders die Wanddicke des linken Ventrikels an. Bei einer reinen Ausdauerbelastung, bei der längere Zeit im aerob-anaeroben Übergangsbereich gearbeitet wird (Marathontraining), steigt der diastolische Druck dagegen nur wenig an. Hier wird der Herzmuskel während der Austreibungsphase mehr „dynamisch" trainiert: Die Muskelfaserspannung nimmt während der Austreibungsphase nur wenig zu, da das Herz während der Austreibung im Druck zwar erhöht, aber gleichzeitig kleiner wird. Nach dem auf S. 88 bereits dargestellten Laplace-Gesetz bleibt bei Drucksteigerung und Radiusverkleinerung die Wandspannung mehr oder weniger konstant. Hat das Herz also den diastolischen Druck erreicht, folgt eine starke, dynamische Kontraktion, welche infolge dieser Trainingsart sehr oft und lange wiederholt wird. Deshalb steigt bei einem Marathontraining die Herzgröße nicht so stark an, sondern ähnlich wie beim Ausdauertraining des Skelettmuskels wird der Enzymbesatz der Mitochondrien größer und es werden neue Mitochondrien gebildet. Das Herz gewinnt dadurch die Fähigkeit, mehr Laktat aus dem Blut zu eliminieren und damit günstig auf die Pufferkapazität einzuwirken. Im Hinblick auf Einzelheiten sei auf das Kapitel „Sportherz" verwiesen.

Kapillarisierung des Muskels unter Ausdauertraining

Es ist noch nicht so lange her, da gehörte es zur festen Lehrmeinung, daß durch Ausdauertraining neue Kapillaren in den Muskeln einsprossen würden. Durch die damit verbundene Vergrößerung der Austauschfläche könne der Muskel das

Blut besser ausschöpfen und die arteriovenöse Differenz erhöhen. Diese Lehrmeinung geht im wesentlichen auf die klassischen Beobachtungen von Krogh zurück, die er 1929 in einer Monographie zusammengefaßt hat.

Heute ist man nicht mehr so sicher, ob auch beim Menschen während eines Ausdauertrainings neue Kapillaren einsprossen können. Die Technik, Kapillaren zu zählen, beruht nämlich darauf, daß man sie prämortal so füllen muß, daß sich diese dünnen Endothelschläuche im Lichtmikroskop darstellen (Appell u. Hammersen 1977). Aus ethischen Gründen kann man diese Technik beim Menschen nicht durchführen. Beim Tier gibt es jedoch starke artspezifische Unterschiede. Dieser Befund verwundert nicht, da das Kreislaufsystem z. B. eines Lauftieres anders gestaltet ist als bei einem auf eine andere Beutefangmethode spezialisierten Tier. Das Herz des Hundes ist auf das gleiche Körpergewicht bezogen etwa 3mal größer als das des Menschen.
Allerdings ergaben muskelbioptische Untersuchungen neuere und wertvolle Aufschlüsse. Schön et al. (1978) erhoben elektronen- und lichtmikroskopische Befunde am M. vastus lateralis bei Untrainierten und bei Marathonläufern und stellten hochsignifikant größere Kapillarzahlen bei letzteren fest. Es ergaben sich enge positive Korrelationen zwischen der Kapillarzahl einerseits und der maximalen Sauerstoffaufnahme andererseits. Dabei ist es für das Verständnis der Trainingswirkungen nicht von großer Bedeutung, ob nun neue Kapillaren einsprossen oder durch die größere maximale Durchblutung in Ruhe geschlossene Kapillaren geöffnet werden. Wichtig ist nur, daß die Austauschfläche im Muskel zunimmt.

Bestimmung der Leistungsfähigkeit mit Hilfe des Herzfrequenzverhaltens

Die Herzfrequenz läßt sich ohne große Schwierigkeiten bestimmen. Für praktische Zwecke im Sport kann man mit dem Zeigefinger die Pulse der A. radialis (unterhalb des Daumenballens) oder der A. carotis am Hals fühlen. Die pro Minute bestimmte Pulszahl ist dann die Pulsfrequenz, die beim Gesunden der Herzfrequenz entspricht. Heute gibt es preiswerte Meßgeräte, die die Pulsfrequenz über Photozellen am Ohrläppchen oder am Finger abgreifen. Für genauere Untersuchungen benutzt man die R-Zacke des EKG, die den Trigger für einen Herzfrequenzzähler liefert. Da früher meist die Pulsfrequenz bestimmt wurde, spricht man meistens von Arbeitspulsfrequenz, Erholungspulssumme etc., auch wenn die Herzfrequenz mit Hilfe des EKG bestimmt wurde.

Abb. 8 zeigt die Herzfrequenz im unteren Teil bei einer Arbeit unterhalb der Dauerleistungsgrenze. Sie steigt mit Arbeitsbeginn an und erreicht nach kurzer Zeit das Steady state. Nach Arbeitsende fällt sie relativ schnell wieder auf den Ruhewert zurück. Liegt eine Leistung über der Dauerleistungsgrenze, so steigt die Herzfrequenz zunächst steil an, erreicht kein Steady state und nimmt bei weiterer konstanter Arbeitsleistung kontinuierlich mit der Zeit weiter zu. Nach Arbeitsende kehrt sie zögernd zum Ausgangswert zurück. Man kann die Dauerleistungsgrenze also aus 2 Reaktionen der Herzfrequenz bestimmen, einmal aus dem Verhalten während der Arbeit, zum anderen auch aus dem Verhalten nach der Arbeit. Dabei ist, wie wir noch im einzelnen sehen werden, ihr Verhalten während der Arbeit unter Laborbedingungen geeigneter, die Höhe der Dauerleistungsgrenze festzulegen, während die Messung des Verhaltens der Herzfrequenz nach Arbeit besonders dazu dienen kann, ob und wieweit die Dauerleistungsgrenze des Menschen überschritten wurde.

Bestimmung der Dauerleistungsgrenze nach dem Verfahren von Ulmer

Um die Dauerleistungsgrenze einer Versuchsperson zu ermitteln, geht man so vor, daß man eine Leistung auf dem Fahrradergometer so lange variiert, bis die Pulsfrequenz der Versuchsperson etwa 120–130 Pulse/min beträgt. Mit diesem Verfahren engt man den Bereich ein, in dem die Dauerleistungsgrenze liegt. Bei einer kräftigen männlichen Versuchsperson liegen die Schätzwerte zwischen 110 und 130 W. Sodann läßt man eine Leistung, die in diesem Bereich liegt, 15 min lang auf dem Fahrradergometer durchführen. Das Ergebnis wird nun statistisch so verarbeitet, daß die Regression zwischen Zeit und Pulsfrequenz für die 4.–15. Minute berechnet wird. Liegt der dabei gefundene Korrelationskoeffizient unter 0,8, so ist die Leistung kleiner als die Dauerleistungsgrenze. Die nächste Leistungsstufe wäre nun 10 W mehr. Ist der Korrelationskoeffizient der entsprechenden Pulsfrequenzregression größer als 0,8, so ist die Dauerleistungsgrenze überschritten. Man kann mit diesem Verfahren die Dauerleistungsgrenze einer Versuchsperson auf etwa 5 W für Fahrradergometerarbeit eingrenzen. Bessere Taschenrechner besitzen heute ein Regressionsprogramm, was die Berechnung sehr vereinfacht. Man erhält die Dauerleistungsgrenze angegeben in Watt für Fahrradergometerarbeit. Man kann selbstverständlich die Leistung dabei nur auf ein Gerät beziehen, bei dem der Nettoumsatz und die Leistung in fester Beziehung stehen; denn begrenzend ist ja niemals die Leistung direkt, sondern der maximale aerobe Umsatz in der Muskulatur. Aus diesen Gründen genügt eigentlich die Angabe „Fahrradergometerarbeit" noch nicht, sondern man muß die Pedalumdrehungszahl standardisieren, weil der Wirkungsgrad sich kaum mit der Leistung, dagegen aber mit der Pedalumdrehungszahl ändert. Man bezieht deshalb zweckmäßigerweise alle Angaben auf 60 Pedalumdrehungen pro Minute.
Die Grundlage der Herzfrequenzsteuerung wurde bereits auf S. 96 erläutert. Die Herzfrequenzerhöhung verläßt immer ihre Proportionalität zur O_2-Aufnahmeerhöhung, wenn ein Muskel anaerob zu arbeiten beginnt. Bei konstanter Leistung und konstantem Wirkungsgrad finden wir eine konstante O_2-Aufnahme. Wenn also die Herzfrequenz dabei kein Steady state erreicht, zeigt diese Tatsache, daß die Dauerleistungsgrenze überschritten ist. Maßgebend für die Dauerleistungsgrenze ist also nicht – wie man manchmal in der sportmedizinischen Literatur lesen kann – die absolute Höhe der Herzfrequenz, sondern daß sie während einer konstanten Leistung *ansteigt*. Diese Tatsache wird um so anschaulicher, wenn man bedenkt, daß eine konstante Leistung mit einer kleinen

Muskelgruppe (z. B. beim einarmigen Kurbeln) oder mit sehr vielen Muskelgruppen (z. B. beim Rudern) durchgeführt werden kann. Im ersten Fall steigt die Herzfrequenz von einem niedrigeren Niveau an, wenn die Dauerleistungsgrenze der arbeitenden Muskelgruppe überschritten wird, im zweiten Fall von einem sehr viel höheren Niveau.

Bestimmung der Leistungsfähigkeit mit Hilfe der Erholungspulssumme

Betrachten wir noch einmal Abb. 8, so erkennen wir, daß die Pulsfrequenz bei der leichten – nicht ermüdenden – Leistung innerhalb weniger Minuten wieder ihren Ruhewert erreicht hat. Sie kehrt von ihrem Arbeitsendwert näherungsweise mit einer negativen e-Funktion auf ihren Ausgangswert zurück. Bei einer hohen – ermüdenden – Leistung kehrt sie sehr langsam auf ihren Ruhewert zurück. Eine nähere Analyse zeigt, daß sich ihr Verlauf zumindest durch die Summe von 2 e-Funktionen annähern läßt. Daraus kann man schließen, daß mehrere zeitlich unterschiedlich ablaufende Restitutionsprozesse die Pulsfrequenz beeinflussen.

Die Erholungspulssumme (EPS) stellt mathematisch das Integral der Pulsfrequenzdifferenz Arbeit minus Ruhe vom Arbeitsende bis zum Wiedererreichen des Ruhewertes dar. Sie hat demnach die Einheit „Pulse".

Praktisch bestimmt man sie folgendermaßen: Zunächst mißt man die Ruhepulsfrequenz. Unmittelbar nach Ende der Leistung zählt man minutenweise die

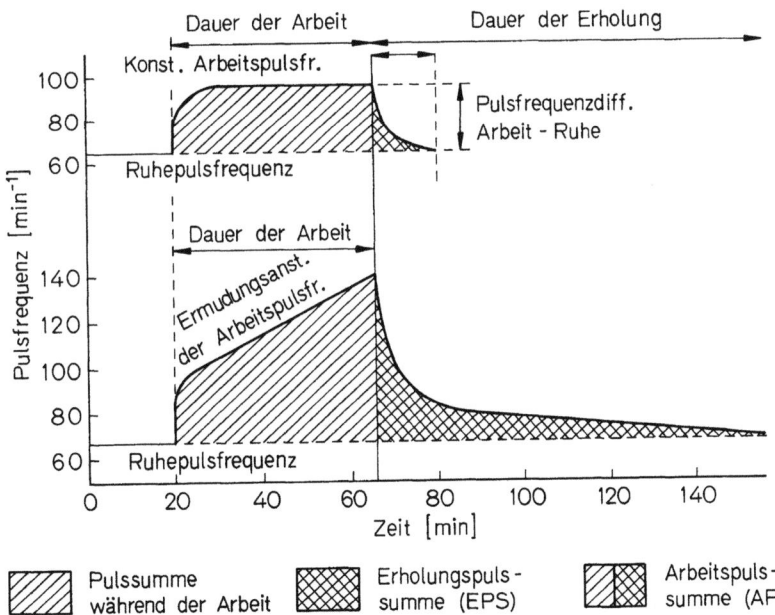

Abb. 8. Verhalten der Pulsfrequenz während und nach Arbeit verschiedener Intensität und Dauer. (Aus Karrasch u. Müller 1951)

Pulsfrequenz aus, zieht jeweils die Ruhepulsfrequenz ab und summiert die so erhaltenen Werte so lange, bis die Ruhepulsfrequenz wieder erreicht ist. Probleme gibt es häufig bei der Festlegung, wann die Ruhepulsfrequenz wieder erreicht ist, da sie manchmal sogar den Ruhewert unterschreiten kann. Da summiert wird, ist am Ende wegen der geringen Abweichung von der Ruhepulsfrequenz in diesem Bereich der Fehler jedoch nicht sehr groß.

Als Faustregel zur Beurteilung der Leistungsfähigkeit gilt folgendes:

Ist die EPS kleiner als 100 Pulse, war die Dauerleistungsgrenze nicht überschritten. Je größer die Ermüdung, um so größer die EPS. Sie erreicht besonders große Werte (>10000 Pulse), wenn beispielsweise sehr lange Zeit im Bereich der anaeroben Schwelle gearbeitet wurde. Die Erholungspulssumme ist etwa proportional der Beziehung: $EPS = (L - DLG) \, t \, K \, [W \cdot s(Pulse/W \cdot s)]$, wobei L die Leistung in W, DLG die Dauerleistungsgrenze in W, t die Zeit in s und K eine individuelle Konstante ist.

Die Methode der EPS-Messung hat also den Vorteil, daß sie zur Beurteilung der Ausdauertrainingsintensität eingesetzt werden kann. Ein Training ist nämlich nur wirksam, wenn die Ausdauergrenze überschritten wurde.

Literatur

Alam F, Smirk H (1937) Observations in man upon a blood pressure rising reflex arising from voluntary muscles. J Physiol (Lond) 89: 372-377

Appell H-J, Hammersen F (1977) Die Kapillarisierung der Skelettmuskulatur. Ein methodischer Beitrag zur Problematik der Kapillardarstellung. Köln Beitr Sportwiss 6: 97-113

Bonde-Petersen F, Lundsgaard JS (1980) pO_2 and pCO_2 in human quadriceps muscle during exhaustive sustained isometric contraction. 28th Intern Congreß of physiological sciences, Budapest. Adv Physiol Sci 24: 143-149

Braunwald E, Sonnenblick EH, Ross J, Glick G, Epstein SE (1969) An analysis of the cardiac response to exercise. Circ Res [Suppl 1] 20: 44-58

Coleridge JCG, Linden RJ (1955) The effect upon the heart rate increasing the venous return by opening arterio-venous fistula in the anaesthetized dog. J Physiol (Lond) 130: 674-682

Grimby G, Nilson NJ, Saltin B (1966) Cardiac output during submaximal exercise and maximal exercise in active middleaged athletes. J Appl Physiol 21: 1150-1156

Karrasch K, Müller EA (1951) Das Verhalten der Pulsfrequenz in der Erholungsperiode nach körperlicher Arbeit. Arbeitsphysiologie 14: 369-378

Koch E (1931) Die reflektorische Selbststeuerung des Kreislaufes. Steinkopf, Leipzig

Krogh A (1929) Physiologie und Anatomie der Kapillaren. Springer, Berlin

Müller EA (1953) Energieumsätze und Pulsfrequenz bei negativer Muskelarbeit. Arbeitsphysiologie 15: 196-202

Rohmert W (1960) Ermittlung von Erholungspausen für statische Arbeit des Menschen. Int Z Angew Physiol 18: 123-164

Schön FA, Hollmann W, Liesen H, Waterloh E (1980) Elektronenmikroskopische Befunde am M. vastus lat. von Untrainierten und Marathonläufern sowie ihre Beziehung zur relativen maximalen O_2-Aufnahme und Laktatproduktion. In: Böhmer D, Nowacki PE (Hrsg) Sportmedizin. Dtsch Sportärztekongreß, Bad Nauheim Thieme, Stuttgart

Schneider M (1971) Einführung in die Physiologie des Menschen, 16. Aufl. Springer, Berlin Heidelberg New York

Starling EH (1918) Law of the heart. Longmans, Green London

Stegemann J (1963) Zum Mechanismus der Pulsfrequenzeinstellung durch den Stoffwechsel. I. Der Einfluß des Stoffwechsels in einer vom Kreislauf isolierten Muskelgruppe auf das Verhalten der Pulsfrequenz. Pflügers Arch 276: 481-492
Stegemann J (1977) Leistungsphysiologie - Physiologische Grundlagen der Arbeit und des Sports, 2. Aufl Thieme, Stuttgart
Stegemann J, Kenner T (1971) A theory on heart rate control by muscular metabolic receptors. Arch Kreislaufforsch 64: 185-214
Stegemann J, Ulmer HV, Heinrich KW (1968) Die Beziehung zwischen Kraft und Kraftempfindung als Ursache für die Wahl energetisch ungünstiger Tretfrequenzen beim Radsport. Int Z Angew Physiol 25, 224-234
Stegemann J, Busert A, Brock D (1974) Influence of fitness on the blood pressure control system in man. Aerospace Med 45: 45-48
Thron HL, Brechmann W, Wagner J, Keller K (1967) Quantitative Untersuchungen über die Bedeutung der Gefäßdehnungsrezeptoren im Rahmen der Kreislaufhomoiostase beim wachen Menschen. Pflügers Arch 93: 68-99
Tibes U (1981) Kreislauf und Atmung bei Arbeit und Sport. Spiegel des Muskelstoffwechsels. Schriften der Deutschen Sporthochschule Köln, Bd 6, 1. Aufl Richarz, St. Augustin
Ulmer HV (1969) Ein rechnerisches Kriterium zur Bestimmung der Dauerleistungsgrenze. Int Z Angew Physiol 27: 299-310
Wenzel HG (1961) Die Wirkung des Klimas auf den arbeitenden Menschen. In: Lehmann B (Hrsg) Arbeitsphysiologie. Urban & Schwarzenberg, Berlin München Wien (Handbuch der gesamten Arbeitsmedizin, Bd I)

Das Sportherz

R. Rost

Die Beschäftigung mit dem Sportherzen hat eine Reihe von interessanten Aspekten. In einer Leistungsgesellschaft, die sich Sport zu ihrem Symbol und den passiven Sportkonsum zur Massenunterhaltung erkoren hat, kommt es zu einer kaum noch für möglich gehaltenen Intensivierung körperlichen Trainings einiger weniger. Von hierher werden die Fragen des Sportphysiologen nach der Funktionsweise und der Ursache der gesteigerten Leistungsfähigkeit des Sportherzens ebenso wesentlich wie die Bedenken des Sportarztes hinsichtlich einer möglichen Schädigung durch chronische Überforderung. Darüber hinaus wurden aber gerade auch am Modellfall Sportherz die Gesetze der Ökonomisierung der Herzarbeit durch körperliche Aktivität erarbeitet, was den gezielten Einsatz von Training im Rahmen des Breitensports, der Prävention und der Rehabilitation bei degenerativen Herz-Kreislauf-Erkrankungen zur Folge hatte. Im folgenden soll daher auf die anatomischen Gegebenheiten und die Funktionsweise des Sportherzens sowie auf klinische Gesichtspunkte eingegangen werden, die in diesem Zusammenhang wesentlich sind.

Definition und Wertung

Der Begriff Sportherz stammt von Henschen (1899), der perkutorisch erstmals bei Skilangläufern vergrößerte Herzen feststellte. Aus der Geschichte dieser Erstbeschreibung läßt sich bereits die Aussage ableiten, daß sich das Sportherz nur beim Leistungssportler, besonders beim Ausdauertrainierten findet, nicht etwa beim Sprinter oder beim reinen Techniker. Auch körperliche Schwerarbeit reicht nicht aus, um zu morphologisch faßbaren Trainingsadaptationen des Herzens zu führen.

Wie Schmidt (1974) in seiner Würdigung „75 Jahre Sportherz" betont, ist bei der Beschreibung des Sportherzens durch Henschen nicht nur die diagnostische Leistung mit einfachsten physikalischen Mitteln zu bewundern, sondern auch die Deutung dieses Phänomens als Ergebnis einer „physiologischen Hypertrophie", d.h. als sinnvolle Adaptation. Henschen stellte von vornherein die Beziehung zwischen der Vergrößerung des Sportherzens und seiner gesteigerten Leistungsfähigkeit fest, indem er bemerkte, daß ein vergrößertes Herz eine gute Sache sei, wenn es eine vergrößerte Arbeit auf Dauer ausführen könne.

Dem Unvoreingenommenen mag es als selbstverständlich erscheinen, die Zunahme der Herzgröße als Folge einer gesteigerten Anforderung und als Ausdruck einer erhöhten Leistungsfähigkeit zu betrachten. Warum sollte dem Herzen des Läufers nicht das recht sein, was dem Biceps des Gewichthebers billig ist?

Eine solche Anschauung hat sich allerdings erst nach erheblichen Irrungen und Wirrungen endgültig durchgesetzt. Das große Herz (Abb. 1) war seit jeher dem Physiologen ebenso wie dem klinisch tätigen Arzt gleichermaßen verdächtig. Der Physiologe sieht im Tierexperiment eine Vergrößerung des Herzens immer dann, wenn es überfordert wird. Dem Kliniker begegnen vergrößerte Herzen bei Druck- oder Volumenüberlastung bzw. bei einem Versagen des Herzmuskels infolge einer primären Muskelschädigung. Neben seiner Größe wird dieses Herz dem klinisch tätigen Arzt durch eine Reihe sonstiger Anomalien, z. B. Trainingsbradykardie mit Ruhepulsfrequenzen bis 30/min oder zahlreiche auffällige EKG-Varianten, verdächtig. So lag der Gedanke nahe, das Sportherz unter den pathologischen Phänomenen einzuordnen. Als Beispiel unter vielen sei hierfür die Ansicht Friedbergs zitiert, der noch 1972 in seiner deutschsprachigen Ausgabe des amerikanischen Standardwerks der Kardiologie schreibt: „Das sogenannte Sportherz, das früher auf ausgedehnte sportliche Betätigung zurückgeführt wurde, wird jetzt als Folgeerscheinung einer unabhängig davon bestehenden rheumatischen oder syphilitischen Herzkrankheit sowie angeborener Herzfehler angesehen."

In dieser Bewertung übersieht der Physiologe den Mechanismus der Herzvergrößerung als langfristigen Anpassungsvorgang, nicht vergleichbar mit Akutversuchen. Dem Kliniker unterläuft die unzulässige Gleichsetzung von „großes Herz gleich krankes Herz", ohne nach dem Mechanismus der Vergrößerung bzw. dem Funktionszustand zu fragen. Hier ist besonders das Verdienst Reindells hervorzuheben, der unter Wiederaufnahme des Grundgedankens Henschens die Beziehung zwischen Herzgröße und Leistungsfähigkeit durch die

Das Sportherz

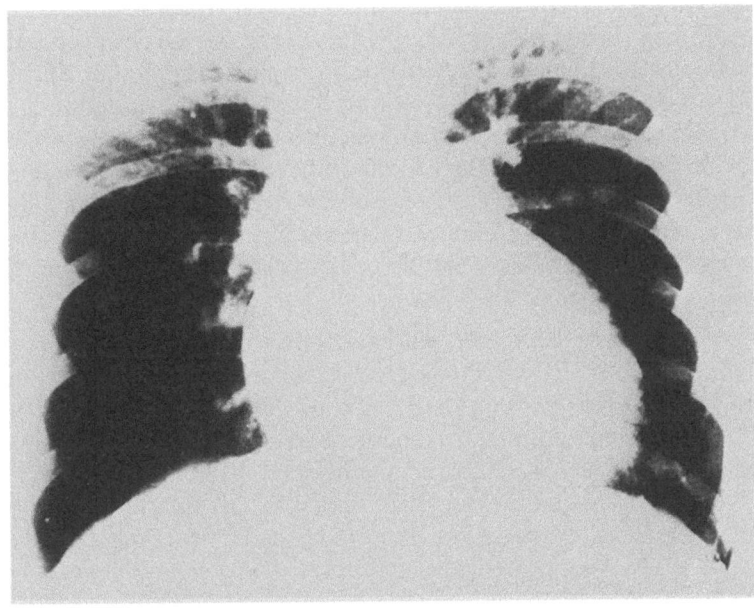

Abb. 1. Röntgenologische Darstellung eines Sportherzens in der Aufnahmetechnik im Liegen zur Ermittlung des Herzvolumens. Der Wert wurde in diesem Fall mit 1500 ml bestimmt

Einführung des sog. Herzvolumen-Leistungs-Quotienten herstellte (Reindell et al. 1960). Ein großes Herz muß dann nicht als krank betrachtet werden, wenn seine Größenzunahme mit einer entsprechenden Leistungssteigerung einhergeht.

Die Tatsache, daß es sich beim Sportherzen nicht um ein krankhaftes Herz handelt, zeigen morphologische Befunde. Genauere Kenntnisse hierüber gründen sich insbesondere auf Obduktionsmaterial von Leistungssportlern, die Unfällen erlagen. In der Interpretation dieser besonders von Kirch (1935) zusammengestellten Daten kam Linzbach (1958) zu dem Schluß, daß sich die Sportherzvergrößerung harmonisch abspielt, also durch gleichzeitige Zunahme der Höhlen und Wanddicken aller 4 Herzkammern. Das sog. kritische Herzgewicht von 500 g wird im Gegensatz zur pathologischen Vergrößerung nicht überschritten.

Aus der Sicht des Physiologen bedeutet jede Zunahme der Herzgröße eine Vermehrung der von der Einzelfaser aufzubringenden Spannung. Dies setzt zwangsläufig die Zunahme des Faserquerschnitts voraus, da sonst die Herzvergrößerung mit einer Verschlechterung des Verhältnisses von Faserspannung zu Druckarbeit bezahlt werden müßte. Da eine Hyperplasie des Herzmuskels im physiologischen Rahmen nach den bisher vorliegenden Befunden nicht möglich ist, wird die Größenzunahme durch die Notwendigkeit zur Hypertrophie beschränkt. Die Zunahme der Diffusionsstrecke von der Kapillare zum Faserinnern kann ab der Überschreitung einer kritischen Grenze, eben des kritischen Herzgewichts, zur Gefahr der Nekrose im Zellinnern führen.

Die Sportherzvergrößerung ist nicht nur durch Hypertrophie, also durch Wandverdickung, sondern auch durch Aufweitung der Herzhöhlen gekennzeichnet. In diesem Zusammenhang wird häufig und irreführend der Terminus der Dilatation verwendet, der die Vorstellung einer passiven Aufdehnung enthält. Reindell sprach zunächst von einer regulativen Dilatation in bewußtem Gegensatz zu den pathologischen Begriffen der tonogenen bzw. myogenen Dilatation, er ließ später diesen Begriff jedoch aus den genannten Gründen fallen und sprach von einer regulativen Herzvergrößerung. Gegenüber der physiologischen Herzvergrößerung Henschens hat dieser Ausdruck den Vorteil eines Hinweises auf den Entstehungsmechanismus.

Neuere Gesichtspunkte zum Aufbau des Sportherzens ergaben sich durch die Einführung der Echokardiographie. Ergebnisse mit dieser Technik stellten die alte Lehrmeinung in Frage, daß trainingsbedingte Herzveränderungen nur beim Ausdauertrainierten, nicht dagegen beim Kraftsportler zu finden seien. Morganroth et al. (1975) stellten echokardiographisch fest, daß das Herz des Ausdauertrainierten durch eine reine Dilatation, das Herz des Kraftsportlers durch eine reine Wandhypertrophie (konzentrische Hypertrophie) gekennzeichnet sei. Als Ursache hierfür wird das unterschiedliche hämodynamische Muster betrachtet, das bei einem Ausdauersportler im wesentlichen durch Volumenarbeit, bei einem Kraftsportler durch Druckarbeit bestimmt ist.

In eigenen Untersuchungen konnten wir dieses Bild, das auch theoretischen Überlegungen nicht standhält, nicht voll bestätigen. Eine Herzvergrößerung, die beim Ausdauersportler zu finden ist, muß wegen der Wandspannung stets auch mit einer Wandhypertrophie verbunden sein (exzentrische Hypertrophie), so daß eine reine Dilatation kaum möglich erscheint. Trotzdem zeigen auch die Befunde von Simon (1979), daß im Verhältnis von Dilatation zu Wandhypertrophie die erstere beim Ausdauersportler, die letztere beim Kraftsportler eine gewisse Betonung erfährt. So gesehen muß das Konzept der harmonischen Hypertrophie durch neuere Befunde modifiziert werden, man kann heute eine sportartspezifische Herzanpassung diskutieren.

Im Gegensatz zu den ausgeprägten makroskopischen Veränderungen finden sich im *mikroskopischen Bereich* nur wenige Anpassungsphänomene. In einer Reihe von Befunden wurden zwar Steigerungen der Enzymaktivitäten beschrieben (Walpurger u. Anger 1970), die jedoch nicht zu qualitativen Veränderungen durch Training im gleichen Ausmaß wie beim Skelettmuskel führten. Dies dürfte mit der Uniformität der Herzarbeit zusammenhängen, die ähnliche Differenzierungen wie beim Skelettmuskel, bei dem sich unterschiedliche Fasertypen ineinander umwandeln können, nicht zuläßt.

Eine Anzahl von interessanten, teilweise noch ungeklärten Fragen ergibt sich zur Problematik des *Zeitpunkts der Entstehung* solcher Sportherzen bzw. zu ihrer Rückbildung. Eine Reihe von Befunden liegt vor, die eine sehr starke Trainingsabhängigkeit der Herzgröße auch bei erwachsenen Sportlern beschreiben (Reindell et al. 1960). Andere Autoren vertreten hingegen die Ansicht, ein eigentliches Sportherz lasse sich nur durch ein Training im Wachstumsalter erzeugen (Czermak 1970).

Durch die zunehmende Verlagerung des Hochleistungstrainings ins *Kindesalter* ergeben sich hier spezielle Fragen zur kardialen Trainierbarkeit bzw. zu möglichen Schädigungen durch Hochleistungssport in diesem Lebensalter. Die Frage, ob bei Kindern vor der Pubertät ein kardiopulmonaler Trainingseffekt, mithin also eine Sportherzbildung, möglich sei, wurde lange Zeit negativ entschieden. Schmücker u. Hollmann (1973) begründeten dies mit der fehlenden hormonellen Basis, da Sexualhormone in ausreichender Konzentration für die Muskelhypertrophie, somit auch für das Herzwachstum, erforderlich seien. Eigene Untersuchungen (Rost u. Hollmann 1982) zeigten dagegen an kindlichen Hochleistungsschwimmern in Längs- und Querschnittsvergleichen eine ausgeprägte Sportherzbildung. Obwohl theoretisch sogar die Möglichkeit diskutiert werden könnte, daß ein frühzeitiger Trainingsbeginn im Ausdauerbereich durch die Ausnutzung der größeren Plastizität des kindlichen Herzens über eine eventuelle Hyperplasie zu einer Überschreitung des bisher gültigen kritischen Herzgewichts führen könnte, wurden solche Hinweise bei unseren Längsschnittuntersuchungen nicht beobachtet. Auch diese Ergebnisse weisen auf die physiologische Bedeutung des kritischen Herzgewichts hin, eine Grenze, die offensichtlich streng eingehalten wird. Ein Hinweis dafür, daß es durch das bereits vor der Pubertät aufgenommene Hochleistungstraining zu einer kardialen Schädigung kommen könne, ergab sich gleichfalls nicht.

In diesem Zusammenhang sollte auch erwähnt werden, daß die bisher vorliegenden Informationen über die *genetische Determinierung* der Sportherzbildung noch nicht ausreichend sind. Es wird zwar häufig angenommen, daß sich extrem große Sportherzen bei Ausnahmeathleten nur aufgrund einer entsprechenden Veranlagung bilden können. Der Beweis hierfür kann aber schon deshalb nicht angetreten werden, da bei solchen Athleten entsprechende Untersuchungen vor Aufnahme des Leistungstrainings nie durchgeführt wurden.

Ein weiteres lebhaft diskutiertes Problem stellt die *Rückbildung der Sportherzadaptation* dar. Häufig wird hier angenommen, daß der Sportherzträger kardialen Risiken ausgesetzt sei, wenn er sein Training beende. Dies trifft keineswegs zu. An Einzelbeispielen läßt sich immer wieder zeigen, daß sich auch der Herzmuskel ebenso wie der Skelettmuskel nach Beendigung des trainingsbedingten Funktionsreizes in seiner Größe auf ein Normalmaß zurückbilden kann. Systematische Untersuchungen hierzu sind allerdings problematisch, da i. allg. ein Sportler seiner Neigung gemäß auch nach Beendigung des Wettkampfsports ein gewisses Maß an Training aufrecht erhält. Daher zeigen die Untersuchungen von Holmgren u. Strandell (1959) und von Roskamm et al. (1964), daß eine vollständige Rückbildung der Herzgröße i. allg. nicht erfolgt. Obwohl die Atrophie des Sportherzens in keinem Fall mit einer gesundheitlichen Gefährdung einhergeht, können im Rahmen dieser Rückbildung gelegentlich kardiale Beschwerden (Dyskardien, Extrasystolien) harmloser Natur auftreten. Diese in den Bereich des sog. Sportentzugssyndroms einzuordnenden Phänomene sollten Anlaß dafür sein, dem Sportler anzuraten, langsam „abzutrainieren", ein Ratschlag, der i. allg. auch seinen psychologischen Neigungen entgegenkommt.

Funktionsweise des Sportherzens

Die Funktion des Sportherzens ist bestimmt zum einen von seiner Größe, zum anderen von einer Änderung in der vegetativen Steuerungslage. Während bereits Henschen (1899) als selbstverständlich voraussetzte, daß das große Sportherz aufgrund seiner Dimensionen ein vergrößertes Schlagvolumen auswerfen müsse, zeigten nichtinvasiv durchgeführte Untersuchungen überraschenderweise ein scheinbar verkleinertes Auswurfvolumen in Ruhe. Diese Ergebnisse haben lange die Vorstellungen über die Funktionsweise des Sportherzens geprägt. Obwohl sie inzwischen aufgrund von Untersuchungen mit modernen Techniken längst überholt sind, sollen sie hier kurz erwähnt werden, da sie sich teilweise immer noch, insbesondere im Rahmen der sportdidaktischen Sekundärliteratur, finden.

Wie im einzelnen, beispielsweise bei Reindell et al. (1960), nachzulesen ist, wurde aufgrund eines mit der Sphygmographie erniedrigt gefundenen Schlagvolumens des großen Sportherzens in Ruhe ein erhöhtes enddiastolisches Volumen, ein erhöhtes „Restblut", angenommen. Dieses Restblut galt als Füllungsreserve. Bei gleichzeitig stark erniedrigter Ruhefrequenz errechnete sich ein Herzminutenvolumen von 2 l/min, das als Ausdruck und Folge der hohen O_2-Utilisationsfähigkeit in der Peripherie gedeutet wurde. Diese Befunde wurden zur Begründung der Ökonomie des Sportherzens angeführt.

Auch hinsichtlich der Gültigkeit der klassischen Herzgesetze ergaben sich erhebliche Konsequenzen. Ein Herz, das bei gleichem Füllungsvolumen und gleichem Füllungsdruck in Ruhe weniger, unter Belastung aber mehr auswarf als das kleinere Normalherz, konnte nicht einer starren Ruhedehnungskurve folgen. Es mußte gewissermaßen plastische Eigenschaften aufweisen, im Sinne eines diastolischen Tonus nach Wezler (1969).

Invasiv durchgeführte Untersuchungen konnten den Befund eines erniedrigten Ruheschlagvolumens beim Sportherzen allerdings nicht bestätigen. Da gegen solche Ergebnisse der Einwand der Irritation der Versuchspersonen durch die genannten Untersuchungstechniken und die dadurch mögliche Behinderung der Bestimmung echter Ruhewerte erhoben wurde, erwies sich gleichfalls die Echokardiographie als wertvolle Bereicherung, da sich auch mit dieser Technik zeigen ließ, daß das Sportherz in Ruhe praktisch die gleichen Bewegungsausschläge aufweist wie unter Belastung, daß somit also auch das Ruheschlagvolumen vergrößert sein muß (Abb. 2; Übersicht bei Rost 1979).

Nach unseren eigenen Ergebnissen ist das *Ruheherzzeitvolumen* des Ausdauersportlers gegenüber dem Untrainierten geringgradig erniedrigt, da die Erhöhung des Schlagvolumens nicht ausreicht, um die Trainingsbradykardie voll zu kompensieren. In der Literatur finden sich sogar gegenteilige Befunde, die dem Sportherzen ein erhöhtes Zeitvolumen in Ruhe zuschreiben (Bevegard et al. 1963; Kindermann et al. 1974). Bei diesen Befunden, die mit Hilfe des Fickschen Prinzips, also unter Herzkatheterisierung, erhoben wurden, scheint jedoch eine Beeinflussung durch die Untersuchungstechnik naheliegen. Die allgemeine Reduktion des sympathischen Tonus in Körperruhe macht ein leicht erniedrigtes Minutenvolumen wahrscheinlicher. Dies kann man sich als Folge

Das Sportherz 135

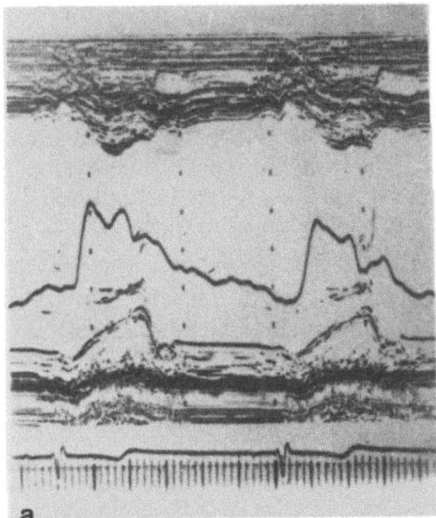 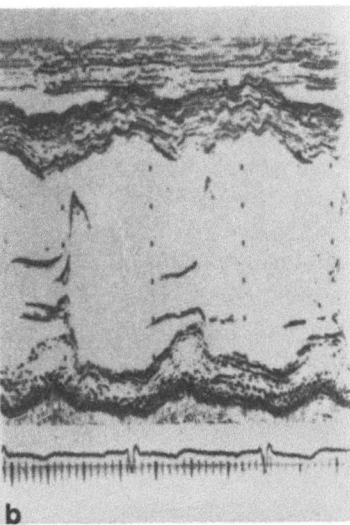

Abb. 2a, b. Echokardiographische Darstellung der Herzwandbewegungen bei einem hochausdauertrainierten Profiradrennfahrer in Ruhe (**a**) bzw. unter mäßiger körperlicher Belastung am Fahrradergometer liegend (**b**). Die Kurve in Ruhe enthält zusätzlich die Karotispulskurve. Die Abbildung verdeutlicht, daß es unter Belastung zu einer geringgradigen Verkleinerung des diastolischen Durchmessers mit im wesentlichen unveränderten Wandbewegungen kommt

eines verminderten Rückstroms auf der Grundlage einer Abnahme des Venentonus erklären.

Das Sportherz ist zwar vergrößert und in seiner Funktion durch die Änderung der vegetativen Steuerungslage modifiziert, im übrigen folgt es jedoch den gleichen klassischen Herzgesetzen der Physiologie wie das Normalherz auch.

Der am einfachsten erhebbare und damit i. allg. eindrucksvollste Befund in der Sportherzfunktion ist die Frequenzerniedrigung. Besonderes Erstaunen ruft hier i. allg. die *Ruhebradykardie* hervor, die im Extremfall Werte unter 30/min erreichen kann. Die niedrigste, in der Literatur bestimmte Herzschlagzahl bei einem Athleten wurde von Zeppilli u. Venerando (1981) bei einer Bandspeicheruntersuchung während der Nacht mit 21/min festgestellt.

Bei der Interpretation dieser Frequenzverminderung ergibt sich, je nach Ausgangspunkt von den beiden Schwerpunkten des Sportherzens, seiner Vergrößerung oder der Änderung in der vegetativen Steuerung, eine interessante Kontroverse. Die Frequenzverminderung kann einmal als peripheres Phänomen, als Folge von Reflexmechanismen gesehen werden. Das Herz wird dann gezwungen, den venösen Rückfluß mit einem höheren Schlagvolumen zu bewältigen, das Schlagvolumen stellt gewissermaßen ein sekundäres Phänomen dar. Andererseits ist es aber auch möglich, die Schlagvolumenvergrößerung als Folge der Herzgrößenzunahme zu interpretieren und damit die Frequenzabnahme als sekundär zu sehen. Dem Herzen mit dem größeren Schlagvolumen ist es demnach möglich, mit einer niedrigeren Frequenz zu arbeiten (Frick et al. 1967).

Nach den Untersuchungen Raabs mit Hilfe von pharmakologischen Blockierungen der beiden Antagonisten des vegetativen Systems scheint in Ruhe die Vermehrung des Vagotonus, unter Belastung die Verminderung des Sympathikotonus im Vordergrund zu stehen (Raab et al. 1964). Für Belastungsbedingungen ist dies vergleichsweise einfach verständlich. Nach Untersuchungen von Stegemann u. Kenner (1974) erfolgt die Steuerung der Herzfrequenz unter Belastung vorwiegend von der Peripherie her, gewissermaßen vom Endverbraucher, der Muskulatur. Chemorezeptoren regeln hier den sympathischen Tonus. Die verbesserte Stoffwechsellage des trainierten Muskels resultiert in einer Abnahme der Herzfrequenz. Für gleiche Belastungsintensität arbeitet das trainierte Herz mit einer niedrigeren Schlagzahl, die im Prinzip gleiche Maximalfrequenz muß von ihm erst auf einer Belastungsstufe in Anspruch genommen werden, die dem Trainierten nicht mehr zugänglich ist. Das trainierte Herz verfügt somit über eine *„Frequenzreserve"*. Einschränkend ist hierzu allerdings zu sagen, daß die Maximalfrequenz bei sehr großen Herzen gelegentlich leicht herabgesetzt sein kann.

Aus diesem Steuerungsmuster wird verständlich, daß die Frequenzerniedrigung des Trainierten unter Belastung keineswegs allein auf das vergrößerte Schlagvolumen zurückzuführen ist. Frequenzverminderung und Herzvergrößerung sind nicht obligatorisch aneinander gebunden. Dies wird im Breitensportbereich deutlich, in dem häufig eine Frequenzabnahme, somit eine Ökonomisierung der Herz-Kreislauf-Tätigkeit, beobachtet wird, ohne daß gleichzeitig eine Herzvergrößerung auftritt.

Trotzdem wäre es falsch, die Schlagvolumenvergrößerung beim Sportherzen als sekundär aufzufassen. In der Diskussion der Frage, ob Schlagvolumen oder Frequenz in der Steuerung der Kreislauffunktion primär oder sekundär sind, sollte von einer Synthese ausgegangen werden. Zwar wird die Herzfrequenz über Chemorezeptoren von der Peripherie her gesteuert, andererseits wird bei gleicher Frequenz die Vergrößerung des Schlagvolumens zu einer Verbesserung dieser Stoffwechselsituation und damit zu einer Erniedrigung des sympathischen Antriebs beitragen. Vegetative Steuerungslage und Auswurfleistung des Herzens beeinflussen sich somit gegenseitig im Sinne eines Regelkreises.

Während somit die Kreislaufverhältnisse unter Belastung beim Trainierten im Unterschied zum Untrainierten relativ einleuchtend erklärt werden können, gilt dies nicht bei Körperruhe. Die eindrucksvolle Trainingsbradykardie wird meist etwas summarisch mit dem Begriff der „Vagotonie" erklärt, obwohl dies viele Fragen offen läßt. Das Konzept Stegemanns ist insbesondere unter Belastungsbedingungen nützlich, dann nämlich, wenn bis zu 90% des Herzzeitvolumens der Arbeitsmuskulatur zukommen (Stegemann u. Kenner 1974). Eine Steuerung der Herztätigkeit in Ruhe von der Muskulatur her erscheint hingegen wenig sinnvoll. Würde man die Trainingsbradykardie mit einer generellen Vagotonie beim Trainierten deuten, so ist zu fragen, warum diese auf das Herz beschränkt bleibt und nicht auch zu sonstigen Zeichen in dieser Richtung im gleichen Ausmaß (beispielsweise weite Pupillen, erhöhter Speichelfluß etc.) führt. Interessant hierzu sind eine Reihe von tierexperimentellen Befunden, beispielsweise von

Tipton (1965), nach denen es als Trainingsfolge zu Veränderungen am Herzen selbst kommt, z. B. zu einer Erhöhung der Acetylcholinkonzentration.

In tierexperimentellen Untersuchungen wurde gefunden, daß das trainierte Herz auch nach Isolierung vom vegetativen Nervensystem eine niedrigere Ruhefrequenz aufweist. Nach diesen Untersuchungen ist die Trainingsbradykardie weniger durch eine generelle Vagotonie verursacht, sondern vielmehr durch eine vermehrte Ansprechbarkeit des Vorhofs auf Vagusreize, also primär durch einen kardialen Trainingseffekt, wenngleich auch hier sich periphere und zentrale Mechanismen addieren können.

Eine exakte physiologische Beurteilung der Funktionsweise des Herzens läßt sich nur durch die Erstellung von Druck-Volumen-Diagrammen durchführen. Dieses nur im Tierversuch mögliche Verfahren wird im klinischen Bereich durch die Beurteilung der sog. *Kontraktilitätsparameter* ersetzt. Die Messung der Druckanstiegsgeschwindigkeit im linken Ventrikel (dp/dt) oder der zirkumferentiellen Faserverkürzungsgeschwindigkeit (V_{cf}) hat gezeigt, daß die Abnahme der Herzfrequenz als Folge der Erniedrigung des sympathischen Antriebs mit einer entsprechenden Kontraktilitätsverminderung einhergeht. Nach Roskamm (1972) weist somit das trainierte Herz in seiner Funktion ähnliche Effekte auf wie ein Herz unter einer β-Rezeptorenblockade.

Um hier das Mißverständnis zu vermeiden, ein körperliches Training könne durch eine *β-Blockade* ersetzt werden, muß allerdings auch auf die Unterschiede verwiesen werden. Unter einer β-Blockade wird das Normalherz gezwungen, bei einer erniedrigten Frequenz und Kontraktilität ein erhöhtes Schlagvolumen durch die Inanspruchnahme von Reservekräften zu bewältigen. Das Sportherz kann es sich leisten, aufgrund seines erhöhten Schlagvolumens mit einer niedrigeren Frequenz und Kontraktilität auszukommen. Im Gegensatz zu einer β-Blockade wird seine maximale Kontraktilität hierdurch nicht beschränkt. Das Sportherz muß dieses Maximum allerdings erst wiederum bei Belastungsintensitäten in Anspruch nehmen, die dem Untrainierten nicht mehr zugänglich sind. Auch hier besteht im submaximalen Bereich eine *Kontraktilitätsreserve.*

Training führt zu einer Reduktion des sympathischen Antriebs auf das Herz, β-Blocker lassen einen solchen erhöhten sympathischen Antrieb nicht wirksam werden. Im submaximalen Bereich ist der Effekt auf die Funktion ähnlich. Der Nutzen eines solchen Vergleichs liegt darin, daß er die ökonomisierende Wirkung von Training und β-Blockade auf das Herz gleichermaßen aufzeigt. Frequenz- und Kontraktilitätsabnahme führen beide zu einer Reduktion des myokardialen O_2-Bedarfs für eine gegebene Belastung. Andererseits kommt es durch die verminderte Tachykardie zu einer Verlängerung der Diastole, der wichtigsten Phase der Koronardurchblutung. Der Unterschied zwischen β-Blockade und Trainingseffekt besteht darin, daß die maximale Frequenz und Kontraktilität durch den pharmakologischen Eingriff drastisch beschränkt werden. Während Training die kardiale Leistungsbreite erhöht, wird diese beim gesunden Herzen durch eine β-Blockade eingeschränkt.

Das Verhalten des *Herzminutenvolumens unter Belastung* wird in der Literatur häufig mißverständlich dargestellt. Nicht selten wird eine Erhöhung der arteriovenösen O_2-Ausschöpfung im trainierten Muskel angenommen. Dies müßte dann mit einer Erniedrigung des Herzminutenvolumens für gleiche Belastung einhergehen. In der Literatur läßt sich eine solche im Querschnittsvergleich zwischen Trainierten und Untrainierten allerdings nicht finden (Übersicht bei Rost 1979). Für gleiche Belastungsintensität arbeitet das trainierte Herz im Vergleich zum untrainierten mit niedrigerer Frequenz und höherem Schlagvolumen, das Produkt aus beiden, das Minutenvolumen, bleibt allerdings unverändert.

Das *maximale Herzzeitvolumen* des Trainierten wird vom maximalen Schlagvolumen und damit von der Herzgröße her bestimmt. Da sich die Herzvolumina der Trainierten verdoppeln können, steigt auch das Schlagvolumen entsprechend an. Eine Verdopplung der maximalen O_2-Aufnahme von 3 l/min beim Untrainierten auf 6 l/min beim optimal Ausdauertrainierten erfordert eine Zunahme des Schlagvolumens auf 200 ml und des Herzzeitvolumens bis auf 40 l/min, Werte, die von Ekblom u. Hermannsen (1968) bestimmt wurden.

Eine solche erhebliche Zunahme des Minutenvolumens setzt neben der Herzvergrößerung auch andere Anpassungsmechanismen voraus. Würde beispielsweise die *Blutmenge* nicht vergrößert werden, so müßte eine Verdopplung des Minutenvolumens gleichzeitig zu einer Halbierung der Umlaufzeit im Kreislauf führen, die Kontaktzeiten für den Gasaustausch müßten stark verkürzt, eine Erhöhung des Strömungswiderstands durch das Auftreten von Turbulenzen müßte in Kauf genommen werden. Die tatsächlich zu beobachtende Vergrößerung der Blutmenge setzt wiederum eine Vergrößerung auch des Gefäßvolumens voraus. Die eindrucksvolle Zunahme der Sportherzdimension kann also nur als Glied in der Kette einer harmonischen Adaptation gesehen werden.

Wie bereits unterstrichen, findet sich beim trainierten Kreislauf keine wesentliche Steigerung der relativen O_2-Utilisation. Nach dem Fickschen Prinzip errechnet sich bei Verdopplung des Minutenvolumens und des maximalen Herzzeitvolumens für den Athleten die gleiche maximale arteriovenöse O_2-Differenz wie für den Untrainierten. Die größere metabolische Kapazität des trainierten Muskels dient also nicht der Erhöhung der relativen O_2-Ausschöpfung und somit einer Erniedrigung des Minutenvolumens, ihr Sinn liegt in einer Verwertung des absolut durch die Kreislaufanpassung bis zum Doppelten gesteigerten O_2-Angebots unter Maximalbelastung.

Stellen wir abschließend nochmals die Frage nach der *Ökonomie der Sportherzfunktion*. In früheren Diskussionen wurde diese meist als Verminderung des Absolutbetrags der Herzarbeit in Ruhe und für gleiche Belastungen gesehen. Die geschilderten Verhältnisse zeigen, daß für gleiche Belastung das Pumpvolumen nicht abnimmt, die O_2-Ausschöpfung nicht ansteigt. Die erhöhte metabolische Kapazität dient lediglich der Bewältigung größerer Maximalleistungen. Ergänzend ist festzustellen, daß auch die Druckarbeit für gleiche Belastungen im Gegensatz zu früheren Ansichten nicht reduziert wird. Der Blutdruck für eine bestimmte Belastung hängt ganz überwiegend lediglich von der Belastungsform, nicht vom Trainingsgrad ab (Rost 1979). Während der Betrag an Herzarbeit durch Training nicht abnimmt, wird dagegen die Art und Weise, in der diese Arbeit bewältigt wird, modifiziert. Die gleiche Herzarbeit wird mit niedrigerer Frequenz, geringerer Kontraktilität und somit niedrigerem O_2-Bedarf, bei andererseits besserem O_2-Angebot, bewältigt, mithin ökonomischer. Eine Ökonomie der Sportherzfunktion in diesem Sinn, die an die vegetative Steuerung und nicht an die Sportherzvergrößerung gebunden ist, läßt das Sportherz zu Recht zu einem Modellfall für die Begründung der Bewegungstherapie im Rahmen der kardialen Rehabilitation werden, in der ja auch eine Umstellung der Herzfunktion erzielt werden soll, nicht eine Hypertrophie, die durch eine Verdickung der Muskelfaser bei eingeschränkter Durchblutung besonders für das erkrankte Herz problematisch werden könnte.

Klinische Befunde und Schädigungsmöglichkeiten

Auf die Auffälligkeiten des vergrößerten und in seiner Funktion modifizierten Sportherzens für den Kliniker wurde bereits in der Einleitung hingewiesen. Die erste röntgenologische Bestätigung der perkutorischen Befunde Henschens (1899) geschah wenig später durch Moritz (1902). Das Röntgenbild zeigt beim Athleten in der Regel ein mitralkonfiguriertes, seltener auch ein aortal geformtes Herz. Um die Abgrenzung dieser Herzvergrößerung von einer pathologischen Vergrößerung durch den Bezug auf die Leistungsbreite des Herzens zu ermöglichen, war eine Quantifizierung der Herzvergrößerung erforderlich. Sie geschah durch die Einführung der Bestimmung des röntgenologischen Herzvolumens mittels Fernaufnahmen in 2 Ebenen.

Während das Normalherz des erwachsenen Mannes größenordnungsmäßig etwa einen Wert von 700-800 ml bzw. 10 ml/kg KG erreicht, kann sich dieser Wert bei extrem gut Ausdauertrainierten verdoppeln. Die höchsten Einzelwerte wurden von Hollmann (1965) bzw. von Medved u. Friedrich (1964) mit je 1700 ml bei je einem Weltklasseradfahrer bzw. -wasserballer bestimmt.

Die geeignete Bezuggröße für die Leistung des Herzens würde theoretisch das Schlagvolumen darstellen. Der Quotient aus Herzvolumen und Schlagvolumen wird als sogenannter Nylin-Index bezeichnet. Dieser besagt, daß normalerweise in Ruhe das Schlagvolumen etwa $\frac{1}{8}$ bis $\frac{1}{10}$, unter Belastung $\frac{1}{6}$ des Herzvolumens ausmacht.

Da die Schlagvolumenbestimmung eine technisch routinemäßig nicht durchzuführende Methodik voraussetzt, wurde es für praktische Zwecke in diesem Quotienten von Reindell et al. (1960) durch die maximale O_2-Aufnahme pro Herzschlag, den sog. maximalen O_2-Puls, ersetzt. Nach dem Fickschen Prinzip stellt dieser das Produkt aus maximalem Schlagvolumen und maximaler arteriovenöser Differenz dar. Ein Herz kann dann als gesund betrachtet werden, wenn die maximale Sauerstoffmenge pro Herzschlag in ml zahlenmäßig etwa $\frac{1}{50}$ des röntgenologisch bestimmten Herzvolumens beträgt.

Zu besonderen Problemen führen bei der Beurteilung des Sportherzens häufig auch *elektrokardiographische Phänomene*. Schematisch lassen sich hier in der Besprechung des Sportherz-EKG 3 Gruppen von Veränderungen unterscheiden:

1) Veränderungen als logische Folge der Sportherzhypertrophie bzw. der Änderung in der vagotonen Steuerungslage, die somit keine diagnostischen Probleme mit sich bringen.
2) Veränderungen, die formal nicht von Phänomenen unterschieden werden können, die auch unter krankhaften Bedingungen auftreten und die somit problematisch werden.
3) Veränderungen, die eindeutig nicht mehr zum physiologischen Bereich zu zählen sind und deren Interpretation unter Berücksichtigung der extremen Belastungen des Sportherzens zu erfolgen hat.

Zur erstgenannten Gruppe gehört die bereits erwähnte *Trainingsbradykardie*, die sich i. allg. als Sinusbradykardie manifestiert. Ersatzrhythmen kommen zwar vor, sind aber eher die Ausnahme. Solche *Ersatzrhythmen* sind meist im supraventrikulären Bereich angesiedelt, wie Knotenrhythmen oder Koronarsinusrhythmus. Eindrucksvolle Bilder entstehen dann, wenn gelegentlich ein ventrikuläres Zentrum die Führung übernimmt und zu schenkelblockartigen Deformationen des Kammerkomplexes führt. Häufig können solche Ersatzzentren mit dem Sinusknoten um die aktuelle Führung konkurrieren, es entsteht dann das Bild der Pararrhythmie, gelegentlich sogar das Bild einer Interferenzdissoziation.

Auch *Störungen in der Überleitung* können auftreten. Die Überleitungszeit im AV-Knoten kann verlängert sein im Sinne einer AV-Blockierung I. Grades. Auch AV-Blockierungen II. Grades bis hin zur Wenckebach-Periodik werden beobachtet.

Während früher der Mobitz-Typ stets als pathologisch galt, haben Bandspeicheruntersuchungen bei Athleten auch diesen als normalerweise vorkommend gezeigt. Selbst AV-Blockierungen III. Grades rein funktioneller Natur wurden beschrieben.

All den bisher unter Gruppe I genannten Störungen der Erregungsbildung und -leitung ist gemeinsam, daß sie unter Belastungen verschwinden. *Die Sportherzhypertrophie* zeigt sich im EKG in einer Vergrößerung des linksventrikulären Sokoloff-Lyon-Index bzw. in dem häufigeren Auftreten einer Rechtsverspätung oder eines inkompletten Rechtsschenkelblocks als Zeichen der rechtsventrikulären Hypertrophie.

Zur 2. Gruppe von Veränderungen, die formal nicht von solchen krankhafter Natur zu unterscheiden sind, sind insbesondere *Störungen im Bereich der Rückbildung* zu nennen, die in Form von T-Abflachungen, gelegentlich auch T-Negativierungen auftreten, nicht selten auch ST-Anhebungen. Diese können dann mit dem Bild einer Außenschichtschädigung im Sinne einer Perikarditis, teilweise auch mit einem Herzinfarkt verwechselt werden (Abb. 3). Solche Bilder wurden in der Literatur häufig beschrieben, beispielsweise von Lutterotti (1972). In solchen Fällen muß eine sehr genaue Differentialdiagnose betrieben werden, da sich hinter solchen Bildern natürlich auch krankhafte Veränderungen verstecken können. Ebenso falsch wie das Übersehen einer organischen Herzerkrankung wäre es allerdings auch, unnötigerweise einen Herzgesunden zum Herzkranken zu stempeln. Eine ausführliche Diskussion dieser Problematik ist hier

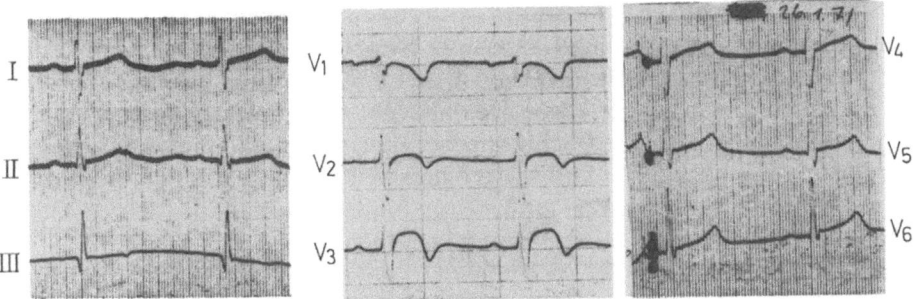

Abb. 3. Beispiel eines EKG bei einem beschwerdefreien Hochleistungskanufahrer mit ausgeprägten Rückbildungsstörungen in V_2 und V_3

nicht möglich; der Interessierte kann auf eine monographische Darstellung verwiesen werden (Rost u. Hollmann 1980).

Als Beispiel für die 3. genannte Gruppe sei das Problem der auch beim Sportler häufig anzutreffenden *Rhythmusstörungen* genannt. Extrasystolen oder anfallsweise Tachykardien ohne organische Grundlage werden beim Untrainierten meist als harmlos angesehen. Problematisch können sie allerdings dann werden, wenn sie unter extremer Belastung bei hochgradiger Übersäuerung auftreten. Die Gefahr ist nicht auszuschließen, daß hierdurch gelegentlich Kammerflimmern ausgelöst werden kann. Diese Problematik stellt sich relativ häufig auch dann, wenn beim Sportler ein *WPW-Syndrom* beobachtet wird. Hier wird es im Einzelfall häufig schwierig, eine Entscheidung zwischen der Forderung nach absoluter Gesundheit als Voraussetzung für den Leistungssport einerseits und der Vermeidung einer unnötigen „overprotection" andererseits zu finden.

Solche Beobachtungen leiten zu der Frage nach der Möglichkeit der *Schädigungen des Herzens durch Sport* hin. Auf die eingangs geführte Diskussion einer möglicherweise pathologischen Wertung des Sportherzens sei verwiesen. In den bisher vorliegenden Untersuchungen, die von Roskamm et al. (1964) zusammengestellt wurden, ergab sich keine Verkürzung der Lebenserwartung von Sportherzträgern. Dagegen zeigt eine Reihe von Querschnittsuntersuchungen, daß Ausdauertrainierte eine höhere Lebenserwartung haben können als untrainierte Vergleichsgruppen. Allerdings läßt sich hieraus keine Aussage über einen eventuellen lebensverlängernden Wert des Sports ableiten, da es wahrscheinlich ist, daß es sich bei sporttreibenden Kollektiven stets um eine positive Auslese im gesundheitlichen Sinne handelt.

Nach 80 Jahren Forschung über das Sportherz kann festgestellt werden, daß ein extremes kardiales Training, das zu einer Sportherzbildung führt, im wesentlichen die Leistungsbreite des Herzens beeinflußt und nicht seine Lebenserwartung, weder im positiven noch im negativen Sinn. Es kann allerdings nicht ausgeschlossen werden, daß im Einzelfall die trainingsbedingten Veränderungen eine bereits vorbestehende leichtere kardiale Schädigung in einer Art und Weise akzentuieren, daß hierdurch Probleme entstehen können. Genannt sei als Beispiel die Möglichkeit, daß bei einer diskreten Schädigung der Erregungsbildung im Sinne eines leichteren Sinusknotensyndroms ohne großen klinischen Krankheitswert die trainingsbedingte Vagotonie Symptome entstehen lassen kann. Das gleiche könnte auch für diskrete Überleitungsstörungen gelten, bei denen die zusätzliche Addition der Vagotonie dazu führen könnte, daß sich ein Sportler gewissermaßen „in einen Schrittmacher hineinläuft". Ähnliche Einzelfälle wurden von uns beobachtet und in der Literatur beschrieben. Diese Problematik wird um so bedeutsamer, je größer insbesondere die Zahl der älteren Menschen wird, die extremen Ausdauersport betreiben.

Eine weitere Möglichkeit der Akzentuierung einer latenten Krankheitsneigung kann in der trainingsinduzierten Hypertrophie gesehen werden, wenn diese sich zu einer Disposition zur *hypertrophen Kardiomyopathie* addiert. Diese Beispiele zeigen, daß trainingsbedingte Anpassungen des Herzens, so positiv sie aus gesundheitlicher Sicht durch die Ökonomisierung der Herz-Kreislauf-Funktion in Prävention und Rehabilitation zu betrachten sind, im Einzelfall differenziert beurteilt werden müssen.

Während demnach die Langzeitanpassungen des Herzens im Sinne einer Sportherzbildung zu keiner kardialen Schädigung führen, falls nicht präexistente ungünstige Bedingungen vorliegen, kommt es auf der anderen Seite im Sport zwar selten, aber leider doch immer wieder zu *plötzlichen Herztodesfällen* auch bei herzgesunden Sportlern. Das akute Versagen eines gesunden Herzens wird zwar i. allg. nie beobachtet, da die natürlichen Mechanismen der Ermüdung im Bereich des Bewegungsapparates eine solche Überlastung des Herzens stets verhindern. Es kann aber dann vorkommen, wenn besondere Bedingungen ins Spiel kommen, wenn beispielsweise die Ermüdungsgrenze durch Doping außer Kraft gesetzt wird. Auch Hypoxie kann eine solche Bedingung darstellen. So wurden beim Höhentraining infarktartige Krankheitsbilder bei gesundem Koronarsystem beobachtet (Löllgen et al. 1973; Kindermann et al. 1973). Weitere kardiale Schädigungen können durch Folge einer Herzverletzung im Sinne eines *traumatischen Herzinfarkts* auch im Sport auftreten.

Die meisten plötzlichen kardialen Todesfälle im Sport sind allerdings auf vorbestehende Erkrankungen zurückzuführen, wie angeborene oder erworbene Herzfehler, Myokarditiden oder nach einer neueren Zusammenstellung von Maron (1980) durch eine hypertrophe Kardiomyopathie. Gerade solche Beobachtungen weisen auf die Bedeutung einer sorgfältigen kardiologischen Überwachung von Hochleistungssportlern hin, um das immer wieder erschütternde Erlebnis des plötzlichen Todes eines scheinbar gesunden Athleten aus vollem Wohlbefinden heraus soweit wie möglich zu vermeiden.

Literatur

Bevegard S, Holmgren A, Jonsson B (1963) Circulatory studies in well trained athletes at rest and during exercise with special reference to the stroke volume and the influence of the body position. Acta Physiol Scand 57: 26

Czermak J (1970) XVIII. World Congr. Sport Med, Oxford

Ekblom P, Hermannsen L (1968) Cardiac output in athletes. J Appl Physiol 25: 619

Frick H, Elovainio R, Somer T (1967) The mechanism of bradycardia evoked by physical training. Cardiologia 51: 46

Friedberg C (1972) Erkrankungen des Herzens, 2. Aufl. Thieme, Stuttgart
Henschen S (1899) Skilauf und Skiwettlauf. Eine medizinische Sportstudie. Mitt Med Klin Upsala. Fischer, Jena
Hollmann W (1959) Der Arbeits- und Trainingseinfluß auf Kreislauf und Atmung. Steinkopff, Darmstadt
Hollmann W, Hettinger T (1980) Sportmedizin – Arbeits- und Trainingsgrundlagen. Schattauer, Stuttgart New York
Holmgren A, Strandell T (1959) The relationship between heart volume, total hemoglobin and physical working capacity in former athletes. Acta Med Scand 163: 149
Kindermann W, Barmeyer J, Wink K, Reindell H (1973) Probleme der Infarktdiagnostik bei jugendlichen Patienten. Dtsch Med Wochenschr 9: 1609
Kindermann W, Keul J, Reindell H (1974) Grundlagen zur Bewertung leistungsphysiologischer Anpassungsvorgänge. Dtsch Med Wochenschr 99: 1372
Kirch E (1935) Anatomische Grundlagen des Sportherzens. Verh Dtsch Ges Inn Med 47: 73
Linzbach A (1958) Struktur und Funktion des gesunden und kranken Herzens. 5. Freiburger Symposium. Springer, Berlin Göttingen Heidelberg
Löllgen H, Just H, Matthes P (1973) Myokardinfarkt bei einem Hochleistungssportler mit normalen Koronararterien. Dtsch Med Wochenschr 98: 620
Lutterotti V (1972) Pathologisches EKG bei einem Sportler. Eine Verlaufsbeobachtung. Med Klin 67: 1114
Maron B (1980) Cardiac causes of sudden death in athletes and considerations for screening athletic populations. In: Lubich T, Venerando A (eds) Sports cardiology. Gaggi, Bologna, p 433
Medved R, Friedrich V (1964) The largest athletic heart recorded in the literature. Lijec Vjesn 86: 843
Morganroth J, Maron B, Henry W, Epstein S (1975) Comparative left ventricular dimensions in trained athletes. Ann Intern Med 82: 521
Moritz F (1902) Über orthodiagraphische Untersuchungen am Herzen. Münch Med Wochenschr 49: 1
Raab W, Paula de Silva P, Marchert H, Kimura E, Starcheska J (1964) Cardiac adrenergic preponderance due to lack of physical exercise and its pathogenetic implications. Am J Cardiol 5: 300
Reindell H, Klepzig H, Steim H, Musshoff K, Roskamm R, Schildge F (1960) Herz, Kreislauferkrankungen und Sport. Barth, München
Roskamm H (1972) Die Arbeitsweise des Herzens bei chronischer physiologischer Mehrbelastung (Sportherz). Med Klin 67: 1097
Roskamm H, Reindell H, Weissleder H, Kessler H, Aletter H (1964) Zur Frage der Spätschäden nach intensivem Hochleistungssport. Herzgröße, Leistungsfähigkeit und EKG bei 92 ehemaligen Hochleistungssportlern. Z Kreislaufforsch 41: 2970
Rost R (1979) Kreislaufreaktion und -adaptation unter körperlicher Belastung. Osang, Bonn
Rost R (1982) Das Herz des Sportlers im Ultraschall. Hoffmann, Schorndorf
Rost R, Hollmann W (1980) Elektrokardiographie in der Sportmedizin. Thieme, Stuttgart New York
Schmidt J (1974) 75 Jahre Sportherz. Sportarzt Sportmed 25: 225
Schmücker B, Hollmann W (1973) Zur Frage der Trainierbarkeit von Herz und Kreislauf bei Kindern bis zum 10. Lebensjahr. Sportarzt Sportmed 10: 231 u. 11: 263
Simon G (1979) Echokardiographie zur Funktionsbeurteilung des Herzens. Habilitationsschrift, Universität Freiburg
Stegemann J, Kenner T (1974) A theory on heart control by muscular metabolic receptors. Arch Kreislaufforsch 64: 185
Tipton C (1965) Training and bradycardia in rats. Am J Physiol 208: 480
Walpurger G, Anger H (1970) Die enzymatische Organisation des Energiestoffwechsels im Rattenherz nach Schwimmen und Lauftraining. Z Kreislaufforsch 59: 438
Wezler K (1969) Neue Erkenntnisse über die Autoregulation des Herzens. Ärztl Fortbild 17: 5
Zeppilli P, Venerando A (1981) Sudden death and physical exertion. J Sports Med 21: 299

Lungenfunktion, Atmung, Gasstoffwechsel im Sport

W. Hollmann

Allgemeine Aspekte

Das Verhalten der Lungenfunktion und der Atmung während körperlicher Arbeit hat von jeher in Deutschland ein besonderes wissenschaftliches Interesse gefunden. Vornehmlich der Arbeitskreis um Brauer und Knipping baute eine klinisch brauchbare quantitative kardiopulmonale Funktionsanalyse auf (Knipping 1929). Sie diente ursprünglich prä- und postoperativen funktionellen Fragestellungen, wandte sich jedoch schon in den 30er Jahren der „Klinik der Vita maxima" zu. Damals entwickelten sich Begriffe wie Atemgrenzwert, Atemäquivalent, respiratorische Ruheinsuffizienz, respiratorische Arbeitsinsuffizienz, spirographisches O_2-Defizit (Knipping 1929; Anthony u. Venrath 1962; Hermannsen 1933; Uhlenbruck 1930). Früh wurden die bedeutenden präventiven und therapeutischen Möglichkeiten von Sport und dosiertem Training erkannt.

Wie in der Einleitung zu diesem Buch erwähnt, verstehen wir heute unter der Sportmedizin das Bemühen der theoretischen und praktischen Medizin, den Einfluß von Sport, Training und auch Bewegungsmangel auf den gesunden und kranken Menschen jeder Altersstufe zu analysieren, um die Befunde der Prävention, Therapie und Rehabilitation sowie dem Sportler dienlich zu machen. Demgemäß soll sich die Abhandlung des Einflusses von Sport auf die Lungen- und Atmungsfunktion auf diejenigen Gebiete beschränken, welche speziell aus der Sicht der Sportmedizin bedeutsam sind.

Die hier besonders interessierenden Punkte sind der Arbeits- und Trainingseinfluß auf Lungenfunktion, Atmung und Gasstoffwechsel sowie Sport und Training bei Lungenaffektionen.

Man unterscheidet eine *äußere Atmung (Lungenatmung)* und eine *innere Atmung (Gewebeatmung)*. Die *Aufgabe der Lungenatmung* ist die Arterialisierung venösen Blutes: Sauerstoff wird aufgenommen, Kohlendioxid abgegeben. Daneben spielt die Atmung eine wichtige Rolle zur Konstanthaltung des pH-Wertes im Blut. Der Anteil der Lunge an der Wärmeregulation und an der Wasserabgabe ist demgegenüber beim Menschen von untergeordneter Bedeutung.

Die *treibenden Kräfte des Gasaustausches* sind das Partialdruckgefälle des Sauerstoffs und des Kohlendioxids. Somit stellt der Gasaustausch lediglich ein Diffusionsproblem dar. Die Haut des Menschen deckt nur etwa 1–2% (1,9% für O_2, 2,7% für CO_2) des Ruhestoffwechsels. Die Lunge vergrößert gewissermaßen die Atmungsoberfläche des Menschen von 1,5–2,5 m^2 auf etwa 90–100 m^2. Durch ein Tiefertreten des Zwerchfells und gleichzeitiges Anheben der Rippen mit entsprechender Durchmesservergrößerung und Volumenzunahme des Thorax erfolgt ein intrathorakaler Druckabfall, der ein Einströmen der Luft über die vorgeschalteten Atmungswege bewirkt. Dieser aktiven Einatmung folgt eine vorwiegend passive Ausatmung. Die wirksamen Kräfte sind die elastischen Elemente der Lunge und des Brustkorbs, welche die Ruheausgangslage anstreben. Die Lunge ist mit dem äußeren Pleurablatt an dem knöchernen Thorax befestigt. Ein kapillärer Flüssigkeitsspalt trennt das äußere vom inneren Pleurablatt. Auf diese Weise folgt die im Thorax frei verschiebliche Lunge allen Atembewegungen.

Der Gasaustausch zwischen Lunge und Blut findet in den Alveolen durch die alveolokapilläre Membran statt. Der vorgeschaltete tote Raum dient der Säuberung und Befeuchtung sowie der Anpassung der Luft an die Körpertemperatur. Moritz et al. (1945) sowie Moritz u. Weisiger (1945) demonstrierten in Tierversuchen, daß selbst bei Außentemperaturen von $-100\,°C$ bis zu $+500\,°C$ die in den Alveolen eintreffende Luft völlig der Körpertemperatur angepaßt ist. Der Wasserdampfpartialdruck in der Lunge weist bei $37\,°C$ einen Wert von 47 mm Hg auf. Die Luftbefeuchtung wird über die Sekretionsgröße der Schleimhäute reguliert. Åstrand u. Rodahl (1977) berechneten, daß ein Skilangstreckenläufer bei einem Atemminutenvolumen von 100 l bei einer Außentemperatur von $-20\,°C$ innerhalb 1 h 250 ml Wasser an die Atemluft abgibt. Allerdings geht nicht die gesamte Menge dem Körper verloren.

Wird bei körperlicher Arbeit ein Atemminutenvolumen von im Mittel 50 l überschritten, beginnen Atemhilfsmuskeln den Atmungsvorgang zu unterstützen. Von ihnen sind der M. sternocleidomastoideus und die Mm. scaleni die wichtigsten.

Die *Atemarbeit* besteht in der Erzeugung einer Druckdifferenz zwischen dem Intrathorakalraum und der Außenluft. Sie muß gegen den Widerstand in den Luftwegen sowie gegen den des Lungengewebes und des Brustkorbs verrichtet werden. Vom gesamten Lungenwiderstand sind nur ca. 20% Folge des Gewebewiderstands; 80% resultieren aus dem Widerstand der Luftwege. Während schwerer körperlicher Arbeit steigt die Geschwindigkeit der Luftbewegung an und mit ihr die Turbulenz in der Trachea und den großen Bronchien. Andererseits veranlaßt der arbeitsbedingte Sympathikotonus ein Erschlaffen der Bronchialmuskulatur mit einer Erweiterung der Bronchien, was eine Reduzierung des Atemwiderstands zur Folge hat.

Mit der Atemtiefe steigt der elastische Widerstand an. Das Maß der Dehnbarkeit der Lungen ist die sog. *Compliance*. Sie ist nicht allein von den Eigenschaften des Lungengewebes, sondern auch vom Lungenvolumen abhängig. Je kleiner das Ausgangsvolumen, desto geringer auch die Compliance. Daher wurde der Begriff „spezifische Compliance" eingeführt, welche die Umrechnung der Volumen-Druck-Beziehung $\Delta V/\Delta P$ auf das funktionelle Residualvolumen darstellt. Die Dehnbarkeit des Thorax (Thoraxcompliance) entspricht beim jungen Menschen etwa der Lungencompliance (Rahn 1967).

Comroe (1966) ermittelte ein 2- bis 3faches Ansteigen des Luftwegwiderstands als Folge der *Inhalation des Rauches einer Zigarette*. Der Widerstandsanstieg setzt innerhalb weniger Sekunden ein und kann 10-30 min andauern. Während körperlicher Belastung kann sich bei gesteigerter Ventilation dieser Effekt deutlich bemerkbar machen. Der chronische Raucher weist zusätzlich eine gesteigerte Sekretion im Respirationstrakt auf und mit ihm eine Verengung der Luftwege. Daher sollten Ausdauersport betreibende Athleten nicht rauchen. Das gilt um so mehr, als Zigarettenrauch den Carboxihämoglobingehalt des Blutes vermehrt und somit die O_2-Transportkapazität des Blutes senkt.

In Körperruhe beläuft sich der *Kostenaufwand für die Atmung* auf eine O_2-Aufnahme von 0,5–1,0 ml/l Ventilation. Bei schwerer körperlicher Arbeit nimmt er beträchtlich zu und kann 10–12% der gesamten O_2-Aufnahme ausmachen. Otis (1964) sieht eine Ventilationsgröße von 140 l/min als die oberste Grenze einer einen Nutzeffekt bringenden Atmung an. Jenseits dieses Wertes soll der O_2-Bedarf der Atemmuskulatur schneller wachsen als der der Arbeitsmuskulatur. Der angegebene Wert hängt natürlich von Faktoren wie Alter, Geschlecht, Körperoberfläche, Trainingszustand und atmosphärische Bedingungen ab. Da der Luftwiderstand bei Nasenatmung 2- bis 3mal größer ist als bei Mundatmung, beeinflußt auch dieser Faktor den O_2-Bedarf.

Lungenvolumina

Es werden 4 verschiedene Atemstellungen unterschieden: die maximale Inspirationslage, die Ruheinspirationslage, die Exspirations- oder Atemruhelage sowie die maximale Exspirationslage. Jeder Stellung entspricht ein bestimmtes Lungenvolumen. Das maximale Lungenvolumen stellt den Luftgehalt der Lunge bei maximaler Inspiration dar. Das nach normaler Exspiration verbleibende Luftvolumen ist die funktionelle Residualkapazität (FRC). Nach maximal tiefer Exspiration bleibt das Residualvolumen (minimales Lungenvolumen IRV) bestehen. Die maximale Luftmenge, die nach maximaler Inspiration ausgeatmet werden kann, ist das maximale Atemzugvolumen [Vitalkapazität (VK)]. Unter der Totalkapazität (TLC) versteht man dasjenige Volumen, das sich bei maximaler Einatmung in der Lunge befindet (VK plus Residualvolumen).

Die VK beträgt beim gesunden Menschen ca. 74%, das Residualvolumen 26% der Totalkapazität.

Innerhalb der VK sind zu unterscheiden:

- das Atemvolumen. Es stellt die bei jedem Atemzug ein- und ausgeatmete Luft dar;
- das inspiratorische Reservevolumen. Es ist das zusätzlich über die normale Inspiration hinaus einzuatmende Luftvolumen;
- das exspiratorische Reservevolumen, das nach normaler Exspiration (von der Atemruhelage aus) durch maximale Exspiration bewegbare Volumen.

Die einzelnen Volumina sind in ihrer Größe abhängig von Alter, Geschlecht, Trainingszustand und Körperoberfläche. Daneben spielt die Körperhaltung eine Rolle. Die VK ist beispielsweise im Stehen ca. 10%, im Sitzen ca. 5% größer als im Liegen. Die Totalkapazität verhält sich gleichartig, da das Residualvolumen von der Körperhaltung unabhängig ist. Das exspiratorische Reservevolumen fällt im Sitzen ca. 60% und im Stehen nahezu 70% größer aus als im Liegen.

Tabelle 1. Vergleichende Darstellung einiger Funktions- und Leistungsgrößen bei männlichen und weiblichen Medizin- und Sportstudenten. Vitalkapazität *(VK)*, Atemgrenzwert *(AGW)*, Atemstoßtest *(FEV)*, maximale O$_2$-Aufnahme *($\dot{V}O_{2\,max}$)*, maximales AMV *($\dot{V}_{E\,max}$)*, maximaler O$_2$-Puls *($\dot{V}O_2/F_{max}$)*, Blutdruck auf der höchsten Belastungsstufe *(RR_{max})*, Herzvolumen *(HV)*

		VK [l]	AGW [l]	FEV [%]	$\dot{V}O_{2\,max}$ [ml/min]	$\dot{V}_{E\,max}$ [l/min]	$\dot{V}O_2/F_{max}$	RR_{max} [mm Hg]	HV [ml]
Medizinstudenten ($n=36$)	♂	4,2	180	83	3200	106	16,6	212/70	791
Sportstudenten ($n=50$)		5,3	220	80	3800	118	20,0	209/72	848
Medizinstudenten ($n=21$)	♀	3,0	135	85	2100	69	11,2	193/65	552
Sportstudenten ($n=30$)		3,7	165	84	2600	78	13,6	190/68	643

Bei Frauen sind die Lungenvolumina über 10% kleiner als bei Männern von gleichem Alter und gleicher Größe. Training ist speziell im jugendlichen Alter geeignet, die Lungenvolumina zu vergrößern. Tabelle 1 stellt Werte von Medizin- und Sportstudenten gleichen Alters gegenüber. VK und Totalkapazität liegen bei den Trainierten bis zu 30% höher. Auch durch spezifisches Atemtraining allein kann die VK wesentlich vergrößert werden.

Neben dem minimalen Lungenvolumen stellt die VK die älteste Größe in der Lungenfunktionsdiagnostik dar und geht auf Hutchinson (1846) zurück. Gleichzeitig handelt es sich um die wohl beliebteste Lungenfunktionsgröße in der sportmedizinischen Untersuchung. Ihre Aussagekraft wird auch heute noch oft überschätzt. Zwar besteht bei Zugrundelegung einer genügend großen Zahl untersuchter Personen eine signifikante Korrelation zwischen ihrer Größe und der maximalen O$_2$-Aufnahme als dem Bruttokriterium der kardiopulmonalen Leistungsfähigkeit. In Einzelfällen kann jedoch beispielsweise eine VK von 4 l sowohl einer maximalen O$_2$-Aufnahme von 2 l/min als auch von 3–3,5 l/min entsprechen. In noch größerem Schwankungsbereich in bezug auf die kardiopulmonale Kapazität befinden sich Vitalkapazitätswerte über 5 l. Daher kann im Einzelfall die Registrierung der VK nur sehr beschränkte Auskünfte über die Leistungsfähigkeit des kardiopulmonalen Systems geben. Es gilt lediglich die Faustregel, daß eine maximale O$_2$-Aufnahme von 4 l/min und mehr eine VK von mindestens 4,5 l zur Voraussetzung hat (Åstrand u. Rodahl 1970).

Jenseits des 3. Lebensjahrzehnts entwickeln sich das Residualvolumen und die VK umgekehrt proportional: ersteres nimmt zu, letztere ab. Zwischen dem 25. und 60. Lebensjahr vergrößert sich der Anteil des Residualvolumens allmählich bis auf 30–35% der Totalkapazität. Im höheren Alter kann dieser Prozentsatz noch überschritten werden. Die Ursachen sind eine zunehmende Versteifung des Thorax und ein Verlust an Lungenelastizität.

Neben den vorgenannten „*statischen*" werden die „*dynamischen*" Lungenvolumina in der Funktionsdiagnostik bestimmt. Zu ihnen zählen der Atemstoßwert oder Atemstoßtest (Tiffeneau-Test) - auch als Einsekundenkapazität bezeichnet - und der Atemgrenzwert. Ersterer wurde von Tiffeneau u. Pinelli (1941), letzterer von Hermannsen (1933) eingeführt.

Der *Atemstoßwert* ($FEV_{1,0}$) ermittelt dasjenige Volumen, welches nach maximaler Inspiration in der ersten Sekunde unter größter Anstrengung durch den Mund ausgestoßen werden kann. Die erhebliche klinische Bedeutung dieses Tests besteht in der Möglichkeit, auf diese Weise Ventilationsstörungen zu diagnostizieren und zu differenzieren. Obstruktive Ventilationsstörungen mit erhöhtem bronchialem Widerstand lassen nur eine verminderte Luftmenge in der ersten Sekunde der Exspiration bewegen. Eine restriktive Ventilationsstörung ergibt jedoch in Prozent der VK einen weitgehend normalen Wert, da zwar die VK reduziert ist, jedoch ein normaler bronchialer Strömungswiderstand vorliegt.

Der Normalwert für eine gesunde Person des 3. Lebensjahrzehnts liegt über 80%. In neueren Untersuchungen beobachteten wir eine Abhängigkeit dieses Werts von der Körperlänge bzw. von der VK. VK-Werte von über 5 l lassen in vielen Fällen physiologischerweise den Atemstoßwert auf eine Größenordnung um 75% absinken, bei Personen mit einer VK von mehr als 7 l sogar in die Nähe von 70%. Die Werte wurden an Nationalspielern im Basketball ermittelt, bei denen die VK 7-9 l, der Atemgrenzwert bis 400 l betrug.

Auch mit zunehmendem Alter nimmt die relative Einsekundenkapazität ab. Hier besteht allerdings die Möglichkeit einer Fehldeutung durch die hohen intrathorakalen Drücke mit Größenordnungen von über 60 cm H_2O, die in Verbindung mit dem Tiffeneau-Test entstehen, welche infolge Abnahme der Elastizität zu einer Einengung der Bronchien führen, wie sie selbst bei schwerster körperlicher Arbeit nicht erreicht wird.

Der *Atemgrenzwert* (AGW) wurde in die Klinik eingeführt zur Bestimmung der ventilatorischen Lungenreserve. Bei einwandfreien Geräten ist die Größe des Wertes stark von der Art der Durchführung abhängig. Das betrifft vornehmlich die benutzte Atemfrequenz. Zur Ermittlung des Werts wird der Betreffende aufgefordert, so schnell und so tief wie möglich durch den offenen Mund ein- und auszuatmen. Die Registrierdauer beträgt 10 s; das Produkt von Atemfrequenz und Atemtiefe wird durch Multiplikation mit 6 auf 1 min umgerechnet. Es existiert nicht, wie theoretisch erwartet werden könnte, ein Frequenzoptimum, welches zur höchsten Literzahl für den Atemgrenzwert führt. Stattdessen nimmt die Größe mit steigender Atemfrequenz zu. Eine Atmungsfrequenz von 80-90/min sollte zur Erzielung eines annähernd zutreffenden Wertes das Frequenzminimum darstellen. Jenseits von 100 Atemzügen/min ändert sich der Atemgrenzwert infolge der zwangsläufig nunmehr auftretenden Reduzierung der Atemtiefe nur relativ wenig. Den zu Untersuchenden sollte daher vor der eigentlichen Registrierung die Möglichkeit für eine entsprechende Atemübung gegeben werden. Hinter der Atemgrenzwertangabe sollte die zugehörige Atemfrequenz mit aufgeführt werden.

Die Normwerte für gesunde männliche Durchschnittspersonen des 3. Lebens-

jahrzehnts liegen um 160 l/min, wobei Einzelwerte zwischen 120-400 l/min registriert werden. Weibliche Personen weisen Größenordnungen um 110 l/min mit physiologischen Extremwerten von 80-250 l/min auf.
Bezüglich der Größenbeeinflussung durch sonstige Faktoren gelten die Anmerkungen, wie sie bei der VK erwähnt wurden. Wird der Atemgrenzwert während oder direkt nach einer submaximalen dynamischen Arbeit registriert, so liegen die Werte im Mittel um 10% höher als die im Ruhezustand beobachteten. Die arbeitsbedingte Vergrößerung ist vermutlich durch eine Bronchodilatation infolge der sympathikotonen Arbeitseinstellung hervorgerufen.
Selbst bei schwerster körperlicher Arbeit erreichen die Atemminutenvolumina niemals die Größe des Atemgrenzwerts.

Lungenventilation

Man versteht unter der *Ventilation* die Bewegung der Luft in die Lunge hinein und aus der Lunge heraus. Die Größe der Ventilation wird durch das Produkt aus Atemfrequenz und Atemvolumen gleich Atemminutenvolumen (V̇E oder AMV) angegeben. Seine Größenordnung wird so gesteuert, daß der O_2- und CO_2-Partialdruck in der Alveolarluft und im arteriellen Blut auf einer optimalen Höhe verbleiben. Unter Grundumsatzbedingungen beträgt die O_2-Aufnahme für einen 70 kg schweren Mann des 3. Lebensjahrzehnts ca. 250 ml/min, die zugehörige Atemfrequenz 11-14/min, das Atemzugvolumen 450-600 ml.

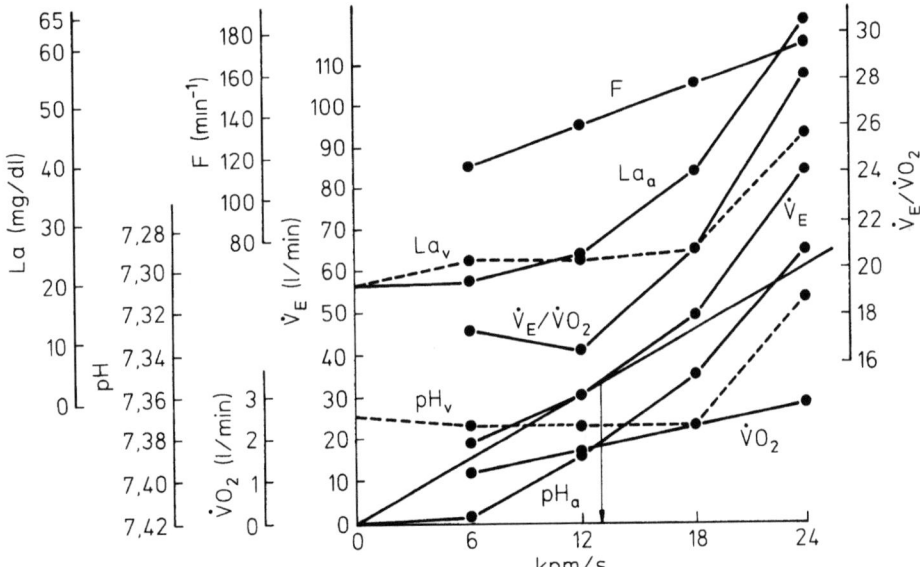

Abb. 1. Verhalten von AMV *(V̇E)*, Laktatspiegel im arteriellen und venösen Blut *(Laₐ, Lav)*, Atemäquivalentwert *(V̇E/V̇O₂)*, pH-Wert im arteriellen und venösen Blut *(pHₐ, pHv)*, O_2-Aufnahme *(V̇O₂)* und Pulsfrequenz *(F)* bei 3minütlich ansteigender Belastung im Sitzen auf dem Fahrradergometer. Mittelwerte von 12 männlichen Probanden im 3. Lebensjahrzehnt. (Nach Hollmann 1959)

Mit Beginn einer körperlichen Arbeit steigt der O_2-Bedarf des Organismus und damit die Ventilation an. Fast mit Arbeitsbeginn nehmen Atemzugvolumen und Atemfrequenz zu. Ausdauertrainierte stellen sich durchweg schneller auf ein größeres Atemzugvolumen um als Untrainierte. Handelt es sich um eine submaximale dynamische Arbeit konstanter Intensität unter Einsatz großer Muskelgruppen, so erreicht das $\dot{V}E$ nach 3-6 min einen Steady-state-Wert. Bis zu einer Belastungsintensität von 30-50% der maximalen O_2-Aufnahme nimmt das $\dot{V}E$ etwa proportional der O_2-Aufnahme zu, um dann unproportional stärker anzusteigen. Das gilt allerdings nur für die Atmung normaler Luft, d. h. für 21 Vol.-% O_2 in der Inspirationsluft (Abb. 1).

Wird hingegen 100 Vol.-% Sauerstoff benutzt, steigt das $\dot{V}E$ bis in den Grenzbereich der individuellen Leistungsfähigkeit ähnlich einer Geraden an (Hollmann 1961). Werden Gasgemische von geringerem O_2-Gehalt als 21 Vol.-% benutzt, so erfolgt die kurvenförmige Zunahme des $\dot{V}E$ schon bei entsprechend niedrigeren Belastungsstufen. Handelt es sich um eine konstante, sehr schwere Arbeit, wird der Ventilationsaufwand von einer individuell unterschiedlichen Größe ab nur noch durch die Steigerung der Atemfrequenz vergrößert. Im Grenzbereich der Leistungsfähigkeit nimmt das Atemzugvolumen sogar ab.

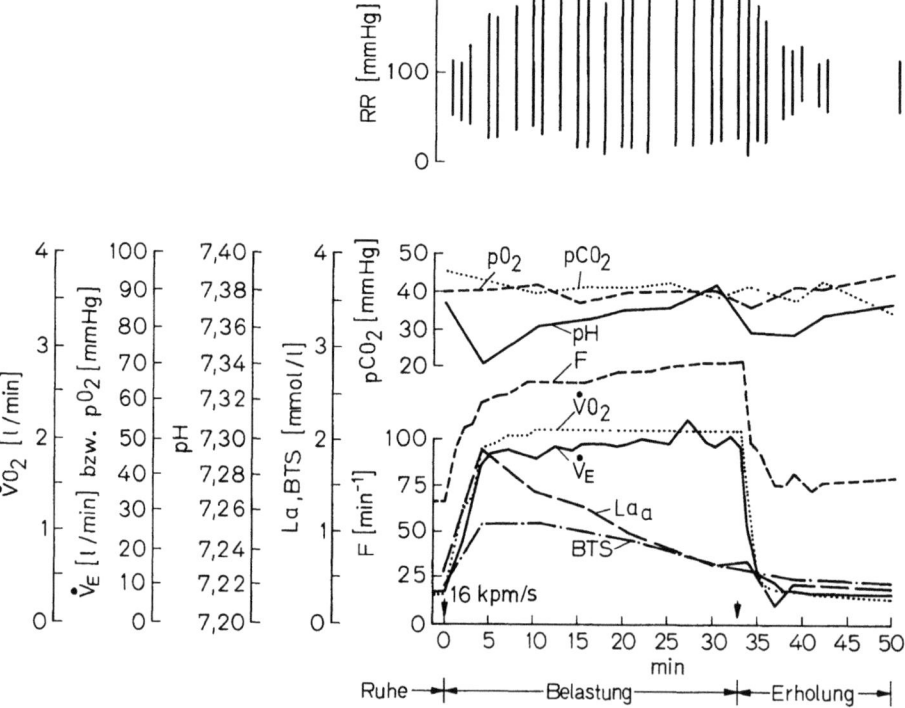

Abb. 2. Verhalten von Ventilation *($\dot{V}E$)*, O_2-Aufnahme *($\dot{V}O_2$)*, Pulsfrequenz *(F)*, arteriellem Laktatspiegel *(La_a)*, Pyruvat *(BTS)*, Blutdruck *(RR)* sowie arteriellen Blutgasen und pH-Wert bei konstanter Belastung auf dem Fahrradergometer im Bereich von 50% der individuellen Leistungsfähigkeit. (Nach Hartung et al. 1966)

Handelt es sich um eine dynamische Arbeit von leichter oder mittlerer Intensität, bei welcher mit zunehmender Arbeitsdauer der arterielle Laktatspiegel nicht ansteigt, bleibt das V̇E unabhängig von der Arbeitsdauer weitgehend konstant (Abb. 2). Die zugehörige Pulsfrequenz liegt bei untrainierten Personen des 3. Lebensjahrzehnts in einem Bereich von ca. 130/min. Die Beziehung zwischen der Größe der O_2-Aufnahme und der des V̇E läßt sich durch den Atemäquivalentwert zahlenmäßig definieren. Es handelt sich dabei um einen Quotienten, gebildet aus V̇E in ml, dividiert durch die O_2-Aufnahme in ml in derselben Minute. Je kleiner der Wert ausfällt, desto besser ist die Atmungsökonomie aufgrund der höheren O_2-Ausnutzung der ventilierten Luft. Im obersten Steadystate-Bereich des AMV bei Arbeit beträgt der Atemäquivalentwert bei untrainierten männlichen Personen des 3. Lebensjahrzehnts 23–25.

Steigt die Belastungsintensität so hoch an, daß der aerobe Stoffwechsel in der beanspruchten Skelettmuskulatur nicht voll zur Energiedeckung ausreicht, erhöht sich als Folge der vermehrten Laktatproduktion in der Muskelzelle auch der Laktatspiegel in Blut (Abb. 3). Zwischen arteriellem und venösem Blut können je nach Ort der beanspruchten Muskulatur erhebliche Differenzen im Laktatgehalt bestehen (Hollmann 1961). Als ein sensibles Maß für die Höhe der Beteiligung anaerober laktazider Mechanismen bei der verrichteten Arbeit ist daher nur der arterielle Laktatspiegel anzusehen.

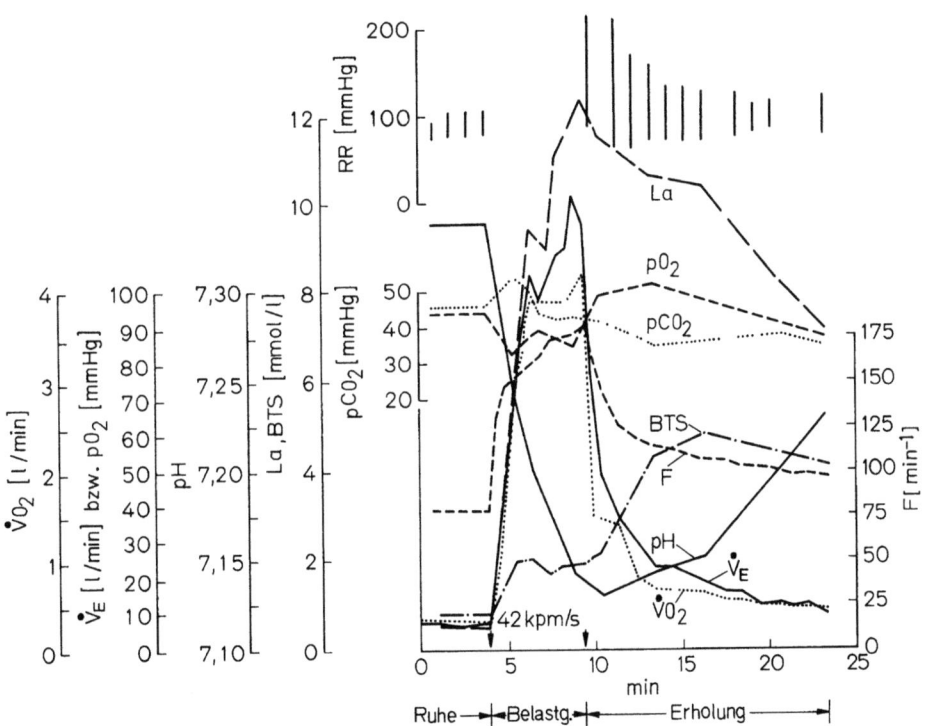

Abb. 3. Verhalten der Kriterien wie in Abb. 2 während und nach einer maximalen Arbeit mit 420 W bei 8minütiger Dauer. (Nach Hartung et al. 1966)

Der Punkt des unproportional stärkeren Anstiegs des $\dot{V}E$ in Relation zur linearen Vermehrung der O_2-Aufnahme kennzeichnet bei einer ansteigenden Belastung das Moment der besten Atmungsökonomie. An dieser Stelle wird mit einem Minimum an Ventilationsaufwand ein Maximum an O_2-Aufnahme erreicht. Hollmann (1959b, 1961) bezeichnet diese Position als den „Punkt des optimalen Wirkungsgrades der Atmung (PoW)". Er ist identisch mit dem geringsten Atemäquivalentwert unter Arbeit. Die Überschreitung eines Atemäquivalentwerts von ca. 35 läßt bei ansteigender Arbeitsbelastung auf den Eintritt in den Grenzbereich der Leistungsfähigkeit schließen. Eine hohe Leistungsfähigkeit sowie das Vorliegen pathologischer kardiopulmonaler Befunde können Atemäquivalentwerte von 40-60 erreichen lassen. Das gilt ebenfalls bei Atmung von O_2-Mangelgemischen bzw. in Höhen von über 2000 m, wobei naturgemäß das Erreichen des PoW vorverlegt ist.

Ein Vorverlegen des PoW in niedrigere Belastungsstufen erlebt man ebenfalls bei Einsatz kleinerer Muskelgruppen. Das läßt ein Vergleich von Drehkurbelarbeit (relativ kleine Muskelgruppen) und Fahrradergometer- bzw. Laufbandbelastung deutlich erkennen (Abb. 4).

Eine Verbesserung des Ausdauertrainingszustandes bzw. der allgemeinen aeroben Leistungsfähigkeit läßt den Ventilationsaufwand für eine gegebene Leistung absinken. Parallel dazu verhalten sich die Abnahme des Laktatspiegels und die Zunahme des pH-Werts im arteriellen Blut. Einen ähnlichen Effekt kann man durch Vergrößerung des O_2-Gehalts in der Inspirationsluft erreichen.

Ähnlich wie das $\dot{V}E$ nimmt bei ansteigender Arbeit die CO_2-Ausscheidung zu. Bei geringen Belastungsstufen fällt sowohl der respiratorische Quotient wie auch der Atemäquivalentwert niedriger als bei Körperruhe aus. Die Ursache ist der geringere physiologische Totraum bei jedem Atemzug während Arbeit. Somit ist also insgesamt die Lungenfunktion bei leichter bis mittelschwerer Arbeit ökonomischer als bei Körperruhe.

Die mit dem Anstieg des arteriellen Laktatspiegels in Relation zur O_2-Aufnahme unproportional zunehmende Ventilation wird über den Karotissinus vermittelt. Die nunmehr verstärkt in Anspruch genommene Pufferung von Milchsäure durch das Natriumbikarbonat im Blut bewirkt eine vermehrte Freisetzung von CO_2. Es resultiert eine proportionale Zunahme von $\dot{V}CO_2$, $\dot{V}_E$ und $\dot{V}_A$, wodurch der alveoläre pCO_2 stabil bleibt trotz des angestiegenen alveolären pO_2.

Die höchste Belastungsstufe, welche ohne einen Anstieg des arteriellen Laktatspiegels und damit ohne eine Zunahme des $\dot{V}E$ bei längerer Arbeitsdauer erreichbar ist, bezeichneten wir als O_2-Dauerleistungsgrenze. Die Ermittlung erfolgte sowohl durch die Laktatmessung - welche in den 50er und frühen 60er Jahren wegen der Notwendigkeit arterieller Punktionen schwer fiel - oder auf nichtinvasivem Weg über die Bestimmung des anwachsenden Atemäquivalentwerts auf graphischem Weg (Abb. 5). Diese von Wassermann et al. (1964, 1973) als anaerobe Schwelle bezeichnete Position stellt das sensibelste Kriterium dar, welches in der klinischen Medizin und im Sport zur Beurteilung der höchsten rein aeroben Leistungsfähigkeit eines Patienten wie eines Sportlers zur Verfügung steht. Ihre Ermittlung erfolgt allerdings heute durch Blutentnahmen aus

Lungenfunktion, Atmung, Gasstoffwechsel im Sport

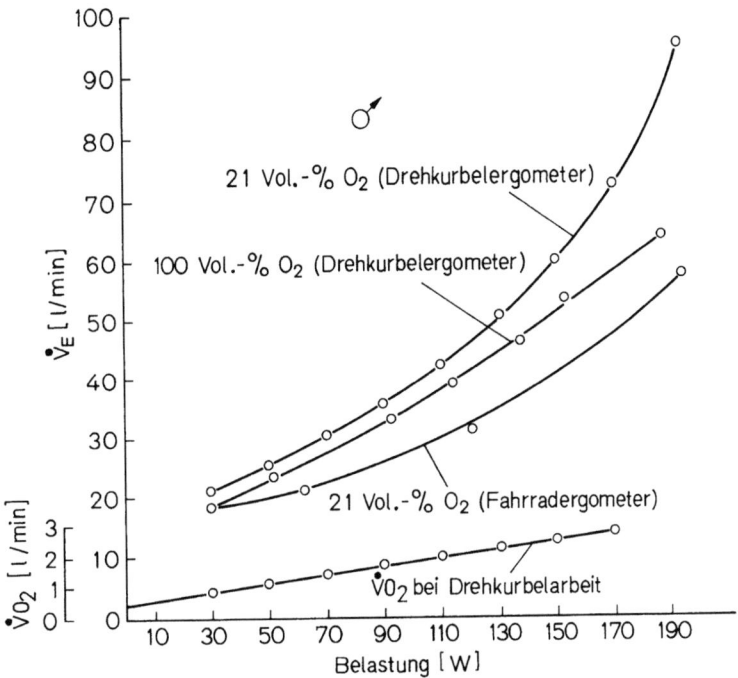

Abb. 4. Verhalten der Ventilation auf physikalisch identischen Belastungsstufen bei Arbeit am Drehkurbelergometer im Stehen und am Fahrradergometer unter Luft- und O_2-Atmung. 3minütlich um je 20 W ansteigende Belastung (n = 20)

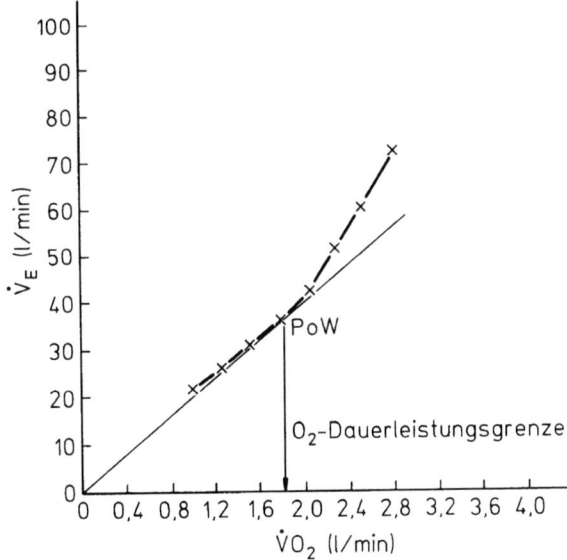

Abb. 5. Ermittlung des Übergangs von der aeroben zur aerob-anaeroben Energiebereitstellung (Punkt des optimalen Wirkungsgrades der Atmung, *PoW*) bei ansteigender Arbeit im Stehen am Drehkurbelergometer bei männlichen Probanden des 3. Lebensjahrzehnts (n = 20). (Nach Hollmann 1959a, b, 1961)

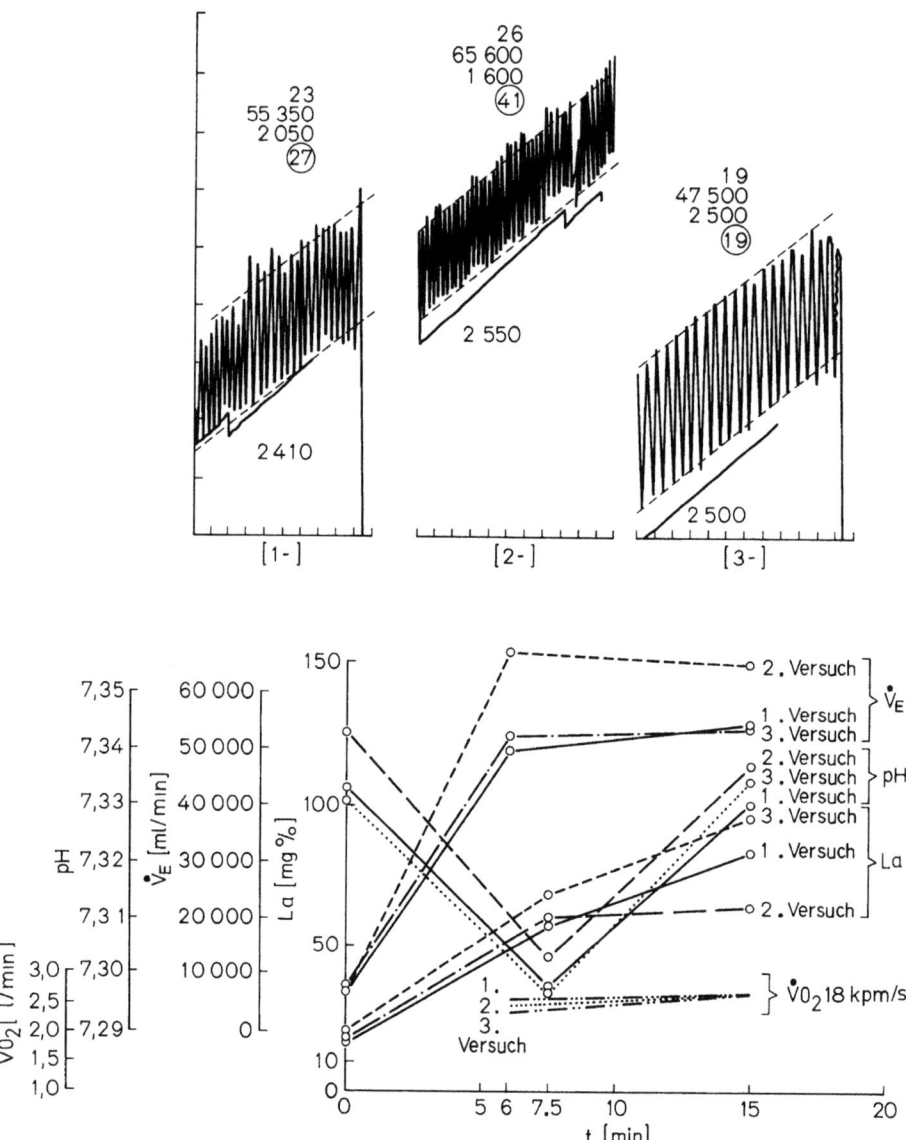

Abb. 6. Willkürliche Modifikation der ventilatorischen Frequenz über eine Zeitspanne von 1 min während konstanter Arbeitsintensität auf dem Fahrradergometer. In der *oberen Darstellung links* die normale Atmung mit 27 Atemzügen/min und einer mittleren Atemtiefe von 2050 ml. In der *Mitte* eine 1minütige Hyperventilation während Fortsetzung der konstanten Arbeit mit 41 Atemzügen/min und einer sich daraus ergebenden Verminderung der mittleren Atemtiefe auf 1600 ml. *Rechtes Spirogramm:* Willkürliche Verminderung der Atmungsfrequenz auf 19/min, worauf als Antwort die mittlere Atemtiefe auf 2500 ml ansteigt. Der *untere Teil* der Abbildung stellt das Verhalten von AMV *($\dot{V}_E$)*, pH-Wert, Laktatspiegel *(La)* und O_2-Aufnahme *($\dot{V}O_2$)* unter den 3 oben genannten Bedingungen dar

dem hyperämisierten Ohrläppchenblut mittels Mikrolaktatbestimmungsmethoden. Als Grenzwert wird dabei die 4-mmol/l-Laktatschwelle angesehen (Mader et al. 1976). Es handelt sich hierbei um die höchste Belastungsstufe, welche längere Zeit ohne einen weiteren Laktatanstieg durchgehalten werden kann. Sie liegt also um 2 mmol/l Laktat höher als die mittels des $\dot{V}E$ bestimmte O_2-Dauerleistungsgrenze bzw. aerob-anaerobe Schwelle (Wasserman et al. 1973).

Die höchsten $\dot{V}E$-Werte beobachteten wir bei Laufbandbelastungen. Sie beliefen sich auf 250 l/min. Die zugehörigen Atemfrequenzwerte lagen um 60/min.

Rhythmische Bewegungen, insbesondere Sportarten wie Schwimmen, beeinflussen die Atmungsfrequenz und bedingen durchweg eine Frequenzverminderung. Kompensatorisch wird soweit wie möglich das Atemzugvolumen vergrößert. Milic-Emili et al. (1960) stellten fest, daß gesunde Personen grundsätzlich Atemfrequenz und Atemzugvolumen für den Wirkungsgrad der Atmung optimal einstellen. Jede artifizielle Veränderung führt zu einer Ökonomiereduzierung. Sportlern ist daher anzuraten, sich automatisch dem Atmungsmuster zu fügen, dem sie unbewußt folgen, soweit es die betreffende Sportart zuläßt. Jede willkürliche Beeinflussung kann sich nur negativ auswirken (Abb. 6).

Die Frage nach der Mund- und/oder Nasenatmung bei Ausdauerbelastungen ist dahingehend zu beantworten, daß durchweg jenseits eines Ventilationsaufwandes von 50 l/min die Nasenatmung allein nicht mehr ausreicht. Die Mund- und Nasenatmung wirkt sich offenbar sowohl hinsichtlich des ventilatorischen Aufwands als auch des O_2-Partialdrucks im arteriellen Blut günstig aus (Abb. 7).

Nach körperlicher Arbeit strebt das $\dot{V}_E$ ähnlich der Kurvenform einer e-Funktion zum Ruheausgangswert zurück. Nach der gegebenen Leistung ist

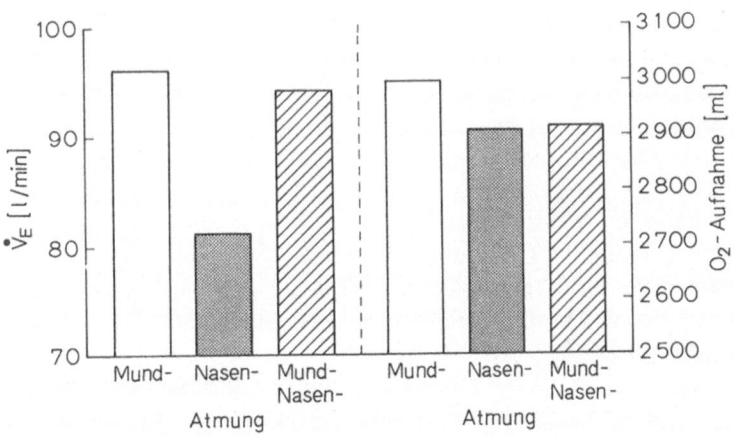

Abb. 7. Einfluß separater Nasen- und Mundatmung auf das AMV $(\dot{V}_E)$ bei gegebenen Belastungsstufen in jeder 3. Arbeitsminute auf dem Fahrradergometer. Je höher die Belastungsstufe ausfällt, desto größer werden die Differenzen im AMV zwischen Mund- und Nasenatmung (2 männliche Probanden)

auch hier wieder charakteristisch die schnellere Normalisierung des Werts beim Ausdauertrainierten gegenüber dem Untrainierten und beim Jüngeren gegenüber dem Älteren.

Alveoläre Ventilation und Totraum

Der anatomische Totraum umfaßt das Volumen der Atemwege und beläuft sich beim Erwachsenen auf etwa 150 ml. Das funktionelle Totraumvolumen betrifft den nicht am Gasaustausch teilnehmenden Raum. Er kann beim lungenkranken Patienten infolge der ungünstigen Beziehung von Ventilation zu Perfusion wesentlich vergrößert sein. Bei einem 70 kg schweren Menschen beläuft sich die Totraumventilation bei einem Ruhe-$\dot{V}E$ von 7 l/min auf etwa 2 l/min, womit die alveoläre Ventilation ca. 5 l/min erreicht. Der alveoläre Wirkungsgrad von etwa 70% steigt mit zunehmender körperlicher Arbeit an. Der Totraum nimmt also relativ mit einem größeren Atemzugvolumen ab (Stegemann u. Heinrich 1967).

Diffusion in der Lunge

Einziger Ort des Gasaustausches zwischen Luft und Blut ist die Alveole. Alveolarluft und Blut sind durch die alveolokapilläre Membran voneinander getrennt. Die Dicke dieser Luft-Blut-Schranke schwankt von 0,2 µm bis zu mehreren µm. Die Diffusion der Gase durch die alveokapilläre Membran gehorcht ausschließlich physikalischen Gesetzen, wonach die Bewegung von Gasmolekülen von einem Ort höheren zu einem Ort niedrigeren Drucks vonstatten geht.

Unter der *Diffusionskapazität* versteht man die Gasdiffusion in ml (STPD)[1] in der Zeiteinheit pro mm Hg Partialdruckdifferenz zwischen Alveolarluft und Erythrozyteninhalt. Sie ist abhängig vom Gaspartialdruckgefälle, von der Größe der Austauschfläche, von der Schichtdicke, von der Löslichkeit des Gases und von der Kontaktzeit des Blutes mit der Alveolarluft in den Lungenkapillaren. In Körperruhe beläuft sich dieser Wert für Sauerstoff auf 20–50 ml/min/mm Hg. Infolge der günstigen Diffusionsbedingungen für CO_2 ist sein Partialdruck in der Alveolarluft praktisch identisch mit dem im arteriellen Blut. Der O_2-Partialdruck liegt jedoch in der Alveole bei 105, im arteriellen Blut bei 100 mm Hg. Dabei hängt die Höhe der am Ende der Kapillaren sich einstellenden Gasdrücke von der Höhe der Gasdrücke im venösen Mischblut und in der Alveolarluft ab, von der Relation Ventilation zu Perfusion, von der Bindungsfähigkeit des Blutes für Gase und vom Diffusions- und Löslichkeitskoeffizienten der Gase (Anthony u. Venrath 1962).

Eine arterielle O_2-Untersättigung kann bei normalen Alveolarluftbedingungen auf folgende Faktoren zurückzuführen sein:

---

[1] STPD = standard temperature and pressure, dry;
BTPS = Gasvolumen bei normaler Körpertemperatur und umgebendem Barometerdruck, gesättigt mit Wasserdampf.

1) unvollständiger Ausgleich zwischen Alveolarluft und Lungenkapillarblut (Membrangradient);
2) ungleichmäßige Verteilung von Ventilation und Perfusion (Distributionsgradient);
3) echte Beimischung von venösem Mischblut zum Kapillarblut (venöser Zumischungsgradient).

Unter körperlicher Belastung nimmt die Diffusionskapazität zu, weil zusätzliche Gefäßgebiete eröffnet werden, die in Ruhe nur spärlich durchblutet sind. Eine maximale O_2-Aufnahme von 4 l/min hat eine Diffusionskapazität von 60 ml/min/mm Hg und eine O_2-Aufnahme von 6 l/min eine solche von 100 ml/min/mm Hg zur Voraussetzung (Shephard 1969). Diese theoretischen Zahlen entsprechen weitestgehend der beobachteten maximalen Diffusionskapazität. Infolgedessen ist durch eine Vergrößerung dieses Wertes keine zusätzliche Leistungssteigerung zu erwarten, während jedoch andererseits eine Abnahme der Diffusionskapazität sehr schnell diesen Faktor zu einer leistungslimitierenden Größe werden läßt.

Die Diffusionskapazität beginnt bereits jenseits des 20. Lebensjahres abzunehmen (Riley u. Cournand 1951). Neben dem Alter und der Körperoberfläche wird die Diffusionskapazität auch von der Körperlage beeinflußt. Sie ist im Liegen ca. 15–20% größer als im Sitzen und fast 15% größer im Sitzen als im Stehen (Bates u. Pearce 1956). Ursache ist die orthostatisch bedingte Reduzierung der Perfusion speziell in den oberen Lungenteilen beim Stehen bzw. Sitzen gegenüber dem Liegen.

Weibliche Personen mit einer maximalen O_2-Aufnahme um 2 l/min weisen im Mittel eine Diffusionskapazität von 40 ml/min/mm Hg auf. Bei gesunden ausdauertrainierten männlichen und weiblichen Personen liegt die Diffusionskapazität stets um so höher, je größer die maximale O_2-Aufnahme ist. Schwere körperliche Arbeit führt sowohl zu einem geringeren O_2-Gehalt im venösen Mischblut als auch zu einer Beschleunigung der Blutströmungsgeschwindigkeit. Als Folge letzterer sinkt die Kontaktzeit des Blutes in der Lungenkapillare mit der Alveolarluft. Thews ermittelte eine normale Zeit von ca. 0,3 s. Sie sinkt bei schwerer Arbeit um ca. die Hälfte ab (Roughton 1945). Diese Zeit reicht aber – trotz einer arbeitsbedingten Hyperventilation und damit eines vergrößerten alveolären O_2-Partialdrucks – kaum noch aus für eine völlige Aufsättigung mit Sauerstoff. Tatsächlich kann bei manchen Personen im Grenzbereich der Leistungsfähigkeit – speziell bei hoch ausdauertrainierten – ein Absinken des pO_2 und der O_2-Sättigung im arteriellen Blut registriert werden. Hierzu mag bei den Ausdauertrainierten die starke periphere O_2-Ausschöpfung beitragen.

Die Beziehung Ventilation/Perfusion ist so gesteuert, daß z. B. aus pathologischen Gründen von einer Belüftung ausgeschlossene Alveolen reflektorisch auch einen weitgehenden Durchblutungsausschluß erfahren. Dadurch wird einem Absinken der arteriellen O_2-Sättigung vorgebeugt. Wenn dennoch die arterielle O_2-Sättigung in Körperruhe nur um 96–98% liegt, so ist das in erster Linie die Folge von venoarteriellen Kurzschlüssen verschiedener Art. Unter körperlicher Arbeit wird nicht nur das Lungenkapillarbett durch Öffnung von Ruhekapillaren vergrößert, sondern darüber hinaus die Qualität der Luftverteilung (Distribution) verbessert. In Ruhe nur geringfügig belüftete Alveolen erfahren eine Einbeziehung in einen intensiven Gasaustausch. Dazu trägt auch der Andes pulmonalen arteriellen Drucks bei. Infolgedessen steigt bei leichter und mittelschwerer körperlicher Arbeit der arterielle pO_2 über den Ruheausgangswert an.

Gastransport im Blut

Nach der Ventilation, Distribution, Diffusion und Perfusion stellt der Gastransport im Blut die letzte Phase des Gasstoffwechsels dar. Das Spiegelbild des Lungenfunktionseffekts sind der pO_2 und pCO_2 im arteriellen Blut. Der pO_2 beträgt im Idealfall 100 mm Hg, der pCO_2 40 mm Hg. Infolge zunehmender Beeinträchtigungen der Ventilation, Diffusion und Perfusion nimmt der arterielle O_2-Partialdruck im Laufe des Lebens immer mehr ab. Bei einem pO_2 von 100 mm Hg ergibt sich eine 98%ige O_2-Sättigung. Auf die O_2-Dissoziationskurve wirken sich der pO_2-, der pH-Wert und die Bluttemperatur aus. Mit körperlicher Arbeit steigen der CO_2-Druck und die Temperatur in der arbeitenden Muskulatur an, während der pH-Wert abfällt. Hierdurch erfolgt bei gegebenem pO_2 eine zusätzliche Freisetzung von Sauerstoff, was die O_2-Versorgung des Muskels erleichtert. Andererseits erschwert dieser Vorgang die O_2-Aufnahme im Lungenkapillarblut, was sich jedoch in Bereichen normaler alveolärer O_2-Drücke nur unwesentlich auswirkt. Dieser leistungsnegative Effekt wird erst bedeutsam unter Höhenbedingungen.

Die Verlagerung der O_2-Dissoziationskurve nach rechts bei erniedrigtem pH-Wert, erhöhter Temperatur und vergrößertem pO_2 wirkt sich im Grenzbereich der körperlichen Leistungsfähigkeit wesentlich aus, wenn im arbeitenden Gewebe der pO_2 auf Minimalwerte abgesunken ist. Liesen et al. (1971, zitiert nach Hollmann u. Hettinger 1980) beobachteten im venösen Blut der Arbeitsmuskulatur bei maximaler Fahrradergometerbelastung einen pH-Wert von 6,999 bei einem pCO_2 von 78 mm Hg und einem pO_2 von 10 mm Hg. Nach Forster (1967) ist die Arbeit der Mitochondrien noch gewährleistet bei einem intrazellulären pO_2 von weniger als 1 mm Hg.

Steuerung der Atmung bei Körperarbeit

In Körperruhe erfolgt die Atmungssteuerung sowohl über chemische als auch über nervale Mechanismen. Die Art des Zusammenspiels zwischen den bekannten chemosensiblen Reflexzonen des arteriellen Strombettes und der Integration afferenter Impulse mit Reizen, die auf das Atemzentrum direkt einwirken und so die präzise Anpassung an die Belastungssituation gewährleisten, ist jedoch nicht eindeutig geklärt. Auf das Atemzentrum einwirkende Größen sind der pCO_2, die H^+-Konzentration, der pO_2 und neurogene Antriebe. Eine Erhöhung der H^+-Konzentration und des pCO_2 sowie ein Absinken des pO_2 wirken ventilationssteigernd.

Einschlägige experimentelle Untersuchungen unseres Arbeitskreises (Hartung et al. 1966) führten zur Entwicklung der Vorstellung, daß die Einstellung des $\dot{V}E$ während körperlicher Arbeit maßgeblich von der intrazellulären H^+-Konzentration bestimmt wird. Diese Hypothese kann nicht nur eine Fülle von Widersprüchen zwischen nachgewiesenen humoralen Veränderungen und den bekannten Tatsachen über die Empfindlichkeit der Chemorezeptoren und des Atemzentrums erklären, sondern auch Verhaltensweisen der wesentlichsten Kriterien in unterschiedlichen physiologischen und pathologischen Stoffwechselsituationen.

Während leichter bis mittelschwerer körperlicher Arbeit ist das $\dot{V}E$ durch eine abrupte Zunahme bei Arbeitsbeginn charakterisiert (Abb. 8). Diese schnelle Reaktion geschieht, bevor irgendwelche Änderungen in den Gasdruckwerten im venösen Mischblut eingetreten sind. Gleichzeitig wird auch das Herzzeitvolumen, der Rückstrom venösen Blutes und die Lungendurchblutung vergrößert. Erst anschließend treten Veränderungen im pCO_2 des venösen Mischblutes ein,

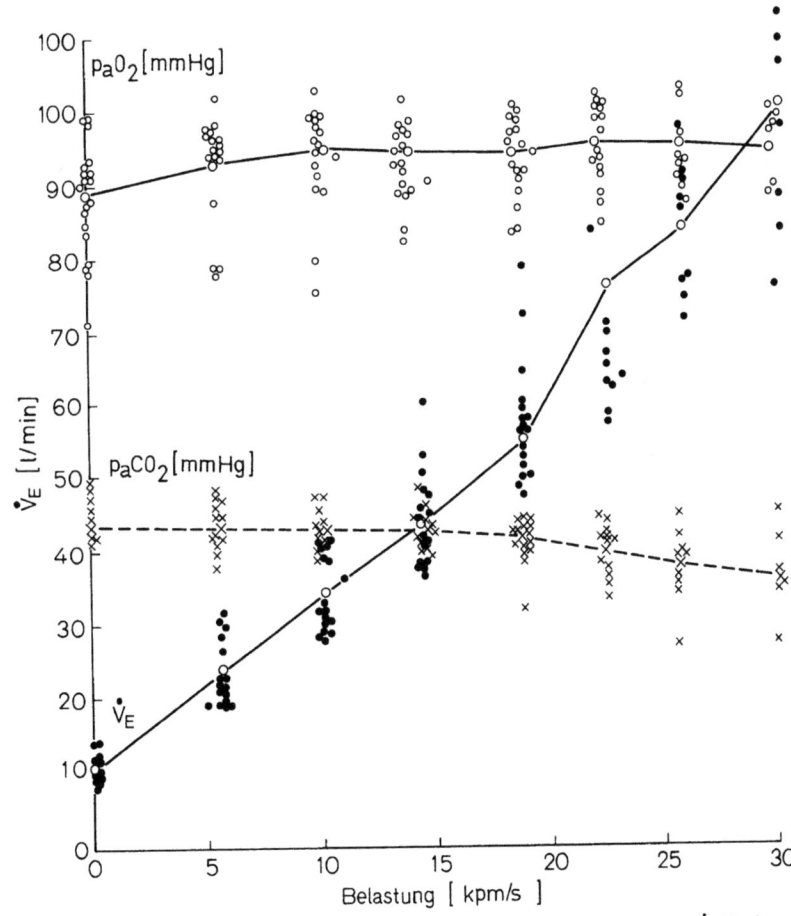

Abb. 8. Verhalten von pO_2 und pCO_2 im arteriellen Blut sowie der Ventilation *($\dot{V}_E$)* bei ansteigender Belastung. (Nach Hartung et al. 1966)

wonach sich die Steady-state-Phase einstellt, in welcher die Lungendurchblutung, das Herzzeitvolumen, die Gasdrücke im venösen Mischblut und die Ventilation konstant bleiben.

Die zu Arbeitsbeginn eintretende schnelle Reaktionsphase läßt auf nervale Stimulation von seiten der Peripherie schließen. Diese neurogene Atmungsstimulation könnte von Propriozeptoren der arbeitenden Extremitäten stammen. Erst später kommen dann die erwähnten metabolischen Veränderungen im arteriellen Blut hinzu, welche wahrscheinlich von den zentralen Chemorezeptoren beantwortet werden.

Die einzigen gesicherten Chemorezeptoren mit Steuerungsfunktion für die Ventilation befinden sich auf der arteriellen Kreislaufseite und im Hirnstamm. Inwieweit CO_2-sensible Rezeptoren in der A. pulmonalis existieren, welche bei intensiverer Arbeit durch die vermehrte CO_2-Freisetzung im Blut (als Folge des vermehrten Laktatgehalts im Blut) eine verstärkte Ventilation bewirken, muß noch offen bleiben (Wasserman 1978).

Atmung als leistungsbegrenzender Faktor

In früheren Jahrzehnten wurde vielfach die Atmung als entscheidender leistungsbegrenzender Faktor für die Ausdauerleistungsfähigkeit angesehen. Die ventilatorische Kapazität wird jedoch selbst bei intensivsten dynamischen Arbeiten unter Einsatz großer Muskelmassen nicht ausgeschöpft. Das $\dot{V}E$ erreicht unter diesen Bedingungen äußerstenfalls 70-80% des Atemgrenzwerts. Im Bereiche der maximalen O_2-Aufnahme können ausdauertrainierte Personen kurzfristig eine noch höhere Belastungsstufe bewältigen ohne weiteren Anstieg der O_2-Aufnahme, jedoch mit zusätzlicher Vermehrung des $\dot{V}E$. Selbst unter diesen Bedingungen kann willkürlich das $\dot{V}E$ nochmals gesteigert werden. Diese Befunde sprechen eindeutig gegen einen leistungsbegrenzenden Effekt der Ventilation als solcher.

Wie bereits früher erwähnt, kann der O_2-Bedarf der Atmungsmuskulatur zu einer nennenswerten Größenordnung aufsteigen. Der Betrag dürfte aber im Gegensatz zu früheren Auffassungen 10-12% der gesamten O_2-Aufnahme nicht übertreffen. Daß der Grenzbereich der Leistungsfähigkeit der Atmungsmuskulatur bei schwerer körperlicher Arbeit nicht erreicht und somit hierdurch keine Leistungsbarriere gesetzt wird, beweisen die obigen Ausführungen über die Möglichkeiten zusätzlicher Ventilationssteigerungen. Es besteht auch keine Ineffektivität der Atmung als solcher, da der alveoläre pO_2 mit der Hyperventilation ansteigt. Hingegen mag unter Höhenbedingungen, speziell jenseits einer Höhe von 3000-4000 m, sehr wohl die Hyperventilation als solche die Leistungsfähigkeit mit begrenzen (Abb. 9). Selbst voll austrainierte Athleten klagen nach Wettkämpfen in der Höhe oft über „Muskelkater" der Atmungsmuskeln.

Mit zunehmendem Alter steigt das $\dot{V}E$ für eine gegebene Belastungsstufe an. Die Ursache dürfte neben einer reduzierten aeroben Kapazität und einer verringerten mitochondrialen Leistungsfähigkeit der Skelettmuskulatur in einer Ver-

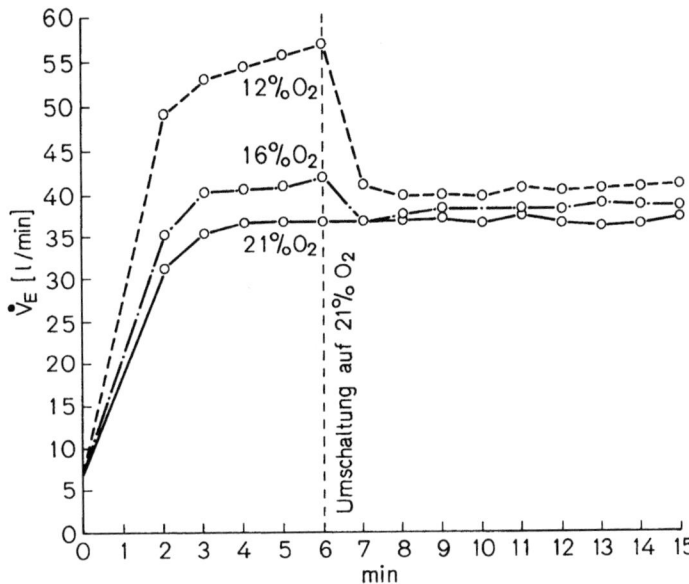

Abb. 9. Reaktion des AMV im Steady state einer Arbeit im Sitzen auf dem Fahrradergometer nach Umschaltung auf Atmung normaler atmosphärischer Luft bei vorangegangener Hypoxieatmung

schlechterung der Distributions- und Diffusionsverhältnisse in den Lungen zu sehen sein.

Die Diffusion ist noch bis in jüngste Zeit als eine mögliche Ursache der Leistungsbegrenzung angesehen worden. Die Untersuchungen von Shephard (1969) und anderen Autoren lassen bei gesunden Personen des 3. Lebensjahrzehnts eine so hohe Diffusionskapazität erkennen, daß sie kaum eine Begrenzung für die maximale O_2-Aufnahme darstellen kann. Wenn allerdings bei Spitzensportlern in Ausdauersportarten an der absoluten Grenze der Leistungsfähigkeit der arterielle pO_2 um 15 mm Hg absinkt, so mag für dieses Verhalten eine extrem tiefe O_2-Ausschöpfung in der Körperperipherie eine Rolle spielen, wodurch die Kontaktzeit des Blutes in der Lungenkapillare mit der Alveole infolge der gleichzeitigen Strömungsbeschleunigung bei einem Herzminutenvolumen von über 30 l zur vollen Aufsättigung nicht mehr ausreicht. Das ist mit Sicherheit der Fall unter Höhenbedingungen sowie bei vielen älteren Personen.

Maximale O_2-Aufnahme (aerobe Kapazität)

Die maximale O_2-Aufnahme – auch als Vita maxima (Brauer u. Knipping 1929), aerobe Kapazität und maximale aerobe Kraft (Åstrand 1952) bezeichnet – stellt ein zuverlässiges Bruttokriterium zur Beurteilung der kardiopulmonalen Leistungsfähigkeit dar. Voraussetzung zur Erreichung des maximalen O_2-Aufnahmewerts ist dynamische Beanspruchung möglichst großer Muskelgruppen (z. B. Laufen, Radfahren, Schwimmen, Skilanglauf, Rudern u. a.) über eine Zeitspanne von mindestens 3 min. Das zuverlässigste Kriterium zur Beantwortung der Frage, ob bei Beanspruchung dieser Art tatsächlich die individuelle maximale O_2-Aufnahme erreicht wurde, ist das Ausbleiben eines weiteren Anstieges der O_2-Aufnahme trotz weiterer Steigerung der Belastungsstufe (sog. Leveling-off-Phänomen). Indirekte Hinweise für den Grenzbereich der aeroben Kapazität sind eine Pulsfrequenz von 190/min und mehr, kein weiterer Anstieg des O_2-Pulses und ein betonter Anstieg des Atemäquivalentwerts in der letzten Arbeitsminute auf Werte von 35 und mehr.

Die höchsten Werte für die O_2-Aufnahme werden beim Laufen, speziell beim Bergauflaufen mit einem Winkel von 3-6° erzielt. Um 5-10% niedriger liegt die Größenordnung beim Radfahren. Im Stehen durchgeführte Drehkurbelarbeit weist um ca. 20% niedrigere Maximalwerte als eine Fahrradergometerbelastung auf. Im Liegen verrichtete Tretkurbelarbeit läßt nur ca. 85-90% der O_2-Aufnahmewerte erreichen, welche durch eine im Sitzen getätigte Tretkurbelarbeit zu erzielen sind.

Als leistungsbegrenzende Faktoren für die maximale O_2-Aufnahme pro Minute können theoretisch eine Rolle spielen:

1) Ventilation,
2) Diffusion,
3) Herzminutenvolumen,
4) arteriovenöse O_2-Differenz,
5) Blutvolumen,
6) Totalhämoglobingehalt,
7) Ernährungszustand,
8) dynamische Leistungsfähigkeit der Arbeitsmuskulatur.

Bei Gesunden besteht eine Harmonie aller leistungsbegrenzenden Faktoren. Sie erreichen etwa gleichzeitig die Grenze ihrer Kapazität unter normalen Umweltbedingungen. Als wesentlichste Faktoren dürfen das Herzzeitvolumen und die arteriovernöse O_2-Differenz bezeichnet werden. Bei Einsatz kleinerer Muskelgruppen mag die lokale Durchblutungsgröße eine entscheidende Rolle spielen. Beim älteren wie beim kranken Menschen kann der am stärksten reduzierte Faktor als schwächstes Glied in der Leistungskette zum leistungslimitierenden Element werden.

Während die durchschnittliche maximale O_2-Aufnahme bei männlichen Personen des 3. Lebensjahrzehnts bei 3300 ± 200 ml/min liegt, beläuft sich der Wert für weibliche Personen um 2200 ± 200 ml/min. Im mitteleuropäischen Raum erreichen weibliche Personen durchschnittlich mit dem 14.-16. Lebensjahr ihre maximale O_2-Aufnahme, männliche mit dem 18.-19. Lebensjahr. Jenseits des 30. Lebensjahres beginnt die aerobe Kapazität abzunehmen. Im 60. Lebensjahr hat der Mann etwa 25-30%, die Frau ca. 20-25% der früheren aeroben Kapazität eingebüßt. Befand sich die maximale O_2-Aufnahme im 3. Lebensjahrzehnt im Streubereich der Norm, so kann durch ein Ausdauertraining der Wert durchschnittlich bis zum 50. Lebensjahr weitgehend konstant gehalten werden. Die Aufnahme eines Trainings auch nach dem 50. oder 60. Lebensjahr läßt bei organisch gesund gebliebenen Personen Vergrößerungen der maximalen O_2-Aufnahme in einem signifikanten Ausmaß zu.

Unter der relativen maximalen O_2-Aufnahme ist ein Quotient zu verstehen, gebildet aus der maximalen O_2-Aufnahme pro Minute und dem Körpergewicht in kg. Ihr „physiologischer Normwert" scheint für männliche Personen vom Kindesalter bis zum älteren Menschen in einer Größenordnung zwischen 40 und

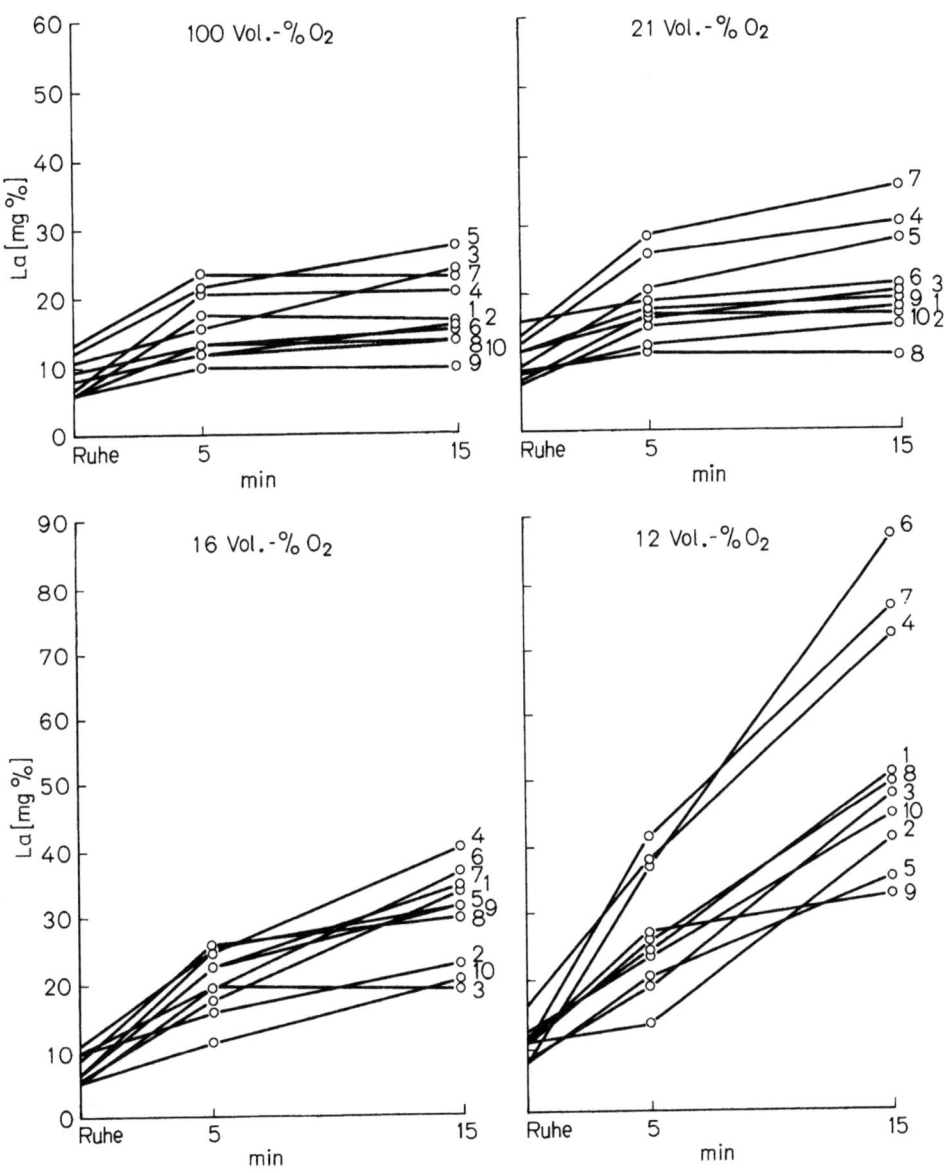

Abb. 10. Einfluß eines unterschiedlichen O_2-Partialdrucks in der Inspirationsluft auf den venösen Laktatspiegel *(La)* bei identischen Probanden und Belastungsstufen (15 kpm/s)

55 ml/min/kg KG zu liegen. Voraussetzung dazu ist das Beibehalten eines normalen Körpergewichts und eines „normalen" Fitneßzustands.

Der entsprechende Wert für weibliche Personen liegt im 3. Lebensjahrzehnt im allgemeinen zwischen 32 und 38 ml/min/kg KG. Bezieht man die maximale O_2-Aufnahme auf das fettfreie Körpergewicht, so sind zwischen männlichen und weiblichen Normalpersonen kaum signifikante Unterschiede nachzuweisen. Im Mittel betragen diese Werte für Männer 46-49 ml/min/kg, für Frauen 44-48 ml/min/kg. Spitzensportler in Ausdauersportarten können maximale O_2-Aufnahmewerte über 6 l/min aufweisen, Spitzensportlerinnen solche von über 4,5 l/min. Die relative maximale O_2-Aufnahme kann sich bei Spitzensportlern in Ausdauersportarten auf 80-90 ml/min/kg KG belaufen, bei Sportlerinnen auf 60-70 ml/min/kg KG. Erfolgt die Untersuchung statt unter Atmung atmosphärischer Luft unter reinem Sauerstoff, so liegt die maximale O_2-Aufnahme nochmals um ca. 10% höher. Gleichzeitig ist auf gegebener Belastungsstufe der Laktatspiegel niedriger, wie er umgekehrt mit einer Reduzierung des O_2-Partialdrucks in der Inspirationsluft ansteigt (Abb. 10).

Sport und körperliches Training bei Lungenaffektionen

Die Indikationen zur Anwendung von Übung, Training oder Sport im Rahmen von Lungenschäden sind eng begrenzt. Der wichtigste Vertreter pulmonaler Störungen ist das obstruktive Lungenemphysem. Sein Befund ist gekennzeichnet durch Atrophie und Rarefikation sowie Anämie des Lungengewebes. Die Ventilations-, Diffusions- und Perfusionsreserven sind reduziert. Die Leistungsminderung des Patienten wächst mit der Zunahme des Residualvolumens. Daneben imponiert ein Anstieg des Strömungswiderstands in den Luftwegen infolge funktioneller oder organischer Obstruktion.
Die Beeinflussung durch akute Belastung ist in Abb. 11 dargestellt. Die hier mit −6 angenommene retraktive Lungenkraft steht im Gleichgewicht mit der Dehnungskraft des Thorax. Der Druck in der Alveole entspricht dem der Außenluft. Bei forcierter Ausatmung, z. B. beim Atmen im Tiffeneau-Test, wird infolge damit verbundener Preßatmung die Lunge komprimiert. Der intrathorakale Druck steigt auf +60 cm H_2O an. Im Bronchus fällt der Druck kontinuierlich bis auf Außenluftverhältnisse. Je rascher die Lunge der thorakalen Kompression aufgrund ihrer elastischen Retraktion folgen kann, um so schneller tritt eine intrapulmonale Druckangleichung ein. Ist hingegen die Elastizität vermindert, lastet der intrathorakale Exspirationsdruck zu lange und zu stark auf den Bronchien und kann sie vorübergehend zum Kollaps bringen.
Das in Abb. 11 dargestellte Phänomen haben die Amerikaner als Chec-valve-Mechanismus bezeichnet. Es tritt vornehmlich bei Preßatmung auf. Infolge der regional unterschiedlichen morphologischen Verhältnisse in den einzelnen Lungenbezirken kann es hierbei zu lokalen Gewebeüberdehnungen mit Zerreißung von elastischen Lungenelementen kommen, so daß eine zusätzliche Lungenschädigung resultiert. Man kann im Belastungsversuch durch kontinuierliche

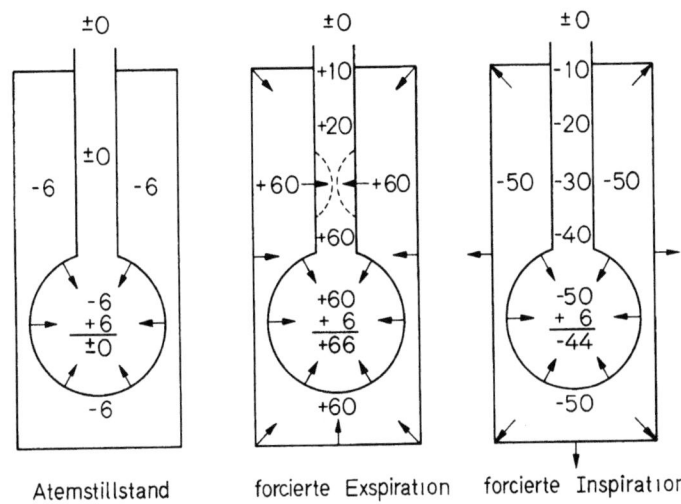

Abb. 11. Entstehung des „Air-trapping-Phänomens" als Folge einer pulmonalen Belastung bei Vorliegen eines Emphysems. Der Kollaps der Bronchien tritt infolge der großen intrathorakal-intrabronchialen Druckdifferenz ein. Mit langsamer Anpassung des intraalveolären Drucks öffnet sich die Stenose wieder (Druck in cm H_2O). (Nach Anthony u. Venrath 1962)

Registrierung der Ventilation das Auftreten des Chec-valve-Mechanismus verfolgen. Er geht mit einer oftmals noch nach Stunden nachweisbaren Vergrößerung des Residualvolumens einher sowie mit einer Abnahme der dynamischen Ventilationsgrößen.

Sport im Sinne eines Strebens nach hervorstechender Leistung kommt für solche Patienten nicht in Frage. Statt dessen sind hier Atmungs- und Bewegungstherapie am Platze, deren Ziel es ist, dem Patienten die Preßatmung abzugewöhnen und ihn zu einer mehrfach am Tage durchzuführenden vorsichtigen Hyperventilation zu erziehen, um so einer CO_2-Aufstockung vorzubeugen. Die Belastungsintensität im Rahmen einer Bewegungstherapie darf nicht so hoch liegen, daß infolge Verkürzung der alveolokapillären Kontaktzeit die O_2-Aufnahme zusätzlich behindert wird. Die notwendigen Daten lassen sich bei der funktionsanalytischen Untersuchung des Emphysematikers bestimmen. Ein Training zur Vergrößerung der lokalen aeroben dynamischen Ausdauer erhöht die aerobanaerobe Schwelle und reduziert die Laktatproduktion und somit den Atmungsaufwand für eine gegebene Belastung. Primäre Diffusionsstörungen, wie der diffuse M. Boeck der Lunge, die Sclerodermia pulmonum, die Fibrosen nach Einwirkung gewerblicher aktiver Stäube etc., zeigen vielfach bereits in Ruhe die Symptomatik eines unzureichenden Druckausgleichs des Sauerstoffs zwischen Alveolarluft und Lungenkapillarblut. Intensive Arbeit führt zu einer weiteren Verkürzung der Kontaktzeit und damit zu einer Untersättigung des arteriellen Blutes.

Auch hier ist kein Sport, sondern nur eine individuell angepaßte Bewegungstherapie angezeigt unter Berücksichtigung der notwendigen kardiopulmonalen Medikation, ferner das oben erwähnte Training.

Perfusionsstörungen, z. B. die primäre oder sekundäre Pulmonalsklerose, sind charakterisiert durch eine Erhöhung des pulmonalen Gefäßwiderstands. Auch hier kann nur eine individuell angepaßte Bewegungstherapie am Platze sein, da das sowieso übermäßig belastete rechte Herz anderenfalls noch zusätzlich beansprucht würde.

Sinn einer Bewegungstheorie oder - in leichten Fällen - eines gezielten körperlichen Trainings ist die Verbesserung des Trainingszustandes des gesamten Organismus (Details s. hierzu Kapitel „Präventivmedizin"), wodurch die Alltagsbeschwerden reduziert werden können.

Ein allergisch bedingtes Asthma bronchiale erlaubt hingegen im anfallsfreien Intervall ein körperliches Training und gegebenenfalls auch Sport. Die Patienten können hochleistungsfähig sein. Infolge der arbeitsbedingten sympathikotonen Einstellung wirkt muskuläre Belastung broncholytisch, jedoch ist zu beachten, daß nach Arbeitsende unter Umständen der nunmehrige Übergang zur vagotonen Ruheeinstellung eine reaktive Bronchokonstriktion mit entsprechender Verminderung der ventilatorischen Reserven nach sich ziehen kann. Vorsorgende Medikation kann hilfreich sein.

Bewegungstherapie mit Atemgymnastik und Lockerungsübungen ist besonders bei Verschwartung der Lunge zu empfehlen. Mit zunehmender Belastbarkeit kann zu körperlichem Training und schließlich zu Sport übergegangen werden. In Untersuchungen mit Inhalation von ^{133}Xe beobachteten wir z. B. in Fällen beidseitiger Verwachsungen des Sinus phrenicocostalis mit ausgedehnter Zwerchfellverschwartung eine trotzdem erstaunlich gute beidseitige Lungenbeatmung.

Ein weiteres Gebiet für körperliches Training stellen die Zustände nach lungenchirurgischen Eingriffen dar. Bereits wenige Tage nach dem Eingriff hat Atemgymnastik einzusetzen, die nach vollständiger Ausheilung gegebenenfalls bis in den Leistungssport gesteigert werden kann.

Literatur

Anthony AJ, Venrath H (1962) Funktionsprüfung der Atmung. Barth, Leipzig
Åstrand PO, Rodahl K (1977) Textbook of work physiology. McGraw-Hill, New York
Bargeton D (1967) Analysis of capnigram and oxygram in man. Bull Physio Pathol Respir 3: 503
Bates DV, Pearce JF (1956) Pulmonary diffusing capacity. J Physiol (Lond) 132: 232
Bjurstedt H, Rosenhamer D, Wigertz O (1968) High-G enviroment and responses to graded exercise. J Appl Physiol 25: 713
Borgard W (1938) Beitrag zur Funktionsprüfung von Herz und Kreislauf. Klin Wochenschr 17: 73
Comroe JH Jr (1966) The Lung. Science 214/2: 56
Dejours B (1966) Respiration. Oxford University Press, Oxford New York
Forster RE (1967) Oxygenation of the muscle cell. Circ Res 20: 1
Gary K, Fessler C, Ulmer WT (1967) Intrapleurale Druckschwankungen bei der Messung des 1-Sekunden-Wertes und bei körperlicher Arbeit. Beitr Klin Tuberk 134: 295
Giesen W (1961) Dissertation. Universität Köln
Gray JS (1950) Pulmonary ventilation and its physiological regulation. Amer Lect Series. Thomas, Springfield

Hartung M, Venrath H, Hollmann W, Isselhardt W, Jaenckner D (1966) Über die Atmungsregulation unter Arbeit. Westdeutscher Verlag, Köln Opladen

Hermannsen J (1933) Untersuchungen über die maximale Ventilationsgröße (Atemgrenzwert). Z Ges Exp Med 90: 180

Hollmann W (1959a) The relationship between pH, lactic acid, potassium in the arterial and venous blood, the ventilation, PoW and pulsfrequency during increasing spiroergometric work in endurance-trained and untrained persons. Pan-amercian Congress Sports Medicine, Chicago

Hollmann W (1959b) Der Arbeits- und Trainingseinfluß auf Kreislauf und Atmung. Steinkopff, Darmstadt

Hollmann W (1961) Zur Frage der Dauerleistungsfähigkeit. Fortschr Med 17: 439

Hollmann W (1963) Höchst- und Dauerleistungsfähigkeit des Sportlers. Barth, München

Hollmann W, Heck H (1971) Herzleistungsfähigkeit und Sport. Ärztl Fortbild 1: 62

Hollmann W, Hettinger T (1980) Sportmedizin - Arbeits- und Trainingsgrundlagen, 2. Aufl. Schattauer, Stuttgart New York

Hollmann W, Venrath H, Balodimos J, Giovannelli G (1955) Herzleistungsquotient und -wirkungsgrad sowie die Lungenvolumina bei Sportlern unter 35 Jahren. Sportmed 11: 171

Hollmann W, Rost R, Dufaux B, Liesen H (1983) Prävention und Rehabilitation von Herz-Kreislaufkrankheiten durch körperliches Training. Hippokrates, Stuttgart

Hutchinson J (1846) On capacity of lungs and on respiratory functions view of establishing precise and easy method of detecting by spirometer. Kanc Med Chir Sov Edinb 29: 137

Keul J, Doll E, Keppler D (1969) Muskelstoffwechsel. Barth, München

Knipping HW (1929) Die Untersuchung der Ökonomie von Muskelarbeit bei Gesunden und Kranken. Z Exp Med 66: 517

Knipping HW (1936) Über die Funktionsprüfung von Atmung und Kreislauf. Beitr Klin Tuberk 88: 503

Knipping HW (1938) Die Ergebnisse der Ergographie in der Klinik. Die Arbeitsinsuffizienz von Herz und Kreislauf. Klin Wochenschr 17: 1457

Knipping HW, Bolt W, Valentin H, Venrath H (1960) Untersuchung und Beurteilung des Herzkranken, 2. Aufl. Enke, Stuttgart

Löllgen H (1983) Kardiopulmonale Funktionsdiagnostik. Documenta Geigy, Wehr/Baden

Milic-Emili G, Petit JM (1960) Mechanical efficiency of breathing. J Appl Physiol 15: 359

Milic-Emili G, Petit JM, Deroanne R (1960) The effects of respiratory rate on the mechanical work breathing during muscular exercise. Int Z Angew Physiol 18: 330

Moritz AR, Weisinger JR (1945) Effects of cold air on the air passages and lungs. Arch Intern Med 75: 233

Moritz AR, Henriques SC, McLean R (1945) The effect of inhaled heat on the air passages and lungs. Am J Pathol 21: 311

Ogilvie CM, Forster RE, Blakemore WS, Morton JM (1957) The standardized breath holding technique for the clinical measurement of the diffusing capacity of the lung for carbon monoxide. J Clin Invest 36: 1

Otis AB (1964) the work of breathing. In: Fenn WO, Rahn H (eds) Amer Physiol Soc, Washington (Handbook of physiology, vol 1/3)

Rahn H (1967) Die Beziehungen zwischen Lunge und Thorax. Verh Ges Lungen Atmungsforsch 1: 174

Reindell H, König K, Roskamm H (1967) Funktionsdiagnostik des gesunden und kranken Herzens. Thieme, Stuttgart

Riley LR, Cournand A (1951) Analysis of factors effecting partial pressures of oxygen and carbon dioxide in gas and blood of lungs theory. J Appl Physiol 4: 77

Rossier PH, Bühlmann A, Wiesinger K (1958) Physiologie und Pathophysiologie der Atmung. Springer, Berlin Göttingen Heidelberg

Shephard RJ (1969) Endurance fitness. University Press, Toronto

Stegemann J (1977) Leistungsphysiologie, 2. Aufl. Thieme, Stuttgart

Thews G, Vaupel P (1981) Grundriß der vegetativen Physiologie. Springer, Berlin Heidelberg New York
Tiffeneau R, Pinelli A (1941) Air circulant et air captif. Paris Méd 37: 624
Uhlenbruck P (1930) Über die Wirksamkeit der Sauerstoffatmung. Z Exp Med 74: 1
Venrath H (1956) Die respiratorische Insuffizienz unter besonderer Berücksichtigung der Diffusion. Habilitationsschrift Universität Köln
Wasserman K (1978) Breathing during exercise. N Engl J Med 298: 780
Wasserman K, Whipp J, Koyal SM, Beaver WL (1973) Anaerobic threshold and respiratory gas exchange during exercise. J Appl Physiol 35: 236

Der Einfluß körperlicher Aktivität auf das Blut

L. Röcker

Einleitung

Das „Organ" Blut steht als Transportsystem im Dienste anderer Organe und unterliegt wie diese infolge körperlicher Leistungen mannigfaltigen Veränderungen und Adaptationen. In Analogie zu anderen Organsystemen erscheint es zweckmäßig, zwischen

1) akuten Veränderungen während und nach einer einmaligen körperlichen Leistung bei untrainierten bzw. trainierten Personen und
2) chronischen Veränderungen bei Trainierten im Ruhezustand

zu unterscheiden. Soweit dies möglich ist, wird dieser Einteilung Rechnung getragen.
In den folgenden Ausführungen wurden besonders diejenigen Blutbestandteile berücksichtigt, die sowohl während und nach körperlichen Leistungen ausgeprägte Veränderungen aufweisen als auch bei einer Leistungsanpassung eine besondere Rolle spielen.

Blutvolumen

Das Blutvolumen beträgt beim untrainierten Mann im Mittel 5,4 l bzw. 77 ml/kg KG, bei der untrainierten Frau im Mittel 4,5 l bzw. 65 ml/kg KG. Es setzt sich aus der Summe des Plasmavolumens und des Zellvolumens zusammen. Das Verhältnis von Erythrozytenvolumen zu Gesamtblutvolumen wird als Hämato-

kritwert (Hkt) bezeichnet. Der durch das Blut gefüllte intravasale Raum steht durch sog. Poren in den Kapillarmembranen mit dem interstitiellen Raum in direkter Verbindung. Durch diese Poren findet eine transkapilläre Flüssigkeitszirkulation statt, an der jedoch die korpuskulären Blutbestandteile nicht und die hochmolekularen nur sehr begrenzt teilhaben, da diese Membranporen nur einen Durchmesser von etwa 4 nm (40 Å) haben (Landis u. Pappenheimer 1963). Schon Starling (1896) postulierte, daß die Flüssigkeitsverteilung im Extrazellulärraum - und damit auch das Blutvolumen - von den Variablen p_K (hydrostatischer Druck in den Kapillaren), p_I (hydrostatischer Druck im Interstitium), π_{PL} (kolloidosmotischer Druck im Blutplasma) und π_I (kolloidosmotischer Druck im Interstitium) bestimmt wird.
Landis u. Pappenheimer (1963) stellten für die Nettoflüssigkeitsbewegung (F) folgende Formel auf:

$$F = k(p_K - p_I + \pi_I - \pi_{PL});$$

k wird als Filtrationskoeffizient bezeichnet.
Abhängig davon, ob der Wert F positives oder negatives Vorzeichen besitzt, kommt es durch die Kapillarmembranen hindurch zur Flüssigkeitsabgabe aus oder Flüssigkeitsaufnahme in den Intravasalraum. Im Ruhezustand ist die Flüssigkeitsabgabe gleich der Flüssigkeitsaufnahme und folglich das Blutvolumen konstant. Obwohl sich angeblich die Membraneigenschaften im Verlauf körperlicher Aktivität nicht verändern sollen, erhöht sich jedoch der intrakapilläre Druck, und es resultiert entsprechend der obigen Beziehung eine vermehrte Nettofiltration von Flüssigkeit in den interstitiellen Raum, bis ein neues Steady state erreicht ist.
Es gilt als erwiesen, daß beim Menschen die Gesamtmenge der Erythrozyten (etwa $25 \cdot 10^{12}$) bei körperlicher Arbeit im Intravasalraum konstant bleibt; Blutreservoire wie bei manchen Tieren existieren nicht (Nylin 1947; Venrath et al. 1957). Das Blutvolumen nimmt z. B. unter den Bedingungen einer anstrengenden Leistung auf Kosten des Plasmavolumens ab. Man kann deshalb zunächst annehmen, daß die Konzentrationen der Blutbestandteile, deren Durchmesser größer als der Porendurchmesser der Kapillarmembranen ist, genau in dem Maße ansteigen, in dem die Flüssigkeit das Gefäßbett verläßt. Ein Beispiel soll dies verdeutlichen (Abb. 1): Wenn das Blutvolumen in Ruhe z. B. 5,0 l beträgt und ein zugehöriger Hkt von 45% vorliegt, kann man davon ausgehen, daß während intensiver Muskelarbeit etwa 500 ml Flüssigkeit den Intravasalraum verlassen. Infolge dieser Hämokonzentration erhöht sich z. B. der Hkt auf 50%. Für hochmolekulare Substanzen, wie z. B. Proteine, muß man ähnliche Veränderungen erwarten.
Obiges Beispiel zeigt, daß eine Reihe von akuten Veränderungen der Blutzusammensetzung z.T. *nur* auf Flüssigkeitsumverteilungen im Extrazellulärraum zurückzuführen sind. Nach kurzen Belastungen (≤ 10 min) wurden übereinstimmend Plasmavolumenverminderungen von ca. 400 ml festgestellt. Die Verhältnisse im Extrazellulärraum können sich aber unter bestimmten Voraussetzungen auch so verändern, daß die Flüssigkeitsaufnahme in den Intravasalraum überwiegt und eine Hämodilution resultiert. So wurden besonders nach langan-

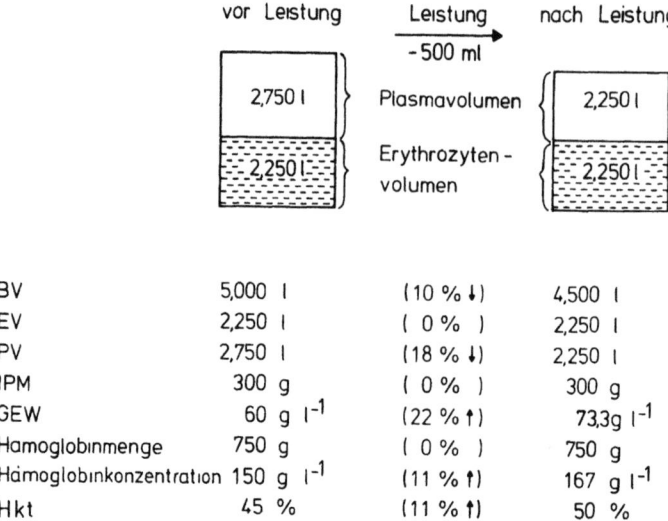

Abb. 1. Schematische Darstellung der prozentualen und absoluten Veränderungen von Blutvolumen *(BV)*, Erythrozytenvolumen *(EV)*, Plasmavolumen *(PV)*, intravaskulärer Proteinmenge *(IPM)*, Gesamteiweißkonzentration *(GEW)*, Hämoglobinmenge, Hämoglobinkonzentration und des Hämatokritwerts *(Hkt)* nach einem eiweißfreien Flüssigkeitsverlust von 500 ml aus dem Intravasalraum. (Aus Röcker 1979)

dauernden Leistungen viel geringere Plasmavolumenverminderungen gefunden und z. T. in der Erholungsphase Plasmavolumenzunahmen gemessen (Refsum et al. 1976; Röcker 1979).
Es besteht weitgehend Übereinstimmung in der Literatur darüber, daß Ausdauertraining zu einer Erhöhung des Blutvolumens führt (Gregersen u. Rawson 1959; Kjellberg et al. 1950; Röcker et al. 1976).
Querschnittsvergleiche zwischen Ausdauersportlern und Nichtsportlern ergaben, daß bei Ausdauersportlern das Plasmavolumen im Vergleich zum gesamten Erythrozytenvolumen und der Erythrozytenmenge überproportional vergrößert ist (Tabelle 1). Betrachtet man in Tabelle 1 die mittleren absoluten Unterschiede, so ergibt sich für den Trainierten, daß das Gesamtblutvolumen 845 ml, das Plasmavolumen 485 ml und das Erythrozytenvolumen nur 334 ml größer ist als bei der untrainierten Kontrollgruppe. Noch deutlicher wird die Nichtproportionalität, wenn die 3 Werte auf das Körpergewicht bezogen werden. Es ergeben sich dann folgende Relationen: Gesamtblutvolumenzunahme 19,1 ml/kg KG, Plasmavolumenzunahme 12,2 ml/kg KG, Blutzellvolumenzunahme 6,8 ml/kg KG. Die höheren Plasmavolumina bei den Ausdauertrainierten sind mit einer erhöhten intravaskulären Proteinmenge hochsignifikant korreliert (Röcker 1979). In Abb. 2 ist diese Beziehung dargestellt. Möglicherweise besteht sogar ein kausaler Zusammenhang, der das erhöhte Plasmavolumen beim Ausdauersportler durch die erhöhte intravaskuläre Proteinmenge erklären würde. Ausdauerathleten können durch ihr höheres Plasmavolumen etwa 200 ml Plasmawasser verlieren, bevor der Hct den Wert Untrainierter erreicht. Folglich ist ein Ausdauersportler hinsichtlich seiner Thermoregulation gegenüber untrainierten Personen

Tabelle 1. Vergleich der verschiedenen Blutvolumina zwischen Ausdauertrainierten und Untrainierten im Ruhezustand. $\bar{X}$ Medianwert; P_5–P_{95} Perzentilbereich, n Stichprobenumfang. Die statistischen Analysen wurden mit Hilfe des parameterfreien U-Tests von Wilcoxon, Mann und Whitney für unabhängige Stichproben durchgeführt

		Blutvolumen [l]	Blutvolumen [ml/kg KG]	Plasmavolumen [l]	Plasmavolumen [ml/kg KG]	Zellvolumen [l]	Zellvolumen [ml/kg KG]
Untrainierte	$\bar{x}$	5,545	76,3	3,127	43,0	2,414	33,6
	P_5	4,422	62,9	2,658	36,5	1,898	26,0
	P_{95}	6,804	90,9	3,936	49,5	2,993	42,7
	n	39	40	47	47	40	40
Irrtumswahrscheinlichkeit		$p<0,001$	$p<0,0001$	$p<0,0001$	$p<0,0001$	$p<0,005$	$p<0,001$
Trainierte	$\bar{x}$	6,390	95,4	3,612	55,2	2,748	40,4
	P_5	5,741	85,3	3,208	48,1	2,303	35,0
	P_{95}	7,455	106,6	4,357	65,2	3,255	45,2
	n	31	31	31	31	31	31

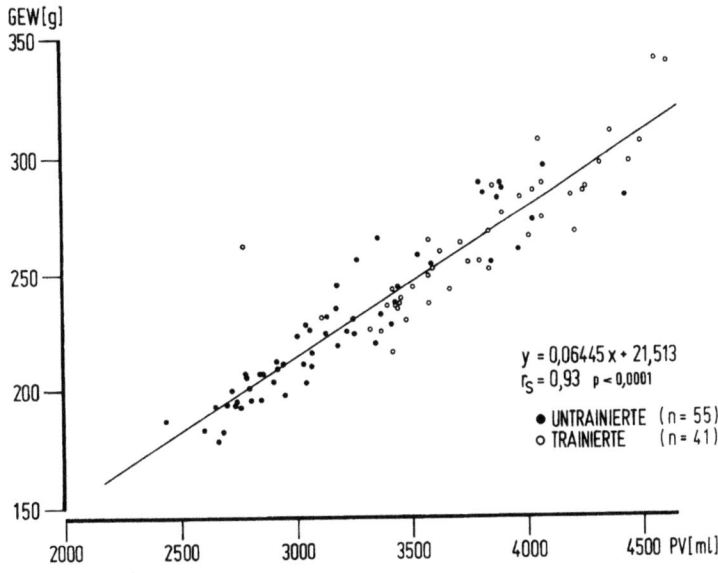

Abb. 2. Beziehung zwischen der absoluten intravasalen Proteinmenge *(GEW)* und dem Plasmavolumen *(PV)*. (Aus Röcker 1979)

oder anderen Sportlern im Vorteil (Plasmavolumenzunahme bei z. B. „Schnellkraftsportarten" ist bisher noch nicht nachgewiesen worden). Außerdem ist die Herzarbeit durch die verminderte Viskosität des Blutes geringer.

Longitudinalstudien zeigten, daß nicht jedes Trainingsprogramm, das zu einer Erhöhung der $\dot{V}O_{2\,max}$ führt, auch mit einer Vergrößerung des Blutvolumens einhergeht (Röcker 1979). 15 weibliche und 12 männliche Probanden unterzogen sich einem 6wöchigen Trainingsprogramm. Das tägliche Training betrug in den ersten beiden Wochen 10 min, in den folgenden 2 Wochen 15 min und in weiteren 2 Wochen 20 min. Durch dieses Training vergrößerte sich die $\dot{V}O_{2\,max}$ signifikant, während das Blutvolumen unverändert blieb. Ähnliche Ergebnisse wurden auch von anderen Autoren beschrieben (Glass et al. 1969). Intensiveres Training führte dagegen schon nach kürzerer Zeit zu einer Vergrößerung des Blutvolumens. Convertino et al. (1980a, b) untersuchten den zeitlichen Verlauf der Blutvolumenzunahme während eines intensiven Trainingsprogrammes von kurzer Dauer (60% $\dot{V}O_{2\,max}$ für 2 h pro Tag über 8 Tage). Nach diesem Training war das Blutvolumen um 457 ml (8,1%) angestiegen, das Plasmavolumen um 427 ml (12,1%), während das Erythrozytenvolumen unverändert blieb.

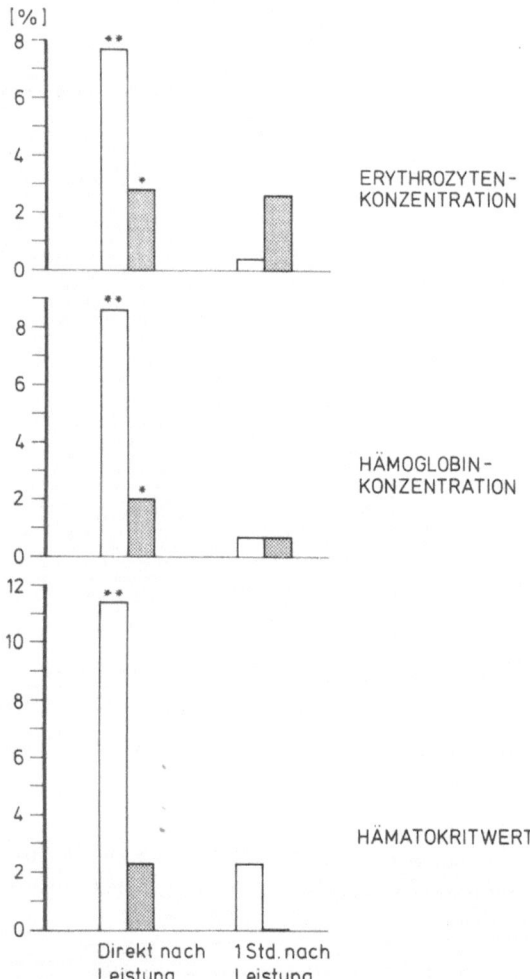

Abb. 3. Prozentuale Veränderungen des roten Blutbildes direkt und 1 h nach einem 200-m-Sprint *(helle Säulen)* und einem 32-km-Lauf *(dunkle Säulen)*. * $p<0,05$; ** $p<0,01$

Rotes Blutbild

Die absolute Menge der Erythrozyten im zirkulierenden Blut wird durch die Erythropoese und den Erythrozytenabbau bestimmt. Beide Prozesse verlaufen so langsam, daß sie akut nicht wesentlich zu beeinflussen sind. Deshalb kann man kurzfristig die Erythrozytenmenge als konstant annehmen. Dennoch sind während oder unmittelbar nach körperlichen Leistungen Veränderungen des roten Blutbildes zu beobachten. Es wurde ein Anstieg des Hkt, der Hämoglobinkonzentration und der Erythrozytenkonzentration gefunden. Diese Veränderungen sind als passiv anzusehen und nicht als arbeitsbedingte Vergrößerung der O_2-Transportfähigkeit, obgleich dies gelegentlich vermutet wurde. Wie auf S. 183 beschrieben, können allein Plasmavolumenveränderungen Konzentrationsschwankungen bei gleicher Erythrozytenmenge erklären (Hämokonzentration). Das Ausmaß dieser Schwankungen ist abhängig von den Flüssigkeitsverschiebungen, d.h. der Volumenzunahme bzw. -abnahme in den beiden extrazellulären Räumen, und damit von der Intensität und Dauer einer körperlichen Leistung bzw. von der Umgebungstemperatur. In Abb. 3 und Abb. 4 ist das Verhalten des roten Blutbildes nach Kurz- und Langdauerleistung dargestellt. Die größten Veränderungen wurden nach kurzen Belastungen gemessen, wie z. B. bei einem Sprint von 200 m, der zu einer erheblichen Zunahme der Erythrozytenkonzentration, der Hämoglobinkonzentration und des Hkt führte. Die Erythrozytenindizes blieben dabei unverändert. Ein 32-km-Lauf hatte dagegen einen viel geringeren Effekt auf das rote Blutbild. Jedoch veränderten sich dabei die Erythrozytenindizes MCV und MCHC signifikant. Das verminderte MCV ist dabei ein Hinweis auf einen intraerythrozytären Wasserverlust. Nach noch

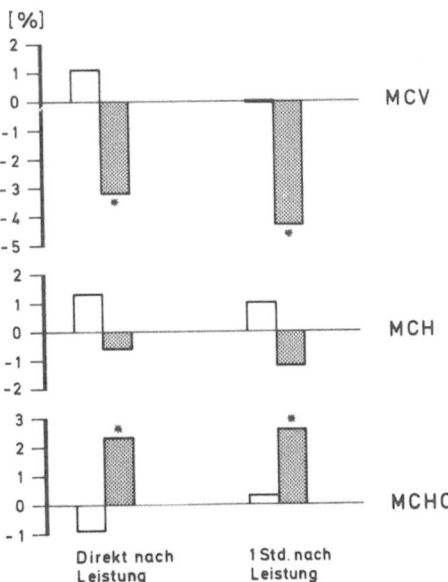

Abb. 4. Prozentuale Veränderungen der Erythrozytenindizes *MCV* („mean corpuscular volume"), *MCH* („mean corpuscular hemoglobin") und *MCHC* („mean corpuscular hemoglobin concentration") direkt und 1 h nach einem 200-m-Sprint *(helle Säulen)* und einem 32-km-Lauf *(dunkle Säulen)*. * $p < 0{,}05$

längerdauernden Leistungen (z. B. 70-90 km Skilauf) wurde nach entsprechend langer Erholung sogar eine Hämodilution mit gegensätzlichen Veränderungen des roten Blutbildes beobachtet (Refsum et al. 1976). Nach Untersuchungen von Refsum et al. (1976) können diese hämatologischen Veränderungen bis zu einer Woche bestehen bleiben, was als ein Beweis für den langsamen Erholungsprozeß gewertet werden kann. Zu der Abnahme der Erythrozytenkonzentration nach extrem langdauernden sportlichen Leistungen kann neben der Vergrößerung des Plasmavolumens auch noch ein vermehrter Untergang von Erythrozyten beitragen. Dieser durch eine mechanische Zerstörung bedingte Untergang ist die Ursache einer intravasalen Hämolyse, die man immer nach längerdauernden anstrengenden körperlichen Leistungen finden konnte (Gilligan et al. 1943). Sie hängt u. a. von den Materialkonstanten (Waldboden, Tartanboden) der Lauffläche ab (Davidson 1964). Unter gewissen Umständen tritt sogar eine Hämoglobinurie auf.

Da die Erythrozytenmenge bei akuten körperlichen Leistungen praktisch konstant bleibt, lassen sich Konzentrationsschwankungen im wesentlichen durch Veränderungen des Plasmavolumens erklären. Diese Bedingungen gelten jedoch nicht für chronische Veränderungen des roten Blutbildes im Ruhezustand beim Trainierten. Bereits Steinhaus (1933) stellte bei trainierten Hunden eine im Vergleich zu untrainierten Hunden höhere Aktivität des roten Knochenmarks fest. Außerdem wurde ein erhöhter Zerfall von Erythrozyten bei Ausdauersportlern während extremer Belastungen nachgewiesen (Refsum et al. 1976). Zusammen mit den bereits beschriebenen Veränderungen des Plasmavolumens können sich diese Prozesse gleich- oder gegensinnig auf die Zellkonzentration auswirken. Ein Ausdauertraining beeinflußt diese Parameter nicht gleichmäßig. Ein 3wöchiges Ausdauertraining in der Höhe (2300 m) führte zu keiner Veränderung der Aktivität des hämopoetischen Systems, so daß die gesamte zirkulierende Zellmasse keine signifikante Veränderung im Vergleich zum Kontrollwert aufwies (Dill et al. 1974). Wie auf S. 185 beschrieben, führt dagegen ein Ausdauertraining von gleichem Ausmaß bereits zu einer signifikanten Zunahme des Plasmavolumens, so daß bei Ausdauersportlern häufig subnormale Hämatokrit- und Hämoglobinwerte gefunden wurden (Steinhaus 1933). In eigenen Untersuchungen (Tabelle 2) konnte sogar eine signifikante Abnahme der Erythrozyten- und Hämoglobinkonzentration bei Ausdauertrainierten im Vergleich zu Nichtsportlern nachgewiesen werden. Wie häufig an biologischen Systemen zu beobachten ist, sind auch hier Konzentrationen und absolute Mengen nicht gleichsinnig verändert. Die Gesamterythrozytenmenge der Ausdauertrainierten war signifikant größer als die der Kontrollgruppe. Die Divergenz ergibt sich daraus, daß - wie bereits beschrieben - auch das Gesamtblutvolumen entsprechend größer war. Die gesamte Hämoglobinmenge schien bei Ausdauertrainierten größer zu sein. Der Unterschied zur Kontrollgruppe war jedoch nicht signifikant. Die signifikanten Unterschiede im Hämoglobingehalt des Einzelerythrozyten (MCH = Hb_E) zwischen Untrainierten und Trainierten sprechen dafür, daß die Hämoglobinsynthese der Neuproduktion von Erythrozyten nicht ganz entspricht. Die oben beschriebene, während des Trainings ablaufende mechanische Hämolyse spiegelt sich in einer Verminderung des Haptoglobinspiegels wi-

Tabelle 2. Vergleich der Erythrozytenkonzentrationen und -mengen sowie der Hämoglobinkonzentrationen und -mengen zwischen Ausdauertrainierten und Untrainierten im Ruhezustand. Hb_E Hämoglobingehalt des Einzelerythrozyten; alle anderen Bezeichnungen wie in Tabelle 1

		Erythrozyten [$\cdot 10^{12}$/l]	Totale Erythrozytenmenge [$\cdot 10^{12}$]	Hämoglobin [g/l]	Totale Hämoglobinmenge [g]	Hb_E [pg]
Untrainierte	$\bar{x}$	4,95	26,7	152	854	31,1
	P_5	4,22	21,6	138	657	28,6
	P_{95}	5,30	34,1	165	1034	34,0
	n	40	40	48	40	40
Irrtumswahrscheinlichkeit		$p<0,001$	$p<0,01$	$p<0,0001$	NS	$p<0,05$
Trainierte	$\bar{x}$	4,53	29,5	140	887	30,3
	P_5	4,20	25,6	129	757	28,0
	P_{95}	5,11	33,5	152	1012	31,4
	n	31	31	33	30	40

der (s. Abschn. Proteine). Diese Befunde sagen aus, daß der Trainingsreiz und/oder die Hämolyse das erythropoetische System noch mehr stimuliert, als es im Unterschied der totalen Erythrozytenmenge zwischen der Kontrollgruppe und den Trainierten zum Ausdruck kommt. Der kausale Mechanismus der gesteigerten Erythropoese beim Ausdauertrainierten ist noch nicht bekannt. Hypoxie während der Leistung könnte ein Stimulus für die gesteigerte Erythropoese sein. Dafür sprechen Befunde über eine gesteigerte erythropoetische Aktivität im Plasma während körperlicher Aktivität.

Interessant erscheinen die Untersuchungen japanischer Autoren, die sich auf die frühe Trainingsphase beziehen. Sie fanden, daß es bei sehr intensivem Training (z. B. 2 h Fahrradergometrie pro Tag) besonders bei Untrainierten innerhalb einer Woche zu einer normozytären, normochromen Anämie kommen kann, die sie als „Sportanämie" bezeichneten (Yoshimura u. Shiraki 1980). Yoshimura (1965) zeigte, daß die Verminderung der Hämoglobinmenge direkt von der Intensität des Trainings abhängt und im Bereich von 0,5–2,5 g/kg KG liegt. Im weiteren Verlauf des Trainings verschwindet diese „Sportanämie" allerdings wieder. Der Entstehungsmechanismus dieser „Sportanämie" ist noch nicht vollständig aufgeklärt. Man nimmt an, daß aus der Milz unter der Wirkung des sympathischen Nervensystems ein Hämolysefaktor freigesetzt wird, der die osmotische Resistenz der Erythrozyten vermindert. Dieser Faktor scheint mit Lysolecithin identisch zu sein, das unter den obigen Bedingungen stark erhöht gefunden wurde. Eine verminderte Proteinzufuhr kann die Empfindlichkeit der Erythrozyten gegenüber diesem Hämolysefaktor erhöhen, eine erhöhte Proteinzufuhr kann das Auftreten dieser „Sportanämie" sogar verhindern. Nach längeren Trainingspausen sollte bei Ausdauersportlern dieser Befund besonders beachtet werden.

Weißes Blutbild

Während das rote Blutbild bei akuten körperlichen Leistungen im wesentlichen passiv die Veränderungen des Plasmavolumens widerspiegelt und daher nur relativ geringe Veränderungen aufweist, zeigt das weiße Blutbild i. allg. ausgeprägtere Veränderungen. Nach verschiedenartigen körperlichen Leistungen wurden übereinstimmend Leukozytosen gefunden (Andersen 1955; Bilger et al. 1954; Egoroff 1924), die nicht allein durch eine Hämokonzentration erklärt werden können. Bei intensiver körperlicher Beanspruchung kann dieser Anstieg mehr als das Doppelte des Ruhewertes betragen. Der leistungsbedingte Anstieg der Leukozyten (bis zu 31 800 pro µl im Einzelfalle bei einem Ausgangswert von 6400) wird verschiedenen Mechanismen zugeschrieben, die letztlich noch nicht alle genau verstanden werden. Diskutiert werden ein Auswaschen der Leukozyten aus den marginalen Speichern durch das erhöhte Herzzeitvolumen, eine pH-Veränderung, eine Hämokonzentration sowie hormonelle Beeinflussungen (Andersen 1955). Von den hormonellen Faktoren scheint v. a. ein adrenerger Mechanismus eine Rolle zu spielen. Diese Vermutung liegt nahe, da die Applikation von Adrenalin zu Leukozytenveränderungen führt, die denen bei körperlichen Belastungen sehr ähnlich sind. Ahlborg u. Ahlborg (1970) berichteten, daß durch eine akute β-Rezeptorenblockade der leistungsbedingte Leukozytenanstieg nahezu verhindert wurde. Aus diesen Ergebnissen zogen die Autoren den Schluß, daß die sog. Arbeitsleukozytose durch einen β-adrenergen Rezeptorenmechanismus vermittelt wird. Diese Ergebnisse konnten zumindest bei einer chronischen β-Rezeptorenblockade nicht bestätigt werden (Röcker et al. 1981). Bei 11 männlichen Hochdruckkranken wurde vor und nach einer chronischen β-Rezeptorenblockade eine ergometrische Leistung durchgeführt. Im Gegensatz zu den Ergebnissen mit einer akuten β-Rezeptorenblockade (Ahlborg u. Ahlborg 1970) war unter der chronischen Medikation ein signifikanter Anstieg der Leukozyten während Ergometrie nachzuweisen, der sowohl die Granulozyten als auch die Lymphozyten betraf. Die Absolutwerte waren jedoch vor, während und nach der Ergometrie signifikant erniedrigt (Abb. 5). In Übereinstimmung mit der Literatur war der Leukozytenanstieg abhängig von Intensität und Dauer der Leistung.

Das Differentialblutbild wurde weniger intensiv untersucht. Während und kurz nach körperlicher Leistungen findet man einen Anstieg der Lymphozyten (Bilger et al. 1954) im Blut. Der Anstieg wird auf den erhöhten Lymphstrom während körperlicher Leistungen zurückgeführt. Diese Hypothese wird dadurch gestützt, daß der Anstieg überwiegend die großen und mittelgroßen Lymphozyten betrifft. Gerade diese sind aber in der Lymphflüssigkeit vorwiegend enthalten (de Lanne et al. 1960). Nach längerer Erholungszeit kommt es regelmäßig zu einem sog. „Lymphozytensturz" (Bilger et al. 1954; Egoroff 1924). Der Anstieg der Gesamtleukozyten, der ja über längere Zeit bestehen bleibt, betrifft vorwiegend den Anteil der neutrophilen Granulozyten (Egoroff 1924). Ein Hinweis auf die extravaskuläre Herkunft der zusätzlichen neutrophilen Granulozyten bei körperlicher Aktivität ist der Nachweis einer Linksverschiebung (Bilger et al. 1954; Egoroff 1924), d.h. einer Zunahme der jugendlichen Formen. Überein-

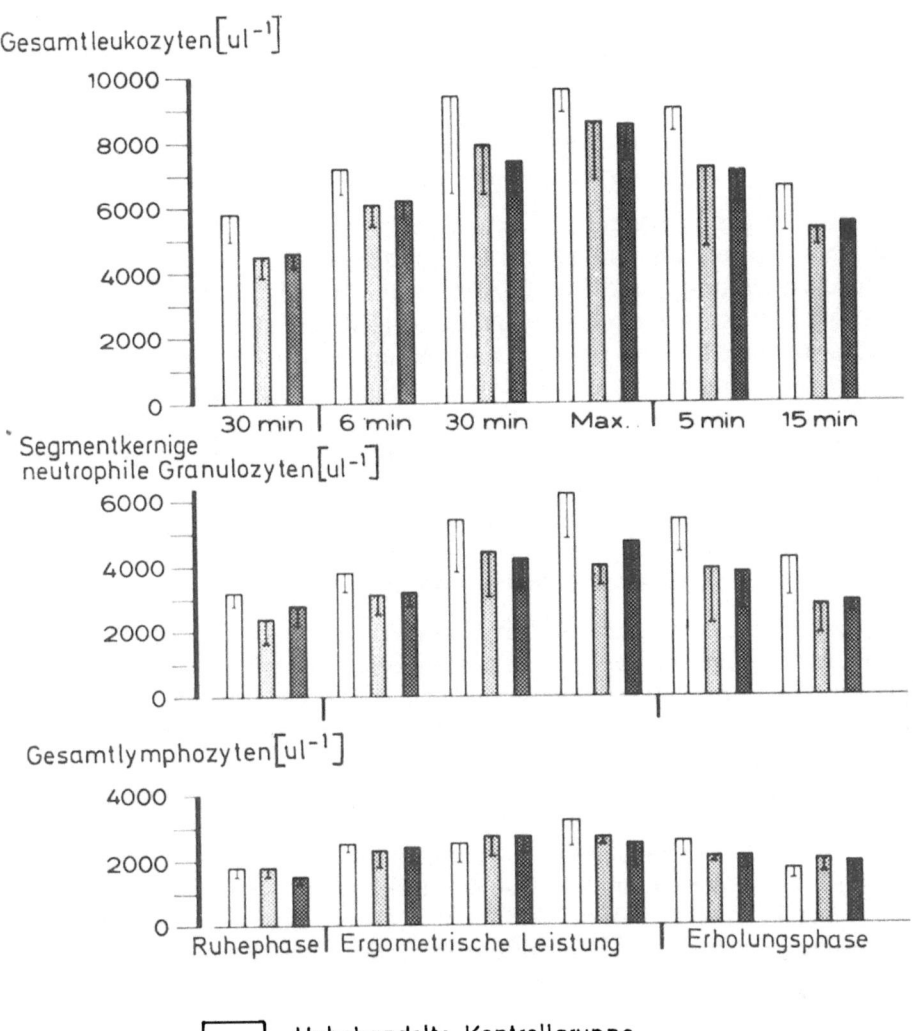

Abb. 5. Medianwerte und zentrale 50%-Perzentilbereiche der Gesamtleukozyten, segmentkerningen neutrophilen Granulozyten und Gesamtlymphozyten vor, während und nach Ergometrie bei 11 Hochdruckkranken. *Linke Säule:* unbehandelte Patienten; *mittlere Säule:* 4 Wochen β-Rezeptorenblockertherapie, *rechte Säule:* 8 Wochen β-Rezeptorenblockertherapie. Im Vergleich zum Ruhewert waren die Gesamtleukozyten, die segmentkerningen neutrophilen Granulozyten und die Gesamtlymphozyten mit und ohne Behandlung während und 5 min nach der Leistung signifikant erhöht ($p<0,05$; $p<0,01$ bzw. $p<0,001$). 15 min nach der Leistung war der Unterschied nicht mehr signifikant. Nach 4 bzw. 8 Wochen Medikation waren die Gesamtleukozyten und die segmentkerningen neutrophilen Granulozyten zu jedem Zeitpunkt signifikant ($p<0,05$) erniedrigt. Die Lymphozyten wurden durch die Behandlung nicht beeinflußt. (Aus Röcker et al. 1981)

stimmung besteht in der Literatur über das Verhalten der eosinophilen Granulozyten, die nach körperlichen Leistungen immer abfallen, z. T. sogar nicht mehr nachgewiesen werden können (Bilger et al. 1954; Egoroff 1924). Eigene Untersuchungen (Röcker et al. 1981) bestätigten jedoch nicht frühere Befunde, nach denen bei Kurzdauerleistungen nur eine Lymphozytose und erst nach längerdauernden Leistungen vorwiegend eine Granulozytose auftritt.

In Abb. 5 ist das Verhalten der Gesamtleukozyten, der Granulozyten und der Lymphozyten vor, während und bis zu 15 min nach einer standardisierten ergometrischen Leistung dargestellt. In Abhängigkeit von Intensität und Dauer der Leistung kam es zu einem kontinuierlichen signifikanten ($p < 0,01$) Anstieg der Leukozyten im Mittel bis um 66% während maximaler Leistung. Dabei waren sowohl die Granulozyten als auch die Lymphozyten signifikant ($p < 0,01$) vermehrt. Die übrigen Zellen des weißen Blutbildes (stabkernige, basophile, eosinophile Granulozyten, Monozyten) verändern sich z. T. ähnlich, jedoch nicht immer signifikant. Vereinzelt wurden bei dieser Leistung Myelozyten nachgewiesen, wie es wiederholt nach schweren körperlichen Leistungen schon beschrieben worden ist (Bilger et al. 1954; Larrabee 1902), das erste Mal bereits 1901 beim jährlichen Marathonlauf in Boston (Larrabee 1902).

Teleologisch betrachtet, scheinen die Veränderungen des weißen Blutbildes keine Bedeutung für eine Leistungsanpassung bzw. -steigerung oder für eine verbesserte Abwehr gegen Infektionserreger zu haben. Viel wahrscheinlicher handelt es sich um Begleitphänomene, die durch andere, z. B. hormonelle Veränderungen bedingt sind.

Über chronische Veränderungen des weißen Blutbildes infolge körperlicher Aktivität liegen nur spärliche Untersuchungen vor. In diesen Untersuchungen wird über eine relative Lymphozytose bei hochtrainierten Sportlern berichtet. Thörner (1929) fand diese Lymphozytose am stärksten bei Marathonläufern ausgeprägt und interpretierte diese Veränderung als ein Zeichen guter Kondition. Wahrscheinlich ist sie eine Begleiterscheinung der veränderten Aktivität des Parasympathikus. Zur Klärung des Einflusses eines Ausdauertrainings auf das weiße Blutbild wurden 17 Krankengymnastikschülerinnen vor und nach einem 4wöchigen Ausdauertraining mit gleicher Quantität ergometrisch belastet. Die Ruhewerte vor und nach dem Training zeigten keine signifikanten Veränderungen. Vor und nach dem Training kam es bei körperlicher Leistung zu einer ausgeprägten Leukozytose. Nach 1 h submaximaler Belastung waren die Werte jedoch signifikant niedriger als vor dem Training ($p < 0,05$). Nach dem Training kam es nach submaximaler Belastung zu einer deutlichen Zunahme der neutrophilen Granulozyten.

Hormone

Für die Homöostase bzw. Anpassung an eine körperliche Leistung besitzt der Mensch 2 Regulationsmechanismen. Neben einer verstärkten Aktivität des sympathischen Nervensystems schaffen eine Reihe von hormonellen Veränderungen die Voraussetzung für eine Aktivierung des Stoffwechsels und damit auch für körperliche Leistungen. Hormone sind Wirkstoffe, die in besonderen Drüsen gebildet werden und Informationen auf dem Blutweg zu ihren verschiedenen Erfolgsorganen übermitteln. Ihre Wirkung entfalten sie durch Auslösung von Enzyminduktionen oder durch direkten Einfluß auf Enzymreaktionen, z. B. über Zwischenschaltung des Adenylatzyklasesystems. Hormone wirken über Rezeptoren an den Erfolgsorganen, die in der Zellmembran oder direkt am Zellkern lokalisiert sein können.

Es ist nicht möglich, die Verhältnisse hormoneller Mechanismen unter Ruhebedingungen ohne Einschränkung auf eine Leistungssituation zu übertragen. So bedeutet die Verminderung von bestimmten Hormonen im Blut während körperlicher Leistungen nicht unbedingt eine verminderte Sekretion der entsprechenden endokrinen Drüsen oder die vermehrte Konzentration eines Hormons nicht unbedingt eine Sekretionserhöhung (Métivier 1975). Auch der psychisch bedingte Anteil der Hormonsekretion bei körperlichen Leistungen, der allein zu einer Hormonfreisetzung vieler endokriner Drüsen führen kann, ist zu berücksichtigen, jedoch schwer abschätzbar. Bei den mit einer bestimmten Situation vertrauten Sportlern konnten wesentlich kleinere Anstiege von bestimmten Hormonen im Blut gefunden werden als bei weniger erfahreneren Teilnehmern (Mikulaj et al. 1975).

Durch die Einführung radioimmunologischer Meßmethoden in vielen Routinelabors ist in den letzten Jahren die Anzahl der Publikationen, die sich mit der Analyse hormoneller Veränderungen bei körperlichen Leistungen befassen, erheblich angestiegen. Dadurch konnten die Erkenntnisse über die Bedeutung der verschiedenen Hormone für eine körperliche Leistung erheblich erweitert werden.

Eine bedeutende Rolle bei körperlichen Leistungen spielen die Katecholamine Adrenalin und Noradrenalin. Das Ausmaß der Noradrenalinveränderungen wird u.a. direkt auf die Aktivität sympathischer Neurone zurückgeführt, während die Höhe des Adrenalinspiegels von der Sekretion im Nebennierenmark abhängt. Dieses System reguliert den Stoffwechsel und besonders in der Anfangsphase die Anpassung des Organismus an die Leistung. Es gilt als erwiesen, daß es während körperlicher Leistungen zu einem erheblichen Anstieg sowohl des Adrenalin- als auch des Noradrenalinspiegels im Blut kommt, dessen Höhe von der Intensität der körperlichen Leistung abhängt (Lehmann et al. 1981). Das unterschiedliche Verhalten des sympathischen Nervensystems und des Nebennierenmarks beschrieben Maron et al. (1975) am Beispiel eines Marathonläufers. Er war der Langsamste (2 h 56 min 30 s) in einer Gruppe von Läufern, zeigte jedoch nach dem Lauf den höchsten Adrenalinspiegel (4,11 ng/ml), 9,6mal höher als der Ausgangswert. Dagegen war sein Noradrenalinspiegel (1,49 ng/ml) in der entsprechenden Gruppe am niedrigsten.

Außer den Katecholaminen fand man i. allg. Kortisol, Glukagon, das Wachstumshormon und die Androgene sowie Östradiol während oder nach körperlicher Aktivität erhöht. Ähnlich wie das Wachstumshormon verhält sich ACTH. Der Insulinspiegel wurde übereinstimmend im Blut, unabhängig vom Glukosespiegel, während bzw. nach körperlichen Leistungen erniedrigt gefunden (Métivier 1975). Es wird vermutet, daß durch die Insulinverminderung der Glukosespiegel im Blut aufrechterhalten und die Gefahr einer Hypoglykämie mit den schweren Folgen für das Gehirn verhindert wird.

Über Schilddrüsenhormone liegen sehr unterschiedliche Untersuchungsergebnisse vor, insbesondere über das Verhalten von TSH. In jüngsten Publikationen wurde ein kontinuierlicher Anstieg von TSH nach submaximalen Leistungen (90 min bei 1 W/kg KG) gefunden. Bei maximaler Leistung nahm TSH signifikant ab und blieb auch in der Erholungsphase erniedrigt. Trijodthyronin (T_3) wurde erhöht gefunden. Thyroxin (T_4) fiel bei maximaler Leistung kontinuierlich ab und blieb auch nach der Leistung (15 min) unter dem Kontrollwert. Als Ursache wird eine vermehrte Gewebeutilisation angenommen (Schmid et al. 1982).

Bei körperlichen Leistungen kann es zu erheblichen Flüssigkeits- und Elektrolytverlusten im Dienste der Thermoregulation kommen. Infolgedessen kommt es nach solchen Belastungen oft zu sehr starken Veränderungen der Hormone, die für die Homöostase des Wasser- und Elektrolythaushalts verantwortlich sind. Dabei ist das Renin-Angiotensin-Aldosteron-System v. a. für den Elektrolythaushalt, das antidiuretische Hormon (ADH) v. a. für den Wasserhaushalt verantwortlich.

Sowohl nach kurz- als auch nach langandauernden körperlichen Leistungen stiegen die Blutspiegel der Hormone Renin-Angiotensin, des Aldosterons und des ADH z. T. bis auf das 13fache an (Convertino et al. 1980 a, b; Geyssant et al. 1981; Melin et al. 1980). In den Abb. 6 und 7 (Melin et al. 1980) ist das Verhalten der Reninaktivität und des Aldosterons vor und nach einer intensiven Ergometerleistung bis zur Erschöpfung bei gut trainierten (Gruppe I), trainierten (Gruppe II) und untrainierten Personen (Gruppe III) dargestellt. In allen 3 Gruppen kam es zu einem starken Anstieg der Reninaktivität und des Aldosteronspiegels. Ähnlich verhielt sich das ADH. In eigenen Untersuchungen wurde das Verhalten des ADH in Abhängigkeit vom Trainingszustand und in Abhängigkeit von relativer und absoluter Leistung bei einem 5000-m-Lauf untersucht. Die Ergebnisse mit Argininvasopressin (AVP) sind in Abb. 8 dargestellt. Die Gruppe der Trainierten und die Gruppe der Untrainierten absolvierten einen 5000-m-Lauf entsprechend ihrer maximalen Leistungsfähigkeit. Die Gruppe der Trainierten absolvierte zusätzlich einen 5000-m-Lauf mit gleicher absoluter Leistung (gleiche vorgegebene Zeit) wie die Gruppe der Untrainierten (submaximal). Die ADH-Werte im Blut waren direkt nach dem Lauf sowohl bei den Trainierten als auch bei den Untrainierten hochsignifikant erhöht, wobei die Trainierten die höchsten Werte erreichten. Nach dem „submaximalen Lauf" der Trainierten zeigten die ADH-Werte keine Veränderungen.

Die vorliegenden Ergebnisse bestätigen frühere Befunde, nach denen der ADH-Anstieg im Blut von der Intensität der Belastung abhängig ist. Ähnlich wie nach Hitzeeinwirkung kehrten die erhöhten ADH-Konzentrationen bereits wieder auf den Kontrollwert zurück, obwohl die Osmolalität – ein bedeutender Stimulator für die ADH-Sekretion – noch erhöht war. Daraus folgt, daß in der Langzeitregulation des Wasserhaushalts und des Plasmavolumens andere Faktoren als ADH eine Rolle spielen müssen (Röcker et al. 1982).

Der Einfluß körperlicher Aktivität auf das Blut   181

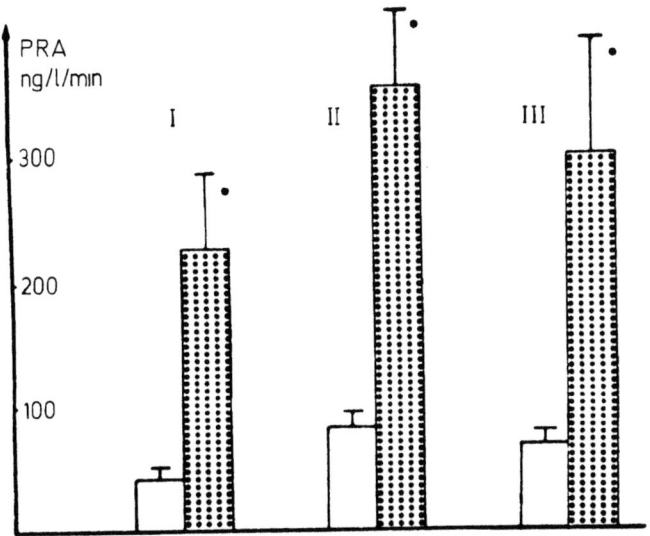

Abb. 6. Plasmareninaktivität *(PRA)* vor *(helle Säulen)* und nach *(dunkle Säulen)* einer erschöpfenden ergometrischen Leistung (80% $\dot{V}O_{2\,max}$) von etwa 1 h. *I* Hochtrainierte; *II* Trainierte; *III* Untrainierte; * p < 0,05. (Aus Melin et al. 1980)

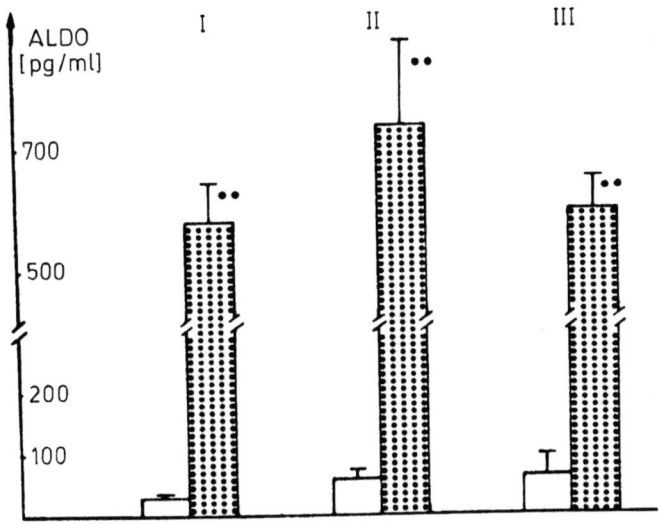

Abb. 7. Aldosteronkonzentration *(ALDO)* vor *(helle Säulen)* und nach einer erschöpfenden ergometrischen Leistung (80% $\dot{V}O_{2\,max}$) von etwa 1 h. *I* Hochtrainierte; *II* Trainierte; *III* Untrainierte; ** p < 0,01. (Aus Melin et al. 1980)

Nach einer körperlichen Leistung mit erheblicher Verminderung des Körpergewichts infolge Flüssigkeitsverlusts sinkt der zentrale Venendruck trotz unveränderten Blutvolumens erheblich ab (Kirsch et al. 1973). Der Grund dafür liegt in einer Blutvolumenverlagerung in extrathorakale Abschnitte des Kreislaufs. Erst 120–180 min nach dem Ende einer Ausdauerleistung stieg der zentrale Venen-

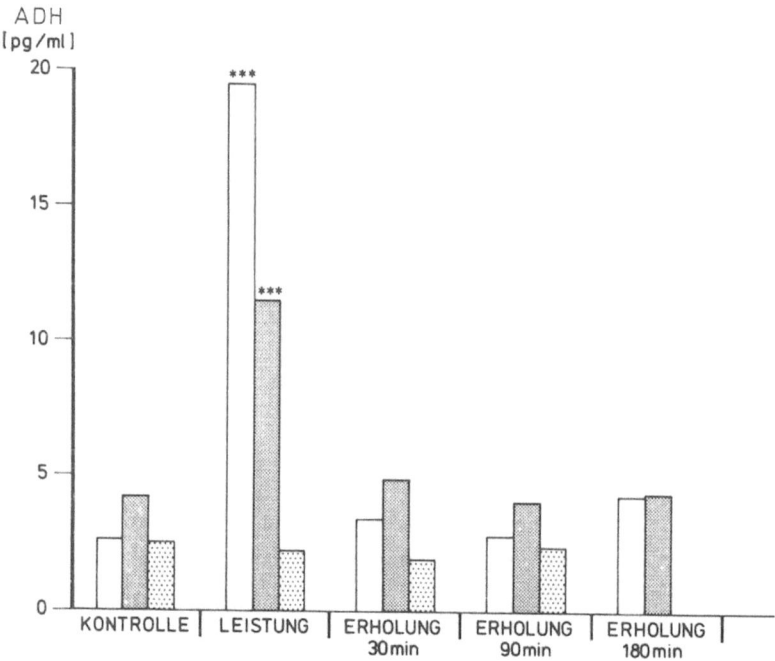

Abb. 8. Verhalten von Argininvasopressin *(AVP)* vor und zu verschiedenen Zeitpunkten nach einem 5000-m-Lauf. ☐ Hochtrainierte Ausdauerathleten vor und nach einer maximalen Leistung; ☐ Mäßig trainierte Probanden vor und nach einer maximalen Leistung; ☐ Hochtrainierte Ausdauerathleten vor und nach einer submaximalen Leistung

druck wieder an. Der Reninwert lag zu diesem Zeitpunkt noch deutlich über dem Kontrollwert (Kirsch et al. 1975). Nach dem Konzept von Gauer u. Henry (1976) wird die Sekretion des ADH wesentlich von der Größe der intrathorakalen Blutfüllung bestimmt. In den Vorhöfen des Herzens gelegene Dehnungsrezeptoren vermitteln Informationen über die Volumenfüllung dieser Kreislaufabschnitte über den N. vagus nach zentral, wodurch die Ausschüttung des ADH bei Volumenmangel stimuliert, bei einer großen Füllung gehemmt wird. Die Niere als Effektor dieses Reflexbogens kann durch den Einfluß des ADH die Größe des Plasmavolumens regulieren. Wahrscheinlich wird dadurch auch die Renin-Angiotensin-Sekretion gesteuert. Dieses Hormonsystem scheint auf einen tonisierenden Effekt auf das venöse System (Niederdrucksystem) zu haben und damit auf die Konstanterhaltung des intrathorakalen Blutvolumens einzuwirken.

Sportliche Betätigung in Ausdauerform führt auch zu Adaptationserscheinungen im endokrinen System, die sich in quantitativen und qualitativen Veränderungen äußern (Mikulaj et al. 1975). Le Blanc et al. (1977) untersuchten den Einfluß einer 30minütigen Noradrenalininfusion (0,1 µg/kg KG/min) auf metabolische und kardiovaskuläre Parameter an Ausdauerathleten und Untrainierten. Bei den Trainierten lagen die Glukose- und Insulinwerte vor der Noradrenalininfusion niedriger als bei den Untrainierten. Eine Noradrenalininfusion erzeugte in beiden Gruppen einen etwa gleich hohen Anstieg des Glukosespiegels, d. h. der noradrenalininduzierte Glukoseanstieg war bei den Trainierten größer. Aus diesen Untersuchungen schlossen die Autoren, daß beim Trainierten neben einer Verminderung der Sympathikusaktivität und einer Erhöhung der Aktivität des Parasympathikus im Ruhezustand eine erhöhte Noradrenalinempfindlichkeit besteht, welche die Bereitstellung und den Verbrauch von energiereichen Substraten verbessert. Die Bedeutung von Noradrenalin in bezug auf ein Ausdauertraining wurde kürzlich von Péronnet et al. (1981) untersucht.

Nach einem Trainingsprogramm von 20 Wochen änderten sich die Ruhewerte von Noradrenalin nicht (167 ± 38 vor und 185 ± 29 pg/ml nach dem Training). Bei einer gegebenen absoluten Leistung war der Noradrenalinspiegel nach dem Training niedriger als vorher (687 ± 64 gegenüber 1371 ± 286 pg/ml). Bei gleicher relativer Belastung (Herzfrequenz: 158 ± 5 vor und 157 ± 5 nach dem Training) zeigte sich kein Unterschied im Noradrenalinspiegel. Östman u. Sjöstrand (1971) stellten einen signifikanten Zuwachs des gesamten Adrenalingehalts des Nebennierenmarks bei Ratten fest, während der Noradrenalingehalt unverändert blieb.

Chronische körperliche Aktivität beeinflußt den Glukosestoffwechsel durch Veränderung der biochemischen Zusammensetzung der Muskelzelle. Devlin (1963) zeigte, daß nach einem 15tägigen progressiven Training der Insulinbedarf von Diabetikern vermindert war. Insgesamt erscheint es jedoch unwahrscheinlich, daß die oben besprochenen hormonalen Veränderungen eine Über- oder Unterfunktion der betreffenden endokrinen Drüsen im pathologischen Sinne bedeuten. Wahrscheinlich handelt es sich um eine leistungsbedingte Adaptation, die lediglich als eine ökonomischere Antwort auf die entsprechenden Stoffwechselprozesse aufzufassen ist (Mikulaj et al. 1975).

Proteine (Albumin, Globuline)

In Abhängigkeit von Flüssigkeitsverschiebungen innerhalb des extrazellulären Raumes infolge von Veränderungen der Wasserbindung oder der Kapillarpermeabilität kann sich die Proteinkonzentration im Blutplasma erheblich verändern. Nach kurzdauernden Leistungen wird im Schrifttum einheitlich berichtet, daß die Konzentration der Proteine nach Leistungsende erhöht ist (van Beaumont et al. 1973; Cantone u. Cerretelli 1960; Poortmans 1971; Röcker 1979). Unterschiedliche Ansichten werden dagegen über das Verhalten der absoluten Proteinmenge im Plasma mitgeteilt. Einerseits wird berichtet, daß Plasmaproteine infolge kurzdauernder körperlicher Leistung vermehrt in den Intravasalraum (IVR) gelangen (Poortmans 1971; Senay 1972), andererseits postulieren andere Autoren unter den gleichen Bedingungen eine Verminderung der Proteinmenge im IVR (van Beaumont et al. 1973). Eine eindeutige Aussage über Proteinverschiebungen läßt sich zuverlässig nur durch die Ermittlung der absoluten intravaskulären Proteinmenge (IPM) im Plasma machen. Sie läßt sich

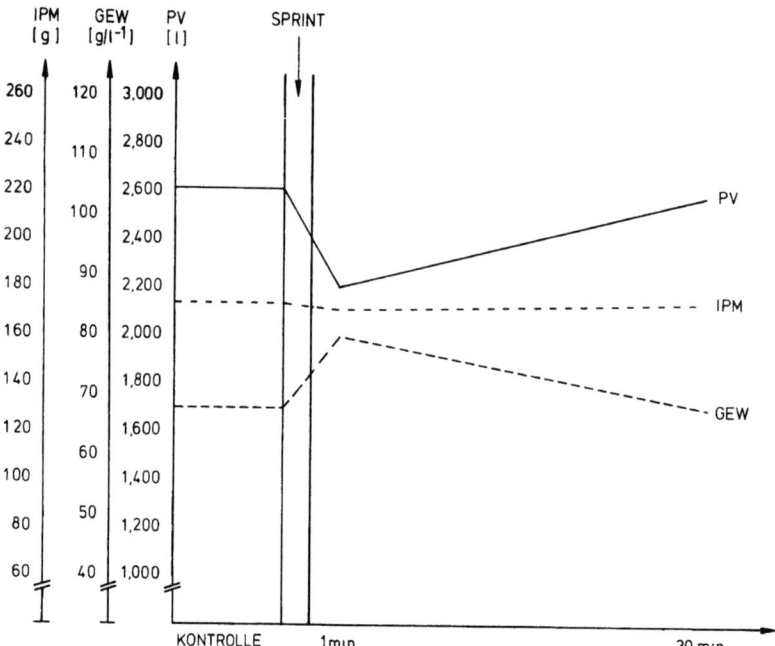

Abb. 9. Verhalten von intravaskulärer Plasmaproteinmenge *(IPM)*, Gesamteiweißkonzentration *(GEW)* und Plasmavolumen *(PV)* direkt und 30 min nach einem 200-m-Sprint

durch Multiplikation von Plasmavolumen und Proteinkonzentration im Plasma errechnen. In Abb. 9 sind die Ergebnisse einer eigenen Untersuchung dargestellt.

Nach einem 200-m-Sprint verminderte sich das Plasmavolumen um 410 ml. Es ist interessant und steht im Widerspruch zu Mitteilungen in der Literatur, daß sich die gesamte IPM der untersuchten Plasmaproteine überhaupt nicht verändert, d.h. eine völlig proteinfreie Flüssigkeit verläßt unter diesen Bedingungen den IVR. Entsprechend nahm die Proteinkonzentration zu. Die Konstanz der IPM scheint eine wichtige Rolle für die Wiederherstellung des Plasmavolumens zu spielen, da sie bei Normalisierung der kapillären Austauschvorgänge in der Lage ist, die entsprechende Flüssigkeitsmenge durch ihre kolloidosmotische Kapazität wieder zu binden und im IVR zu halten. Dies zeigt sich auch an der schnellen Normalisierung des Plasmavolumens. Die untersuchten individuellen Proteine verhielten sich analog den Gesamtproteinen.

In Abb. 10 sind die Veränderungen nach einer längeren Laufleistung dargestellt: Unmittelbar nach der Leistung wurde eine Abnahme des Plasmavolumens um 5,8% gefunden. Die Plasmavolumenabnahme war jedoch wesentlich geringer als bei der Kurzdauerleistung.

Die IPM war direkt nach der Leistung erhöht und stieg weiter im Verlauf der Erholungsphase an, während das Plasmavolumen über dem Kontrollwert lag. Die erhöhte Proteinkonzentration ist also hier auch durch eine Zunahme der IPM bedingt.

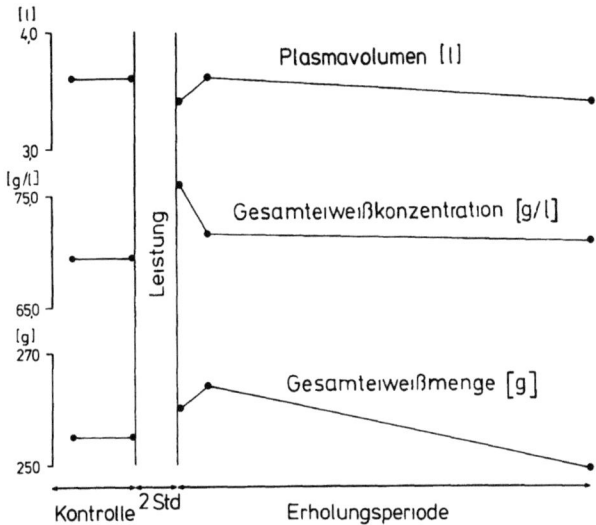

Abb. 10. Verhalten von Plasmavolumen, Gesamteiweißkonzentration und -menge direkt, 90 min und 20 h nach einer Ausdauerleistung von 2 h

Für die Homöostase des Plasmavolumens scheint nicht nur das passive Verhalten der intravasalen Proteine (Hämokonzentration), sondern auch ein aktiver Einwärtstransport von Proteinen über den Lymphweg verantwortlich zu sein, wie es Senay (1972) schon früher vermutet hat. Diese Anschauung wird auch dadurch gestützt, daß der Lymphfluß nach schwerer körperlicher Arbeit bzw. beim Laufen sehr stark erhöht ist. Das Verhalten verschiedener Einzelproteine ist in den Tabellen 3 und 4 dargestellt.

Mit Ausnahme von Haptoglobin verhielten sich die untersuchten Einzelproteine ähnlich wie die Gesamtproteine. Eine Konzentrationsverminderung des Haptoglobins wurde schon früher nach langdauernder körperlicher Leistung beschrieben (Davidson 1964). In der vorliegenden Untersuchung war auch die IMP von Haptoglobin nach der Leistung hochsignifikant erniedrigt. Da es bekannt ist, daß Hämoglobin, insbesondere nach längeren Laufleistungen, durch eine mechanische Hämolyse aus den Erythrozyten freigesetzt wird und Haptoglobin die Eigenschaft besitzt, Hämoglobin irreversibel zu binden, wobei dieser Komplex sehr schnell (innerhalb von Minuten) vom retikuloendothelialen System aufgenommen wird, spiegelt die Mengenveränderung des Haptoglobins die intravasale Hämolyse wider.

Haralambie (1967) beobachtete Konzentrationserhöhungen einiger Glykoproteide, die länger als 24 h nach körperlichen Leistungen nachweisbar waren; sie wurden auf Gewebeschädigungen infolge körperlicher Aktivität zurückgeführt. Wahrscheinlich führen die bei Muskelfasernekrosen freiwerdenden Substanzen zu einer Steigerung der Proteinsynthese in der Leber.

Untersuchungen über den Proteingehalt von trainierten Sportlern im Vergleich zu Nichtsportlern sind unter Ruhebedingungen selten durchgeführt worden. Insbesondere gibt es nur ganz wenige Mitteilungen über einen Vergleich zwi-

Tabelle 3. Konzentrationen individueller Plasmaproteine vor Versuchsbeginn *(Kontrolle)* und ihre Veränderungen 5 min, 90 min und 20 h nach einer langdauernden Leistung (32-km-Lauf) bei hochtrainierten Langstreckenläufern. $\bar{X}$ Medianwert, $\Delta \bar{X}$ Veränderung des Medianwerts, $P_{25}-P_{75}$ zentraler 50%-(Perzentil-)Bereich, n Stichprobenumfang. (Aus Röcker 1979)

		Albumin [g/l]	α_1-Anti-trypsin [g/l]	α_2-Makro-globulin [g/l]	Haptoglobin [g/l]	Transferrin [g/l]	Immunglobuline [g/l]		
							IgG	IgM	IgA
Kontrolle	$\bar{x}$ $P_{25}-P_{75}$ n	45,0 42,3 bis 45,6 13	2,51 2,14 bis 3,12 11	2,61 2,39 bis 3,28 12	1,09 0,99 bis 1,24 10	2,86 2,20 bis 3,15 11	11,23 10,55 bis 11,78 11	1,52 1,36 bis 2,06 9	2,73 2,63 bis 2,76 5
5 min nach Leistung	$\Delta\bar{x}$ $\Delta P_{25}-\Delta P_{75}$ n	+2,7** +2,0 bis 3,7 13	+0,12*** +0,07 bis +0,31 11	+0,21** +0,16 bis +0,24 12	−0,11** −0,19 bis −0,07 10	+0,14*** +0,09 bis +0,28 11	+0,71** +0,50 bis +0,91 11	+0,04** +0,03 bis +0,10 9	+0,16 +0,14 bis +0,22 5
90 min nach Leistung	$\Delta\bar{x}$ $\Delta P_{25}-\Delta P_{75}$ n	+1,3** +0,1 bis +2,5 13	+0,04 NS +0,01 bis +0,12 10	+0,07 NS −0,05 bis +0,13 11	−0,22** −0,26 bis −0,18 8	+0,09* +0,03 bis +1,30 10	+0,23 NS +0,13 bis +0,38 10	+0,01 NS 0,00 bis +0,02 8	+0,07 +0,01 bis +0,15 5
20 h nach Leistung	$\Delta\bar{x}$ $\Delta P_{25}-\Delta P_{75}$ n	−0,2 NS −1,1 bis +1,6 7	+0,02 NS −0,01 bis +0,22 7	−0,06 NS −0,18 bis +0,10 6	−0,17* −0,22 bis −0,11 7	+0,14 NS −0,06 bis +0,27 7	+0,39 NS −0,04 bis +0,94 7	+0,09 NS +0,02 bis +0,10 7	+0,05 −0,04 bis +0,09 5

*$0,01 \leq p < 0,05$.
**$0,001 \leq p < 0,01$.
***$p < 0,001$.
NS (nicht signifikant) $p \geq 0,05$.

		Albumin [g]	α_1-Anti-trypsin [g]	α_2-Makro-globulin [g]	Haptoglobin [g]	Transferrin [g]	Immunglobuline [g]		
							IgG	IgM	IgA
Kontrolle	$\bar{x}$ P_{25}–P_{75} n	1,65 1,52 bis 1,73 12	8,75 6,97 bis 10,53 11	8,92 8,25 bis 10,95 12	3,95 3,84 bis 4,73 11	10,50 8,59 bis 11,34 11	41,3 38,1 bis 46,7 11	5,66 4,87 bis 7,65 9	9,07 8,58 bis 9,85 5
5 min nach Leistung	$\Delta\bar{x}$ ΔP_{25}– ΔP_{75} n	+1,0 NS –4,4 bis +4,0 12	–0,13 NS –0,23 bis +0,22 11	–0,01 NS –0,49 bis +0,27 12	–0,78*** –1,00 bis –0,57 11	–0,10 NS –0,22 bis +0,15 11	–0,8 NS –2,4 bis +0,8 11	–0,23** –0,33 bis –0,01 9	–0,26 –0,41 bis –0,19 5
90 min nach Leistung	$\Delta\bar{x}$ ΔP_{25}– ΔP_{75} n	+6,0 NS +5,0 bis +8,5 12	+0,16 NS –0,17 bis +0,58 10	+0,25 NS –0,10 bis +0,56 11	–0,86** –1,11 bis –0,57 8	+0,32 NS +0,04 bis +0,71 9	+1,6 NS –1,1 bis +2,7 10	+0,08 NS –0,03 bis +0,18 9	+0,01 –0,15 bis +0,34 4
20 h nach Leistung	$\Delta\bar{x}$ ΔP_{25}– ΔP_{75} n	–7,3* –10,5 bis –3,2 7	–0,37 NS –0,42 bis +0,14 7	–0,06 NS –0,18 bis +0,10 6	–0,52* –0,62 bis –0,32 7	–0,40 NS –1,60 bis +0,33 7	–1,11 NS –2,11 bis +0,96 7	–0,17 NS –0,35 bis +0,10 7	–0,26 –0,76 bis –0,25 5

Tabelle 4. Mengen individueller Plasmaproteine vor Versuchsbeginn *(Kontrolle)* und ihre Veränderungen 5 min, 90 min und 20 h nach einer langdauernden Leistung (32-km-Lauf) bei hochtrainierten Langstreckenläufern. Weitere Bezeichnungen wie in Tabelle 3. (Aus Röcker 1979)

schen den verschiedenen individuellen Proteinen. Cantone u. Cerretelli (1960) fanden nach einem 50tägigen Training (täglich 15-30 min Laufen „at top speed") keinen Unterschied der Gesamtproteinkonzentration vor und nach dem Training. Allerdings ist diese Aussage bei dem sehr kleinen Stichprobenumfang, der diesem Experiment zugrunde lag (n = 5), mit einer sehr großen Unsicherheit behaftet (Fehler 2. Art). Im Gegensatz dazu konnten bei hochtrainierten Ausdauersportlern unter Ruhebedingungen im Vergleich zu untrainierten Studenten gering niedrigere, aber signifikant unterschiedliche Werte für die Gesamtprotein- und Albuminkonzentration festgestellt werden (Röcker et al. 1976; Tabelle 5). Auch die Konzentrationen der quantitativ größten Anteile der Globuline (z. B. IgG und α_1-Antitrypsin) waren bei Ausdauertrainierten signifikant vermindert (Tabelle 6). Eine signifikante Konzentrationszunahme konnte dagegen nur beim α_2-Makroglobulin beobachtet werden. Die Konzentration von IgA und Transferrin war etwa gleich groß wie bei dem Vergleichskollektiv.

Setzt man voraus, daß sich der Proteinkatabolismus durch körperliches Training nicht verändert, ist die intravaskuläre Proteinmenge ein Kriterium für die Größe der Proteinsynthese. Die intravaskulären Proteinmengen der in der Leber synthetisierten Plasmaproteine (z. B. Albumin, α_2-Makroglobulin etc.) sind, unabhängig von ihren Konzentrationen, bei Ausdauertrainierten z. T. erheblich vermehrt. Daraus ergibt sich die bereits beschriebene Zunahme des Plasmavolumens. Diese Ergebnisse und Interpretationen wurden vor kurzem von amerikanischen Arbeitsgruppen in Longitudinalstudien bestätigt (Convertino et al. 1980a, b; Fortney u. Senay 1979).

Bei den vom retikuloendothelialen System (RES) synthetisierten Proteinen wurde i. allg. kein Unterschied zwischen beiden untersuchten Gruppen festgestellt. Nur die intravasale Menge von IgA war bei Ausdauertrainierten vermehrt. Nach diesen Untersuchungen stimuliert Ausdauertraining die Synthese der Proteine in der Leber, jedoch im wesentlichen nicht die im RES, d. h. sie kann kaum durch körperliches Training beeinflußt werden. Dafür sprechen Untersuchungen, in denen beobachtet wurde, daß Sportler keine erhöhte Widerstandskraft gegen Infektionskrankheiten besitzen.

Tabelle 5. Vergleich der Konzentrationen sowie der absoluten und relativen Mengen von Gesamteiweiß und Albumin zwischen Ausdauertrainierten und Untrainierten im Ruhezustand. Weitere Bezeichnungen wie in Tabelle 3. (Aus Röcker et al. 1976)

	Untrainierte (n = 49)			Trainierte (n = 40)			
	Median	P_{25} -	P_{75}	Median	P_{25} -	P_{75}	
Gesamteiweiß [g/l]	71,0	66,5	77,1	69,0	64,8	75,2	p<0,01
Albumin [g/l]	48,1	40,3	53,2	45,6	37,8	53,3	p<0,01
Gesamteiweiß [g]	225,5	183,7	288,2	256,4	224,4	340,4	p<0,01
Albumin [g]	148,5	121,7	200,7	167,4	137,4	221,4	p<0,01
Gesamteiweiß [g/kg KG]	3,09	2,45	4,01	3,75	3,31	4,67	p<0,01
Albumin [g/kg KG]	2,02	1,62	2,69	2,47	2,03	2,92	p<0,01

Tabelle 6. Konzentrationen (A), absolute Mengen (B) und relative Mengen (C) von 7 Globulinen bei Ausdauertrainierten und Untrainierten im Ruhezustand. Für jedes Globulin sind in der *1. Zeile links* die Medianwerte, *rechts* die Perzentilbereiche (P_{25}–P_{75}) angegeben. In der *2. Zeile* bedeutet n den entsprechenden Stichprobenumfang. Den statistischen Analysen zwischen beiden Gruppen liegt der parameterfreie U-Test nach Wilcoxon, Mann und Whitney für unabhängige Stichproben zugrunde. Es bedeuten *NS* $p > 0{,}05$; $+$ $0{,}05 \geq p > 0{,}02$; $++$ $0{,}02 \geq p > 0{,}01$; $+++$ $p \leq 0{,}01$. (Aus Röcker et al. 1976)

	IgG	IgM	IgA	Transferrin	α_2-Makro-globulin	α_1-Antitrypsin	Haptoglobin
A [g/l]							
Untrainierte	1,2 8,7–14,4 (n=44)	1,5 1,0–2,5 (n=41)	1,9 1,2–3,6 (n=23)	2,8 2,1–3,2 (n=47)	2,3 1,6–3,3 (n=46)	2,5 1,5–3,6 (n=47)	1,3 0,9–2,8 (n=27)
Trainierte	10,1 6,8–14,4 (n=36)	1,3 0,6–2,5 (n=36)	2,0 0,4–3,1 (n=30)	2,2 1,4–5,1 (n=36)	2,8 1,8–4,2 (n=36)	2,2 1,4–2,9 (n=13)	0,7 0,3–1,5 (N=28)
Signifikanz	+++	+	NS	NS	+++	++	+++
B [g]							
Untrainierte	35,2 22,7–53,2 (n=42)	4,6 2,1–9,8 (n=40)	6,2 4,0–11,4 (n=22)	8,9 4,9–16,8 (n=45)	7,3 4,3–11,6 (n=44)	7,7 4,6–12,8 (n=45)	4,0 1,9–9,9 (n=26)
Trainierte	36,4 23,5–53,7 (n=33)	5,0 1,9–8,9 (n=32)	8,0 1,5–12,3 (n=28)	8,6 4,2–18,3 (n=33)	10,5 6,5–16,2 (n=33)	8,4 5,6–11,1 (n=13)	2,7 1,0–6,6 (n=27)
Signifikanz	NS	NS	+	NS	+++	NS	+++
C [mg/kg KG]							
Untrainierte	476 338–683 (n=42)	64 41–138 (n=41)	81 47–144 (n=23)	117 77–253 (n=45)	99 61–156 (n=44)	103 62–171 (n=45)	55 22–135 (n=26)
Trainierte	547 365–840 (n=33)	77 29–142 (n=33)	123 22–178 (n=30)	127 71–271 (n=33)	160 111–236 (n=33)	117 78–172 (n=13)	41 15–99 (n=27)
Signifikanz	NS	NS	++	++	+++	NS	+

Die Voraussetzung eines konstanten Katabolismus gilt jedoch nicht für Haptoglobin. Haptoglobin hat die Eigenschaft, sich beim Auftreten von intravaskulären Hämolysen mit Hämoglobin zu verbinden. Der entstandene Haptoglobin-Hämoglobin-Komplex, der ein so großes Molekulargewicht hat, daß er nicht im Ultrafiltrat der Niere vorhanden ist, wird sofort im RES abgebaut und verhindert damit einen Eisenverlust durch Ausscheiden von unverändertem Hämoglobin. Deshalb findet man bei allen Situationen, in denen Hämolysen auftreten, verminderte Haptoglobinspiegel im Plasma. Solche Situationen sind bei Athleten durch anstrengende Belastungen gegeben (Gilligan et al. 1943). Anscheinend kann die Haptoglobinsynthese in der Leber mit dem beschleunigten Katabolismus nicht Schritt halten. Dies ist wahrscheinlich der Grund für die starke Konzentrations- und Proteinmengenveränderung bei Athleten im Ausdauertraining. In Einzelfällen kann nach besonders anstrengendem Training oder Wettkampf Haptoglobin überhaupt nicht mehr nachgewiesen werden. Selbst bei jugendlichen Hochleistungssportlern, die sich erst seit kurzer Zeit im Training befinden, können die beschriebenen Konzentrations- und Mengenveränderungen v.a. auch hinsichtlich des Haptoglobins beobachtet werden (Koch u. Röcker 1977).

Enzyme

Während körperlicher Belastung kann es zu einem Anstieg von Enzymaktivitäten im Blut kommen. Dadurch spielt körperliche Aktivität z.B. für die Laboratoriumsdiagnostik die Rolle einer unerwünschten Einflußgröße, die zu Fehldiagnosen führen kann. Obwohl es bis heute noch keine einheitliche Meinung im Schrifttum über die Ursache von Enzymveränderungen nach körperlicher Leistung gibt, erscheint es als gesichert, daß insbesondere bei erschöpfender Arbeit die vorwiegend aus der Skelettmuskulatur stammenden Enzyme Kreatinkinase (Otto et al. 1964), Aldolase (Fowler et al. 1962), SGOT (Fowler et al. 1962; Otto et al. 1964) und die Laktadehydrogenase (Fowler et al. 1962; Otto et al. 1964) vermehrt in das Blut übertreten.
Der Enzymanstieg im Blut wird auf eine erhöhte reversible Zellpermeabilität für intrazelluläre Enzyme zurückgeführt (Otto et al. 1964). Fowler et al. (1962) halten neben der veränderten Zellpermeabilität auch Zellnekrosen für einen Hauptfaktor. Weitgehende Übereinstimmung besteht auch darüber, daß der Enzymanstieg von der Intensität und Dauer der Belastung abhängt (Fowler et al. 1962; Otto et al. 1964) und unter gleicher Belastung beim Untrainierten am stärksten ausgeprägt ist (Fowler et al. 1962). Die Enzymerhöhungen können, besonders nach langdauernden Leistungen, wie z.B. einer 2stündigen Ergometerleistung bei ca. 115 W, 1–5 Tage bestehen bleiben. Für die Beurteilung der Leberfunktion beim Sportler hat die γ-GT eine besondere Bedeutung, da dieses Enzym im Muskelgewebe nicht vorkommt und folglich bei körperlichen Belastungen keine wesentlichen Veränderungen zeigt, während die alleinige Bestimmung der Transaminasen zu Fehldiagnosen führen kann (Lübs u. Röcker 1977).

Körperliches Training führt zu Veränderungen in den Muskelzellen. Größe, Anzahl und Fläche der Mitochondrien nehmen je nach Trainingsart und Trainingszustand zu. Vermutlich kommt es auch zu einer erhöhten Synthese von intrazellulären Enzymen und damit zu deren Anstieg im Blut. Otto et al. (1964) fanden einen deutlich höheren Wert von Kreatinkinase bei ambulanten Patienten im Vergleich zu stationären. Beim Vergleich der Enzymaktivitäten von LDH, Malatdehydrogenase, SGPT, SGOT, Aldolase, Sorbitdehydrogenase, Pyruvatkinase und Glutamatdehydrogenase fanden sich für letztere auch um etwa 30% höhere Werte.

Lipide (Cholesterin und Triglyceride)

Es besteht kein Zweifel, daß das Risiko koronarer Herzerkrankungen mit dem Grad der körperlichen Aktivität statistisch korreliert. Der direkte kausale Zusammenhang ist jedoch nicht gesichert. Es ist durchaus möglich, daß die körperliche Aktivität durch intervenierende Variablen, wie zum Beispiel Senkung der Blutfette bzw. Senkung des Blutdrucks, nur indirekt das koronare Risiko beeinflußt. Infolgedessen gibt es eine Reihe von Untersuchungen, die den Einfluß körperlicher Aktivität auf den Lipidgehalt des Blutes zum Thema haben.

Cholesterin und die endogenen Triglyceride werden vorwiegend in der β- bzw. Prä-β-Fraktion der Lipoproteide nach Auftrennung im Elektropherogramm gefunden. Es handelt sich dabei um sehr hochmolekulare Verbindungen, die nicht ohne weiteres die Gefäßwand der Kapillaren durchdringen können. Es kommt daher während und nach kurzfristiger körperlicher Leistung schon durch eine Hämokonzentration zu einem vorübergehenden Konzentrationsanstieg dieser Substanzen im Blut (Liesen et al. 1975). Bei längerdauernden Belastungen, die 6–11 h betragen, werden auch Lipide vermehrt zur Energiegewinnung herangezogen. Infolgedessen findet man in diesem Fall einen Konzentrationsabfall von Triglyceriden bis auf die Hälfte des Ausgangswerts. Das Cholesterin zeigt nur relativ geringe Veränderungen. Entsprechend der gesteigerten Lipolyse findet man Glycerin und die FFS im Plasma stark vermehrt (Keul et al. 1981; Liesen et al. 1975). Die Konzentrationsabnahme soll bei den Triglyceriden bis zu 3 Tagen nach der Belastung nachweisbar sein.

Über den Einfluß chronischer körperlicher Aktivität, d.h. eines langdauernden Trainings auf den Lipidgehalt des Blutes gibt es eine Vielzahl von prospektiven und retrospektiven Studien. Die Mehrheit der Autoren fand nach einem Trainingsprogramm erniedrigte Cholesterin- bzw. Triglyceridwerte. Da nach langdauerndem körperlichen Training das Plasmavolumen zunehmen kann (s. oben), besteht die Möglichkeit, daß eine Konzentrationsverminderung von Blutlipiden auf einem Verdünnungseffekt beruht.

In den letzten Jahren hat sich gezeigt, daß das Gesamtcholesterin als Risikoindikator nur eine begrenzte Bedeutung hat. Epidemiologische und klinische Studien haben ergeben, daß zwischen der LDL-Cholesterinfraktion und koronarer Herzkrankheit eine positive, zwischen der HDL-Cholesterinfraktion und koronarer Herzkrankheit dagegen eine negative Korrelation besteht, d.h. dem HDL-Cholesterin wird sogar eine Schutzfunktion zugeschrieben.

Eine in diesem Zusammenhang wichtige Erkenntnis der letzten Jahre ist, daß körperliches Training, besonders in Ausdauerform, zu einer Erhöhung des HDL-Cholesterinspiegels führt bei gleichzeitiger Senkung des LDL-Cholesterinspiegels (Dufaux et al. 1979; Schnabel u. Kindermann 1982).

Im Rahmen dieser Ausführungen konnten nicht alle Blutparameter in Abhängigkeit von körperlichen Leistungen vollständig dargestellt werden. Aus den beschriebenen Veränderungen ist ersichtlich, daß das Blut auf körperliche Leistung bzw. Training *aktiv* mit einer Adaptation reagiert. Jedoch spiegeln sich auch weitgehend die Adaptationen anderer Organe im Blut passiv wider. Ein wesentlicher aktiver Adaptationsmechanismus besteht in der Vergrößerung der Erythrozytenmenge, welche die O_2-Transportkapazität erhöht. Durch die unproportional größere Zunahme des Plasmavolumens, die man als aktive Antwort ansehen kann, steigt die Erythrozytenkonzentration praktisch nicht oder wird sogar vermindert, so daß die Viskosität nicht unnötig erhöht wird. Die Plasmavolumenzunahme spiegelt dagegen die erhöhte Proteinsynthese in der Leber wider, ohne die ein größerer Flüssigkeitsgehalt des intravasalen Raumes nicht denkbar wäre. Diese Flüssigkeitszunahme dient einerseits zur verbesserten Füllung des intrathorakalen Raums und dadurch zu einer Vergrößerung des Herzzeitvolumens über ein vermehrtes Schlagvolumen bei maximaler Leistung; andererseits ist dadurch eine schnellere Normalisierung der erhöhten Kerntemperatur nach langdauernden und erschöpfenden Leistungen möglich. Unter Hitzeeinwirkung wird, absolut gesehen, das Plasmavolumen beim Ausdauertrainierten weniger vermindert als beim Untrainierten. Die dabei auftretende Verminderung des Plasmavolumens führt zu einem Absinken des zentralen Venendrucks, der auch nach langdauernden Leistungen erniedrigt ist, obgleich das Plasmavolumen sich praktisch nicht vom Normalwert unterscheidet. In diesem Fall ist die geringere Füllung des intrathorakalen Volumens durch eine Blutvolumenverlagerung von zentral nach peripher bedingt. Der totale periphere Widerstand ist erniedrigt, geht jedoch nach 1-2 h zum Ausgangswert zurück. Die erhöhte Angiotensinsekretion in der Erholungsphase dürfte für die Tonuszunahme der Widerstandsgefäße verantwortlich sein. Die verminderte intrathorakale Füllung kann auch über die Sekretionserhöhung des antidiuretischen Hormons und damit einer Verminderung der Diurese das Plasmavolumen konstant erhalten. An diesem Beispiel sollte noch einmal deutlich gemacht werden, wie weitgehend verschiedene Funktionskreise bei akuten bzw. chronischen leistungsbedingten Veränderungen von Blutparametern eine z.T. sich überlappende Rolle spielen.

Zusammenfassung

Durch Flüssigkeitsverschiebungen innerhalb des extrazellulären Raums infolge körperlicher Leistungen kann es besonders bei korpuskulären und hochmolekularen Blutbestandteilen zu Konzentrationsveränderungen kommen. Diese passiven Veränderungen können jedoch von aktiv bedingten Veränderungen überlagert werden. Ein wesentlicher aktiver Adaptationsmechanismus besteht in der Vergrößerung der Erythrozytenmenge, welche die O_2-Transportkapazität erhöht. Gleichzeitig findet man jedoch eine überproportionale Vergrößerung des Plasmavolumens, so daß die Blutviskosität nicht unnötig erhöht wird. Unter Berücksichtigung dieser passiven und aktiven Veränderungen werden die oben angegebenen Blutbestandteile behandelt.

Literatur

Ahlborg B, Ahlborg G (1970) Exercise leucocytosis with and without beta-adrenergic blockade. Acta Med Scand 187: 241–246

Andersen KL (1955) Leucocyte response to brief, severe exercise. J Appl Physiol 7: 671–674

Beaumont W van, Strand JC, Petrofsky JS, Hipskind SG, Greenleaf JE (1973) Changes in total plasma content of electrolytes and proteins with maximal exercise. J Appl Physiol 34: 102–106

Bilger R, Reindell H, Scharpf H, Jung H, Kilchling H (1954) Blutbild- und Serum-Eisenuntersuchungen bei sportlicher Höchstbelastung. Dtsch Med Wochenschr 79: 1339–1344

Cantone A, Cerretelli P (1960) Effect of training on proteinuria following muscular exercise. Int Z Angew Physiol 18: 324–329

Convertino VA, Brock PJ, Keil LC, Bernauer EM, Greenleaf JE (1980a) Exercise training-induced hypervolemia: Role of plasma albumin, renin, and vasopressin. J Appl Physiol 48: 665–669

Convertino VA, Greenleaf JE, Bernauer EM (1980b) Role of thermal and exercise factors in the mechanism of hypervolemia. J Appl Physiol 48: 657–664

Davidson RJL (1964) Exertional haemoglobinuria: A report on three cases with studies on the haemolytic mechanism. J Clin Phatol 17: 536–540

Devlin J (1963) The effect of training and acute physical exercise on plasma insulin-like activity. Ir J Med Sci 453: 423–425

Dill DB, Braithwaite K, Adams WC, Bernauer EM (1974) Blood volume of middle-distance runners: Effect of 2,300 - m altitude and comparison with non-athletes. Med Sci Sports 6: 1–7

Dufaux B, Liesen H, Rost R, Heck H, Hollmann W (1979) Über den Einfluß eines Ausdauertrainings auf die Serum-Lipoproteine unter besonderer Berücksichtigung der alpha-Lipoproteine (HDL) bei jungen und älteren Personen. Dtsch Z Sportmed 30: 123

Egoroff A (1924) Die Veränderung des Blutbildes während der Muskelarbeit bei Gesunden. Z Klin Med 100: 485–497

Fortney S, Senay LC jr (1979) Effect of training and heat acclimation on exercise responses of sedentary females. J Appl Physiol 47: 978–984

Fowler WM, Chowdhury SR, Pearson CM, Gardner G, Bratton R (1962) Changes in serum enzyme levels after exercise in trained and untrained subjects. J Appl Physiol 17: 943–946

Gauer OH, Henry JP (1976) Neurohormonal control of plasma volume. Int Rev Physiol 9: 145–190

Geyssant A, Geelen G, Denis C et al. (1981) Plasma vasopressin, renin activity, and aldosterone: Effect of exercise and training. Eur J Appl Physiol 46: 21–30

Gilligan DR, Altschule MD, Katersky EM (1943) Physiological intravascular hemolysis of exercise. Hemoglobinemia and hemoglobinuria following cross-country runs. J Clin Invest 22: 859–869

Glass HI, Edwards RHT, Garreta de AC, Clark JC (1969) ^{11}CO red cell labelling for blood volume and total hemoglobin in athletes: Effect of training. J Appl Physiol 26: 131–134

Gregersen MI, Rawson RA (1959) Blood volume. Physiol Rev 39: 307-342
Haralambie G (1967) Le dosage des glycoprotéines seriques dans l'investigation de laboratoire du sportif. Schweiz Z Sportmed 15: 41-51
Keul J, Kohler B, von Glutz G, Lüthi U, Berg A, Howald H (1981) Biochemical changes in a 100 km run: Carbohydrates, lipids, and hormones in serum. Eur J Appl Physiol 47: 181-189
Kirsch K, Schultze G, Röcker L, Bierbaum U, Eckert P (1973) The effect of exercise and dehydration on plasma volume and central venous pressure. Z Kardiol 62: 49-58
Kirsch K, Risch W-D, Mund U, Röcker L, Stoboy H (1975) Low pressure system and blood volume regulating hormones after prolonged exercise. In: Howald H, Poortmans JR (eds) Metabolic adaption to prolonged physical exercise. Birkhäuser, Basel, pp 315-321
Kjellberg SR, Rudhe U, Sjöstrand T (1950) Increase of the amount of hemoglobin and blood volume in connection with physical training. Acta Physiol Scand 19: 146-151
Koch G, Röcker L (1977) Plasma volume and intravascular protein masses in trained boys and fit young men. J Appl Physiol 43: 1085-1088
Landis EM, Pappenheimer JR (1963) Exchange of substances through the capillary walls. In: Circulation. (Handbook of physiology, sec 2, vol 2, pp 961-1034) Amer Physiol Soc, Washington
Lanne R de, Barnes JR, Brouha L (1960) Hematological changes during muscular activity and recovery. J Appl Physiol 15: 31-36
Larrabee RC (1902) Leucocytosis after violent exercise. J Med Res 2: 76-82
Le Blanc J, Boulay M, Dulac S, Jobin M, Labrie A, Rousseau-Migneron S (1977) Metabolic and cardiovascular responses to norepinephrine in trained and non-trained human subjects. J Appl Physiol 42: 166-173
Lehmann M, Keul J, Wybitul K (1981) Einfluß einer stufenweisen Laufband- und Fahrradergometrie auf die Plasmacatecholamine, energiereichen Substrate, aerobe und anaerobe Kapazität. Klin Wochenschr 59: 553-559
Liesen H, Korsten H, Hollmann W (1975) Effects of marathon race and blood lipid constituents in younger and older athletes. In: Howald H, Poortmans JR (eds) Metabolic adaption to prolonged physical exercise. Birkhäuser, Basel, pp 195-200
Lübs ED, Röcker L (1977) Gamma-GT im Serum nach Ausdauerleistung. Münch Med Wochenschr 119: 1365-1366
Maron MB, Horvath SM, Wilkerson JE (1975) Acute blood biochemical alterations in response to marathon running. Eur J Appl Physiol 34: 173-181
Melin B, Eclache JP, Geelen G et al. (1980) Plasma AVP, neurophysin, renin activity, and aldosterone during submaximal exercise performed until exhaustion in trained and untrained men. Eur J Appl Physiol 44: 141-151
Métivier G (1975) The effects of long lasting physical exercise and training on hormonal regulation. In: Howald H, Poortmans JR (eds) Metabolic adaption to prolonged physical exercise. Birkhäuser, Basel, pp 276-292
Mikulaj L, Komadel L, Vigas M, Kvetnamsky R, Starka L, Vencel P (1975) Some hormonal changes after different kinds of motor stress in trained and untrained young men. In: Howald H, Poortmans JR (eds) Metabolic adaption to prolonged physical exercise. Birkhäuser, Basel, pp 333-338
Nylin G (1947) The effect of heavy muscular work on the volume of circulating red corpuscles in man. Am J Physiol 149: 180-184
Östman I, Sjöstrand NO (1971) Effect of prolonged physical training on the catecholamine levels of the heart and the adrenals of the rat. Acta Physiol Scand 82: 202-208
Otto P, Schmidt E, Schmidt FW (1964) Enzymspiegel im Serum bei körperlicher Arbeit und ambulanten Patienten. Klin Wochenschr 42: 75-81
Péronnet F, Clérouy J, Perrault H, Cousineau D, de Champlain J, Nadeau R (1981) Plasma norepinephrine response to exercise before and after training in humans. J Appl Physiol 51: 812-815
Poortmans JR (1971) Serum protein determination during short exhaustive physical activity. J Appl Physiol 30: 190-192
Refsum HE, Jordfald G, Stromme SB (1976) Hematological changes following prolonged

heavy exercise. In: Jokl E, Anand RL, Stoboy H (eds) Advance in exercise physiology. Karger, Basel New York, pp 91-99

Röcker L (1979) Das Verhalten von Plasmavolumen und Plasmaproteinen nach körperlichen Leistungen, körperlichem Trainung und Hitzeeinwirkung. Habilitationsschrift, Universität Berlin

Röcker L, Kirsch KA, Stoboy H (1976) Plasma volume, albumin and globulin concentrations and their intravascular masses. A comparative study in endurance athletes and sedentary subjects. Eur J Appl Physiol 36: 57-64

Röcker L, Franz I-W, Lohmann FW, Gregor B (1981) Der Einfluß einer chronischen β-Rezeptorenblockade auf das weiße Blutbild in Ruhe sowie unter gesteigerter sympathischer Aktivität. Verh Dtsch Ges Inn Med 87: 723-728

Röcker L, Kirsch K, Agrawal B (1982) Long-term observations on plasma antidiuretic hormone levels during and after heat stress. Eur J Appl Physiol 49: 59-62

Schmid P, Wolf W, Pilger E, Schwaberger G, Pessenhofer H, Pristautz H, Leb G (1982) TSH, T_3, rT_3 and fT_4 in maximal and submaximal physical exercise. Eur J Appl Physiol 48: 31-39

Schnabel A, Kindermann W (1982) Effect of maximal oxygen uptake and different forms of physical training on serum lipoproteins. Eur J Appl Physiol 48: 263-277

Senay LC Jr (1972) Changes in plasma volume and protein content during exposures of working men to various temperatures before and after acclimatization to heat: Separation of the roles of cutaneous and skeletal muscle circulation. J Physiol (Lond) 224: 61-81

Starling EH (1896) On the absorption of fluids form the connective tissue spaces. J Physiol (Lond) 19: 312-326

Steinhaus AH (1933) Chronic effects of exercise. Physiol Rev 13: 103-147

Thörner W (1929) Über die Zellelemente des Blutes im Trainingszustand. Untersuchungen an Olympiakämpfern in Amsterdam. Arbeitsphysiol 2: 116-128

Venrath H, Bolt W, Hollmann W, Valentin H, Kesteloot H (1957) Untersuchungen zur Frage der Blutdepots beim Menschen. Z Kreisl-Forsch 46: 612

Yoshimura H (1965) Studies on protein metabolism in hard muscular work in relation to its nutritional requirement. Proc. Symp. on Arctic biology and medicine. Aeromedical Laboratory, Fort Wainwright/Alaska, pp 439-476

Yoshimura H, Shiraki K (1980) Role of red blood cells in adaption to hard muscular exercise with special reference to protein nutrition - physiological meaning of sports anemia. In: Horvath SM, Yousef MK (eds) Environmental physiology: Aging, heat and altitude. Elsevier North-Holland, New York Amsterdam Oxford, pp 147-177

Energiestoffwechsel und körperliche Leistung

J. Keul, A. Berg

Einleitung

Jede Art muskulärer Tätigkeit ist grundsätzlich mit der Frage der Umwandlung von chemischer Energie in mechanische Arbeit verknüpft. Auf vielfältige Weise hat der Mensch versucht, chemische Energie mittels Maschinen in mechanische Arbeit umzuwandeln. Dabei haben Entwicklungen, um einen möglichst hohen Wirkungsgrad zu erzielen und verschiedene Energieträger zu nutzen, zu einer Vielzahl von Modellen geführt. Fast ausschließlich beruhen Verbrennungsmaschinen auf der Umwandlung von chemischer Energie in Wärme, die schließlich für die mechanische Arbeit genutzt wird. Die Maschine „Muskel" wandelt unmittelbar chemische Energie in mechanische Arbeit um. Der Wirkungsgrad von Wärmekraftmaschinen liegt bei 30-35%. Ein großer Teil der Energie geht somit in Form von Wärme verloren. Entscheidend für die Effizienz einer Maschine ist, wieviel der freigesetzten Energie in mechanische Arbeit umgesetzt werden kann. Vor dieser Frage stehen wir auch, wenn wir uns mit der muskulären Leistungsfähigkeit und mit den ihr zugrundeliegenden energetischen Umsetzungen beschäftigen. Um ein Verständnis für den Wirkungsgrad der Muskelarbeit bzw. den Energieumsatz zu erhalten, müssen wir uns mit folgenden grundsätzlichen Fragen auseinandersetzen:

1) Welche Schritte limitieren die Leistungsfähigkeit und den Energieumsatz der Muskelzelle?
2) Welche Energieformen können von der Muskelzelle genutzt werden?
3) Welche Substrate und Abbauwege sind erforderlich, um der Muskelzelle genügend verwertbare chemische Energie zur Verfügung zu stellen?
4) In welcher Weise werden die chemischen Reaktionspartner in mechanische Arbeit umgesetzt?
5) Wird der Wirkungsgrad des Muskels oder die Utilisation der energieliefernden Substrate durch die Art der Belastung und die Trainingsanpassung beeinflußt?
6) Kann Muskelarbeit ein Wirkstoffdefizit und somit eine Leistungseinbuße der Muskelzelle bewirken, und welche regenerativen Maßnahmen können den normalen Leistungszustand des Muskels wieder herbeiführen?
7) Bestehen alters- und geschlechtsspezifische Unterschiede im Energiestoffwechsel bzw. der Energiebereitstellung?

Die neuromuskuläre Leistungsfähigkeit des Menschen ist an mentale (Koordination, Konzentration, Reaktion) und muskuläre (Schnelligkeit, Kraft, Ausdauer) Eigenschaften gebunden, die durch fortwährende Energieumsetzungen aufrechterhalten werden. Eine Zelle ohne Energieumsatz ist leblos und somit tot. Bei der Beurteilung der neuromuskulären Leistungsfähigkeit stehen die Energieumsetzungen im Muskelgewebe, die bei Körperarbeit erheblich gesteigert werden können und die wesentliche Voraussetzung für die Kontraktionsarbeit sind, im Vordergrund. Dabei ist zu bedenken, daß die lebende Zelle für die mechanische und chemische Arbeit eines steten energetischen Fließgleichgewichts bedarf. Am auffälligsten, auch für den Laien, ist unter diesen Prozessen die mechanische Arbeit, die durch kontraktile Systeme der Zelle geleistet wird. Die vom Muskel geleistete Arbeit läßt sich ohne große Schwierigkeiten errechnen, wenn die Höhe, in die ein Gewicht angehoben wird, oder die Spannung, die von einem Muskel erzeugt wird, gemessen wird. Wenn die verbrauchte chemische Energie zusätzlich bestimmt wird, kann sie zu der geleisteten mechanischen Arbeit in Beziehung gesetzt und der Wirkungsgrad ermittelt werden. Der Skelettmuskel ist als mechanochemische Maschine einzigartig, und bis heute ist von Menschenhand keine ihm vergleichbare Maschine gebaut worden. Gewöhnlich werden die Maschinen durch Wärme oder Elektrizität betrieben, jedoch ist es bisher nicht gelungen, die chemische Energie unmittelbar in mechanische Energie umzuwandeln.

Während bei kurzfristigen Belastungen, insbesondere Schnellkraftübungen, offensichtlich ist, daß die Limitierung der körperlichen Leistungsfähigkeit im neuromuskulären Apparat liegt, wobei die elektromechanische Kopplung, die energieumsetzenden Systeme oder der kontraktile Apparat leistungsbegrenzend wirken können, wurde für langdauernde Belastungen allgemein die Auffassung vertreten, daß das kardiopulmonale System und die O_2-Transportkapazität des Blutes limitierend für die muskuläre Leistungsfähigkeit seien (Tabelle 1). In den letzten Jahrzehnten ist ein grundlegender Wandel eingetreten, da erkannt wurde, daß der Energieumsatz in der Muskelzelle selbst auch bei Dauerleistungen die leistungsbegrenzende Größe darstellt. Verschiedene Schritte innerhalb des

Tabelle 1. Limitierende Schritte in der Begrenzung der körperlichen Leistungsfähigkeit

1. Herz (Herzminutenvolumen)
2. Lunge (Diffusionskapazität)
3. Kapillarbett (Austauschkapazität)
4. Blut (Transportkapazität)
5. Muskel [Substrataustausch (oxidative/nichtoxidative Kapazität)
   ↓
   Energiefreisetzung
   ↓
   Energiespeicherung (ATP)
   ↓
   Energieverwertung (Kontraktion)]
6. Speicherung, Freisetzung und Anlieferung energieliefernder Substrate und Wirkstoffe
7. Nervensystem

Energieumsatzes können dabei leistungslimitierend wirken und sind daher getrennt einer Betrachtung zu unterziehen:

1) Der Substrataustausch (Transport zwischen Muskelzelle und Blut) beinhaltet nicht nur die Anlieferung von energiehaltigen Substraten, Sauerstoff und Wirkstoffen, sondern auch den Transport von Stoffwechselzwischen- und -endprodukten, z. B. Kohlensäure und Milchsäure.
2) Die Energiefreisetzung (Liberation) umschließt die chemischen Reaktionen des oxidativen (aeroben) und anoxidativen (anaeroben) Abbaus von Glukose, Laktat, Pyruvat, Fetten, Aminosäuren u.a. Diese Substrate enden als C-2-kettige Verbindungen über Acetyl-CoA im Krebs-Zyklus, der gemeinsamen oxidativen Endstrecke. Die Energie wird entweder bei der Übertragung des Wasserstoffs über die Atmungskette auf den eigentlichen Akzeptor, den Sauerstoff, oder unmittelbar über energiehaltige Substrate frei.
3) Die Energiespeicherung (Konservation) ist im wesentlichen mit der oxidativen Phosphorylierung verbunden (Substrat- bzw. Atmungskettenphosphorylierung). Die beim Abbau der Substrate freiwerdende Energie kann nur dann für die Kontraktionsarbeit, Transportvorgänge, Syntheseleistungen u.a. verwendet werden, wenn sie als energiereiche Phosphate (ATP, Kreatinphosphat) gebunden wird. Nur in dieser Form gespeichert kann die freie Energie der Wasserstoffelektronen für sofortige oder spätere Zelleistungen genutzt werden. Das Muskelglykogen stellt ebenfalls eine Form der Energiespeicherung dar, das als Energiequelle aber ebenfalls nicht unmittelbar, sondern nur über ATP genutzt werden kann.
4) Die Energieverwertung (Utilisation) ist Voraussetzung für die mechanische Arbeit des Muskels, d.h. daß die chemische in der terminalen Phosphatbindung des ATP und Kreatinphosphats gebundene Energie für den Kontraktionsvorgang, und zwar für die Verkürzung und Erschlaffung des kontraktilen Apparats verwertet werden kann.

Daraus läßt sich schließen, daß eine unzureichende Anlieferung von energieliefernden Substraten zu einem Mangel führen kann und damit die Energiebereitstellung beeinträchtigt wird. Andererseits kann auch eine Anhäufung von Laktat eine solche Azidose in der Zelle bewirken, daß eine Hemmung einzelner Stoffwechselschritte eintritt. Ist der Abbau der energiehaltigen Substrate verlangsamt und befriedigt nicht den Energiebedarf, kommt es ebenfalls zu einer Einschränkung der muskulären Leistung. Da nur ATP als unmittelbare Quelle für die Muskelkontraktion genutzt werden kann, muß die Energiefreisetzung auf eine möglichst hohe ATP-Ausbeute ausgerichtet sein. Kommt es zu einer Entkopplung zwischen Energiefreisetzung und ATP-Bildung, steht dem kontraktilen Apparat zu wenig verwertbare Energie zur Verfügung, so daß die Kontraktionsarbeit eingeschränkt oder eingestellt wird. Gleichermaßen ist die Kontraktionsarbeit vermindert, wenn die chemische Energie am kontraktilen Apparat nicht umgesetzt werden kann, d.h. wenn das chemomechanische System gestört ist.

Formen der Energiebereitstellung

Der Energiebedarf der Zelle wird unmittelbar aus der Spaltung von Adenosintriphophorsäure (ATP) zu Adenosindiphosphorsäure (ADP) und Phosphat erzielt. Der Abbau der verschiedenen energieliefernden Substrate dient ausschließlich der Resynthese von ATP aus ADP und freiem Phosphat. Um bei einer geforderten muskulären Leistung sofort genügend ATP verfügbar zu haben, besitzt die Muskelzelle außer dem ATP-Gehalt von 5 µmol/g Feuchtgewicht im Gegensatz zu den meisten anderen Organen einen zusätzlichen energiereichen Phosphatspeicher, und zwar das Kreatinphosphat. Dieser energiereiche Phosphatspeicher ist mit 15–20 µmol/g Feuchtgewicht Muskel 3- bis 4mal so groß wie der ATP-Gehalt. Das besondere am Kreatinphosphatspeicher der Muskelzelle ist die Tatsache, daß beim Kontraktionsvorgang das entstandene ADP durch Kreatinphosphat ohne meßbare Verzögerung sofort zu ATP resynthetisiert werden kann, so daß bei intensiven muskulären Belastungen der

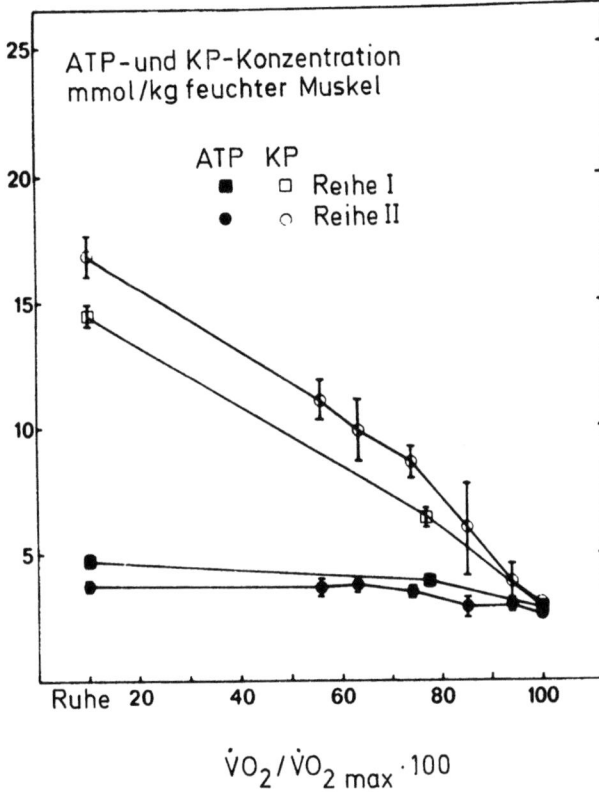

Abb. 1. Veränderungen von ATP und Kreatinphosphat *(KP)* im menschlichen Muskelgewebe bei submaximalen und maximalen körperlichen Belastungen. Es wird deutlich, daß gleichermaßen bei Trainierten (Reihe I) und Untrainierten (Reihe II) der ATP-Spiegel annähernd gleich bleibt, während der Kreatinphosphatspiegel deutlich absinkt. (Nach Karlsson et al. 1971)

Kreatinphosphatspiegel abnimmt und der ATP-Spiegel konstant gehalten werden kann (Abb. 1). Dies hat vorübergehend zu der Annahme geführt, daß für die Kontraktionsarbeit nicht ATP, sondern Kreatinphosphat die primäre Energiequelle ist. Erst als es gelang, die Kreatinphosphokinase, die die Übertragung des energiereichen Phosphats vom Kreatinphosphat auf ADP bewirkt durch Dinitrophenol zu hemmen, wurde erkannt, daß die primäre Energiequelle ausschließlich ATP ist, da unter diesen Bedingungen – Vergiftung der Kreatinphosphokinase – der ATP-Gehalt bei Kontraktionsarbeit absank, der Kreatinphosphatspiegel aber erhalten blieb (Abb. 1). Je schwerer die körperliche Belastung ist, desto stärker sinkt der Kreatinphosphatspiegel ab, so daß die muskuläre Tätigkeit abgebrochen werden muß, falls keine Resynthese über andere energieliefernde Prozesse einsetzt. Es läßt sich somit festhalten, daß für die Kontraktionsarbeit des Muskels ATP die unmittelbare Energiequelle ist; die Resynthese des ATP erfolgt über Kreatinphosphat, weiterhin kann aus 2 Molekülen ADP 1 Molekül ATP gebildet werden, wobei 1 Molekül AMP (Adenosinmonophosphat) entsteht, eine Reaktion, die über die Myokinase aktiviert wird. Diese verschiedenen Phosphatverbindungen werden unter dem Begriff der energiereichen Phosphate zusammengefaßt; sie können jedoch nur kurzfristig die Kontraktionsarbeit des Muskels unterhalten, wenn nicht über andere energieliefernde Prozesse eine Resynthese von ADP zu ATP erfolgt (Abb. 2).

Die Energie für die Resynthese des ADP zu ATP bezieht die Zelle letztlich aus dem Abbau der energieliefernden Substrate, die mit der Nahrung aufgenommen werden. Die wesentlichen energieliefernden Substrate für den Muskel sind Glukose und Fettsäuren bzw. deren Speicherformen (Glykogen und Triglyceride) und Zwischenprodukte (Laktat, Pyruvat, Ketonkörper wie β-Hydroxybutyrat und Acetoacetat). In geringem Maße können auch verschiedene Aminosäuren der Energiebereitstellung dienen (Abb. 3). Die energieliefernden Substrate können auf 2 verschiedenen Wegen abgebaut und zur Synthese energiereicher Phosphatverbindungen genutzt werden:

1) Anaerobe Energiegewinnung: Nur beim Abbau der Glukose bzw. der Speicherform Glykogen kann anaerob bzw. anoxidativ, d. h. ohne Verbrauch von Sauerstoff, Energie freigesetzt und ATP gebildet werden. Andere Kohlenhydrate, z. B. Fruktose, können erst nach Umwandlung in der Leber zu Glukose von der Muskelzelle aufgenommen und verwertet werden. Beim anaeroben Abbau der Glukose entsteht Laktat, das zu einer metabolischen Azidose der Zelle und schließlich des Gesamtorganismus führt und die Muskelarbeit einschränken kann.

Bei der anaeroben Energiebereitstellung wird eine alaktazide Form, die ohne Bildung von Laktat den energetischen Prozeß der Muskelzelle zu unterhalten vermag und aus dem energiereichen Phosphatspeicher bestritten wird, und eine laktazide Form unterschieden, für die die Resynthese des ATP bzw. Kreatinphosphats über anaerobe laktazide Prozesse abläuft (s. oben).

2) Aerobe Energiegewinnung: Der weitere Abbau der Glukose, d. h. des Laktats bzw. Pyruvats, der freien Fettsäuren (FFS) und verschiedener Aminosäuren, ist nur unter O_2-Verbrauch möglich, so daß für diese Stoffwechselschritte eine

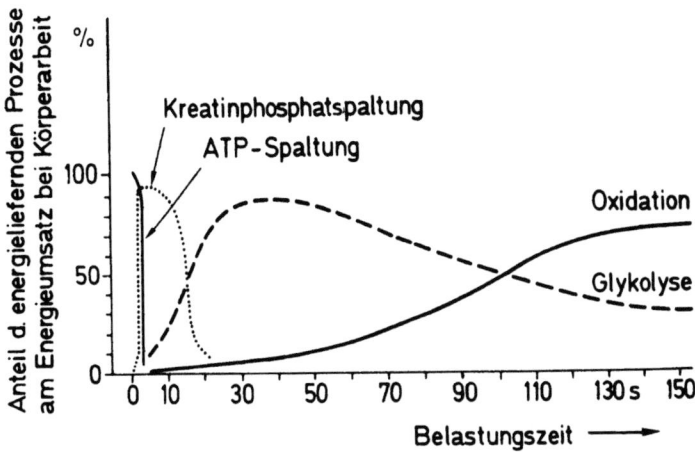

Abb. 2. Schematische Darstellung des Anteils der verschiedenen energieliefernden Substrate an der Energiebereitstellung. Bei einer starken körperlichen Belastung werden zuerst die ATP-Speicher, die unmittelbar über den Kreatinphosphatspeicher ausgeglichen werden können, ausgeschöpft. Die energiereichen Phosphate reichen je nach Arbeitsintensität höchstens 20 s aus. Mit Beginn der Belastung wird auch schon ATP über die Glykolyse gebildet. Die Glykolyse erreicht ihr Maximum bereits nach 30–40 s und wird dann weniger an der Energiebereitstellung beteiligt. Die Oxidationsvorgänge kommen mehr und mehr zum Tragen und werden schließlich zur wesentlichen Energiequelle für muskuläre Muskelarbeit

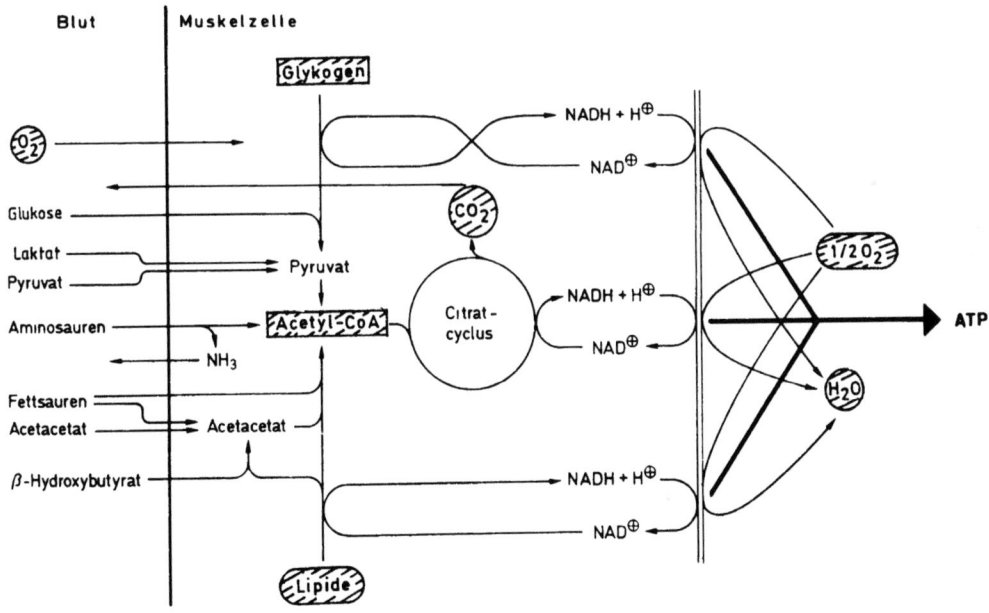

Abb. 3. Schematische Darstellung der Abbauwege der verschiedenen energieliefernden Substrate

fortwährende Zufuhr von Sauerstoff erforderlich ist. Als Endprodukte entstehen bei der Oxidation dieser Substrate Kohlensäure und Wasser, bei den Aminosäuren zusätzlich Harnstoff als Ausscheidungsprodukt des zuvor abgespaltenen Aminostickstoffs.

Der Abbau der energieliefernden Substrate und die Bildung von ATP dient nicht nur der Unterhaltung mechanischer, sondern auch chemischer oder elektrischer Arbeit. Mit der Blutbahn werden die verwertbaren Substrate der Muskelzelle angeboten und in Abhängigkeit vom jeweiligen Energieumsatz aufgenommen und verwertet (Abb. 3). Die energieliefernden Substrate im Blut (Glukose, Laktat, Pyruvat, FFS, β-Hydroxybutyrat, Acetoacetat, Aminosäuren) und im Gewebe als Speicherform (Glykogen, Fette und Eiweiß) werden durch die Ernährung und den Verbrauch wie z. B. durch schwere Körperarbeit stark beeinflußt. Da das Gehirn seinen Energiebedarf fast ausschließlich durch Glukose bestreitet, ist der Organismus bestrebt, durch verschiedene Regulationsmechanismen den Glukosespiegel innerhalb bestimmter Grenzen konstant zu halten. Bei längerwährender Körperarbeit werden im Fettgewebe und auch in der Blutbahn vermehrt Triglyceride gespalten, so daß die FFS deutlich ansteigen und jetzt vermehrt der Muskelzelle angeboten werden. Die FFS werden an Albumin gebunden transportiert und in Abhängigkeit von ihrer arteriellen Konzentration von der Muskelzelle aufgenommen. Daher können bei langdauernder Belastung mit dem Anstieg der FFS vermehrt Fette verbrannt werden. Zusätzlich werden als intrazelluläre Energiespeicher Glykogen und Triglyceride für die energieliefernden Prozesse herangezogen. Auch trainingsbedingte Anpassungen des Organismus an einen erhöhten Energieumsatz zeigen Rückwirkungen auf den Gehalt der energieliefernden Substrate im Blut und im Gewebe.

Substratumsatz und Energieverwertung

An der ATP-Ausbeute beim Abbau der einzelnen energieliefernden Substrate kann die Energiebilanz erkannt und zugleich ihr Nutzeffekt beurteilt werden. Beim anaeroben Abbau von 1 mol Glukose werden 2 mol ATP und 2 mol Milchsäure gebildet, d. h. daß über die Glykolyse 2 mol ADP resynthetisiert werden können; gleichzeitig entsteht Milchsäure, die aerob weiter abgebaut werden kann oder aber die Muskelzelle verläßt, um in anderen Organen genutzt zu werden (Abb. 4). Bei der Synthese von Glykogen aus Glukose wird für die Anlagerung pro Glukosemolekül 1 Molekül ATP verbraucht. Bei der Spaltung des Glykogens kann diese energiereiche Verknüpfung der einzelnen Glykosylreste unmittelbar genutzt werden, so daß beim Abbau des Glykogens pro Glykosylrest anaerob 3 mol ATP und 2 mol Milchsäure gebildet werden, so daß eine um 50% höhere Energieausbeute erfolgt; die anfallende Milchsäure und somit eintretende Azidose im Vergleich zum Abbau der Glukose bleibt gleich. Falls der aerobe Abbauweg bestritten wird, kann die Glukose nach ihrem Abbau zur Brenztraubensäure (Pyruvat) oxidiert werden; dabei werden zusätzlich 36 mol ATP gebildet. Als Endprodukte entstehen Wasser und Kohlensäure, die vom

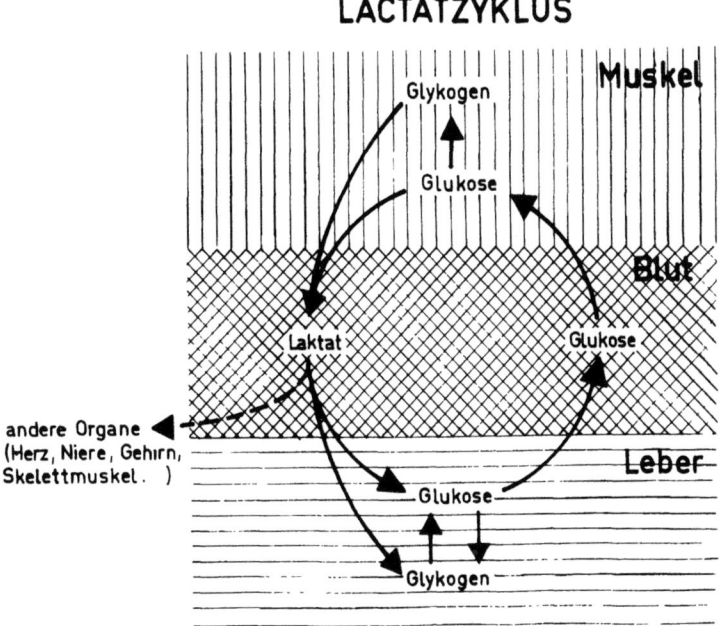

Abb. 4. Beim Laktatzyklus wird das in der Muskulatur gebildete Laktat in die Blutbahn ausgeschwenkt und von Herz, Niere, Gehirn, Skelettmuskel und anderen Organen aufgenommen und für oxidative Zelleistungen genutzt. In der Leber wird es zum Teil zu Glykogen bzw. Glukose resynthetisiert. Die Glukose verläßt die Leber und wird dem arbeitenden Skelettmuskel für die energetischen Prozesse wieder zur Verfügung gestellt

Organismus über die Lunge, die Niere oder den Schweiß ausgeschieden werden und für den Organismus im Gegensatz zur Milchsäure keine nachteiligen, das innere Milieu verändernden Rückwirkungen haben. Der zusätzliche aerobe Energiegewinn von 36 mol ATP ist verglichen mit 2 bzw. 3 mol ATP beim anaeroben Abbau von Glukose bzw. Glykogen somit erheblich größer. Daher muß der Organismus darauf bedacht sein, die energetischen Bedürfnisse weitgehend aerob abzudecken. Daher ist es auch für Trainingsanpassungsvorgänge von wesentlicher Bedeutung, daß die oxidativen Systeme eine Zunahme erfahren und die den Sauerstoff aufnehmenden und transportierenden Organe (Lunge, Herz-Kreislauf-System, Blut) entsprechend einbezogen sind. Da die freie Energie der Glukoseoxidation −686 kcal/mol (2874,3 kJ/mol) beträgt und die Synthese eines jeden der 38 entstandenen ATP-Moleküle einen Mindesteinsatz von 7 kcal/mol (29,3 kJ/mol) erfordert, ergibt sich für die Atmung ein energetischer Wirkungsgrad von 42%. Da es sich bei der Zelle um ein offenes System handelt und die echten Konzentrationen von Phosphat, ADP und ATP von den zugrundeliegenden Standardberechnungen abweichen, ergibt sich für die Abläufe in der lebenden Zelle ein noch höherer Wirkungsgrad, der bei 60% angenommen wird (Lehninger 1970).

Von den Fetten kann die Muskelzelle für ihre energieliefernde Bedürfnisse nur die FFS und deren Zwischenprodukte β-Hydroxybutyrat und Acetoacetat verwerten. Diese Substrate können nur unter O_2-Verbrauch abgebaut werden. Die FFS können unmittelbar aus der Blutbahn aufgenommen oder durch Spaltung aus dem Triglyceridspeicher der Muskelzelle freigesetzt und dann oxidiert werden. Das bei der Triglyceridspaltung freiwerdende Glycerin kann aufgrund der im Muskel fehlenden Glycerinkinase nicht verwertet werden und verläßt die Muskelzelle, um in der Leber weiter genutzt zu werden. Beim Abbau der FFS bzw. der Palmitinsäure werden 129 mol ATP gebildet (Tabelle 2). Cholesterin und Phospholipide haben als energieliefernde Substrate keine Bedeutung. Da die Proteine aus einer Vielzahl von Aminosäuren bestehen, kann eine nährstoffspezifische Bilanzierung nicht angestellt werden; nur nach jeweiligem Stoffwechselweg der einzelnen Aminosäuren kann eine exakte Berechnung der ATP-Ausbeute erfolgen.

Der Energieinhalt der einzelnen Nährstoffe ist bezogen auf gleiche Gewichtseinheiten unterschiedlich. So ist der Energiegehalt in Kalorien (Joule), d.h. an der freiwerdenden Wärme gemessen, für 1 g Kohlenhydrate bzw. 1 g Eiweiß 4,1 kcal (17,2 kJ) und bei Fetten 9,3 kcal (39,0 kJ); demnach haben Fette auf das

Tabelle 2. Energieinhalt, ATP-Ausbeute und Nutzeffekt beim Abbau von Kohlenhydraten, Fett und Eiweiß

	Energieinhalt [kcal] (in Klammer [kJ])		
	R.Q.	pro 1 g	pro l O_2
Kohlenhydrate	1,0	4,1 (17,2)	5,05 (21,2)
Fette	0,7	9,5 (39,0)	4,65 (19,5)
Eiweiß	0,8	4,1 (17,2)	4,48 (18,8)

	Energieinhalt [mol ATP]		
	R.Q.	pro mol Substrat	pro g Substrat	pro mol O_2
Glykogen				
Glykosylrest→2 Laktat	–	3	–	–
Glykosylrest→CO_2 + H_2O	1,0	39	0,24	6,5
Glukose→2 Laktat	–	2	–	–
Glukose→CO_2 H_2O	1,0	38	0,21	6,34
2 Laktat→CO_2 + H_2O	1,0	36	0,20	6,0
2 Pyruvat→CO_2 + H_2O	1,2	30	0,17	6,0
Freie Fettsäuren CO_2 + H_2O (mg 256,4)	0,7	129	0,50	5,61
β-Hydroxybutyrat	0,8	26	0,25	5,78
Acetoacetat	1,0	23	0,22	5,75
Aminosäuren, z.B.: Lysin, Phenylalanin, Thyrosin, Leucin / Alanin, Serin, Glycin, Zystein				

Gewicht bezogen den größten Energieinhalt. Für zelluläre Leistungen – ganz gleich, ob es sich um mechanische, osmotische oder chemische Arbeit handelt – ist nicht die freiwerdende Wärme, sondern die ATP-Ausbeute entscheidend. Die ATP-Ausbeute ist ebenfalls bei den Fettsäuren pro Gewichtseinheit am größten. Bei vielen körperlichen Betätigungen limitiert jedoch nicht der Anteil der verfügbaren energieliefernden Substrate, sondern der verfügbare Sauerstoff das Leistungsvermögen. Bezieht man deshalb die freiwerdende Energie auf den O_2-Verbrauch, dann beträgt sie pro Liter Sauerstoff für die Kohlenhydrate 5,05 kcal (21,2 kJ), für die Fette 4,65 kcal (19,5 kJ) und für Eiweiß 4,48 kcal (18,8 kJ). Demnach sind bezogen auf den O_2-Verbrauch die freiwerdenden Kalorien beim Abbau von Kohlenhydraten größer als beim Abbau der Fette. Wird als die für das Leistungsvermögen des Menschen entscheidende Angabe die pro Liter oder pro mol Sauerstoff erzielte ATP-Ausbeute zugrunde gelegt, dann werden für Glukose bzw. Glykogen ca. 13% höhere ATP-Ausbeuten als für die FFS erzielt (Tabelle 2).

Für das Verständnis des Energiestoffwechsels bei muskulären Höchstleistungen sind die maximalen energetischen Flußraten von grundsätzlicher Bedeutung, d.h. die Geschwindigkeit, mit der innerhalb einer Zeiteinheit ATP gespalten bzw. wiedergebildet wird. Die Schnelligkeit der ATP-Spaltung und Nachlieferung entscheidet im Einzelfall über die sportliche Leistungsfähigkeit. Dabei ist zu bedenken, daß die maximale energetische Flußrate und somit das Leistungsvermögen außer durch den aktuellen Substratgehalt durch die maximalen Enzymaktivitäten sowie Metabolitkonzentrationen in der Zelle bestimmt werden. Zusätzlich kann die Anhäufung von Stoffwechselzwischenprodukten hemmend wirken. Bei aeroben Belastungen spielt die O_2-Versorgung eine zusätzliche Rolle. Bei sehr hohen Flußraten können die energiereichen Phosphate die Kontraktionsarbeit nur über kurze Zeit aufrecht erhalten (Abb. 5).

Auch ist entscheidend, ob nicht die „innere Atmung" der Zelle, die an Eisen gebundene Atmungskette, durch einen Eisenmangel, der bei Spitzensportlern nicht selten beobachtet wird, für Höchstleistungen limitiert wird.

Bei einer völligen Ausschöpfung der energiereichen Phosphatspeicher könnten 20–30 Kontraktionsabläufe erfolgen; dies entspricht einer Belastungszeit von 10–20 s bzw. einem 100- bis 200-m-Lauf. Somit können die energiereichen Phosphate aufgrund ihres geringen Gehaltes die Kontraktionsarbeit nur über kurze Zeit aufrechterhalten. Da über die Glykolyse die energetische Flußrate nur der Hälfte bis ein Drittel der maximalen ATP-Spaltung entspricht, muß die Arbeitsleistung reduziert werden. Die maximale Durchsatzrate über die Glykolyse könnte ungefähr 3 min die Arbeit unterhalten, wobei der gesamte Glykogenvorrat zu Laktat umgewandelt würde. Als Folge der Laktatanhäufung und durch die entstehende Azidose kommt es jedoch vorzeitig zu einem Arbeitsabbruch (Abb. 5). Wird die sportliche Leistung über eine glykolytische Energiebereitstellung bestritten, muß sie auf einem niedrigeren Intensitätsniveau erfolgen als bei unmittelbar anschließender Spaltung von energiereichen Phosphaten (Abb. 6). Margaria et al. (1966) legten ihren Berechnungen niedrigere Laktatbildungsraten zugrunde und kamen daher zu der Annahme, daß über die Glykolyse doppelt so lange Belastungen unterhalten werden könnten.

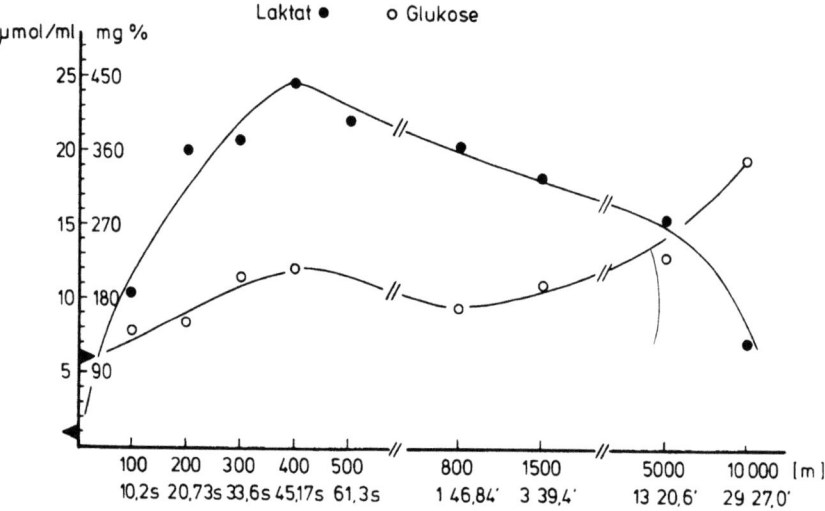

Abb. 5. Veränderungen der Glukose- und Laktatspiegel nach Wettkämpfen von 100–10000 m. Deutlich ist erkennbar, daß bei Läufen zwischen 300–500 m bzw. 30–60 s Dauer die Laktatspiegel im Blut auf das 20- bis 25fache des Ruhewerts ansteigen können. Je länger die Belastung währt, desto niedriger werden die Laktatspiegel

Beim Hochsprung aus dem Stand ermittelte McGilvery (1975) für die Energieumwandlung einen Wirkungsgrad von 25% und eine mobilisierte Leistung von 4–4,5 kW. Für eine solche Leistung ist die Spaltung von 6 μmol/g/s energiereicher Phosphate erforderlich. Nach McGilvery fällt dieser Wert in die gemessene maximale Aktivität der Kreatinkinase des menschlichen Muskels. Bei ausreichender Verfügbarkeit von Glykogen und Glukose kann der glykolytische Durchsatz durch die Akkumulation von Laktat in der Zelle die enzymatische Aktivität der Glykolyse selbst einschränken und somit zusätzlich leistungsbegrenzend wirken. Bei einer glykolytischen ATP-Bildung von 1 μmol/g/s wird innerhalb 1 min aufgrund der Laktatbildung und der damit verbundenen Azidose die Leistung limitiert, da mit zunehmender H^+-Konzentration die Aktivitäten der Phosphofruktokinase (Triverdi u. Danforth 1966) und der Glycerin-3-Phosphatdehydrogenase (Oguchi et al. 1973) abnehmen.

Bei dem nachfolgenden Schritt der Oxidation von Glykogen bzw. Glukose kann die Begrenzung durch mangelnde Verfügbarkeit von Sauerstoff, durch ungenügende Diffusion zu den Mitochondrien oder durch die mitochondriale enzymatische Kapazität der Zelle bedingt sein. In jedem Fall verläuft der oxidative Abbau der Glukose, gemessen an den gebildeten ATP-Mengen, um die Hälfte langsamer als bei der Glykolyse ab. Die Belastungsintensität muß also beim aeroben Abbau der Kohlenhydrate gegenüber anaeroben Leistungen reduziert werden. Eine weitere Reduzierung der muskulären Leistung tritt bei reiner oder überwiegender Fettverbrennung ein, da die ATP-Bildung nochmals um die Hälfte verlangsamt wird (Abb. 6); somit können nur Belastungen mit niedriger

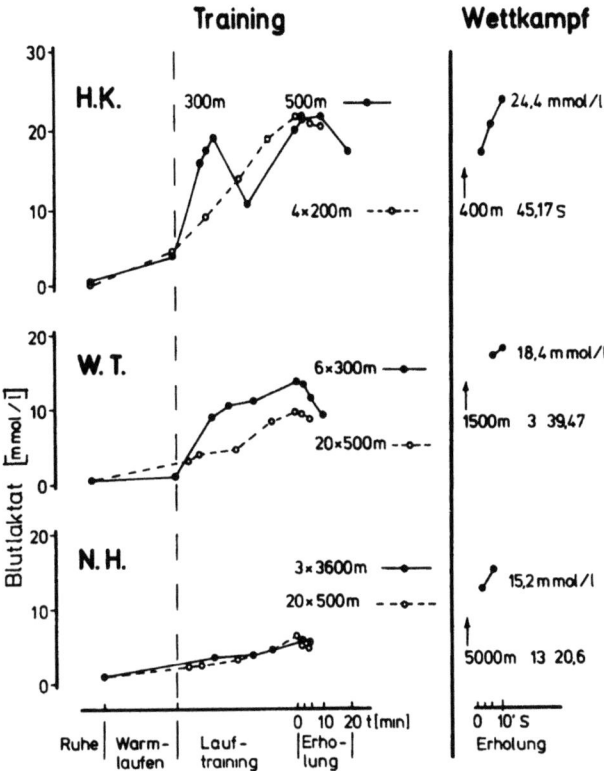

Abb. 6. Vergleich der Laktatspiegel von 400-m-Läufern, Mittelstrecklern und Langstrecklern im Training und Wettkampf. Deutlich ist erkennbar, daß mit Zunahme der Belastungsdauer im Training und im Wettkampf die maximalen Laktatspiegel abnehmen

Intensität, insbesondere im Langzeit-Ausdauer-Bereich, überwiegend über den Abbau von Fettsäuren als energetische Substrate abgedeckt werden. Wird die Intensität gesteigert, werden schrittweise der aerobe Kohlenhydratabbau oder gar die Glykolyse mit ihren erhöhten energetischen Durchsatzraten situativ in die laufende Belastung einbezogen.

Muskeltyp und Energiebereitstellung

Wesentlich für unterschiedliche muskuläre Leistungen und Stoffwechselabläufe sind die verschiedenen Muskeltypen. Die Muskelfasern der quergestreiften Muskulatur werden nach ihren physiologischen, morphologischen und biochemischen Eigenschaften in 3 Grundtypen, und zwar den tonischen (roten, langsamen), den intermediären und den phasischen (weißen, schnellen) Typ eingeteilt. Die tonischen Fasern werden infolge ihres hohen Myoglobingehalts und der damit verbundenen sichtbaren Färbung rot genannt; sie sind reich an Mitochondrien, Eisen (Atmungskette) und Enzymen des oxidativen Stoffwechsels und im besonderen zur Ausdauerleistung geeignet. Die phasischen, myoglobinarmen weißlich gefärbten Fasern sind v. a. zu Schnellkraftleistungen befähigt und reich an Enzymen der Glykolyse, der Glykogenolyse und des Glycerinphosphatstoffwechsels (zusammenfassende Darstellung bei Keul et al. 1972; Howald 1982). Der Wirkungsgrad ist bei den einzelnen Muskelfasertypen auf die zu erbringende Leistung optimiert; so ist der Wirkungsgrad bezüglich des Umsatzes der energiereichen Phosphate bei den tonischen Fasern während dynamischer Arbeit mehr als doppelt so groß wie bei den phasischen Fasern, umgekehrt ist bei isometrischer Spannungsarbeit der Wirkungsgrad der phasischen Fasern 5fach höher.

In den letzten Jahren erfolgte v. a. aufgrund zusätzlich gewonnener biochemischer Eigenschaften eine weitere Differenzierung der Muskeltypen (zusammenfassende Darstellung bei Howald 1982). Dabei wurde versucht, bei unterschiedlichen Ergebnissen und Auffassungen, aufgrund einer noch nicht abgeschlossenen Klassifizierung und Bewertung der einzelnen Merkmale die schnellen Fasern mit Typ I, die langsamen Fasern mit Typ II zu bezeichnen, wobei die Untertypen a, b und c unterschieden werden. Beim Typ I ist die relativ langsame Kontraktion mit einer niedrigen Aktivität der Myosin-ATPase und niedrigen Glykolyseenzymen gekoppelt. Hingegen sind oxidative Muskelenzyme, die Mitochondriendichte und der Eisengehalt v. a. durch die hohe Aktivität der Atmungskette wesentlich erhöht. Daraus läßt sich die Befähigung der Typ-I-Faser zur Ausdauerleistung ableiten. Der Fasertyp II ist durch eine hohe Aktivität der Myosin-ATPase und einen schnellen Kontraktionsablauf gekennzeichnet. Die glykolytischen Enzyme sind insbesondere im Verhältnis zu dem Mitochondriengehalt und der oxidativen Kapazität deutlich vermehrt. Diese Muskelfasern ermüden vorzeitig. Die weitere Unterteilung der Typ-II-Fasern mit hoher Myosin-ATPase-Aktivität führte zu einem Typ II a mit hoher oxidativer und gleichzeitig ausgeprägter glykolytischer Kapazität. Dieser Muskeltyp ist gegen Ermüdung relativ resistent und entspricht am ehesten dem oben erwähnten intermediären Typ. Der Typ II b hat eine niedrigere aerobe Kapazität und ist die typische schnelle, weiße Muskelfaser und im besonderen Maße mit glykolytischen Enzymen ausgestattet. Aufgrund immunologischer Verfahren konnten verschiedene Myosinproteine unterschieden werden, so daß eine spezifische Klassifizierung in II a-, II b- und II c-Fasertypen erfolgte. Der Anteil an weißen und roten Muskelfasern ist in hohem Maße durch die genetische Anlage festgelegt, so daß nur der, der schon primär eine hohe Zahl von roten, zur Ausdauer befähigten Muskelfasern hat, auch zu Ausdauersportarten geeignet ist, ein Sprinter dagegen aufgrund seiner Anlage bereits eine hohe Zahl von weißen, schnellen Muskelfasern besitzen muß. Durch körperliches Training kommt es zu einer Zunahme der roten oder weißen Muskelfaseranteile. Je nachdem ob ein intensives Ausdauertraining oder Schnelligkeitstraining vollzogen wird, können die Muskeltypen mehr oder weniger in die eine oder andere Form überführt werden. Über das Ausmaß der Umwandlung von roten oder weißen Muskelfasern durch Training bestehen unterschiedliche Auffassungen. Vor allem scheint der „intermediäre Typ" zur Umwandlung in die eine oder andere Muskelfaser geeignet zu sein. Durch körperliches Training werden die trainingsspezifisch vermehrt beanspruchten Enzymaktivitäten deutlich erhöht. Bei unveränderter Myosin-AT-

Pase führt Schnelligkeitstraining zu einer Zunahme der glykolytischen Kapazität, Ausdauertraining zu einer Zunahme der oxidativen Enzyme in Abhängigkeit von dem Ausmaß des Trainings, kenntlich an der damit verbundenen Zunahme der O_2-Aufnahmefähigkeit. Besonders sichtbar werden die Auswirkungen eines Ausdauertrainings auf den Skelettmuskel, wenn Größe und Zahl der Mitochondrien von Trainierten und Untrainierten miteinander verglichen werden. Dabei läßt sich eine deutliche Zunahme der Mitochondrien in Abhängigkeit von dem Trainingszustand nachweisen. Darüber hinaus nehmen die Fettanteile in der Muskelzelle zu, da durch die Erhöhung der oxidativen Kapazität eine besondere Befähigung zur Fettverbrennung eintritt. Mitochondrien und kontraktile Proteine, d.h. ATP-bildende und ATP-verbrauchende Strukturen, sind einander räumlich zugeordnet.

Der Glykogengehalt der Muskelzelle wird mehr durch die Ernährung als durch Trainingsvorgänge erhöht. In jedem Falle ist eine optimale Versorgung mit Kohlenhydraten erforderlich, um eine ausreichende Glykogenanreicherung in der Muskelzelle zu erzielen. Die Tatsache, daß die Arbeitsmuskulatur aus verschiedenen Fasertypen besteht, führt zu einer unterschiedlichen Beanspruchung der Glykogenspeicher. Werden wiederholt Sprintbelastungen nach kurzen Pausen hintereinander gefordert, kommt es bezüglich der roten und weißen Muskelfasern zu einer unterschiedlichen Glykogenentleerung. Die sich schnell kontrahierenden Muskelfasern, die vorwiegend bei anaeroben Belastungen eingesetzt werden, erfahren eine deutlich stärkere Glykogenentleerung als die sich lang-

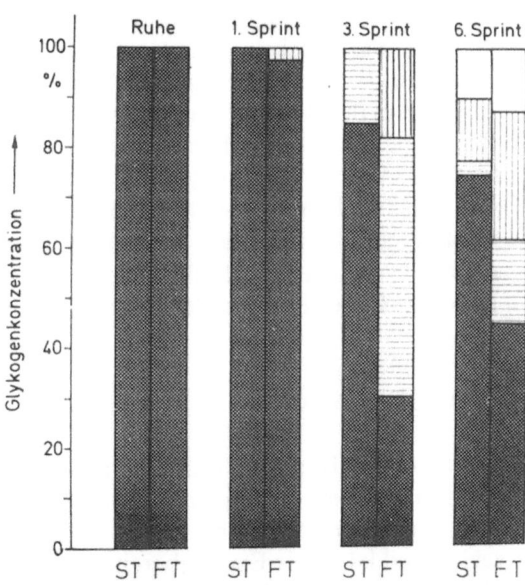

Abb. 7. Glykogenkonzentrationen in den schnellen und langsamen Fasern des M. vastus lateralis in Ruhe sowie nach submaximalen Sprintbelastungen. Die Balkendiagramme zeigen die prozentuale Verteilung der Glykogenentleerung: ■ keine, ☰ mäßige, ║ starke, ☐ vollständige Glykogenentleerung

sam kontrahierenden, auf aerobe Arbeit ausgerichteten roten Muskelfasern (Abb. 7). Demnach können in den weißen Muskelfasern die Glykogenvorräte nahezu ausgeschöpft sein, während das Glykogen der Gesamtmuskulatur noch nicht völlig entleert ist, da hierin auch die kaum beanspruchten Glykogengehalte der roten Ausdauermuskeln miteingehen. Werden die Glykogenvorräte in den weißen Muskelfasern in der Erholungsphase nicht aufgefüllt, kommt es trotz noch vorhandenem, relativ hohem Glykogengesamtbestand des Muskels zu einer Abnahme der Leistungsfähigkeit, da das Glykogen nur in derjenigen Faser, in der es gespeichert wird, auch verwertet werden kann. Im gleichen Sinn trifft dies natürlich auch für die roten Muskelfasern, die bei Ausdauerbelastungen bevorzugt ihren Glykogengehalt beanspruchen und vermindern, zu.

Anpassung an wiederholte körperliche Belastung

Die jeweilige Beanspruchung der anaeroben und aeroben Kapazität hängt von der Intensität der Belastung ab, die ihrerseits die Dauer der Muskelarbeit bestimmt (s. Abb. 6). In Abhängigkeit von der betriebenen Sportart müssen die aerobe und anaerobe Kapazität durch Training ausgebaut werden. Die Kenntnisse über die verschiedenen energieliefernden Prozesse und deren Anpassung durch wiederholte Belastungsreize haben das Verständnis und die Weiterentwicklung der Trainingslehre erheblich gefördert. Unabhängig von der allgemeinen Auffassung, daß z. B. für 100-m-Läufer Sprints und für Marathonläufer Langläufe die Trainingsgrundlage sind, wurden durch spezielle Trainingselemente gezielte Reize zur Ausbildung des aeroben und/oder anaeroben Energieumsatzes und der einzelnen Muskeltypen gesetzt, die zu einer fortwährenden Leistungsverbesserung in allen Sportarten geführt haben. Diese Erkenntnisse haben unmittelbar Eingang in die Praxis gefunden, und Trainer, Sportlehrer und Athleten sind mit den Beziehungen zwischen Beanspruchung des aeroben und anaeroben Stoffwechsels und den jeweiligen Belastungsumfängen vertraut (Tabelle 3). Durch die Nutzung der wissenschaftlichen Erkenntnisse zur Steigerung der sportlichen Leistung sind in manchen Sportarten die Anpassungsmöglichkeiten des Organismus soweit ausgeschöpft worden, daß in einigen Disziplinen für die Zukunft kaum noch Steigerungen der Leistungen zu erwarten sind.

Anaerobe Kapazität

Die anaerobe Kapazität setzt sich aus 2 Teilbereichen zusammen, die sich zwar nicht funktionell, aber in ihrem Anteil zur Deckung des benötigten Gesamtenergiebetrags voneinander trennen lassen und je nach Belastungsintensität als alaktazide und laktazide Energiebereitstellung ablaufen.
Die energiereichen Phosphate, bestehend im wesentlichen aus ATP und Kreatinphosphat, können kurzfristig sehr schnell den Energiebedarf der Muskelzelle bestreiten (s. Abb. 2). Da dieser Energiebedarf aus dem Sammelbecken der energiereichen Phosphate bestritten wird, wobei theoretisch keine Energie über Gly-

Tabelle 3. Berechnung von Menge und Flußrate der energiereichen Phosphatäquivalente aus verschiedenen Substraten der Muskelzelle.
Grundlage für die motorischen Leistungen im Sport sind die Energieumsetzungen in der Muskelzelle. Dabei lassen sich 4 Bereiche unterscheiden:
1) Die sofort in der Muskelzelle verfügbaren, energiereichen Phosphate, die kurzfristig maximale Leistungen ermöglichen können. Sie lassen eine Arbeitsdauer bis zu 10 s zu.
2) Der Abbau von Zucker oder Glykogen im Muskel zu Milchsäure, womit Belastungen bis zu 1 min überwiegend ihren Energiebedarf decken können. Längerdauernde Belastungen sind nur unter erhöhtem O_2-Verbrauch zu bewältigen, wobei in Abhängigkeit von der Intensität Kohlenhydrate oder Fette verbrannt werden.
3) Der Abbau von Zucker zu CO_2 und H_2O, wodurch Belastungen bis zu 1 h bewältigt werden.
4) Der Abbau von Fettsäuren zu CO_2 und H_2O, der Belastungen von über 1 h ermöglicht

	Gehalt [µmol/g]	Maximale Flußrate [µmol/g/s]	Maximale Arbeitsdauer	Sportbeispiele	
ATP, KP→ ADP, K	20–25	1,6–3,0	< 10 s	Gewichtheben, Sprung, Sprint, Gymnastik	
Glykogen→ Laktat	300	1,0	≤ 1 min	400-m-Lauf, 100-m-Schwimmen	Tennis
					Handball
Glykogen→ CO_2, H_2O	3600	0,5	≤ 1 h	Eiskunst, Fechten, Boxen, 10000-m-Lauf	Fußball
					Hockey
Fettsäuren→ CO_2, H_2O	1200	0,24	> 1 h	Marathon, Skilanglauf, Straßenradrennen	

kolyse und Laktatbildung bereitgestellt wird, bezeichnet man diese Energiebildung auch als alaktazid. Da die ATP-Spaltung und Resynthese über Kreatinphosphat um ein Vielfaches schneller abläuft als die glykolytische oder oxidative Energiebildung, können kurzfristige, sehr intensive körperliche Belastungen nur über die Spaltung der energiereichen Phosphate bestritten werden (s. Abb. 6), z. B. beim Hochsprung, Weitsprung, Sprint u. a. – Als Trainingsanpassung werden bei Gewichthebern, Sprintern und 400-m-Läufern u. a. erhöhte Kreatinphosphatspeicher nachgewiesen, so daß maximale sportliche Leistungen intensitätsmäßig oder bezüglich der Dauer um mehrere Sekunden verlängert und damit für das Wettkampfergebnis entscheidend verbessert werden können. Die Kreatinkinase wird durch Training nicht oder unwesentlich erhöht, da offensichtlich die hohe Aktivität dieses Enzyms für die einzelnen sportlichen Leistungen nicht leistungsbegrenzend wird.
Bei einem Absinken des ATP-Spiegels, der primären Energiequelle für die Muskelkontraktion, erfolgt eine sofortige Nachlieferung aus dem Kreatinphosphatspeicher. Diese im Kreatinphosphatspeicher gebundene Energie ist in der Lage,

den Energiebedarf über Sekunden voll zu decken, wobei theoretisch eine Belastungszeit von 20 s möglich wäre (Davies 1965; Infante u. Davies 1962). Mit Einsetzen einer körperlichen Belastung kommt es vor Ausschöpfung der energiereichen Phosphatspeicher bereits zu einem Gleichgewicht im Adenylsäure-Kreatinphosphat-System und zu einer Resynthese von ATP über die Glykolyse; oxidativen Vorgängen kommt bei intensiven Belastungen zu diesem Zeitpunkt kaum Bedeutung zu. Entscheidenden Anteil haben jedoch die oxidativen energieliefernden Prozesse bei kurzfristigen Belastungen für die Erholungsphase, wenn die regenerativen Vorgänge einsetzen und v. a. der Wiederauffüllung der Kreatinphosphatspeicher und auch des Glykogens dienen (Saltin 1973; McGilvery 1975). Währt die Körperarbeit mehr als 20 s, ungefähr 2 min, kommt die Glykolyse voll zum Tragen und erreicht nach 30–40 s ihre Höchstwerte (Danforth 1965; McGilvery 1975; Kindermann u. Keul 1977). Nach Höchstleistungen über 40–50 s werden die stärksten Anstiege des Laktats im Blut erreicht (s. Abb. 5 und 6).

Aus den Veränderungen des Laktatspiegels, die von der Dauer, der Intensität, dem Trainingszustand und auch der Ernährung bestimmt werden, lassen sich verschiedene Gesetzmäßigkeiten ableiten, die für eine Leistungs- und Trainingsbeurteilung genutzt werden und als Grundlagen für eine gezielte Trainingssteuerung dienen können. Auch wenn beim Labortest die im Feldtest – d. h. Training oder Wettkampf – erzielten Werte nicht erreicht werden (Abb. 8), sind die standardisierten Laborbedingungen geeignet, Aussagen v. a. über die laktazide Energiebereitstellung und den Leistungsstand zu machen. Je später der Laktatspiegel

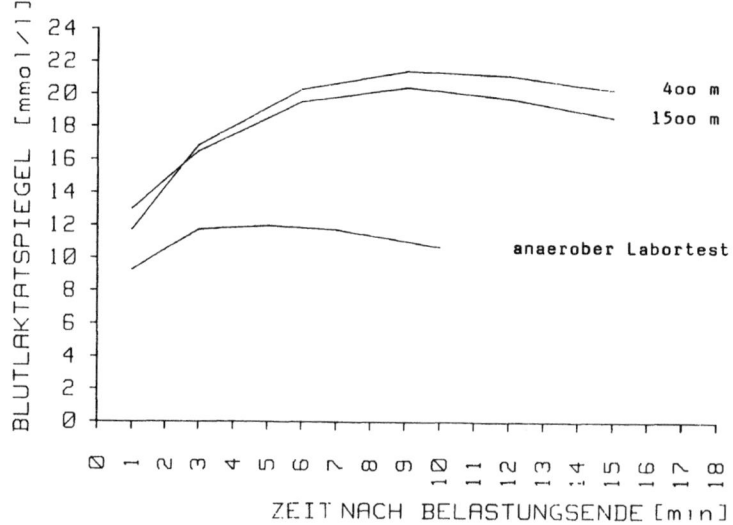

Abb. 8. Laktatverhalten bei Bundeskaderzehnkämpfern im Wettkampf (WM-Ausscheidung 1983) und im Labortest (anaerober 60-s-Test, 22 km/h, 7,5% Steigung). Die Kurven geben das Mittelwertverhalten der z. Z. besten bundesdeutschen Zehnkämpfer wieder (n=9)

im Blut bei einer maximalen körperlichen Belastung ansteigt, desto größer müssen die energiereichen Phosphatspeicher sein. Je größer die energiereichen Phosphatspeicher sind, desto länger kann ein 100-m-Läufer seine Geschwindigkeit halten. Übernimmt die Glykolyse zunehmend die Energiebereitstellung, muß aufgrund der maximal möglichen energetischen Flußraten die Laufgeschwindigkeit abnehmen. Es ist daher von Vorteil, wenn 400-m-Läufer aufgrund hoher Phosphatspeicher erst spät über die Glykolyse, erkennbar am Laktatanstieg, Energie mobilisieren müssen. Im Labortest lassen sich diese Übergänge als Beurteilungskriterien festhalten; so weisen die besten 400-m-Läufer auch den spätesten Laktatanstieg auf. Mit Erfolg wurden auch im Feldtest die Laktatbildungsraten zur Beurteilung der anaeroben Leistungsfähigkeit herangezogen; es lassen sich sogar genaue Angaben über die möglichen Wettkampfzeiten machen. Für solche Beurteilungen durchlaufen z. B. die 400-m-Läufer 2 submaximale 400-m-Läufe. Anhand der Laktatspiegel und der Laufzeiten kann durch Extrapolation die zu erwartende Wettkampfleistung ermittelt werden, unter der Voraussetzung, daß der Blutlaktatspiegel gegenüber dem Vorbelastungswert in Ruhe um ca. 20 mmol/l ansteigt (Tabelle 4). In Sportarten wie Fußball, Tennis, Handball, Hockey u. a. können zwar Aussagen über einen niedrigen oder hohen Stand der anaeroben Kapazität gemacht werden, jedoch ist dies nicht unmittelbar mit der Wettkampfleistung zu verknüpfen und läßt keine sportartspezifischen Aussagen zu. Es können aber Hinweise geliefert werden, daß für die betriebene Sportart aufgrund der Meßdaten die vorhandene anaerobe Kapazität unzureichend ist.

Im Gegensatz zur Beschreibung der Anpassung an Ausdauertraining oder auch an Kraftarbeit liegen nur in begrenztem Umfange Untersuchungsergebnisse zum Kurzzeittraining mit hoher Intensität (anaerobes Training) vor. Da zudem die motorische Leistungsfähigkeit im Kurzzeitbereich (Sprung, Sprint) im Rahmen der neuromuskulären Einheit nicht nur durch die energetische Kapazität

Tabelle 4. Laktatverhalten bei 400-m-Spitzensportlern im Labor- und Feldtest

	Anaerober Test 22 km/h, 7,5% Steigung		1. 400-m-Lauf		2. 400-m-Lauf		Extrapolierte 400-m-Zeit	
	Δ Laktat [mmol/l]	Laufzeit	Δ Laktat [mmol/l]	Laufzeit [s]	Δ Laktat [mmol/l]	Laufzeit [s]	Δ Laktat [18 mmol/l]	Δ Laktat [19 mmol/l]
Sportler W.	16,48	1 min 30 s	4,92	57,0	14,27	48,5	46,96	46,62
Sportler H.	15,80	1 min 30 s	5,17	57,4	13,21	48,5	46,14	46,75
Sportler Hm.	15,62	1 min 25 s	6,71	57,4	12,93	49,2	45,90	45,40
Sportler Sch.	17,31	1 min 58 s	7,58	55,8	11,95	50,0	45,72	45,21

der Muskelzelle, sondern vielmehr auch von zentralen wie peripheren nervalen Voraussetzungen (Koordination, Konzentration, Reaktion) bestimmt wird, sind Leistungsverbesserungen in Sprintsportarten weitgehend nicht durch Anpassungserscheinungen im anaeroben Stoffwechsel zu erklären. Natürlich führen die in der Sportpraxis verwendeten anaeroben Trainingsformen zu Anpassungserscheinungen in der Muskelfaser, wobei vorrangig die für die anaeroben metabolischen Kapazitäten verantwortlichen Anteile betroffen sind. Neben mitochondrialen und Faserflächenveränderungen kommt es in erster Linie zu einer Vergrößerung der muskulären Konzentration an energiereichen Phosphaten und Glykogen sowie zu einer vermehrten muskulären Aktivität derjenigen Enzyme, die für die Spaltung der energiereichen Phosphate sowie für die anaerobe Glykogenolyse und Glykolyse verantwortlich sind. Im Vergleich zu Untrainierten kommt es auch zu einer verbesserten Kapazität der Kohlenhydratoxidation und einer Vermehrung der Myoglobinspeicher. Auf molekularer Ebene ist v. a. eine Transformation der Muskelfasertypen von Typ I zu Typ II c zu erwarten, so daß bei Hochleistungssportlern im Sprint- und Sprungbereich ein nur geringer Anteil an langsamen, vornehmlich aerob arbeitenden Typ-I-Fasern anzutreffen ist.

Aerobe Kapazität

Wie unter Ruhebedingungen, so erfolgt mit zunehmender Belastungsdauer die Energiebereitstellung mehr und mehr aerob. Die wesentlichen Vorteile der oxidativen ATP-Resynthese bestehen v. a. darin, daß die Endprodukte das innere Milieu des Organismus nicht wesentlich verändern und die Zufuhr der energetischen Oxidationssubstrate keine limitierende Größe darstellt. Da die Enzyme des Zitratzyklus und die Komponenten der Atmungskette Bestandteile der Mitochondrienmembran darstellen, führt jedoch jede Änderung ihres Normalzustands wie das Anschwellen der Mitochondrien infolge ATP-Mangels oder eine pH-Verschiebung zur Effektivitätseinbuße bezüglich der oxidativen Phosphorylierung. Da der Gehalt an ATP, Kreatinphosphat, Glykogen und Triglyceriden konstant gehalten werden soll, muß deren Austausch durch die Aufnahme energetischer Substrate aus dem zirkulierenden Blut gewährleistet sein. Eine ausreichende Durchblutung ist somit die wichtigste Voraussetzung für den aeroben Energiestoffwechsel. Die O_2-Reserven des Muskels sind sehr gering; sie liegen an Myoglobin gebunden in Höhe von 6–8 µl O_2/g Frischmuskel. Die Ruhedurchblutung von 20–50 µl/g Skelettmuskel in der Minute ermöglicht eine O_2-Aufnahme von 1,5 µl O_2/g/min. Während Körperarbeit kann die Durchblutung der Skelettmuskulatur auf mehr als das 40fache, die O_2-Aufnahme durch die Muskulatur auf über das 100fache des Ruhewerts ansteigen. Werden bei Belastungszeiten von 2 oder 4 min Dauer, wie sie bei einem 800- oder 1500-m-Lauf vorliegen, Höchstwerte in der O_2-Aufnahme erreicht, so liegen sie bei stundenwährender Körperarbeit im submaximalen Bereich, etwa bei 70%, ohne daß ein deutlicher Laktatanstieg im Blut nachweisbar ist. Somit kann bei solchen Belastungen die maximale O_2-Aufnahmefähigkeit nicht die begrenzende Größe für die geforderte Leistung sein.

Während kurz- und mittelfristiger Belastungen steht der oxidative Abbau von Kohlenhydraten im Vordergrund des Energiestoffwechsels. Verbraucht wird dabei in erster Linie das Muskelglykogen, da seine Phosphorylierung kein ATP erfordert und zusätzlich aufgrund eines anfänglichen Mißverhältnisses zwischen Glykogenphosphorylase- und Phosphofruktokinasereaktion über die Zunahme der muskulären Glukose-6-Phosphatkonzentration die Glukose fixierende Hexokinasereaktion gehemmt abläuft. So sind bereits nach 45 min intermittierender Ergometerarbeit die muskulären Glykogenvorräte in Abhängigkeit von dem jeweils vorliegenden Fasertyp und der gesetzten Belastungsart weitgehend erschöpft, so werden bei kurzer intensiver Belastung primär die Glykogenvorräte der „low oxidative high glygolytic fast twitch fibers" angegriffen; im Gegensatz zur ausdauernden Belastung, bei der die Glykogenspeicherentleerung vorrangig auf die „high oxidative slow twich fibers" beschränkt bleibt (s. Abb. 7). Die Oxidation der Blutglukose durch den arbeitenden Muskel ist zu Beginn der Belastung gering. Durch die Kontraktion wird die Glukoseaufnahme gesteigert, und mit geringer werdender Abbaurate des muskulären Glykogens normalisiert sich der Glukose-6-Phosphatgehalt der Muskulatur. Der Muskelstoffwechsel schaltet damit allmählich in seiner Energieversorgung vom Verbrauch intrazellulärer auf den extrazellulärer Substrate um. Die arteriovenöse Differenz vor und nach Muskelpassage nimmt deutlich zu, und zur Aufrechterhaltung der arteriellen Glukosekonzentration wird eine zunehmende Glukoseausschüttung durch die Leber meßbar. Ein beachtlicher Anteil der Glukoseneubildung in der Leber geht bei Belastung auf die Resynthese aus muskulärem Laktat und Alanin zurück und ist nicht allein Ausdruck eines Abbaus der Leberglykogenspeicher.

Durch die Katecholaminausschüttung wird bei anhaltender Körperarbeit die Mobilisierung energieliefernder Substrate und ihre Oxidation gefördert. Der Organismus stellt sich auf die Verwertung extramuskulärer Kohlenhydrate und auch auf die Oxidation von Lipiden um. Dies zeigt sich sowohl in den Atemgasen und der Veränderung des respiratorischen Quotienten wie auch in der vermehrten Spaltung der Triglyceride. Als Zeichen der belastungsbedingten Lipolyse steigen die freien Fettsäuren und das Glycerin erheblich an (Abb. 9). Mit ansteigenden arteriellen Konzentrationen der FFS, die das 5- bis 6fache des Ruhewerts erreichen können, geht ihre zunehmende Extraktion durch den arbeitenden Muskel einher; die erhöhte Extraktionsrate entspricht, wie durch ^{14}C-markierte Fettsäuren nachweisbar, auch einer gesteigerten Oxidation. Der Anteil der FFS an der Energieversorgung schwankt je nach Zeitdauer und Intensität der Belastung. Während im maximalen Steady state diese nur etwa 33% betragen, kann er bei über Stunden andauernden Belastungen submaximaler Art Extremwerte von über 80% einnehmen. Das Muskelgewebe ist auch in der Lage, die aufgrund des überschießenden Angebots an freien Fettsäuren in der Leber gebildeten Ketonkörper (β-Hydroxybutyrat, Acetoacetat) zu oxidieren. Bei Körperarbeit über mehrere Stunden kommt es parallel zum Anstieg der FFS auch zu einem Anstieg der Ketonkörper im Blut. Dieser Anstieg kann auf eine Verminderung der Durchsatzrate im Krebszyklus oder der Anhäufung von Acetylresten durch den hohen Abbau von Fettsäuren zurückgeführt werden. Von

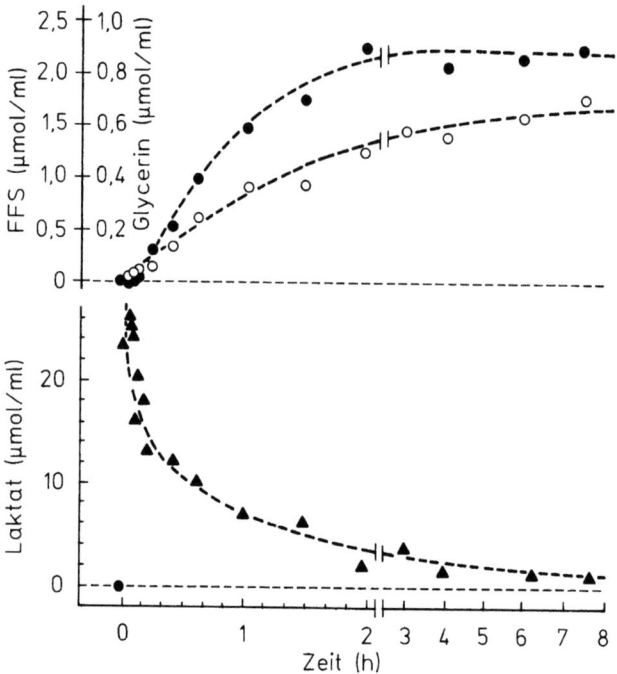

Abb. 9. Abhängigkeit der FFS (●), des Glycerins (○) und des Laktats (▲) von der Dauer der körperlichen Belastung. Nach Belastungszeiten von mehr als 30 min Dauer kommt es zum deutlichen Abfall der Blutlaktatspiegel und zum signifikanten Ansteigen der Serumkonzentrationen für Glycerin und FFS

Bedeutung ist, daß diese unvollständig abgebauten Endprodukte der Fettsäuren mit zunehmender Ausdauertrainiertheit nur geringe belastungsbedingte Anstiege aufzeigen. Offensichtlich ist die Muskelzelle beim Trainierten in der Lage, Fette besser und vollständiger zu oxidieren.

Keine einheitliche Meinung besteht über die Rolle der muskulären Aminosäuren und ihre Bedeutung für die Energiebereitstellung bei Körperarbeit (Abb. 10). Während die Aussage, daß die freien Aminosäuren für den muskulären Energieumsatz bei kurzdauernden und weniger intensiven Belastungsformen ohne Bedeutung sind, zutrifft, ist bei Belastungszeiten ab etwa 60 min eine Beteiligung der Aminosäuren am Energiestoffwechsel nachweisbar. Neben der direkten Verwertung der verzweigtkettigen Aminosäuren durch die β-Oxidation in den muskulären Mitochondrien ist die Einschleusung von C-3, C-4- und C-5-Metaboliten nach vorausgegangener Desaminierung in den Zitratzyklus möglich. Darüber hinaus hat die Alaninsynthese unter Muskelarbeit (Übertragung der NH_2-Gruppe von freien muskulären Aminosäuren auf das unter Belastung gebildete Pyruvat) eine wichtige Bedeutung für die hepatische Blutzuckerneubildung. Mittels ^{14}C-markiertem Alanin konnte nachgewiesen werden, daß bei entsprechender hormoneller Voraussetzung bis zu 35% der zirkulierenden Glukose über die Resynthese aus Alanin bereitgestellt werden kann. In-vitro-Versuche haben darüber hinaus deutlich gemacht, daß der Alaninverlust des arbeiten-

Energiestoffwechsel und körperliche Leistung

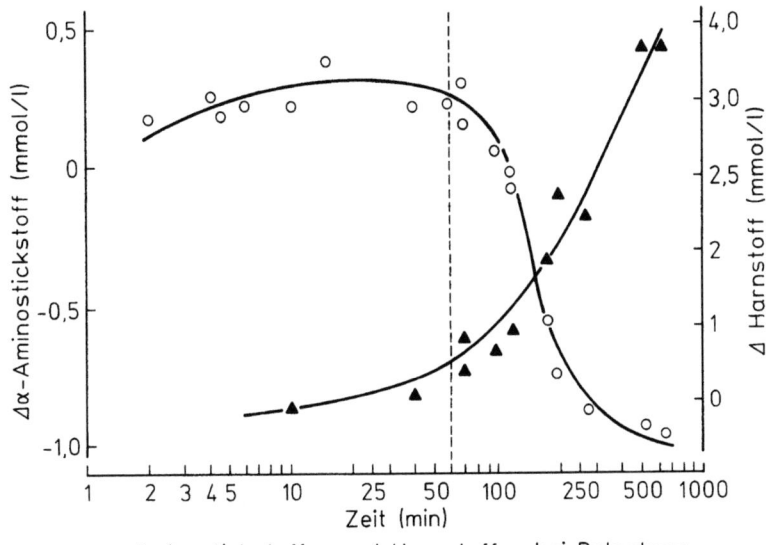

Abb. 10. Abhängigkeit des Aminosäurestickstoffs (o) und des Serumharnstoffs (▲) von der Belastungszeit. Nach einer Belastungsdauer von mehr als 60 min kommt es zum deutlichen Abfall des Aminosäurestickstoffs sowie zum signifikanten Ansteigen des Serumharnstoffs. (Nach Haralambie u. Berg 1976)

den Muskels bei Verarmung an C-3-Abbauprodukten aus Kohlenhydraten durch das Zurückgreifen auf muskuläre Aminosäuren aufrecht erhalten wird. Als Zeichen der vermehrten Desaminierung der Aminosäuren steigt mit zunehmender Belastungszeit der Harnstoff im Serum an, die Spiegel der Gesamtaminosäuren sowie der glukoplastisch wichtigsten Aminosäure Alanin fallen ab. Allein die Aminosäure Tyrosin, für die der menschliche Muskel aufgrund des Fehlens einer muskulären Tyrosindesaminase keine unmittelbare Verwertungsmöglichkeit besitzt, steigt meßbar an. Der Organismus scheint sich bei einer Ausdauerbelastung auf einen Grenzwert in der Serumharnstoff- wie auch in der Serumaminosäurekonzentration einzustellen, der trotz weiterer Körperarbeit nicht überschritten werden kann (Abb. 10). Bei Ausdauerbelastungen, die in ihrer Belastungszeit über diesen Grenzwert von ca. 300 min Dauer liegen, können leistungsbegrenzende Reaktionen auf muskulärer Ebene (Enzymaktivitätsverminderung, lokale Substratausschöpfung) erwartet werden. Zusätzlich muß sich ein wiederholter oder chronischer Rückgriff auf muskuläre Aminosäuren für zelluläre Strukturproteine negativ im Sinne einer verminderten Belastbarkeit und verlängerten Regenerationsphase auswirken.

Nach der Erstbeschreibung durch Holloszy (1967) ist die Adaptation des Muskelstoffwechsels als körperliche Aktivität in zahlreichen Muskelbiopsieuntersuchungen belegt. Sowohl die Fasertypenverteilung als auch das Aktivitätsmuster der Muskelenzyme werden durch die Trainingsform beeinflußt. Wenngleich wiederholt darauf hingewiesen wurde, daß die Messung von Muskelenzymaktivitäten in Muskelproben durch die Veränderung des zytoplasmatischen oder mitochondrialen Funktionssystems nicht mit den echten muskulären Verhältnissen verglichen werden dürfe, können intra- und interindividuelle Biopsiebefunde wichtige Aussagen zur trainingsbedingten Anpassung an die spezifische Sportart liefern. Eine enge Korrelation wurde zwischen der individuellen maximalen aeroben Leistungsfähigkeit und der korrespondierenden Aktivität der aeroben Muskelenzymaktivitäten sowie dem Anteil an oxidativen ST-Fasern (ST = „slow twitch") nachgewiesen. Dabei unterstreichen die Befunde, daß die maximale O_2-Aufnahme durch beide muskuläre Komponenten, ST-Faseranteil und Enzymaktivitäten des aeroben Stoffwechsels, bivariat zu etwa 60% der physiologischen Abhängigkeit determiniert wird (Ivy et al. 1980). Werden strukturelle und funktionelle Eigenschaften des Skelettmuskels von Personen mit unterschiedlicher Ausdauerleistungsfähigkeit miteinander verglichen, so müssen mit zunehmender Trainingsintensität folgende Adaptationseffekte erwartet werden:

Strukturell: Eine vermehrte Kapillarzahl pro Faserfläche, eine vermehrte Volumendichte und Oberflächengröße der mitochondrialen Membran, eine herabgesetzte Kalziumtransportkapazität des tubulären sarkoplasmatischen Systems, ein höherer Anteil an Typ-I-Fasern mit Transformation von II c- zu I- und II b- zu II a-Fasern.

Funktionell: Ein höherer Gehalt an Myoglobin, an energiereichen Phosphaten, Glykogen und Triglyceriden; bei Abnahme der Enzymaktivität zur anaeroben Glykogenolyse und Glykolyse und unveränderten Aktivitäten zur ATP-Resynthese oder -Spaltung eine Vermehrung der Enzymaktivitäten zur Kohlenhydratoxidation, zur Utilisation der FFS, zur Glykogensynthese sowie zur Alaninbildung und Transaminierung.

Auf diese Weise werden die Diffusionswege für Sauerstoff und Substrate zu den energieumsetzenden Zentren der Muskelzelle verkürzt und die Voraussetzungen zum erhöhten oxidativen Umsatz der Nährstoffe gegeben. Die Stoffwechselbefunde spiegeln indessen die gezielte Abstimmung der metabolischen Kapazität an die geforderte Leistung wider. Da die ATP-Resynthese und Glykolyse des menschlichen Muskels keine limitierenden Faktoren der maximalen aeroben und Ausdauerleistungsfähigkeit darstellen, besteht keine Notwendigkeit zur gesteigerten Enzymaktivität anaerober Schlüsselenzyme durch Ausdauertraining (Abb. 11). Die bei Untrainierten gemessenen höheren Aktivitäten für Laktatdehydrogenase und Hexosephosphatisomerase weisen auf die vermehrte Beanspruchung der Kurzzeitaktivität im gewöhnlichen Tagesalltag hin. Die durch Ausdauertraining induzierte Aktivitätserhöhung von Enzymen zur vermehrten Nutzung von Acetyl-CoA (Zitratzyklusdurchsatz) (Abb. 12), zur beschleunigten Utilisation der FFS (β-Oxidation der FFS) wie auch zur möglichen Verwertung von C-3-, C-4- und C-5-Substraten aus Aminosäuren zielt auf die Mehrbereitstellung von Wasserstoff für die biologische Oxidation in der Atmungskette. Die Aminosäuren können nicht nur als mögliche unmittelbare Energiequellen während Belastung herangezogen werden, sie dienen auch der Konstanz des peripheren Milieus. So wird unter Bildung von Alanin aus Pyruvat und von Glutamin aus Glutaminsäure das toxisch wirkende, bei der Tätigkeit der peripheren Organe freiwerdende Ammoniak fixiert und zur Entgiftung durch Leber (Harn-

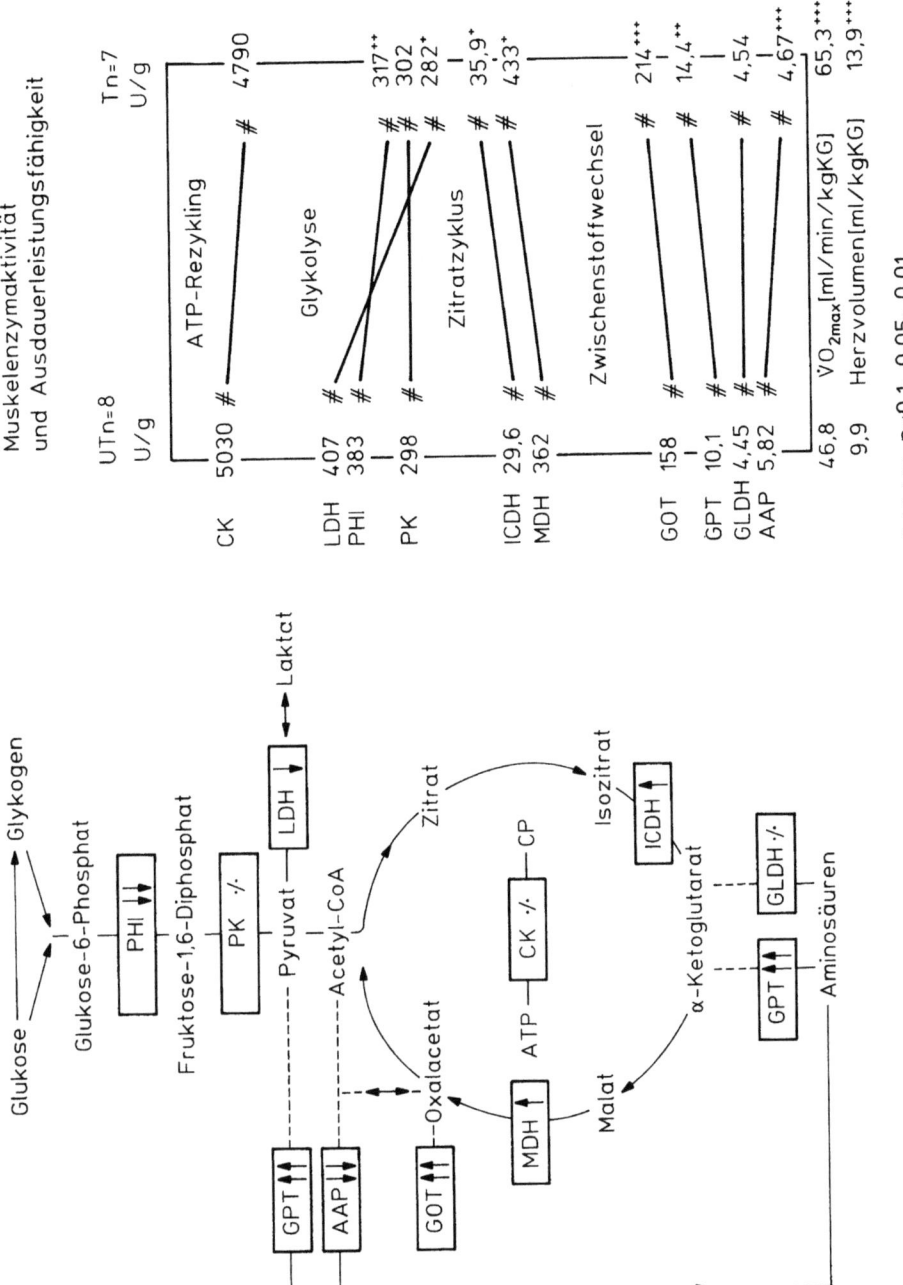

Abb. 11. Veränderungen verschiedener Muskelenzyme bei Trainierten und Untrainierten. CK Kreatinkinase, LDH Laktatdehydrogenase, PHI Hexosephosphatisomerase, PK Pyruvatkinase, ICDH Isozitratdehydrogenase, MDH Malatdehydrogenase, GOT Glutamat-Oxalacetat-Transaminase, GPT Glutamat-Pyruvat-Transaminase, GLDH Glutamatdehydrogenase, AAP Aminosäurearylpeptidase

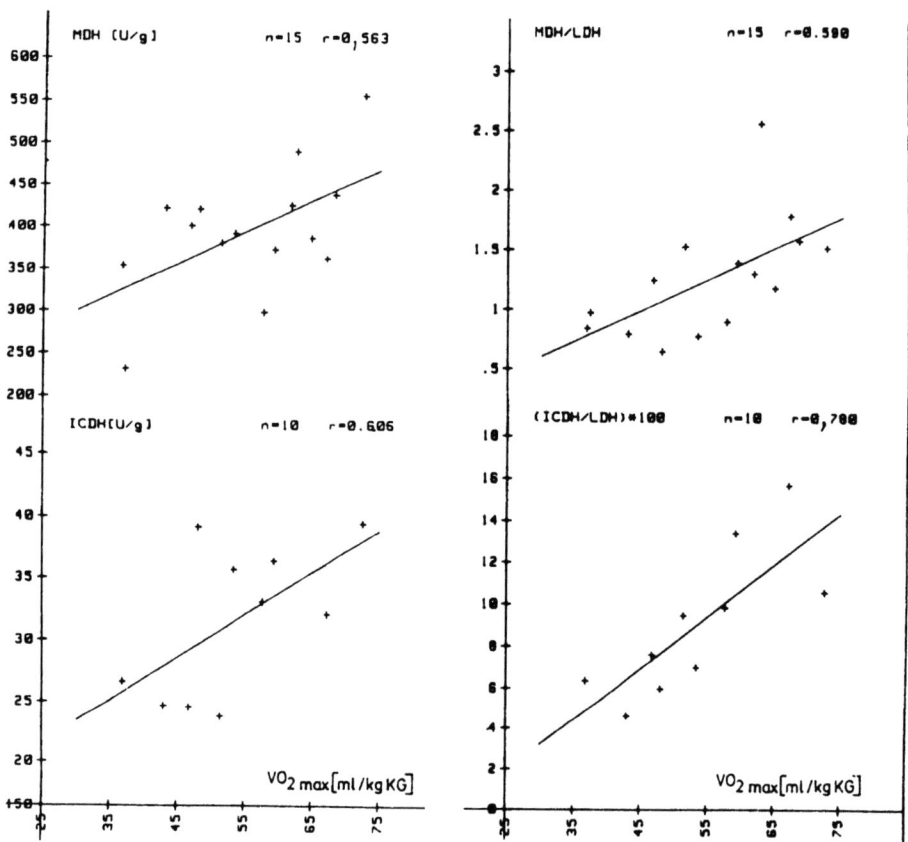

Abb. 12. Zwischen den Quotienten MDH/LDH bzw. ICDH/LDH besteht eine engere Verbundenheit zur maximalen O_2-Aufnahmefähigkeit $\dot{V}O_{2\,max}$ als für die Enzyme MDH und ICDH allein

stoffbildung) und Niere (NH_4-Ausscheidung) abtransportiert. Zudem kann die mögliche Alaninbildung aus C-3-Säuren unter Belastung als muskulärer Azidoseschutz interpretiert werden.

Anpassung an Krafttraining

Wird die allgemeine körperliche Leistungsfähigkeit von Kraftsportlern mit der aeroben Kapazität anderer Sportler oder Normalpersonen verglichen, so ist gegenüber den Vergleichswerten gesunder gleichaltriger Normalpersonen eine mit zunehmendem relativen Körpergewicht einhergehende Tendenz zu niedrigeren O_2-Aufnahmewerte zu beobachten (Tabelle 5). Dieser Effekt ist deutlicher ausgeprägt, wenn die maximale O_2-Aufnahme nicht allein auf das absolute Körpergewicht, sondern auf die stoffwechselaktive fettfreie Körpermasse bezogen wird. Bei gegenüber Normalpersonen in der Regel reduziertem Fettanteil (bei Hochleistungskraftsportlern um oder unter 10% der Gesamtkörpermasse) und

Tabelle 5. Adaptation an Krafttraining. Aerobe Leistungsfähigkeit ($\bar{x} \pm s$). (Literaturzusammenstellung in Berg u. Keul, 1985 a)

Disziplin	n	Alter (Jahre)	$\dot{V}O_2$ [ml/min/ kg KG]	HV [ml/kg KG]	Relatives Körpergewicht [kg/(cm-100)]	Trainingsintervall [h/W]	Literatur
Gewichtheber	14	24,9±3,4	43,6± 6,0	-.-	1,16±0,22	-.-	Sprynarova 1971
Olympischer Gewichtheber	11	25,3±4,6	50,7± 6,1	-.-	1,14±0,15	-.-	Fahey 1975
Diskuswerfer	7	25,3±4,6	47,5± 8,0	-.-	1,21±0,15	-.-	Fahey 1975
Kugelstoßer	5	27,0±3,9	42,6± 5,2	-.-	1,27±0,08	-.-	Fahey 1975
Werfer, Stoßer	15	23,9±5,5	-.-	10,0±1,0	1,19±0,16	-.-	Dickhuth 1979
Gewichtheber	9	22,9±3,4	-.-	11,2±0,9	1,14±0,17	-.-	Dickhuth 1979
Ringer	35	21,9±3,1	50,7±10,0	-.-	1,02±0,26	-.-	Song 1980
Ringer	12	20,8±2,9	51,0± 5,4	12,4±1,8	0,98±0,12	8,0±3,0	Berg 1982
Gewichtheber	42	19,9±1,8	46,7± 4,1	10,3±1,2	1,02±0,07	10,7±5,3	Berg 1982
Diskus-, Speerwerfer	13	20,9±4,0	44,2± 5,9	10,4±1,4	1,10±0,13	13,2±5,3	Berg 1982
Kugelstoßer, Hammerwerfer	15	22,8±3,7	40,4± 5,2	9,7±0,9	1,15±0,10	19,7±3,6	Berg 1982
Kugelstoßer, Hammerwerfer	7	32,7±3,3	38,1± 5,0	10,3±0,6	1,23±0,07	16,7±8,5	Berg 1983
Normalpersonen	17	24,5±2,8	-.-	10,8±1,0	0,89±0,08	-.-	Dickhuth 1979
Normalpersonen	18	28,6±5,2	50,1± 5,3	-.-	0,93±0,09	-.-	Berg 1983

vergrößerter fettfreier Körpermasse ist das im Vergleich zu Normalpersonen im Durchschnitt deutlich erhöhte relative Körpergewicht [bei 1,10–1,25 kg/(cm-100)] Ausdruck des Muskelmassenzuwachses. Bezogen auf die fettfreie Körpermasse können bei Kraftsportlern maximale O_2-Aufnahmewerte von 50 ml/min/ kg KG den Normalwerten von 58 ml/min/kg KG gegenübergestellt werden. Bereits diese Vergleiche weisen darauf hin, daß für optimale Kraftsportleistungen spezielle anthropometrische und muskuläre Voraussetzungen und andersartige biochemische Parameter zur Beschreibung von Anpassungsvorgängen des Energiestoffwechsels anzunehmen sind.

In diesem Sinne bietet die Bestimmung der energieliefernden Blutsubstrate unter dynamischer Kraftarbeit keine direkte Aussage in der Beurteilung der spezifischen Leistungsfähigkeit. Der Blutlaktatspiegel steigt nach 60minütigen Gewichthebeübungen nur unbedeutend auf Werte im 4-mmol/l-Bereich an. Im Gegensatz zu den energieliefernden Substraten weisen die in der Erholungsphase veränderten Blutspiegel von Parameter des Eiweißstoffwechsels auf einen katabolen Zustand hin. Die Erniedrigungen des Serumaminostickstoffwerts bei gleichzeitig anhaltend erhöhten Serumharnstoffwerten sowie das Ansteigen von spezifischen Serumproteinen (Proteinaseinhibitoren, Glykoproteine) weisen auf die durch intensive Kraftarbeit gesetzte muskuläre Beanspruchung und die Tatsache hin, daß mit einer Verschiebung des muskulären ATP/ADP-Gleichgewichts und einer Verschiebung des Muskelfunktionszustands zu rechnen ist.

Die intramuskulären Veränderungen sind akut wie chronisch eng mit den biochemischen und kontraktilen Eigenschaften des menschlichen Muskels und den sich daraus ergebenden Fasertypisierungen verbunden. Entsprechend ihrer en-

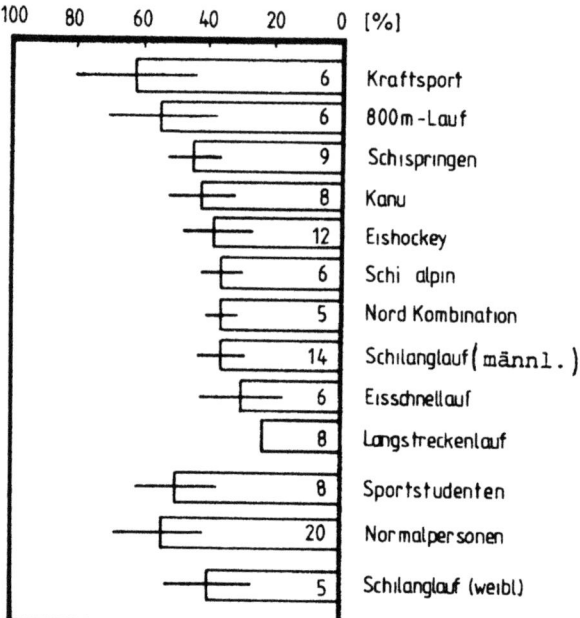

Abb. 13. Verteilung der FT-Fasern (%) im M. vastus lateralis bei verschiedenen Sportlern. (Nach Komi et al. 1977)

zymatischen und neuromuskulären Ausstattung bietet bevorzugt die Typ-II- (bzw. Typ-IIa-)Faser den morphologischen Bezug zur individuellen Leistungsfähigkeit für Kraftformen und Adaptation an Krafttraining sowie zu einer nachweisbaren sportabhängigen Muskelfaserverteilung (Abb. 13).

Dennoch lassen die adaptativen Effekte im Muskelstoffwechsel beim Krafttraining die bekannten Veränderungen der Maximalkraft und Ermüdbarkeit nur schwer erklären. Zwar sind signifikante Veränderungen im histochemischen und biochemischen Bereich nachweisbar, doch korrelieren die trainingsinduzierten metabolischen Veränderungen nicht mit den gleichzeitig erfaßten sportmotorischen Verbesserungen. Nach isometrischem oder isokinetischem Training lassen sich teilweise signifikante Erhöhungen in den muskulären Energiespeichern (Kreatinphosphat und ATP um +20%, Glykogengehalt um ca. +60%) aufzeigen. Gleichzeitig steigen je nach Art des Trainings die Aktivitäten der am Energiestoffwechsel beteiligten Muskelenzyme signifikant an oder erhalten im Gegensatz zur Ausgangsuntersuchung eine Korrelation zur FT-Faserverteilung. Die Durchblutungsverhältnisse und die Substratdifferenzen unter definierten Belastungsbedingungen scheinen durch Trainingsprogramme nicht beeinflußt zu werden. Während für die prozentuale Faserverteilung in der Regel keine trainingsinduzierten Veränderungen nachweisbar sind, können Veränderungen in den Flächenanteilen der Muskelfasertypen zugunsten der Typ-IIa-Fasern erwartet werden. Diese Verschiebungen stehen in guter Übereinstimmung mit der für Trainierte bewiesenen engen Korrelation zwischen prüfbarem Drehmoment und FT-Faserflächenanteil. Die faserspezifischen Veränderungen gehen jedoch trotz Aktivitätszunahme auch der aeroben Muskelenzyme nicht mit einer dem Wachstum der Muskelfaser äquivalenten Verbesserung der ae-

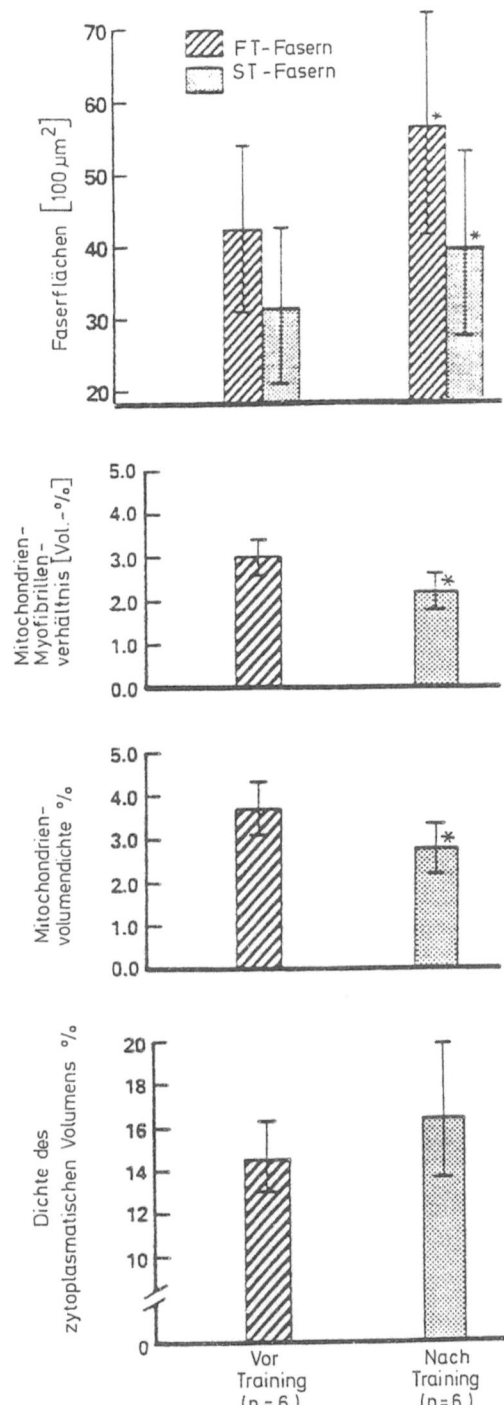

Abb. 14. Veränderungen von morphometrischen Größen der Muskelzelle (Faserflächen, Mitochondrienvolumendichte, Mitochondrien-Myofibrillen-Verhältnis, Dichte des zytoplasmatischen Volumens) vor und nach intensivem Krafttraining. (Nach McDougall et al. 1979, * = signifikant gg. Vortrainingswert)

roben Kapazität einher; auch sind keine körpergewichtsbezogenen Erhöhungen der individuellen maximalen O_2-Aufnahme zu erwarten. Vielmehr kommt es bei Vergrößerung der Faserflächen beider Fasertypen zu einer Abnahme der relativen Mitochondriendichte und zu einem ungünstigeren Verhältnis von Mitochondrien- zu Myofibrillenvolumen (Abb. 14). Der FT-Faserflächenanteil nimmt unter gleichzeitiger Abnahme des Mitochondrienvolumens signifikant zu. Vergleicht man allerdings die trainingsbedingten Veränderungen von Normalpersonen, so werden durch sie nicht die Extremwerte in den morphometrischen Parametern wie bei Hochleistungskraftsportlern erreicht (McDougall et al. 1979).
Werden je nach Trainings- und Leistungszustand die Faserverhältnisse zur Beschreibung von Kraftdefinitionen herangezogen, so lassen sich in Abhängigkeit der FT-/ST-Faserverteilung unterschiedliche Charakteristika der Muskelkraft aufzeigen. Die unterschiedliche Faserverteilung wird dabei für die Kraftleistung um so wichtiger, wie die Geschwindigkeit der Bewegung zunimmt. Bei definiertem Drehmoment kann so die Geschwindigkeit der ausgeführten Bewegung mit zunehmendem FT-Faseranteil und zunehmender FT-Faserfläche größer werden, so daß die engsten Korrelationen zwischen Schnellkraft und Fasertypisierung zum Produkt aus FT-Anteil und FT-Faserfläche berechnet werden können (Tihanyi et al. 1982).
Werden verschiedene Sportarten gegenübergestellt, so nimmt mit zunehmender Kraftkomponente der Anteil der FT-Fasern bei allerdings breiter Streuung der individuellen Muskelfaserverhältnisse zu, so daß für Hochleistungskraftsportler und Sprinter gegenüber Normalpersonen teilweise signifikant höhere FT-Faseranteile gemessen werden können. Es scheint jedoch, daß diese sportartspezifische Faserverteilung mehr die genetische Selektion als eine trainingsinduzierte Anpassung widerspiegelt.

Leistungsfähigkeit und metabolische Kenngrößen

Zur Beschreibung der Anpassungeffekte an körperliches Training haben neben bewährten Bestimmungsverfahren in Atemgas-, Blut- und Urinproben die Analyse von Gewebeproben und Hormonen zunehmend an Bedeutung gewonnen. Obschon die bereits angesprochene Muskelbiopsie mit den Möglichkeiten der spezifischen Fasertypisierung und der Messung muskulärer Enzymaktivitäten Grundlagen für die Beurteilung der muskulären aeroben Kapazität bietet, kann die Biopsietechnik nicht als Routineverfahren zur Beschreibung der die Ausdauerleistungsfähigkeit limitierenden peripheren Größen herangezogen werden. In Abwägung ethischer und methodischer Gesichtspunkte muß für Längs- wie Querschnittsuntersuchungen im Gegensatz zu gezielten, im Rahmen von Diagnostik und Therapie erhobenen Fragestellungen den indirekten Verfahren zur Beurteilung der peripheren Stoffwechselkapazität der Vorrang gegeben werden (Berg u. Keul 1984).
Wird im Maximaltest die individuelle anaerobe Kapazität von Athleten mit vergleichbaren Merkmalen zu deren Wettkampfzeiten über 400 und 1500 m korre-

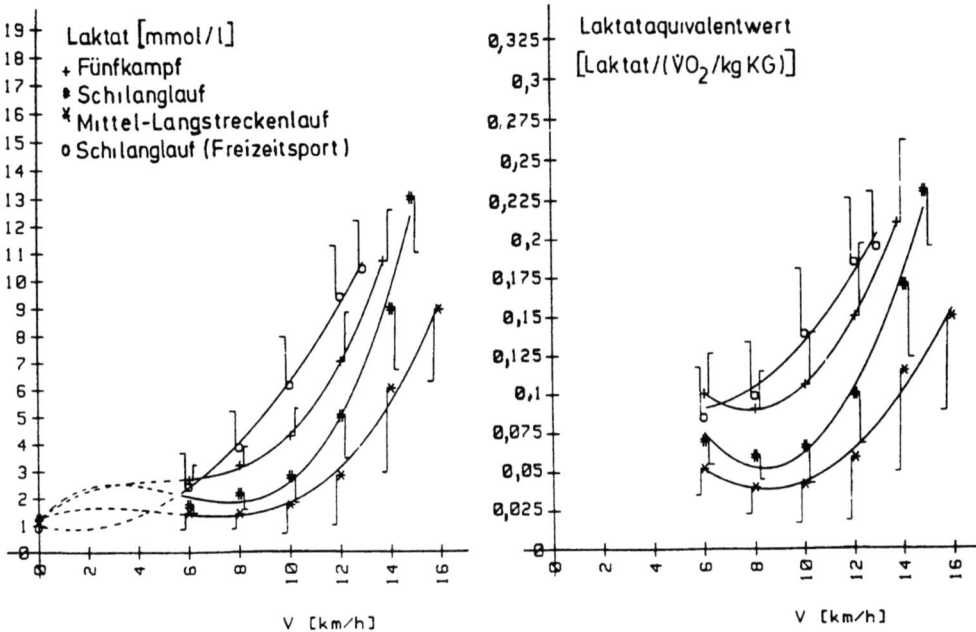

Abb. 15. Beziehung zwischen der korrespondierenden Laufbandleistung und der Konzentration des Blutlaktats bzw. des Laktatäquivalentwerts bei weiblichen Sportlern unterschiedlicher aerober Ausdauerleistungsfähigkeit. (Literaturübersicht in Berg u. Keul, 1985 b)

liert, so kann in der multivariablen Regressionsanalyse bereits durch die Einbeziehung des relativen Körpergewichts als zusätzliche Variable neben der Laufzeit im Test eine statistische Abhängigkeit zum Wettkampfergebnis von nahezu 80% erreicht werden. Es ist anzunehmen, daß weitere zur Zeit noch nicht verwendete Größen zur Laktatverteilung oder zur Azidosetoleranz die Aussage der individuellen anaeroben Leistungsfähigkeit weiter präzisieren werden. Wie analytische und statistische Verfahren belegen, gewinnt die maximale O_2-Aufnahme eine wettkampfentscheidende Bedeutung bei einer Belastungsdauer von mehr als 2 min. Die höchsten Korrelationen zwischen individueller maximaler O_2-Aufnahme und jeweiliger Laufzeit sind für Distanzen bis ca. 30 km nachweisbar. Innerhalb einer homogenen Untersuchungsgruppe bedeutet dies allerdings nur etwa 50% der statistischen biologischen Abhängigkeit. Es müssen also zusätzliche Konstitutions- und Stoffwechselgrößen hinzugezogen werden, um die spezifische Leistungsfähigkeit zu beschreiben. In der Leistungsdiagnostik mittlerweile routinemäßig genutzte Kenngrößen zur Beurteilung der Ausdauerleistungsfähigkeit sind das Verhalten der Blutlaktatkurve und des Laktatäquivalentwerts [Laktat/($\dot{V}O_2$/kg KG)] während und nach definierten Stufentests (Abb. 15). Wird der Laktatäquivalentwert in Abhängigkeit von den Belastungsstufen wiedergegeben, so kann für die jeweilige Belastungsart die optimale aerobe Energiebereitstellung im Punkt des Kurvenminimums beschrieben werden. Die deutlich erhöhte körpergewichtsbezogene O_2-Aufnahme in diesem Minimum (aerobe Schwelle) wie auch im 4-mmol-Blutlaktatbereich oder in dem

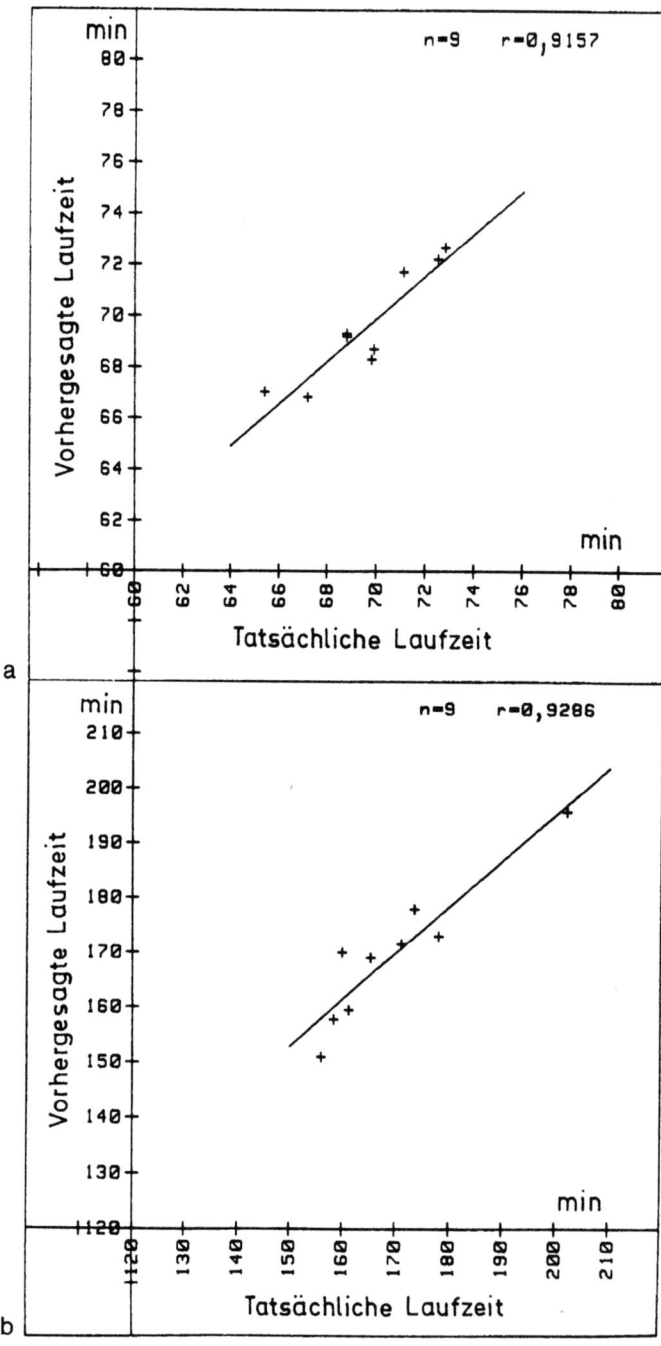

Abb. 16a, b. Abhängigkeit der Wettkampfleistung im 20-km-Querfeldeinlauf **(a)** und im Marathonlauf **(b)** bei regionalen Ausdauersportlern in Abhängigkeit von biochemischen Testgrößen [$\dot{V}O_2$/kg KG (anaerobe S.), Laktat (aerobe S.), FFS/Glycerin]. (Literaturzusammenstellung in Berg u. Keul, 1984)

über den individuellen Blutlaktatverlauf beschriebenen Punkt der individuellen anaeroben Schwelle können als typische Merkmale der erhöhten Ausdauerleistungsfähigkeit benannt werden. Wenn voneinander unabhängige Parameter in einem multivariablen Regressionstest mit den Wettkampfzeiten in Ausdauersportarten korreliert werden, kann im Gegensatz zur vorausgegangenen statistischen Abhängigkeit von der maximalen O_2-Aufnahme als alleinigem Parameter jetzt eine physiologische Determination von 60–80% erreicht werden. Wird darüber hinaus die für den Langzeitdauerbereich mitentscheidende Fähigkeit zur Lipidutilisation in die Beurteilung der Ausdauerleistungsfähigkeit einbezogen, so kann die individuelle prognostische Aussage weitergehend verbessert werden. Dazu können nach der körpergewichtsbezogenen O_2-Aufnahme an der anaeroben Schwelle und der Laktatkonzentration an der aeroben Schwelle die Lipolyseraten für Belastungszeiten im 60-min-Bereich und die FFS-Utilisationsrate für Belastungszeiten im 120- bis 180-min-Bereich für die individuell mögliche Laufzeit als signifikante Faktoren angegeben und statistische Abhängigkeiten von über 85% ($r = 0{,}93$) erreicht werden (Abb. 16). In bezug zur O_2-Aufnahme, Substratutilisation und Leistungsfähigkeit muß auch das sympathoadrenerge System mit einbezogen werden. Aufgestellte Korrelationen zeigen, daß auch für Ausdauersportler mit homogenen Leistungseigenschaften signifikante Beziehungen zwischen den individuellen Wettkampfzeiten und den korrespondierenden, in Belastungstests bestimmten Noradrenalinkonzentrationen bestehen. Die besten Laufzeiten sind für Sportler mit niedrigen Spiegeln an den aeroben und anaeroben Schwellen zu erwarten. Ein abgeleitetes Noradrenalin-Laktat-Produkt zeigt so mit einem Korrelationskoeffizienten von $r = 0{,}79$ den höchsten Bezug zur individuellen Wettkampfzeit (im Gegensatz zum $\dot{V}O_{2max}$-Wert: $r = -0{,}71$, zum $\dot{V}O_2$ 4 mmol-Wert: $r = -0{,}76$) kann als aussagekräftiger Leistungsindex benutzt werden (Lehmann et al. 1983). Die Beziehung zwischen belastungsinduziertem Harnstoffverhalten und Blutglukosekonzentrationsveränderungen sowie ihre Abhängigkeit von Geschlecht, Alter und Trainingszustand deutet ebenfalls auf eine leistungsabhängige Rolle des peripheren Aminosäurestoffwechsels hin. Bislang konnten keine signifikanten Korrelationen zwischen dem Serumharnstoffverhalten in Ruhe oder Belastung (z.B. Ausgangswerte über 50 mg/dl) und dem Wettkampfverhalten eine Abhängigkeit der Leistungsfähigkeit von dieser Stoffwechselgröße unterstreichen.
Es ist zu erwarten, daß durch die Einbeziehung weiterer Kenngrößen (z. B. Lipidtransportsystem, Kortisol-Testosteron-Verhältnis) die prognostische Aussage zur individuellen Leistungsfähigkeit noch verbessert werden kann (Tabelle 6).

Belastungsinduzierte Begleitphänomene des muskulären Energiestoffwechsels

Außer den energieliefernden Substraten kommt den Elektrolyten eine entscheidende Bedeutung für die muskuläre Leistungsfähigkeit zu. Ohne die Konzentrationsgradienten an den Zellmembranen, die ihrerseits als energieverbrauchende Prozesse mittels ATP aufrechterhalten werden, sind Erregungsübertragungen

Tabelle 6. Leistungsprognose und Stoffwechselveränderungen. (Nach Berg u. Keul, 1984)

Stoffwechselsystem	Trainingseffekte		Leistungs-diagnose	Leistungs-prognose
	anaerob	aerob		
Plasmakatecholamine	↓	↓↓	./.	?
Periphere Katecholamin-empfindlichkeit	(↑)	↑	./.	?
Maximale O_2-Aufnahme	(↑)	↑↑	+ +	+ +
Ausdauerleistungsfähigkeit	./.	↑↑	+ +	+ +
Maximale anaerobe Kapazität	↑↑	./.	+	+ +
Glykolytischer Durchsatz	↑↑	(↑)	./.	+ +
Azidosetoleranz	↑↑	./.	+	+
Ausschöpfung der energiereichen Phosphate	↑↑	./.	+	+ +
Harnstoffproduktion	./.	↑	(+)	?
Lipolytische Kapazität	./.	↑	(+)	+
FFS-Utilisation	(↓)	↑↑	(+)	+
FFS-Glycerin-Verhältnis	(↑)	↓	(+)	?
HDL-VLDL-Verhältnis	(↓)	↑	(+)	?

und Kontraktionsvorgang nicht denkbar. An der roten Muskelfaser des Menschen besteht zwischen der inneren und äußeren Membranoberfläche eine elektrische Potentialdifferenz, das Ruhe- oder Membranpotential von ca. -90 mV. Dieses Potential wird v. a. durch die hohen Konzentrationsunterschiede zwischen intra- und extrazellulärem Kaliumionen und die weitaus höhere Permeabilität der Membran für Kaliumionen als für Natriumionen unterhalten.

Neben der zentralen Bedeutung des Kaliums für die Aufrechterhaltung dieses Membranpotentials muß zusätzlich für die Muskelfunktion seine Aufgabe als Kofaktor und Aktivator für Enzyme, insbesondere für die der biologischen Oxidation und Glykolyse, sowie bei transmembranösen Transportvorgängen (Glukoseaufnahme in der Zelle) hervorgehoben werden. Bei Kontraktionsarbeit kommt es zu einem Ausstrom von Kaliumionen aus der Muskelzelle, der auch für den menschlichen Muskel durch die Messung arteriovenöser Differenzen nachgewiesen worden ist. Über seine vasodilatatorische Wirkung kann dieser Ausstrom zur Erhöhung der Mehrdurchblutung des arbeitenden Muskels beisteuern. Zudem bewirkt das Kaliumion eine Herabsetzung der Erregbarkeit vasomotorischer Zentren im Zwischenhirn, so daß auch eine zentrale Blutdruckwirkung gegeben ist. Tierversuche zeigen eindeutig, daß mit einem hohen Kaliumverlust des arbeitenden Muskels eine Einschränkung der muskulären Leistungsfähigkeit einhergeht. Daher ist es bedeutungsvoll, daß die trainierte Muskelzelle in Ruhe einen höheren Kaliumgehalt aufweist und darüber hinaus bei niedrigerem Kaliumgehalt noch Arbeit leisten kann. Diese Zunahme von Kalium im Skelettmuskel und die Fähigkeit, bei niedrigerem Kaliumgehalt noch Muskelarbeit leisten zu können, ist beim Intervalltraining stärker ausgeprägt als beim Dauertraining. Weiterhin wird der belastungsbedingte Kaliumverlust des Organismus (Schweißbildung, Urinproduktion nach Belastung) durch das Trai-

Energiestoffwechsel und körperliche Leistung

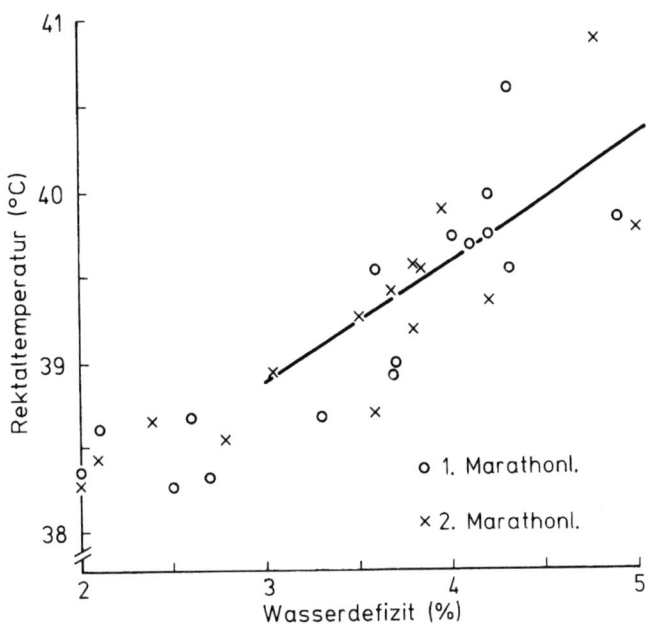

Abb. 17. Beziehungen zwischen Wasserdefizit und Rektaltemperatur beim Marathonläufer. Mit zunehmender Rektaltemperatur steigt, vornehmlich durch Schwitzen, das Wasserdefizit an. (Näheres s. Text)

Tabelle 7. Elektrolyte und Spurenelemente. Konzentrationen im Schweiß und Serum

	Gesamt	Natrium	Chlorid	Kalium	Magnesium	Eisen	Zink
Serum [mmol/l]	287	135- 150	95- 110	3,4- 5,2	0,7-1,1	0,009-0,032	0,011-0,018
Schweiß [mmol/l]	100-170	30- 65	20- 50	5,0- 11,0	0,1-0,3	0,005-0,010	0,015-0,020
Schweiß [mg/l]	-.-	690-1500	700-1750	200 -430	2,4-7,5	0,3 -0,6	1,0 -1,3

ning eingeschränkt und dem Mehrbedarf angepaßt (Abb. 17, Tabelle 7). Bei Belastung kommt es nach Ansteigen des Serumkaliumspiegels (Freisetzung beim Abbau des Muskelglykogens) zum deutlichen Absinken des Serumkaliumwerts nach intensiver Körperarbeit, so daß oftmals auch nach 24 h die Ausgangswerte nicht wieder erreicht werden (Abb. 18). Bei regelmäßigem intensivem Training können dadurch kumulativ bei einer Vielzahl von Sportlern erniedrigte Serumkonzentrationen für Kalium verursacht werden. Für die unmittelbare Kontraktionsarbeit ist die Anwesenheit von Kalzium- und Magnesiumionen unbedingt notwendig. So können verschiedene energieliefernde Prozesse nur in Gegenwart von Magnesium- und Kalziumionen ablaufen. Die Aktivität der Myofibrillen-ATPase ist abhängig von Kalziumionen. Ferner bestehen Abhängigkeiten zwischen der Kalziumfreisetzung in der Muskelzelle und der Aktivierung der Phosphorylase-b-Kinase. Verschiedene Enzyme der Glykolyse können ihre vol-

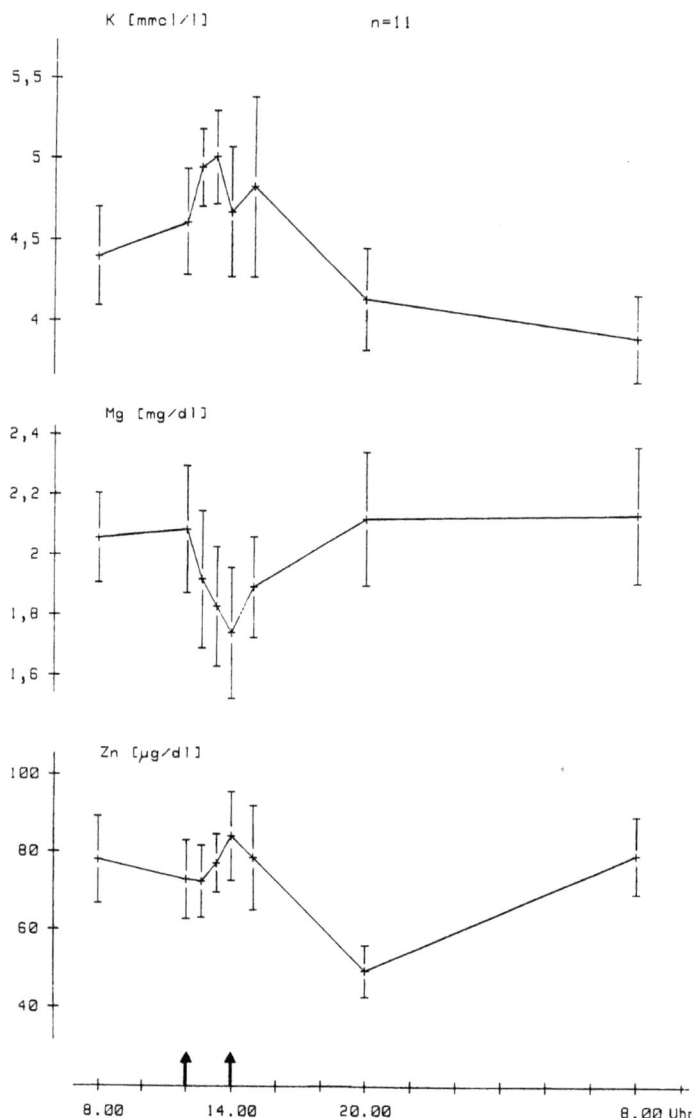

Abb. 18. Verhalten der Serumkonzentrationen für Kalium, Magnesium und Zink bei Ausdauersportlern während und nach einem 30-km-Querfeldeinlauf. Belastungsbeginn und Belastungsende sind durch Pfeile markiert

le Aktivität nur in Gegenwart von Magnesium entfalten. So ist sowohl bei der Hexokinase, der Pyruvatkinase als auch der Phosphofruktokinase, den Schlüsselenzymen des Kohlenhydratabbaus, Magnesium erforderlich. Inwieweit durch Training diese Elektrolyte im Muskelgewebe erhöht und andere Konzentrationsgradienten erzeugt werden, ist nicht bekannt. Fest steht, daß zwischen der neuromuskulären Erregbarkeit und dem Serummagnesiumgehalt Beziehungen bestehen, die eine Störung der muskulären Erregbarkeit bei erniedrigten Serummagnesiumspiegeln erwarten lassen. Normalerweise zeigen die Serumspiegel von Kalium und Magnesium ein gleichgerichtetes Verhalten; die akuten belastungsbedingten Veränderungen verlaufen, wahrscheinlich verursacht durch die stark erhöhte Magnesiumausscheidung über den Schweiß, allerdings gegensinnig (Tabelle 7, Abb. 18). Nach langdauernden körperlichen Belastungen muß auch für die Serummagnesiumkonzentration damit gerechnet werden, daß in der Erholungsphase auch innerhalb von 24 h Ausgangswerte nicht erreicht werden und bei wiederholten Belastungen kumulativ eine Verarmung des Organismus an Magnesium ausgelöst werden kann (Haralambie 1975).

Zink ist das Spurenelement mit der größten intrazellulären Konzentration und als Kofaktor und Aktivator von Enzymen ebenfalls unmittelbar am Energiestoffwechsel beteiligt (Laktatdehydrogenase, Aldolase). Wie für die Elektrolyte muß auch für Zink eine vermehrte Ausscheidung über den Schweiß bei gleichzeitiger intra-extrazellulärer Umverteilung im Organismus angenommen werden. Neuere Untersuchungen zeigen, daß dem belastungsbedingten Anstieg der Serumzinkkonzentrationen deutlich erniedrigte Spiegel in der Regenerationsphase nachfolgen und auch für Zink bei einer Vielzahl von Sportlern gegenüber der Norm erniedrigte Ruhespiegel zu messen sind (Abb. 18).

Mit zunehmender Belastungsdauer kann für den intensiv arbeitenden Muskel ein unphysiologisches Ungleichgewicht im zellulären Stoffwechsel beobachtet werden. Es kommt dabei zu einer Ausschöpfung der zelleigenen Energiereserven, einer Verarmung an Kalium und einer Erniedrigung der freien Aminosäuren und des löslichen Proteinanteils bei meßbarer Aktivitätsverminderung der Muskelenzyme. Zur gleichen Zeit (Belastungsdauer von ca. 300 min und darüber) scheinen sich auch die Serumwerte für die freien Aminosäuren und den Harnstoff asymptomatisch einem Grenzwert zu nähern (s. Abb. 10), der trotz weiterer Belastungsdauer nicht über- bzw. unterschritten werden kann und möglicherweise auch für die Utilisation zellulärer Proteine eine kritische Schwelle widerspiegelt (Haralambie u. Berg 1976). Es ist bemerkenswert, daß zum gleichen Zeitpunkt ein exzessiver Anstieg von Muskelenzymen im Serum nachweisbar ist. Der beobachtete zelluläre Enzymaktivitäts- und Elektrolytverlust sowie die gleichzeitige lokale Substratausschöpfung erscheinen somit als wesentliche Faktoren der Leistungsbegrenzung und Ermüdung bei ausdauernder intensiver Muskelarbeit (Berg u. Keul 1984).

Energiestoffwechsel im Kindes- und Jugendalter

Mit der zunehmenden Hinführung von Jugendlichen und auch Kindern zum Wettkampfsport und zum Training von teilweise erheblicher Intensität und Dauer sind Berichte über die Einflüsse körperlicher Belastungen auf den kindlichen und jugendlichen Organismus zahlreicher geworden. Neben dem generellen Problemkreis der Persönlichkeitsentwicklung und der psychischen Belastbarkeit sind im besonderen Fragen der Herz-Kreislauf-Anpassung und des Muskelstoffwechsels angesprochen worden. In diesem Rahmen müssen auch biochemische Veränderungen von Heranwachsenden bezüglich der altersspezifischen Belastbarkeit kritisch dargestellt werden. Die Art der Energiebereitstellung wird durch das biologische Alter deutlich geprägt (Tabelle 8). Die anaerobe Kapazität und die damit verbundene Laktatproduktion sowie die metabolische Azidose wird erst nach der Pubertät voll entfaltet. Seit den Veröffentlichungen von Eriksson et al. (1973) wird hierfür als wesentliche Ursache die deutlich erniedrigte Aktivität des für die Glykolyse wichtigen Enzyms Phosphofruktokinase im Muskel Heranwachsender genannt. Andere Untersuchungen zeigten bei Jugendlichen nach dem 10. Lebensjahr vergleichbare und teilweise sogar erhöhte Aktivitäten der Zitratzyklus- und Glykolyseenzyme im Gegensatz zum Erwachsenenmuskel (Haralambie et al. 1981). Es müssen somit zusätzliche Faktoren wie die altersspezifische hormonale Situation mit Begünstigung des oxidativen Stoffwechsels, der Erhöhung des Substrattransports zur und in die Muskel-

Tabelle 8. Schematische Darstellung der biologischen Voraussetzungen des Kindes für sportliche Leistungen. Sportarten, bei denen die Kraft bzw. Nutzung der anaeroben Kapazität im Vordergrund steht, sind für Kinder weniger geeignet. Sehr gut sind Sportarten mit Ausdauerbelastungen dem Kind zuträglich, wie sie auch bei den meisten Spielen wie Fußball, Handball, Hockey u.a. bei richtiger Gestaltung zum Tragen kommen

	Dauer	Limitierendes System	Gefährdungsmöglichkeit	Sportbeispiel	Eignung
Kraft	< 5 s	Kontraktiler Apparat	Knorpel/Knochen	Gewichtheben	0
Schnelligkeit	< 15 s	Energiereiche Phosphate (alaktazid) 95%	Muskel	100 m	(+)
Schnelligkeitsausdauer	< 1 min	Anaerob (lakt- und alaktazid) > 90%	Katabol (Katecholamine) Vegetativ	400 m	0
Kurzzeitausdauer	1-5 min	50-70% aerob und 50-30% anaerob		1500 m	(+)
Mittelzeitausdauer	5-30 min	80-90% aerob und 20-10% anaerob	Sehnen	5000 m	++
Langzeitausdauer	> 30 min	95% aerob und 5% anaerob		Marathon	++
Koordination	-	Neuromuskulär	-	Gymnastik	++
Beweglichkeit	-	Bänder/Sehnen	Gelenke/Bandapparat	Gymnastik	++

zelle und der Beeinflussung von Muskelenzymen herangezogen werden. Da vergleichbare Phänomene wie im präpubertären Organismus (Schutz der Glukosehomöostase, geringe Laktatbildung, erniedrigte Azidose, erhöhte lipolytische Aktivität, veränderte hormonale Regulation) zeitlich limitiert auch unter anderen physiologischen Bedingungen (z. B. Gravidität) vorzuliegen scheinen, dürfen die Mechanismen der Energiebereitstellung nicht allein über die Aktivitäten von muskulären Schlüsselenzymen interpretiert werden. Bei Betrachtung der extramuskulären energetischen Substrate fällt bezüglich der Blutglukose die altersabhängige Neigung zu erhöhten Glukosespiegeln im präpubertären Alter auf. Unterschiedliches Verhalten der Blutzuckerspiegel in Abhängigkeit vom Trainingszustand sind bekannt. Ebenso ist eine altersabhängige Insulinsekretion bei Jugendlichen mit belastungsbedingten Glukoseanstiegen bei gegensätzlich dazu abfallenden Insulinaktivitäten auf Werte bis zu 50% des Ausgangsruhewerts beschrieben worden. Die Glukoseutilisation unter Belastung wird durch eine Vielzahl von Faktoren beeinflußt; so ist die Glukoseverwertung mit der Lipolyse wie auch der Glukoneogenese und den Aminosäuremetaboliten verknüpft. Eine wesentliche Rolle in der Energiebereitstellung der extramuskulären Substrate muß der Sekretion von STH und Katecholaminen zugerechnet werden. Im Gegensatz zum Erwachsenen sind bei intensiven Ausdauerbelastungen von Heranwachsenden stets signifikante STH-Aktivitätserhöhungen nachweisbar; maximal werden Steigerungen von über 300% gegenüber dem Ausgangsruhewert beobachtet. Die sympathoadrenale Reaktion der Kinder auf langwährende und kurzfristige Belastungen läßt gegenüber dem Erwachsenen eine stärkere adrenerge und eine geringere noradrenerge Reaktion erkennen. Durch dieses Verhalten werden die höheren Herzfrequenzen des Kindes und der höhere Blutdruck des Erwachsenen (Widerstandshochdruck) erklärt. Insgesamt sind die Katecholaminspiegel bei Kindern unter maximalen Arbeitsbedingungen um ca. 25% reduziert, im gleichen Ausmaß ist die Laktatproduktion vermindert. Somit ist das Kind außer durch den geringeren glykolytischen Enzymgehalt im Muskelgewebe v. a. durch geringere Katecholaminspiegel und einen verminderten sympathischen Antrieb vor einer zu starken Azidose und katabolen Stoffwechsellage geschützt. Die dadurch eintretende vorzeitige muskuläre Ermüdung verhindert, daß das Kind sich bei schweren körperlichen Belastungen überfordern oder gar schädigen kann.

Werden, gemessen am Glycerinanstieg unter Belastung, die Lipolyseraten bei Heranwachsenden und Erwachsenen miteinander verglichen, so können keine nennenswerten altersabhängigen Unterschiede aufgezeigt werden. Schließt man jedoch aufgrund der molaren Serumkonzentrationen der FFS und des Glycerins auf die Fettsäureutilisation und ihren Anteil an den energieliefernden Prozessen, so weisen die vorliegenden Befunde auf eine erhöhte Fettoxidation durch den jugendlichen Organismus hin; die FFS liegen im Verhältnis zum Glycerin niedriger. Da offensichtlich die enzymatischen Voraussetzungen im Muskel des Kindes für den erhöhten Abbau von Acetyl-CoA gegeben sind und auch die Zahl der Mitochondrien bei Kindern gegenüber Erwachsenen erhöht zu sein scheint, können vermehrt FFS für die oxidativen Zelleistungen herangezogen werden. Dies belegt mit der eingeschränkten Laktatproduktion erneut, daß das

Kind im besonderen Maße für Ausdauerbelastungen geeignet ist (Tabelle 8) (Berg et al. 1980).

Einen wichtigen Hinweis für den muskulären Belastungsgrad bietet der Serumharnstoffwert. Das Ausmaß des Serumharnstoffanstiegs steht beim Erwachsenen im direkten Verhältnis zur Belastungszeit und gibt die Beteiligung von Aminosäuren am Energiestoffwechsel wieder. Harnstoffveränderungen geben somit Auskunft über eine katabole Stoffwechselsituation und ein gerade im heranwachsenden Alter zu beobachtendes Mißverhältnis zwischen Struktur- und Funktionsstoffwechsel. Bei Kindern liegt die Harnstoffproduktion nach intensiver Ausdauerbelastung deutlich über derjenigen von Erwachsenen. Aufgrund der bestehenden Beziehungen zwischen Harnstoffanstieg und Blutglukoseveränderungen kann für Kinder eine frühzeitige Glukoneogenese aus Aminosäuren gerechnet werden, um dem wachsenden Organismus eine stets ausreichende Bereitstellung von Kohlenhydraten zu gewährleisten. Belastungsumfänge, die eine katabole Stoffwechsellage vermuten lassen und die darüber hinaus durch Veränderungen entsprechender Metaboliten erfaßt werden, können deshalb im Training nicht wiederholt zugemutet werden, da ansonsten Störungen des zellulären Strukturstoffwechsels sowie Einschränkungen der körperlichen Leistungsfähigkeit möglich sind.

Werden zusätzlich zur Beurteilung der muskulären Reaktion auf intensive Körperbelastung die Veränderungen der Serumaktivitäten muskulärer Enzyme herangezogen, so weisen die Aktivitätserhöhungen für die Kreatinkinase in eine Größenordnung, die deutlich unterhalb eines Gefährdungsbereiches und auch niedriger als bei Erwachsenen liegt. Der geringere Anteil des Muskelgewebes am Körpergewicht und die aufgrund des niedrigeren Körpergewichtes auch geringere mechanische Belastung der Muskulatur dürften hierfür mitverantwortlich sein.

Wie beim Erwachsenen müssen auch beim Heranwachsenden der vermehrte Bedarf an intrazellulären Mineralstoffen unter chronischer Trainingsbelastung und die Gefahr von Mangelerscheinungen aufgrund des Mißverhältnisses zwischen erhöhtem Bedarf, größerem Verlust und unzureichender Zufuhr berücksichtigt werden. Dies erscheint um so notwendiger, da die Veränderungen im Serumkalium- und Serummagnesiumwert die vom Erwachsenen her bekannten Verschiebungen überschreiten können. Mit großer Wahrscheinlichkeit darf angenommen werden, daß die in der Nachbelastungsphase beschriebenen Erniedrigungen der Serumkalium- und Serummagnesiumkonzentrationen innerhalb von 24-48 h nicht ausgeglichen werden. Aufgrund der von erwachsenen Sportlern bekannten Tendenz zu erniedrigten Kalium-, Magnesium- und auch Eisenwerten besteht somit für das Kindes- und Jugendalter eine vermehrte Notwendigkeit, Anzeichen eines möglichen Elektrolytdefizits frühzeitig zu erkennen und auszugleichen (Berg u. Keul 1981a, b).

Die vom erwachsenen Organismus bekannten Befunde zur Energiebereitstellung unter Körperbelastung können somit nicht ohne Einschränkung auf das Verhalten des jugendlichen und kindlichen Organismus übertragen werden. Weiterhin geben biochemische Einzelparameter keine sicheren Hinweise über individuelle Belastungsreaktionen und deren Folgen, so daß nur eine komplexe

Trainingsüberwachung mögliche unerwünschte Einflüsse der intensiven und chronischen Belastung im heranwachsenden Alter aufdecken kann.

Besonderheiten des Leistungsverhaltens und Energiestoffwechsels der Frau

Bei der vom Energiestoffwechsel abhängigen Leistungsfähigkeit der Frau müssen muskelzelluläre Kriterien (energetische Substrate, Fasertypisierung, Enzymaktivitäten, mitochondriale Meßgrößen) von der anaeroben und aeroben Kapazität und biochemischen Größen der Regeneration und Belastbarkeit unterschieden werden. Innerhalb der muskelzellulären Kriterien unterhalten die energiereichen Phosphate unmittelbar die Kontraktion; entsprechend ist die Konzentration dieser energiereichen Verbindungen eine Voraussetzung für den Energieumsatz. Sowohl für die jeweiligen Absolutraten pro kg Muskel als auch für die faserabhängige Verteilung (Tabelle 9) der ATP- und Kreatinphosphatkonzentrationen (Abb. 19) können keine geschlechtsspezifischen Differenzen nachgewiesen werden. Auch der Muskelglykogenspiegel zeigt keine Geschlechtsdifferenz auf; wie beim Mann wird er von der sportlichen Vorbelastung und Ernährung maßgeblich beeinflußt. Ein auch im Gesamtkörperfettanteil zum Ausdruck kommender Unterschied kann für die muskulären Triglyceridspeicher beobachtet werden; entsprechend der bereits volumenmäßig um ca. 20% größeren intrazellulären Lipidtropfen wird ein bis zu 40% höherer Triglyceridgehalt bei weiblichen gegenüber männlichen Sportlern beschrieben. Auch in der für die Energiebereitstellung und die sportmotorischen Eigenschaften

Tabelle 9. Biochemische Grundlagen zur körperlichen Leistungsfähigkeit der Frau. Sportarten und Muskelfasertypisierung (FT und ST in Prozent der gesamten Faserzahl). (Literaturzusammenstellung in Berg u. Keul, 1985 b)

Sportart	n	Alter	Muskel	$\dot{V}O_2$ max [ml/min/kg KG]	FT [%]	ST [%]	Autor
Normalpersonen	45	24	M. vastus lateralis	45	49	51	Champbell 1977
Normalpersonen	10	22	M. gastrocnemius	41	49	51	Costill 1976
Diskuswerfen	2	24	M. gastrocnemius	–	49	51	Costill 1976
Speerwerfen	2	21	M. gastrocnemius	–	58	42	Costill 1976
Hochsprung	3	22	M. gastrocnemius	–	51	49	Costill 1976
Sprint	2	20	M. gastrocnemius	–	73	27	Costill 1976
Sprint	2	24	M. vastus lateralis	47	49	41	Gregor 1981
Fünfkampf	6	22	M. vastus lateralis	50	46	54	Gregor 1981
Feldhockey	5	23	M. vastus lateralis	–	52	48	Prince 1977
Mittelstrecke	7	20	M. gastrocnemius	59	39	61	Costill 1976
Mittel-/Langstrecke	16	20	M. vastus lateralis	62	37	63	Gregor 1981
Langstrecke	12	23	M. gastrocnemius	61	39	61	Costill 1979
Skilanglauf	5	24	M. vastus lateralis	68	40	60	Rusko 1977

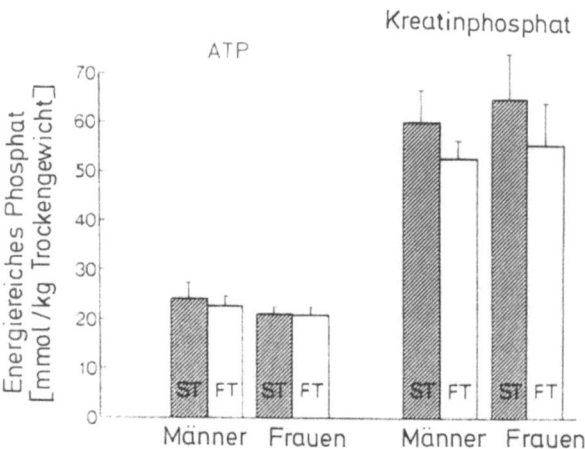

Abb. 19. ATP- und Kreatinphosphatkonzentrationen in den ST- und FT-Muskelfasertypen bei Männern und Frauen. (Nach Rehunen u. Härkönen 1980)

wichtigen Verteilung der Muskelfasern sind keine geschlechtsspezifischen Unterschiede zu beobachten. Die Tendenz zur Typ-II-Dominanz (erhöhter FT-Faseranteil) bei Schnellkraft- bzw. Sprintsportarten trifft auch für weibliche Sportler zu; entsprechend korreliert die maximale aerobe Kapazität mit dem muskelbioptisch gemessenen ST-Faseranteil. Eine trainingsabhängige Zunahme der muskulären Aktivität von Schlüsselenzymen der Energiebereitstellung ist auch für Sportlerinnen nachweisbar. Unterschiede sind jedoch bei Untrainierten wie Trainierten beiderlei Geschlechts auf ultrastruktureller zellulärer Ebene gegeben. Analog zur körpergewichtsbezogenen maximalen O_2-Aufnahme liegt die Mitochondrienvolumendichte der Frau um ca. 20%, die Oberflächendichte der Mitochondrienmembran um ca. 15% und das Volumenverhältnis von Mitochondrien/Myofibrillen um ca. 20% niedriger als beim Mann; diese Unterschiede bleiben wie die geschlechtsspezifischen Differenzen in den Muskelfaserflächen auch nach Ausdauertraining bestehen (Hoppeler et al. 1973).

Die Beurteilung der Energiebereitstellung wird durch den Vergleich der aeroben und anaeroben Kapazität und weiterer leistungsdiagnostischer Parameter mit dem Wettkampfverhalten vervollständigt. Wird das individuelle Verhalten des Blutlaktatspiegels bei Belastung von männlichen und weiblichen Sportlern miteinander verglichen, so ist der Anteil oder die Beanspruchung des anaeroben alaktaziden und laktaziden sowie des aeroben Stoffwechsels gleich. Sowohl im anaeroben als auch im aeroben leistungsdiagnostischen Test wird für beide Geschlechter in Abhängigkeit von Sportart und Trainingszustand ein gleichartiges Verhalten der Serumlaktatspiegel ermittelt. Unter vergleichbaren Bedingungen sind abweichende Unterschiede in den Blutlaktatkonzentrationen oder im berechneten Laktatäquivalentwert (Verhältnis von Laktatkonzentrationen zur korrespondierenden körpergewichtsbezogenen O_2-Aufnahme) trainings- und nicht geschlechtsspezifisch zu erklären. Auch die in der Ergometrie auf definierten

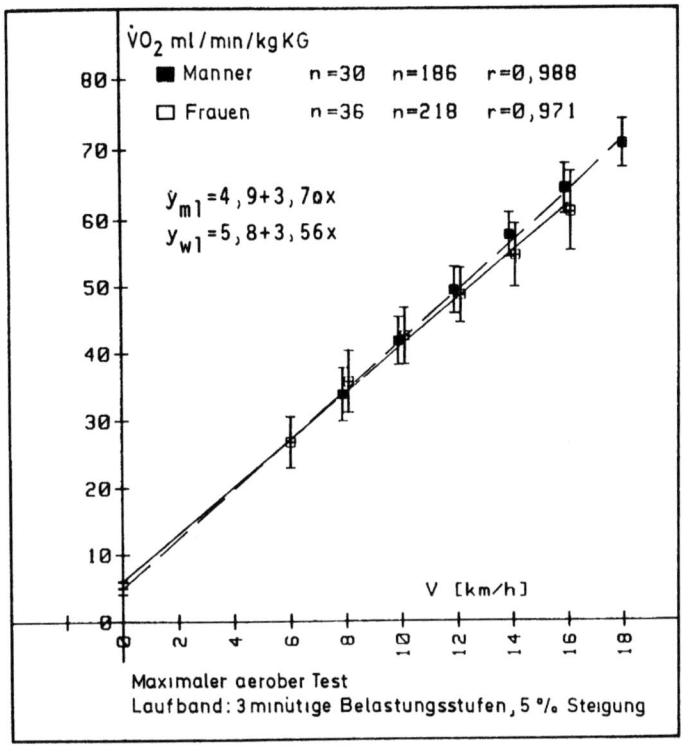

Abb. 20. Beziehung zwischen körpergewichtsbezogener O_2-Aufnahme $(\dot{V}O_2)$ und korrespondierender Laufbandleistung (V) bei sportartspezifischen Untersuchungen an Männern und Frauen. (Literaturzusammenstellung in Berg u. Keul 1981 b)

Belastungsstufen ermittelte O_2-Aufnahme zeigt mit Ausnahme im Maximalbereich (bei zunehmender anaerober Energiebereitstellung) für männliche und weibliche Sportler nahezu identische Werte (Berg u. Keul 1981 b; Abb. 20).

Bei Ausdauerbelastungen über 45 min nimmt die Fähigkeit der Nutzung von FFS zu, was Rückwirkungen auf Training und Wettkampf hat. Gegenüber dem Mann ist der weibliche Organismus durch seine lipidspezifisch ausgerichtete Arbeitsökonomie im Vorteil. Gemessen an den molaren Serumkonzentrationen der FFS, des Glycerins und des β-Hydroxybutyrats erscheint die muskuläre Utilisation der FFS geschlechtsspezifisch begünstigt (Berg u. Keul 1981 a, b; Abb. 21). Dies ist allerdings nicht über die in vitro zu messende CO_2-Bildungsrate aus ^{14}C-markierter Palmitinsäure faßbar. Auf eine mögliche geschlechtsspezifisch bessere Verwertung der FFS weisen die für die Frau erhöhten Serumkonzentrationen der High-density-Lipoproteine hin; diese nehmen sowohl für die periphere Lipolyse als auch für den Lipidaustausch und den Transport der FFS unter körperlicher Belastung eine wesentliche Funktion ein. Bedeutung für die unterschiedliche Lipidverwertung muß dem Katecholaminverhalten unter körperlicher Belastung geschenkt werden. So liegen bei vergleichbarer körpergewichtsbezogener Leistungsfähigkeit die gemessenen Katecholaminspiegel im

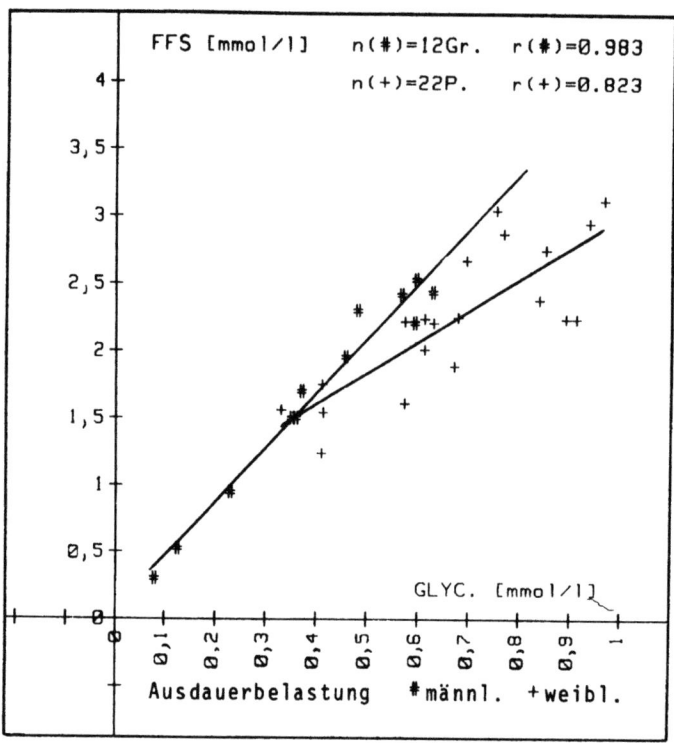

Abb. 21. Beziehung zwischen den molaren Serumkonzentrationen der freien Fettsäuren *(FFS)* und des freien Glycerins *(GLYC.)* bei 12 Untersuchungsgruppen von Männern (#, r=0,983) und 22 Sportlerinnen (+, r=0,823) nach intensiver Ausdauerbelastung. (Literaturzusammenstellung in Berg u. Keul 1981 b)

submaximalen Intensitätsbereich für weibliche Untersuchungspersonen um ca. 100% höher.

Einen Hinweis auf geschlechtsspezifische Unterschiede in der Energiebereitstellung bieten auch muskelspezifische Kenngrößen. Werden zur Beurteilung der Belastbarkeit die Bestimmungen der Serumenzymaktivitäten (Kreatinkinase, Hexosephosphatisomerase), der Elektrolyte (Kalium, Magnesium, Zink) oder der Proteinmetaboliten (Harnstoff, α-Aminostickstoff) herangezogen, so erscheint für Ausdauerbelastungen der weibliche Organismus gegenüber dem männlichen begünstigt. So weisen Sportlerinnen deutlich geringere Enzymanstiege bei niedrigeren Harnstoffwerten auf; erstaunlich ist die dabei gleichzeitig nachweisbare ausgeglichenere Blutglukosehomöostase. In der Regel fallen die Blutglukosekonzentrationen bei männlichen Ausdauersportlern am Belastungsende unter den Ausgangswert bei ansteigendem Serumharnstoffwert ab. Es muß offen bleiben, inwieweit hier das Verhältnis von Testosteron zu Kortisol, das sich für männliche Sportler im Gegensatz zu Sportlerinnen gleichen Trainingszustands unter extremen Wettkampfbedingungen auf einen Bruchteil des Ruhewerts verkleinert (vor/nach, männlich: 1/0,4; vor/nach, weiblich: 1/1,3), für dieses unterschiedliche Verhalten mitverantwortlich ist.

Energiestoffwechsel im Alter

Mit zunehmendem Alter ist für den untrainierten Muskel eine Verminderung der aeroben Kapazität zu erwarten. Während die Zusammensetzung der fibrillären Proteine wie auch des Bindegewebekollagens gegenüber der Jugend unverändert bleibt, nimmt parallel zum Kalium- und Wasserverlust der Zelle die O_2-Aufnahme der Gewebe ab, das O_2-Angebot an die Mitochondrien ist vermindert und die absolute ATP-Produktion bei entsprechender Verschiebung des ATP-ADP-Gleichgewichts reduziert (Ermini 1976).
Bei der Komplexität der O_2-Aufnahmefähigkeit ist zu beachten, daß die Zellatmung durch extrazelluläre Faktoren mitbestimmt wird. Zahlreiche Befunde an den einzelnen beteiligten Organsystemen weisen auf die altersbedingten Verschiebungen leistungsphysiologischer Parameter hin. Wird als Bruttokriterium der körperlichen Leistungsfähigkeit und als Maß für den Energieumsatz die aerobe Kapazität herangezogen, so kann diese durch ein gezieltes Training auch bei Personen über 40 Jahren verbessert werden. Allerdings ist die Zunahme der aeroben Kapazität für zuvor inaktive Personen begrenzt und die durch Training erreichte höhere O_2-Aufnahme nicht mit den Werten gleichaltriger Menschen, die während ihres ganzen Lebens ein Ausdauertraining betrieben haben, vergleichbar. Bei 65- bis 70jährigen Langstreckenläufern liegt die körpergewichtsbezogene maximale Sauerstoffaufnahme mit ca. 45 ml/kg KG/min noch oberhalb der mittleren Werte für 20- bis 30jährige Normalpersonen (Hollmann u. Liesen 1972). Für diese verbesserte aerobe Kapazität müssen gleichermaßen periphere wie zentrale Effekte vorausgesetzt werden. Neben der metabolischen Adaptation der Muskelzelle ist die Anpassung des kardiopulmonalen Systems an die Erhöhung des maximalen O_2-Angebots notwendig. Die gleichzeitige trainingsbedingte Verbesserung der kardiopulmonalen Faktoren (Herzfrequenz, O_2-Puls, Herzvolumen-Leistungs-Quotient, Schlagvolumen, Blutdruck, äußere Herzarbeit, Ventilationsgrößen, Atemäquivalentwert, arterieller O_2-Druck) und der metabolischen Parameter (muskuläre Energiespeicher, Muskelenzymaktivitäten, muskuläre Laktatproduktion, Blutlaktatbelastungsspiegel, energetische Substrate im Blut, hormonale Regulation) besteht auch bei älteren Menschen (Hollmann u. Liesen 1972).
Als mögliche Ursachen für die Reduktion der muskulären Energiespeicher (ATP, Kreatinphosphat, Glykogen) und für ihre verzögerte Wiederauffüllung nach Belastung müssen auch die altersbedingten Veränderungen im Kapillargebiet genannt werden. Da der lokale Blutfluß im arbeitenden Muskel des älteren Menschen nur gering erhöht werden kann und gleichzeitig das Verhältnis von Kapillar- zu Faseranzahl für die O_2-Versorgung mit zunehmendem Alter ungünstiger wird, ist das O_2-Angebot zusätzlich eingeschränkt. Dies hat in der Regel die kompensatorische Erhöhung der peripheren O_2-Ausschöpfung zur Folge. Zusätzlich ist für die altersabhängigen metabolischen wie zirkulatorischen Voraussetzungen die geänderte sympathoadrenerge Regulation von Bedeutung. Dem adrenerg-zirkulatorischen Verhalten des jugendlichen Erwachsenen mit einem Adrenalin-Noradrenalin-Verhältnis von 1:4 kann ein noradrenerg-pressorisches Verhalten des alternden Menschen mit Adrenalin-Noradrenalin-Ver-

hältnissen von ca. 1:10 gegenübergestellt werden (Lehmann et al. 1981). Veränderte Bedingungen scheinen für den Muskel des älteren Menschen auch in der Anpassung auf struktureller Ebene vorzuliegen. Während die Aktivitätserhöhungen aerober Muskelenzyme nach Trainingsprogrammen auch bei Personen des höheren Lebensalters bekannt sind, bleiben signifikante Veränderungen an den Mitochondrien aus. Diese gegenüber der jugendlichen Muskelzelle eingeschränkte Anpassung der mitochondrialen Strukturen könnte für die oft nur geringe Zunahme (bis ca. 10%) der aeroben Kapazität trotz regelmäßigen Ausdauertrainings entscheidend verantwortlich sein (Berg u. Keul 1983).

Durch die Verschiebungen in den muskulären Enzymmustern und durch Beeinflussung des aktiven Substrattransports an der Muskelzellmembran sind sowohl unterschiedliche Substratumsatzraten wie auch die Begünstigung unterschiedlicher Stoffwechselwege angelegt. Bereits nach einem 4wöchigen Ausdauertraining liegen für den älteren Erwachsenen die bei Belastung gemessenen Blutlaktatspiegel unter dem jeweiligen Ausgangswert. Die Ausdauerleistungsfähigkeit, meßbar als die bei 4 mmol Laktat erreichte Leistung, steigt unabhängig von der erreichten maximalen Leistung deutlich an. Zusätzlich nimmt als Folge des Ausdauertrainings, bezogen auf den Gesamtenergieumsatz, der Anteil des Fettstoffwechsels in der Energiebereitstellung zu. Im Gegensatz zur bestehenden ungenutzten Lipolyse des untrainierten alten Menschen mit einem Verhältnis der molaren Serumkonzentrationen von FFS zu Glycerin von über 10 werden die FFS-Konzentrationen reziprok zu den Glycerinspiegeln nach Ausdauertraining signifikant niedriger gemessen. Das deutlich verbesserte FFS-Glycerin-Verhältnis kann als Ausdruck für den beschleunigten Umsatz der FFS im Gegensatz zur „Luxuslipolyse" beim Untrainierten gewertet werden (Abb. 22). Ein regelmäßiges ausdauerorientiertes Training führt bei Erhöhung der Ausdauerleistungsfähigkeit aber nicht nur zu Veränderungen im oxidativen Energiestoffwechsel der Muskelzelle, sondern auch zur beschleunigten Spaltung der zirkulierenden Triglyceride und zu Anpassungsvorgängen im Transportmechanismus der Lipide (Berg 1983). Dies wird deutlich durch die Beziehung zwischen den Lipoprotein-Cholesterin-Fraktionen und der maximalen aeroben Kapazität sowie durch die nur für den Ausdauersportler nachweisbaren Erhöhungen des HDL-Cholesterins mit zunehmendem Alter. Für Personen mit einer unter dem Normbereich liegenden körpergewichtsbezogenen maximalen O_2-Aufnahme muß sowohl mit einer Erhöhung der sicher atherogenen LDL- und fraglich atherogenen VLDL-Cholesterinfraktionen als auch mit Erniedrigungen in der protektiv wirksamen HDL-Cholesterinfraktion gerechnet werden. Die Werte trainierter Personen über 40 Jahre mit zuvor ungünstiger Lipoprotein-Cholesterin-Verteilung (sekundäre Dyslipoproteinämie) gleichen sich mit der Verbesserung ihrer aeroben Ka-

---

Abb. 22. Serumkonzentrationen der FFS *(unten)* und des Glycerins *(Mitte)* sowie FFS-Glycerin-Verhältnis *(oben)* bei 6 Normalpersonen im Alter zwischen 50 und 60 Jahren vor und nach einem 6wöchigen ausdauerorientierten Ergometertraining. Man erkennt deutlich die Zeichen der Luxuslipolyse bei nicht möglicher Utilisation der FFS vor dem Trainingsprogramm. (Literaturzusammenstellung in Berg u. Keul 1983)

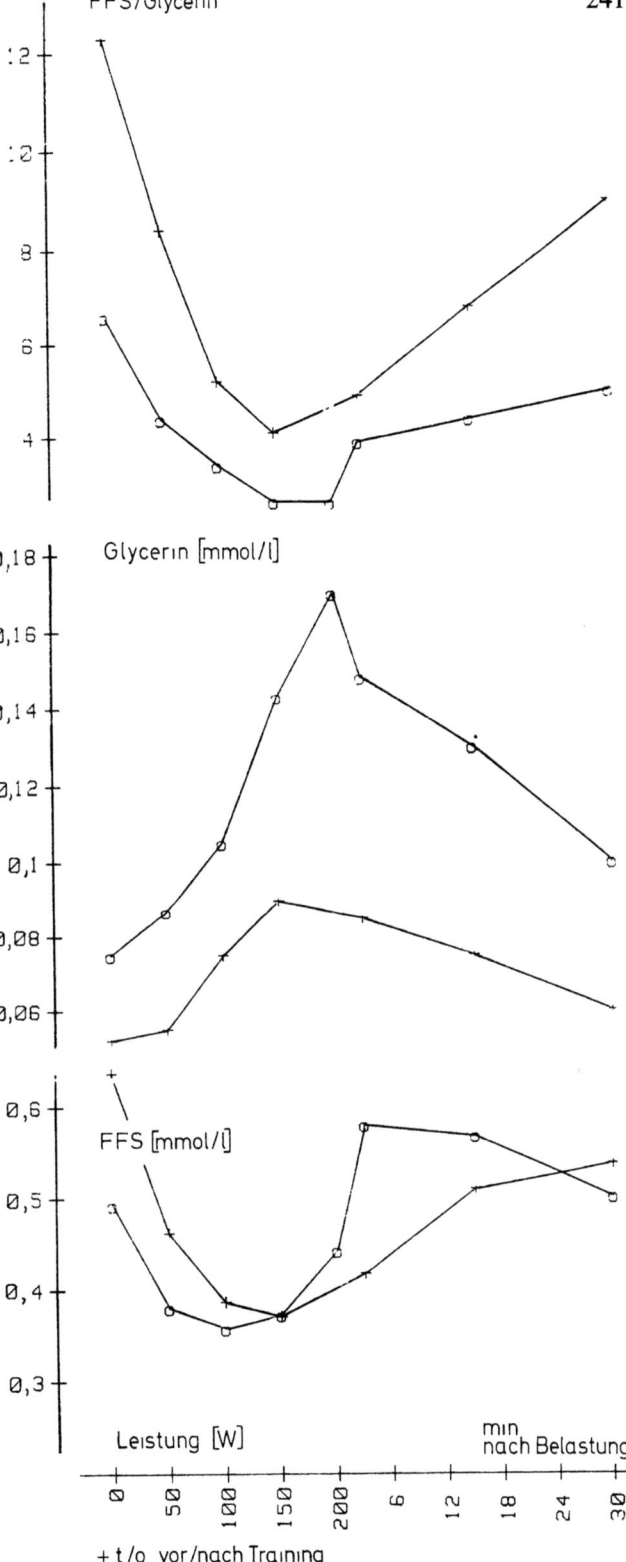

pazität den Werten von Normalpersonen vergleichbaren Alters an; sie erreichen aber nicht die Werte der seit Jahrzehnten ausdauertrainierten Alterssportler. Die mit zunehmendem Alter deutlich werdenden Anpassungseffekte in den Lipoprotein-Cholesterin-Fraktionen bewirken eine Verbesserung der aeroben Leistungsfähigkeit mit beschleunigter Spaltung der Triglyceride sowie eine vermehrte Nutzung der FFS bei der Sicherung des Energiebedarfs.

Schlußfolgerung

Die durch Training bewirkten Veränderungen im Stoffwechsel sind ohne die Einwirkung verschiedener Hormone, insbesondere der Katecholamine, nicht zu verstehen. So findet sich beim Trainierten bei gleichen Katecholaminspiegeln, aber deutlich höherem Energieumsatz eine geringere Laktatproduktion. Demnach ist bei gleichem sympathischen Antrieb die glykolytische Leistung der Muskelzelle v. a. bei Ausdauertrainierten erhöht. Dies ist um so bemerkenswerter, da die Pyruvatoxidation aufgrund der Zunahme der mitochondrialen Kapazität ansteigt und auch die Fettsäureverbrennung höher liegt. Nach Krafttraining finden sich keine erniedrigten Adrenalin- und Noradrenalinspiegel. Sie lassen sich nur nach Ausdauertraining nachweisen. Darüber hinaus findet sich beim Ausdauertrainierten eine erhöhte Zahl von β-Adrenorezeptoren, wodurch eine verbesserte periphere Ansprechbarkeit auf die freigesetzten Katecholamine erfolgt. Beim Krafttrainierten bleiben diese Anpassungsvorgänge aus. Bei kurzfristigen Maximalbelastungen, die im besonderen auch eine Beanspruchung der anaeroben Kapazität darstellen, kommt es beim Trainierten und Untrainierten gleichermaßen zu einem maximalen Anstieg der Katecholamine, deren Konzentrationen mehr als das 10fache des Ruhewerts erreichen können. Der Trainierte erreicht jedoch unter diesen Bedingungen eine bedeutend höhere Lei-

Tabelle 10. Metabolische Anpassung

Anaerob	Training	Aerob
↓	Katecholamine submaximal	↓↓
(↑)	Katecholaminsensitivität	↑
↑	O_2-Aufnahmefähigkeit maximal	↑↑
(↑)	Leistung bei anaerober Schwelle	↑↑
↑↑	Glykolyse maximal	↑
↑	Laktatproduktion	↓
↑↑	Azidosetoleranz	↑
↑↑	Ausschöpfung der energiereichen Phosphate	∅
∅	Lipolyse	↑
∅	Lipidutilisation	↑↑
(↑)	HDL/LDL-Cholesterin	↑↑

stungsfähigkeit. Für den älteren Sporttreibenden ist daraus ablesbar, daß nicht kurzfristige Maximalbelastungen mit all den möglichen negativen Auswirkungen der hohen Adrenalin- und Noradrenalinkonzentrationen auf Kreislauf und Stoffwechsel, sondern Dauerläufe empfohlen werden sollen.

Die metabolischen Veränderungen des Ausdauertrainings im Breiten- und Leistungssport (Tabelle 10) zeigen im wesentlichen quantitative Unterschiede, abgesehen von der durch Leistungssport nicht mehr weiter zu verbessernden Lipidfraktionen. So kann ein richtig gestaltetes Ausdauertraining, wie es teils im Breitensport, in Trimm-Dich-Aktionen oder Jogging geübt wird, auch zu Verbesserungen metabolischer und hormoneller Vorgänge mit dem Ziel einer erhöhten O_2-Aufnahmefähigkeit und Leistungsbreite führen.

Literatur

Åstrand PO, Rodahl K (1970) Textbook of work physiology. McGraw, New York
Berg A (1983) Effekte körperlichen Trainings auf die altersabhängigen Lipoproteinveränderungen. Herz/Kreislauf 15: 393
Berg A, Keul J (1981a) Muscular enzyme activities in relation to maximum aerobic capacity in healthy male adults. Aust J Sports Med 13: 87
Berg A, Keul J (1981b) Physiological and metabolic responses of female athletes during laboratory and field exercise. Med Sport 14: 77
Berg A, Keul J (1983) Energiestoffwechsel im Alter. In: Platt D (Hrsg) Interdisziplinäre Gerontologie 2, Lipidstoffwechsel im Alter. Banaschewski, München-Gräfelfing, S 24
Berg A, Keul J (1984) Validity of predictable effects in metabolic changes. Med Sport Sci 17: 238
Berg A, Keul J (1985a) Kurz- und langfristige Anpassungsvorgänge an Krafttraining. In: Bührle M (Hrsg) Grundlagen des Maximal- und Schnellkrafttrainings. Hofmann, Schorndorf (Schriftenreihe des Bundesinstituts für Sportwissenschaften, Bd 56, S 61-80)
Berg A, Keul J (1985b) In: Müller N, Letzeefer M, Rösch HE, Wischmann B (Hrsg) Mainzer Studien zur Sportwissenschaft: Die Beurteilung der Leistungsfähigkeit der Frau aus biochemischer Sicht, Schors, Niederhausen, S 112-120
Berg A, Keul J, Huber G (1980) Biochemische Akutveränderungen bei Ausdauerbelastungen im Kindes- und Jugendalter. Monatsschr Kinderheilkd 128: 490
Danforth WH (1965) Activation of glycolytic pathway in muscle, in control of energy metabolism. Academic Press, New York London
Davies RE (1965) On the mechanism of muscular contraction. Biochem J 1: 29
Eriksson BO, Gollnick PD, Saltin B (1973) Muscle metabolism and enzyme activities after training in boys 11-13 years old. Acta Physiol Scand 87: 485
Ermini M (1976) Der Energiehaushalt des Muskels im Alter. Aktuel Gerontol 6: 151
Gollnick PD, Armstrong RB, Saltin B, Sauber CW, Sembrowich WL, Shepherd RE (1973a) Effect of training on enzyme activity and fiber composition of human skeletal muscle. J Appl Physiol 34: 107
Gollnick PD, Armstrong RB, Sembrowich WL, Shepherd RE, Saltin B (1973b) Glycogen depletion pattern in human skeletal muscle fibers after heavy exercise. J Appl Physiol 34: 615
Haralambie G (1975) Changes in electrolytes and trace elements during long-lasting exercise. In: Howald H, Poortsman JR (eds) Metabolic adaptation to prolonged exercise. Birkhäuser, Basel, p 340
Haralambie G, Berg A (1976) Serum urea and amino nitrogen changes with exercise duration. Eur J Appl Physiol 36: 39
Haralambie G, Senser L, Sierra-Chavez R (1981) Physiological and metabolic effects of a 25 km race in female athletes. Eur J Appl Physiol 47: 123

Hollmann W, Liesen H (1972) Der Trainingseinfluß auf die Leistungsfähigkeit von Herz, Kreislauf und Stoffwechsel im Alter. Münch Med Wochenschr 114: 1336
Holloszy JO (1967) Biochemical adaptations in muscle. J Biol Chem 242: 2278
Hoppeler H, Lüthi P, Claassen H, Weibel ER, Howald H (1973) A morphometric analysis on untrained men, women and well-trained orienteers. Pflügers Arch 344: 217
Howald H (1982) Training-induced morphological and functional changes in skeletal muscle. Int Sports Med 3: 1
Infante AA, Davies RE (1962) Adenosine triphosphate breakdown during a single isotonic twitch of frog sartorius muscle. Biochem Biophys Res Commun 9: 410
Ivy JL, Costill DL, Maxwell BD (1980) Skeletal muscle determinants of maximum aerobic power in man. Eur J Appl Physiol 44: 1
Jakowlev NN (1977) Sportbiochemie. Barth, Leipzig
Karlsson J, Diamant B, Saltin B (1971) Muscle Metabolites during Submaximal and Maximal Exercise in Man. Scand J clin Lab Invest 26: 385
Keul J (1975) Muscle metabolism during long lasting exercise. In: Howald H, Poortmans JR (eds) Metabolic adaption in prolonged physical exercise. Birkhäuser, Basel, p 31
Keul J (1981) Zur Belastbarkeit des kindlichen Organismus aus biochemischer Sicht. In: Howald H, Hahn E (Hrsg) Kinder im Leistungssport. Schriftenreihe d. Forschungsinst. d. Eidgenöss. Tunr- und Sportschule Magglingen (CH). Birkhäuser, Basel, S 31
Keul J, Doll E, Keppler D (1969) Muskelstoffwechsel: Die Energiebereitstellung im Skelettmuskel als Grundlage seiner Funktion. Barth, München
Keul J, Doll E, Keppler D (1972) Energy metabolism of human muscle. Karger, Basel München Paris London New York Sydney
Keul J, Haralambie G, Bruder M, Gottstein H-J (1978) The effect of weight lifting exercise on heart rate and metabolism in experienced weight lifters. Med Sci Sports Exerc 10: 13
Kindermann W, Keul J (1977) Anaerobe Energiebereitstellung im Hochleistungssport. Hofmann, Schorndorf
Komi PV, Rusko H, Vihko V (1977) Anaerobic performance capacity in athletes. Acta Physiol Scand 100: 107
Lehmann M, Keul J, Huber G, Bachl N, Simon G (1981) Alters- und belastungsbedingtes Verhalten der Plasmakatecholamine. Klin Wochenschr 59: 19
Lehmann M, Berg A, Kapp R, Wessinghage T, Keul J (1983) Correlations between laboratory testing and distance running performance in marathoners of similar performance ability. Int J Sports Med 4: 226
Lehninger AL (1970) Bioenergetik. Thieme, Stuttgart
Margaria R, Edwards HT, Dill DB (1933) The possible mechanism of contracting and paying the oxygen debt and the rule of lactic acid in muscular contraction. Am J Physiol 106: 689
Margaria R, Aghemo P, Rovelli E (1966) Measurement of muscular power (anaerobic) in man. J Appl Physiol 21: 1662
McDougall JD, Sale DG, Moroz JR, Elder GCB, Sutton JR, Howald H (1979) Mitochondrial volume density in human skeletal muscle following heavy resistance training. Med Sci Sports 11: 168
McGilvery RW (1975) Substratutilisation bei muskulärer Tätigkeit. Med Sport 15: 65
Oguchi M, Gerth E, Fitzgerald B, Park JH (1973) Regulation of glyceroldehyde-3-phosphate dehydrogenase bei phosphorcreatine and adenosine triphosphate. J Biol Chem 248: 5571
Rehunen S, Härkönen M (1980) High-energy phosphate compounds in human slow-twitch and fast-twitch muscle fibres. Scand J Clin Lab Invest 40: 45
Saltin B (1973) Metabolic fundamentals in exercise. Med Sci Sports 5: 137
Tihanyi J, Apor P, Fekete G (1982) Force-velocity-power characteristics and fiber composition in human knee extensor muscles. Eur J Appl Physiol 48: 331
Triverdi B, Danforth WH (1966) Effect of pH on the kinetics of frog muscle phosphofructokinase. J Biol Chem 241: 4410

Die Ernährung des Sportlers

B. Saltin, J. Karlsson

Sportler interessieren sich seit jeher für ihre Kost und versuchen, ihr Leistungsvermögen durch die Einnahme von speziellen Nährstoffen und Substanzen zu steigern. Die in diesem Zusammenhang angewandten Stoffe variieren jedoch von Zeit zu Zeit, und es liegen Berichte über die Bedeutung der unterschiedlichsten Substanzen vor. In den letzten Jahrzehnten waren Vitamine, Eiweiß und Eisen beliebte Nährstoffe unter den Sportlern, und z. Z. dürfte der Effekt der anabolen Steroide im Brennpunkt der Diskussionen stehen.

Mangel an exaktem Wissen dürfte die ausschlaggebende Ursache für diesen Wechsel auf dem besonders für Sportler so wichtigen Gebiet der optimalen Ernährungsbalance sein. Die Forschung konzentrierte sich jahrelang einseitig auf respiratorische und zirkulatorische Studien. Wesentliche Leistungen wurden auch auf metabolischem Gebiet einschließlich der in Arbeit begriffenen Flüssigkeits- und Elektrolytbalance vollbracht. Indessen ist die Zahl der Studien, die den Bedarf an verschiedenen Nährstoffen speziell für trainierte Personen klarlegen, äußerst begrenzt.

Aufgaben der Nahrung

Mit dem Essen werden dem Organismus Nährstoffe zugeführt, die

1) verdaut und gespeichert werden und Energie abgeben,
2) für Aufbau, Unterhalt und Reparation von Zellen und Geweben dienen,
3) für den Aufbau von Enzymen oder für die direkte Beeinflussung der Stoffwechselregulierung verwendet werden können.

In Gruppe 1 finden wir Kohlenhydrate und Fette, in Gruppe 2 z. B. Wasser, Eiweiß und Eisen, in Gruppe 3 die meisten Vitamine sowie verschiedene Mineralstoffe.

In dieser Übersicht wollen wir das Problem, wie eine adäquate Nahrungsaufnahme eines Sportlers aussehen soll, näher betrachten. Ausgehend von den verfügbaren Daten über die Größe des Energieumsatzes und die Metabolismen bei verschiedenen Muskeltätigkeiten und anhand von Untersuchungen, aus denen die Minimalforderungen für die Aufnahme von verschiedenen Nährstoffen hervorgehen, werden wir den Bedarf an differenten Nährstoffen analysieren. Es werden dazu die Ergebnisse aus Kostuntersuchungen betrachtet, die für verschiedene Sportlergruppen vorgenommen wurden. Abschließend folgen konkrete Ratschläge für die Nahrungsaufnahme unmittelbar vor und während Training und Wettkampf. Substanzen, die mit Doping (s. S. 400) in Verbindung gebracht werden können, oder spezielle Probleme, die bei der Aufrechterhaltung der normalen Flüssigkeits- und Elektrolytbalance bei Training und Wettkampf entstehen, werden hier nicht beschrieben. Aus der großen Gruppe von Mineralstoffen, die für eine normale Funktion notwendig sind, wird nur Eisen eingehender behandelt.

Größe des Energieumsatzes bei verschiedenen sportlichen Tätigkeiten

Die einzelne Muskelfaser erhöht ihren Stoffwechsel mehrere 100mal vom Ruhezustand bis zu dem Aktivitätsniveau, das sie unter Kontraktionsverhältnissen einnimmt. Der Gesamtenergieumsatz kann sich jedoch nur maximal um das 40- bis 50fache erhöhen. Dies beruht darauf, daß die einzelne Faser in einem Muskel nach dem „Alles-oder-nichts-Prinzip" arbeitet. Generell bestehen dann für die Muskelfaser 2 sehr verschiedene Ebenen des Energieumsatzes, zwischen welchen sie oszilliert. Die Spannung, welche der Muskel entwickelt, hängt davon ab, wieviele seiner Fasern gleichzeitig aktiviert sind, welchen Energieumsatz der Organismus zeitigt und wie groß der an der Arbeit beteiligte Anteil der gesamten Muskelmasse ist.

Führen 2 Personen mit unterschiedlicher maximaler Leistungsfähigkeit eine relativ gleich schwere Arbeit durch, z. B. mit 70% der jeweiligen individuellen Kapazität, so erreichen beide Probanden dieselbe Arbeitsdauer unter der Voraussetzung einer gleichen und starken Motivation (Saltin 1971). Gut trainierte Personen leisten jedoch eine wesentlich größere absolute Arbeit (Abb. 1). Außerdem ist die Größe des Energieumsatzes zu ersehen, wenn verschiedene Personen mit verschieden hohen O_2-Aufnahmen unter verschiedenen relativen

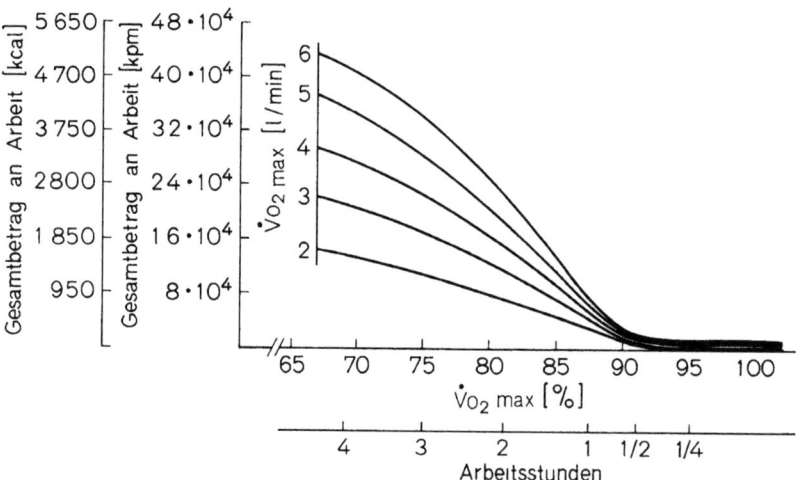

Abb. 1. Geschätzte Arbeitsgröße in kpm oder kcal, die von positiv eingestellten Personen bei verschiedener maximaler O_2-Aufnahme geleistet werden kann, wenn sie bis zur Erschöpfung arbeiteten und 100% oder weniger ihres Maximalleistungsvermögens in Anspruch genommen wurde. In der *Skala* unter der Skizze ist die geschätzte Arbeitsdauer angegeben, über die Personen Arbeitsaufgaben mit unterschiedlicher relativer Intensität aushalten können

Belastungen bis zur Erschöpfung arbeiten. Nachdem die höchsten gemessenen maximalen O_2-Aufnahmewerte unter Sportlern bei 6 l/min liegen (Hollmann 1965; Saltin u. Åstrand 1967), können durch aerobe Prozesse 30 kcal/min (125 kJ/min) erzielt werden. Von anaeroben Quellen läßt sich bei den besten Sportlern ein Wert von 40-50 kcal/min (170-210 kJ/min) erhalten (Hermansen 1969). Das bedeutet, daß bei kurzfristiger, sehr intensiver Arbeit, die mindestens 60-70% der gesamten Muskelmasse in Anspruch nimmt, 50-60 kcal/min (210-250 kJ/min) umgesetzt werden. Eine solche Belastung kann aber nur während 2-3 min durchgehalten werden. Der gesamte Energieumsatz beträgt demnach höchstens 100-130 kcal/min (420-545 kJ/min) (Karlsson u. Saltin 1970).

Bei leichteren Belastungen, die mehrere Stunden lang zu bewältigen sind, werden 1000-1200 kcal/h (4200-5000 kJ/h) umgesetzt, so daß bei den extremsten Ausdauerwettkämpfen, wie Skilanglauf, Langstreckenlauf und Radfahren, bis zu 5000-10000 kcal/24 h (21000-42000 kJ/24 h) erreicht werden (Hedman 1957; Åstrand et al. 1963).

Relative Rolle von Kohlenhydraten und Fetten als Substrat

Sportliche Betätigung, die bis zu 10 s dauert

Die *Energie* für den unmittelbaren Bedarf des Muskels wird durch Aufspaltung von ATP und KP gedeckt. Die im Muskel vorhandenen Depots, die - ausgedrückt in O_2-Äquivalenten - etwa 1,5 l (15 kcal, 63 kJ) Sauerstoff entsprechen (Karlsson et al. 1970), sollten für eine 8-10 s lange Arbeit reichen. Möglichkeiten, z. B. mittels Einnahme einer speziellen Substanz oder eines besonderen Nährstoffs die Phosphatkonzentration im Muskel über den Normalwert von 21-23 mmol/kg nasser Muskel zu steigern, sind zur Zeit nicht bekannt. Aspartat und ähnliche Substanzen wurden vorgeschlagen und auch ausprobiert (Ahlborg et al. 1968), aber die Resultate waren bei weitem nicht überzeugend. Es ist indessen erwiesen, daß Ausdauertraining zu einer signifikanten Erhöhung vor allem der ATP-Konzentration führt (Karlsson et al. 1970). Diese Erhöhung kann jedoch vom quantitativen Standpunkt aus vernachlässigt werden. Es dürfte ohne Bedeutung sein, ob die ausgeführte Muskelarbeit dynamischer oder statischer Art ist, wenn sie nur bis zu 10 s lang anhält. Viele Sportzweige, bei denen die Anforderungen v. a. neuromuskulärer Natur sind, fallen unter diese Kategorie.

Sportliche Betätigung, die 10 s bis 30 min dauert

In diesem Zeitabschnitt tragen sowohl anaerobe als auch aerobe Prozesse zum Energieumsatz bei. Zwei Umstände bewirken, daß die Speicherung von Glykogen für diese Sportler Bedeutung gewinnt. Teils setzt anaerobe Arbeit Glykogen voraus und teils kann eine sehr hohe Intensität gehalten werden, wenn die Arbeitsdauer 15-20 min nicht übersteigt. Das bringt mit sich, daß Kohlenhydrate in erster Linie in den Mitochondrien oxidiert werden (Abb. 2). Die gesamte Gly-

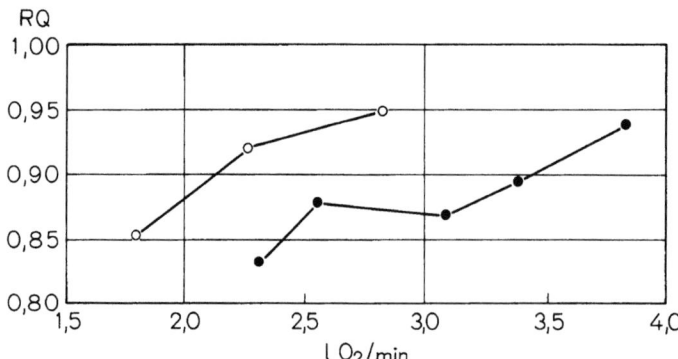

Abb. 2. Respiratorischer Quotient *(RQ)* bei verschiedener Arbeitsbelastung mit Arm- (○) und Beinarbeit (●). (Nach Christensen u. Hansen 1939 a, b)

kogenaufspaltung dürfte jedoch 150–200 g nicht übersteigen (Karlsson u. Saltin 1970). Die normale Speicherung von Glykogen in der Muskulatur beläuft sich auf mindestens 300 g (Hultman 1967), weshalb auch in dieser Situation die Energiedepots des Körpers keinen einschränkenden Faktor darstellen. Die Einnahme eines speziellen Kosttyps oder verschiedener Stoffe in der Zeit unmittelbar vor einem Wettkampf, der nur bis zu etwa 30 min dauert, ist deshalb nur schwerlich als indiziert anzusehen. Die Kohlenhydratvorräte sollten vor dem Training jedoch aufgefüllt sein, da Intervallarbeit die Zuckerdepots im Körper stark reduziert (Karlsson u. Saltin 1971).

Sportliche Betätigungen, die 30 min und länger dauern

Erst, wenn sich die Arbeitsdauer auf 30 min und mehr beläuft, entsteht langsam die Gefahr, daß die normalen Depots an Nährstoffen im Körper – v. a. die Glykogenvorräte – bei nur normaler Speicherung nicht mehr ausreichen. Bei sportlichen Leistungen dieser Gruppe wird daher die Kost vor Training und Wettkampf sehr wesentlich (Abb. 3). Wenn der Arbeit 3 Tage mit gemischter schwedischer Hausmannskost vorausgingen, war die mittlere Glykogenkonzentration in der Muskulatur 15–20 g/kg Muskel, und die Versuchspersonen arbeiteten im Durchschnitt 2 h lang. Nach 3 Tagen mit einer Kalorieneinnahme aus nur Eiweiß und Fett ergab sich eine Glykogenkonzentration von 5–9 g/kg Muskel. Die Arbeitszeit betrug dabei nur knapp 1 h. Dieser Wert sollte nun mit der Leistung verglichen werden, die die Versuchspersonen 3 Tage später erbringen konnten, nachdem sie gemischte Kost mit mindestens 2300 kcal (9660 kJ) aus Kohlenhydraten erhalten hatten. Die Arbeitszeit betrug über 3 h, und diese Verbesserung stand im direkten Verhältnis zu der Muskelglykogenkonzentration vor Arbeitsbeginn. In diesem Fall betrug sie 40 g/kg nasser Muskel.

Eine in diesem Zusammenhang sehr wichtige Fragestellung ist, inwieweit eine reichliche Glykogenspeicherung nicht nur die Arbeitsdauer beeinflußt, sondern

Die Ernährung des Sportlers

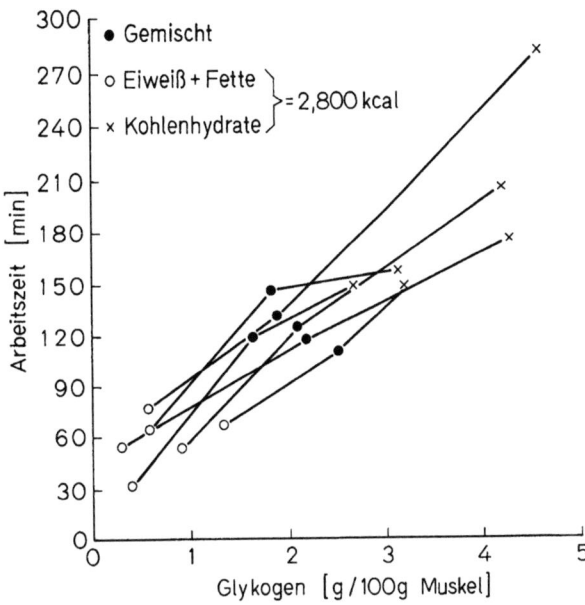

Abb. 3. Arbeitszeit bei Ausführung derselben Arbeitsbelastung (70–75% der $\dot{V}_{O_2\,max}$) bis zur Erschöpfung mit verschieden großer Glykogenspeicherung in der Muskulatur. (Nach Bergström et al. 1967)

auch die Arbeitsintensität, welche die Versuchsperson bewältigt. Es wurden 9 Läufer untersucht, die 2mal zu verschiedenen Gelegenheiten den Lidingölauf (30 km) absolvierten (Karlsson u. Saltin 1971). Das erste Mal erfolgte der Lauf in Verbindung mit dem richtigen Wettkampf, der zweite Lauf fand 3 Wochen später statt. Damit auch bei diesem zweiten „Wettlauf" ein optimaler Ansporn gegeben war, erhielten die Teilnehmer eine finanzielle Vergütung. Für jede 4 km, die sie mindestens mit derselben Geschwindigkeit zurücklegen konnten wie in dem richtigen Wettkampf, erhielten sie 25 Skr ($ 5). Die halbe Gruppe aß eine kohlenhydratreiche Diät, welche zu erhöhten Muskelglykogenkonzentrationen vor dem richtigen Wettkampf führte. Beim zweiten Wettkampf erhielten die übrigen in der Gruppe Spezialdiät. Die Ergebnisse dieses Versuches gehen aus Abb. 4 hervor, die zeigt, daß zu Beginn des Laufs eine identische Geschwindigkeit gehalten wurde, ob nun der Start mit hohen oder niedrigen initialen Muskelglykogenkonzentrationen erfolgte. Der große Unterschied zeigte sich im optimalen Tempo, das bis zum Ziel nur dann durchgehalten werden konnte, wenn die Muskelkonzentration vor dem Start über 22 g/kg nasser Muskel betrug. Aus diesem Versuch ergibt sich, daß die Arbeitsintensität, die gehalten werden kann, primär im Verhältnis zu der maximalen O_2-Aufnahme und der Technik in der aktuellen Arbeitsform steht und nicht zu der Glykogenspeicherung, die jedoch ihrerseits wiederum entscheidend dafür ist, wie lange die hohe Geschwindigkeit durchgehalten werden kann. Wie schon früher betont worden war, gilt diese Tatsache bei Arbeitsintensitäten zwischen 60–90% der maximalen O_2-Aufnahme (Arbeitszeit ≈ 30–240 min).

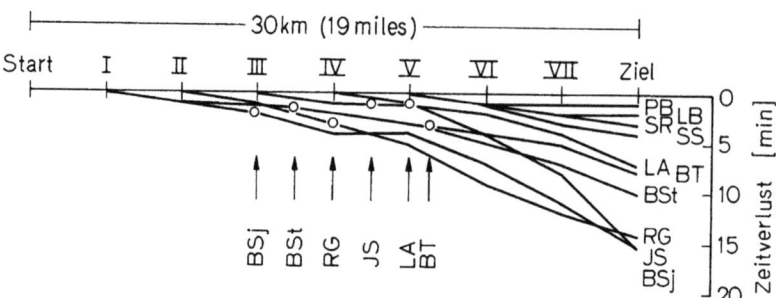

Abb. 4. Zeitlicher Unterschied zwischen den beiden Wettläufen (gemischte Kost im Vergleich zur Spezialdiät) während verschiedener Teile der Läufe. *Pfeile* und *offene Kreise* geben an, wann die Glykogendepots bis auf 3 g/kg Muskel oder weniger entleert waren bei einer Kost von 0,5 g/kg nasser Muskel/km. (Nach Karlsson u. Saltin 1971)

Daß das Glykogen in der Muskulatur wirklich entscheidend für die Leistung bei hohen Arbeitsintensitäten ist, zeigt eine weitere Versuchsserie, bei der auf einem Fahrradergometer eine Einbeinarbeit bis zur Erschöpfung mit und ohne Zufuhr von Kohlenhydraten und Fett als Substrat ausgeführt wurde. Die Arbeitsintensität, welche die Personen etwa 1 h aushalten konnten, war mit nur wenig in der Muskulatur gespeichertem Glykogen, aber intaktem Fettmetabolismus 25–30% niedriger als in der Normalsituation und entsprach höchstens etwa 55–65% der maximalen O_2-Aufnahme (Pernow u. Saltin 1971).

Zu den Sportarten, bei denen eine Glykogenspeicherung entscheidend für die Effektivität von Training und Wettkampfleistungen ist, zählen außer reinen Langstreckenzweigen wie Laufen (Waldorientierungslauf), Radfahren, Skilauf auch z. B. Fußball und Handball. Bei einem Fußballspiel stellte sich heraus, daß Spieler, die zu Spielbeginn infolge eines nicht eingenommenen kohlenhydratreichen Abendessens am Vortag nur halbvolle Glykogendepots besaßen, sich in der zweiten Halbzeit des Spiels wesentlich weniger bewegten als in der ersten und in beiden Halbzeiten insgesamt ein geringeres Laufpensum erledigten als Spieler mit normalen Depots. Besonders große Unterschiede wurden bei raschem Positionswechsel festgestellt (Tabelle 1).

Der Glykogenvorrat in der Leber, der sich normalerweise auf 40–50 g beläuft, ist äußerst labil (Hultman u. Nilsson 1971). Ein 1tägiges Fasten oder Fehlen von Kohlenhydraten in der Diät bringt eine starke Herabsetzung der Glykogenkonzentration in der Leber mit großer Gefahr einer Hypoglykämie bei Arbeit mit sich. Im Unterschied zur Leber scheint unter normalen Verhältnissen nur harte Arbeit das Muskelglykogen markant zu reduzieren.

Die Erklärung für die große Rolle des Glykogens bei der Ausübung von hohen Arbeitsintensitäten und damit auch für den Leistungssportler dürfte in der Rekrutierungsweise der verschiedenen Fasertypen – langsame oder schnelle – des Muskels unter Arbeit zu finden sein. Auch bei hohen submaximalen Arbeitsbelastungen werden Fasertypen beansprucht, die glykogenabhängig sind. Dabei wird primär das Glykogen in der Muskelzelle mobilisiert und zur Energiegewinnung benutzt. Erst sekundär zieht die Muskelzelle zur Energiefreisetzung die

Tabelle 1. Untersuchungsergebnis von 6 Fußballspielern. Die Konzentration des Muskelglykogens wurde vor, während und nach dem Spiel bestimmt. Während des Spiels wurde durch Filmen ermittelt, (a) wie weit sich die verschiedenen Spieler vor und zurückbewegten, (b) insgesamt während des Spiels und (c) aufgegliedert auf maximale Geschwindigkeit und Gehen (ausgedrückt in % der zurückgelegten Strecke). Jene 3 Spieler, die bei Beginn eine niedrige Glykogenkonzentration aufwiesen, hatten am Tag vor dem Spiel zwar trainiert, aber dann kein Abendessen zu sich genommen. (Nach Karlsson)

Glykogenkonzentration [g/kg nasser Muskel]			Zurückgelegte Strecke		a) Gehen [%]	b) Max. Geschwindigkeit [%]	c) > Gehen < Max. Geschwindigkeit [%]
Vor dem Spiel	Halbzeit	Nach dem Spiel	1. Spielhälfte [m]	2. Spielhälfte [m]			
15	4	2	6100	5900	27	24	49
7	1	0	5600	4100	50	15	35

Blutglukose heran, welche aus der Leber stammt. Die Entleerung der Glykogendepots betrifft sowohl schnelle als auch langsame Muskelfasern. Die Müdigkeit, die man bei niedrigen Blutzuckerspiegeln empfindet, ist mehr allgemeiner Art (Christensen u. Hansen 1939c) als die mehr lokal betonte Müdigkeit, die in den arbeitenden Beinen bei niedrigen Muskelglykogenkonzentrationen verspürt wird (Hermansen u. Saltin 1967). Eine während der Sportausübung eingenommene Zuckerlösung kann hier eine entscheidende Rolle spielen (Christensen u. Hansen 1939c; Hedman 1957; Benade u. Rogers 1971).

Kalorienaufnahme – Nährstoffe ohne Kaloriengehalt

Ein im regelmäßigen Training stehender Sportler hat eine Kalorienaufnahme, die wesentlich über der Normalzufuhr in der Bevölkerung liegt. Dabei stellt sich die Frage, ob sonstige wesentliche Nährstoffe, wie z. B. Eiweiß, Mineralstoffe und Vitamine, auch in erhöhtem Umfange eingenommen werden. In Schweden wurde festgestellt, daß die Größe der Kalorienaufnahme entscheidend für die Einnahme von Nährstoffen ohne Kaloriengehalt ist (Abb. 5). In welchem Ausmaß diese Resultate auch in anderen Ländern zutreffen, ist nur schwerlich ge-

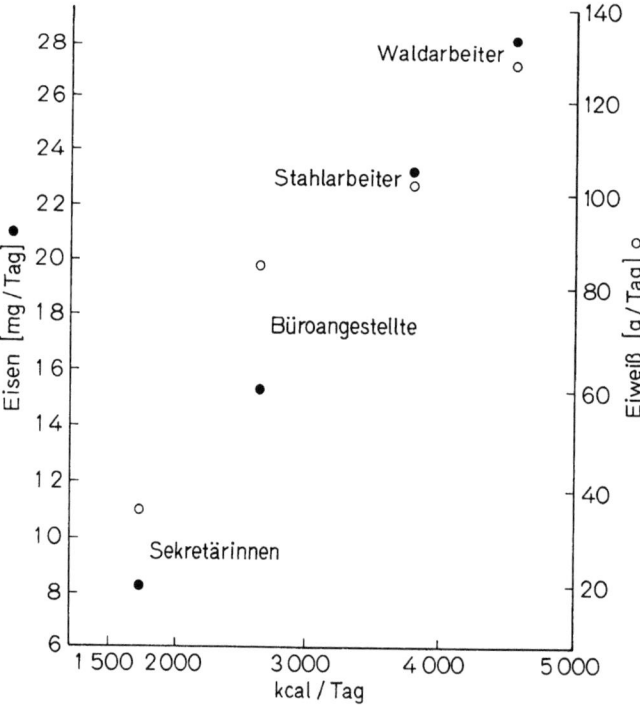

Abb. 5. Verhältnis zwischen dem Eisen- *(gefüllte Kreise)* und dem Eiweißgehalt *(leere Kreise)* im Essen und der gesamten Kalorienzufuhr innerhalb von 24 h. Eine größere Kalorienzufuhr ist „automatisch" mit einer größeren Aufnahme von lebenswichtigen Bestandteilen wie Eisen und Eiweiß verbunden. (Nach Blix 1965)

Die Ernährung des Sportlers
253

nau anzugeben. Verfügbare Daten deuten jedoch darauf hin, daß in Ländern und Gebieten, in denen keine direkte Unterernährung vorherrscht, der Mineralstoff-, Eiweiß- und in gewissem Ausmaß auch der Vitamingehalt pro 1000 kJ gewöhnlich gleichartig oder etwas höher ist als in gemischter schwedischer Hausmannskost (Wretlind 1968).

Bedarf an Nährstoffen ohne Kaloriengehalt bei Training und Wettbewerb

Sportler könnten im Normalfall sehr gut ihren Bedarf an allen lebenswichtigen Substanzen durch ihre tägliche Nahrungsaufnahme decken, wenn eine gesteigerte physische Betätigung keine wesentliche Zunahme des Bedarfs an Nährstoffen ohne Kaloriengehalt bedingt. Diese Betrachtungsweise wird jedoch nicht immer in Sportlerkreisen akzeptiert. Statt dessen streicht man die Möglichkeit heraus, daß ein markant beschleunigter Umsatz und damit erhöhter Bedarf von speziellen Nährstoffen bei intensiver physischer Tätigkeit vorliegen könnte. Nachstehend folgt ein Versuch einer Analyse über einen eventuellen außerordentlichen Bedarf an einigen aktuellen Stoffen.

Eiweiß

Seit Pettenkofer u. Voit (1866) wird Eiweiß unter dem Titel „Nährstoffe ohne Kaloriengehalt" abgehandelt. Es wurde damals bewiesen, daß bei Muskelarbeit keine erhöhte Stickstoffausscheidung im Urin erfolgt, und das bedeutet einen relativ unveränderten Eiweißumsatz (das gilt nicht nach lange anhaltendem Fasten oder Hungern). Diese These wurde durch ähnliche Untersuchungen später bestätigt (Margaria u. Foá 1939; Hedman 1957). Auch in Studien mit radioaktiv markierten Aminosäuren in vivo und in vitro konnten nicht mehr als geringe Steigerungen des Eiweißumsatzes bei intensiver Muskelkontraktion festgestellt werden (Arwill 1967). Sportler benötigen im Leistungstraining daher nicht mehr als eine etwas erhöhte Proteinaufnahme. Daten (Vellar 1969) über Stickstoffverluste bei Schweißabsonderung zeigen, daß bei sehr großem Schweißverlust während mehrerer Stunden nicht zu vernachlässigende Mengen verloren gehen (0,3 g/h). Der gesteigerte Verlust von Stickstoff durch Schweißabsonderung kann teilweise durch eine geringere Stickstoffausscheidung im Urin ausgeglichen werden. Außerdem ist erwiesen, daß die Akklimatisation an eine Wärmebelastung eine geringere Stickstoffkonzentration in der Schweißabsonderung herbeiführen kann (Ashworth u. Harrower 1967).
Für Sportler in Ausdauer- und Leistungssportarten, speziell in Jugendjahren, dürfte deshalb die anerkannte Norm von 0,9-1 g/kg KG/Tag mit Fug und Recht auf 1,2(-1,5) g Protein erhöht werden können. Um eine adäquate Proteineinnahme zu erreichen, ist eine Nahrungsaufnahme von etwa 3000 kcal/Tag (12 600 kJ/Tag) notwendig – eine Menge, die für die meisten der regelmäßig im Training stehenden Sportler nicht sehr hoch ist –, da der Proteingehalt in vielen Ländern (mehrere Ausnahmen, u. a. der Ferne Osten) 25-30 g/1000 kcal

(6,0–7,2 g/1000 kJ) beträgt. Bei einer Proteinaufnahme von über 50 g/1000 kcal (12 g/1000 kJ) kann der Überschuß jedoch nicht für Proteinsynthesen ausgenutzt werden, sondern er wird als Brennstoff (Kohlenhydrat und Fett) gespeichert. Dies gilt auch für die Proteineinnahme bei einzelnen Mahlzeiten. Viele Sportler supplementieren ihre Kost durch teure Proteintabletten. Diese enthalten gewöhnlich höchstens 0,5 g Protein pro Tablette, und das bedeutet, daß sie - außer es handelt sich um eine äußerst kostspielige Art der Proteinzufuhr - doch nur homöopathische Dosen liefern.

Eisen

In den meisten Ländern wird der tägliche Minimalbedarf an Eisen mit etwa 10 (♂) und 18 mg (♀) angegeben. Es gibt mindestens 2 Gründe für eine etwas höhere Einnahme bei im Training stehenden Sportlern. Ebenso wie bei Eiweiß werden gewisse Eisenmengen bei Schweißaussonderung ausgestoßen, die - bei Eisen - nicht durch geringere Absonderungen anderweitig kompensiert werden können. Da die Größe des Eisenverlusts durch Schweißverlust bis zu 0,3–0,5 mg/h betragen kann, dürfte der außergewöhnliche Bedarf, der auf die Eisenverluste im Schweiß zurückzuführen ist, an den meisten Tagen 1(–2) mg betragen (Vellar 1969).

Eine andere Ursache für einen etwas erhöhten Bedarf an Eisen bei Sportlern ist deren gesteigerte Gesamtmenge an Myoglobin und Hämoglobin und deshalb wahrscheinlich ein etwas größerer Eisenumsatz. Der hierdurch erhöhte Bedarf kann sich jedoch höchstens auf Bruchteile von mg/Tag belaufen. Es zeichnete sich auch bei Untersuchungen von Langstreckenläufern in Finnland und Schweden die Möglichkeit (Vuorio, Ekblom, persönliche Mitteilung) ab, daß - falls die Sportler auf einer harten Unterlage laufen - die roten Blutkörperchen sich in gesteigertem Ausmaße zersetzen, nachdem sie in den Kapillaren unter der Fußsohle zerdrückt wurden. Das bestätigten auch experimentelle Befunde von Dufaux et al. (1980).

Für weibliche Sportler kommt zu den vorerwähnten außerordentlichen Verlusten auch noch jener hinzu, der durch die Eisenverluste bei der Menstruation entsteht. Diese Dosis beläuft sich im Durchschnitt auf 10–15 mg mit Variationen bis zu 20 mg (Hallberg et al. 1968).

Die vorstehenden Ausführungen führen zu dem Schluß, daß bei sportausübenden Personen, einschließlich Frauen, eine zusätzliche Einnahme von 2(–3) mg/ Tag (demnach 12 bzw. 20 mg/Tag) Eisen angebracht sein dürfte. Diese Eisenzufuhr wird auch bei einer Nahrungsaufnahme von 2250 kcal/Tag (9240 kJ/Tag) bei Männern, jedoch erst bei 4000 kcal/Tag (16 800 kJ/Tag) bei Frauen erreicht.

Von der per os eingenommenen Eisenmenge werden nur 5–10% (bei Eisenmangel 10–20%) resorbiert (Moore 1968). Die Eisenaufnahme (nur Fe^{2+} wird resorbiert) variiert stark von Person zu Person. Regelmäßig trainierende Frauen können, wenn sie kein speziell eisenreiches Essen zu sich nehmen, ihre Kost mit Eisentabletten vervollständigen. An dieser Stelle sollte jedoch betont werden, daß Eisen, in Tablettenform zugeführt, wenn es nicht in Verbindung mit Mahlzeiten erfolgt, sehr schlecht resorbiert wird. Einzelne Personen können eine extrem niedrige Resorption von Eisen haben, die trotz adäquater Zufuhr zu Anämie führen kann (Elwood 1968). Es ist deshalb empfehlenswert, den Hämoglobingehalt des Blutes regelmäßig kontrollieren zu lassen.

Vitamine

Wie hoch der Bedarf an verschiedenen Vitaminen über die allgemeinen Empfehlungen hinaus für einen Sportler ist, kann bisher nicht genau angegeben werden. Literatur hierüber ist jedoch vorhanden und von Gräfe (1964) zusammengefaßt. Sportlern verschiedener Kategorien wird eine Verdopplung der täglichen Zufuhr der meisten Vitamine empfohlen. Was gewisse B-Vitamine und das C-Vitamin anbelangt, gibt es Empfehlungen für eine Erhöhung bis zum 5fachen des Normalbedarfs. Diese Empfehlung wird damit erklärt, daß die Vitamine entweder für die Glykolyse oder die Oxidation von Pyruvat oder freien Fettsäuren von Bedeutung sind. Die wissenschaftlichen Grundlagen für eine erhöhte Vitaminzufuhr bei Sportlern sind jedoch noch nicht endgültig abgeklärt. Andererseits dürfte niemand durch eine gesteigerte Zufuhr der vorgenannten Vitamine Schaden nehmen, die sich mühelos durch geeignetes Essen herbeiführen läßt, ohne die Kost durch Vitaminpräparate ergänzen zu müssen.

Sonstige Mineralstoffe

In unserem Organismus sind praktisch alle Grundstoffe anzutreffen. Für mehr als 20 davon können die exakten Funktionen genannt werden. Bei im Training stehenden Personen dürfte neben Kochsalz und möglicherweise Kalium nur ein Extrabedarf an Eisen in Form einer adäquaten Aufnahme von ausgewogener Kost bestehen.

Was und wieviel ißt ein Sportler?

In Skandinavien wurde eine Reihe von Untersuchungen vorgenommen: sie umfaßten auch Männer und Frauen im Ausdauertraining, Handballspieler und Diskuswerfer. Bei sämtlichen Studien wurden sehr hohe Kalorienaufnahmen notiert (Abb. 6), und sämtliche Gruppen lagen bei einer durchschnittlichen Zufuhr von über 2500 kcal/Tag (10500 kJ/Tag). Diskuswerfer wiesen die allergrößten Kalorienzufuhren auf (4200 kcal/Tag bzw. 17650 kJ/Tag). Geringe Variationen wurden auch bei der prozentualen Aufgliederung auf Eiweiß, Fett und Kohlenhydrate in den verschiedenen Gruppen notiert; die Mittelwerte betrugen approximativ 12 (11–14), 40 (38–43) und 48 (41–51)%. Das bedeutet, daß alle ihren Mindestbedarf an Eiweiß gut deckten.

Die sehr hohe Kohlenhydratzufuhr stimmt gut mit den vorherigen Ausführungen über die Bedeutung von Kohlenhydraten als Substrat bei Muskelarbeit von

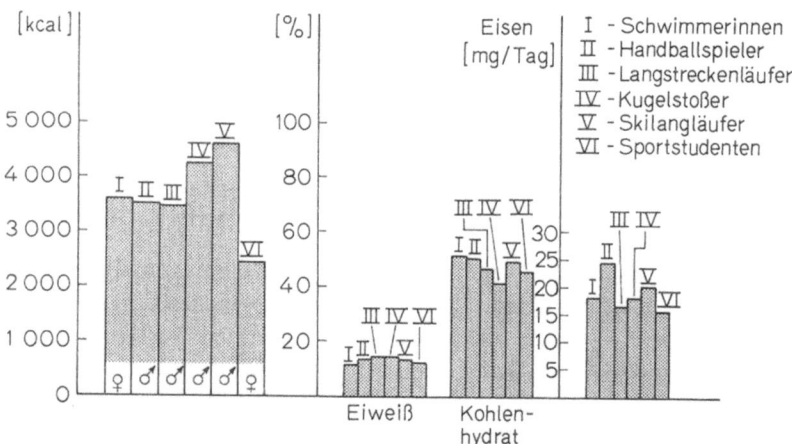

Abb. 6. Kalorien-, Protein- und Eisengehalt in der Ernährung für einige regelmäßig trainierende Gruppen. Die Untersuchung fand in Skandinavien statt. (Nach Hulten, Ström und Solvall, unpublizierte Daten)

hoher Intensität, wie Sportler sie verrichten müssen, überein. Da ein sehr großer Teil der Kohlenhydratzufuhr aus Zwischenmahlzeiten stammt, die hauptsächlich aus Schokolade, Keksen und Saft oder ähnlichem bestanden, lag die Aufnahme von verschiedenen Vitaminen und Mineralstoffen pro 100 kcal (420 kJ) in den meisten Fällen unter den empfohlenen Normen. Die Gesamtzufuhr an diesen Nährstoffen war jedoch nur im Ausnahmefall unter den gegebenen Richtdosen. In den schwedischen Untersuchungen lag speziell die Aufnahme von Vitamin B_1 und B_2 sehr nahe bei oder unter dem Minimalbedarf. Dasselbe galt auch für die Eisenzufuhr der Mädchen im Schwimmtraining. In den norwegischen Untersuchungen lag die Aufnahme von Vitamin D am niedrigsten im Verhältnis zu dem ermittelten Bedarf.

Bei Untersuchungen von Handballspielern wurden z. B. in Rumänien auch Kostuntersuchungen vorgenommen. Infolge der großen Anzahl von Spielen, die während eines 1wöchigen Aufenthaltes in Rumänien abgehalten wurden und die sich auf die Verköstigung auswirkten, sowie aufgrund von Mageninfektionen, denen manche Spieler ausgeliefert waren, ergab sich eine durchschnittliche Kalorienzufuhr von nur 2100 kcal/Tag (8820 kJ/Tag). Durch die Qualität der Nahrungsversorgung ist jedoch der Mindestbedarf an Nährstoffen ohne Kaloriengehalt übertroffen worden.

Viele der untersuchten Sportler vervollständigten ihre Kost durch verschiedene Präparate. Doch nur in bezug auf die Einnahme von Eisentabletten (Schwimmerinnen) und für einzelne Personen (D-Vitamine) war dies als notwendig zu erachten. In den übrigen Fällen bedeutete die Tabletteneinnahme, daß noch mehr von jenen Stoffen eingenommen wurde, welche die Kost bereits ohnehin schon in reichlichen Mengen enthielt. Das Vorliegen einer sehr großen Überzufuhr an verschiedenen Stoffen konnte u. a. durch die extrem hohen Vitaminmengen im Urin bestätigt werden. Die Schlußfolgerungen aus den vorgenommenen Kostuntersuchungen besagen, daß die Nahrungsaufnahme mit geringen Ausnahmen adäquat war.

Praktische Ratschläge

Allgemeines

Bei der großen Kalorienzufuhr, die Frauen im Leistungssport zur Deckung ihres Energieumsatzes vornehmen, wird bei einer ausgewogenen Verköstigung auch der Bedarf an den übrigen Nährstoffen ohne Kaloriengehalt gedeckt. Eine geringfügige Korrektur der Nahrungsaufnahme in Form von mehr Kohlenhydratzufuhr aus Wurzeln und Getreideprodukten würde bedeuten, daß die Nahrungsaufnahme auch hoch geschraubte Ansprüche an Qualität erfüllt. Im Hinblick auf Karieserkrankungen wäre eine Verminderung der Anzahl der Zwischenmahlzeiten ebenfalls zu begrüßen.

Diätratschläge für die Glykogenspeicherung

In Abb. 7 wird angegeben, wie verschiedene Diäten und harte physische Arbeit variiert werden können, um eine hohe Muskelglykogenkonzentration zu erzielen. Welche Faktoren die Größe dieser Anlagerung von Glykogen in der Muskulatur bestimmen, ist noch nicht klargestellt. Erfahrungsgemäß erwies es sich jedoch als unmöglich, eine extrem große Glykogenspeicherung in der Muskulatur öfter als mit jeweils einigen Wochen Abstand zu erzielen, selbst wenn das in Abb. 7 skizzierte Schema genau eingehalten wird.
Wenn sich Glykogen in der Leber anlagert, wird Wasser gebunden. Durch Bestimmung des Körperwassers anhand von mit Tritium versetztem Wasser fand man heraus (Olsson u. Saltin 1970), daß Wasser wahrscheinlich bei Speicherung in der Skelettmuskulatur an Glykogen gebunden wird und dieses Wasser durch den Verbrauch des Glykogens während der Arbeit frei wird. Bei maximal aufgefüllten Glykogendepots beläuft sich das auf diese Weise gebundene Wasser auf 2–3 l (Körpergewicht steigt um 2–3 kg). Dem Körper wird damit eine Wasserreserve zugeführt, die dazu beitragen kann, das Entstehen von Dehydrierung bei gesteigertem Schweißverlust zu verhindern. Der während der Arbeit gemessene Verlust an Körpergewicht braucht damit keine Herabsetzung des funktionalen Körperwasservolumens zu bedeuten.
Ein Aufladen mit Glykogen vor Beginn der Arbeit scheint deshalb eine doppelte Aufgabe zu erfüllen, nämlich teils eine hocheffektive Energiequelle zuzuführen, die in erster Linie bei harter Arbeit ausgenutzt wird, und teils eine Wasserreserve zusetzen zu können. Nach beendigter Arbeit dauert es 2–3 Tage, bis sich der Körper rehydriert hat. Wahrscheinlich trägt die relativ langsame Aufspeicherung von Glykogen in der Muskulatur (Abb. 7) hierzu bei. Als wesentlich ist

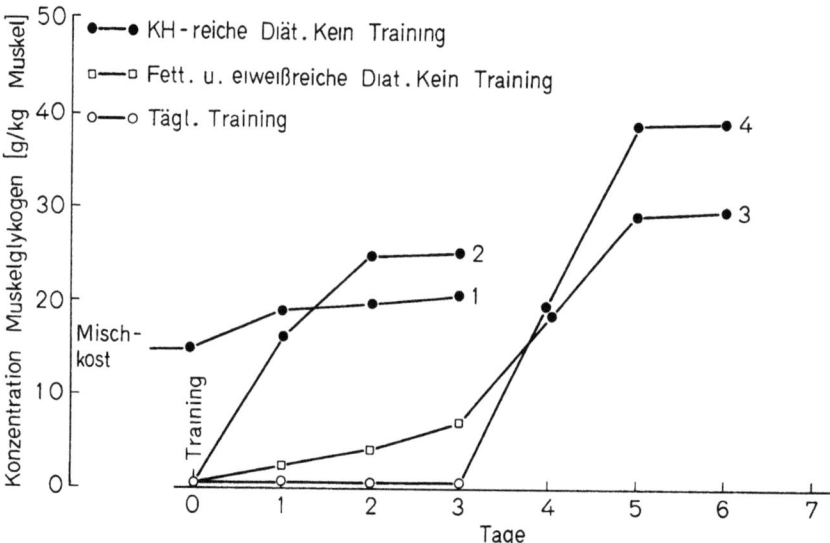

Abb. 7. Verhalten der Muskelglykogenkonzentration (in diesem Fall der Oberschenkelmuskulatur), wenn Diät und harte physische Arbeit variieren. Hausmannskost allein ergibt eine Muskelkonzentration von rund 15 g/kg Muskel. Wird die Hausmannskost speziell kohlenhydratreich zusammengesetzt [mindestens 2000 kcal (8400 kJ) aus Kohlenhydraten], kann sich das Glykogen auf rund 20 g/kg Muskel erhöhen *(Kurve 1)*. Sollen höhere Werte erzielt werden, muß die kohlenhydratreiche Diät eingenommen werden, nachdem sich die Glykogendepots in der Muskulatur entleerten *(Kurve 2)*. Höhere Werte ergeben sich, wenn das Glykogenniveau des Muskels einige Tage nach Entleerung der Depots niedrig gehalten wird. Dabei gibt es zwei Möglichkeiten. Nach intensiver Arbeit von etwa 1–1½ h wird vor der Kohlenhydratdiät ausschließlich nur Eiweiß und Fett gegessen *(Kurve 3)*. Noch höhere Muskelglykogenspeicherungen erzielt man, wenn (in denselben Tagen) mit Eiweiß- und Fettdiäten trainiert wird *(Kurve 4)*. Bei Einnahme der Kohlenhydratdiät darf kein intensives Training stattfinden. (Mod. nach Saltin u. Hermansen 1967)

auch zu merken, daß eine Nahrungszufuhr (Kohlenhydrate) notwendig ist, um dasselbe Körpergewicht und eine normale Wasserbalance nach lang anhaltender Muskelarbeit wiederherzustellen.

Zufuhr von Flüssigkeit, Elektrolyten und Glukose während der laufenden Tätigkeit

Vorstehend wurde die Bedeutung einer Nahrungs- und Flüssigkeitsaufnahme vor langfristigen harten Anstrengungen hervorgehoben. Das ist jedoch nicht so zu verstehen, daß eine Zufuhr während der Ausführung von Tätigkeiten ohne Bedeutung wäre. Aus dem Darmkanal werden Wasser, Glukose sowie Elektrolyte im großen und ganzen auch während harter Arbeit fast ebenso resorbiert wie im Ruhezustand (Fordtran u. Saltin 1967). Die Entleerungsgeschwindigkeit des Magens ist jedoch nicht nur im Ruhezustand, sondern auch bei Arbeit durch die Osmolalität der zugeführten Flüssigkeit gesteuert. Dieser Umstand begrenzt das während der Arbeit per os zugeführte Volumen. In Tabelle 2 ist angegeben,

Tabelle 2. Flüssigkeitsvolumen, das den Magen passiert, wenn 2 dl Zuckerwasser verschiedener Konzentration jede 12. Minute während 1 h getrunken werden. Die angegebenen Ziffern sind ungefähre Werte und basieren auf Resultaten von Hunt u. Pathak (1960) sowie Fordtran u. Saltin (1967)

Glukosekonzentration [%]	0	5	10	20	40
Getrunkene Menge [ml]	1000	1000	1000	1000	1000
Entleerte Menge [ml/h]	1000	800	600	350	200
Entleerte Zuckermenge [g]	0	40	60	70	80

wieviel Wasser und Glukose den Magen im Laufe einer Stunde schätzungsweise passiert, wenn 1 l Zuckerwasser verschiedener Konzentration getrunken wird (eine höhere Zuckerkonzentration als 5-10% ist nicht zu empfehlen). Eine kleine Menge Glukose wird im Magen resorbiert, kann jedoch das Unbehagen durch die großen, während der Arbeit im Magen befindlichen Volumina nicht aufwiegen. 1-3 dl einer wohlschmeckenden Flüssigkeit (Temperatur +25 °C), die 5(-10)% Zucker enthält, werden am besten jede 10. oder 15. Minute während der laufenden Tätigkeit getrunken. Eine Gesamtaufnahme von 1-1,5 l Flüssigkeit und 50-60 g Glukose/h ist auf diese Weise, auch während harter Arbeit, nicht unmöglich. Der zugeführte Zucker, der 15 min nach Einnahme im Blut aufgefunden werden kann, gewinnt in dieser Situation in erster Linie wesentliche Bedeutung zur Aufrechterhaltung der Blutzuckerkonzentration, da ein Teil des Zuckers im Blut nicht nur in die Nervengewebe diffundiert, sondern z. B. auch in die Skelettmuskulatur (Benade u. Rogers 1971).

Sportler sollten und können die Wahl ihrer Nahrungszufuhr so treffen, daß mit einer qualitativ hochwertigen Kost auch bei gewünschter Steigerung der Leistung keine Ergänzungspräparate nötig sind. Dies gilt v. a. in jenen Sportarten, in denen die Zufuhr von adäquaten Mengen an Flüssigkeit, Zucker und Elektrolyten während des Wettkampfes erforderlich ist.

Literatur

Arwill A (1967) Relationship between effects of contraction and insulin on the metabolism of the isolated levator ani muscle of rat. Acta Endocrinol [Suppl] 122: 27

Ashworth A, Harrower ADB (1967) Protein requirements in tropical countries: Nitrogen losses in sweat and their relation to nitrogen balance. Br J Nutr 21: 833

Åstrand PO, Engström L, Erikkson B, Karlberg P, Nylander I, Saltin B, Thoren C (1963) Girl swimmers. Acta Paediatr Scand 52: 147

Benade AJS, Rogers GG (1971) The physiological effects of sucrose administration during prolonged exercise of moderate intensity. Proceedings from XXV. International Congress, Munich, vol 9. (Abstract 137)

Bergström G, Hermansen L, Hultman E, Saltin B (1967) Diet, muscle glycogen and physical performance. Acta Physiol Scand 71: 140-150

Blix G (1965) A study on the relation between total calories and single nutrients in food. Acta Soc Med Upsalien 70: 17-129

Christensen EH, Hansen O (1939a) Untersuchungen über die Verbrennungsvorgänge bei langdauernder, schwerer Muskelarbeit. Skand Arch Physiol 81/2: 152-159

Christensen EH, Hansen O (1939b) Arbeitsfähigkeit und Ernährung. Skand Arch Physiol 81/3: 160-171

Christensen EH, Hansen O (1939c) Hypoglykämie, Arbeitsfähigkeit und Ernährung. Skand Arch Physiol 81/4: 172-179

Dufaux B, Hoederath A, Heck H, Schürch P, Mader A, Order U, Hollmann W (1980) Einfluß körperlicher Belastung und Training auf das Serumferritin. Dtsch Z Sportmed 31: 253-261

Elwood PC (1968) The role of food iron in the prevention of nutritional anaemias. In: Occurence, causes and prevention of nutritional anaemias. Almqvist & Wiksell, Uppsala

Fordtran JS, Saltin B (1967) Gastric emptying and intestinal absorption during prolonged severe exercise. J Appl Physiol 23: 331

Gräfe HK (1964) Optimale Ernährungsbilanzen für Leistungssportler. Akademie, Berlin

Hallberg L, Högdahl A-M, Nilsson L, Rybo G (1968) Variation in iron loss in women. In: Occurence, causes and prevention of nutritional anaemias. Almqvist & Wiksell, Uppsala

Hedman R (1957) The available glycogen in man and the connection between rate of oxygen intake and carbohydrate usage. Acta Physiol Scand 40: 305-321

Hermansen L (1969) Anaerobic energy release. Med Sci Sports 1: 32-38

Hermansen L, Saltin B (1967) Blood lactate concentration during exercise at acute exposure to altitude. In: Margaria R (Hrsg) Exercise at altitude. Excerpta Medica, Amsterdam

Hollmann W (1965) Körperliches Training als Prävention von Herz-Kreislaufkrankheiten. Hippokrates, Stuttgart

Hultman E (1967) Studies on muscle metabolism of glycogen and active phosphate in man with special reference to exercise and diet. Scand J Clin Lab Invest [Suppl] 19: 94

Hultman E, Nilsson LH (1971) Liver glycogen in man. Effect of different diets and muscular exercise. In: Muscle metabolites during exercise. Plenum, New York, pp 143-152

Hunt JN, Pathak JD (1960) The osmotic effects of some simple molecules and ions on gastric emptying. J Physiol (Lond) 154: 254-269

Karlsson J, Saltin B (1970) Lactate, ATP and CP in the working muscles during exhaustive exercise in man. J Appl Physiol 29: 598

Karlsson J, Saltin B (1971) Diet, muscle glycogen and endurance performance. J Appl Physiol 31: 203

Karlsson J, Diamant B, Saltin B (1970) Muscle metabolites during submaximal and maximal exercises in man. Scand J Clin Lab Invest 26: 385-394

Margaria R, Foá P (1939) Der Einfluß von Muskelarbeit auf den Stickstoffstoffwechsel, die Kreatin- und Säureausscheidung. Arbeitsphysiol 10: 553-560

Moore CV (1968) The absorption of iron from foods. In: Occurence, causes and prevention of nutritional anaemias. Almqvist & Wiksell, Uppsala

Pernow B, Saltin B (1971) Availability of substrates and capacity for prolonged heavy exercise in man. J Appl Physiol 31: 416

Saltin B (1971) Guidelines for physical training. Scand J Rehabil Med 3: 39-46

Saltin B, Åstrand PO (1967) Maximal oxygen uptake in athletes. J Appl Physiol 23: 353

Saltin B, Hermansen L (1967) Glycogen stores and prolonged severe exercise. In: Physical activity and nutrition. Almqvist & Wiksell, Uppsala

Vellar OO (1969) Nutrient losses through sweating. Universitetsforlaget, Oslo

Wretlind A (1968) The supply of food iron. In: Occurence, causes and prevention of nutritional anaemias. Almqvist & Wiksell, Uppsala

Körperliche Leistungsfähigkeit in der Höhe

P.-O. Åstrand

Einleitung

Von jeher hat es den Menschen fasziniert, hohe Berggipfel zu bezwingen. Sein Drang nach Entdeckungen hat ihn heute bis in den Weltraum geführt. Permanente menschliche Wohnungen existieren bis in Höhen von über 4500 m. Es wird immer populärer, Sommer- und Winterferien in hohen Gebirgsgegenden zu verbringen unter Einbeziehung von schweren körperlichen Beanspruchungen wie Bergsteigen oder Skilaufen. Die Entscheidung, die Olympischen Spiele von 1968 nach Mexiko City in eine Höhe von 2300 m zu legen, hat ein spezielles Interesse an den Problemen der Leistungsfähigkeit und des Leistungsverhaltens in der Höhe geschaffen (Weihe 1964; Dill 1964; Luft 1964b; Hollmann et al. 1965b; Schweiz Z Sportmed 14: 1 1966; Margaria 1967; Goddard 1967; Jokl u. Jokl 1968; Roskamm et al. 1968).
Luft gab *1964* einen historischen Überblick über die Erforschung der Höhe und ihrer Auswirkungen auf den menschlichen Organismus.

Physikalische Gesichtspunkte

Im 19. Jahrhundert erkannte Bert (1878), daß die nachteiligen Effekte großer Höhe auf einen verringerten O_2-Partialdruck zurückzuführen waren. Tabelle 1 stellt den Barometerdruck und den O_2-Druck der Inspirationsluft (Trachealluft) bei verschiedenen Höhen dar. Bei einer konstanten O_2-Konzentration von 20,9% und einer trockenen Luft kann der O_2-Druck der Inspirationsluft in der Trachea, gesättigt mit Wasserdampf, leicht berechnet werden aus der Formel $pO_2 = (p_{Bar} - 47) \times 20{,}94/100$. Somit wird ausgedrückt, daß in einer Höhe von über 19000 m, wo der Barometerdruck 47 mm Hg beträgt, sich nichts außer Wassermolekülen in der Trachea befindet.

Die O_2-Spannung der Alveolarluft und damit auch der pO_2 des arteriellen Blutes wird von der Größe der Lungenventilation in Verbindung mit der Zusammensetzung und dem Druck der Inspirationsluft bestimmt. Je häufiger die Luft ausgetauscht wird, desto enger entspricht die Zusammensetzung der Lungenluft der der Inspirationsluft (den Wasserdampf abgezogen). Dieser Befund wird später diskutiert.

Die reduzierte Luftdichte in großen Höhen berührt auch die Mechanik der Atmung. Ein Teil der Atemarbeit wird dazu aufgewandt, Luft gegen den Widerstand in den Luftwegen zu bewegen. Der Widerstand ist relativ hoch bei turbulentem Luftfluß, wie es bei körperlicher Arbeit der Fall ist. Darum ist der Einfluß der reduzierten Dichte bemerkenswerter bei hohen Luftflußgeschwindigkeiten als in Hyperpnoe, während schwerer Arbeit oder in strömungsabhän-

Tabelle 1. Barometerdruck (Standardatmosphäre) in verschiedenen Höhen und der O_2-Partialdruck in der Trachealluft (Wasserdampfsättigung, 37 °C). Die Werte basieren auf Trockenbedingungen für die durchschnittliche Temperatur in Höhe, wenn die Temperatur in Meereshöhe 15 °C beträgt und der Barometerdruck 760 mm Hg[a]

Höhe [m]	Höhe [Fuß]	Druck [mm Hg]	pO_2 der Trachealluft [mm Hg]	Höhe [m]	Höhe [Fuß]	Druck [mm Hg]	pO_2 der Trachealluft [mm Hg]
0	0	760	149	5 500	18 050	379	69
500	1 640	716	140	6 000	19 690	354	64
1 000	3 280	674	131	6 500	21 330	330	59
1 500	4 920	634	123	7 000	22 970	308	55
2 000	6 560	596	115	7 500	24 610	287	50
2 500	8 200	560	107	8 000	26 250	267	46
3 000	9 840	526	100	8 500	27 890	248	42
3 500	11 840	493	93	9 000	29 530	230	38
4 000	13 120	462	87	9 500	31 170	214	35
4 500	14 650	433	81	10 000	32 800	198	32
5 000	16 400	405	75	19 215	63 000	47	0

[a] 1 mm Hg = 0,133 kPa.

gigen Lungenfunktionstests. Der Atemgrenzwert fällt beträchtlich höher aus in großer Höhe als in Meereshöhe (Miles 1957; Ulvedal et al. 1963). Der Effekt des reduzierten Widerstands bei verringertem Barometerdruck besteht in einer verringerten Atemarbeit, bezogen auf ein gegebenes Luftvolumen in- und außerhalb der Lungen. Manches Mal wurden bereits Ventilationen von 200 l/min während maximaler Belastung in großer Höhe gemessen (s. unten).

Ein anderer Effekt der reduzierten Luftdichte bei einem niedrigen Barometerdruck ist ein verringerter Luftwiderstand. Letzterer ändert sich mit der Windgeschwindigkeit. Die äußere Arbeit fällt deshalb in großer Höhe bei muskulären Beanspruchungen wie beim Sprint reduziert aus, desgleichen beim Skiabfahrtslauf, Radfahren und alpinen Skilauf mit hohen Geschwindigkeiten. Die Lufttemperatur liegt im ganzen tiefer, je größer die Höhe ist. Sie nimmt linear ab um 6,5 °C/1000 m Höhe bis zu über 11 000 m Höhe, ausgehend von einer durchschnittlichen Jahrestemperatur von 15 °C in Meereshöhe. Dazu wird die Luft mit ansteigender Höhe zunehmend trockener. Darum spielt der Wasserverlust über die Respirationswege in größeren Höhen eine wesentlichere Rolle als in der Tiefe. Wird eine kalorisch große Arbeit verrichtet, mag dieser Faktor zu einer Hypohydration in großer Höhe führen und einem Gefühl des Wundseins und der Trockenheit in der Kehle. Die Sonneneinstrahlung ist gleichfalls in großer Höhe intensiver. Der ultraviolette Anteil kann zusätzliche Schwierigkeiten bedingen in Form von Sonnenbrand oder Schneeblindheit. Schließlich ist auch die Schwerkraft mit der Entfernung vom Erdmittelpunkt verringert. Das kann sich theoretisch günstig auswirken für Sportler in Disziplinen wie Springen oder Werfen.

Körperliche Leistungsfähigkeit

Die Reduzierung der körperlichen Leistungsfähigkeit in großer Höhe ist durch zahlreiche Untersuchungen gesichert. Sie fällt bereits in einer Höhe von 1200 m auf, wenn es sich um Belastungen unter Einbeziehung großer Muskelgruppen mit einer Dauer von 2 min oder länger handelt. Henderson (1938) bemerkte, daß es Menschen zwar gelungen wäre, in bezug auf die Distanz nahe an den Gipfel des Mount Everest heranzukommen, daß sie aber noch weit entfernt gewesen wären in bezug auf die aufzuwendende Zeit. Als ein Beispiel für die körperliche Beanspruchung, die die Besteigung eines hohen Berges mit sich bringt, führte Somervell (1925) aus:

„Es mag von Interesse sein, über ein oder zwei persönliche Beobachtungen zu berichten, welche ich während der Besteigung eines 27000–28000 Fuß hohen Berges machte. Der Puls: Die Herzschlagzahl während des Aufwärtssteigens lag beständig zwischen 160–180/min, manchmal sogar höher; der Rhythmus war gleichförmig ... Die Atmung: Über 50–55 Atemzüge/min während des Aufstiegs. Bei annähernd 28000 Fuß Höhe fühlte ich, daß für jeden einzelnen Schritt weitere 7–10 komplette Atemzüge erforderlich waren. Die Atmung ging schnell und tief vonstatten; dabei war sie bemerkenswert leicht in großer Höhe, wohl infolge der reduzierten Luftdichte."
Norton (1925) schreibt, daß er in einer Höhe von 8500 m für die Zurücklegung einer Distanz von 35 m über eine Stunde benötigte, obgleich das Gelände nicht besonders schwierig war.

Sportwettbewerbe in der Höhe verlangen besonders gut trainierte Athleten von hoher Motivation. Leary u. Wyndham (1966) berichten über Beobachtungen in Südafrika, wo wichtige leichtathletische Veranstaltungen in Höhen von 1500 m und darüber hinaus durchgeführt werden. Sie kamen zu dem Ergebnis, daß die besten Leistungen in Mittel- und Langstreckendistanzen an der Küste beobachtet werden, wohingegen die besten Sprintleistungen in mittlerer Höhe zu verzeichnen sind.
Bei den Wettkämpfen in Mexico City (2300 m Höhe) erzielte man gleiche oder bessere Leistungen als in Meereshöhe in Laufdistanzen bis zu 800 m (Tabelle 2). Im 5000- und 10000-m-Lauf war ein Leistungsverlust von ca. 6% zu beobachten. In Sprung- und Wurfdisziplinen fanden sich keine eindeutigen Unterschiede bei Durchführung der Veranstaltung in Meereshöhe oder in mittlerer Höhe. Häufig wurde bemerkt, daß die Erholungszeit in Mexiko City beträchtlich länger war als in geringerer Höhe.
Dieser kurze Überblick zeigt, daß bei Belastungsformen von intensiver Aktivität, aber kurzer Dauer (nicht mehr als 1 min) und in sog. technischen Disziplinen keine bemerkenswerten Unterschiede in der Leistungsfähigkeit zwischen Meereshöhe und mittlerer Höhe von etwa 2300 m zu beobachten sind. Hingegen wird die Leistungsfähigkeit bei Dauerbelastungen von mehr als 2 min eindeutig in größerer Höhe reduziert, ausgenommen diejenigen Sportarten, in welchen der Luftwiderstand eine große Rolle spielt (bezüglich weiterer Einzelheiten s. die Angaben über das internationale Höhensymposium in Magglingen 1965, veröffentlicht in der *Schweizer Zeitschrift für Sportmedizin* 14, 1966).

Tabelle 2. Prozentuale Abweichung der Gewinnzeiten in Mexico City von den Weltrekorden. Alle Läufe von weniger als 2 min Dauer mit der bemerkenswerten Ausnahme von 110 m Hürden wurden in neuer Weltrekordzeit gewonnen. Der 800-m-Lauf wurde von Ralph Doubell gewonnen, der die Weltrekordzeit einstellte. Alle anderen Läufe wurden in Zeiten bestritten, die schlechter als die entsprechenden Weltrekorde waren. (Zusammengestellt von Jokl u. Jokl 1969)

Disziplin	Weltrekord 1.10.1968	Olympische Spiele Gewinner	Mexico City Zeit +/− Abweichung in %
100 m	10,0	Hines	9,9 − 1,00
200 m	20,0	Smith	19,8 − 1,00
4 × 100-m-Staffel	38,6	USA	38,2 − 1,03
400 m	44,5	Evans	43,8 − 1,57
4 × 400-m-Staffel	3.02,8	USA	2.56,1 − 3,66
110-m-Hürden	13,2	Davenport	13,3 + 0,75
400-m-Hürden	49,1	Hemery	48,1 − 2,03
800 m	1.44,3	Doubell	1.44,3
1500 m	3.33,1	Keino	3.34,9 + 0.84
3000-m-Hindernisrennen	8.26,4	Biwott	8.51,0 + 4,85
5000 m	13.16,6	Gammoudi	14.05,1 + 6,08
10000 m	27.39,4	Temu	29.27,4 + 6,50
42000 m	2.12.11,2	Wolde	2.20.26,4 + 6,24

Leistungsbegrenzende Faktoren

Läßt man Höhen von über 3000 m außer Betracht, die auch eine Störung der psychologischen Funktionen herbeiführen können, so ist es klar, daß die individuelle maximale O_2-Aufnahme (aerobe Kapazität) von einem reduzierten O_2-Druck in der Inspirationsluft beeinträchtigt wird. Einschlägige Untersuchungen haben gezeigt, daß Arbeit unter akutem Einfluß von großer Höhe schon bei geringeren Belastungsstufen einen Anstieg des Blutlaktatspiegels verursacht als unter Meereshöhebedingungen. Auf einer gegebenen Belastungsstufe fällt der Laktatspiegel höher aus, während die maximal erreichbare Konzentration während erschöpfender Arbeit etwa dieselbe wie unter Meeresbedingungen ist (Edwards 1936; Asmussen et al. 1948; Åstrand 1954; Hollmann et al. 1965; Stenberg et al. 1966; Buskirk et al. 1967; Hermansen u. Saltin 1967).

Die maximale anaerobe Kapazität, welche maßgeblich von der Glykogenolyse bestimmt wird, erfährt wahrscheinlich durch die Höhe keine Beeinflussung. Die maximale O_2-Schuld ist dieselbe nach einer maximalen Belastung in Meereshöhe und in mittlerer Höhe. Das gilt sowohl für die akute Höhenbelastung als auch für eine begrenzte Akklimatisation (Saltin 1967; Buskirk et al. 1967). Als Beispiel erwähnt Saltin (1967), daß der Mittelstreckenläufer Bodo Tümmler die 1500-m-Distanz in Stockholm in 3,42 min zurücklegte und in Mexiko City in 3,54 min. Die O_2-Aufnahme während der nachfolgenden 60minütigen Erholungspause betrug 38 bzw. 42 l; die höchste Blutlaktatkonzentration belief sich auf 18,6 bzw. 18,3 mmol/l. Nach einem 3000-m-Hindernislauf waren die Werte für Bengt Persson in Stockholm 28 l O_2-Aufnahme und 18,2 mmol/l Blutlaktat bei einer Laufzeit von 8,34 min. Die entsprechenden Werte in Mexiko City betrugen 33 l O_2-Aufnahme, 20,3 mmol/l Laktat und 9,32 min Laufzeit.

Hinsichtlich der neuromuskulären Funktion hatten Christensen u. Nielsen (1936) gezeigt, daß Geschwindigkeit und Kraft von mäßiger Hypoxie nicht beeinflußt werden. In einem Test am Hill-Rad, in welchem die Kontraktionszeit weniger als 6 s betrug, erreichten die Probanden identische Maximalwerte in Meereshöhe sowie bei einem Barometerdruck von 440 bzw. 390 mm Hg.

Bei gegebenen submaximalen Belastungsstufen, z. B. am Fahrradergometer, fällt ebenfalls die O_2-Aufnahme in Meereshöhe und in mittlerer Höhe identisch aus (Christensen 1937; Asmussen u. Chiodi 1941; Åstrand 1954; Pugh et al. 1964).

Vom psychologischen Standpunkt mag der Aufenthalt selbst in mäßiger Höhe einen beträchtlichen Streß darstellen, auf jeden Fall aber eine ungewöhnliche Milieuänderung. Aus der Erfahrung weiß man, welche Gefühle eine bestimmte Belastungsintensität im Körper unter normalen Umständen auslöst. Ein gegebener Anstrengungsgrad führt in größerer Höhe zu einer höheren Lungenventilation, einer höheren Herzschlagzahl und möglicherweise anderen Symptomen der Ermüdung, die unter Normalbedingungen bei dieser Belastung nicht auftreten. Demgemäß findet graduell eine Adaptation an die neue Situation statt; demzufolge mag die Taktik des Athleten bei Wettbewerben in der Höhe eine andere sein als bei solchen in Meereshöhe. Am Ende dieses Kapitels wird hierauf näher eingegangen.

Abschließend ist festzustellen, daß es die aerobe Kapazität ist, welche direkt durch Arbeit unter den Bedingungen eines reduzierten O_2-Partialdrucks beeinflußt wird.

O_2-Transport

Die Lungenventilation fällt für eine gegebene O_2-Aufnahme unter Höhenbedingungen erheblich vergrößert aus (Abb. 1). In diesem Falle betrug die Ventilation bei einer O_2-Aufnahme von 4 l/min 80 l/min bei Atmung von reinem Sauerstoff. Unter Luftatmung stieg der Wert auf 105 l/min, bei einer Höhe von 2000 m auf 140 l/min und in 3000 m Höhe auf 160 l/min, d. h. doppelt so hoch wie unter O_2-Atmung. Sogar unter Meereshöhebedingungen existiert eine hypoxische Tendenz, die bei Überschreitung einer O_2-Aufnahme von 1,5 l/min in Erscheinung tritt.

Diese hypoxische Hyperpnoe wird ausgelöst über die Chemorezeptoren im Karotissinus und in der Aorta. Wenn die Produktion von CO_2 bei einer gegebenen O_2-Aufnahme etwa dieselbe ist, reduziert die höhenbedingte Hyperventilation den CO_2-Gehalt des Blutes. Der zweite Effekt der Hyperpnoe ist deshalb ein pH-Anstieg im Blut als Ausdruck einer unkompensierten respiratorischen Alkalose. Der reduzierte pCO_2- und erhöhte pH-Wert des arteriellen Blutes macht einen inhibitorischen Einfluß auf das Atemzentrum geltend. Andererseits verursacht die frühere Laktatanhäufung im Blut einen pH-Abfall. Demgemäß muß die Ventilationsgröße als physiologischer Kompromiß angesehen werden zwischen der Forderung nach einer adäquaten O_2-Zufuhr und der Notwendigkeit, den Säure-Basen-Haushalt so normal wie möglich zu halten.

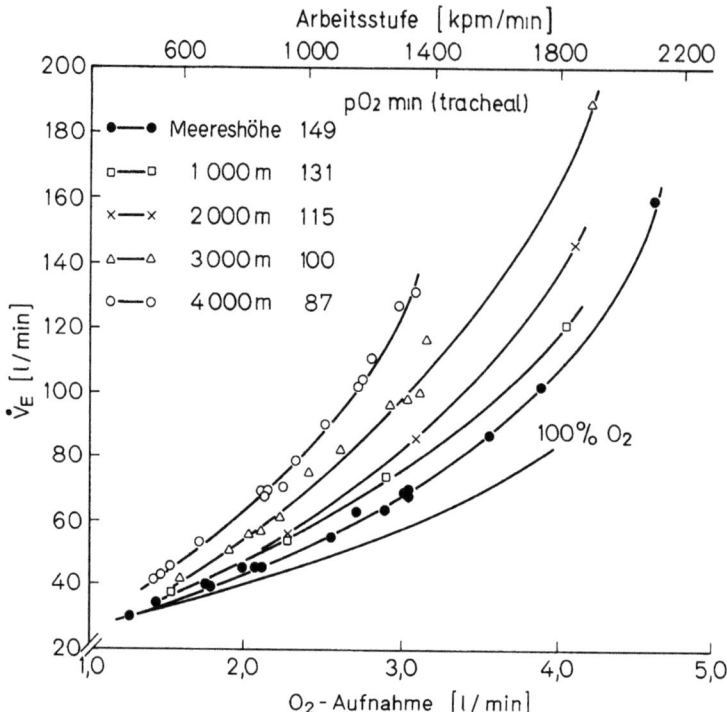

Abb. 1. Lungenventilation (BTPS) in Beziehung zur O_2-Aufnahme bei verschiedenen Arbeitsbelastungen unter Atmung von Sauerstoff oder Luft in verschiedenen simulierten Höhen. Beachte die hohe Ventilation von 190 l/min bei Arbeit in 3000 m Höhe. (Nach Åstrand 1954)

Entsprechend dem großen Anstieg der Ventilation während Arbeit unter Höhenbedingungen liegt der alveoläre pO_2 höher als unter Normalbedingungen. Hierdurch wird die O_2-Diffusion von den Alveolen in die Lungenkapillaren erleichtert.

Die maximale Lungenventilation während Arbeit in der Höhe ist dieselbe oder höher als unter Meereshöhebedingungen (Stenberg et al. 1966; Saltin 1967; Grover u. Reeves 1967; Roskamm et al. 1968). Die Diffusionskapazität wird als unverändert angesehen nach Ankunft in größerer Höhe (West 1962).

Während submaximaler Arbeit mit reduziertem O_2-Partialdruck in der Inspirationsluft wird die niedrige O_2-Sättigung durch ein vergrößertes Herzzeitvolumen kompensiert (Asmussen u. Nielsen 1955; Stenberg et al. 1966).

Dieser und andere Effekte großer Höhe auf den O_2-Transport sind in Abb. 2 dargestellt. Die Vergrößerung des Herzzeitvolumens wird über ein Anwachsen der Herzschlagfrequenz ermöglicht; das Schlagvolumen kann sogar reduziert sein. Der arterielle Blutdruck ist kaum beeinflußt. Eine Vasodilatation als Resultat der Hypoxie verursacht einen reduzierten peripheren Widerstand.

Es ist sehr interessant festzustellen, daß die beobachteten Maximalwerte für die Herzschlagfrequenz, das Herzzeitvolumen und das Schlagvolumen in einer Hö-

Körperliche Leistungsfähigkeit in der Höhe

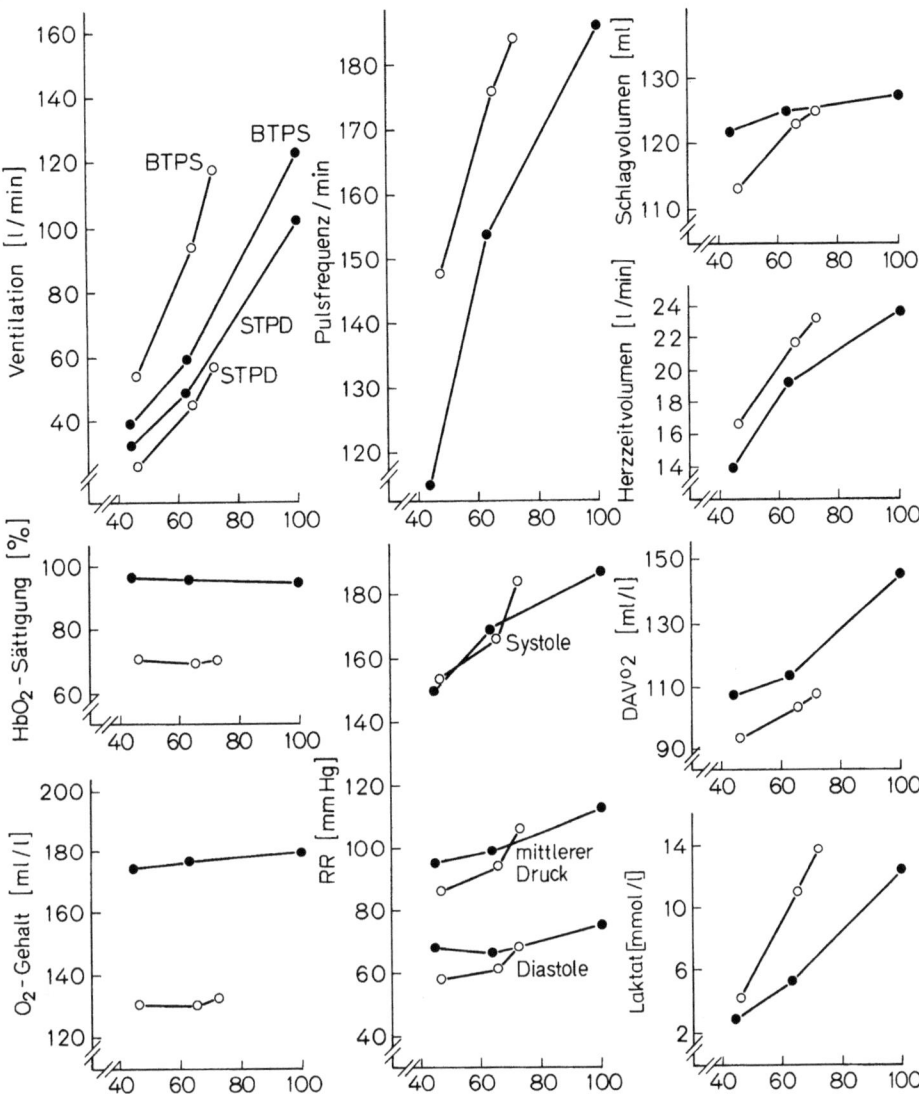

Abb. 2. Mittelwerte von 6 Personen bei 2 submaximalen und einer maximalen Belastung (Fahrradergometer) in Meereshöhe *(gefüllte Punkte)* sowie bei akuter Hypoxie, entsprechend einer Höhe von 4000 m *(offene Punkte)*. Die maximale O$_2$-Aufnahme ist auf 72% des Ausgangswertes abgesunken. *Abszisse.* O$_2$-Aufnahme in % der maximalen O$_2$-Aufnahme in Meereshöhe. (Nach Stenberg et al. 1966)

he von 4000 m (akuter Höheneinfluß) dieselben sind wie in Meereshöhe. Augenscheinlich ist der O$_2$-Mangel nicht von solcher Bedeutung, daß die Pumpkapazität des Herzmuskels reduziert wird, und das trotz der Tatsache eines um mehr als 50 mm Hg reduzierten p$_a$O$_2$. In einer vergleichenden Studie zeigten Blomqvist u. Stenberg (1965), daß es keine Zeichen einer myokardialen Ischämie im EKG gibt, wenn Probanden maximale Arbeit bei einer simulierten Höhe

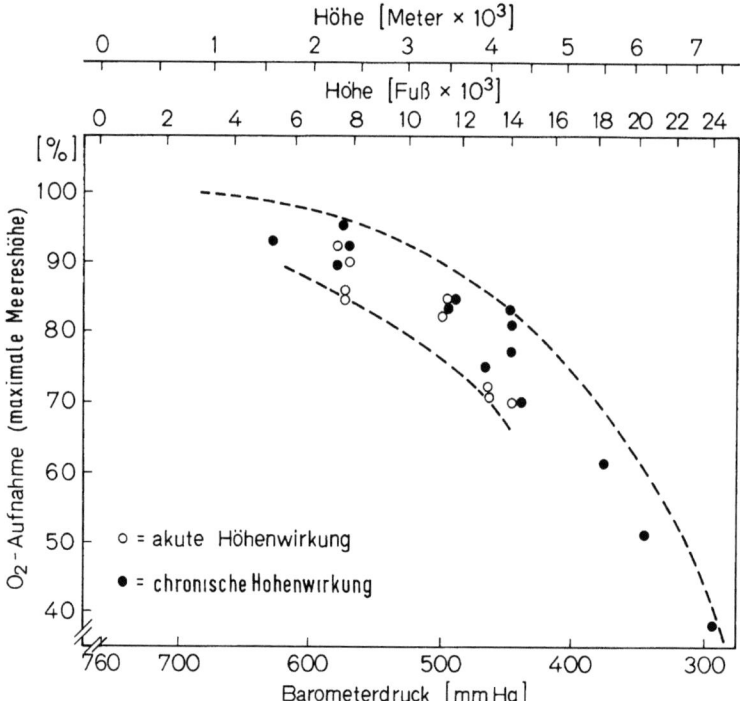

Abb. 3. Die Reduktion der maximalen O$_2$-Aufnahme in Beziehung zum Barometerdruck. Die *nicht gefüllten Punkte* bezeichnen das Experiment unter akuter Hypoxie, die *gefüllten Punkte* bei verschiedenen Akklimatisationsphasen. Im Prinzip fällt die maximale O$_2$-Aufnahme bei akuter Hypoxieaussetzung innerhalb der gepunkteten Linien; als Folge der Akklimatisation tritt eine Abweichung zum oberen Teil des Feldes ein. (Daten von Balke 1960; Pugh 1964; Stenberg et al. 1966; Buskirk et al. 1967; Hansen et al. 1967b; Roskamm et al. 1968)

von 4000 m verrichten. Stenberg et al. (1966) schlossen daraus, daß die reduzierte maximale O$_2$-Aufnahme bei mäßiger akuter Hypoxie einen engen Bezug zur Reduzierung des arteriellen O$_2$-Gehalts aufwies. Während maximaler Arbeit in Hypoxie sank die O$_2$-Aufnahme auf durchschnittlich 72% des Normalwerts, die arterielle O$_2$-Sättigung auf 74%, während das Herzzeitvolumen völlig dem auf Meereshöhe entsprach. Mit anderen Worten, die maximale O$_2$-Aufnahme weist eine Korrelation mit dem O$_2$-Volumen auf, welches dem Gewebe angeboten wurde (arterieller O$_2$-Gehalt mal maximales Herzzeitvolumen).

Während maximaler Arbeit in Meereshöhe wird fast der gesamte Sauerstoff demjenigen Blut entzogen, welches die Arbeitsmuskulatur passiert, so daß dort in dieser Hinsicht kein zusätzlicher Gewinn bei Arbeit unter Höhenbedingungen erzielt werden kann.

Der quantitative Effekt des O$_2$-Transports während maximaler Arbeit in unterschiedlichen Höhenlagen wird in Abb. 3 dargestellt. In Mexiko City (2300 m) beträgt die Reduktion im Mittel 15%, bei 4000 m über 30% [von 4,24 auf 3,07 l/min in der Untersuchung von Stenberg et al. (1966)]. Eine beträchtliche Streuung der Daten, wie in der Studie beobachtet wurde, mag durch folgende Punkte erklärt werden:

1) Der Effekt eines reduzierten O_2-Drucks hinsichtlich der körperlichen Leistungsfähigkeit weist individuell große Differenzen auf.
2) Es sind verschiedene Techniken benutzt worden, besonders diejenigen Kriterien betreffend, die das Erreichen der maximalen O_2-Aufnahme kennzeichnen.
3) Personen mit einer hohen aeroben Kapazität werden in stärkerem Maße von einer reduzierten Diffusionskapazität betroffen als solche mit einer geringeren maximalen O_2-Aufnahme. Die progressive Abnahme der arteriellen O_2-Sättigung nimmt bei Arbeit in großer Höhe immer weiter zu trotz der angewachsenen alveolären O_2-Spannung, und die daraus resultierende große alveoloarterielle O_2-Differenz kann durch die Begrenzung der Diffusionskapazität der Lunge unter diesen Bedingungen erklärt werden (West et al. 1962; Grover u. Reeves 1967; Blomqvist et al. 1969).

Wir werden nun den Effekt eines längeren Aufenthalts in großer Höhe diskutieren, d.h. die Akklimatisation an einen reduzierten O_2-Partialdruck in der Inspirationsluft. Dabei ist zu unterscheiden zwischen einer kurzfristigen Adaptation, die eine Angelegenheit von Tagen oder wenigen Wochen ist, und einer langfristigen, wenn Jahre in großer Höhe verbracht werden. In den allerersten Tagen eines akuten Höhenaufenthalts erwächst ein starker Anstieg der Lungenventilation für eine gegebene Arbeitsbelastung. Diese Hyperpnoe vergrößert den pO_2 und reduziert den pCO_2 der Alveolarluft. Ein längerer Aufenthalt in 4000 m Höhe verursacht ein 40-100%iges Ansteigen der Lungenventilation, verglichen mit den Werten unter Meereshöhebedingungen. Dieser Anstieg ist besonders ausgeprägt während schwerer körperlicher Arbeit. Sogar die Einatmung von reinem Sauerstoff während Arbeit in der Höhe verhindert nicht einen solchen Anstieg der Lungenventilation, obwohl dabei die peripheren Chemorezeptoren geblockt werden. Die Atmung von Sauerstoff bei Arbeit in großer Höhe wirkt sicherlich O_2-sparend, wenn der Proband nicht akklimatisiert ist. Andererseits kann Sauerstoff kaum kontinuierlich über längere Zeitperioden verabfolgt werden. Wenn man auf Meereshöhe zurückkehrt im Anschluß an einen Höhenaufenthalt, dauert es mehrere Wochen, bis die Ausgangswerte hinsichtlich der verschiedenen Kriterien wieder erreicht sind (Buskirk et al. 1967). Der Energieaufwand für die Atmungsmuskulatur ist in großer Höhe nicht größer als in Meereshöhe infolge der reduzierten Luftdichte. Wenn die Meereshöhe wieder erreicht wird, muß die „abnorm" hohe ventilatorische Antwort auf eine gegebene O_2-Aufnahme eine zusätzliche respiratorische Arbeit mit sich bringen. Die Regulation der Atmung wird von Åstrand u. Rodahl (1970) diskutiert.

Weiterhin ist eine reduzierte Alkalireserve im Blut bei höhenakklimatisierten Personen zu beobachten. Infolgedessen liegt eine geringere Fähigkeit vor, einer Azidose zu widerstehen, die infolge körperlicher Arbeit entsteht (Roughton 1964). Während akuter Höhenkonfrontation mit einer Dauer von wenigen Wochen kann wahrscheinlich derselbe hohe Blutlaktatspiegel ertragen werden wie in Meereshöhe, jedoch lassen Resultate von Edwards (1936) eine graduelle Abnahme des Maximums vermuten (Hansen et al. 1967a). Die reduzierte Alkalireserve mag ein Faktor sein, welcher diese Abnahme der maximalen anaeroben Kapazität verursacht.

Pugh (1964) sowie Pugh et al. (1964) führten hämodynamische Untersuchungen in großen Höhen während maximaler Arbeit durch. Sie berichten, daß ein verlängerter Aufenthalt in verschiedenen Höhen das Herzzeitvolumen für eine gegebene Belastungsintensität bis zu jenem Niveau herabsetzte, welches für dieselbe Belastungsstufe in Meereshöhe beobachtet wurde. Das maximale Herzzeitvolumen war indessen deutlich reduziert. Nach einem Aufenthalt von mehreren Monaten Dauer in einer Höhe von 5800 m sanken die Werte auf 16-17 l/min, verglichen mit 22-25 l/min in Meereshöhe. Diese Reduktion des Herzzeitvolumens war ein kombinierter Effekt eines verringerten Schlagvolumens und einer reduzierten maximalen Herzschlagfrequenz (Senkung von 192 auf 135 Schläge/min). Diese Untersuchung bestätigt die Daten von Christensen u. Forbes (1937).

Messungen des Herzzeitvolumens während Arbeit in Höhen zwischen 3000 und 4300 m wurden während eines mehrwöchigen Aufenthalts durchgeführt (Klausen 1966; Alexander et al. 1967; Hartley et al. 1967; Vogel et al. 1967; Saltin et al. 1968). Die Ergebnisse besagen, daß schon nach wenigen Tagen das Herzzeitvolumen während submaximaler Arbeit reduziert ist im Vergleich mit den Werten während akuter Höhenexposition. Es kehrt stufenförmig zu den für Meereshöheverhältnisse typischen Werten zurück oder zumindest in deren Nähe. Während maximaler Arbeit ist das Herzzeitvolumen reduziert. Ein verringertes Schlagvolumen scheint der primäre Grund für das reduzierte Herzzeitvolumen zu sein; die herabgesetzte maximale Herzschlagzahl ist nicht so einheitlich zu finden (Åstrand u. Åstrand 1958; Christensen u. Forbes 1937; Cerretelli u. Margaria 1961; Pugh et al. 1964). (Abb. 2 zeigt, daß das Schlagvolumen während leichter Arbeit bei akuter Höhenexposition verringert ist.)

Innerhalb der ersten Tage eines Höhenaufenthalts wächst die Hämoglobinkonzentration im Blut. Dieses Anwachsen ist primär eine Folge einer Abnahme des Plasmavolumens (Merino 1950; Surks et al. 1966; Buskirk et al. 1967). Graduell bringt die angewachsene Erythropoese den Hämoglobingehalt auf hohe Werte, so daß der O_2-Gehalt/l arterielles Blut bei akklimatisierten Menschen in 4500 m Höhe derselbe sein kann wie in Meereshöhe (Christensen u. Forbes 1937; Hurtado et al. 1945; Chiodi 1957; Reynafarje 1967). Bei einer Höhe von 4500 m wiesen die Eingeborenen in Monocotha in Peru eine Hämoglobinkonzentration mit Durchschnittswerten von 20,8 g/100 ml Blut auf (Hurtado et al. 1945).

Als eine Konsequenz der angewachsenen Hämokonzentration während Höhenakklimatisation kann der dem Gewebe angebotene Sauerstoff/l arterielles Blut derselbe sein wie in Meereshöhe. Die angewachsene Viskosität des Blutes mit dem erhöhten Hämatokritwert muß zwangsläufig zu einer vergrößerten Herzarbeit für ein gegebenes Herzzeitvolumen führen, doch der Nettoeffekt der hämatologischen Antwort auf eine verlängerte Hypoxie hinsichtlich der Leistungsfähigkeit des Herzens kann gegenwärtig nicht zahlenmäßig berechnet werden.

Barbashova (1964) hat die verschiedenen Aspekte der zellulären Adaptation an einen Aufenthalt in großer Höhe zusammengefaßt. Danach soll die O_2-Utilisation für eine aerobe Energiemenge bei einer niedrigen O_2-Spannung anwachsen. Dieser Vorgang wird als enzymale Adaptation der Zelle interpretiert. Die Fähigkeit, O_2-Mangel zu tolerieren, wächst in Verbindung mit der Akklimatisation. Vannotti (1964) und Cassin et al. (1966) berichten, daß eine wachsende Kapillarisierung nach einer Akklimatisationsperiode in großer Höhe stattfindet. Ein Anwachsen der Kapillarzahl reduziert die Entfernung zwischen der Kapillare und den am entferntesten gelegenen Zellen innerhalb des Gewebezylinders. Eine relativ niedrige O_2-Spannung in den Kapillaren kann deswegen noch die O_2-Belieferung selbst dieser ungünstig gelegenen Zellgebiete sichern. Rahn (1966) betont, daß ein Anwachsen der Zahl offener Kapillaren die wichtigste Rolle nicht nur im täglichen Leben unter Meereshöhebedingungen spielt, sondern besonders während Akklimatisation an große Höhe.

Reynafarje (1962) stellt fest, daß der Myoglobingehalt im Skelettmuskel während Höhenadaptation anwächst; dies wäre ein weiterer günstiger Effekt für den O_2-Transport.

Der kritische alveoläre pO_2, bei welchem eine nichtakklimatisierte Person innerhalb weniger Minuten bewußtlos wird, liegt bei 30 mm Hg mit geringen individuellen Schwankungen (Christensen u. Krogh 1936). Diese Grenze ist bei einer Höhe von etwas mehr als 7000 m erreicht. Unterhalb dieses geringen pO_2 kann der O_2-Bedarf der Nervenzellen wahrscheinlich nicht gedeckt werden (Noell 1944). Die gut akklimatisierte Person kann mehrere Stunden in einer Höhe von über 8000 m verbringen unter Atmung der normalen Umgebungsluft. Dies kann als Beispiel der möglichen Zelladaptation aufgeführt werden.

Zusammenfassung

Die akute Konfrontation mit einem reduzierten O_2-Druck in der Inspirationsluft während Arbeit ist mit einer Hyperpnoe verbunden, die über die Arbeitshyperventilation für eine gegebene Belastung unter Meereshöhebedingungen hinausgeht. Auch das Herzzeitvolumen steigt stärker an als die O_2-Aufnahme. Diese Faktoren vergrößern in Verbindung mit einer Verschiebung der O_2-Dissoziationskurve zu ihrem steilen Teil den O_2-Transport. Diese Mechanismen können indessen nicht voll den reduzierten O_2-Partialdruck kompensieren. Demgemäß ist die maximale O_2-Aufnahme herabgesetzt, womit die Bedeutung der anaeroben Energieproduktion anwächst.

Es kann festgestellt werden, daß im Zuge einer Höhenakklimatisation immer mehr kompensatorische Kunstgriffe erworben werden, wie (1) ein weiteres Anwachsen der Lungenventilation, (2) ein Anwachsen der Hämoglobinkonzentration im Blut, (3) morphologische und funktionelle Veränderungen in den Geweben (angewachsene Kapillarisierung, vermehrter Myoglobingehalt, modifizierte Enzymaktivität). Das initial beobachtete Ansteigen des Herzzeitvolumens für eine gegebene Belastung wird ersetzt durch eine graduelle Abnahme auf oder sogar unter den Wert in Meereshöhe. Sowohl während submaximaler als auch bei maximaler Arbeit ist das Schlagvolumen reduziert. Lag der Aufenthalt in einer Höhe von 4000 m oder höher, erfährt die maximal erreichte Herzschlagzahl eine

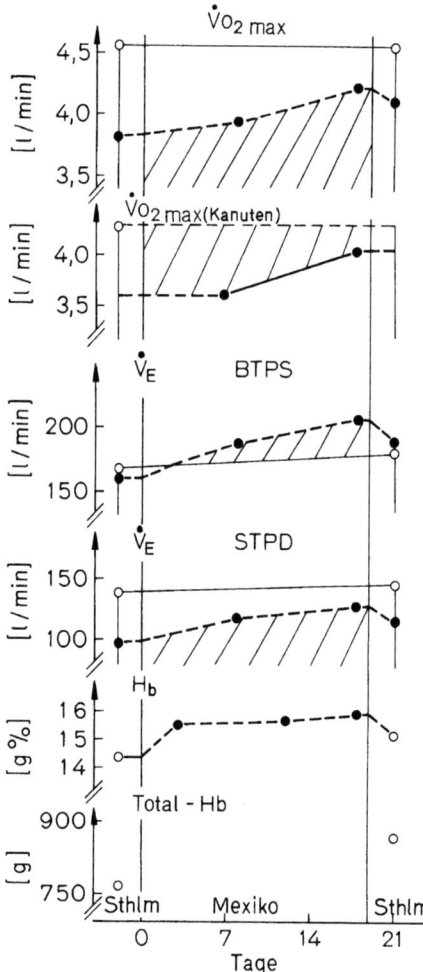

Abb. 4. Respiratorische und kardiovaskuläre Reaktion auf einen 19tägigen Aufenthalt in Mexico City (2300 m Höhe) bei G. Utterberg, Goldmedaillengewinner bei den Kanuten in Tokyo 1964. Die gefüllten Kreise repräsentieren die in der Höhe erhaltenen Werte bzw. die in einer Unterdruckkammer gewonnenen bei 580 mm Hg. Die ventilatorischen Größen (*BTPS* und *STPD*) sind während maximaler Arbeit auf dem Fahrradergometer gemessen. (Nach Saltin 1967)

Reduktion im Vergleich mit den Werten auf Meereshöhe. Andere genannte Adaptationsmechanismen sind reversibel. Es bedarf jedoch mehrerer Wochen, bevor die Größen zu den Ausgangswerten in Meereshöhe zurückkehren. Das gilt v. a. für Personen, die sich einen Monat oder länger in der Höhe aufgehalten hatten.

Der Nettoeffekt dieser Höhenakklimatisation ist eine graduelle Verbesserung der körperlichen Leistungsfähigkeit bei Ausdauerbelastungen. Die maximale anaerobe Kapazität ist nach einer langen Periode der Akklimatisation noch nicht sorgfältig analysiert worden. Bis zu einer Höhe von 2500 m existieren objektive Messungen, welche zeigen, daß die maximale aerobe Kapazität innerhalb der ersten wenigen Wochen des Höhenaufenthalts ansteigt (Pugh 1965; Saltin 1967; Roskamm et al. 1968).

Es ist ebenfalls sicher, daß der O_2-Gehalt/l Blut ansteigt, aber das maximale Herzzeitvolumen ist etwa im selben Maße reduziert. Es sollte darauf hingewiesen werden, daß der gut trainierte Athlet sich weder schneller noch effektiver in der Höhe akklimatisiert als eine untrainierte Person.

Abb. 4 stellt ein Beispiel dar von Daten, die in der Höhe von Mexico City an einem Spitzenathleten (Kanu) gewonnen wurden. Sein initialer Abfall in der maximalen O_2-Aufnahme um 14% wurde weniger während des Aufenthalts in Mexico City, betrug aber selbst nach 19 Tagen noch 6% im Vergleich zum Maximalwert in Meereshöhe. Derselbe Trend wurde für die O_2-Aufnahme während maximaler Belastung im Kanu beobachtet. In einer Gruppe von 8 internationalen Spitzenathleten belief sich die Reduktion der maximalen O_2-Aufnahme in einer Höhe von 2300 m auf durchschnittlich 16% (9–22%); nach 19tägigem Höhenaufenthalt war der Maximalwert noch 11% unter dem Meereshöhenwert (6–16%) (Saltin 1967). Dieses Beispiel illustriert die individuellen Variationen bei der Beantwortung des Hypoxiereizes.

Literatur

Alexander JK, Hartley LH, Modelski M, Grover RF (1967) Reduction of stroke volume during exercise in man following ascent to 3100 m altitude. J Appl Physiol 23: 849

Asmussen E, Chiodi H (1941) The effect of hypoxemia on ventilation and circulation in man. Am J Physiol 132: 426

Asmussen E, Nielsen M (1955) Cardiac output during muscular work and its regulation. Physiol Rev 35: 778

Asmussen E, Döbeln W von, Nielsen M (1948) Blood lactate and oxygen debt after exhaustive work at different oxygen tensions. Acta Physiol Scand 15: 57

Åstrand PO (1954) The respiratory activity in man exposed to prolonged hypoxia. Acta Physiol Scand 30: 343

Åstrand PO, Åstrand I (1958) Heart rate during muscular work in man exposed to prolonged hypoxia. J Appl Physiol 13: 75

Åstrand PO, Rodahl K (1977) Textbook of work physiology. McGraw-Hill, New York

Balke B (1960) Work capacity at altitude. In: Science and medicine of exercise and sports. Harper & Row, New York

Barbashova ZI (1964) Cellular level of adaptation. In: American Physiology Society, Washington (Handbook of physiology, sec. 4, pp 37–54)

Bert P (1878) La pression barométrique. Masson, Paris

Blomqvist G, Stenberg J (1965) The ECG response to submaximal and maximal exercise during acute hypoxia. Acta Med Scand [Suppl 440] 178: 82–92

Blomqvist G, Johnson RL Jr, Saltin B (1969) Pulmonary diffusing capacity limiting human performance at altitude. Acta Physiol Scand 76: 284–287

Buskirk E, Kollias J, Akers RF, Prokop BK, Picòn-Rèategui (1967) Maximal performance at altitude and on return from altitude in conditioned runners. J Appl Physiol 23: 259

Cassin S, Gilbert RD, Johnson EM (1966) Capillary development during exposure to chronic hypoxia. Report SAM-TR-66-16, USAF School of Aviation Medicine, Randolph Field/Tex.

Cerretelli P, Margaria R (1961) Maximum oxygen consumption at altitude. Int Z Angew Physiol 18: 460–464

Chiodi H (1957) Respiratory adaptations to chronic high altitude hypoxia. J Appl Physiol 10: 81

Christensen EH (1937) Sauerstoffaufnahme und respiratorische Funktionen in großen Höhen. Skand Arch Physiol 76: 88–100

Christensen EH, Forbes WH (1937) Der Kreislauf in großen Höhen. Skand Arch Physiol 76: 75–87

Christensen EH, Krogh A (1936) Fliegeruntersuchungen; die Wirkung niedriger O_2-Spannung auf Höhenflieger. Skand Arch Physiol 73: 145-154

Christensen EH, Nielsen HE (1936) Die Leistungsfähigkeit der menschlichen Skelettmuskeln bei niedrigem Sauerstoffdruck. Skand Arch Physiol 74: 272-280

Dill DB (ed) (1964) Adaptation to the environment. In: American Physiology Society, Washington (Handbook of physiology, sec. 4)

Edwards HT (1936) Lactic acid in rest and work at high altitude. Am J Physiol 116: 367-375

Godard RF (ed) (1967) The International Symposium on the effects of altitude on physical performance. Athletic Institute, Chicago

Grover RF, Reeves JT (1967) Exercise performance of athletes at sea level and 3100 m altitude. In: Godard RF (ed) The International Symposium on the effects of altitude on physical performance. Athletic Institute, Chicago

Hansen JE, Stelter GP, Vogel JA (1967a) Arterial pyrovate, lactate, pH and P_{CO2} during work at sea level and high altitude. J Appl Physiol 23: 523

Hansen JE, Vogel JA, Stelter GP, Consolazio CF (1967b) Oxygen uptake in man during exhaustive work at sea level and high altitude. J Appl Physiol 23: 511

Hartley LH, Alexander JK, Modelski M, Grover RF (1967) Subnormal cardiac output at rest and during exercise in residents at 3100 m altitude. J Appl Physiol 23: 839

Henderson Y (1938) Adventures in respiration. Williams & Wilkins, Baltimore

Hermansen L, Saltin B (1967) Blood lactate concentration during exercise at acute exposure to altitude. In: Margaria R (Hrsg) Exercise at altitude. Excerpta Medica, Amsterdam

Hollmann W, Schlüssel H, Spechtmeyer U, Herkenrath G (1965b) Einige Enzymspiegel bei dosierter dynamischer und statischer Arbeit unter Atmung verschiedener O_2-Gemische. Sportarzt Sportmed 15: 166

Hollmann W, Venrath H, Herkenrath G, Barwisch B (1966) Untersuchungen zum Leistungsverhalten in mittleren Höhen. Sportarzt Sportmed 4: 137

Hurtado A, Merino C, Delgado E (1945) Influence on the hemopoetic activity. Arch Intern Med 75: 284-323

Jokl E, Jokl P (eds) (1968) Exercise and altitude. Karger, New York

Jokl E, Jokl P (eds) (1969) Hypoxie bei den Olympischen Spielen in Mexico City. Abbot Tempo 4: 8-13

Klausen K (1966) Cardiac output in man in rest and work during and after acclimatization to 3800 m. J Appl Physiol 21: 609

Leary WP, Wyndham CH (1966) The possible effect on athletic performance of Mexico City's altitude. S Afr Med J 40: 984-985

Luft UC (1964a) Laboratory facilities for adaptation research: Low pressures. In: American Physiology Society, Washington (Handbook of physiology, sec. 4)

Luft UC (1964b) Aviation physiology: The effect of altitude. In: American Physiology Society, Washington (Handbook of physiology, vol 2/3)

Margaria R (1967) Aerobic and anaerobic energy sources in muscular exercise. In: Margaria R (Hrsg) Exercise at altitude. Excerpta Medica, Amsterdam

Merino C (1950) Studies on blood formation and destruction in the polycythemia of high altitude. Blood 5: 1-31

Miles S (1957) The effect of changes in barometric pressure on maximum capacity. J Physiol (Lond) 137: 85

Noell W (1944) Über die Durchblutung und die Sauerstoffversorgung des Gehirns. VI. Einfluß der Hypoxämie und Anämie. Pflügers Arch Ges Physiol 247: 553-575

Norton EF (1925) The fight for Everest. Arnold, London

Pugh LG (1964) Animals in high altitude: Man above 5000 meters - mountain exploration. In: American Physiology Society, Washington (Handbook of physiology, sec. 4, pp 861-868)

Pugh LG (1965) Report of medical research projects into effect of altitude in Mexico City - report to the British Olympic Committee

Pugh LG, Gill MB, Lahiri S, Milledge JS, Ward MP, West JB (1964) Muscular exercise at great altitudes. J Appl Physiol 19: 431

Rahn H (1966) Introduction to the study of man at high altitudes. Conductance of O_2 from the environment to the tissues. In: Life at high altitudes, vol 140. Scientific, Washington, pp 2-6
Reynafarje B (1962) Myoglobin content and enzymatic activity of muscle and altitude adaptation. J Appl Physiol 17: 301
Reynafarje C (1967) Humoral control of erythropoiesis at altitude. In: Margaria R (Hrsg) Exercise at altitude. Excerpta Medica, Amsterdam
Roskamm H, Samek L, Weidemann H, Reindell H (1968) Leistung und Höhe. Knoll, Ludwigshafen
Roughton FJW (1964) Transport of oxygen and carbon dioxide. In: American Physiology Society, Washington (Handbook of physiology, vol 1/3)
Saltin B (1967a) Aerobic and anaerobic work capacity at an altitude of 2250 meters. In: Godard RF (ed) The International Symposium on the effects of altitude on physical performance. Athletic Institute, Chicago
Saltin B (1967b) Aerobic and anaerobic work capacity at 2300 meters. Med Thorac 24: 205-210
Saltin B, Grover RF, Blomqvist CG, Hartley LH, Johnson RL Jr (1968) Maximal oxygen uptake and cardiac output after two weeks at 4300 meters. J Appl Physiol 25: 400
Somervell TH (1925) Note on the composition of alveolar air at extreme heights. J Physiol (Lond) 60: 282-285
Stenberg J, Ekblom B, Messin R (1966) Hemodynamic response to work at stimulated altitude. J Appl Physiol 21: 1589
Surks MI, Chinn KS, Matoush LO (1966) Alterations in body composition in man after acute exposure to high altitude. J Appl Physiol 21: 1741
Ulvedal F, Morgan TE Jr, Cutler RC, Welch BE (1963) Ventilatory capacity during prolonged exposure to stimulated altitude without hypoxia. J Appl Physiol 18: 904
Vannotti A (1946) The adaptation of the cell to effort, altitude and to pathological oxygen deficiency. Schweiz Med Wochenschr 76: 899-903
Vogel JA, Hansen JE, Harris CW (1967) Cardiovascular responses in man during exhaustive work at sea level and high altitude. J Appl Physiol 23: 531
Weihe WH (ed) (1964) The physiological effects of high altitude. Pergamon, London
West JB (1962) Diffusing capacity of the lung for carbon monoxide at high altitude. J Appl Physiol 17: 421
West JB, Lahiri S, Gill MB, Milledge JS, Pugh LG, Ward MP (1962) Arterial oxygen saturation during exercise at high altitude. J Appl Physiol 17: 617

Einfluß eines Höhentrainings auf die kardiopulmonale Leistungsfähigkeit in Meereshöhe, dargestellt am Beispiel der deutschen Ruder-Nationalmannschaft

A. Mader, A. Hartmann, W. Hollmann

Einleitung

Der Nutzen eines Höhentrainings zur Verbesserung der sportlichen Leistung in Ausdauerdisziplinen wird sehr konträr beurteilt. Obwohl die Existenz der in den Arbeiten von Åstrand et al. (1977) und Saltin et al. (1966), Kreuzer et al. (1967, 1981) und Luft (1941) nachgewiesenen Anpassungen der O_2-Aufnahme und der O_2-Transportkapazität durch Steigerung des Hämoglobingehaltes und der Blutmenge nicht bestritten werden, kann die Mehrzahl der Autoren einen positiven Effekt eines Höhentrainings mittels spiroergometrischer Tests nicht eindeutig nachweisen (Adams et al. 1975; Buskirk et al. 1967; Dill et al. 1967; Faukner et al. 1967; Klausen et al. 1966; Vogel et al. 1967). Der Effekt eines Höhentrainings ist abhängig von der Wahl der Trainingsmittel und der Intensität der Belastung in Hinsicht auf die erwünschten Anpassungen zur Steigerung der sportlichen Leistung. Das Ziel des Höhentrainings der Nationalmannschaft als Vorbereitung auf die Weltmeisterschaft war die Verbesserung der Ausdauer und die Steigerung der maximalen O_2-Transportkapazität.

Eine ausführliche Analyse des Trainings kann hier nicht gegeben werden. Im Höhentraining wurde überwiegend und in hohem Umfang ein Ausdauertraining durchgeführt, dessen Intensität durch Laktatbestimmungen während der Ausdauereinheiten reguliert wurde. Als optimale Intensität zur Verbesserung der Ausdauer wurde diejenige angesehen, bei welcher die Laktatkonzentration ca. 3 mmol/l im Mittel nicht überstieg. Dies war in der überwiegenden Anzahl aller Bestimmungen der Fall.

Bei einem Anstieg des Serumharnstoffs über 8,5 mmol/l für mehr als 1–2 Tage wurde der Belastungsumfang bis zur Normalisierung des Serumharnstoffs ($\leq 7,5$ mmol/l) reduziert.

Intensive anaerobe Belastungen waren nur in der Mitte der 3. Woche im Training enthalten. Zur Vermeidung eines evtl. möglichen Eisenmangels wurde ein niedrig dosierbares Eisen-Vitamin-Präparat während des Höhentrainings gegeben. Die Einnahme war freiwillig.

Untersuchungsmethode

Im Verlauf des Höhentrainings (1840 m über NN) wurde am Beginn (4. und 5.) und gegen Ende (20.–21. Tag) sowie am 3. und 4. Tag nach der Rückkehr aus der Höhe (432 m über NN) ein Gjessing-Ruderergometertest durchgeführt. Getestet wurden 15 Eliteruderer mit einem mittleren Alter von $23,5 \pm 2$ Jahre und einer Körpergröße von $194,0 \pm 3,4$ cm. Das mittlere Gewicht in der Höhe betrug $90,8 \pm 4,6$ kg, nach der Rückkehr aus der Höhe $91,7 \pm 4,4$ kg. Der Test selbst bestand aus einer 8 min dauernden submaximalen Belastung (Bremsgewicht 2,5 kp) im Bereich der Dauerleistungsgrenze und einer 6 min 30 s dauernden annähernd maximalen Belastung (Bremsgewicht 3 kp), bei welcher ein Ruderwettkampf imitiert wurde. Die Leistung (W) bestimmt sich aus Bremskraft (F), gegeben durch das Bremsgewicht, und der Anzahl der Umdrehungen (N) in einem gewählten Zeitbereich [t(s)] zu:

$$W = \frac{F \cdot N \cdot 9,81}{t}.$$

Der Luftdruck wurde mittels eines Quecksilbermanometers gemessen. Er betrug in 1840 m Höhe durchschnittlich 613 mm Hg. Die Tests wurden in klimatisierten Räumen (Temperatur 21 °C, 40% relative Luftfeuchtigkeit) durchgeführt. Die spiroergometrischen Parameter Atemminutenvolumen [AMV (l/min); BTPS], O_2-Aufnahme [$\dot{V}O_2$ (ml/min); STPD] und CO_2-Abgabe [$\dot{V}CO_2$ (ml/min); STPD] wurden mittels eines speziellen offenen Systems gemessen.

Zur Vermeidung eines hohen Atemwiderstandes atmete der Proband über eine Ventilmaske (Fa. Jäger) in eine Spirometerglocke, deren Volumen im Mittel über eine Absaugregelung konstant gehalten wurde, und das AMV sowie die O_2- und CO_2-Differenz zwischen In- und Exspiration wurden in der Absaugluft der Spirometerglocke gemessen. Das AMV wurde mittels des Lamellenspirozeptors der Fa. Siemens sowie eines Druckwandlers (Statham-Element) analog-elektrisch bestimmt. Zur Messung der O_2-Differenz diente ein Oxytest S (Fa. Hartmann & Braun), die CO_2-Differenz wurde mit dem Uras derselben Firma gemessen. Die Herzfrequenz (HF) registrierten wir über das EKG analog und digital als Schlagfrequenz pro Minute alle 6 s über eine Display-Anzeige. Alle Meßwerte wurden je Kanal 15mal pro Sekunde digitalisiert und über 30 s gemittelt. Aus den Mittelwerten von 30 s wurden die endgültigen Parameter berechnet und gedruckt.

Zur Datenerfassung benutzten wir einen AD-Wandler der Fa. Sykon GmbH sowie einen Kleinrechner HP 85 (Fa. Hewlett & Packard).

Die maximale Nachbelastungslaktatkonzentration wurde aus 20 µl Kapillarblut bestimmt, das in der 1., 3., 5., 7. und 10. Minute nach Belastungsabbruch aus dem hyperämisierten Ohrläppchen entnommen wurde. Die Enteiweißung erfolgte mit 200 ml 0,6 n Perchlorsäure. Die Laktatkonzentration wurde aus dem Überstand voll enzymatisch mit der Testkombination zur Laktatbestimmung der Fa. Boehringer, Mannheim, bestimmt.

Untersuchungsergebnisse

Die Änderung der Leistungsfähigkeit wird beurteilt anhand der Ergebnisse des 6 min 30 s dauernden Maximaltests. Verglichen werden Leistung, Herzfrequenz,

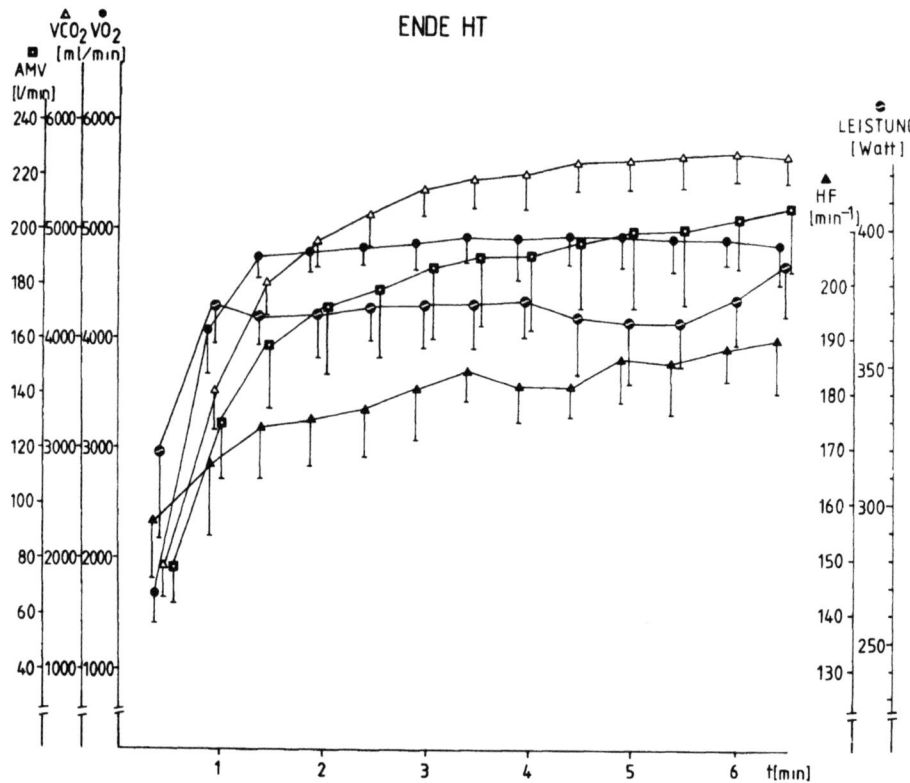

Abb. 1. O_2-Aufnahme *($\dot{V}O_2$)*, Leistung, CO_2-Abgabe *($\dot{V}CO_2$)*, Atemminutenvolumen *(AMV)* und Herzfrequenz *(HF)* während des 6 min 30 s dauernden Maximaltests am Ende des Höhentrainings *(HT)*

O_2-Aufnahme und die erreichte maximale Laktatkonzentration nach Belastungsabbruch. Die Maximalwerte von $\dot{V}O_2$, $\dot{V}CO_2$, AMV (der höchste Wert wurde genommen) und Herzfrequenz wurden jeweils als Mittel aus den letzten beiden Belastungsminuten berechnet. Die angegebene Leistung über 6 min 30 s ermittelten wir aus der Anzahl der Umdrehungen am Ende der Belastung.

Abbildung 1 stellt den Zeitverlauf der gemessenen Parameter aller 15 Ruderer im Maximaltest am Ende des Höhentrainings dar. Die Dynamik des Parameters Zeitverlauf zu den 2 Testperioden in der Höhe unterschied sich nicht von denjenigen im Flachland oder anderer Autoren (Hagerman et al. 1979; Secher et al. 1983).

Die aus der Summe der Umdrehungen für jeweils 30 s berechnete Leistung ist am höchsten in der Zeit von der 30. bis zur 60. Sekunde und fällt danach um ca. 0,7% bis nach 5 min ab. Ein Endspurt wurde nicht gefordert, so daß der Anstieg der Leistung der letzten Minute nur gering ist. Bemerkenswert ist, daß die $\dot{V}O_2$ bereits nach 90 s, d. h. zwischen der 60. und 90. Sekunde, ihren maximalen Wert erreicht. Dies deutet darauf hin, daß die Zeitkonstante der $\dot{V}O_2$ etwas kleiner als 30 s geschätzt werden kann, wenn man den Anstieg der $\dot{V}O_2$ mit einer einfachen

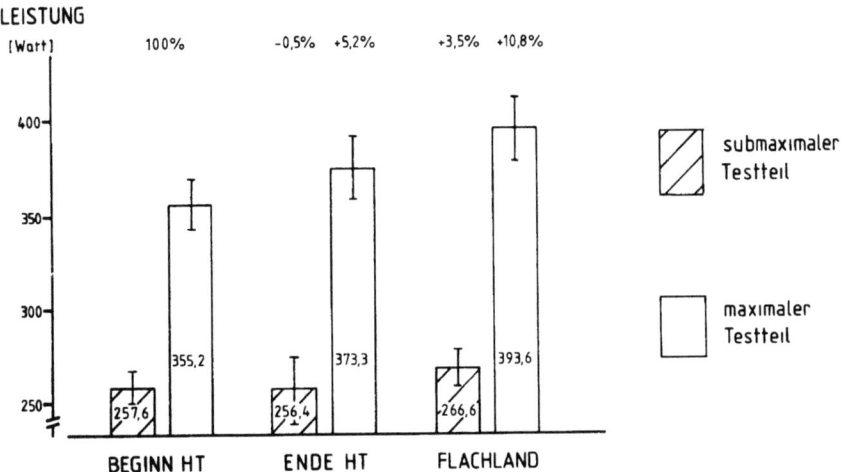

Abb. 2. Leistung beim submaximalen und maximalen Testteil im Verlauf des Höhentrainings *(HT)* und nach Rückkehr ins Flachland

Exponentialfunktion beschreibt (Margaria et al. 1965; Ceretelli et al. 1980). Die Anstiege von $\dot{V}CO_2$, AMV und HF zeigen das bereits aus der Literatur bekannte Verhalten. Auf die Wiedergabe des Zeitverhaltens im submaximalen Test wird verzichtet.

Abbildung 2 zeigt die Entwicklung der Leistung, ausgehend vom Anfangstest im Höhentraining (100%) im Vergleich zum Ende des Höhentrainings, und nach der Rückkehr ins Flachland. Die Leistung im Maximaltest steigt von 355,2 ± 14,0 W zu Beginn des Höhentrainings auf 373,3 ± 14,4 W (+5,2%) am Ende und erhöht sich im Flachland nochmals um 5,6% auf 393,6 ± 15,9 W. Die Unterschiede sind jeweils signifikant bis hochsignifikant.

Da das Körpergewicht sich nur unwesentlich änderte, steigt auch die gewichtsbezogene maximale Leistung in annähernd gleicher Proportion wie die absolute Leistung. Die Anfangsleistung von 3,92 ± 0,21 W/kg KG erhöht sich auf 4,07 ± 0,3 W/kg KG (+3,8%) und steigt beim Übergang ins Flachland auf 4,34 ± 0,23 W/kg KG um insgesamt 11,2% im Mittel an. Die relative Leistung des Submaximaltests bleibt im Mittel konstant (Abb. 3).

Die maximale Laktatkonzentration (Abb. 4) nach Belastungsabbruch fällt im Submaximaltest von anfangs 3,49 ± 0,91 mmol/l auf 2,81 ± 0,68 mmol/l in der Höhe und weiter auf 2,66 ± 0,79 mmol/l im Flachland ab. Die maximale Laktatkonzentration nach der simulierten Wettkampfbelastung stieg von 11,75 ± 2,85 mmol/l im 1. Test auf 13,06 ± 2,1 mmol/l (+11,2%) zum Abschluß des Höhentrainings, und im Flachland betrug die maximale Laktatkonzentration im Mittel 12,94 ± 2,14 mmol/l. Das subjektive Belastungsempfinden der Athleten war im 1. Test trotz der niedrigeren Laktatkonzentration deutlich höher als im 2. Test. Die im Mittel gemessenen maximalen Nachbelastungslaktatkonzentrationen von 11–13 mmol/l weisen den Test als nicht völlig maximal aus, da im Frühjahr 1983 ein Mittel im Maximaltest auf dem Ruderergometer von 15,74 ±

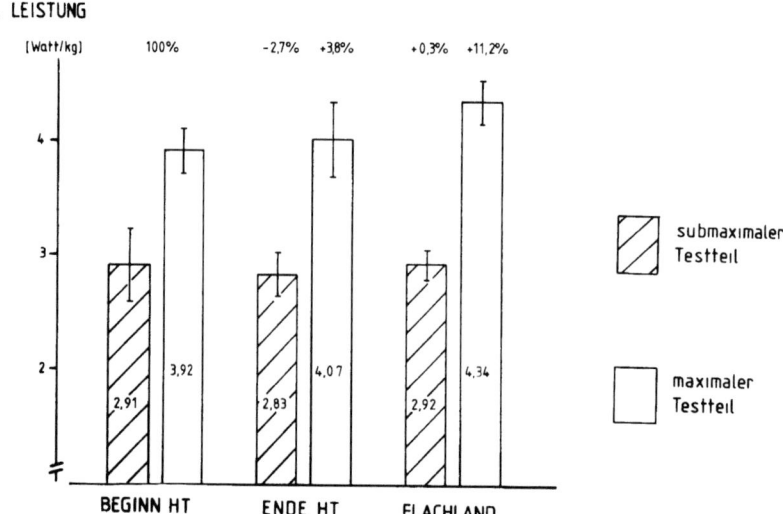

Abb. 3. Relative Leistung beim submaximalen und maximalen Testteil im Verlauf des Höhentrainings *(HT)* und nach Rückkehr ins Flachland

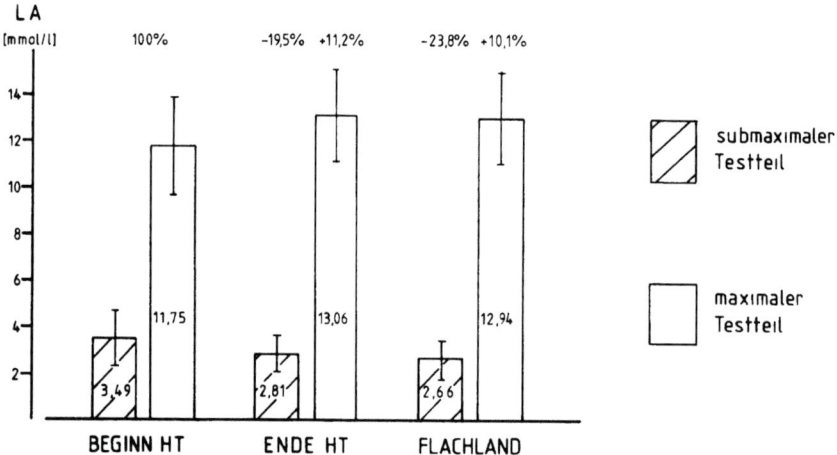

Abb. 4. Nachbelastungslaktatkonzentration *(LA)* beim submaximalen und maximalen Testteil im Verlauf des Höhentrainings *(HT)* und nach Rückkehr ins Flachland

1,72 mmol/l bestimmt wurde. Gemessen an der maximalen Laktatkonzentration war jedoch der Grad der Ausbelastung relativ konstant. Dies gilt besonders für den Vergleich vom Abschlußtest in der Höhe zum Test im Flachland. Da die Laktatkonzentration jeweils die Differenz zwischen der durch Sauerstoff gegebenen und der für die mechanische Leistung erforderlichen Energiebereitstellung darstellt, kann bei nur geringer Änderung der Laktatkonzentration bzw. Konstanz derselben bei Anstieg der maximalen O_2-Aufnahme auf eine Verbesserung der aeroben Leistungsfähigkeit geschlossen werden.

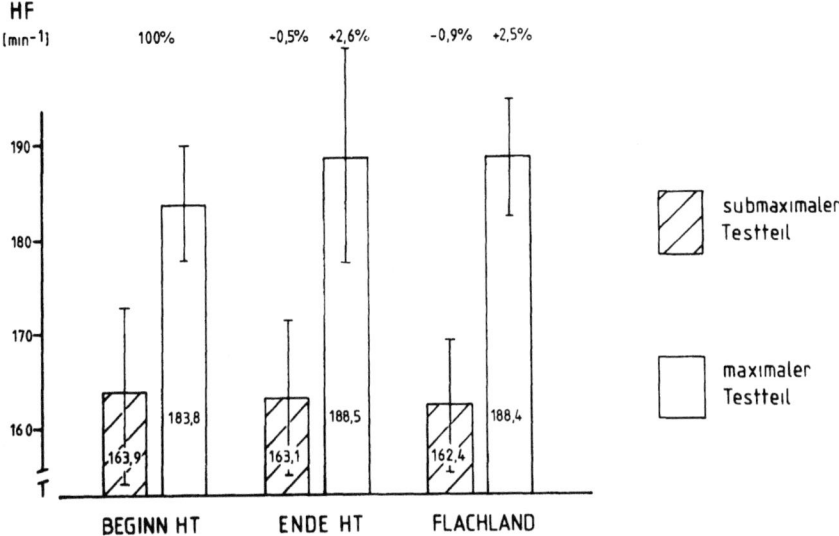

Abb. 5. Herzfrequenz *(HF)* beim submaximalen und maximalen Testteil im Verlauf des Höhentrainings *(HT)* und nach Rückkehr ins Flachland

Die Darstellung der maximalen Herzfrequenz (Abb. 5) zeigt ein zur maximalen Laktatkonzentration gleiches Verhalten. Im Maximaltest steigt die Herzfrequenz von $183,8 \pm 6,1$ min^{-1} im Eingangstest auf $188,5 \pm 11,2$ min^{-1} am Ende des Höhentrainings um $+2,6\%$, Mittelwert und Standardableitungen im Flachland betrugen $188,4 \pm 6$ min^{-1}. Das Ergebnis ist daher nahezu identisch mit dem Abschlußtest in der Höhe bei verminderter Standardabweichung. Die statistischen Unterschiede sind nicht bzw. schwach signifikant.

Abbildung 6 stellt das Verhalten der maximalen O_2-Aufnahme in den 3 Tests dar. Beim Maximaltest steigert sich die O_2-Aufnahme von anfänglich $4682,5 \pm 283,5$ ml/min auf $4912,7 \pm 296,5$ ml/min um $+4,9\%$ zum Ende des Höhentrainings, um danach im Flachland noch einmal deutlich um $366,3$ ml/min auf 5279 ml $\pm 280,5$ ml/min zuzunehmen. Dies ist gegenüber dem Eingangstest in der Höhe eine Steigerung von 12,7% und gegenüber dem Test am Ende des Höhentrainings eine Steigerung um 7,5%. Insgesamt stieg daher die O_2-Aufnahme um annähernd 600 ml/min. Da die Laktatkonzentration und die Herzfrequenz vom 1. zum 2. Test nur geringfügig anstiegen und vom 2. zum 3. Test praktisch konstant blieben, wird die größere Leistung ausschließlich durch eine Zunahme der O_2-Aufnahme möglich. Die Zunahme der im Submaximaltest gemessenen O_2-Aufnahme zwischen dem 2. Test in der Höhe und dem Test im Flachland um 150 ml/min entspricht in etwa der Zunahme der Leistung um 10 W. Zwischen Beginn und Ende des Höhentrainings ist im submaximalen Test die O_2-Aufnahme praktisch konstant; das gleiche gilt für die Leistung.

Ebenso verhält sich die relative maximale O_2-Aufnahme (Abb. 7). Sie steigt von $51,08 \pm 3,58$ ml/min/kg KG auf $53,91 \pm 3,54$ ml/min/kg KG um 5,5% gegen Ende des Höhentrainings und weiter auf $58,9 \pm 5,59$ ml/min/kg KG nach der Rückkehr in das Flachland, was einer Gesamtzunahme von 15,3% gleich-

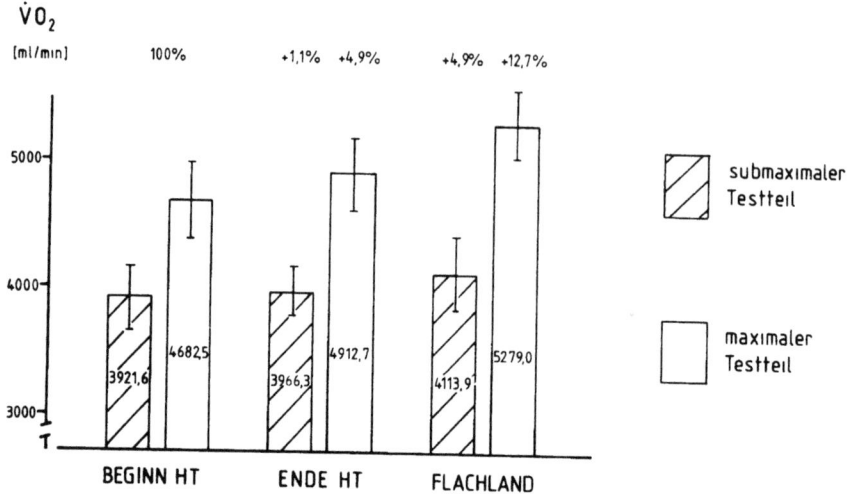

Abb. 6. O$_2$-Aufnahme *(V̇O$_2$)* beim submaximalen und maximalen Testteil im Verlauf des Höhentrainings *(HT)* und nach Rückkehr ins Flachland

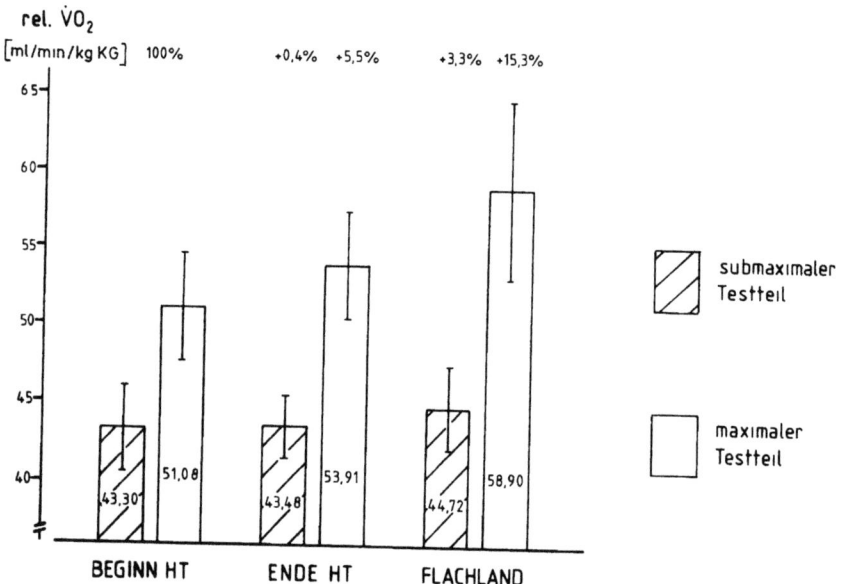

Abb. 7. Relative O$_2$-Aufnahme *(rel. V̇O$_2$)* beim submaximalen und maximalen Testteil im Verlauf des Höhentrainings *(HT)* und nach Rückkehr ins Flachland

kommt. Im Submaximaltest beträgt die mittlere relative O$_2$-Aufnahme 43,3 ± 3,07 und 43,48 ± 2,14 ml/min/kg KG in der Höhe und ändert sich im Flachland auf 44,72 ± 2,82 ml/min/kg KG um 3,3%. Die Unterschiede für den Submaximaltest sind statistisch nicht signifikant, für den Maximaltest schwach signifikant bis signifikant.

Das AMV (Abb. 8) änderte sich im Maximaltest von 189,3 ± 17,5 l/min auf

Einfluß eines Höhentrainings auf die kardiopulmonale Leistungsfähigkeit 283

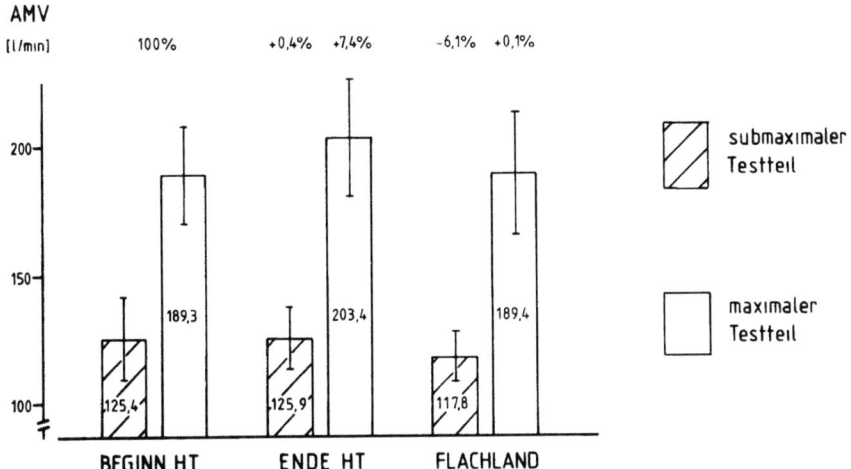

Abb. 8. Atemminutenvolumen *(AMV)* beim submaximalen und maximalen Testteil im Verlauf des Höhentrainings *(HT)* und nach Rückkehr ins Flachland

203,4 ± 21 l/min um +7,4% in der Höhe, um nach Rückkehr aus der Höhe im Flachland auf 189,4 ± 22,5 l/min abzufallen. Während im 1. Test in der Höhe i. allg. bei 189,3 l/min im Durchschnitt eine deutliche Atemnot angegeben wurde, wurde diese subjektive Empfindung am Ende des Höhentrainings bei 203,4 l/min nicht mehr geäußert.

Auch die Belastungsempfindung im anschließenden Flachlandtest bezüglich der Atemnot wurde als deutlich reduziert angegeben. Dies läßt sich anhand des Atemäquivalents (AÄ; Abb. 9) zumindestens für den Übergang aus der Höhe zum Flachland deutlich erkennen. Das Atemäquivalent betrug am Anfang des Höhenaufenthaltes 40,5 ± 4,97 und im 2. Test 41,31 ± 4,43 im Maximaltest und fiel dann beim Übergang zum Flachland auf 36,62 ± 3,72, was gegenüber dem Eingangstest in der Höhe eine Verminderung um 9,6%, gegenüber dem 2. Test eine Verminderung von 11,4% bedeutet. Im submaximalen Test war das Atemäquivalent mit 31,86 ± 3,61 am Anfang und 31,91 ± 2,66 am Ende praktisch identisch. Im Flachlandtest zeigte sich submaximal eine Abnahme auf 28,56 ± 2,19, d. h. um 10,4%.

Der Hämoglobingehalt des Blutes (Hb) wurde vor Belastungsbeginn (Ruhe-Hb) und nach der maximalen Belastung (3–5 min) bestimmt. Zu Beginn des Höhentrainings war der Hb vor Belastung gegenüber einem Referenzwert aus Flachlanduntersuchungen nicht erhöht (Abb. 10). Er betrug in der Höhe 15,57 ± 0,56 g% gegenüber 15,47 ± 0,74 g% (n = 46) im Flachland, bestimmt an einer Gruppe von Eliteruderern.

In den ersten Minuten nach Belastung erreichte die durchschnittliche Hb-Zunahme 0,9 g% als Folge der belastungsbedingten Hämokonzentration in allen Tests (Abb. 10). Der Anstieg des Ruhe-Hb gegenüber dem 1. Test am Anfang des Höhentrainings zum 2. Test am Ende betrug 0,53 g%. Der Unterschied ist schwach signifikant. Nach Rückkehr ins Flachland erreichte der Hb wiederum nur 15,50 ± 0,77 g% wie vor Belastung.

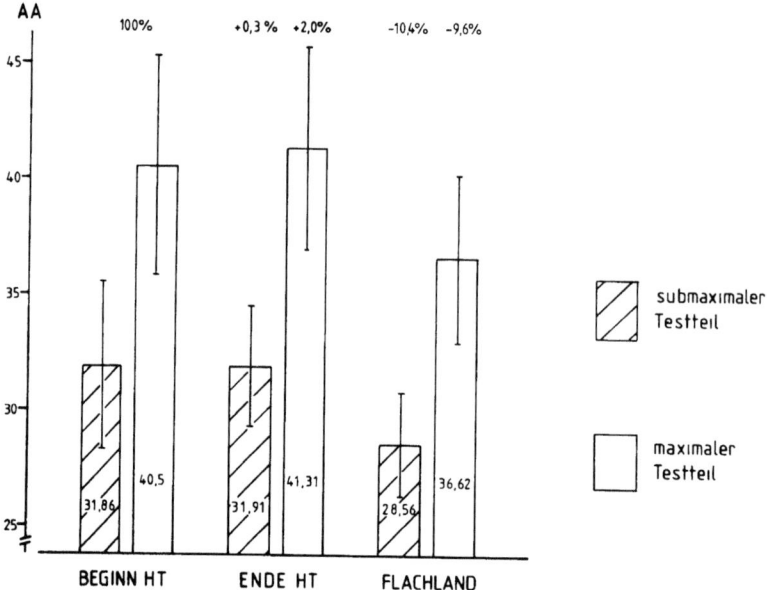

Abb. 9. Atemäquivalent *(AÄ)* beim submaximalen und maximalen Testteil im Verlauf des Höhentrainings *(HT)* und nach Rückkehr ins Flachland

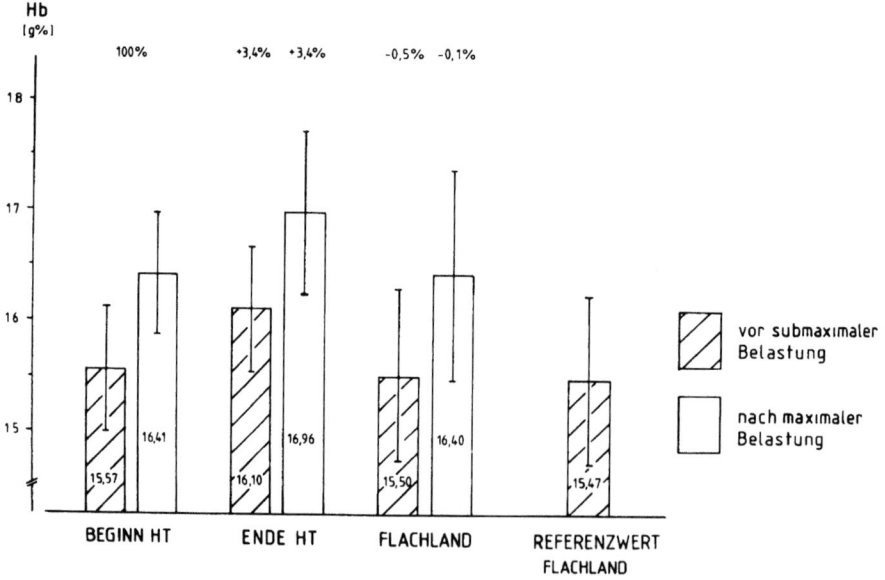

Abb. 10. Hämoglobinkonzentration *(Hb)* beim submaximalen und maximalen Testteil im Verlauf des Höhentrainings *(HT)* und nach Rückkehr ins Flachland

Diskussion

Die Ergebnisse der Maximaltests zeigen im Längsschnitt das von anderen Untersuchungen bekannte Verhalten; in den ersten Tagen nach dem Aufstieg ist die maximale Leistungsfähigkeit in mittleren Höhen (bis 2500 m) um 10–15% reduziert, ebenso die maximale O_2-Aufnahme; Herzfrequenz und AMV sind gegenüber der $\dot{V}O_2$ und der Leistung erhöht (Hollmann 1966, 1981; Dill et al. 1967; Franz et al. 1981; Jackson et al. 1971; Vogel et al. 1967). Ein etwa gleicher Leistungsabfall ergibt sich im Bereich der anaeroben Schwelle. Im Verlauf des 3wöchigen Höhentrainings steigen Leistung und $\dot{V}O_2$ wieder an (+5,2% bzw. 4,9%) (s. Abb. 2 und 6), erreichen aber nicht den Wert unter Flachlandbedingungen (Adams et al. 1975; Franz u. Mellerowicz 1981).

Die am Beginn des Höhentrainings subjektiv und objektiv schlechtere Toleranz gegenüber maximalen Belastungen (s. Kapitel: Körperliche Leistungsfähigkeit in der Höhe) bessert sich bis zur 2. Woche.

In der 3. Woche ist im Mittel die Hälfte des durch den Übergang in die Höhe verursachten Leistungsabfalls ausgeglichen (ca. 4–5%, s. Abb. 2 und 6). Dies kann als effektiver Leistungsgewinn betrachtet werden.

Beim Übergang auf Meereshöhe (432 m über NN) addiert sich hierzu die beim Aufstieg aufgetretene negative Leistungsdifferenz (8–15%). Dies wird anhand

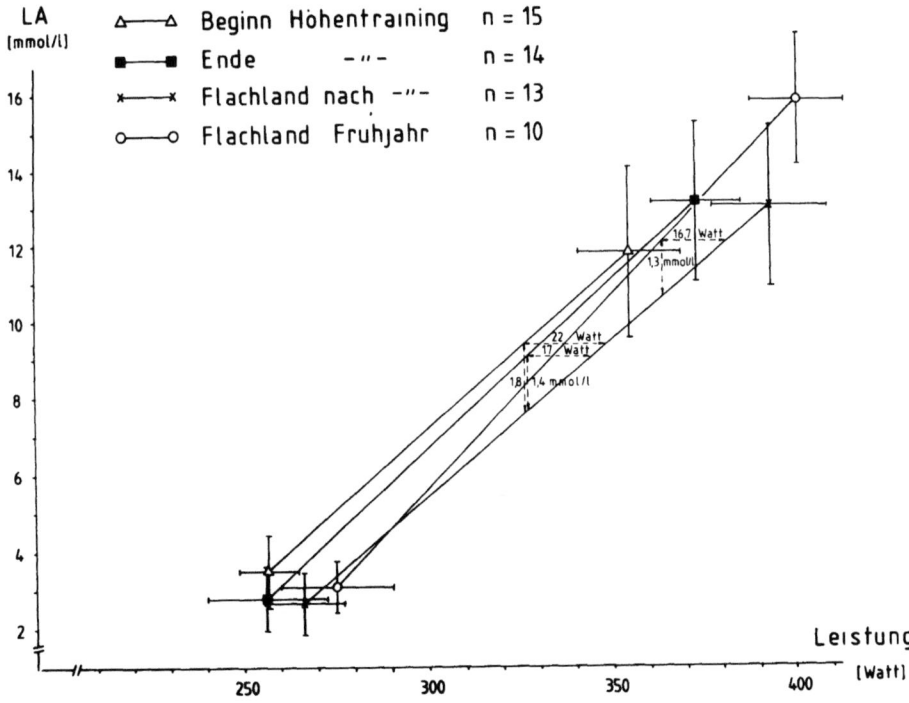

Abb. 11. Beziehung von Leistung zur Laktatkonzentration *(LA)* nach Belastung für beide Tests zu Beginn und am Ende des Höhentrainings *(HT)* sowie nach Rückkehr und während des Frühjahrstests im Flachland

der Testergebnisse sehr eindeutig nachgewiesen. Bei praktisch konstanten Belastungsparametern (Herzfrequenz und Laktatkonzentration, s. Abb. 4 und 5) sind die maximale Leistung und die $\dot{V}O_2$ (s. Abb. 2 und 6) größer, das Atemäquivalent niedriger (Abb. 9). Dies kann nur so gedeutet werden, daß für eine gleiche Beanspruchung des Herzminutenvolumens (HMV), gemessen an der Herzfrequenz, eine höhere Transportleistung für Sauerstoff vorhanden ist.

Ebenso gilt, daß bei gleicher Nachbelastungslaktatkonzentration die höhere Leistung (+5,2%) durch die höhere O_2-Aufnahme energetisch gedeckt wird. Dies ist zumindest als Verbesserung der peripheren O_2-Ausnutzung zu sehen und bedeutet, extrapoliert auf maximale Belastungen im Wettkampf, eine höhere maximale aerobe Energiebereitstellung.

Obwohl keine Ergebnisse von unmittelbar vor dem Aufstieg in die Höhe durchgeführten Tests vorliegen, ist ein Vergleich zu den Ergebnissen vom Frühjahrstest möglich, da im Mittel die Leistungsänderung im Verlauf des Jahres nur gering ist. Gegenüber dem Mittelwert dieser Untersuchungen beträgt die Verbesserung der Leistung ca. +17 W für die gleiche Laktatkonzentration, da annähernd dieselbe Leistung bei höherer Laktatkonzentration erreicht wurde (Abb. 11).

Die Darstellung der Testergebnisse in der Relation $\dot{V}O_2$ zu maximaler Nachbelastungslaktatkonzentration zeigt, ebenso wie diejenige von $\dot{V}O_2$ zur Herzfre-

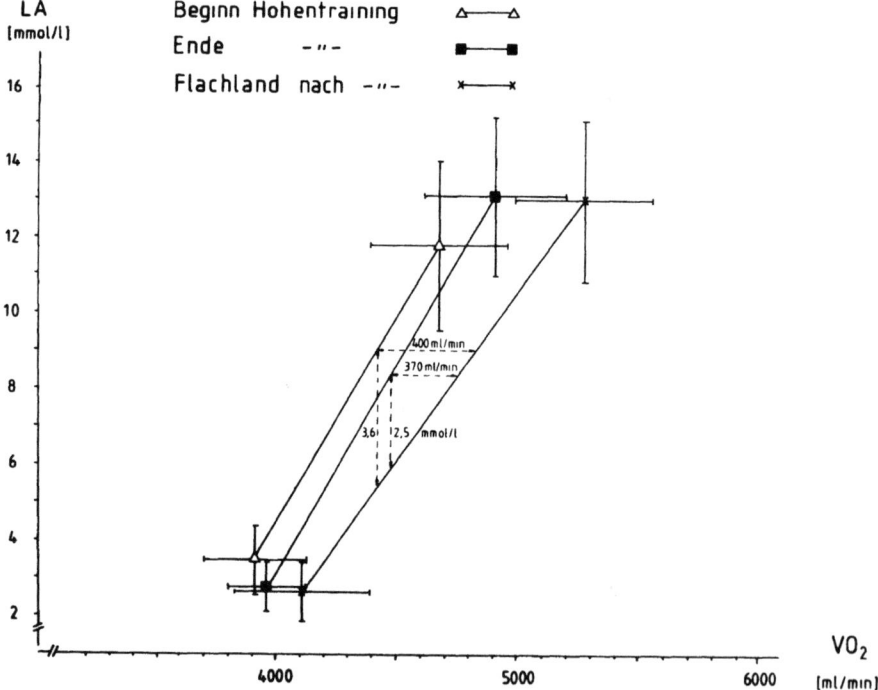

Abb. 12. Beziehung von O_2-Aufnahme *($\dot{V}O_2$)* zur Laktatkonzentration *(LA)* nach Belastung für beide Tests zu Beginn und am Ende des Höhentrainings sowie nach Rückkehr ins Flachland

quenz, den gleichen Sachverhalt. Für die gleiche Laktatkonzentration ist die O_2-Aufnahme um den Betrag von 370 ml/min (Abb. 12), für die gleiche HF um 300 ml/min größer (Abb. 13).

Es gibt Hinweise dafür, daß bei Eliteruderern unter Flachlandbedingungen trotz optimal entwickelter Ausdauer möglicherweise die vorhandene O_2-Transportkapazität bei einer 6 min dauernden Wettkampfbelastung limitierend für die Höhe der maximalen $\dot{V}O_2$ sein kann.

Die normalerweise im Durchschnitt von den Eliteruderern erreichten O_2-Aufnahmen im Flachland liegen im Bereich von 5600-5900 ml/min bei etwa 390 W über 6 min. Dies wird als eben ausreichend für die erfolgreiche Teilnahme an internationalen Regatten (Erreichen des Endlaufes) angesehen. International sehr erfolgreiche Eliteruderer haben im Durchschnitt O_2-Aufnahmen von über 6 l/min. Die Bedingungen für eine so hohe O_2-Aufnahme lassen sich durch eine einfache Rechnung verdeutlichen. Bei einem durchschnittlichen Herzvolumen (HV) von 1150-1250 ml der deutschen Eliteruderer ergibt sich bei einer maximalen Herzfrequenz von 195 min^{-1} und einem Schlagvolumen von maximal 180 ml ein HMV von 35 l/min. Ob damit 6 l/min und mehr Sauerstoff transportiert werden können, hängt wesentlich von dem Hb und dem Blutvolumen ab (Tabelle 1).

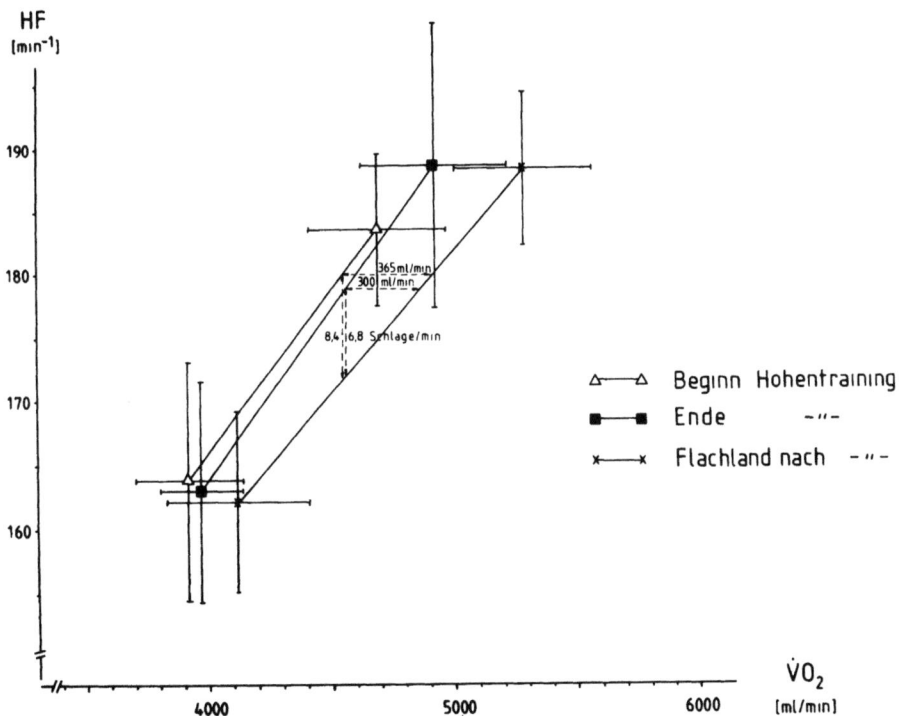

Abb. 13. Beziehung von O_2-Aufnahme *($\dot{V}O_2$)* zur Herzfrequenz *(HF)* nach Belastung für beide Tests zu Beginn und am Ende des Höhentrainings sowie nach Rückkehr ins Flachland

Tabelle 1. O$_2$-Kapazität *(O$_2$-Kap.)*, effektive Transportkapazität *(Eff. Trans. Kap.)* und Herzminutenvolumen *(HMV)* bei steigender O$_2$-Aufnahme *($\dot{V}O_{2max}$)* in bezug auf steigenden Hämoglobingehalt des Blutes *(Hb)*

Hb [g%]	O$_2$-Kap. [Vol.-%]	Eff.Trans. Kap. [Vol.-%]	$\dot{V}O_{2max}$ [l/min]				
			3,0	4,0	5,0	6,0	6,6
			HMV [l/min]	HMV [l/min]	HMV [l/min]	HMV [l/min]	HMV [l/min]
18	23,76	19,76	15,2	20,2	25,2	30,4	33,4
17	22,45	18,45	16,3	21,7	27,1	32,5	35,8
16	21,12	17,12	17,5	23,4	29,2	35,0	38,6
15	19,80	15,8	19,0	25,3	31,7	38,0	41,8
14	18,48	14,48	20,7	27,6	34,5	41,5	45,6
13	17,16	13,16	22,8	30,4	38,0	45,6	50,2
12	15,84	11,84	25,34	33,8	42,2	50,7	
11	14,52	10,52	28,51	38,0	47,5	57,1	
10	13,2	9,2	32,6	43,5	54,4		

HV 1200 ml SV 180 ml HF 181
HV 1500 ml VS 240 ml HF 180 min^{-1}

Es wurde angenommen, daß 1 g Hämoglobin 1,32 ml O$_2$ binden kann. Die O$_2$-Bindungskapazität je 100 ml Blut [O$_2$-Vol.Kap. (ml O$_2$)] beträgt dann:

$$O_2\text{-Vol. Kap. (ml)} = 1{,}32 \cdot Hb~(g\%).$$

Bei einer Restsättigung von 4 Vol.-% O$_2$ im venösen Blut beträgt die effektive Transportkapazität (Eff.Trans. Kap.):

$$\text{Eff. Trans. Kap. (ml)} = 1{,}32 \cdot Hb~(g\%) - 4.$$

Die $\dot{V}O_{2max}$ berechnet sich aus dem Herzminutenvolumen [HMV$_{max}$ (l/min)] zu

$$\dot{V}O_{2max}~(ml/min) = HMV~(l/min) \cdot \text{Eff. Trans. Kap.} \cdot 10,$$

und umgekehrt ergibt sich das notwendige HMV für eine gegebene $\dot{V}O_{2max}$ zu

$$HMV~(l/min) = \dot{V}O_{2max}~(ml/min) / \text{Eff.O}_2\text{Kap.} \cdot 10.$$

Die jeweils unterhalb der Tabelle angegebenen Werte der Herzgröße (HV), des Schlagvolumens (SV) und der Herzfrequenz (HF) ergeben in der Spalte der $\dot{V}O_2$ das jeweils noch mögliche HMV in Richtung der Pfeile.
Es ist ersichtlich, daß für ein gleiches maximales HMV die erreichbare $\dot{V}O_{2max}$ stark vom Hb abhängt. So ergeben beispielsweise ± 1 g% Hb ± 430 ml/min $\dot{V}O_2$ bei einem HMV von 32,5 l/min. Bei einer Herzfrequenz von 190 min^{-1} ergibt sich ein Schlagvolumen von 170 ml.

Bei 15,5 g% Hb in Ruhe und angenommen 16,5 g% Hb unter Belastung wird für eine $\dot{V}O_2$ von 6 l/min ein HMV von 35 l/min benötigt unter der Bedingung, daß das Blutvolumen so optimal ist, daß eine hinreichende Kontaktzeit eine volle Ausnutzung der Transportkapazität erlaubt.
Es ist jedoch sicher, daß nicht der volle Betrag des maximalen HMV allein für den O$_2$-Transport zur Arbeitsmuskulatur verfügbar ist. Dies erklärt die durchschnittlich unter 6 l/min liegende maximale O$_2$-Aufnahme. Eine Erhöhung des Hb um 1 g% ändert die Transportkapazität des Blutes um 170 ml/l und bei 5 l

Blut um fast 0,8 l Sauerstoff/min. Der Anstieg des Hb in der Höhe betrug ca. 0,5 g% (s. Abb.10). Dies würde eine rund 400 ml/min größere O_2-Transportkapazität und damit eine um 23 W höhere Leistung ermöglichen, so daß O_2-Aufnahmen über 6 l/min erreicht werden könnten. Daß der Zusammenhang zwischen Hb und $\dot{V}O_2$ bezüglich der notwendigen Änderung des HMV zum Erreichen einer bestimmten $\dot{V}O_2$ nach der Tabelle 1 nicht überschätzt ist, zeigen die Ergebnisse der Untersuchungen von Freedson et al. (1981). Die notwendigen Änderungen des HMV in Abhängigkeit vom Hb für eine gegebene Leistung ist höher als nach der Tabelle 1 berechnet.

Abschließend ist darauf hinzuweisen, daß der Effekt eines Höhentrainings sehr wesentlich abhängig ist von der Höhe und von der Wahl der Trainingsmittel. Bei zu großer Höhe (2600 m) wird die mögliche Trainingsintensität zu stark reduziert, woraus ggf. ein Leistungsabfall resultiert.

Bei gleich hoher Intensität wie im Flachland in mittlerer Höhe ist die anaerobe laktazide Energiebereitstellung z.T. erheblich größer, wodurch umständehalber eine Verbesserung der aeroben Stoffwechselkapazität verhindert wird, wie dies in Flachlanduntersuchungen nachgewiesen werden konnte.

Literatur

Adams WC, Bernauer EM, Dill DB, Bonar JM (1975) Effects of equivalent sea-level and altitude training on $\dot{V}O_{2max}$ and running performance. J Appl Physiol 39: 262

Åstrand PO (1977) Die körperliche Leistungsfähigkeit in der Höhe. In: Hollmann W (Hrsg) Zentrale Themen der Sportmedizin. Springer, Berlin Heidelberg New York

Buskirk ER, Kollias J, Akers RF, Prokop EK, Reategui EP (1967) Maximal performance at altitude and on return from altitude in conditioned runners. J Appl Physiol 23: 259

Cerretelli P, Bennie DW, Pendergast DP (1980) Kinetics of metabolic transients during exercise. Int J Sports Med 1: 171

Dill DB, Myhre LG, Brown DK, Burrus K, Gehlsen G (1967) Work capacity in chronic exposures to altitude. J Appl Physiol 234: 555

Faulkner JA, Daniels JT, Balke B (1967) Effects of training at moderate altitude on physical performance capacity. J Appl Physiol 23: 85

Faulkner JA, Kollias J, Favour CB, Buskirk EB, Balke B (1968) Maximum aerobic capacity and running performance at altitude. J Appl Physiol 24/5: 685

Franz IW, Mellerowicz H (1981) Trainingswirkungen auf das kardio-zirkulatorische System in Meereshöhe und in mittleren Höhen. In: Deetjen P, Humpeler E (Hrsg) Medizinische Aspekte der Höhe. Thieme, Stuttgart New York

Freedson PS (1981) The influence of hemoglobin concentration on exercise cardiac output. Int J Sports Med 2/2: 81

Hagerman FC, Addington WW, Gaensler EA (1975) Severe steady state exercise at sea level and altitude in olympic oarsmen. Med and Science in Sports 7/4: 275

Hagerman FC, Hagerman GR, Mickelson TC (1979) Physiological profiles of elite rowers. Physician and Sportsmedicine 7/7: 74

Hollmann W, Hettinger T (1980) Sportmedizin- Arbeits- und Trainingsgrundlagen. Schattauer, Stuttgart New York

Hollmann W, Mader A, Liesen H (1981) Über den Einfluß von mittlerer Höhe und Training auf metabolische und hämodynamische Faktoren. In: Deetjen P, Humpeler E (Hrsg) Medizinische Aspekte der Höhe. Thieme, Stuttgart New York

Hollmann W, Venrath H (1966) Das Verhalten des kardiopulmonalen Systems und der Skelettmuskelkraft bei Belastungen unter verschiedengradigem O_2-Gehalt der Luft. Schweiz Z Sportmed 14: 27

Jackson R, Balke B (1971) Training at altitude for performance at sea level. Schweiz Z Sportmed [Suppl, Sondernummer Höhentraining] 19: 19

Horstman D, Weiskopf R, Mackson RE (1980) Work capacity during 3-wk sojourn at 4300 m: effects of relative polycythemia. J Appl Physiol 49/12: 311

Klausen K, Robinson S, Micahel ED, Myhre LG (1966) Effects of high altitude on maximal working capacity. J Appl Physiol 21: 1191

Kreuzer F (1967) Transport of O_2 and CO_2 at altitude. In: Margaria R (Hrsg) Exercise at altitude. Selbstverlag Excerpta medica foundation, Amsterdam New York London Milan Tokyo Buenos Aires

Kreuzer F, Turek Z (1981) Auswirkungen einer Verschiebung der Sauerstoffdissoziationskurve in verschiedenen Höhenlagen. In: Deetjen P, Humpeler E (Hrsg) Medizinische Aspekte der Höhe. Thieme, Stuttgart New York

Luft UC (1941) Die Höhenanpassung. Ergebn Physiol 44: 256

Mader A (1980) The contribution of physiology to the science of coaching. In: Simri U (Hrsg) The art and science of coaching. Selbstverlag, Netanya

Margaria R (Hrsg) (1967) Exercise at altitude. Selbstverlag Excerpta medica foundation, Amsterdam New York London Milan Tokyo Buenos Aires

Margaria R, Mangili F, Cuttica F, Cerretelli P (1965) The kinetics of the oxygen consumption at the onset of muscular exercise in man. Ergonomics 8: 49

Saltin B (1966) Aerobic and anaerobic work capacity at 2300 meters. Schweiz Z Sportmed 14: 81

Secher NH (1983) The physiology of rowing. J Sports Sciences 1/1: 23

Secher NH, Vaage O, Jensen K, Jackson RC (1983) Maximal aerobic power in oarsmen. Eur J Appl Physiol 51/2: 155

Vogel JA, Hansen JE, Harris CW (1967) Cardiovascular response in man during exhaustive work at sea level and high altitude. J Appl Physiol 23/4: 531

Körperliche Arbeit bei hoher Temperatur

C. H. Wyndham, N. B. Strydom

Sir Adolphe Abrahams stellt in seinem Artikel über „Athletics" in der 1950 erschienenen Ausgabe der *Britischen Enzyklopädie* über praktische Medizin fest: „ich bin der Meinung, daß bei gesunden Personen die einzige ernsthafte potentielle Gefahr für das Leben bei einer intensiven körperlichen Beanspruchung der Hitzschlag ist – eine Gefahr, die deutlich demonstriert wurde von den Beispielen, die ich gesehen habe: alarmierende Kollapse und, bei einer Gelegenheit, ein Todesfall. Eine korrekte Vorsichtsmaßnahme würde das Verbot sein, Rennen unter Umständen zu bestreiten, unter welchen ein derartiger Vorfall erwartet werden könnte – eine feuchtigkeitsbeladene Atmosphäre, ein ebensolcher Wind am frühen Nachmittag oder ein Tag mit einer Temperatur von 85° F (29,5 °C) im Schatten oder höher."

Sir Adolphe konnte seine Warnung nicht deutlicher ausgedrückt haben, aber dennoch fahren Sportmanager fort, Wettkämpfe unter klimatischen Bedingungen zu arrangieren, welche ständig das Risiko eines Hitzschlags beinhalten. Als Beispiele seien hier nur der Tod eines Berufsradrennfahrers während der Tour de France 1967 genannt, der beinahe tödlich verlaufene Zusammenbruch eines britischen Marathonläufers während der Empirespiele in Kanada 1955 und die Hitzschläge von 3 dänischen Radrennfahrern während eines 100-km-Rennens in Rom 1960.

Wegen der Bedeutung der Überwärmung und ihrer Folgen für den menschlichen Körper speziell bei sportlichen Wettkämpfen wird sich dieses Kapitel spezifisch mit den physiologischen und den psychologischen Reaktionen bei Belastungen unter Hitzebedingungen befassen. Es wird auf die Symptome und Behandlung von Elektrolyt- und Wasserdefizit sowie von „Hitzeverletzungen" und auf die Möglichkeiten ihrer Prävention u.a. durch Akklimatisation und bestimmte Hitzevorschriften bei der Abhaltung von sportlichen Wettkämpfen eingegangen werden.

Physiologische und psychologische Reaktionen bei Hitze

Körpertemperatur

Obwohl der Mensch homöotherm ist, steigt seine Rektal- oder Kerntemperatur während einer stetigen körperlichen Belastung in der Kälte oder in einer angenehmen Lufttemperatur innerhalb von 40-60 min auf ein neues Einstellungsniveau. Die neue Basis der Rektaltemperatur ist direkt korreliert mit der Größe der Hitzeproduktion; je größer der Steady-state-Stoffwechselumsatz in einem Organismus ist, desto höher steigt die Rektaltemperatur und desto schneller wird das zugehörige neue Niveau erreicht, wie von Nielsen (1938) in seinen klassischen Untersuchungen gezeigt wurde. Daneben beeinflußt eine Anzahl individueller Faktoren die Körpertemperatur während körperlicher Belastung: Alter, Geschlecht, Körpergröße, Körperzusammensetzung u.a. zählen hierzu. Eine der wichtigsten Größen stellt jedoch die maximale O_2-Aufnahme dar. Wenn 2 Personen mit vergleichbaren Größen in sämtlichen Parametern eine körperliche Belastung mit einer gleich großen O_2-Aufnahme auf sich nehmen, wird derjenige von den beiden die höhere Körperkern- und Rektaltemperatur aufweisen, der die geringere maximale O_2-Aufnahme hat.

Der Anstieg der Körpertemperatur während Belastung kann nicht dem Fieber gleichgesetzt oder als ein Fehlschlag der Temperaturregulation angesehen werden. Er ist erstens der Tatsache zuzuordnen, daß muskuläre Beanspruchung nur einen Wirkungsgrad von 25% hat und die anderen 75% der entstandenen Energie in Hitze umgesetzt werden, die der Körper abzugeben hat; zweitens ist der Temperaturanstieg darauf zurückzuführen, daß die Zellen, einschließlich der Muskelzellen, mit einem verbesserten Wirkungsgrad operieren, wenn die Körpertemperatur auf 38-39°C angestiegen ist. In bezug auf diesen Faktor ist die Feststellung bedeutsam, daß der O_2-Verbrauch in niederen, mittleren und hohen

Belastungsbereichen bei voll akklimatisierten Personen nicht durch die erhöhte Temperatur als solche ansteigt (Strydom et al. 1966a).

Wyndham et al. (1952) zeigten, daß das neue Körpertemperaturgleichgewicht, bezogen auf eine bestimmte Stoffwechselrate, nur für einen begrenzten Bereich der Lufttemperatur gehalten wird. Ist einmal eine kritische Lufttemperatur und -feuchtigkeit überschritten, steigt die Körpertemperatur zunächst auf eine höhere Basis; schließlich kann sie ununterbrochen weiter ansteigen bis zur Auslösung eines Hitzschlags. Je höher der Stoffwechselumsatz liegt, desto niedriger befindet sich der kritische Punkt der Lufttemperatur, jenseits dessen eine ständige weitere Zunahme der Körpertemperatur eintritt.

Der Mensch reguliert seine Körpertemperatur gegen exzessive Anstiege bei Muskelarbeit auf 2 Wegen: mittels aktiver Dilatation der Blutgefäße der Haut und mittels Schweißsekretion. Es resultiert ein Anstieg der Hautdurchblutung, wodurch die Hitzeabgabe mittels Strahlung und Konvektion an die umgebende Luft vergrößert wird. Die Schweißverdampfung kühlt die Hautoberfläche und damit auch das durchströmende Blut. Der bedeutsamste Regulationsmechanismus ist der letztere. Die komplette Verdampfung von 100 ml Schweiß entfernt über 251 kJ von der Körperoberfläche. Somit stellt sich die Frage, wieviel Hitze ein Leistungssportler, z.B. ein Marathonläufer, von seiner Körperoberfläche abzugeben hat, um in einem Körpertemperaturgleichgewicht zu verbleiben.

Untersuchungen von Wyndham et al. (1969) über den O_2-Verbrauch von 6 Marathonläufern ergaben bei einer Geschwindigkeit von 18 km/h einen Bereich von 2,6 l/min für einen 50 kg schweren Mann und von 3,9 l/min für ein Körpergewicht von 72 kg. Dabei besteht eine signifikante Korrelation zwischen der O_2-Aufnahme und dem Körpergewicht ($r=0,71$).

Ähnliche Resultate erhielten Costill u. Fox (1969). Um unter diesen Bedingungen ein Temperaturgleichgewicht aufrecht zu erhalten, muß ein Mann von 60 kg Gewicht bei einer Laufgeschwindigkeit von 18 km/h über 3800 kJ/h über seine Körperoberfläche abgeben. Das würde bei einer totalen Schweißverdunstung einer Schweißproduktion von 1500 ml/h entsprechen. Beobachtungen von Wyndham u. Strydom (1969) an 30 Marathonläufern während eines 30-km-Rennens an einem kühlen Tag (die Lufttemperatur schwankte zwischen 9 °C um 8 Uhr morgens und 17 °C am Nachmittag und bei einer relativen Luftfeuchtigkeit von 96–30% zu diesen Zeiten) zeigten, daß eine signifikante Korrelation bestand zwischen den Schweißverlusten und dem Körpergewicht, unabhängig von der Position, in der die betreffenden Personen das Rennen beendeten ($r=0,90$) (Abb. 1).

Aus der Regressionslinie kann man schätzen, daß ein 60 kg schwerer Mann, der seine Renndistanz in 2 h bewältigte, über 1250 ml Schweiß/h produzierte. Wenn dieser gesamte Betrag verdampfte, betrug der Hitzeverlust etwa 90% der Hitzeproduktion des hypothetischen 60 kg schweren Marathonläufers bei einer Laufgeschwindigkeit von 18 km/h. Pugh et al. (1967) schätzten indessen, daß nur 40% des produzierten Schweißes total verdampft; unter Anwendung dieses Faktors auf unser Beispiel würde der Hitzeverlust durch Verdunstung nur bei 1400 kJ/h liegen. Es erscheint zweifelhaft, ob ein Marathonläufer, ausgenom-

Körperliche Arbeit bei hoher Temperatur

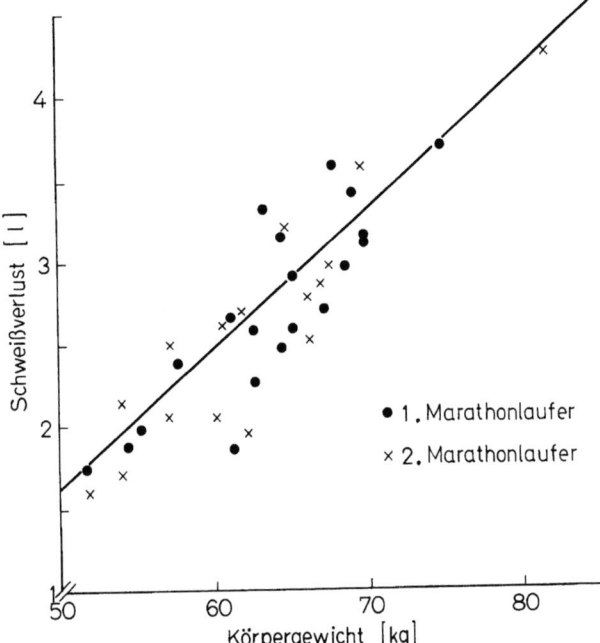

Abb. 1. Korrelation zwischen Schweißverlust und Körpergewicht nach einem Marathonlauf

men sehr kalte Bedingungen, fähig ist, die verbleibenden 2400 kJ/h mittels Strahlung und Konvektion abzugeben. Dieser Zweifel wird von der Tatsache unterstützt, daß die Rektaltemperaturen von 30 Marathonläufern unmittelbar nach dem Rennen zwischen 38,2 und 40,8 °C lagen (Wyndham u. Strydom 1969). Pugh et al. (1967) berichteten über Rektaltemperaturen von über 41,1 °C und eine maximale Schweißproduktion von 1800 ml/h während eines Marathonlaufs an einem warmen Tag in England mit einer DB-Temperatur von 23 °C und einer WB-Temperatur von 17 °C.

Andere Untersucher berichteten über sehr hohe Körpertemperaturen bei Sportlern, die hohe Laufgeschwindigkeiten über Perioden von 30 min und länger bei hohen Lufttemperaturen beibehielten. Robinson publizierte 1949 Rektaltemperaturen von 41 °C bei Rice und Lash nach einem 3- und 6-Meilen-Rennen in Nebraska/USA an einem sonnigen, feuchten Tag mit Lufttemperaturen von 29,5 °C. Später wurde eine Rektaltemperatur von 40,5 °C mitgeteilt bei einem internationalen Rennen nach 45minütiger erschöpfender Belastung bei einer DB-Temperatur von 25 °C und WB-Temperatur von 21 °C. Der Gebrauch von Amphetaminen kann unter diesen Umständen besonders gefährlich werden, weil Sportler unter Einfluß dieser Drogen ihre Leistungen auch bei hohen Belastungsintensitäten über längere Zeiten als normal durchhalten können. Das mag zu einem gefährlichen Anstieg der Körpertemperatur führen. Ein tödlich endender Hitzschlag ist auch von einem Radrennfahrer bekannt geworden, der unter Amphetamineinfluß stand.

Kreislaufsystem

Das Herz pumpt Blut durch die Arterien, Arteriolen und Kapillaren zu allen Organen des Körpers und zur Haut. Die Hauptaufgabe des Blutkreislaufs ist die Versorgung des Organismus mit genügend Sauerstoff und Nahrungsstoffen. Der Kreislauf ist auch verantwortlich für die Entfernung von Stoffwechselzwischen- und -endprodukten, wie CO_2 etc. Die Beziehung zwischen O_2-Verbrauch als einem Maß des Stoffwechsels und zentralen Kreislaufparametern kann in einer einfachen mathematischen Formel ausgedrückt werden:

$$\dot{V}O_2 = F \cdot SV \cdot D_{av}O_2.$$

Dabei bedeutet $\dot{V}O_2$ die O_2-Aufnahme in ml/min; F ist die Pulsfrequenz/min, SV das Schlagvolumen in ml und $D_{av}O_2$ die Differenz in der arteriovenösen O_2-Sättigung in ml. Das Herzzeitvolumen erscheint in dieser Formel nicht, ist aber durch das Produkt aus F und SV ausgedrückt.

Das Kreislaufsystem hat darüber hinaus noch eine andere wichtige Funktion. Sie besteht in der Überführung von überschüssig produzierter Hitze zur Haut, wo sie mittels Strahlung und Konvektion an die umgebende Atmosphäre abgegeben wird, und in der Mitbeteiligung an der Schweißproduktion. Eine vermehrte Hitzeüberführung zur Haut während muskulärer Arbeit wird von einer Eröffnung sonst geschlossener Kapillaren begleitet sowie von einer Eröffnung arteriovenöser Kurzschlüsse innerhalb der Haut. Die Vergrößerung der Gefäßlumina in der Haut und der Temperaturanstieg beeinflussen die zentrale Zirkulation und die Blutverteilung in den verschiedenen Körperregionen.

Wyndham et al. (1962) und Rowell et al. (1967) studierten zentrale zirkulatorische Parameter bei verschiedenen Stufen körperlicher Arbeit unter angenehmen und heißen Umgebungsbedingungen. Übereinstimmend wurde festgestellt, daß bei submaximaler muskulärer Belastung unter Hitzebedingungen die Herzschlagzahl ansteigt und das Schlagvolumen reduziert ist, verglichen mit den gleichen Belastungsstufen unter angenehmen Temperaturbedingungen. Hingegen bleiben die arteriovenöse O_2-Differenz und das Herzzeitvolumen unverändert. Die Tatsache, daß das Herzminutenvolumen bei submaximaler Belastung unter Hitzebedingungen nicht ansteigt, war seinerzeit unerwartet wegen der angestiegenen Hautdurchblutung. Rowell et al. (1967) formulierten daher: „Die Größe des Stoffwechsels ist entscheidend für die Regulation des Herzzeitvolumens." Demgemäß muß eine Umverteilung der Durchblutung unter Hitzebedingungen stattfinden. Radigan u. Robinson (1949) berichteten über eine reduzierte renale Durchblutung während Arbeit bei größerer Hitze. Rowell et al. (1968) demonstrierten eine reduzierte Leberdurchblutung. Der letztere Befund ist mit einer Vergrößerung des Laktatspiegels im hepatovenösen Blut verbunden, was als Zeichen einer hepatischen Hypoxämie gedeutet werden kann. Wyndham et al. (1962) stellten fest, daß die Konzentration an Laktat im arteriellen Blut schon bei geringen Belastungsstufen unter Bedingungen erhöhter Außentemperatur ansteigt. Offensichtlich führt die hitzebedingte Umverteilung des Blutvolumens zu einer Minderdurchblutung des arbeitenden Muskels und damit zu einer Vergrößerung seines anaeroben Stoffwechsels (Abb. 2).

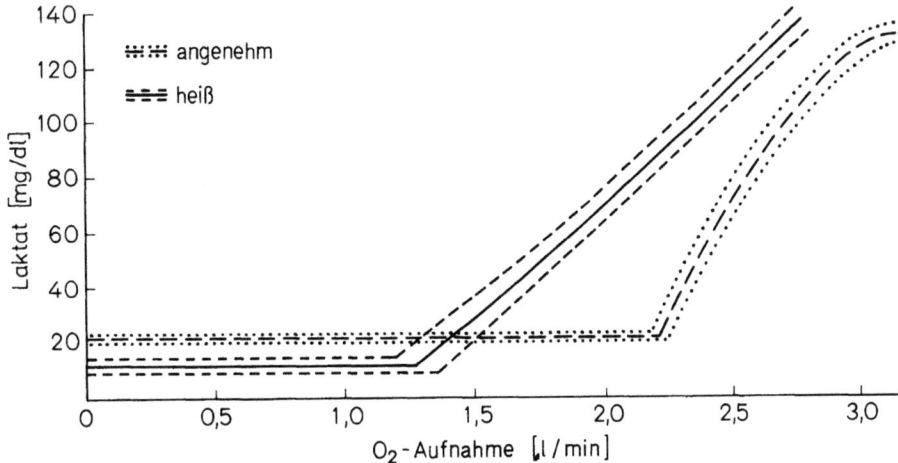

Abb. 2. Anstieg der Laktatkonzentration bei leichter Arbeit unter hoher Temperatur

Nach diesen Ausführungen wird es verständlich, daß bei muskulären Belastungen von mittlerer und langer Dauer unter Hitzebedingungen der Athlet sehr benachteiligt ist hinsichtlich der Leistungsfähigkeit. Er muß kompensatorisch schon bei niedrigeren O_2-Aufnahmewerten anaerobe Stoffwechselmechanismen entwickeln und ist daher bei einer gegebenen Lauf- oder Tretgeschwindigkeit etc. frühzeitiger erschöpft. Der erhebliche Abzug von Blut aus dem Splanchnikusgebiet kann ernste metabolische Konsequenzen haben, wenn er bis zu einer hepatischen Anoxie geht, wie Rowell et al. (1968) vermuten. Eine unter diesen Bedingungen länger aufrechterhaltene körperliche Belastung könnte weiterhin zu einem Nierenschaden führen oder ihn begünstigen. Zur Unterstreichung der Bedeutung dieser Gesichtspunkte sei hier daran erinnert, daß ein dehydrationsbedingter Verlust an Körpermasse um 5% eine Reduzierung des Plasmavolumens bis zu 15% bedingt (Nadel 1980).

Ein anderer Nachteil einer hohen körperlichen Beanspruchung unter Hitzebedingungen besteht darin, daß die maximalen Herzschlagfrequenzen schon bei geringeren O_2-Aufnahmen erreicht werden. Jeder zusätzliche Streß, der zu einer Reduktion des Schlagvolumens führt, wie Dehydratation oder Ansammlung von Blut in den unteren Extremitäten infolge Verlusts an venomotorischem Tonus – wie er nach Rowell et al. (1971) unter diesen Bedingungen passieren kann –, kann nicht mittels eines entsprechenden Anwachsens der Pulsfrequenzen kompensiert werden. Das Herzzeitvolumen fällt bis zu einer vasovagalen Schwäche; es resultieren eine Nausea und schließlich ein Kreislaufkollaps. Manchen von diesen akuten Hitzeeffekten kann in einem bestimmten Ausmaß durch eine entsprechende Hitzeakklimatisation begegnet werden.

Trotz der erwähnten negativen Mechanismen, die sich zirkulatorisch auswirken, konnten weder Wyndham et al. (1962) noch Rowell et al. (1967) irgendeinen signifikanten Abfall der maximalen O_2-Aufnahme bei Personen finden, die sich maximal über 5-10 min Dauer in einer Atmosphäre stark erhöhter Temperatur belasteten. Wyndham et al. (1962) zeigten, daß, anders als unter Normalbedingungen, sowohl das Schlagvolumen als auch die arteriovenöse O_2-Differenz bei maximaler Belastung unter Hitzebedingungen anstiegen in Verbindung mit einem starken Anstieg der Rektaltemperatur. Sie schlossen hieraus auf einen Shunt des Blutflusses von der Haut zur Arbeitsmuskulatur, was den Hitzefluß von der Haut zur Umgebung reduzierte. Der Körper scheint auf diese Weise die Temperaturregulation dem Stoffwechsel gewissermaßen zu opfern, zumindest bei solchen kurzen Perioden maximaler Belastung unter Hitzebedingungen. Das Bild ändert sich indessen bei verlängerten Arbeitsperioden. Etliche Untersucher fanden eine Reduzierung der maximalen O_2-Aufnahme unter diesen Umständen. Pirnay et al. (1970) z. B. ließen einen Probanden Arbeit bei Hitze mit 1260 kJ/h über 20 min absolvieren, bevor sie die maximale O_2-Aufnahme registrierten. Dabei wurde eine 25%ige Reduktion dieses Wertes beobachtet.

Psychologische Reaktionen

Wenn nicht hitzeakklimatisierte Personen eine körperliche Arbeit unter hohen Temperaturen durchzuführen haben, leiden sie unter diesen erschwerten Bedingungen. Die psychologischen Reaktionen wurden von Wyndham studiert (1969). Sie nehmen die Form von Aggression, Hysterie oder Apathie an. Eine aggressive Person kann auf eine geringfügige Reizung hin jemanden anfallen, eine hysterische mag weinen, sich auf den Boden werfen und hyperventilieren, ein apathischer Mensch zieht sich zurück und verweigert ggf. jeden Kontakt mit anderen Personen.

Einige von diesen psychologischen Reaktionen sind von einem erfahrenen Psychologen beschrieben worden, der einige Stunden lang unter schweren Hitzebedingungen (34°C WB) arbeitete:

„In der ersten halben Stunde fiel mir die Arbeit leicht und ich dachte, daß der Streß nicht so groß sein könnte, wie er mir vorher beschrieben worden war. Gegen Ende der Stunde begann sich das zu ändern. Ich fühlte mich übermäßig erhitzt, mein Gesicht war hochrot und ich bekam Atemschwierigkeiten... Ich begann mich ungewöhnlich schwach und ermüdet zu fühlen, jedoch ohne die Möglichkeit einer regionalen Lokalisierung dieses Gefühls... Die Kontrolle über mein „soziales Tun" begann jenseits dieser Zeit immer geringer zu werden... Ich bemerkte, daß ich übermäßig auf jeden trivialen Reiz zu reagieren begann, fand aber trotz dieses Wissens keine Kontrollmöglichkeit mehr über mich selbst. Meine ganze Welt engte sich ein auf den Bezug zu meiner Aufgabe... Sie nahm, so schien es, meine gesamte geistige Leistungsfähigkeit in Anspruch."

Es ist bemerkenswert, daß Personen, die solche ernsten psychologischen Reaktionen am ersten Tag der Hitzeexposition erleiden, am 4. oder 5. Tag der Akklimatisation ihre Aufgabe relativ leicht erfüllen ohne auffällige psychologische Fakten. In dieser Zeit haben die Hauptadaptationen seitens der Herzschlagfrequenz und der Körpertemperatur bereits stattgefunden.

Es gibt hier 2 wichtige Anweisungen für Sportmanager und ärztliche Betreuer von Aktiven:

1) Wenn nicht hitzeakklimatisierte Sportler Wettkämpfe bei hohen Temperaturen absolvieren, können sie Verhaltensreaktionen wie die oben genannten aufweisen. Ein irrationales Verhalten muß dabei auf klimatische Umstände zurückgeführt werden und sollte deswegen nicht in der üblichen Weise belangt werden. Sportfunktionäre sollten auf diese Möglichkeit der Aggression seitens der von ihnen betreuten Sportler hingewiesen werden mit der Maßgabe, anders zu reagieren als unter Normalbedingungen.
2) Mannschaften, die von einem kälteren Klima in ein heißes kommen, beispielsweise wie in Rom 1960, sollten vor den klimatischen Bedingungen gewarnt werden. Es sollte ihnen geraten werden, Erfahrungen am Ort zu sammeln und sich einer Hitzeakklimatisation zu unterziehen.

Wasser- und Elektrolytverluste

Adolph (1947) beschrieb die Symptome, die von einem Wasserverlust erwartet werden können:

1) Ein Wasserdefizit von 2% des Körpergewichts (1,5 l bei einem 70 kg schweren Mann) - Hauptsymptom ist Durst.
2) Ein Wasserdefizit von 6% (4 l bei einem 70 kg schweren Mann) - die Hauptsymptome sind Durst, Oligurie, Schwäche, Reizbarkeit und Aggressivität, während körperliche und geistige Leistungsfähigkeit noch gut sind.
3) Ein Wasserdefizit von mehr als 6% (mehr als 4 l bei einem 70 kg schweren Mann) verursacht Symptome und Zeichen wie bei 2) - zusätzlich nunmehr eine eindeutige Schwächung sowohl der körperlichen als auch der geistigen Leistungsfähigkeit.

Beobachtungen von Wnydham u. Strydom (1969) an 30 Marathonläufern zeigten, daß die Rektaltemperaturen am Ende des Rennens eine Korrelation zum Ausmaß des Wasserverlusts aufwiesen. Sportler mit weniger als 3% Wasserverlust hatten Rektaltemperaturen von 38,3-38,8 °C; solche mit über 3% Wasserdefizit ließen eine lineare Beziehung zwischen dem Wasserdefizit und der Rektaltemperatur erkennen (Abb. 3).
Sportler mit Wasserverlusten von mehr als 5% zeigten Rektaltemperaturen über 40 °C. Der hochsignifikante Effekt des Wasserdefizits auf die Körpertemperaturregulation und auf die Leistungsmoral wurde von Strydom et al. (1966b) an 2 Leistungsgruppen demonstriert, die mit einer Geschwindigkeit von 6,6 km/h eine Distanz von 30 km gingen. Eine dieser Gruppen trank eine Wassermenge nach eigenem Belieben, während die andere an eine Wasseraufnahme von 1,0 l über die gesamte Periode gebunden war. 7 der 30 Sportler aus der wasserkontingierten Gruppe erlitten einen Kollaps und erreichten das Ziel nicht.
In der Vergleichsgruppe schied nur eine Person vorzeitig aus. Die atmosphärischen Bedingungen waren warm bis heiß mit DB-Temperaturen zwischen 22 und 32 °C, WB-Temperaturen von 16-20 °C und Black-globe-Temperaturen von 29-50 °C. Das mittlere Wasserdefizit der wasserreduzierten Gruppe betrug am

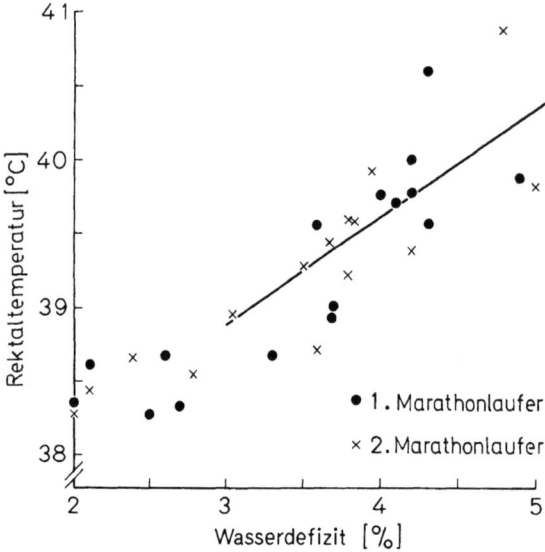

Abb. 3. Die Beziehung zwischen Rektaltemperatur und Wasserdefizit nach einem Marathonlauf (s. Text).

Ende des 5-h-Marsches 4,8%; diese Gruppe wies eine mittlere Rektaltemperatur von 38,8 °C auf, wobei ein Proband 39,6 °C erreichte. Das mittlere Wasserdefizit der Probandengruppe, die in beliebigen Mengen nach freiem Ermessen Wasser trinken konnte, belief sich auf 2,9% bei einer durchschnittlichen Rektaltemperatur von 38,3 °C. Eine schlechte Leistungsmoral war ein Charakteristikum der wasserrestringierten Gruppe. Sie wirkte abgeschlagen, aggressiv, undiszipliniert und zeigte große Ermüdungszeichen.

An besonders heißen Tagen werden die Schweißproduktionsraten aus den oben erwähnten Experimenten übertroffen. Dieses Anwachsen der Schweißproduktion birgt die Gefahr, ein Wasserdefizit von 5% oder mehr einzugehen mit der Möglichkeit eines sich daraus anbahnenden Hitzschlags. Ein Wasserdefizit äußert sich nicht nur in einem signifikanten Anstieg der Pulsfrequenz und der Körpertemperatur, sondern beeinflußt auch die Leistungskapazität für eine langandauernde Belastung. Saltin (1964) und andere Autoren dehydrierten Probanden bis zu 5% des Körpergewichts und registrierten dennoch keine Abnahme der maximalen O_2-Aufnahme. Die betreffenden Personen waren jedoch nicht in der Lage, eine langdauernde maximale Arbeit in dehydriertem Zustande so lange durchzuhalten wie unter Normalbedingungen. Subjektiv wurden Beschwerden wie Nausea, Schwäche, abdominale und muskuläre Schmerzen angegeben.

Für Trainer, ärztliche Betreuer und natürlich für die Sportler selbst sollte daraus die Lehre gezogen werden, daß langdauernde muskuläre Beanspruchungen unter erhöhten Umgebungstemperaturen mit intervallmäßig eingenommenen kleinen Mengen von Wasser verbunden sein sollten, mindestens 1 l/h. Den Idealfall stellt die Verabfolgung von 250 ml/10–15 min dar. Ein Elektrolytverlust in üblichen Größenordnungen verursacht während einer anstrengenden und langdauernden muskulären Arbeit in der Hitze keine Probleme; besteht aber eine Diarrhö vor oder während eines Wettkampfs, kann der hierdurch verursachte zusätz-

Tabelle 1. Auswirkungen einer Salzbelastung auf den Organismus (4 Salztabletten vor dem Rennen)

		Zeit [min]						
	Gruppe	0	30	60	90	120	150	180
Na [mmol/l]	Salz	139,5	140,3[a]	140,6[a]	140,8[a]	141,8[a]	142,5[a]	143,0[a]
	Kontrollgruppe	139,4	138,4	138,6	139,3	139,2	140,3	141,3
Osmolarität [mosmol/l]	Salz	284,0	285,8[a]	286,1[a]	287,9[a]	289,0[a]	289,6[a]	291,5[a]
	Kontrollgruppe	282,0	280,4	279,6	282,3	280,5	283,8	284,7
Herzfrequenz [min^{-1}]	Salz	57	142	142	142[a]	145[a]	149[a]	154[a]
	Kontrollgruppe	58	139	139	138	142	145	149

[a] Signifikanter Unterschied ($p < 0,05$).

liche Wasser- und Elektrolytverlust ernste Konsequenzen zeitigen. Sportler sollten deshalb davor gewarnt werden, unter solchen Umständen an Wettkämpfen teilzunehmen. Das gilt mindestens für die Zeitdauer von 1 Woche nach der Beseitigung derartiger Komplikationen.

Eine zu große und unberechtigte Betonung ist in der Vergangenheit auf die Bedeutung des Salzverlusts in Verbindung mit der Schweißproduktion gelegt worden. Die Konzentration von Natriumchlorid im Schweiß bewegt sich in Größenordnungen zwischen ±0,1% für den Trainierten bis 0,3% für den Untrainierten. Die maximale Schweißrate schwankt zwischen 1 und 1,5 l/h; die Wahrscheinlichkeit, mehr als 12 g pro Tag an Salz im Schweiß verlieren zu können, ist deshalb äußerst gering. Die übliche westliche Ernährungsweise läßt täglich bedeutend mehr Salz aufnehmen, und untrainierte Personen sind ja gar nicht fähig, maximale Schweißraten in der genannten Größenordnung für mehrere Stunden zu entfalten.

Neuere Untersuchungen von Nadel (1980) und Strydom (1982) lassen erkennen, daß jede Veränderung des Salzbestands im Körper für die Thermoregulation schädlich ist. Das belegt Tabelle 1 über den Effekt einer Salzbelastung durch die Einnahme von 4 Tabletten vor dem Rennen.

Bemerkenswert ist ferner, daß die Natriumkonzentration während des Kontrollexperiments ebenfalls anstieg. Die Ursache ist ein ungenügender Wasserersatz und die Tatsache, daß es sich beim Schweiß um eine hypotone Lösung handelt. Der schädliche Effekt jeder Unterstützung des Salzhaushalts während Arbeit ist offenkundig.

Ein anderer bemerkenswerter Befund in der oben genannten Studie war die vermehrte Kaliumausscheidung im Urin im Anschluß an eine verstärkte Salzzufuhr. Somit könnte eine zusätzliche Salzzufuhr beim Sportler während der körperlichen Belastung auch zu einem Kaliumdefizit führen mit entsprechender Abnahme der körperlichen Leistungsfähigkeit.

An dieser Stelle sollte besonders auf die These hingewiesen werden, Muskelkrämpfe würden bei hoher Umgebungstemperatur durch ein Kochsalzdefizit ausgelöst. Die Hauptursache von Muskelkrämpfen ist ein zeitweiliges O_2-Defizit in der Muskelzelle, welches durch Überbelastung, Vasokonstriktion, Dehydratation oder durch eine nervale Störung verursacht wird. Auch Hyperventilation verursacht mit einem Anstieg des pH-Werts gegebenenfalls Krämpfe. Besteht der Verdacht der Krampfauslösung durch Elektrolytverluste, sollte eine differentialdiagnostische Elektrolytbestimmung vorgenommen werden. Fast immer stellt sich in diesen Fällen ein Magnesiummangel als wahre Ursache heraus. Der in der heutigen Bevölkerung sowieso bereits niedrige Magnesiumspiegel wird durch Hitzebelastungen in Verbindung mit Magnesiumverlusten zusätzlich gesenkt und kann hierdurch Muskelspasmen auslösen. Andererseits aber sollte hier eine Warnung ausgesprochen werden gegenüber einer ungeprüften Magnesiumzufuhr während körperlicher Belastung, da wir in Fällen dieser Art Hypermagnesiämien beobachteten.

Die folgenden einfachen Regeln sollen helfen, vor den Folgen intensiver Schweißverluste und damit verbundener Elektrolytspiegelsenkungen zu schützen:

1) Erziehe den Athleten dahingehend, so viel Wasser zu trinken, daß er wenigstens zwei Drittel seines Flüssigkeitsverlusts während körperlicher Belastungen ersetzt. Die oftmalige Zufuhr kleiner Flüssigkeitsmengen ist der beste Weg.
2) Bestehe auf einer Blutserumelektrolytanalyse bei allen Leistungssportlern mindestens einmal im Jahr. Liegen bei einem Elektrolyt bereits niedrige Werte vor, sollten sie durch eine gezielte Korrektur in der Ernährungsweise behoben werden.
3) Trete dem unkontrollierten Trinken aller sog. isotonischer Lösungen sowie dem Gebrauch von Salztabletten entgegen. Diese erschweren nur die Effekte der Dehydrierung und sollten für Bedingungen chronischen Salzverlusts, wie beispielsweise bei der Diarrhö, reserviert bleiben.

Hitzeschäden während Belastung bei hohen Temperaturen

Der Anstieg der Körpertemperatur auf hohe Werte während schwerer muskulärer Arbeit über eine längere Dauer läßt die Frage stellen, ob Hitzeschäden im Organismus entstehen können. McKechnie et al. (1967) berichteten über EKG-Befunde und verschiedene Serumenzyme von 20 Marathonläufern nach Beendigung eines Wettkampfes. Sie fanden keinen Anhalt für irgendwelche EKG-Veränderungen, die auf eine Mangeldurchblutung des Myokards schließen ließen. Die Serumaldolase war bei allen 20 Sportlern unmittelbar nach dem Rennen erhöht und bei 4 von 6 Personen auch noch 14 Tage später. Sechs der 20 untersuchten Athleten wiesen erhöhte SGOT-Spiegel auf; 13 hatten erhöhte SGPT-Werte und 8 überhöhte LDH-Spiegel, verbunden mit erhöhten Serumkaliumkonzentrationen. Diese Befunde lassen auf einen Anstieg der Zellpermeabilität schließen. Es stellt sich die Frage, ob die erhöhten Serumenzymwerte

Ausdruck einer Zellschädigung des arbeitenden Muskels infolge der hohen energetischen Beanspruchung über eine lange Zeitdauer sind oder ob erhöhte Körpertemperatur auch eine Rolle spielt.

Wyndham (1977) berichtete im Detail über Untersuchungen, die er hinsichtlich des Serumenzymspiegels bei mehreren Personen im Zustand nach Hitzschlag durchführte. Ein Anstieg der Körpertemperatur auf 39-40 °C ging mit einer Aktivitätsvermehrung von SGOT, SGPT, LDH und CK in hochsignifikanter Weise einher. Die Zunahme der Serumenzymspiegel bei hitzegestreßten Personen oder Marathonläufern fiel indessen nicht annähernd so intensiv aus und auch nicht so lang andauernd, wie es von Kew et al. (1971) bei Hitzschlagfällen beschrieben worden ist.

Wie aus Tabelle 2 hervorgeht, besteht bei allen Personen mit Hitzschlag ein signifikant erhöhter Serumenzymspiegel. Maximale Werte werden durchschnittlich nach 48 h erreicht, um mindestens 4 Tage erhöht zu bleiben. Dieses Phänomen macht eine deutliche Unterscheidung des Hitzschlags von anderen Affektionen möglich, bei welchen nur bestimmte Serumenzyme erhöht sind, um nach Aufnahme der Therapie schnell abzusinken.

Kew et al. (1967b) studierten die Serumenzymveränderungen bei 20 Fällen von Hitzschlag bei Goldgrubenarbeitern in Südafrika, die eine durchschnittliche Rektaltemperatur von 41,7 °C aufwiesen. Die Serumenzymspiegel dieser Fälle wurden verglichen mit denen von Normalpersonen und von 20 Marathonläufern (Tabelle 3).

Tabelle 2. Mittelwerte und Streubreiten von Serumenzymen bei gesunden Goldminenarbeitern und bei Personen im Zustand nach Hitzschlag

		Minenarbeiter (n=44)	Hitzschlagfälle (n=65)			
			Einweisung	24 h	48 h	96 h
SGOT [IU]	$\bar{x}$ Spanne	32 21- 43	518 46-3360	928 51- 7080	1007 45-8800	210 51- 610
SGPT [IU]	$\bar{x}$ Spanne	24 16-470	112 41-1020	560 40- 4720	843 41-8000	349 59-1650
LDH [IU]	$\bar{x}$ Spanne	303 150-470	2058 400-9900	2896 370-15500	3283 390-22000	656 350-1200
CK [IU]	$\bar{x}$ Spanne	88 40-217	2976 482-13250	- -	- -	- -

Tabelle 3. Serumenzymwerte bei Hitzschlag, Marathonläufern und Normalpersonen

	26 Normalpersonen	20 Langstreckenläufer	20 Hitzschläge
SGOT	36	60	854
SGPT	24	50	360
LDH	308	436	3011

Rose et al. (1970) studierten eingehend die Isoenzyme der LDH von Marathonläufern und zeigten, daß ein signifikanter Anstieg der LDH-3-, LDH-4- und LDH-5, aber nicht der LDH-1- und LDH-2-Fraktionen in Verbindung mit Herzmuskel- und Nierenschäden bestand.

Obwohl die Isoenzyme LDH 1 und 2, gemessen an Marathonläufern, keinerlei Hinweis auf einen renalen Schaden abgeben, liegen Berichte über Proteinurie und sogar Hämaturie nach derartigen Wettbewerben vor. Zwei Fälle von „Nephropathie" bei Marathonläufern wurden von Dancaster et al. (1969) berichtet:

In dem einen Falle handelt es sich um einen 38jährigen Mann, der nach einem Rennen einen schweren Kollaps erlitten hatte. Der Sportler war einige Zeit nach dem Kollaps noch benommen und hatte schwere Diarrhö sowie Erbrechen. 48 h lang konnte er nach dem Kollaps keinen Urin lassen, wobei ein Blutdruck von 200/130 mm Hg registriert wurde. Der Zustand verbesserte sich nach intravenöser Behandlung in den nächsten 2 Wochen. Der Blutdruck, der auf 186 mg/100 ml angestiegene Harnstoff im Serum und die renale Funktion normalisierten sich.

In einem anderen Falle fühlte sich ein Marathonläufer unwohl und abgeschlagen nach einem Rennen. Er wies eine schwere Diarrhö auf und ließ innerhalb der nächsten 4 Tage nur 400 ml Urin. Sein Blutdruck stieg auf 160/90 mm Hg, sein Harnstoffwert auf 176 mg/100 ml Blut. Der Serum-SGOT-Spiegel belief sich auf 135, der Wert für SGPT auf 130 und der LDH-1-Wert auf 500 Einheiten. Nach intravenöser Therapie entwickelte er eine massive Diurese von 4000 ml innerhalb von 24 h und erholte sich vollständig. Leider wurde keine Messung der Rektaltemperatur vorgenommen noch irgendeine Anamnese hinsichtlich der aufgenommenen Wassermenge vor oder während des Rennens, so daß keine Schätzung des Ausmaßes der Dehydrierung vorgenommen werden konnte.

Das klinische Bild dieser 2 Männer, ein Verwirrtheitszustand mit Kollaps, Diarrhö, angestiegenem Blutdruck und Harnstoff während einer anurischen Phase, und, in einem anderen Fall, die angestiegenen Serumenzymspiegel, ist ähnlich den von Kew et al. (1967a) beschriebenen typisch in einer Serie von Hitzschlagfällen mit renaler Beteiligung. Diese 2 Marathonläufer hatten höchstwahrscheinlich einen Hitzschlag erlitten, der von den Ärzten nicht erkannt worden war.

Aus dem Obigen können wir schließen, daß mäßige Erhöhungen der Serumenzymspiegel speziell nach Beendigung eines Rennens einer temporären Schädigung in der arbeitenden Muskulatur entsprechen. Sind indessen diese Erhöhungen in der Größenordnung einer der 2 Fälle von Nephropathie, dann muß ein Hitzschlag angenommen werden. Die Ermittlung der Serumenzyme bei einem Verdachtsfall von Hitzschlag ist daher nützlich für die Diagnose.

Die *Zeichen und Symptome des Hitzschlags* sind gut beschrieben worden. In manchen Fällen gibt es eine Vorwarnphase, in der der Patient entweder gereizt oder aggressiv erscheint oder sogar jemanden angreifen mag, der ihm zu helfen versucht. In diesem Vorstadium kann er aber auch Symptome emotioneller Instabilität mit hysterischem Weinen oder aber totaler Apathie aufweisen. Bereits in dieser Phase kann eine zeitliche und örtliche Desorientierung bestehen. Er läuft z. B. einen falschen Weg oder ist sich nicht der Tageszeit bewußt. Mit starrem Blick und glasigen Augen läßt er Fragen unbeantwortet. Der unkoordinierten und unsicheren Gangart folgt oft bald der Kollaps auf der Strecke. Die Haut erscheint entweder trocken und rot oder kann auch tief schweißüberströmt sein. Der Puls ist in diesen Fällen schwach und schnell und u.U. nicht tastbar; andererseits kann es sich auch um einen gutgefüllten Puls handeln. Viele von den Symptomen der Vorwarnphase sind ähnlich denen des schweren Salzverlusts. Der einzige unfehlbare Weg zur Unterscheidung zwischen 2 Möglichkeiten ist die Registrierung der Rektaltemperatur.

Der Fall sollte als Hitzschlag diagnostiziert werden, wenn Bewußtlosigkeit vorliegt und die Rektaltemperatur höher als 41 °C ist. Die Bewußtlosigkeit kann sich als Stupor (d.h. der Mann kann mit starken Reizen geweckt werden, fällt aber hinterher sofort in die Bewußtlosigkeit zurück) oder als Koma (der Patient kann mit keiner Methode akut geweckt werden) manifestieren. Alternativ können demgegenüber auch Erregtheitszustände verschiedener Art auftreten. Ein Verlust der Sphinkterkontrolle von Blase und Rektum ist üblich. Die klinische Untersuchung des Zentralnervensystems läßt keinerlei Zeichen einer Gehirnläsion erkennen; periphere Reflexe können entweder fehlen (bei komatösen Personen) oder gesteigert sein (bei erregten Patienten).

Bei jedem sportlichen Wettkampf, der 30 min oder länger in warmer, feuchter Luft andauert, sollte jeder plötzliche Fall von Bewußtlosigkeit auf einen Hitzschlag verdächtig sein und demgemäß eine sofortige Messung der Rektaltemperatur veranlassen. Deshalb gehört ein Thermometer dieser Art zur Standardausrüstung eines jeden Arztes, der zur Betreuung derartiger Wettkämpfer eingesetzt wird.

Liegt die Rektaltemperatur bei 41 °C oder höher, sollte der Mann sofort gekühlt werden. Das bedeutet an der Wettkampfstelle das Aufsuchen von Schatten oder eines kühlen Raumes. Er sollte sofort und häufig wiederholt mit Wasser besprüht werden, um seine Haut feucht zu halten, und für eine Luftbewegung über seinem Körper ist zu sorgen.

Dazu eignet sich am besten ein elektrischer Ventilator, aber man kann im Notfall auch Zuschauer bitten, mit einer Zeitung oder einem Kleidungsstück über dem Körper des Patienten einen ständigen Luftzug zu erzeugen. Diese Behandlung sollte so lange fortgesetzt werden, bis die Rektaltemperatur Werte um 38 °C erreicht. Sie sollte v.a. auch nicht in der Ambulanz auf dem Wege zum Hospital unterbrochen werden.

Anleitung für Sportärzte in der Behandlung von Fällen mit Hitzschlag

Die absolute Priorität in den Behandlungsmaßnahmen besitzen die *Kühlungsversuche,* bis die Rektaltemperatur 38 °C aufweist. Wir ziehen den Gebrauch eines Wassersprays sowie schnelle Luftbewegung über dem Körper des Betreffenden vor. Hingegen empfehlen wir nicht, den Patienten in ein Eisbad zu legen. Es ist in diesen Fällen sehr schwierig, das Ausmaß des Absinkens der Körpertemperatur zu kontrollieren. Einige Fälle von Eisbadbehandlung sind beschrieben, wobei die Rektaltemperatur zu hypothermischen Werten mit fatalen Resultaten absank.

Der zweite Punkt in der Prioritätsliste ist die *Normalisierung des angestiegenen Blutdrucks*. Am zweckmäßigsten erreicht man das mit einer intravenösen Behandlung, wobei Plasmolyt-B das Mittel der Wahl darstellt. Die Normalisierung des Blutdrucks so schnell wie möglich ist besonders bedeutsam wegen des renalen Gefäßschlusses, der den Schock begleitet. Die Hyperthermie führt zu einem renalen Schaden, wie er von Kew et al. (1967a) und anderen in Fällen von Hitzschlag beschrieben worden ist; er kann einen tödlichen Ausgang haben.

Der dritte Punkt der Prioritätsliste ist die *Beseitigung der metabolischen Azidose*. Wyndham (1966) berichtete über einen Fall von Hitzschlag bei einem pH-Wert von 7,280, einem pCO_2 von 18 mm Hg und einem Basenüberschuß von $-14,5$ mmol/l. Relativ große Dosen von intravenös gegebenem Bikarbonat (10-30 g) werden hier benutzt, um die metabolische Azidose zu korrigieren. Wir beobachteten z. T. dramatische Verbesserungen.

Der vierte Punkt in der Liste der therapeutischen Maßnahmen ist die *Behandlung der Nierenfunktion*. Vor allem sind die Anwesenheit von Eiweiß und roten Blutzellen im Urin, weiterhin die 24-stündige Urinmenge, der Harnstoffspiegel und der Blutdruck zu beobachten. Oligurie mit einem ständigen Anstieg des Harnstoffspiegels sind Symptome einer Nierenschädigung, so daß eine Blutdialyse notwendig werden kann. In den von Kew et al. (1967a) behandelten 40 Fällen von Hitzschlag entwickelten 10 einen Nierenschaden, bei einigen wurde die Dialyse erforderlich. Die Mehrzahl der Patienten erholte sich indessen voll, wie eine Kontrolle der Nierenfunktion und auch Nierenbiopsiestudien 6 Monate nach dem Vorfall bewiesen.

Eine sichere Diagnose und schnelle Behandlung reduzieren die Zahl der fatalen Ausgänge auf ein Minimum. Wird jedoch die Diagnose verzögert gestellt und die Behandlung verspätet eingeleitet, z. B. über 1 h nach Eintritt des Unfalls mit einer Rektaltemperatur von 42 °C, dann stehen die Chancen 7:10 für einen fatalen Ausgang (Wyndham 1966). Dies betont die Notwendigkeit für Sportärzte und Sportfunktionäre, in Zweifelsfällen stets an einen Hitzschlag zu denken und unmittelbar die obengenannten Schritte einzuleiten.

Aus den obigen Ausführungen sollten Sportärzte und v. a. Sportveranstalter folgende Lehren ziehen:

1) Wettkämpfe von einer Art, die einen hohen Stoffwechselumsatz erfordern und länger als 30 min dauern, sollten nicht bei warmem, feuchtem Wetter durchgeführt werden. (Die atmosphärischen Bedingungen werden später angegeben.)
2) Stets sollte Wasser verfügbar sein und den Athleten die Gelegenheit gegeben werden, in mindestens 20minütigen Intervallen trinken zu können. Die Wettbewerbsteilnehmer sollten vor dem Rennen darauf hingewiesen werden, geringe Mengen (250 ml) Wasser in häufigen Intervallen zu trinken.
3) Liegt bei einem Wettkampfteilnehmer ein anomales Verhalten oder gar ein Kollaps vor, sollte sofort die Rektaltemperatur gemessen werden. Liegt sie oberhalb 41,5 °C, sollte der Betreffende wie ein klar diagnostizierter Hitzschlagfall behandelt werden, d. h. er sollte unmittelbar mit Wasser und Ventilator gekühlt werden.

4) Von solchen Personen sollte Blut entnommen und zwecks Untersuchung auf die Serumenzyme SGOT, SGPT, CK und LDH eingeschickt werden.

Präventive Maßnahmen

Akklimatisation an Hitze, körperliche Vorbedingung und Kleidung

Eine Hitzeakklimatisation sollte für alle jene Athleten in Betracht gezogen werden, die aus kalten und gemäßigten Klimata zu Wettkämpfen unter warmen oder heißen Bedingungen bei erhöhter Luftfeuchtigkeit antreten. Ist eine Akklimatisierung erfolgt, sind maßgebliche physiologische Veränderungen vonstatten gegangen, die den Betreffenden eine größere Leistungsfähigkeit mit geringerer physiologischer Belastung gestatten (Abb. 4). Die wichtigste unmittelbare Anpassung betrifft die zentrale Zirkulation. Liegt beispielsweise eine Herzschlagzahl von 180/min am ersten Trainingstag unter Hitzebedingungen vor, so sinkt sie innerhalb von 3-4 täglichen Belastungen unter Hitzebedingungen in signifikanter Weise, während das Schlagvolumen ansteigt.

Das Herzzeitvolumen ändert sich für eine gegebene Belastungsintensität nicht. Die Senkung der Herzschlagzahl stabilisiert in Verbindung mit dem angestiegenen Schlagvolumen die Kreislaufregulation, und die Neigung zu einem Hitzekollaps, wie man sie am 1. Belastungstag unter dem neuen Klima beobachten kann, verschwindet am 4. oder 5. Tag.

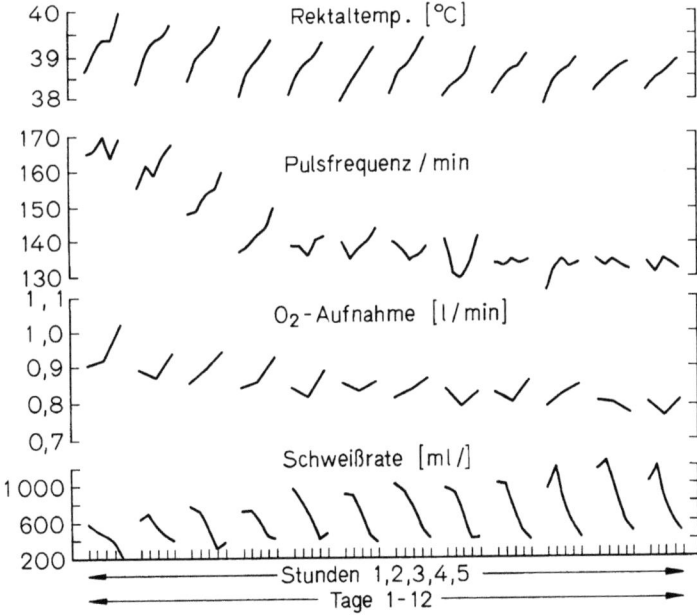

Abb. 4. Tägliche physiologische Veränderung während einer 12tägigen Akklimatisation

Zwei Faktoren sind verantwortlich für diese Verbesserung der zentralen Zirkulation. Der eine ist eine Expansion des Blut- und extrazellulären Volumens in den ersten Tagen der Akklimatisation. Der andere besteht in einem Anwachsen des venomotorischen Tonus. Beide tragen zur Vergrößerung des Schlagvolumens bei. Die Verbesserung der zentralen Zirkulation ist verbunden mit einer ökonomischen Konvektion der Hitze.

Andere wichtige Veränderungen sind ein Anwachsen der Schweißproduktionsrate und eine größere Empfindsamkeit der Schweißdrüsen mit einem früheren Einsetzen des Schwitzens bei Belastungsbeginn. Es gibt eine graduelle Abnahme des Energieaufwands, gemessen anhand des O_2-Verbrauchs; die Rektaltemperatur fällt sowohl in Ruhe als auch während Belastung bei Hitze um 1 °C oder mehr. Die Salzkonzentration ist im Schweiß allgemein verringert. Diese physiologischen Anpassungserscheinungen gehen mit einer dramatischen Verbesserung des subjektiven Wohlbefindens einher. Die ernsten psychologischen Störungen, die am ersten Trainingstag in der Hitze auftreten, sind an anderer Stelle beschrieben. Sie verschwinden innerhalb einiger weniger Tage bei einer richtig durchgeführten Akklimatisation.

Es gibt zahlreiche Publikationen über die besten Methoden zur Hitzeakklimatisation. Der wichtigste Gesichtspunkt ist die körperliche Belastung während der Hitze. Das Sitzen in Körperruhe selbst bei großer Hitzeexposition führt zu keinen physiologischen Adaptationen. Unser Institut führte eine beträchtliche Menge von Untersuchungen hinsichtlich der praktischen Aspekte einer Hitzeakklimatisation durch (Strydom 1982).

Wir können als gesichert ansehen, daß

1) Askorbinsäurezufuhr (250 mg/Tag) den Akklimatisationsprozeß beschleunigt;
2) die Akklimatisation unter denselben extremen Umgebungsbedingungen vonstattengehen sollte, unter welchen auch der Wettkampf stattfindet;
3) die tägliche Hitzeexposition nicht kürzer als 4 h sein sollte oder aber zumindest die Zeitspanne in Anspruch nehmen muß, welche das Wettkampfgeschehen erfordert;
4) unter der Voraussetzung der erwähnten Askorbinsäurezufuhr die volle Hitzeakklimatisation eine Minimalzeit von 4 Tagen in Anspruch nimmt;
5) Hitzeakklimatisation zu einer wesentlichen Verbesserung der körperlichen Leistungsfähigkeit führt, was an der niedrigeren Herzschlagzahl, den geringeren Rektaltemperaturen und einer reduzierten O_2-Aufnahme nach vollzogener Akklimatisation deutlich wird;
6) die Hitzeakklimatisation zu einem signifikanten Anstieg des Serummagnesiumspiegels während der Hitzebelastung oder bei langdauernden körperlichen Belastungen führt.

Aus unserer Sicht ist die Hitzeadaptation besonders wichtig für Athleten, die aus kalten und gemäßigten Klimata in warme und feuchte Luft kommen. Ein Beispiel dafür stellen die Olympischen Spiele 1960 in Rom dar. Diese Hitzeakklimatisation ist mindestens genauso wichtig wie die Höhenakklimatisation, welche vor den Spielen in Mexiko City 1968 vorgenommen wurde. Die Gefahr eines Hitzschlagtodes bei nichtakklimatisierten Personen, die einen Ausdauerwettbewerb bei großer Hitze durchstehen, ist viel größer als die eines tödlichen Unfalles bei maximalen Belastungen gleicher Art unter den Bedingungen einer mittleren Höhe ohne vorangegangene Anpassung. Dabei sollte hervorgehoben werden, daß diese Aussage nicht nur Mittelstrecken- und Langstreckenläufer sowie Straßenradrennfahrer betrifft. Kurzstreckenläufer verbessern oft ebenfalls nach einer richtig durchgeführten Akklimatisation nicht nur die Reaktionen ihres Herz-Kreislauf-Systems und ihrer Psyche, sondern weisen auch eine Verbesserung im Wettkampf selbst auf.

Akklimatisation sollte nicht das Training ersetzen, aber mit ihm verbunden werden. Hitzeakklimatisation soll in den Morgenstunden durchgeführt werden im Anschluß an eine genügende Nachtruhe. Der Athlet wäre dann für ein normales Lauftraining im Verlaufe des Nachmittags bereit. Die Akklimatisation geht rapide verloren bei Rückkehr in kalte und gemäßigte Klimata. Der Effekt würde wahrscheinlich noch genügend sicher sein, wenn man ein 14tägiges Intervall zwischen dem Ende der Hitzeakklimatisation und dem Beginn der Wettkämpfe erlaubt. Aber selbst einem vollakklimatisierten Athleten sind Grenzen hinsichtlich der Kombination maximaler körperlicher Ausdauerbelastung und atmosphärischer Bedingungen gesetzt. Dazu zählt beispielsweise ein Marathonlauf, als Wettkampf durchgeführt, bei einer Temperatur, die 30 °C überschreitet.

Obgleich die während eines Trainings und einer Hitzeakklimatisation beobachteten Veränderungen einander sehr ähnlich und in den Parametern z. T. gleich sind, wurde von Strydom u. Williams (1969) bewiesen, daß es sich bei beiden letztlich um gänzlich unterschiedliche Vorgänge handelt. Sogar Befürworter dieser These, wie Piwonka u. Robinson (1967), müssen eingestehen, daß die physiologischen Reaktionen auf die Hitzeakklimatisation signifikant besser sind als jene von Personen, die nur ein körperliches Training absolviert haben.

Die meisten Athleten machen keinen richtigen Gebrauch von *Trainingsanzügen*. Es ist nicht notwendig oder nicht einmal ratsam, einen Trainingsanzug zum Aufwärmen bei warmem Wetter zu tragen. Der Hauptzweck eines Trainingsanzugs ist, den Träger nach vollendetem Aufwärmen warmzuhalten, besonders vor oder zwischen Wettbewerben. Das Aufwärmen in Trainingsanzügen hat Nachteile. Es gibt ein falsches Wärmegefühl, und der Athlet mag deshalb ggf. seine Muskeltemperatur in nicht genügendem Umfange für den optimalen Wirkungsgrad bei Arbeit vorbereiten. Nicht permeable Trainingsanzüge können wegen der Möglichkeit der Überhitzung gefährlich werden. Schließlich muß der Sportler bei kaltem Wetter darauf achten, daß der Schweiß den Anzugstoff nicht durchnäßt und die Isolierung beeinträchtigt mit der Gefahr, sich während des Wartens auf den Wettkampf zu erkälten.

Umweltbedingte Hitzestreßlimitierungen

Die Hitze wird von der Körperoberfläche auf die Umgebung mittels Strahlung, Konvektion und Verdampfung übertragen. (Der geringe Anteil der Leitung kann dabei ignoriert werden.) Die Größe der Hitzestrahlung hängt ab von der Durchschnittstemperatur der umgebenden Oberfläche - der mittleren Strahlungstemperatur (M.R.T.) - und der mittleren Hauttemperatur. Der Betrag an Strahlungshitze ist gleich 0, wenn die M.R.T. 35°C erreicht, die durchschnittliche Hauttemperatur eines muskulär tätigen Mannes in einer warmen Umgebung. Wenn die M.R.T. 35°C überschreitet, erhält der Mensch Wärme mittels Strahlung. Direkte Sonneneinstrahlung wird dabei problematisch. Da es sich bei der Sonne um eine Punktquelle von hoher Strahlungshitze handelt, ist ihr Effekt proportional der angestrahlten Körperfläche, und, z.B. mittags, stellt eine angestrahlte Fläche eines laufenden Menschen nur einen kleinen Teil seines Körpergebietes dar. Die geeignetste Methode zur Messung der M.R.T. ist die mittels des Bedfort-Black-globe-Thermometers.

Die Windgeschwindigkeit und die trockene Lufttemperatur sind die bestimmenden Faktoren für den konvektiven Hitzetransport. Kühle Luft, die über eine erhitzte Haut hinwegstreicht, entfernt einen beträchtlichen Hitzebetrag. Je wärmer die Luft ist, desto weniger Hitze wird von ihr absorbiert, bis bei einer Hauttemperatur von 34-35°C keine Hitze mehr mittels Konvektion entfernt werden kann. Lufttemperaturen von mehr als 35°C kehren den Hitzefluß um, und je wärmer die Luft ist, desto mehr Hitze wird vom Körper mittels Konvektion aufgenommen.

Die Wasserdampfmenge in der Luft, die Lufttemperatur und die Windgeschwindigkeit beeinflussen den Hitzeverlust durch Verdunstung, für den Sportler die wichtigste Größe einer Wärmeabgabe. Jede Luftbewegung vergrößert die Verdunstung und den konvektiven Hitzeverlust. Dem Sportler kommt zugute, daß beispielsweise der Läufer und der Radfahrer sich selbst eine gute Luftbewegung um den Körper verschaffen und damit den Hitzetransfer fördern.

Nach den obigen Ausführungen ist es verständlich, daß der Hitzestreß, wie der Sportler ihm ausgesetzt ist, dem kombinierten Effekt der Lufttemperatur, der Luftfeuchtigkeit, der Windgeschwindigkeit und der Strahlung entspricht. Hitzetransfergleichungen sind entwickelt worden zur Berechnung des Hitzeaustauschs zwischen dem menschlichen Körper und seiner Umgebung mittels Strahlung, Konvektion und Verdunstung, doch sie nutzen kaum etwas für die Beurteilung des Hitzestresses bei einem in direktem Sonnenlicht laufenden Sportler. Wir empfehlen daher, die „wetbulb-globetemperature (WB-GT)" wie sie beispielsweise von der U.S.-Armee zur Kontrolle in Trainingslagern benutzt wird, als Hitzestreßindex hinzuzuziehen. Minard (1961) berichtete, daß ein WB-GT-Limit von 25°C für anstrengende muskuläre Beanspruchung die Unfallquote an Hitzschlag in Trainingscamps der USA signifikant senkte.

Wir empfehlen ferner, daß kein Athlet unakklimatisiert einem Wettkampf unter Hitzebedingungen ausgesetzt wird, wenn es sich um eine Beanspruchung handelt, die länger als 30 min dauert, wenn die WB-GT 25°C überschreitet. Hitzeakklimatisierte Athleten sollten nicht an Wettbewerben teilnehmen bei einer höheren WB-GT als 28°C. Die Bedeutung solcher Begrenzungen wird z.B. ersichtlich bei einer Betrachtung der Situation während der Olympischen Spiele 1960 in Rom. Dort betrug die WB-GT während der Zeit von 10-16 Uhr im Mittel

28°C und überschritt an extrem heißen Tagen 32°C. So verwundert es nicht, daß dort Hitzschläge passierten.

Es gibt 2 praktische Schritte zu ihrer Vermeidung. Der eine ist eine Überprüfung der meteorologischen Gegebenheiten eines Ortes, bevor die Olympischen Spiele dorthin vergeben werden. Der andere besteht darin, Wettkampfdisziplinen mit einem hohen Energieaufwand über eine Zeitspanne von länger als 30 min an Orten mit WB-GT-Werten von mehr als 28°C nicht zwischen 9 Uhr vormittags und 5 Uhr nachmittags durchzuführen.

Literatur

Adolph EP (1947) Physiology of man in the desert. Interscience, New York
Costill D, Fox EL (1969) Energetics of marathon running. Med Sci Sports 1: 81-86
Dancaster CP, Duckworth WC, Roper CJ (1969) Nephropathy in marathon runners. S Afr Med J 43: 758-760
Fox RH (1960) Heat stress and athletics. Ergonomics 3/4: 307-313
Kew MC, Abrahams C, Levin NW, Seftil HC, Rubenstein AH, Bersohn I (1967a) The effects of heat stroke on the function and structure of the kidney. Quart J Med 36: 277-300
Kew MC, Bersohn I, Peter J, Wyndham CH, Seftel HS (1967b) Preliminary observations on serum and C.S.F. enzymes in heat stroke. S Afr Med J 41: 530-532
Kew MC, Bersohn I, Seftel HC (1971) The diagnostic and prognostic significance of serum enzyme changes in heat stroke. Trans R Soc Trop Med Hyg 65: 325-330
McKechnie JK, Leary WP, Joubert SM (1967) Some E.C.G. and biochemical changes in marathon runners. S Afr Med J 41: 722-725
Minard D (1961) Prevention of heat casualties in marine corps recruits. Milit Med 126: 261-272 Nadel ER, (1980)
Nadel ET (1980) Circulatory and thermal regulations during exercise. Fed Proc 39: 1491-1497
Nielsen M (1938) Die Regulation der Körpertemperatur bei Muskelarbeit. Scand Arch Physiol 79: 193-230
Pirnay F, Deroanne P, Petit JM (1970) Maximum oxygen consumption in hot atmospheres. J Appl Physiol 28/5: 642-645
Piwonka RW, Robinson S (1967) Acclimatization of highly trained men to work in severe heat. J Appl Physiol 22 (1): 9
Pugh LGCE, Corbett JL, Johnson RH (1967) Rectal temperatures, weight losses and sweat rates in marathon runners. J Appl Physiol 23/3: 347-352
Radigan L, Robinson S (1949) Effects of environmental heat stress and exercise on renal blood flow and filtration fraction. J Appl Physiol 2/4: 185-191
Robinson S (1949) Physiological adjustments to heat. In: Newburgh L (ed) Physiology of heat regulation and sciences of clothing. Saunders, Philadelphia, pp 212-231
Rose LI, Bousser JE, Cooper KE (1970) Serum enzymes after marathon running. J Appl Physiol 29/3: 355-357
Rowell LB, Kraning KK, Kennedy JW, Evans TO (1967) Central circulatory responses to work in dry heat before and after acclimatization. J Appl Physiol 22/3: 509-518
Rowell LB, Bringleman GL, Blackman JR, Twiss RD, Kusumi F (1968) Splanchnic blood flow and metabolism in heat stressed men. J Appl Physiol 24/4: 474-484
Rowell LB, Bringleman GL, Detry JMR, Wyss C (1971) Venomotor responses to rapid changes in skin temperature in exercising men. J Appl Physiol 30/1: 64-71
Saltin B (1964) Aerobic and anaerobic work capacity after dehydration. J Appl Physiol 19/6: 1114-1118
Strydom NB (1982) Developments in heat tolerance testing and acclimatization procedures since 1961. Proceedings 12th CMMI Congress, Johannesburg

Strydom NB, Williams CG (1969) Effect of physical conditioning on state of heat acclimatization. J Appl Physiol 27/2: 262-265

Strydom NB, Wyndham CH, Williams CG, Morrison JF, Bredell GAG, von Rahden MK (1966a) Energy requirements of acclimatized subjects in humid heat. Fed Proc 25/4: 1366-1371

Strydom NB, Wyndham CH, van Graan CH, Holdsworth LD, Morrison JF (1966b) The influence of water restriction on the performance of men during a prolonged march. S Afr Med J 40: 537-544

Weiner JS, Khogali M (1980) A physiological body-cooling unit for treatment of heat stroke. Lancet VIII: 507-509

Wyndham CH (1966) A survey of research initiated by the Chamber of Mines into clinical aspects of heat stroke. Proc Mine Med Off Ass 46: 68-80

Wyndham CH (1969) Adaptation to heat and cold. Environ Res 2: 442-469

Wyndham CH (1977) Heat stroke and hyperthermia in marathon runners. Ann NY Acad Sci 301: 128-138

Wyndham CH, Strydom NB (1969) The danger of inadequate water intake during marathon running. S Afr Med J 43: 894-896

Wyndham CH, Bouwer VDM, Devine MG, Patterson HF (1952) Physiological responses of Africans at various saturated air temperatures, wind velocities and rates of metabolism. J Appl Physiol 5: 290-298

Wyndham CH, Bredell GAG, Williams CG et al. (1962) Circulatory and metabolic reactions to work in heat. J Appl Physiol 17/4: 625-638

Wyndham CH, Strydom NB, van Rensburg AJ, Benade AJS (1969) Physiological requirements for world class performances in endurance running. S Afr Med J 43: 996-1002

Training

H. Mellerowicz

Naturgesetzliche Grundlagen des Trainings

Die naturgesetzlichen Beziehungen von organischer *Form und Funktion* sind die biologischen Grundlagen für die Gesetzmäßigkeiten des Trainings:

Die organische Form bestimmt die Funktion (Abb. 1). *Andererseits hat die Funktion bildenden, verändernden Einfluß auf die organische Form* (Roux 1895). Ohne diese funktionellen Wirkungen gäbe es keine Anpassung des Organismus an wechselnde und wachsende Anforderungen der Umwelt. Sie sind wesentliche Voraussetzung und wirksamstes Prinzip der Leistungssteigerung. – Im Training werden funktionelle Reize von ansteigendem Maß systematisch zu leistungssteigernden Veränderungen oder zur Erhaltung der organischen Form und Funktion angewandt.

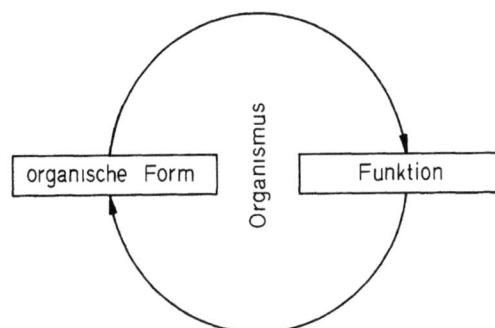

Abb. 1. Wechselseitige Beziehungen von organischer Form und Funktion

Jeder Organismus tendiert stets, auch im Training, auf Erhaltung der „*Homöostase*", des dynamischen Gleichgewichts der Stoffe und der Leistungsfunktionen in ihren Relationen zu den Anforderungen der Umwelt. Alle Wirkungen des Trainings auf den Organismus ermöglichen eine Anpassung an erhöhte Leistungsanforderungen. Sie stellen das *dynamische Gleichgewicht* der Leistungskapazität und der Leistungsforderungen bis an die Grenzen der biologischen Potenz wieder her.

Ein wesentliches Prinzip der Leistungssteigerung durch Training ist die *Ökonomisierung von Funktionen*. Hierdurch werden die Leistungsreserven und die Leistungskapazität des Organismus vergrößert, so wie durch Rationalisierung eines Betriebs seine Produktivität erhöht wird.

Anwendung spezieller funktioneller Übungsreize von ansteigendem Maß löst spezielle Wirkungen auf den Organismus aus, die zu einer Steigerung spezieller Leistungen führen. Alle Trainingswirkungen werden von der Qualität des Trainings bestimmt *(Qualitätsgesetz des Trainings).*

Zwischen der Quantität des Trainings und der Quantität der Trainingswirkungen bestehen naturgesetzliche Beziehungen (Quantitätsgesetz). Meßbarer Ausdruck der Trainingswirkung sind die Gewichts- und Volumenveränderungen von Organen sowie der Leistungszuwachs des Organismus. *Übermaß von Training* (Übertraining) bewirkt bestimmte Veränderungen der organischen Form und Struktur, Funktionsstörungen und Leistungsminderung. *Trainingsmangel* führt zu Quantitätsverlusten der Organe in Form und Funktion (Inaktivitätsatrophie), strukturellen Veränderungen und Funktionsstörungen.

Qualität des Trainings

Von der Qualität des Trainings werden die Trainingswirkungen in Form und Funktion bestimmt. *Spezielles Training hat spezielle Wirkungen auf den Organismus.* An wiederholte besondere Anforderungen paßt er sich in besonderer Weise an; z. B. hat Krafttraining andere Wirkungen als Ausdauertraining. Ein Lauftraining hat andere Wirkungen als ein Schwimm- oder ein Radrenntraining. Das spezielle Anpassungsvermögen des Organismus ist die Voraussetzung für die spezielle Leistungssteigerung.

Deshalb muß auch das spezielle Training der speziellen Leistung im Mittelpunkt des Trainings stehen. Die spezielle Anpassung und spezielle Leistungssteigerung werden gestört, wenn überschwellig in anderer Richtung trainiert wird. Wenn ein Läufer viel schwimmt oder radfährt, werden durch die überschwellige Quantität dieser nichtspeziellen Leistungsformen zusätzliche Trainingswirkungen ausgelöst, die spezielle Anpassung gestört und die spezielle Leistung reduziert. Hierfür liegen übereinstimmende Erfahrungen aus verschiedenen Sportarten vor.

Unterschwellige, ausgleichende, entspannende andersartige Bewegungsformen werden hierdurch jedoch nicht ausgeschlossen. So können z. B. Radsportler und Läufer durchaus baden, sich im Wasser tummeln oder mit mäßiger Geschwindigkeit und Dauer schwimmen, ohne eine Minderung ihrer speziellen Leistung befürchten zu müssen.

In einigen Sportarten werden verschiedenartige und sogar in ihren Wirkungen gegensätzliche Trainingsformen angewandt; z. B. führen die Ruderer ein spezielles Krafttraining und ein spezielles Ausdauertraining mit gegensätzlichen Wirkungen durch. Der Organismus wird hierbei gezwungen, in morphologischer Anpassung und physiologischer Funktion eine „Kompromißlösung" zwischen Kraft und Ausdauer einzugehen. Er kann in einem solchen gemischten Training weder maximal kräftig noch maximal ausdauernd werden. Es kann aber durchaus bei optimaler Mischung beider Komponenten eine optimale Ruderleistung erreicht werden.

Da die meisten sportlichen Leistungen sich aus mehreren biologisch unterschiedlichen Komponenten von verschiedener Wertigkeit für die spezielle Leistung zusammensetzen, ist es meist von entscheidender Bedeutung, außer dem speziellen Haupttraining eine *optimale Mischung* der einzelnen Komponenten anzuwenden. So braucht der eine Mittelleistung vollbringende Sportler zusätzlich zum speziellen Training seiner besonderen Mittelleistung meist ein Training der Einzelkomponenten Kraft, Schnelligkeit, Ausdauer u.a. In Abhängigkeit von den konstitutionellen Gegebenheiten kommt es hierbei darauf an, die optimale Mischung der einzelnen Leistungskomponenten zu finden und anzuwenden. - Eine Analyse der endogen bedingenden Leistungsfaktoren gibt hierfür quantitative und qualitative Hinweise.

Krafttraining bewirkt u. a. eine starke Hypertrophie der Muskulatur mit erheblicher Querschnitts- und Volumenzunahme der trainierten Muskeln. Dagegen hat Ausdauertraining von großer Dauer und geringerer Intensität keine erkennbaren hypertrophierenden Wirkungen auf die Skelettmuskulatur. *Dauertraining* bewirkt eine erhebliche absolute und relative Zunahme der Kapillarisierung des trainierten Muskels, eine Gewichts- und Volumenzunahme des Herzens, der Lungen und anderer innerer Organe. Diese Wirkungen sind bei reinem Krafttraining nicht nachweisbar. Dauer- bzw. Krafttraining bewirken zudem unterschiedliche, spezifische strukturelle und biochemische Veränderungen der Skelettmuskulatur.

Für die Entwicklung der inneren Organe hat deshalb Dauertraining, das ohne Pause mehr als 6 min dauert, besondere Bedeutung. Für Leistungen von mehr als 6 min überwiegt der Anteil der aeroben Energiebildung gegenüber der anaeroben Energiebildung. Infolgedessen werden bei Dauerleistungen (>6 min) die Organsysteme, die der O_2-Aufnahme und dem O_2-Transport dienen, besonders in Anspruch genommen und bei ansteigendem Trainingsmaß ihre Entwicklung gefördert. Bei älteren Menschen sind sie besonders zur Erhaltung der Funktion innerer Ogane, speziell des Herz-Kreislauf- und Lungensystems, geeignet.

Eine Förderung der Entwicklung innerer Organe wird dagegen von Kurzleistungen, d.h. Leistungen, deren Dauer kürzer ist als 1 min, nicht bewirkt. Sie sind geeignet zur Förderung von Kraft, Schnelligkeit, Beweglichkeit und motorischer Koordination. Durch Leistungen hoher Intensität, bereits mit einer Dauer von 20-60 s, wird auch die sog. „lokale Muskelausdauer" gefördert, d.h. u.a. die Fähigkeit des Muskels, trotz großer Säuerung und entsprechend hoher H^+-Konzentration eine hohe Leistung länger einhalten zu können.

Quantität des Trainings

Definition der Trainingsquantität

Die Trainingsquantität (das Trainingsmaß) wird gekennzeichnet durch

1) die Trainingsleistung (Trainingsintensität),
2) die Trainingsdauer und
3) die Trainingshäufigkeit

in bestimmter Zeit (z.B. pro Woche, pro Monat, pro Jahr).

Zu unterscheiden ist die *absolute* Trainingsleistung von der *relativen* Trainingsleistung.

Ein Maß für die *absolute Trainingsleistung* ist z.B. die Laufgeschwindigkeit, die Schwimmgeschwindigkeit, die Geschwindigkeit des Bootes beim Rudern bzw. die Strecke, die in einer bestimmten Zeit zurückgelegt wird. Beim experimentellen Training auf dem Ergometer wird die Trainingsleistung in kpm/s gemessen.

Die *relative Trainingsleistung* wird in Prozent der höchsten Leistung angegeben.

Beispiel: 3000-m-Bestzeit: 10 min = 18 km/h = 100%,
           3000-m-Trainingszeit: 12 min = 15 km/h = 83,3%.

Schwieriger ist die Trainingsleistung im Intervalltraining zu bestimmen. Zu berechnen ist die mittlere Leistung, z.B. indem die gesamte Laufstrecke durch die Laufzeit dividiert wird. Zur Kennzeichnung der Art des Intervalltrainings ist jedoch die Leistung und die Dauer der Intervallphasen anzugeben.

Die *Trainingsdauer* wird in Sekunden, Minuten und Stunden angegeben. Die *Trainingshäufigkeit* wird gekennzeichnet durch die Zahl der in engerem zeitlichem Zusammenhang durchgeführten Trainingsleistungen pro Tag, pro Woche, pro Monat, pro Jahr.

Werden z.B. 2mal 10 km am Nachmittag gelaufen, ist die Trainingshäufigkeit 1mal täglich. Werden dagegen z.B. 1mal 10 km vormittags gelaufen und 1mal 10 km nachmittags, ist die Trainingshäufigkeit 2mal täglich. Bei gleicher Laufgeschwindigkeit ist dann zwar die Trainingsquantität pro Tag gleich, bei unterschiedlicher Häufigkeit kann aber die Trainingswirkung unterschiedlich sein (vgl. S. 317).

Die Trainingsquantität kann definiert werden als das Produkt aus Trainingsleistung (in kpm/s), Trainingsdauer (in s, min, h) und Trainingshäufigkeit (in Zahlen) in bestimmter Zeit.

Z. B. wird beim experimentellen Training auf dem Ergometer die Trainingsquantität in kpm pro Tag, Woche, Monat, Jahr oder auch in Wattsekunden, Wattstunden, Kilowattstunden pro Tag, Woche, Monat, Jahr angegeben (1 kpm/s = 9,81 W = ≈ 10 W). Im speziellen Training, in dem die Leistung nicht in kpm/s gemessen wird, ist die Angabe der Trainingsquantität entsprechend abzuändern, z. B. durch Angabe der Laufgeschwindigkeit, Schwimmgeschwindigkeit usw.

Trainingsquantität und Leistungszuwachs

Die Kenntnis der Beziehungen von Trainingsquantität und Leistungszuwachs (Lzw) ist von grundsätzlicher Bedeutung für die allgemeine und spezielle Trainingslehre. Es entspricht allgemeiner Erfahrung: Mit zunehmendem Trainingsmaß steigt die Leistung entsprechend an.
Zur näheren Definition der Relationen von Trainingsquantität und Lzw sind jedoch experimentelle Untersuchungen mit konstitutionell und konditionell annähernd gleichen Gruppen erforderlich, die während vergleichender Trainingsuntersuchungen in einem gleichen Milieu leben und gleiche Ernährung haben. Vier annähernd gleiche Gruppen trainierten wir (mit Maidorn) mit unterschiedlicher Trainingsquantität (bei gleicher Trainingsleistung und Trainingshäufigkeit) (Maidorn u. Mellerowicz 1961).

Gruppe I   trainierte am Ergometer mit einer Trainingsquantität von
            ≈ 6 000 kpm/Woche,
Gruppe II   trainierte mit der 3fachen Trainingsquantität von
            ≈ 18 000 kpm/Woche,
Gruppe III trainierte mit der 6fachen Trainingsquantität von
            ≈ 36 000 kpm/Woche,
Gruppe IV   trainierte mit der 10fachen Trainingsquantität von
            ≈ 60 000 kpm/Woche.

Nach 4 Wochen wurde der Lzw in kpm/s und in Prozent der Grundleistung gemessen. Der mittlere Lzw jeder Gruppe wurde in ein Koordinatensystem eingetragen (Abb. 2), das erkennen läßt: *Die Beziehungen von Trainingsquantität und Lzw werden durch eine Kurve von annähernd parabolischem Verlauf charakterisiert.* Hettinger (1961), Müller (1961) und Josenhans (1962) kamen bei Krafttrainingsversuchen zu ähnlichen Ergebnissen.
Mit zunehmender Trainingsquantität wird der Lzw in gesetzmäßiger Form relativ (in Relation zum Trainingsmaß) stetig kleiner.
Es kann nach den vorliegenden Trainingserfahrungen angenommen werden: Die Kurve steigt mit zunehmendem Trainingsmaß bis zu einem (durch endoge-

Training

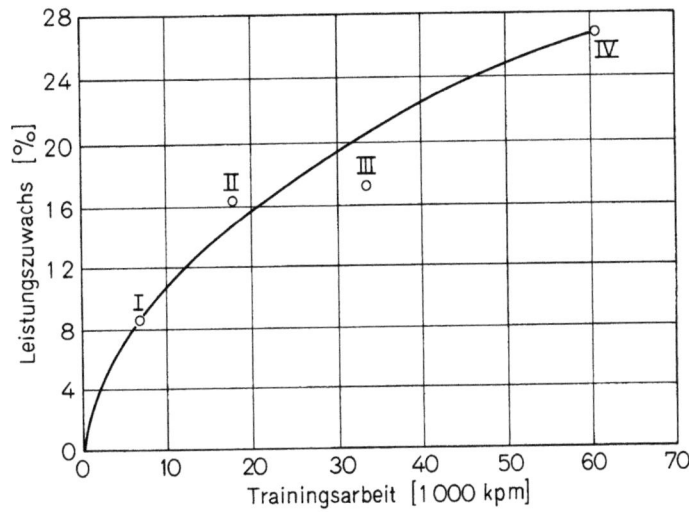

Abb. 2. Lzw bei 4 annähernd gleichen Gruppen, die mit unterschiedlichem Trainingsmaß am Ergometer trainierten. (Nach Maidorn u. Mellerowicz 1961)

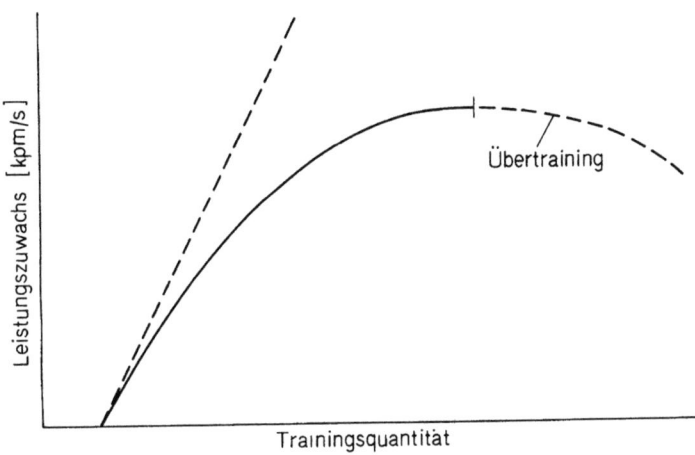

Abb. 3. Beziehungen von Trainingsmaß und Lzw in schematischer Form

ne und exogene Faktoren bedingten) Maximum an. – Bei einem Übermaß an Training fällt sie erfahrungsgemäß wieder ab (Abb. 3).

Leistungszuwachs bei gleicher Trainingsquantität und verschiedener Trainingsleistung

Bei gleicher Trainingsquantität pro Tag, Woche und Monat kann die Trainingsleistung unterschiedlich sein. Ist der Lzw hierbei gleich oder unterschiedlich? Zur Klärung dieser Frage ließen wir (mit Meller) eineiige Zwillinge von gleichem Trainingszustand mit unterschiedlicher Trainingsleistung bei gleicher Trainingsquantität trainieren (Meller u. Mellerowicz 1968, 1970).

Zwilling I trainierte mit 90% der 6-min-Maximalleistung am Ergometer täglich 6 min. Zwilling II trainierte mit 60% der 6-min-Maximalleistung am Ergometer täglich 9 min. Nach 3 und 6 Wochen wurden unter wettkampfmäßigen Bedingungen der Lzw im 6-min-Maximalversuch und die O_2-Kapazität bestimmt (Abb. 4).

Der Zwilling, welcher mit hoher Intensität, aber kürzer trainierte, erreichte einen wesentlich höheren Lzw. Die Unterschiede im Lzw beider Zwillinge liegen außerhalb der Fehlerbreite der Methode. In einem Kontrollversuch mit gleicher Trainingsarbeit und unterschiedlicher Trainingsleistung (30%:60% der Maximalleistung) erreichte der Zwilling, der mit höherer Leistung kürzere Zeit trainierte, ebenfalls einen wesentlich größeren Lzw.

Nach diesen Untersuchungen ist es wesentlich wirksamer und ökonomischer, mit hoher Leistung zu trainieren. Es wird dann in kürzerer Zeit ein größerer Lzw erreicht.

Auch für Dauerleistungen ist die Trainingsleistung von größerer Bedeutung als die Trainingsdauer. Es kommt weniger auf die im Training zurückgelegte Strecke an (z. B. für Läufer, Schwimmer, Radfahrer u. a.). Die gleiche Trainingsgesetzmäßigkeit kann auch für Mittelleistungen (von 6-1 min Dauer) und Kurzleistungen (<1 min Dauer) angenommen werden. Kurz-, Mittel- und Dauerleister, die häufig und lange mit geringer Intensität trainieren, brauchen viel Zeit bei geringerem Wirkungsgrad des Trainings und erreichen nicht den höchstmöglichen Lzw.

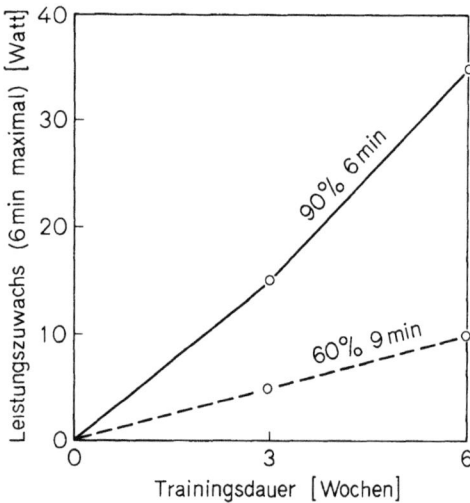

Abb. 4. Leistungszuwachs in Watt nach 3 und 6 Wochen Dauertraining mit gleicher Arbeit, aber unterschiedlicher Leistung bei eineiigen Zwillingen. Zwilling I trainierte täglich mit 90% der 6-min-Maximalleistung 6 min, Zwilling II trainierte täglich mit 60% der 6-min-Maximalleistung 9 min. (Nach Meller u. Mellerowicz 1968)

Leistungszuwachs bei gleicher Trainingsquantität und verschiedener Trainingshäufigkeit

Es ist von grundsätzlichem Interesse zu wissen, ob bei gleicher Trainingsleistung und Trainingsdauer die Trainingshäufigkeit den Lzw beeinflußt. Auch diese Frage ist nur experimentell mit annähernd gleichen Gruppen oder eineiigen Zwillingen zu klären.

In einem Versuch mit eineiigen Zwillingen ließen wir Zwilling I täglich (6 Tage wöchentlich) 6 min mit 80% seiner Maximalleistung trainieren.

Zwilling II trainierte 1mal wöchentlich 6mal 6 min mit 80%. Nach 3 und 6 Wochen hatte Zwilling I einen erheblich größeren Zuwachs der Leistung und der O_2-Kapazität (Abb. 5). *Die gleiche Trainingsquantität bewirkt einen größeren Lzw, wenn sie in mehrere Quanten aufgeteilt wird.*

Es erscheint deshalb unzweckmäßig, eine sehr große Trainingsquantität auf wenige Tage zu konzentrieren, z. B. 2-3 Wochenstunden Sport in der Schule auf einen Tag zu legen. Die vorliegenden Erfahrungen lassen annehmen, daß man nur mit häufigem, annähernd täglichem (evtl. 2mal täglich) Training höchste Leistungen erreichen kann.

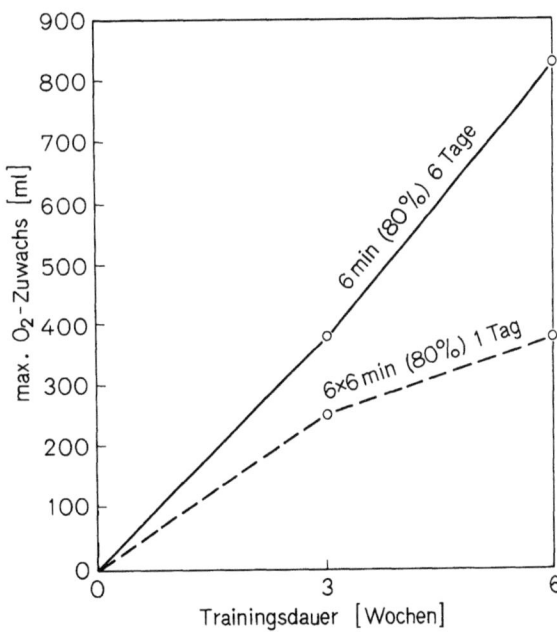

Abb. 5. Zunahme der O_2-Kapazität in ml nach einem 6wöchigen Dauertraining mit verschiedener Häufigkeit, aber gleicher Arbeit und Leistung bei eineiigen Zwillingen. Zwilling I trainierte mit 80% der 6-min-Maximalleistung 6mal wöchentlich 1·6 min; Zwilling II trainierte mit 80% der 6-min-Maximalleistung 1mal wöchentlich 6·6 min. (Nach Meller u. Mellerowicz 1968)

Leistungszuwachs bei gleicher Trainingsquantität in Dauer- oder Intervallform

Die Auffassung, Intervalltraining sei wesentlich wirksamer, wie auch die Auffassung, nur mit Dauertraining könne man Dauerhöchstleistungen erreichen, ist von vielen Trainern in den letzten 3 Jahrzehnten mit Nachdruck vertreten worden. Auch diese Frage ließ sich offenbar nicht durch Beobachtungen an einzelnen oder mehreren Spitzensportlern klären. Naturwissenschaftliche Experimente sind auch zur Klärung dieser Frage erforderlich.

Eine gleiche Trainingsquantität kann in Intervall- oder Dauerform geleistet werden. Ergeben sich hierbei Unterschiede im Lzw? Versuche mit annähernd gleichen Gruppen und eineiigen Zwillingen ergaben keine nachweisbaren Unterschiede (Abb. 6). Nach 3 und 6 Wochen waren sowohl der Zuwachs der Leistung und die Zunahme der O_2-Kapazität gleich. Auch vergleichende Versuche von Roskamm u. Clasing (1967) an großen annähernd gleichen Gruppen mit Dauertraining und verschiedenen Formen von Intervalltraining ergaben keine sicheren Unterschiede des Lzw unter der Voraussetzung annähernd gleicher Trainingsquantität.

Dennoch haben Dauertraining und Intervalltraining sicher etwas unterschiedliche qualitative Wirkungen auf den Organismus. Hierdurch wird jedoch nicht

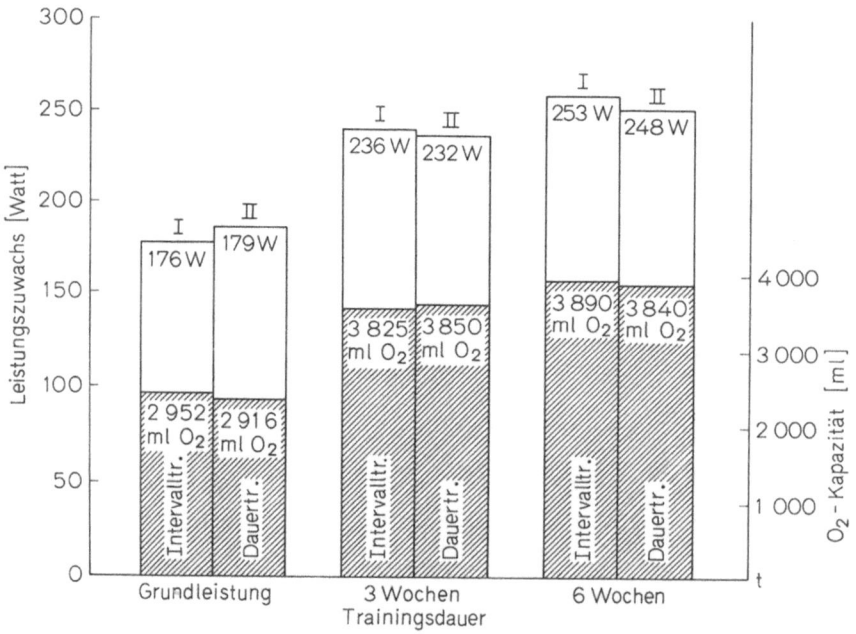

Abb. 6. Leistungszuwachs bei einer 10-min-Maximalleistung auf dem Fußkurbelergometer und Zunahme der O_2-Kapazität nach 3 und 6 Wochen Training in Intervall- und Dauerform bei gleicher Trainingsarbeit von eineiigen Zwillingen. (Nach Mellerowicz und Kölling 1966)

ausgeschlossen, daß mit verschiedenen Trainingsmitteln und Trainingswirkungen bei gleicher Trainingsquantität ein gleicher Lzw erreicht wird. Es wird z. Z. angenommen, daß weder allein mit der einen noch mit der anderen Methode die höchste Dauerleistung erreicht werden kann. Beide Methoden scheinen sich zu ergänzen. Sie sind in optimaler Kombination anzuwenden (Nett 1970).

Leistungszuwachs bei gleicher Trainingsquantität und unterschiedlichem Trainingszustand

Trainieren ein Hochtrainierter und ein Untrainierter mit gleicher Trainingsquantität, so erfolgt bei dem Untrainierten eine große Leistungssteigerung, bei dem Hochtrainierten eine kleine Leistungssteigerung. Dies entspricht allgemeinen Trainingserfahrungen und Untersuchungsergebnissen von Hettinger u. Müller (1983).
Generell kann formuliert werden:

Der Lzw ist bei gleichem Trainingsmaß umgekehrt proportional zum Trainingszustand.

Infolgedessen kann der Untrainierte mit einem kleinen Trainingsmaß einen großen Lzw erreichen. Der Hochtrainierte braucht ein sehr großes Trainingsmaß, um noch eine kleine Leistungssteigerung zu erreichen. Hierdurch wird der scheinbare Widerspruch erklärt, daß Büromenschen schon mit wenigen Minuten täglichem Training viel für ihre körperliche Fitness erreichen können, während hochtrainierte Dauerleister täglich Stunden trainieren müssen, um ihre Höchstleistung zu erreichen.

Schwellenwert des Trainings

Eine sehr geringe Trainingsintensität führt erfahrungsgemäß nicht zu einer erkennbaren und nachweisbaren Leistungssteigerung. Es muß offenbar ein bestimmter „Schwellenwert" der Trainingsleistung, der Trainingsdauer und der Trainingshäufigkeit überschritten werden, damit ein Lzw erreicht wird.

Nach Untersuchungen von Hettinger u. Müller (1961) liegt der Schwellenwert im Krafttraining bei etwa 20-30% der Maximalkraft. Eigene Untersuchungen (Mellerowicz u. Borsdorf 1958; Meller u. Mellerowicz 1968, 1970) mit ergometrischem Training an gleichen Gruppen und eineiigen Zwillingen lassen für eine 3-min-Leistung und eine 6-min-Leistung ebenfalls einen Schwellenwert bei etwa 20-30% der Maximalleistung erkennen. Zur sicheren Erfassung dieses Schwellenwertes in Abhängigkeit von Trainingszustand, Konstitution, Alter und Geschlecht sind jedoch weitere Untersuchungen erforderlich.

Es kann angenommen werden, daß auch ein bestimmter Schwellenwert der Trainingsdauer überschritten werden muß, um eine nachweisbare Trainingswirkung zu erreichen. Im Krafttraining liegt dieser Schwellenwert bei Training mit maximaler Kraft unter 1 s (Hettinger u. Müller 1983), über den Schwellenwert der Trainingsdauer im Mittel- und Dauerleistungstraining ist nichts Sicheres bekannt.

Auch eine minimale Häufigkeit des Trainings muß überschritten werden, um eine Leistungssteigerung erkennbar werden zu lassen. Hettinger u. Müller (1983) fanden: Ein 1maliges Krafttraining in 14 Tagen erbrachte noch keinen erkennbaren Kraftzuwachs. Bei einem einzigen Krafttraining pro Woche erfolgte jedoch bereits ein meßbarer Kraftzuwachs. Auch im Mittel- und Dauerleistungstraining scheint bereits ein 1maliges Training pro Woche einen kleinen, aber deutlichen Lzw zu verursachen. Das zeigen Erfahrungen mit Trainingsgruppen, die nur 1mal in der Woche trainierten.

Wirkungsgrad des Trainings

Der Wirkungsgrad des Trainings wird gekennzeichnet durch die Relation von Lzw und Trainingsquantität. Im ergometrischen Trainingsversuch kann die Trainingsquantität in kpm gemessen und der Lzw für eine Leistung bestimmter Dauer ebenfalls in kpm bestimmt werden. Der Wirkungsgrad des Trainings ist dann der Quotient aus Lzw (kpm) und Trainingsquantität (kpm), der in Prozent angegeben werden kann.

Abb. 7 zeigt das Verhalten des Wirkungsgrades des Trainings bei 4 annähernd gleichen Gruppen, die 4 Wochen mit unterschiedlicher Trainingsquantität trainierten. Der Wirkungsgrad des Trainings war am höchsten in der Gruppe, die mit der kleinsten Trainingsquantität trainierte. Er war wesentlich kleiner in der Gruppe, die mit der höchsten Trainingsarbeit trainierte.

1) *Mit zunehmendem Trainingsmaß nimmt der Wirkungsgrad des Trainings bei gleicher Trainingsleistung in Form einer Kurve von exponentiellem Verlauf ab.*

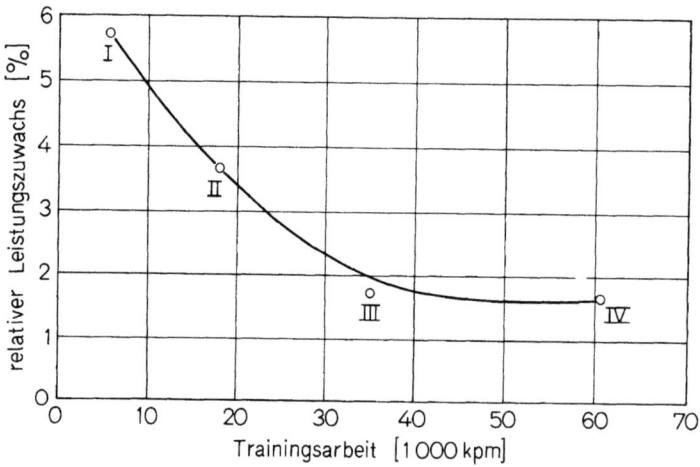

Abb. 7. Wirkungsgrad des Trainings bei 4 gleichen Gruppen, die mit unterschiedlichem Trainingsmaß am Ergometer trainierten. Relativer Lzw in % der Trainingsarbeit

2) *Bei gleicher Trainingsquantität, aber ansteigender Trainingsleistung nimmt der Wirkungsgrad des Trainings mit zunehmender Trainingsleistung zu* (vgl. S. 316).

3) *Bei gleicher Trainingsquantität, aber verschiedener Trainingshäufigkeit wird der Wirkungsgrad mit zunehmender Häufigkeit größer* (vgl. S. 317).

4) *Mit zunehmendem Trainingszustand nimmt der Wirkungsgrad des (gleichen) Trainings ab* (vgl. S. 315).

5) *Der höchste Wirkungsgrad wird deshalb bei Trainingsformen von großer Intensität, relativ kleiner Dauer, jedoch großer Häufigkeit bei geringem Trainingszustand erreicht.*

Um die Höchstleistung zu erreichen, sind dennoch große Trainingsquantitäten von langer Dauer und kleinem Wirkungsgrad erforderlich.

Prinzipien des Kurz-, Mittel- und Dauerleistungstrainings

Die scheinbare Kompliziertheit verschiedener Trainingssysteme für *Mittel- und Dauerleistungen* läßt sich auf 2 Grundfragen zurückführen:

1) die Frage nach der *optimalen Qualität* des Trainings und
2) die Frage nach der *optimalen Quantität* des Trainings.

Qualität

Das spezielle Training der speziellen Leistung steht im Mittelpunkt des Trainings.
Die *Hauptkomponente* der Leistung muß ganz überwiegend trainiert werden.
Die *Nebenkomponenten* der Leistung sind entsprechend ihrem quantitativen Anteil an der Leistung zu trainieren.
Beispielsweise ist die *Hauptkomponente* der Dauerleistungen (>6 min Dauer) die *aerobe Kapazität*. Sie kann trainiert werden durch Dauertraining in Dauer- oder Intervallform.
Die wichtigste *Nebenkomponente* ist die *anaerobe Kapazität* (Leistung ohne Sauerstoff), die quantitativ in entsprechend geringerem Maße zu trainieren ist. Sie wird trainiert durch Mittelleistungen ($\approx$ 30–300 s Dauer) mit hoher Leistung (z. B. Tempoläufe von 300–1500 m). Weitere Nebenkomponenten geringerer Bedeutung sind *Kraft* und *Schnelligkeit*.

Quantität

Die Beantwortung gliedert sich in die Fragen

1) nach der optimalen Häufigkeit,
2) nach der optimalen Dauer und
3) nach der optimalen Intensität des Trainings auf.

zu 1) Tägliches Training ist erforderlich, um Höchstleistungen zu erreichen.

zu 2) Es ist anzunehmen, daß die optimale Trainingsdauer zwischen der Dauer von 1-3 Leistungseinheiten liegt.
Unter 1 Leistungseinheit ist zu verstehen: eine Trainingsmenge von annähernd der Strecke oder Dauer der Speziallleistung (z. B. 1- bis 3mal 10 km oder 30-120 min für einen 10000-m-Läufer). Hinzu kommt die kleinere Zeit, die für das Training der Nebenkomponenten erforderlich ist.

3) Die optimale Intensität im Training liegt zwischen annähernd 60-100%. Je höher die Intensität, um so größer ist die Trainingswirkung und um so geringer kann die Dauer- bzw. die Streckenleistung sein. Durch langes Laufen mit geringer Intensität um ca. 60% können Höchstleistungen nicht erreicht werden.

Alle bekannten erfolgreichen Trainingssysteme sind nur Varianten dieses Grundschemas.

Präventives und rehabilitatives Training

In unserer technisierten Zivilisation nehmen uns Maschinen fast jede körperliche Arbeit und sogar die eigene Fortbewegung ab. Mangel an Bewegung, körperlicher Arbeit und Training bewirken eine fortschreitende Verkümmerung (Inaktivitätsatrophie) und Leistungsschwäche des Organismus. Sie führen auch in Verbindung mit Überernährung und nervöser Überbeanspruchung, als weitere konditionale pathogenetische Faktoren, zu einer erhöhten Morbidität für Krankheiten, die von Kraus u. Raab (1961) zu Recht als *„hypokinetic diseases"* (Hypokinetosen, Bewegungsmangelkrankheiten) bezeichnet worden sind. Es gehören zu ihnen die degenerativen Erkrankungen von Herz und Kreislauf, manche Formen der Hypertonie und Regulationsstörungen des Kreislaufs, die Fettsucht durch Bewegungsmangel bei relativer Überernährung, der Diabetes mellitus und manche geriatrische Erkrankungen, die durch eine vorzeitige funktionelle Schwäche von Organen gekennzeichnet sind. Diese Krankheiten sind die häufigsten in unserer Zeit geworden, wie Krankheits- und Todesursachenstatistiken übereinstimmend zeigen.

Gegen diese Krankheiten ist *Dauertraining* ein ätiologisch wirkendes *Mittel der Prävention*. Schon mit 6 min, besser 10 min (in Dauer- oder Intervallform) täglichem Training lassen sich Inaktivitätsatrophie des Skelett- und Muskelsystems, Leistungsschwäche und Ökonomieverlust von Herz- Kreislauf-Funktionen aufhalten und sehr wahrscheinlich eine präventive Wirkung gegen „hypokinetic diseases" erreichen.

Die Trainingsintensität soll im präventiven Training 60-90% der maximalen 6-min- bzw. 10-min-Leistung sein. Die Herzschlagfrequenzen (HF) erreichen hierbei 60-90% der HF-Leistungsreserven. Das sind z.B. bei HF-Leistungsreserven von ≈ 100 (70→170/min) 60-90/min, entsprechend Herzschlagzahlen von 130-160/min. Als praktische Faustregel kann für den Herzgesunden gelten: Es soll trainiert werden mit einer HF von 180 – Lebensalter in Jahre. Das ist z.B. für den 50jährigen eine Trainings-HF von 120-130/min (12-13 Pulse in 6s). Geeignet sind besonders schnelles Gehen, Laufen, Radfahren, Schwimmen und viele andere Formen körperlicher Leistungen (s. S. 19).

Ebenso ist Training (verschiedener Art) bei und nach vielen Erkrankungen in richtiger Indikationsstellung und Dosierung ein vorzügliches *Mittel zur Rehabilitation,* zur Wiederherstellung der Leistungsfähigkeit und Lebenstüchtigkeit. Das gilt besonders für die häufigen Krankheiten, die durch Mangel an Bewegung, Trainingsmangel und Überernährung (Wohlstandskrankheiten) bedingt werden. *In seinem Bereich ist rehabilitives Training bei richtiger Dosierung als ätiologische Methode wirksamer als eine Vielzahl von nur symptomatisch und prothetisch wirkenden Mitteln.*

Literatur

Hettinger T (1961) Physiology of strength. Thomas, Springfield
Hettinger T, Müller EA (1983) In: Hettinger T (Hrsg) Isometrisches Muskeltraining, 5. Aufl. Thieme, Stuttgart
Josenhans W (1962) An evaluation of some methods improving muscle strength. Rev Can Biol 21: 315
Kraus H, Raab W (1961) Hypokinetic diseases. Thomas, Springfield
Maidorn K, Mellerowicz H (1961) Vergleichende Untersuchungen über Leistungssteigerung durch Intervalltraining bei unterschiedlicher Intervallzahl. Int Z Angew Physiol 19: 27
Meller W, Mellerowicz H (1968) Vergleichende Untersuchungen über Dauertraining mit verschiedener Häufigkeit, aber gleicher Arbeit und Leistung an eineiigen Zwillingen. Sportarzt Sportmed 12: 520
Meller W, Mellerowicz H (1970) Vergleichende Untersuchungen über Dauertraining mit gleicher Arbeit, aber unterschiedlicher Leistung an eineiigen Zwillingen. Sportarzt Sportmed 1: 1
Mellerowicz H, Borsdorf H (1958) Experimenteller Beitrag zur Frage des optimalen Trainingsmaßes für Mittelstreckenleistungen. Sportmedizin 9: 197
Mellerowicz H, Kölling K (1966) Vergleichende Untersuchungen über den Leistungszuwachs bei gleicher Trainingsquantität in Intervall- und Dauerform an eineiigen Zwillingen. Kongreßbericht XVI. Weltkongreß für Sportmedizin Hannover 1966. Deutscher Ärzte-Verlag, Köln Berlin
Müller EA (1961) Die Beeinflussung der Muskelkraft durch isometrische Kontraktionen. Münch med Wochenschr 103: 341
Nett T (1970) Leichtathletisches Muskeltraining, 3. Aufl. Bartels & Wernitz, Berlin
Roskamm H, Clasing D (1967) Die Abhängigkeit des Trainingseffektes von der Trainingsart. Sportarzt Sportmed 1: 1
Roux W (1895) Gesammelte Abhandlungen über Entwicklungsmechanik der Organismen, Bd 1. Funktionelle Anpassung. Engelmann, Leipzig

Übung und Training in Kindheit und Jugend

C. Bouchard, M. C. Thibault

Der Sport des Jugendlichen enthält spezifische Probleme. Schon seit mehreren Jahrzehnten befassen sich Wissenschaftler aus verschiedenen Disziplinen mit den Auswirkungen von Sport und Training in Kindheit und Jugend. Zahlreiche Publikationen liegen heute zu den verschiedenen biologischen Anpassungsmechanismen bei Heranwachsenden vor. Dabei werden meistens Vergleiche zu den Parametern des Erwachsenen gezogen. Sie betreffen vornehmlich das Verhalten der aeroben und der anaeroben Kapazität.

Hier sollen die speziellen Probleme behandelt werden, die sich bei körperlicher Belastung und Training im Wachstumsalter stellen. Zum vollständigen Verständnis der körperlichen und motorischen Entwicklung des Jugendlichen ist die Beobachtung von morphologischen Faktoren, der aeroben und anaeroben Leistungsfähigkeit, der Muskeleigenschaften sowie der psychomotorischen Aspekte erforderlich.

Metabolische Kapazität und metabolisches Leistungsvermögen während des Wachstums

Bereits das Kind hat die Fähigkeit, körperliche Arbeit unterschiedlicher Intensität ggf. lange durchhalten zu können. Voraussetzung dazu ist, daß die energetischen Vorgänge im Muskel eine genügende ATP-Restitution bewerkstelligen können in Verbindung mit einer entsprechenden Leistungsfähigkeit des kardiopulmonalen Systems. Im einzelnen dienen hierzu das Kreatinphosphat (KP), in Verbindung mit ATP als anaerober alaktazider Energielieferant, die Glykolyse als anaerober laktazider Mechanismus und der Atmungsvorgang über den Zitronensäurezyklus.

Dimensionsanalyse der maximalen aeroben Leistungsfähigkeit

Skandinavische Physiologen beobachteten erstmals, daß die maximale aerobe Leistungsfähigkeit während des Wachstums eine Funktion gegebener Körperdimensionen ist. Daher stellt sich die Aufgabe, diese Proportionen klar zu identifizieren und jenen Exponenten zu finden, welcher am besten die Leistungsdaten während des Wachstums trifft. Theoretische Rahmen dieser Art sind von Åstrand (1976) sowie Åstrand u. Rodahl (1977) vorgeschlagen worden, indem sie die Körperhöhe als Basiseinheit benutzten (L). Mit einer solchen Längenskala sollten lineare Dimensionen zwischen Personen unterschiedlicher Körperlänge bestehen. Unter vereinfachten Voraussetzungen verhält sich die Länge wie

L:1, Querschnitte oder Oberfläche wie $L^2:1$ und Körpervolumina aller Art wie $L^3:1$. Lineare Dimensionen mögen die Längen gegebener Körpersegmente einbeziehen wie die Länge von Muskelfasern, Länge der Blutgefäße u. a. Beispiele für Oberflächen könnten in der Spezifizierung der Gesamtkörperoberfläche z. B. die Querschnittsfläche eines gemischten Muskels, eines Knochens oder eine Diffusionsstrecke sein. Volumendimensionen von wissenschaftlichem Interesse schließen Systeme ein wie die Lunge, das Herz-Kreislauf-System und das Blut. In der praktischen Anwendung ergibt die Dimensionsanalyse tatsächlich oft einen guten Überblick über den Wachstumsstand. In einigen Fällen sind allerdings miteinander im Konflikt stehende Daten mitgeteilt worden (Åstrand u. Rodahl 1977; Åstrand 1976; Shephard 1978).

Hinsichtlich der maximalen aeroben Kapazität z. B. empfiehlt Åstrand (1976), daß die Energiezufuhr pro Zeiteinheit L^2 oder der Körpermasse$^{2/3}$ proportional sein sollte. Innerhalb dieser Hypothese berichtete Åstrand, daß die maximale aerobe Kapazität von Kindern im 7.-9. Lebensjahr nicht so hoch sei wie der aufgrund ihrer Körpergröße vorausberechnete Wert (57 vs. 70 ml O_2/kg KG/min). Mit anderen Worten, sie weisen nicht jene aerobe Kapazität auf, welche ihrem Körpergewicht im Vergleich zu den Beziehungen bei Erwachsenen entsprechen würde (Åstrand 1976). Derselbe Autor gab an, daß die maximale aerobe Kapazität $L^{2,5}$ bei Mädchen im 8.-16. Lebensjahr proportional wäre, wobei dieser Wert primär durch ihre geringere Körpergröße erklärt wird. Andere Untersuchungen berichten von Proportionalitäten in einer Größenordnung von $L^{2,9}$ und $L^{2,5}$ für die maximale O_2-Aufnahme von im Wachstum befindlichen Jungen, was mehr ist als die erwartete Proportionalität mit $L^{2,0}$.

Kürzlich mitgeteilte Daten von Shephard et al. (1980) lassen erkennen, daß sich maximale O_2-Aufnahme und PWC_{170}-Wert während des Wachstums nicht mit L^2 ändern. Das betrifft Jungen und Mädchen im 6.-12. Lebensjahr. Die Exponenten von L bei 546 Personen erreichten 2,8 für die absolute maximale O_2-Aufnahme und 3,4 für den PWC_{170}-Wert.

Darüber hinaus zeigten Shephard et al. (1980), daß L, L^2 und L^3 fast perfekt miteinander korrelieren und eine bessere Standardisierung auf der Grundlage der gesamten Körpermasse oder der fettfreien Körpermasse (LBM) erreicht werden kann.

Wachstum der maximalen aeroben Kapazität

Seit den Untersuchungen von Robinson (1938) und Åstrand (1952) haben Biologen immer wieder versucht, noch mehr Präzision und statistische Sicherheit in die Beschreibung von wachstumsbedingten Veränderungen der maximalen O_2-Aufnahme zu bringen. Die Untersuchungen auf diesem Gebiet sind jedoch praktisch alle durch den Nachteil gekennzeichnet, daß es sich um sehr wenige Fallbeispiele handelt, durchgeführt über einen begrenzten Lebensbereich in Form von Querschnittsuntersuchungen unter Benutzung unterschiedlicher Arbeitstests, -verfahren und -kriterien für die Bestimmung der maximalen O_2-Aufnahme. Ferner werden oft unterschiedliche Indikatoren des Wachstums, der

Körperzusammensetzung und des Reifezustands verwendet. Nichtsdestoweniger werden heute einige Basisfakten generell unter den einschlägig tätigen Wissenschaftlern akzeptiert.

Dazu gehört, daß die maximale O_2-Aufnahme, gemessen in absoluten Werten (l/min), oder die $\dot{V}O_2$ max, welche unter verschiedenen Arbeitsbedingungen erreicht werden, bis in das postpubertäre Alter bei Jungen ansteigen (Åstrand 1952; Hollmann u. Bouchard 1970; Godfrey 1974; Kitagawa et al. 1978; Mocellin 1975; Taguchi et al. 1978; Mirwald 1980). Beim Wachstum von Mädchen ergeben sich im Vergleich hierzu einige Abweichungen. Die absolute maximale O_2-Aufnahme steigt bis zur Pubertät an, nach welcher der Wert bis weit in das 3. Lebensjahrzehnt unverändert bleibt. Darüber hinaus sind in allen Altersstadien während der Wachstumszeit die mittleren Werte der $\dot{V}O_2$ max für weibliche Personen niedriger als für männliche. So beträgt z. B. vor dem 10.-12. Lebensjahr der Wert bei den Mädchen 85-90% des Wertes bei den Jungen. Danach, d.h. bis zur Zeit der Körperreife, geht der Wert bei weiblichen Personen in Relation zum Körpergewicht geringfügig zurück, so daß die mittlere maximale aerobe Kapazität bei Frauen dann im Erwachsenenalter nur noch ca. 70% von der der Männer gleichen Alters beträgt.

Ebenfalls besteht heute unter den Wissenschaftlern Einigkeit darüber, daß die maximale O_2-Aufnahme sich während der Wachstumszeit relativ wenig ändert, wenn sie pro kg Körpergewicht ausgedrückt wird. Wie später noch diskutiert wird, lassen Dimensionsuntersuchungen erkennen, daß die maximale O_2-Aufnahme nicht linear mit dem Körpergewicht bei untrainierten Jungen ansteigt, während eine solche lineare Beziehung bei ausdauertrainierten Jungen festzustellen ist. Hingegen ist die relative Abnahme der maximalen O_2-Aufnahme mit zunehmendem Alter bei Mädchen in allen Bereichen eindeutig (Mocellin 1975; Åstrand, 1976). Mit dem 10.-12. Lebensjahr erreichen weibliche Personen 90-95% des Wertes von gleichaltrigen Jungen. Die mittlere maximale O_2-Aufnahme pro kg Körpergewicht geht aber rapid schon während der Pubertät zurück und beträgt im Erwachsenenzustand nur noch etwa 80% von der des erwachsenen Mannes.

Die maximale aerobe Kapazität pro m^2 Körperoberfläche oder pro Körperlänge in m^2 verändert sich ebenfalls in der Wachstumszeit. Der Wert steigt sowohl bei Jungen als auch bei Mädchen an, wobei stets Jungen einen höheren Wert als Mädchen in allen Altersstufen aufweisen (Mocellin 1975). Während der Kindheit erreicht der Wert bei Mädchen 95% von dem der Jungen, während er nach der Pubertät auf etwa 80% abgesunken ist.

Die maximale O_2-Aufnahme wird auch oft pro kg fettfreier Körpermasse (LBM) ausgedrückt. Es wird wiederum heute allgemein akzeptiert, daß Veränderungen des Wertes in der Wachstumszeit eng verbunden sind mit Veränderungen der LBM, obgleich auf diesem Gebiet Längsschnittuntersuchungen Mangelware darstellen. Davies et al. (1972) zeigten, daß vom 6. bis 16. Lebensjahr der LBM-bezogene Wert nur eine geringfügig bessere Auskunft ergibt als der Bezug auf das gesamte Körpergewicht. Die mittlere maximale aerobe Kapazität pro kg LBM tendiert zur Abnahme um 5 ml O_2 pro kg LBM innerhalb von 6 Jahren bei beiden Geschlechtern vom 12. Lebensjahr bis zum Erwachsenenalter. Die Mit-

telwerte für Mädchen bleiben bei 85-90% der männlichen Werte in allen Altersbereichen (Kitagawa et al. 1978; Taguchi et al. 1978).
Die von Davies et al. (1972) mitgeteilten Werte über die Beziehung zwischen der maximalen O_2-Aufnahme, gemessen auf dem Fahrradergometer, und dem Beinvolumen (fettkorrigiert) sind interessant. Hiernach besitzt die maximale O_2-Aufnahme eine lineare Beziehung zum LBM-Beinvolumen. Darüber hinaus ist es mit dieser Methode möglich, die maximale O_2-Aufnahme aufgrund des LBM-Beinvolumens unter Ausschaltung von Geschlechtsdifferenzen zu schätzen. Das LBM-Beinvolumen ist danach verantwortlich für mehr als 80% der Varianz in der maximalen O_2-Aufnahme im Alter zwischen 6 und 16 Jahren. Andererseits empfahlen Burmeister et al. (1972) die Messung des Gesamtkaliumgehalts des Körpers als Index der LBM; dieser Wert soll die beste Korrelation zum PWC_{170}-Wert bei Jungen und Mädchen im Alter von 8-16 Jahren besitzen. Die Beziehung des PWC_{170}-Wertes zur Körperzellmasse war ausgeprägter als zur Körperlänge und zum Körpergewicht. Darüber hinaus ließ sie kaum Differenzen zwischen den Geschlechtern erkennen.
Man muß sich darüber im klaren sein, daß alle untersuchten Daten und Beziehungen über natürliche Streubreiten verfügen, welche mit zunehmendem Alter größer werden (Davies et al. 1972; Mirwald 1980). Die Ursache mag die Heterogenität innerhalb eines jeden Geschlechts selbst sein.
Sprynarova (1974) und Sprynarova u. Parizkova (1977) führten Längsschnittuntersuchungen über die maximale O_2-Aufnahme an 39 männlichen Personen vom 11. bis 18. Lebensjahr durch. Jahr für Jahr berechnete Korrelationen blieben im Durchschnitt niedrig und erreichten nur einen Wert von $r = 0,30$ über die gesamte 7jährige Spanne. Derselbe Trend ließ sich nachweisen für die maximale O_2-Aufnahme pro kg Körpergewicht. Beträchtliche Abweichungen in den körperlichen Aktivitätsgewohnheiten können als verantwortlich für den niedrigen Stabilitätsindex angesehen werden.
In einer Längsschnittstudie von Cameron et al. (1980) und Mirwald (1980) ergab sich bei 83 Jungen vom 8. bis 16. Lebensjahr eine Verhaltensweise der absoluten maximalen O_2-Aufnahme, die sich eng der Wachstumskurve der Körperdimensionen anpaßte. Aus den Werten wurden auch Geschwindigkeitskurven für die jährliche Zunahme (l/min/Jahr) durch 2 verschiedene Verfahren ermittelt. In Perzentilen ausgedrückt, bezogen auf die individuellen Längsschnittdaten, ergab sich ein „Wachstumsspurt", der bei 10,25 Jahren begann und bei 11,5 Jahren einen Gipfel erreichte. Es folgte ein steiler Anstieg, der mit dem 13. Lebensjahr einsetzte und einen Spitzenwert der Wachstumsgeschwindigkeit in der maximalen O_2-Aufnahme mit dem 14. Lebensjahr erreichte (Abb. 1).

Über die anaerobe Leistungsfähigkeit

Hier muß in der vorher beschriebenen Weise ein Unterschied zwischen der anaerob-alaktaziden und der anaerob-laktaziden Kapazität gemacht werden. Die erstere vergrößert sich während des Wachstums sowohl im Absolutwert als auch pro Massenheit oder pro Einheit Muskelgewebe. Mit zunehmendem

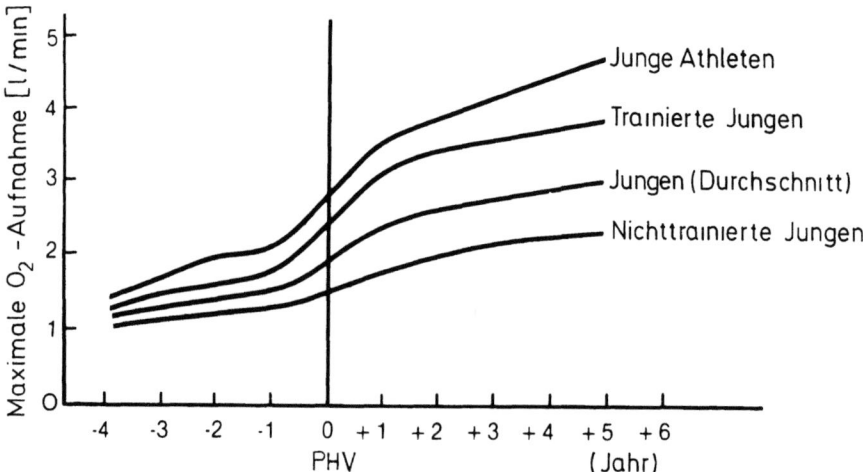

Abb. 1. Verhalten der Zunahme der maximalen O_2-Aufnahme (l/min/Jahr) bei Jungen in der Saskatchewan-Längsschnittstudie. Die PHV (maximale Wachstumsgeschwindigkeit) stammen von individuellen jährlichen Längsschnittzunahmen von 83 Probanden. (Nach Mirwald 1980; Cameron et al. 1980)

Alter ist das Kind bzw. der Jugendliche dann in der Lage, eine relativ größere Maximalbelastung von maximal 5–8 s Dauer zu verrichten als im jüngeren Alter. Der ATP- und KP-Gehalt steigen dementsprechend in der Muskelzelle an (Colling-Saltin 1978; Eriksson u. Saltin 1974). Mit Beginn des postnatalen Lebens liegen die Konzentrationen 20–30% niedriger als in der Muskelzelle des Erwachsenen. Bei unverändert bleibender Konzentration des ATP steigt der KP-Gehalt von der Pubertät bis zum Erwachsenenalter weiter an.

Auch die anaerob-laktazide Komponente nimmt mit steigendem Alter zu. Ursache ist die Vermehrung des glykolytischen Potentials des Skelettmuskels (Eriksson u. Saltin 1974), während dieser Wert in Relation zum Wachstum allerdings von anderen Autoren als recht stabil bezeichnet wird (Colling-Saltin 1980).

Bei einer gegebenen körperlichen Belastung sind die Laktatkonzentrationen im Muskel und im Blut im Kindesalter höher als beim Erwachsenen (Eriksson et al. 1971b; Godfrey 1974). Andererseits nimmt die maximal erreichbare Laktatkonzentration im Blut mit zunehmendem Alter zu (Åstrand 1952; Godfrey 1974, u.a.). Diese Beobachtungen deuten ohne Zweifel auf eine Steigerung der anaeroben laktaziden Kapazität in Kindheit und Jugend hin. Dementsprechend konnten Mellerowicz und Lerche (1958) zeigen, daß der maximale Arbeitsbetrag pro 3 min mit dem Alter ansteigt. Dabei konnte ein konstantes Verhältnis dieses Kriteriums mit der Körpermasse beobachtet werden.

Anpassungen an körperliche Belastung während des Wachstums

Submaximale aerobe Kapazität

Für eine gegebene Belastungsintensität erfolgt mit zunehmendem Alter eine Reduktion der Intensität der Anpassungsreaktion. So nehmen z.B. die Herzfrequenz und die Zahl der Atemzüge mit dem Alter ab (Abb. 2). Wenn hingegen der Arbeitsbetrag auf das Körpergewicht bezogen wird, tendieren die Reaktionen der Adaptation der Herzfrequenz für alle Altersstufen identisch (Mellerowicz u. Lerche 1958).

Dies zeigt auch eine Untersuchung an 288 gesunden Kindern auf dem Laufband. Die Herzfrequenzreaktionen fielen bei zunehmender Laufgeschwindigkeit in 4 Gruppen von Untersuchten, die nach der Größenordnung der Körperoberfläche belastet wurden, identisch aus (Riopel et al. 1979). In allen Gruppen erhielt man auch identische Werte für den Energieaufwand.

Die Herzgröße scheint eine wichtige Rolle für die Arbeitsökonomie bei einer submaximalen Leistung zu spielen. Hält man Alter, Körpergröße und Körpergewicht konstant, können signifikante Beziehungen zwischen Herzvolumen und O_2-Aufnahme bei einer Herzfrequenz von 130/min bei Jungen im 8.-18. Lebensjahr beobachtet werden ($r = 0,46$) (Hollmann u. Bouchard 1970; Bouchard et al. 1977). Unter denselben Bedingungen korrelierte das Herzvolumen pro kg Körpergewicht mit 0,41 mit demselben Indikator der submaximalen Arbeitskapazität. Diese Autoren stellten ferner fest, daß das Alter, die Körperlänge, das Körpergewicht und die Herzgröße für 75% der Varianz während des Wachstums bei einer submaximalen Arbeit verantwortlich zeichnen. Die Temperaturregulation bei dosierter Arbeit von Kindern erfolgt offenbar in derselben Weise wie bei Erwachsenen. So registrierte Gullestad (1975) Rektal- und Hauttemperaturen wie auch die Schweißrate bei 11jährigen Jungen während einer 1- bis 3stündigen Belastung auf dem Fahrradergometer. Man arbeitete mit 30, 50 und 70% der maximalen O_2-Aufnahme. Die Ergebnisse lassen den Schluß zu, daß zwischen der Temperaturregulation im Kindes- und Erwachsenenalter bei Arbeit keine Unterschiede bestehen.

Macek et al. (1976a, b) und Macek u. Vavra (1974) untersuchten die Einflüsse von langdauernder aerober Arbeit auf kardiovaskuläre, metabolische, Plasma- und Blutadaptationen bei Kindern im präpubertären Alter. In einer Studie führten 10 Jungen (mittleres Alter 12,7 Jahre) 2 Arbeitsbelastungen von je 1stündiger Dauer sowohl auf dem Fahrradergometer als auch auf dem Laufband durch. Die erste Belastung wurde mit 40%, die zweite mit 60% der $\dot{V}O_2$ max durchgeführt. Als Parameter benutzten die Autoren die Herzfrequenz, die Lungenventilation, die O_2-Aufnahme, den respiratorischen Quotienten, die Rektaltemperatur, den Blutlaktatspiegel, das freie Glycerin im Blut, den Hämatokritwert, das Plasmavolumen, die Serumproteinkonzentration sowie die Chlorid- und Kaliumkonzentrationen. Sie schlossen aus den Befunden, daß Kinder eine langdauernde Arbeit aerober Art ebenso gut durchführen können wie Erwachsene. Die geringen Differenzen einschließlich eines niedrigeren Blutlaktatspiegels im Ver-

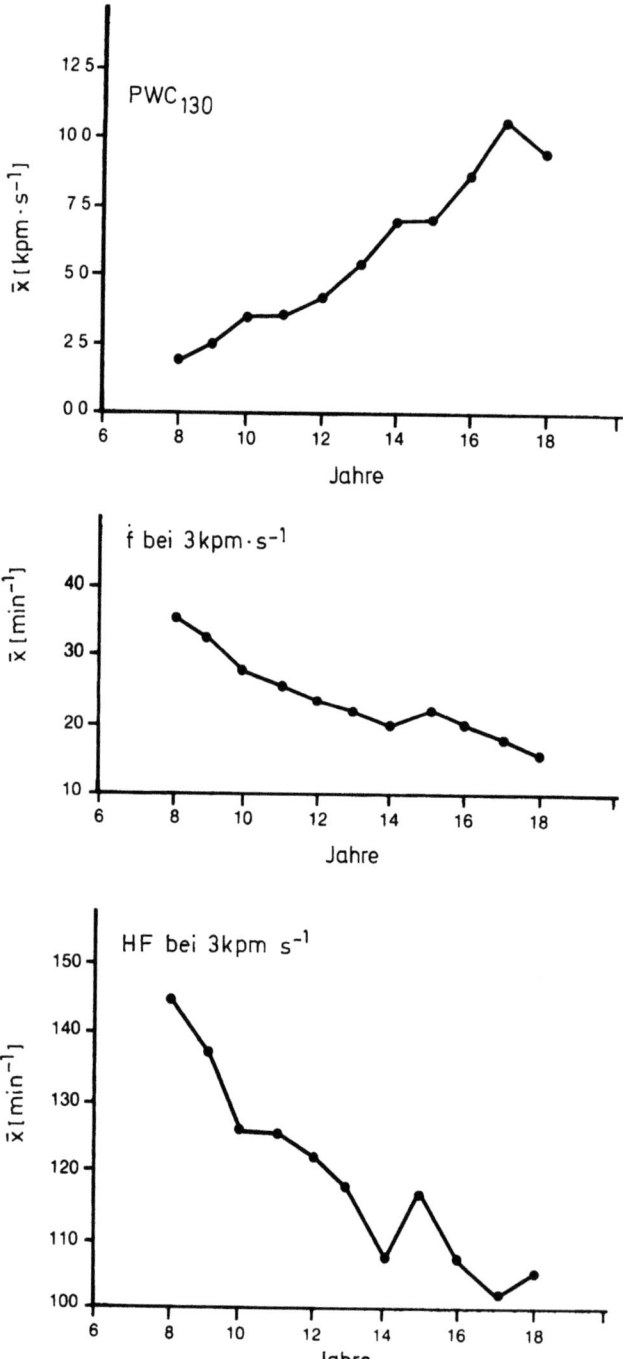

Abb. 2. Zunahme der Leistungsfähigkeit im Rahmen des PWC_{130}-Wertes und Abnahme der Atmungsfrequenz pro Minute *(f)* und der Herzschlagfrequenz *(HF)* während geringer Belastungsintensität bei 237 Jungen im 8.-18. Lebensjahr. (Nach Bouchard et al. 1976)

gleich zu einer vergleichbaren Arbeitsbelastung Erwachsener wurden nicht als wesentlich angesehen.

Liesen et al. (1974) registrierten Parameter des Lipidstoffwechsels und mehrere Serumenzyme vor, während und nach einer 60- bis 70minütigen Ausdauerbelastung von 8 weiblichen Feldhockeyspielern im Alter von 9-13 Jahren. Die qualitativen und quantitativen Veränderungen der FFS, des Glycerins, der gesättigten und ungesättigten Fettsäuren während und nach Arbeit waren vergleichbar jenen, welche unter ähnlichen Bedingungen bei Erwachsenen gefunden werden. Das betrifft also auch den Anstieg der lipolytischen Aktivität bei langdauernder Arbeit. Die Aktivität der glykolytischen Enzyme im Blutserum stieg mit der Belastungsdauer an, wobei aber das Ausmaß der Zunahme relativ geringer ausfiel als das bei Erwachsenen unter vergleichbaren Umständen.

Haralambie et al. (1977) ermittelten biochemische Veränderungen im Blut von 11 Kindern im Alter von 8-9 Jahren vor und nach einem 2,3-km-Skirennen in 1400 m Höhe nach 5tägiger Höhenakklimatisation. Die mittlere Renndauer betrug 27 min bei Herzschlagzahlen von 190-200/min. Die Aktivität der Blutserumenzyme CK, Aldolase, Triosephosphatisomerase, Hexosephosphatisomerase, Pyruvatkinase, Laktatdehydrogenase, Malatdehydrogenase und der Transaminasen (GOT und GPT) wurden vor und nach dem Rennen untersucht. Ferner wurden bestimmt: Coeruloplasmin, saures α_1-Glykoprotein, Haptoglobin, Transferrin, α_2-Makroglobulin, α_1-Antitrypsin wie auch mehrere Serumelektrolyte. Aufgrund der Befunde kamen die Autoren zu dem Ergebnis, daß der biologische Streß, welcher von diesem Skirennen verursacht worden war, mäßiges Ausmaß aufwies und gut toleriert wurde. Es gab keinen Hinweis auf extreme negative oder gar pathologische Reaktionen. Haralambie kam daher zu dem Schluß, daß derartige langdauernde Belastungen im Kindesalter ohne Gefahr seien.

Das zuverlässigste Kriterium zur Beurteilung der ausschließlich aeroben Leistungsfähigkeit stellt die Beurteilung des aerob-anaeroben Übergangs anhand arterieller Laktatbestimmungen dar (Hollmann 1959, 1961, 1963; Wasserman et al. 1964, 1973; Mader et al. 1976; Keul et al. 1979 u. a.).

Die über das Atemminutenvolumen bestimmte aerob-anaerobe Schwelle (analog 2 mmol/l Laktat im arteriellen Blut) liegt im Kindesalter relativ höher als im Erwachsenenalter und unterscheidet sich absolut nur geringfügig; zwischen Jungen und Mädchen sind unterhalb der Pubertät keine signifikanten Differenzen nachweisbar. Gleiches gilt für die 4-mmol/l-Schwelle (Simon et al. 1981).

Determinanten der muskulären Leistungsfähigkeit

Obwohl frühere Untersuchungen erkennen ließen, daß die maximale aerobe Leistungsfähigkeit eng mit der Größe des Herzvolumens (Hollmann u. Bouchard 1970) und dem Gesamthämoglobingehalt während der Wachstumszeit korreliert ist (Åstrand 1952), sind weitere Studien mit großen Fallzahlen und einer Längsschnittkomponente erforderlich. Frühere Untersuchungen von Miyamura u. Honda (1973) sowie von Godfrey (1974) haben gezeigt, daß die maximale O_2-Aufnahme ferner von der Größenordnung des maximalen Schlagvolumens und des maximalen Herzzeitvolumens während der Wachstumszeit bei beiden Geschlechtern bestimmt wird. Cumming (1977) testete 60 Kinder im Alter von 5-16 Jahren mit normal großen Herzen während submaximaler und maximaler Arbeit, die als Tretkurbelarbeit im Liegen verrichtet wurde. Hämodynamische Kriterien während der maximalen Belastung wie der Herzindex, das Schlagvolumen, der Blutdruck, die Blutgase, der Blut-pH-Wert und die O_2-Sättigung waren zwischen jungen (5-9 Jahre) und älteren Kindern (10-16 Jahre) ähnlich. Aber auch hier sind weitere Studien bezüglich der Zusammenhänge mit den Dimensionen von Körper und Herz in den verschiedenen Entwicklungsstadien erforderlich.

Noch unklar ist, ob die maximale arteriovenöse O_2-Differenz im Kindes- und Jugendalter Veränderungen erfährt. Eriksson et al. (1971 a, b) fanden bei 13- bis 14jährigen Jungen dieselben Werte bei maximaler Belastung wie bei Erwachsenen. Andererseits beobachteten Yoshida u. Ishiko (1978) einen signifikanten Unterschied zwischen den Werten von 10jährigen Jungen und Erwachsenen.

Auch zahlreiche Fragen des Stoffwechselverhaltens bei Arbeit und des Trainingseinflusses auf das Stoffwechselverhalten im Kindes- und Jugendalter sind noch ungelöst. Eriksson et al. (1974) fanden bei 11jährigen Jungen und Colling-Saltin (1978) bei Kindern im Vorschulalter, daß die FDH-Aktivität im Skelettmuskel etwa dieselbe ist wie bei Erwachsenen. Es darf als gesichert angesehen werden, daß sowohl während einer submaximalen als auch nach einer maximalen Belastung die Blutlaktatkonzentration niedriger liegt als bei Erwachsenen (Åstrand 1952; Eriksson et al. 1971 b; Eriksson u. Saltin 1974; Godfrey 1974). Derselbe Trend ist für das Muskellaktat berichtet worden, wo die Laktatkonzentration während maximaler Arbeit über 10 mmol/kg Feuchtgewicht bei Kindern im pubertalen Alter erreichte (Eriksson et al. 1971 b). Offenbar ist die muskuläre anaerobe laktazide Kapazität von Kindern geringer als die von Erwachsenen. Eriksson u. Saltin (1974) erklären diesen Befund mit einer verringerten Aktivität der PFK im Muskel, jenem Enzym, welches die Glykolyserate entscheidend begrenzt. Diese Ansicht wird allerdings nicht von Colling-Saltin geteilt (1978, 1980). Sie stellte in der Skelettmuskulatur im Kindesalter dieselbe PFK-Aktivität fest wie im erwachsenen Muskel (ca. 11-12 mmol/kg Feuchtgewicht/min).

Kinder sind in der Lage, ihre aerobe Maschinerie bei Belastungsbeginn schneller zu mobilisieren als Erwachsene. Die Zeit bis zum Erreichen von 50% der maximalen O_2-Aufnahme fällt bei Kindern signifikant kürzer aus als bei Erwachsenen (Macek u. Vavra 1980). Während nach Aufnahme einer konstanten Arbeit aus dem Ruhezustand heraus bei Erwachsenen etwa 2 min vergehen, bevor die aerobe Energiedeckung 50% erreicht hat, ist dies bei Kindern schon nach annähernd 30 s der Fall.

Reifeindikatoren

Bouchard et al. (1968) zeigten die engen Korrelationen zwischen dem biologischen Alter, bestimmt anhand einer Röntgenaufnahme des Handskeletts, und dem röntgenologisch ermittelten Herzvolumen bei männlichen Personen im 8.–18. Lebensjahr. Hingegen fällt die Beziehung zwischen dem chronologischen Alter und der Herzgröße deutlich geringer aus. Die Korrelation zwischen biologischem Alter und Herzgröße erreicht zum Zeitpunkt der Pubertät die höchsten Werte. Parizkova u. Cermak (1977) führten eine Längsschnittstudie an 40 Jungen im Alter von 10,7–17,7 Jahren durch und fanden eine besonders hohe Korrelation zwischen biologischem Alter und Herzvolumen im Bereich von 13,7 bis 15,7 Lebensjahren. Auch die maximale O_2-Aufnahme war eng korreliert zur Herzgröße während des Wachstums. In früheren Untersuchungen hatten wir schon berichtet, daß akzelerierte Jugendliche höhere absolute Herzvolumina und höhere maximale O_2-Aufnahmewerte aufwiesen als chronologisch gleichaltrige normal entwickelte oder retardierte Jugendliche (Hollmann et al. 1967; Hollmann u. Bouchard 1970).

Andere Ermittlungen betrafen die Beziehungen zwischen biologischem Alter, Körperlänge, Körpergewicht, PWC_{130}-Wert und $\dot{V}O_2$ bei einer Herzfrequenz von 130/min bei 237 männlichen Personen im Alter von 8–18 Jahren. Der Reifegrad des Skelettsystems erwies sich nicht als ein signifikanter Faktor für die Größenordnung der submaximalen Arbeitskapazität, wenn die gesamte Zeitspanne vom 8. bis zum 18. Lebensjahr betrachtet wurde (Bouchard et al. 1976). Trotz der engen Beziehung zwischen biologischem Alter, chronologischem Alter, Körperlänge und Körpergewicht während des Wachstums lassen die Befunde die Vermutung zu, daß eine besonders enge Beziehung zwischen biologischem Alter und submaximaler Arbeitskapazität im Zeitraum der Pubertät besteht (Bouchard et al. 1978). Dies kann mühelos erklärt werden durch die im gleichen Zeitraum vonstatten gehenden Veränderungen im Bereich von Knochen, Muskel und Fettgewebe, was wiederum durch die Veränderungen in der Körperlänge und dem Körpergewicht reflektiert wird.

Auswirkungen von Training während des Wachstums

Der menschliche Organismus ist in der Lage, sich einem täglich gesteigerten Energieverbrauch in vielerlei Hinsicht anzupassen. Schon 1933 publizierte Steinhaus einen detaillierten Überblick über Untersuchungen bezüglich der chronischen Auswirkungen von körperlichem Training. Heute existiert eine Fülle von einschlägigem Wissen hierüber.

Für die Größenordnungen von trainingsbedingten Anpassungen spielt das Ausgangsniveau hinsichtlich des Reifegrades im Wachstumsalter eine erhebliche Rolle. Leider wird dieser Gesichtspunkt von den meisten Untersuchern nicht genügend beachtet. Ferner ist es bei der Differenzierung des Einflusses verschiedener Trainings- und Sportformen auf den Organismus schwierig, andere Einflüsse, wie allgemein vergrößerte körperliche Aktivität, z. B. im spielerischen Sinne, auszuschließen.

Eine Spezifizierung des körperlichen Trainings wird üblicherweise in Form von folgenden 5 Dimensionen vorgenommen:

1) Art der benutzten körperlichen Aktivität,
2) kontinuierliche oder intermittierende Belastung,
3) Häufigkeit des Trainings,
4) Dauer des Trainings,
5) Belastungsintensität.

Trainingsauswirkungen auf Knochen, Fett und Muskel

Diesbezügliche Untersuchungsergebnisse von Clarke u. Petersen (1961) können als typisch angesehen werden. Die Autoren führten Messungen an Schülern im 10.–15. Lebensjahr durch, die Leistungssport betreiben, sowie bei Kindern derselben Altersstufe, von denen man annahm, daß sie sportlich inaktiv waren. Es konnten signifikante Unterschiede zwischen beiden Gruppen bezüglich biometrischer Daten festgestellt werden. Die Knochenlänge wird offenbar kaum nennenswert durch Training beeinflußt (Malina 1980). Ähnliches gilt logischerweise für die Körpergröße insgesamt. Allerdings bedingt körperliches Training eine vermehrte Festigkeit von Knochen, Sehnen und Bändern und führt innerhalb der Knochen zu einer höheren Konzentration von Mineralien (Meleski et al. 1981; Malina 1980).

Training läßt die Körperdichte und die fettfreie Körpermasse zunehmen, während der Prozentgehalt an Körperfett abnimmt. Auch die Adipozyten vermindern sich in ihrem Durchmesser, ohne daß die Zellzahl verändert wird (Oscai 1973). Die Längsschnittuntersuchungen von Parizkova (1968, 1973) an Jungen im Wachstumsalter erbrachten signifikante Auswirkungen von körperlichem Training auf die fettfreie Körpermasse. Ob durch körperliches Training die lipolytische Kapazität in Verbindung mit den Katecholaminen im Wachstumsalter verändert wird, ist noch unbekannt (Després et al. im Druck).

Der Skelettmuskel wird im besonders starken Maße durch Training beeinflußt. Schon im Kindes- und Jugendalter nimmt durch Krafttraining die Muskelkraft zu (Kirsten 1963; Ikai 1966; Clarke 1966).

Die Aktivität von Muskelzellenzymen steigt an. Eriksson (1972) konnte bei Jungen im Alter von 11–13 Jahren in Verbindung mit Ausdauertraining eine Zunahme der Aktivität der PFK und SDH im M. vastus lateralis nachweisen. Er fand eine Steigerung von 83% der PFK- und von 30% der SDH-Aktivität, was auf einen Zuwachs sowohl an anaerober als auch an aerober Kapazität schließen läßt.

Trainierbarkeit des wachsenden Organismus

Unter dem Einfluß eines Ausdauertrainings nimmt schon im Wachstumsalter die maximale O_2-Aufnahme zu, mit ihr die Leistungsfähigkeit von Herz, Kreislauf, Atmung und Stoffwechsel. Die Anpassungsfähigkeit des aeroben Leistungssystems an veränderte körperliche Aktivitäten wurde besonders deutlich durch die Bettruheuntersuchungen von Hollmann (1965) und Saltin et al. (1968). Hollmann (1965) fand bei 3 gesunden Sportstudenten nach 10tätiger absoluter Bettruhe eine Verringerung der maximalen O_2-Aufnahme um 21%, eine Abnahme des röntgenologisch bestimmten Herzvolumens um 10%, eine Zunahme der Pulsfrequenz auf einer gegebenen submaximalen Belastungsstufe von 190 W um 26/min, eine Vergrößerung des Atmungsaufwandes (Atemminutenvolumen) um 22 l und eine hochsignifikante Steigerung des Atemäquivalentwerts sowie der arteriellen Laktatproduktion auf dieser Belastungsstufe als Ausdruck der verringerten aeroben Belastbarkeit. Saltin et al. (1968) beobachteten bei 5 Personen nach 20tätiger Bettruhe eine signifikante Abnahme des Schlagvolumens und damit des maximalen möglichen Herzzeitvolumens. Nach der Bettruhe begannen die Probanden mit einem 55tägigen Ausdauertraining. War nach der Bettruhe die maximale O_2-Aufnahme um 30% zurückgegangen, stieg sie in den 55 Trainingstagen um 33% über den Ruheausgangswert vor der Bettruhe an. Neben dem maximalen Herzzeitvolumen war entsprechend auch die maximale arteriovenöse O_2-Differenz verändert.

Allgemein wird angenommen, daß die maximale O_2-Aufnahme als Folge eines Ausdauertrainingsprogramms leicht um 10–20% ansteigen kann. Untersuchungen von Hickson et al. (1977) lassen vermuten, daß die aerobe Kapazität bei untrainiert gewesenen Personen linear innerhalb eines 10wöchigen intensiven Ausdauertrainingsprogramms ansteigt. Die genannten Autoren beobachteten eine durchschnittliche wöchentliche Zuwachsrate von 0,12 l O_2/min. Die Gesamtverbesserung der maximalen O_2-Aufnahme bei 8 Probanden belief sich im Durchschnitt nach 10wöchigem Training auf 39%. Eine der früher untrainiert gewesenen Personen setzte das Training über 3 zusätzliche Wochen fort mit dem Resultat einer Gesamtzuwachsrate von 77%, d. h. von 1,68 auf 2,18 l/min (Hickson et al. 1977). Dazu muß allerdings festgestellt werden, daß der erwähnte Ausgangswert anormal niedrig liegt.

Mehrere Untersuchungen haben sich mit der Trainierbarkeit der maximalen aeroben Kapazität während der Wachstumszeit befaßt (Hollmann u. Hettinger 1980; Malina 1980; Bouchard et al. 1981). Unter der Annahme, daß Kinder natürlicherweise körperlich aktiver sind als Erwachsene, scheint ein intensiveres aerobes Training als beim Erwachsenen notwendig, um signifikante Veränderungen in der aeroben Kapazität bewirken zu können. Das ist wahrscheinlich der Hauptgrund für den Befund verschiedener Untersucher, die keine signifikanten Trainingseffekte bei Kindern nachweisen konnten. Das gilt speziell vor dem 10. Lebensjahr. Huber et al. (1979) haben diese Studien zusammengefaßt, in welchen ein Konstantbleiben oder ein geringes Ansteigen der maximalen O_2-Aufnahme pro kg Körpergewicht im Bereich bis zu 4% nachweisbar war. Yoshida et al. (1980) waren nicht in der Lage, die maximale O_2-Aufnahme von 5jährigen Kindern durch Training zu vergrößern. Schmücker u. Hollmann (1974) konnten ebenfalls bei 6- bis 7jährigen Kindern keine Trainingseffekte nachweisen.

Möglicherweise spielt im frühen Kindesalter auch die Art der Trainingsbelastung eine wesentliche Rolle. So konnten Rost (1981) und Gerhardus (1980) im

Hollmann-Institut signifikante Vergrößerungen der maximalen O_2-Aufnahme bei Jungen und Mädchen im 8. Lebensjahr nachweisen, die mehr als 20 h wöchentlich ein Schwimmtraining im Sinne eines Hochleistungstrainings betrieben. Gleichzeitig beobachteten die Autoren in der kombinierten röntgenologischen und echokardiographischen Untersuchung die Entwicklung eines klassischen Sportherzens schon in diesem Alter. Dementsprechend nahm auf submaximalen Belastungsstufen das Schlagvolumen zu bei Abnahme der Schlagfrequenz. Sowohl der enddiastolische Durchmesser des linken Herzventrikels als auch die Ventrikelwanddicke nahmen signifikant zu im Vergleich zu einer gleichaltrigen Kontrollgruppe.

Sicher scheint es zu sein, daß bei Kindern jenseits des 10. Lebensjahres die Trainierbarkeit im Sinne der morphologischen Adaptationsfähigkeit schnell zunimmt. Nunmehr genügen schon kurzfristige Trainingsstudien (mehrere Wochen bis wenige Monate), um eindeutige Zunahmen der maximalen O_2-Aufnahme ähnlich denen bei Erwachsenen nachzuweisen.

Howald (1976) untersuchte 7 eineiige Zwillingspaare (5 männliche, 2 weibliche) im Alter von 15-25 Jahren. Je 1 Zwilling trainierte 23 Wochen lang intensiv auf allgemeine aerobe Ausdauer. Im Durchschnitt nahm bei ihm die maximale ergometrische Leistung um 10% zu im Vergleich zum untrainiert gebliebenen Zwilling ($p<0.05$), um 15% in der maximalen O_2-Aufnahme ($p<0.02$) und um mehr als 15% hinsichtlich der Oberflächendichte sowohl der inneren als auch der äußeren mitochondrialen Membran im M. vastus lateralis ($p<0.05$), um 33% in der muskulären MDH-Aktivität ($p<0.05$) und um über 23% in der Aktivität der muskulären 3-Hydroxyacyl-CoA-Dehydrogenase ($p<0.02$). Sowohl bei den Jugendlichen als auch bei den Erwachsenen konnten diese Beobachtungen gleichermaßen getroffen werden.

Kobayashi et al. (1978) vertreten die Auffassung, daß die Trainierbarkeit der maximalen O_2-Aufnahme etwa 1 Jahr vor dem Erreichen der größten Körperlänge den Maximalwert erreicht und ihn für mehrere Jahre danach beibehält. Wie in Abb. 3 dargestellt ist, ermittelten diese Autoren Längsschnittdaten über mehrere Jahre in 4 Gruppen männlicher Jugendlicher mit unterschiedlichem Trainingszustand. Die Gruppe der Sportler bestand aus 6 jugendlichen Läufern, die im Alter von 14-17 Jahren untersucht wurden. Eine 2. Gruppe bestand aus 7 Schuljungen, deren Untersuchungen zwischen dem 9. und 14. Lebensjahr erfolgten. Die übrigen Gruppen stellten sich aus 43 japanischen Schuljungen zusammen, die 5-6 Jahre lang ab dem 9.-13. Lebensjahr untersucht wurden. Die Autoren kamen zu dem Schluß, daß eine signifikante Zunahme der maximalen O_2-Aufnahme nicht vor dem Erreichen der maximalen Körperlänge zu beobachten war. Mirwald u. Bailey (1981) fanden ebenfalls eine Beziehung zwischen der Trainierbarkeit auf maximale aerobe Kapazität und dem Körperlängenwachstum. An 14 sportlich aktiven und 11 inaktiven Jungen im Alter von 7-16 Jahren erfolgten Längsschnittuntersuchungen. Die maximale O_2-Aufnahme der Sporttreibenden war höher als die der Inaktiven während der gesamten Beobachtungszeit, wobei aber signifikante Differenzen nur im Zeitraum des Erreichens der größten Körperlänge auftraten. Andererseits müssen diejenigen Untersuchungsergebnisse berücksichtigt werden, welche solchen Aussagen wi-

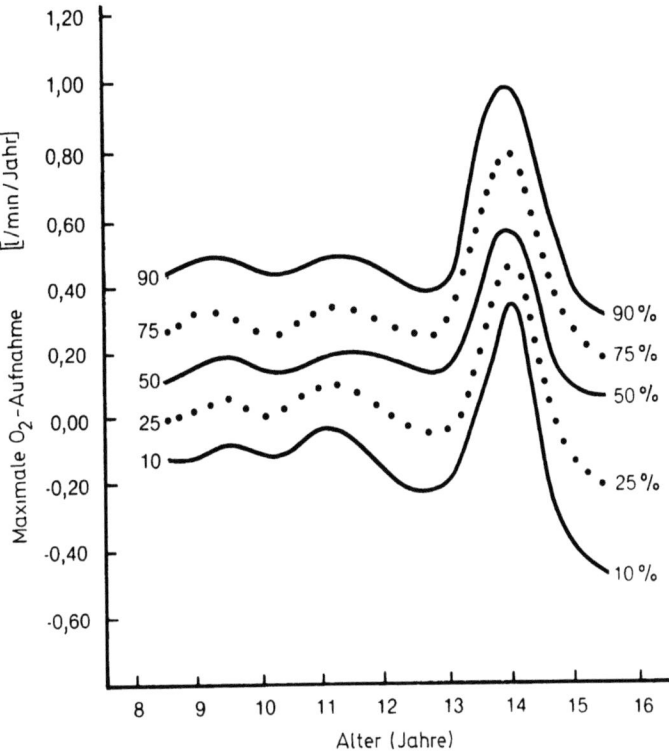

Abb. 3. Veränderungen in der maximalen O_2-Aufnahme (l/min/Jahr) in Beziehung zum Alter bei der höchsten Wachstumsgeschwindigkeit (PHV) und zum Grad des Ausdauertrainings (in %). (Nach Kobayashi et al. 1978)

dersprechen (Weber et al. 1976; Daniels et al. 1978). Weber et al. (1976) beurteilten den Einfluß eines 10wöchigen Ausdauertrainings auf 4 männliche eineiige Zwillingspaare, die jeweils im Alter von 10, 13 und 16 Jahren untersucht worden waren. Signifikante Trainingseinflüsse auf die maximale O_2-Aufnahme stellte man bei dem trainierten Zwilling im 10. und 16. Lebensjahr fest. Keine Änderungen traten hingegen bei dem im 13. Lebensjahr ein. Ein Zusammenhang mit dem Wachstum oder der zu erwartenden Körperlänge fand sich nicht. Hierbei muß allerdings berücksichtigt werden, daß die nicht am Ausdauertraining teilnehmenden Zwillinge ihren normalen Alltagsaktivitäten nachgingen wie z. B. dem Schulsport.

Langzeitbeobachtungen führten Daniels et al. (1978) an männlichen Läufern unterschiedlicher Altersstufen durch (10, 12 und 13 Jahre über eine Periode von 2–5 Jahren). In jedem einzelnen Fall der Längsschnittuntersuchung verlief die Änderung der maximalen O_2-Aufnahme in enger Beziehung zu Veränderungen des Körpergewichts. Die Autoren schlossen aus diesen Befunden, daß im Wachstum befindliche, ein Lauftraining absolvierende Jungen eine stabile Größenordnung der maximalen O_2-Aufnahme pro kg Körpergewicht erreichen.

McMiken (1976) berichtete über eine Dimensionsanalyse der maximalen O_2-Aufnahme anhand von Daten, die an ausdauertrainierten und untrainierten Kindern gewonnen worden waren. Es ergaben sich beträchtliche Abweichungen von den erwarteten Werten. So lag die maximale O_2-Aufnahme bei den untrainierten Kindern näher bei $L^{2,5}$ als bei den erwarteten $L^{2,0}$, während sich eine mehr kubische Funktion zur Körperlänge bei den trainierten Kindern ergab. Bei letzteren schien es, daß die maximale O_2-Aufnahme als eine lineare Funktion der Körpermasse mit einem Exponenten nahe 1,0 in Erscheinung trat. Im Gegensatz dazu zeigte sich bei den untrainierten Kindern eine engere Beziehung der $\dot{V}O_2$ max zum Körpergewicht. Diese Befunde unterstützen die Vorstellung, daß die Körpermasse im Wachstumsalter bei Kindern ohne spezielles Ausdauertraining schneller zunimmt als die maximale O_2-Aufnahme. Andererseits vermutet McMiken (1976), daß im jugendlichen Alter aerobes Training die maximale O_2-Aufnahme linear zur Körpermasse vergrößert.

Zusammenfassend ist festzustellen: Zahlreiche Aspekte der Trainierbarkeit im Kindes- und jugendlichen Alter müssen noch offen bleiben.

Zusammenfassung

Zahlreiche Untersuchungen liegen über das Verhalten der aeroben Kapazität im Kindes- und Jugendalter vor, während Untersuchungen über die anaerobe Kapazität in diesem Lebensabschnitt weitaus seltener sind.

In der Deutung der publizierten Untersuchungen darf man davon ausgehen, daß die aerobe Leistungsfähigkeit im Kindes- und Jugendalter nicht so schnell wächst wie die Körpermasse. Das gilt für nicht besonders auf Ausdauer trainierende Kinder und Jugendliche männlichen wie weiblichen Geschlechts. Bis zum Beginn der Pubertät unterscheidet sich die aerobe Leistungsfähigkeit von Mädchen und Jungen nur wenig. Danach entstehen schnell signifikante Differenzen in der Größenordnung zugunsten der männlichen Jugendlichen. Im Erwachsenenalter beläuft sich die maximale O_2-Aufnahme von Frauen auf etwa 70% der bei gleichaltrigen Männern. Die relative maximale O_2-Aufnahme ($\dot{V}O_{2\,max}$ in ml/min/kg KG) erreicht bei Frauen etwa 80% des durchschnittlichen Wertes bei Männern. Prinzipiell darf man davon ausgehen, daß die biologische Anpassung des Kindes an gesteigerte muskuläre Beanspruchungen qualitativ denen des Erwachsenen vergleichbar ist. Das gilt auch für metabolische und hormonelle Reaktionen.

Untersuchungen über die aerobe Trainierbarkeit im Kindesalter lassen darauf schließen, daß unterhalb des 8.-9. Lebensjahres biochemische und physikalische Trainingsreaktionen nur schwach ausgeprägt sind. Mit dem 10. Lebensjahr beginnt die Trainierbarkeit stark zuzunehmen, um ihren Gipfelwert etwa 1 Jahr vor der Periode des maximalen Längenwachstums zu erreichen. Einige anderslautende Publikationen dürfen allerdings in diesem Zusammenhang nicht unbeachtet bleiben.

Bezüglich der anaeroben Trainierbarkeit und u.a. der diesbezüglichen Mechanismen bestehen im Wachstumsalter noch viele Unklarheiten. Wesentlich hierfür dürfte die Entscheidung mancher Untersucher sein, im Kindesalter noch keine muskelbioptischen Untersuchungen größeren Ausmaßes für Zwecke der Forschung durchzuführen. Auch die Bedeutung des Genotyps für das Ausmaß sowohl der momentanen als auch der späteren Trainierbarkeit ist noch nicht eindeutig geklärt. Gleiches gilt für die Bedeutung des Einflusses eines intensiven aeroben und anaeroben Trainings auf die biologische Entwicklung des Kindes.

Literatur

Asmussen E (1973) Growth in muscular strength and power. In: Rarick L (ed) Physical activity, human growth and development. Academic Press, New York

Åstrand PO (1952) Experimental studies of physical working capacity in relation to sex and age. Munskgaard, Copenhagen

Åstrand PO (1976) The child in sport and physical activity-physiology. In: Albinson JG, Andrew GM (eds) Child in sport and physical activity. University Park Press, Baltimore

Åstrand PO, Rodahl K (1977) A textbook of work physiology, 2nd edn. McGraw-Hill, New York

Bouchard C (1978) Genetics, growth and physical activity. In: Landry F, Orban WAR (eds) Physical activity and human well-being. Symposia Specialists, Miami

Bouchard C, Hollmann W, Herkenrath G (1968) Relations entre le niveau de maturité biologique, la participation à l'activité physique et certaines structures morphologiques et organiques chez des garçons de huit à dix-huit ans. Biom Hum 3: 101

Bouchard C, Carrier R, Boulay M, Thibault-Poirier MC, Dulac S (1975) Le développement du système de transport de l'oxygène chez les jeunes adultes. Pélican, Québec

Bouchard C, Malina RM, Hollmann W, Leblanc C (1976) Relationships between skeletal maturity and submaximal working capacity in boys 8 to 18 years. Med Sci Sports 8: 186

Bouchard C, Malina RM, Hollmann W, Leblanc C (1977) Submaximal working capacity, heart size and body size in boys 8–18 years. Eur J Appl Physiol 36: 115

Bouchard C, Leblanc C, Malina RM, Hollmann W (1978) Skeletal age and submaximal working capacity in boys. Ann Hum Biol 5: 75

Bouchard C, Boulay M, Thibault MC, Carrier R, Dulac S (1980) Training of submaximal working capacity: Frequency, intensity, duration and their interactions. J Sports Med Phys Fitness 20: 29

Bouchard C, Thibault MC, Jobin J (1981) Advances in selected areas of human work physiology. Yearbook Phys Anthrop 24: 1

Burmeister W, Rutenfranx J, Sbresny W, Radny HG (1972) Body cell mass and physical performance capacity (W_{170}) of school children. Int Z Angew Physiol 31: 61

Cameron N, Mirwald RL, Bailey DA (1980) Standards for the assessment of normal absolute maximal aerobic power. In: Ostyn M, Beunen G, Simond J (eds) Kinanthropometry II. University Park Press, Baltimore

Clarke HH (1966) Muscular strength and endurance in man. Prentice-Hall, Englewood Cliffs

Clarke HH, Petersen KH (1961) Contrast of maturational, structural and strength characteristics of athletes and non-athletes 10 to 15 of age. Res Q Am Assoc Health Phys Educ 32: 163

Colling-Saltin AS (1978) Some quantitative biochemical evaluations of developing skeletal muscles in the human foetus. J Neurol 39: 187

Colling-Saltin AS (1980) Skeletal muscle development in the human foetus and during childhood. In: Berg K, Eriksson BO (eds) Children and exercise IX. University Park Press, Baltimore

Cumming GR (1977) Hemodynamics of supine bicycle exercise in „normal" children. Am Heart J 93: 617

Daniels J, Oldridge N, Nagle F, White B (1978) Differences and changes in $\dot{V}O_2$ among young runners 10 to 18 years of age. Med Sci Sports 10: 200

Davies CTM, Barnes C, Godgrey S (1972) Body composition and maximal exercise performance in children. Hum Biol 44: 195

Despres JP, Bouchard C, Bukowiecki L, Savard R, Lupien J (to be published) Morphology and metabolism of human fat cells: A reliability study.

Eriksson BO (1972) Physical training, oxygen supply and muscle metabolism in 11-13-year-old-boys. Acta Physiol Scand [Suppl] 384: 1-48

Eriksson BO, Saltin B (1974) Muscle metabolism during exercise in boys aged 11 to 16 years compared to adults. Acta Paediatr Belg 28: 257

Eriksson BO, Grimby G, Saltin B (1971a) Cardiac output and arterial blood gases during exercise in pubertal boys. J Appl Physiol 31: 348

Eriksson BO, Karlsson J, Saltin B (1971b) Muscle metabolites during exercise in pubertal boys. Acta Paediatr Scand [Suppl] 217: 154

Eriksson BO, Gollnick PD, Saltin B (1974) The effect of physical training on muscle enzyme activities and fiber composition in 11-year-old boys. Acta Paediatr Belg [Suppl] 28: 245

Gerhardus H (1980) Über den Einfluß eines Leistungs-Ausdauertrainings im Kindesalter auf kardio-pulmonale Parameter. Dissertation Deutsche Sporthochschule Köln

Godfrey S (1974) Exercise testing in children, application in health and disease. Saunders, Philadelphia

Gullestad R (1975) Temperature regulation in children during exercise. Acta Paediatr Scand 64: 257

Haralambie G, Berg A, Huber G (1977) Biochemical and heart rate changes after skiing in 8 to 9 year old boys. In: Lavallée H, Shephard RJ (eds) Frontiers of activity and child health. Pélican, Québec

Hickson RC, Bomze HA, Holloszy JO (1977) Linear increase in aerobic power induced by a strenuous program of endurance exercise. J Appl Physiol 42: 372

Hollmann W (1959) The relationship between pH, lactic acid, potassium in the arterial and venous blood, the ventilation (POW) and pulsfrequency during increasing spiroergometric work in endurance - trained and untrained persons. Pan-American-Congress for Sports Medicine, Chicago

Hollmann W (1961) Zur Frage der Dauerleistungsfähigkeit. Fortschr Med 79: 439

Hollmann W (1963) Höchst- und Dauerleistungsfähigkeit des Sportlers. Barth, München

Hollmann W (1965) Körperliches Training als Prävention von Herz-Kreislaufkrankheiten. Hippokrates, Stuttgart

Hollmann W, Bouchard C (1970) Untersuchungen über die Beziehungen zwischen chronologischem und biologischem Alter zu spirometrischen Meßgrößen, Herzvolumen, anthropometrischen Daten und Skelettmuskelkraft bei 8-18jährigen Jungen. Z Kreislaufforsch 59: 160

Hollmann W, Bouchard C, Herkenrath G (1967) Die Leistungsentwicklung des Kindes und Jugendlichen unter besonderer Berücksichtigung des biologischen Alters. Aerztl Jugendkd 58: 198

Hollmann W, Hettinger H (1980) Sportmedizin - Arbeits- und Trainingsgrundlagen. Schattauer, Stuttgart-New York

Howald H (1976) Ultrastructure and biochemical function of skeletal muscle in twins. Ann Hum Biol 3: 455

Huber EG, Jani L, Keul J, Klimt F, Mocellin R (1979) Sport im Kindesalter. Monatsschr Kinderheilkd 127: 441

Ikai M (1966) The effects of training on muscular endurance. In: Proceedings of International Congress of Sport Sciences, 1964. University of Tokyo Press, Tokyo

Keul J, Simon G, Berg A, Dickhuth HH, Gierttler I, Kübel R (1979) Bestimmung der individuellen anaeroben Schwelle zur Leistungsbewertung und Trainingsgestaltung. Dtsch Z Sportmed 30/7: 212

Kirsten G (1963) Der Einfluß isometrischen Muskeltrainings auf die Entwicklung der Muskelkraft Jugendlicher. Int Z Angew Physiol 19: 387

Kitagawa K, Yamamoto K, Miyashita M (1978) Maximal oxygen uptake, body composition and running performance in Japanese young adults of both sexes. In: Landry F, Orban WAR (eds) Exercise physiology. Symposia Specialists, Miami

Kobayashi K, Kitamura K, Miura M, Sodeyama H, Murase Y, Miyashita M, Matsui H (1978) Aerobic power as related to body growth and training in Japanese boys: A longitudinal study. J Appl Physiol 44: 666

Liesen H, Hollmann W, Budinger H (1974) Biochemical changes after long lasting exercise on 9-13-year-old girl field hockey players. Acta Paediatr Belg 28: 287

Macek M, Vavra J (1974) Prolonged exercise in children. Acta Paediatr Belg 28: 13

Macek M, Vavra J (1980) Oxygen uptake and heart rate with transition from rest to maximal exercise in prepubertal boys. In: Berg K, Eriksson BO (eds) Children and exercise IX. University Park Press, Baltimore

Macek M, Vavra J, Movosadova J (1976a) Prolonged exercise in prepubertal boys. 1. Cardiovascular and metabolic adjustment. Eur J Appl Physiol 35: 291

Macek M, Vavra J, Novosadova J (1976b) Prolonged exercise in prepubertal boys. 2. Changes in plasma volume and in some blood constituents. Eur J Appl Physiol 35: 299

Mader A, Liesen H, Heck H, Philippi H, Rost R, Schürch P, Hollmann W (1976) Zur Beurteilung der sportartspezifischen Ausdauerleistungsfähigkeit im Labor. Sportarzt u Sportmed 4: 80; 5: 109

Malina RM (1980) Physical activity, growth, and functional capacity. In: Johnston FE, Roche AF, Suzanne C (eds) Human physical growth and maturation. Plenum, New York

McMiken DF (1976) Maximum aerobic power and physical dimensions of children. Ann Hum Biol 3: 141

Meleski BW, Malina RM, Bouchard C (1981) Cortical bone, body size and skeletal maturity in ice hockey players 10 to 12 years of age. Can J Appl Sport Sci 6

Mellerowicz H, Lerche W (1958) Ergometrische Untersuchungen zur Beurteilung der kardialen und körperlichen Leistungsfähigkeit bei Kindern und Jugendlichen. Z Kinderheilkd 81: 36

Mirwald RL (1980) Saskatchewan growth and development study. In: Ostyn M, Beunen G, Simons J (eds) Kinanthropometry II. University Park Press, Baltimore

Mirwald R, Bailey DA (1981) Longitudinal comparison of aerobic power in active and inactive boys aged 7.0 to 17.0 years. Ann Hum Biol 8: 405

Miyamura M, Honda Y (1973) Maximum cardiac output related to sex and age. Jpn J Physiol 23: 645

Mocellin R (1975) Jugend und Sport. Med Klin 70: 1443

Oscai LB (1973) The role of exercise in weight control. In: Wilmore JH (ed) Exercise and sport sciences reviews, vol 1. Academic Press, New York

Parizkova J (1968) Longitudinal study of the development of body composition and body build in boys of various physical activity. Hum Biol 40: 212

Parizkova J (1973) Body composition and exercise during growth and development. In: Rarick GL (ed) Physical activity: Human growth and development. Academic Press, New York

Parizkova J, Cermak J (1977) Relationships between height, total and lean body weight, heart volume and bone age in adolescent boys. In: Lavallée H, Shephard RJ (eds) Frontiers of activity and child health. Pélican, Québec

Pollock ML (1973) The quantification of endurance training programs. In: Wilmore JH (ed) Exercise and sport sciences reviews, vol 1. Academic Press, New York

Riopel DA, Taylor AB, Hohn AR (1979) Blood pressure, heart rate, pressurerate product and electrocardiographic changes in healthy children during treadmill exercise. Am J Cardiol 44: 697

Robinson S (1938) Experimental studies of physical fitness in relation to age. Arbeitsphysiol 10: 251

Rost R (1981) Hochleistungstraining im Kindes- u. Jugendalter aus kardiologischer Sicht. In: Rieckert H (Hrsg) Sport an der Grenze menschlicher Leistungsfähigkeit. Springer, Berlin Heidelberg New York

Saltin B, Blomqvist G, Mithcell JH, Johnson RL, Wildenthal K, Chapman CB (1968) Response to exercise after bed rest and after training. Circulation [Suppl] 7: 1

Schmücker B, Hollmann W (1974) The aerobic capacity of trained athletes from 6 to 7 years of age on. Acta Paediatr Belg 28: 92

Shephard RJ (1978) Human physiological work capacity. Cambridge University Press, New York, IBP 15
Shephard RJ, Lavallée H, La Barre R, Jéquier JC, Volle M, Rajic M (1980) The basis of data standardization in prepubescent children. In: Ostyn M, Beunen G, Simond J (eds) Kinanthropometry II. University Park Press, Baltimore
Simon G, Berg A, Dickhuth H, Simon-Alt A, Keul J (1981) Bestimmung der anaeroben Schwelle in Abhängigkeit vom Alter und von der Leistungsfähigkeit. Dtsch Z Sportmed 32: 7-14
Sprynarova S (1974) Longitudinal study of the influence of different physical activity programs on functional capacity of the boys from 11 to 18 years. Acta Paediatr Belg 28: 204
Sprynarova S, Parizkova J (1977) La stabilité de différences interindividuelles des paramètres morphologiques et cardiorespiratoires chez les garçons. In: Lavallée H, Shephard RJ (eds) Frontiers of activity and child health. Pélican, Québec
Steinhaus AH (1933) Chronic effects of exercise. Physiol Rev 13: 103
Taguchi S, Hata Y, Ikuta K, Miyashita M (1978) Age and sex trends in aerobic capacity related to lean body mass of Japanese from childhood to maturity. In: Landry F, Orban WAR (eds) Exercise physiology. Symposia Specialists, Miami
Wasserman K, McIlroy MB (1964) Detecting the threshold of anaerobic metabolism in cardiac patients during exercise. Am J Cardiol 14: 844
Wasserman K, Whipp BJ, Koyal SN, Beaver WL (1973) Anaerobic threshold and respiratory gas exchange during exercise. J Appl Physiol 35: 236
Weber G, Kartodihardjo W, Klissouras V (1976) Growth and physical training with reference to heredity. J Appl Physiol 40: 211
Yoshida T, Ishiko T (1978) Physiological studies on cardiorespiratory response to exercise and validity of endurance tests in ten-year-old boys. In: Landry F, Orban WAR (eds) Exercise physiology. Symposia Specialists, Miami
Yoshida T, Ishiko I, Muraoka I (1980) Effect of endurance training on cardiorespiratory function of 5-year-old children. Int J Sports Med 1: 91

Höheres Alter und Sport

W. Hollmann, H. Liesen

Die Alterungsvorgänge, ihre Ursachen und Begegnungsmöglichkeiten haben von jeher das natürliche Interesse der Medizin gefunden. Schritt für Schritt dringt die Wissenschaft tiefer in die Geheimnisse des Alterns ein. Zwei diametral entgegengesetzte Auffassungen kennzeichnen die Bandbreite der Meinungen: Weismann (1882) prägte die These von der „potentiellen Unsterblichkeit der lebendigen Masse an sich"; Ehrenberg (1946) stellte ihr das Gesetz von der „biologischen Notwendigkeit des Todes" gegenüber. Hartmann (1926) glaubte

in experimentellen Untersuchungen an Amöben, die prinzipielle Berechtigung der Thesen von Weismann bewiesen zu haben. Heute ersetzt man das Konzept der Unsterblichkeit des Einzellers durch das der Stabilität im Klon.
Nun geht diese Diskussion am Menschen vorbei, weil wir eben keine Amöben sind. Immerhin aber ist es dem Fortschritt der Medizin und der Hygiene gelungen, in den Jahrzehnten unseres Jahrhunderts die mittlere Lebenserwartung des Menschen von 48 Jahre im Jahre 1900 auf 70 Jahre beim Mann und über 77 Jahre bei der Frau im Jahre 1984 zu steigern. Allerdings handelt es sich hierbei nicht um eine absolute, sondern vornehmlich um eine relative Zunahme der Lebenserwartung. Sie ist zurückzuführen auf einen Rückgang der Säuglingssterblichkeit und auf eine weitgehende Ausmerzung der Sterblichkeit an Infektionskrankheiten vornehmlich im mittleren Lebensalter.
Die tiefsten Ursachen der Alterungsvorgänge sind letztlich heute noch unbekannt. Sicher ist die Lebensdauer durch die Kombination von genetischer Prägung und Umwelteinflüssen bestimmt. Bezüglich der genetischen Prägung konnte Hayflick (1983) nachweisen, daß der Tod normaler menschlicher Embryonenfibroplasten dann eintritt, wenn etwa 50 ± 10 Zellteilungen stattgefunden haben.
Das spräche für einen genetisch determinierten leistungsbegrenzenden Mechanismus. Lediglich die Zeitspanne bis zum Aufbruch dieses „Teilungspotentials" kann unterschiedlich ausfallen. Intra- und extrazelluläre Mechanismen greifen hier ein. Über 125 funktionelle Veränderungen auf Zellebene sind im Zuge der Alterungsvorgänge bisher nachgewiesen. Sie betreffen DNS, RNS, Enzyme, Zellteilungskinetik, Kerndifferenzen, Lipide, Kohlenhydrate, Proteinsynthese und Morphologie. Nach den Auffassungen von Hayflick (1983) ist es sehr wahrscheinlich, daß diese Veränderungen die zentrale Rolle im Alternsprozeß der Zelle spielen und schließlich durchweg schon vor Erreichen der endgültigen Zellteilungskapazität zum Tode führen.
Im Wechselspiel der zellulären und organismischen Alterungsfaktoren sieht man heute den Hypothalamus als zentrale Uhr des biologischen Alterns an. Signale des inneren und äußeren Alterns werden hier koordiniert. Sie führen zu hormonellen Reaktionen, wie umgekehrt ein Feedbackmechanismus aus der Peripherie den Hypothalamus informiert. Auf diese Weise wird das Tempo des Alterns nicht von einem Faktor, sondern vom Zusammenspiel gekoppelter Systeme bestimmt. Von Zellteilung zu Zellteilung treten zunehmend Fehler bei Transkription und Translation auf, welche die DNS-Polymerase betreffen. Es häufen sich daher die Konstruktionsfehler in den Tochterzellen. Ist der Regelkreis trotz Kompensationsversuche an verschiedenen anderen Stellen nicht mehr funktionsfähig, tritt der Tod ein.
In der *funktionellen Betrachtungsweise* haben Alterungsvorgänge und Bewegungsmangelerscheinungen ein gemeinsames Charakteristikum: die *verminderte Leistungsfähigkeit*. Darüber hinaus besteht beim älteren Menschen eine *reduzierte Adaptationsqualität*. Um im einzelnen die Vorgänge analytisch betrachten zu können, bedarf es aus der Sicht der Sportmedizin der getrennten Beurteilung nach den motorischen Hauptbeanspruchungsformen Koordination, Flexibilität, Kraft, Schnelligkeit und Ausdauer.

Koordination

Wir verstehen hierunter das Zusammenwirken von Zentralnervensystem und Skelettmuskulatur innerhalb eines gezielten Bewegungsablaufs. Im Laufe des Lebens verbessert sich die koordinative Qualität je nach dem Übungszustand der betreffenden Bewegungsform bis zum 15. oder 20. Lebensjahr. Ohne ihre spezifische Übung nimmt sie durchweg jenseits des 35.-40. Lebensjahres ab. Bei weiblichen Personen geht der Verlust an koordinativer Qualität hinsichtlich Feingeschicklichkeit langsamer zurück als bei männlichen. Ein Vergleich gesunder Männer und Frauen des 70. Lebensjahres zeigt eine geringere altersbedingte Abnahme zumindest in der koordinativen Qualität der oberen Extremität bei den Frauen (Aniansson et al. 1980a, b).
Durch entsprechende Bewegungsübungen kann dem alternsbedingten Verlust an Grob- wie an Feinkoordination intensiv entgegengewirkt werden. Im Bereich kleiner Muskelgruppen demonstrieren das z. B. Pianisten, welche noch im hohen Alter hervorragende Leistungen erbringen können. Der Effekt der Gehtherapie bei Patienten mit peripheren arteriellen Durchblutungsstörungen beruht wesentlich auf einer Verbesserung der intra- und intermuskulären Koordination mit beträchtlicher Einsparung an O_2-Bedarf für eine gegebene physikalische Leistung.
Die Ursachen für die alternsbedingte Abnahme der koordinativen Möglichkeiten sind im Detail ungeklärt. Der Verlust von täglich ca. 10000 Nervenzellen spielt sicherlich keine Rolle. Wahrscheinlicher sind alternsbedingte synaptische Veränderungen im Sinne der biochemischen Konstellation, evtl. auch im biophysikalischen Bereich.

Flexibilität

Hierunter ist das willkürlich mögliche Bewegungsausmaß in einem oder in mehreren Gelenken zu verstehen. Das Maximum wird durchweg bereits mit dem 11.-14. Lebensjahr erreicht. Eine nenneswerte Herabsetzung der Flexibilitätsgrenzen setzt bei gesunden Personen mit dem 45.-55. Lebensjahr ein. Ursachen sind Elastizitätsverluste des Bindegewebes sowie auch die Zunahme arthrotischer oder arthritischer Gelenkveränderungen. Gelenksteifheit und damit Flexibilitätsverlust kann die Lebensqualität durch die Beeinträchtigungen von Funktionen des Alltagslebens erheblich reduzieren.
Die größten alternsbedingten Veränderungen lassen sich bei Aufgabenstellungen wie beim sog. „Hand-Zehen-Test" nachweisen, eine Mobilitätsprüfung vornehmlich der Wirbelsäule. Aber auch Mobilitätstests der oberen Extremitäten, wie z. B. das Heben eines Stuhles oder das Haarkämmen, lassen mit zunehmendem Alter bei einer wachsenden Personenzahl Schwierigkeiten erkennen. Regelmäßig täglich betriebene 5- bis 6malige Flexibilitätsbeanspruchungen der wichtigsten Gelenke lassen in vielen dieser Fälle eine Beweglichkeit erhalten oder gar zurückgewinnen, welche zumindest den Alltagsanforderungen genügt. Die klassische Zimmergymnastik mit ihren Beuge-, Streck-, Dehnungs- und

kreisenden Bewegungen in den verschiedensten Gelenken ist hierfür geeignet. Besonders empfehlenswert für diese Form der Gymnastik ist der Zeitpunkt morgens nach dem Aufstehen. Ein Zeitaufwand von nur wenigen Minuten genügt den Ansprüchen.

Kraft

Im biologischen Bereich ist zwischen einer *statischen* und einer *dynamischen Kraft* zu unterscheiden. Unter ersterer versteht man diejenige Muskelspannung, welche willkürlich in einer gegebenen Position gegen einen fixierten Widerstand entfaltet werden kann. Dynamische Kraft stellt diejenige Masse dar, welche innerhalb eines Bewegungsablaufs bewegt werden kann. Beide Formen der Kraft basieren auf dem Zusammenwirken von Zentralnervensystem und Skelettmuskulatur. Daher könnten altersbedingte Veränderungen sowohl neuronaler als auch muskulärer Natur die Kraftleistungsfähigkeit reduzieren.

Das junge Mädchen erreicht seine Maximalkraft durchweg mit dem 16. Lebensjahr, der junge Mann mit dem 20. Lebensjahr. Die oberen Extremitäten gehen auch ohne spezifisches Training mit dem Älterwerden nur langsam an Kraftleistungsfähigkeit zurück. So kann die statische Kraft bei 60jährigen Personen noch 85% der ursprünglichen Maximalkraft betragen. Aus ungeklärten Gründen geht hingegen die Kraft der unteren Extremitäten in individuell stark variierender Form offenbar schneller zurück.

Ein Schreibtischarbeiter, der keinerlei Form von körperlichem Training betreibt, verliert vom 20. bis 70. Lebensjahr ca. 30-40% an Muskelmasse. Der Verlust an dynamischer Muskelkraft ist dabei ein weitaus größerer und früher einsetzender als der an statischer. Werden ein und dieselben Muskelgruppen von z. B. 50- bis 60jährigen Patienten einem statischen Krafttest unterzogen, liegen die erhaltenen Werte gegebenenfalls noch im Streubereich der Norm für nichtspezifisch krafttrainierte Personen des 20. Lebensjahres. Läßt man mit denselben Muskelgruppen jedoch eine dynamische Belastung vornehmen, sind deutliche altersbedingte Leistungsrückgänge zu registrieren. Hier mag die zu dem Zeitpunkt schon deutlich feststellbare Abnahme der intra- und intermuskulären Koordination eine wesentliche Rolle spielen.

Der Verlust an Muskelkraft geht bei der nichttrainierenden Frau im Alternsgang mindestens genauso schnell vonstatten wie der beim Mann. So konnten Aniansson et al. (1980a, b) bei 70jährigen gesunden Frauen eine durchschnittliche isokinetische Maximalkraft in einem Bereich von 56% von der gleichaltriger Männer registrieren. Diese Befunde entsprechen auch unseren Erfahrungen, bezogen auf die Quadrizepsmuskulatur. Hingegen erreichen 70jährige Frauen prozentual höhere Leistungswerte bei Einsatz der oberen Extremitäten. Somit ist offensichtlich der altersbedingte Kraftverlust der unteren Extremitäten bei Frauen noch schneller vonstatten gehend als bei Männern (Abb. 1).

Die Verringerung der Muskelkraft im höheren und hohen Alter mag neben der erwähnten Beeinträchtigung der koordinativen Qualität vornehmlich auf den

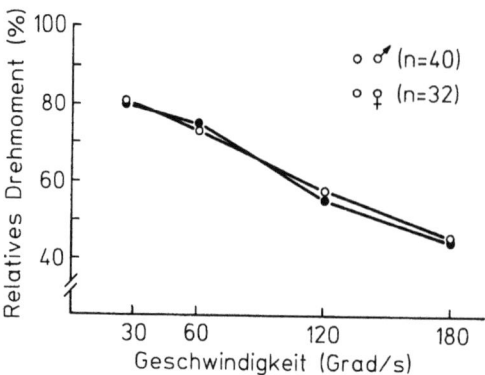

Abb. 1. Kraft-Geschwindigkeits-Beziehung (M. quadriceps) bei 70 Jahre alten gesunden männlichen und weiblichen Personen. Die Drehmomentwerte sind in Prozent des maximalen statischen Drehmoments bei einem Kniewinkel von 60° dargestellt. Alle isokinetischen Drehmomentwerte beziehen sich auf den 60°-Kniewinkel. (Nach Aniansson et al. 1980a, b)

genannten Verlust an Muskelmasse zurückzuführen sein. Inwieweit kontraktile Eigenschaften der Muskelfasern alternsbedingt leiden, ist noch unbekannt. Speziell die schnellen Muskelfasern sind von einer alternsbedingten Querschnittsreduktion betroffen. Hierdurch wird der betonte Schnellkraftverlust im Alter verständlich (Thorstensson et al. 1976).

Vermutlich sind es nicht allein physiologische Alternsveränderungen, welche die Muskelkraft reduzieren. Ähnlich wie im kardiopulmonalen System mögen auch hier abnehmende sportliche Aktivitäten zu einem schnelleren Leistungsverlust beitragen. Mindestens bis zum 70. Lebensjahr besteht eine Trainierbarkeit der Muskulatur im Sinne der morphologischen Adaptation. Dementsprechend sollte ein solches Krafttraining mindestens bis in das 8. Lebensjahrzehnt hinein beibehalten werden. Statisches Krafttraining hat den Vorteil, gezielt praktisch jede gewünschte Muskelgruppe anzusprechen. Dabei sollte eine Dauerbelastung im Sinne z. B. einer Haltearbeit nicht länger als maximal 5–6 s kontinuierlich durchgeführt werden, um unerwünschten Pulsfrequenz- und Blutdruckanstiegen vorzubeugen. Die Belastungsintensität sollte mindestens 70% der Maximalkraft betragen bei wenigstens 5 Wiederholungen pro Tag. Die Absolvierung eines auf dieser Basis beruhenden Programms unter Einschluß eines großen Teils der Skelettmuskulatur ist sicherlich geeignet, auch noch im höheren Alter eine überdurchschnittliche Kraftleistungsfähigkeit zur Verfügung stehen zu lassen. Die Vorteile liegen auf orthopädischem und internistischem Sektor. Aus orthopädischer Sicht kann eine gut entwickelte Skelettmuskulatur mit ihrer Führungs- oder Manschettenfunktion geeignet sein, vorhandene Gelenkveränderungen funktionell überspielen zu können. Aus internistischer Sicht stellt die Skelettmuskulatur neben der Leber die wichtigste chemische Küche des menschlichen Körpers dar. Darüber hinaus beinhaltet Krafttraining einen zusätzlichen Kalorienverbrauch, welcher einer im Alter leichter entstehenden Adipositas entgegenwirkt und den Prozentsatz aktiver Körpermasse erhöht. Alle diese Gesichtspunkte sprechen für ein sachgemäß durchgeführtes Krafttraining.

Der Vorteil eines *dynamischen* Krafttrainings ist u. a. die Einschleifung des durchgeführten Bewegungsablaufs in das neuromuskuläre Bewegungsprogramm. So kann für den Älteren z. B. das Hinaufgehen einer Treppe ein dynamisches Krafttraining der hierbei beanspruchten Muskulatur enthalten. Gerade der ältere Mensch sollte von ärztlicher Seite hierzu ermuntert werden, zumal mit Krafttraining in diesem Falle auch ein kardiopulmonales Training verbunden ist, wenn die später genannten Bedingungen erfüllt werden. Auch Bergaufgehen ist für ein dynamisches Krafttraining ohne Gerät gut geeignet. Es bestehen enge Korrelationen zwischen der Muskelkraft, der Fähigkeit zur Besteigung einer höheren Stufe und der Gehgeschwindigkeit gerade beim alten Menschen (Aniansson et al. 1980a, b). Schließlich lassen sich durch eine Kräftigung der Skelettmuskulatur oftmals auch Unsicherheiten im Gleichgewichtsempfinden älterer Personen beseitigen, da sie nicht selten auf eine Schwäche der Quadrizepsmuskulatur zurückzuführen sind.

Schnelligkeit

Die Schnelligkeit ist in die Begriffe *Grundschnelligkeit* und *Schnelligkeitsausdauer* zu unterteilen. Unter der Grundschnelligkeit versteht man die maximal erreichbare Geschwindigkeit innerhalb eines zyklischen Bewegungsablaufs. Schnelligkeitsausdauer beinhaltet diejenige Zeitspanne, über welche eine gegebene submaximale Bewegungsgeschwindigkeit durchgehalten werden kann. Beiden Schnelligkeitsformen ist die fast ausschließliche anaerobe Energielieferung gemeinsam. Das aber bedeutet: starke Milchsäureproduktion, entsprechender Abfall des pH-Werts, verbunden mit einem intensiven Anstieg von Noradrenalin und Adrenalin (Kindermann 1982). Alle Veränderungen bewirken gemeinsam eine intensive Belastung von Atmung und Kreislauf. Da wir beim älteren Menschen stets mit dem Vorliegen degenerativer Gefäßveränderungen rechnen müssen, können derartige anaerobe Belastungen z. B. im Myokard zu einem Mißverhältnis zwischen O_2-Bedarf und O_2-Angebot führen mit dementsprechenden Konsequenzen. Schnelligkeitsbeanspruchungen genannter Art sind deshalb beim älteren Menschen abzulehnen. Sie stellen Übungsexzesse dar, die mehr Schaden als Nutzen bringen. Ein Trainingseffekt im gesundheitlich wünschenswerten Sinne auf das kardiopulmonale System ist mit kurzfristigen Belastungen dieser Art sowieso kaum zu erzielen.

Aerobe Ausdauer

Unter den 8 verschiedenen Ausdauerformen ist die *allgemeine aerobe Ausdauer* die wichtigste. Sie beinhaltet dynamische Beanspruchungen großer Muskelgruppen (mehr als mindestens ⅙ der gesamten Skelettmuskulatur) über eine Zeitdauer von mindestens 3 min hinaus. Liegt gleichzeitig die Belastungsintensität jenseits von 65% der maximalen O$_2$-Aufnahme, wirkt unter diesen Voraussetzungen die Leistungsfähigkeit des kardiopulmonalen Systems und der Skelettmuskulatur leistungsbegrenzend.

Das Bruttokriterium der kardiopulmonalen Leistungsfähigkeit ist die maximale O$_2$-Aufnahme pro Minute. Sie erreicht bei weiblichen Personen mit dem 14.–16., bei männlichen mit dem 18.–20. Lebensjahr ihren Maximalwert. Ohne ein Training beginnt die aerobe Leistungsfähigkeit nach dem 30. Lebensjahr abzunehmen. Der bundesdeutsche Durchschnittsmann hat mit dem 60. Lebensjahr 25–30%, die Frau ca. 20–25% der früheren Maximalkapazität eingebüßt.

Ursache der Minderung der maximalen O$_2$-Aufnahme ist die Herabsetzung der maximal erreichbaren Schlagfrequenz des Herzens und die gleichzeitige Minderung des maximalen Schlagvolumens. Dementsprechend sinkt das maximale Herzzeitvolumen als wichtigster limitierender Faktor für die organische Leistungsfähigkeit schlechthin. Gleichzeitig vergrößert sich die Herzarbeit durch Verlust an Windkesselfunktion der Aorta, Elastizitätsverluste der großen Arterien und Versandung von Kapillaren in der Kreislaufperipherie.

Zusammen mit der maximalen O$_2$-Aufnahme erreicht auch die Lungenatmung ihren Maximalwert. Die Verlaufskurve des maximalen Atemminutenvolumens

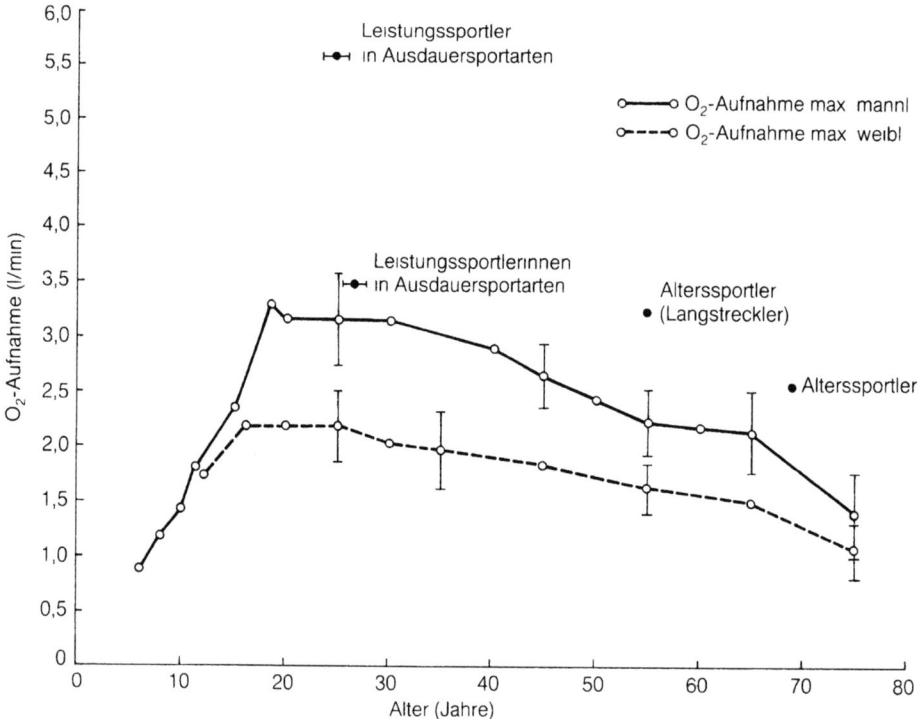

Abb. 2. Maximale O$_2$-Aufnahme pro Minute im Laufe des Lebens bei männlichen und weiblichen Personen (n = 2834). Fahrradergometerarbeit unter Atmung atmosphärischer Luft. (Nach Hollmann 1963)

geht mit zunehmendem Alter etwa parallel zu der der maximalen O_2-Aufnahme zurück. Neben der ventilatorischen Leistungsfähigkeit läßt auch die maximale Diffusionskapazität in der Lunge nach, ferner die Qualität der Distribution und Perfusion. Ausdruck aller funktionellen Atmungsveränderungen in der Lunge ist die alternsbedingte Abnahme des arteriellen O_2-Partialdrucks. Die Ursache der alternsbedingten pulmonalen Funktionseinbußen sind Elastizitätsverluste des knöchernen Thorax sowie des Lungengewebes selbst, ferner Rarefikation der Alveolen und Schwund von Lungenkapillaren.

Die *spiroergometrische Untersuchung* zur Beurteilung des kardiopulmonalen Leistungsverhaltens ergibt beim älteren Menschen im Vergleich zum jüngeren folgende Befunde: Auf gegebenen submaximalen Belastungsstufen ist die O_2-Aufnahme unabhängig vom Alter gleich groß (Abb. 2). Mit zunehmender Belastung steigt das Atemminutenvolumen mit dem Alter stärker an, verbunden mit einer schnelleren Vergrößerung des Atemäquivalentwerts. Häufiger Anlaß zur Fehlbeurteilung der Kreislaufleistungsreserve eines älteren Menschen ist das Verhalten der Pulsfrequenz. Wie die O_2-Aufnahme, so bleibt nämlich auch die Pulsfrequenz auf gegebenen Belastungsstufen vom Lebensalter unabhängig (Abb. 3). Hierdurch kann der Eindruck einer Leistungsreserve entstehen, die beim Älteren nicht mehr vorhanden ist. Daher ist auch auf gegebenen Bela-

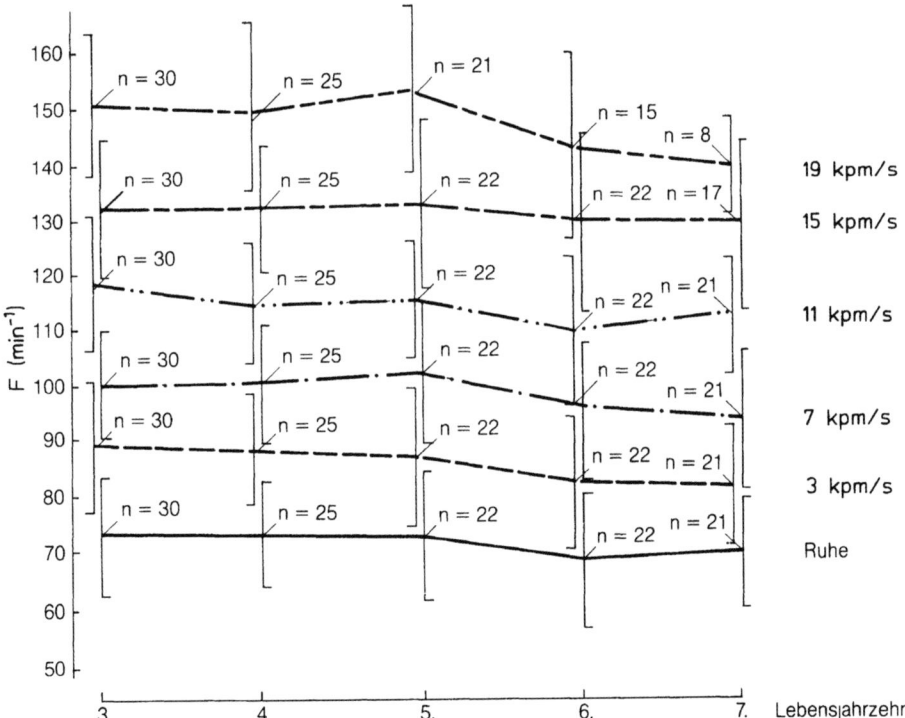

Abb. 3. Verhalten der Pulsfrequenz *(F)* bei verschiedenen gegebenen Belastungsstufen bei Fahrradergometerarbeit im Sitzen, durchgeführt von gesunden männlichen Personen im 3.-7. Lebensjahrzehnt. (Nach Hollmann et al. 1970)

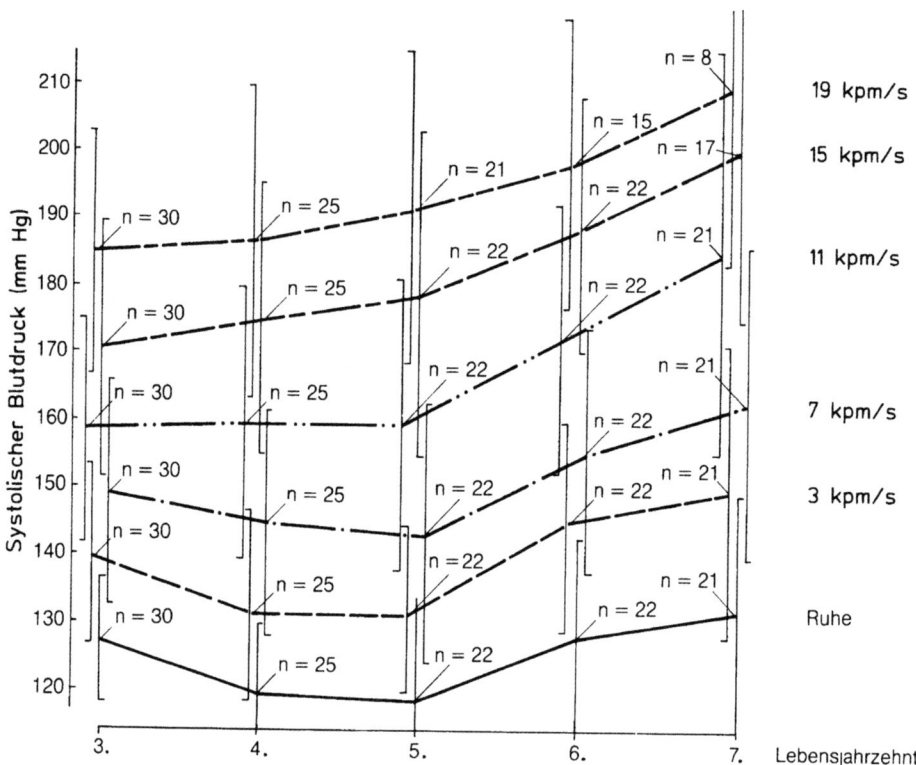

Abb. 4. Systolische Blutdruckwerte bei ansteigender Belastung auf dem Fahrradergometer in Abhängigkeit vom Lebensalter. (Nach Hollmann et al. 1970)

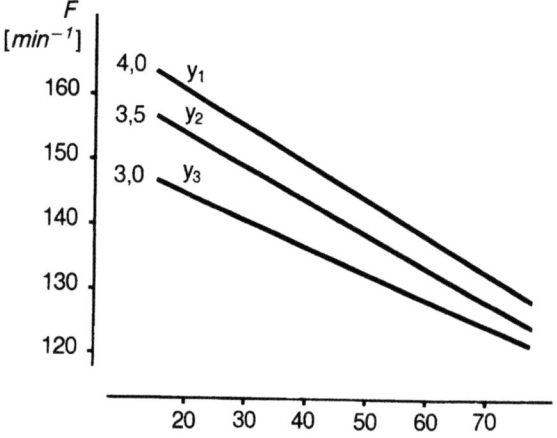

Abb. 5. Regressionsgeraden der Beziehung zwischen Herzfrequenz *(Ordinate)* und Alter *(Abszisse)* bei Blutlaktatkonzentrationen von 3,0, 3,5 und 4 mmol/l (n = 110). (Nach Liesen et al. 1975)

stungsstufen der O_2-Puls weitgehend unverändert, um im Grenzbereich der Leistungsfähigkeit beim älteren Menschen kleiner auszufallen. Der systolische Blutdruck steigt mit zunehmendem Alter stärker an (Abb. 4). Der während Arbeit unblutig registrierte diastolische Blutdruck ist von geringer Aussagekraft, da er, wie unsere invasiven Vergleichsuntersuchungen zeigten, qualitative und quantitative Abweichungen von der Realität aufweist. Das röntgenologisch im Liegen bestimmte Herzvolumen wird wenig vom Alternsgang beeinflußt.

Daher ist zur Beurteilung der kardiopulmonalen Leistungsfähigkeit in der einfachen Ergometrie die Messung der Pulsfrequenz ungeeignet. Es empfiehlt sich stattdessen die Registrierung des arteriellen Laktatspiegels, welche mittels Mikrobestimmungen von Blutproben möglich ist, die aus dem hyperämisierten Ohrläppchen entnommen werden. Das Verhalten von Leistungsparametern wie Pulsfrequenz, Atemminutenvolumen oder O_2-Puls in Relation zum gegebenen Laktatspiegel läßt exakt die vorhandene aerobe Leistungsfähigkeit und das Reaktionsvermögen des Körpers bestimmen (Abb. 5).

Training zur Vergrößerung der kardiopulmonalen Kapazität beim älteren Menschen

Voraussetzungen

Ein Training zur Vergrößerung der allgemeinen aeroben Ausdauer und damit der kardiopulmonalen Leistungsfähigkeit muß folgende Voraussetzungen erfüllen:

1) Es muß sich um dynamische Arbeit einer Muskelgruppe handeln, die größer ist als mindestens ⅙ der gesamten Skelettmuskelmasse. Das trifft zu für Laufen, Radfahren, Skilanglaufen, Bergwandern, Schwimmen, Ballspiele wie Tennis, Fußball, Handball, Basketball sowie Rudern u.a.
2) Die Belastungsdauer sollte kontinuierlich 30-40 min betragen bei 3- bis 4maliger wöchentlicher Wiederholung.
3) Die Belastungsintensität sollte so hoch sein, daß bei gesunden männlichen und weiblichen Personen unterhalb des 50. Lebensjahres Pulsfrequenzen von 130-160/min erreicht werden. Ist die betreffende Person älter als 50 Jahre und klinisch gesund, so sollte die Faustregel gelten: 180 minus Lebensalter in Jahren = Mindestpulsfrequenz im Training (Baum-Hollmann-Regel).

Trainingseffekte

Selbst bei jahrzehntelang untrainiert gewesenen Personen des 55.-70. Lebensjahres können hiermit noch jene peripheren metabolischen und hämodynamischen sowie zentrale Adaptationen erzielt werden, welche auf S. 11-15 aufgeführt sind. Hieraus resultiert ein deutlich reduzierter myokardialer O_2-Verbrauch für gegebene Belastungsstufen. Infolgedessen kann eine höhere Lei-

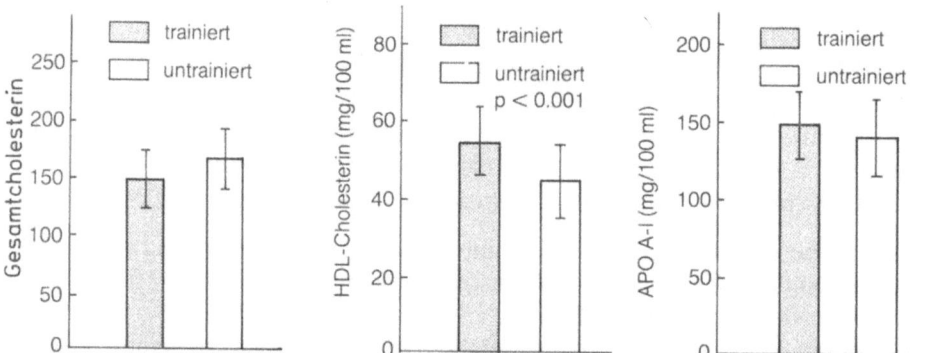

Abb. 6. Gesamt-, HDL-Cholesterinspiegel und *APO A-I* bei ausdauertrainierten und untrainierten Personen. Statistisch signifikante Differenzen zwischen den Werten der ausdauertrainierten und der Kontrollpersonen sind angegeben. (Nach Dufaux et al. 1980)

stung erreicht werden, bevor bei Vorliegen degenerativer Koronarveränderungen ein Mißverhältnis zwischen O_2-Bedarf und O_2-Angebot im Myokard droht. Es entsteht gewissermaßen eine relative Schutzzone im Vergleich zum Ausgangswert im untrainierten Zustand.

Gleichzeitig werden die Fließeigenschaften des Blutes infolge einer größeren Elastizität der Erythrozyten mit dementsprechend leichterer Verformbarkeit in den Kapillaren verbessert. Die Aggregabilität und Adhäsivität der Thrombozyten nimmt ab, wodurch einer potentiellen Thrombosegefahr (evtl. besonders bei Belastung) entgegengewirkt wird. Die insgesamt verbesserten Fließeigenschaften bedingen darüber hinaus ein besseres Blutangebot auch bei eingeengtem Gefäßquerschnitt. Unter den Faktoren, welche für eine primäre Prävention atherosklerotischer Veränderungen eine Bedeutung besitzen mögen, befinden sich trainingsbedingte Modifikationen der Plasmalipoproteine. Wir beobachteten die in Abb. 6 dargestellten Befunde hinsichtlich des Gesamtcholesterins, des HDL-Cholesterins und des APO AI-Werts. Innerhalb eines Ausdauertrainings stellten wir auch bei 55- bis 70jährigen Personen signifikante Zunahmen des HDL fest, bei gleichzeitiger Abnahme des LDL. Ferner fanden wir deutliche Reduzierungen der Plasmatriglyceride. Inwieweit für diese Veränderungen Vermehrungen der LDL-Zellrezeptoren in der Muskelzelle verantwortlich sind, die für eine Verminderung des LDL-Spiegels im Blut sorgen, muß offenbleiben.

Schon in den 50er Jahren beobachteten wir ähnlich wie Åstrand (1960) sowie König et al. (1962) eine weit überdurchschnittliche kardiopulmonale und Ausdauerleistungsfähigkeit von ausdauersporttreibenden Personen höheren und hohen Alters. Immerhin bestand aber hier die Möglichkeit einer besonders günstigen genetischen Voraussetzung, welche zu Sport im hohen Alter verleitet und primär die hohe Leistungsfähigkeit bedingt. Zur Ermittlung der Trainierbarkeit älterer Personen im Hinblick auf die kardiopulmonale Leistungsfähigkeit und den Stoffwechsel untersuchten wir eine repräsentative Zahl von *55- bis 70jährigen Männern,* die klinisch und subjektiv gesund waren und *seit mindestens*

Höheres Alter und Sport

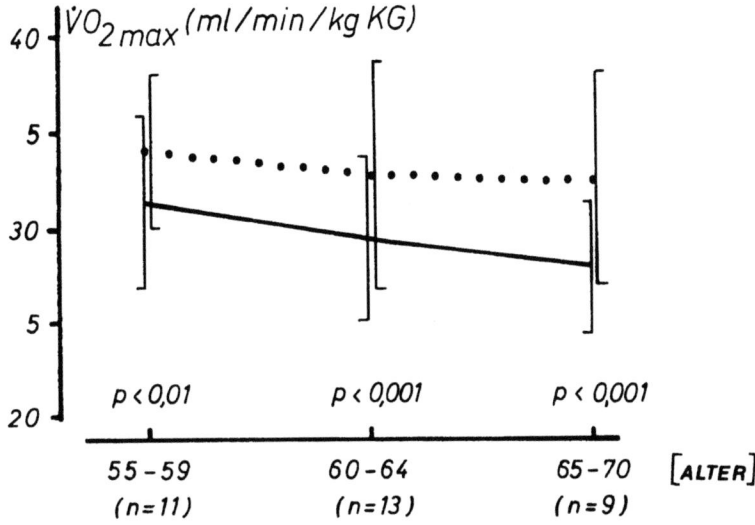

Abb. 7. Maximale O$_2$-Aufnahme ($\dot{V}O_{2\,max}$) vor (———) und nach (.....) Training bei 55- bis 70jährige untrainierte Personen

20 Jahren keine Form von Sport oder schwerer körperlicher Arbeit ausgeführt hatten. Letzteres bewiesen auch die Laborwerte. Anschließend unterzogen sie sich einem 10- bis 12wöchigen Ausdauertrainingsprogramm nach den oben genannten Richtlinien.

Sowohl die absolute als auch die relative maximale O$_2$-Aufnahme war nach dem Training hochsignifikant angestiegen (Abb. 7). Hierdurch wurden Werte erreicht, die den Durchschnittswerten von je 20 Jahre jüngeren untrainierten Personen entsprachen. Das stellte zufälligerweise eine Bestätigung unseres Slogans von Anfang der 60er Jahre dar: Durch ein geeignetes Ausdauertraining gelingt es, 20 Jahre lang 40 Jahre alt zu bleiben.

Das mit invasiven Methoden bestimmte Schlagvolumen zeigte sich signifikant sowohl in Körperruhe als auch auf gegebenen Belastungsstufen vergrößert. Das Herzzeitvolumen fiel submaximal unverändert aus, um im maximalen Arbeitsbereich vergrößert zu sein. Die Pulsfrequenz hatte sich in Körperruhe und besonders auf gegebenen Belastungsstufen signifikant verringert, was ebenfalls für den peripheren Widerstand bei Körperruhe und bei mittleren Belastungsstufen zutraf. Der Arbeitsblutdruck wies eine nichtsignifikante Tendenz zur Senkung aus. Das Herzvolumen blieb in seiner Größenordnung völlig unverändert (Abb. 8).

Muskelbioptische Untersuchungen im M. vastus lateralis ergaben signifikante Zunahmen der Aktivität aerober Enzyme wie SDH und ICDH, aber auch für ein anaerobes Enzym wie LDH (Abb. 9 und 10).

Somit kann festgestellt werden, daß auch im Alter von 55-70 Jahren untrainiert gewesene Menschen eine Trainierbarkeit besitzen, die qualitativ und quantitativ der des jüngeren Menschen vergleichbar ist. Dieser Befund ist von besonderer Bedeutung sowohl aus der Sicht der Prävention als auch aus der der Rehabilitation.

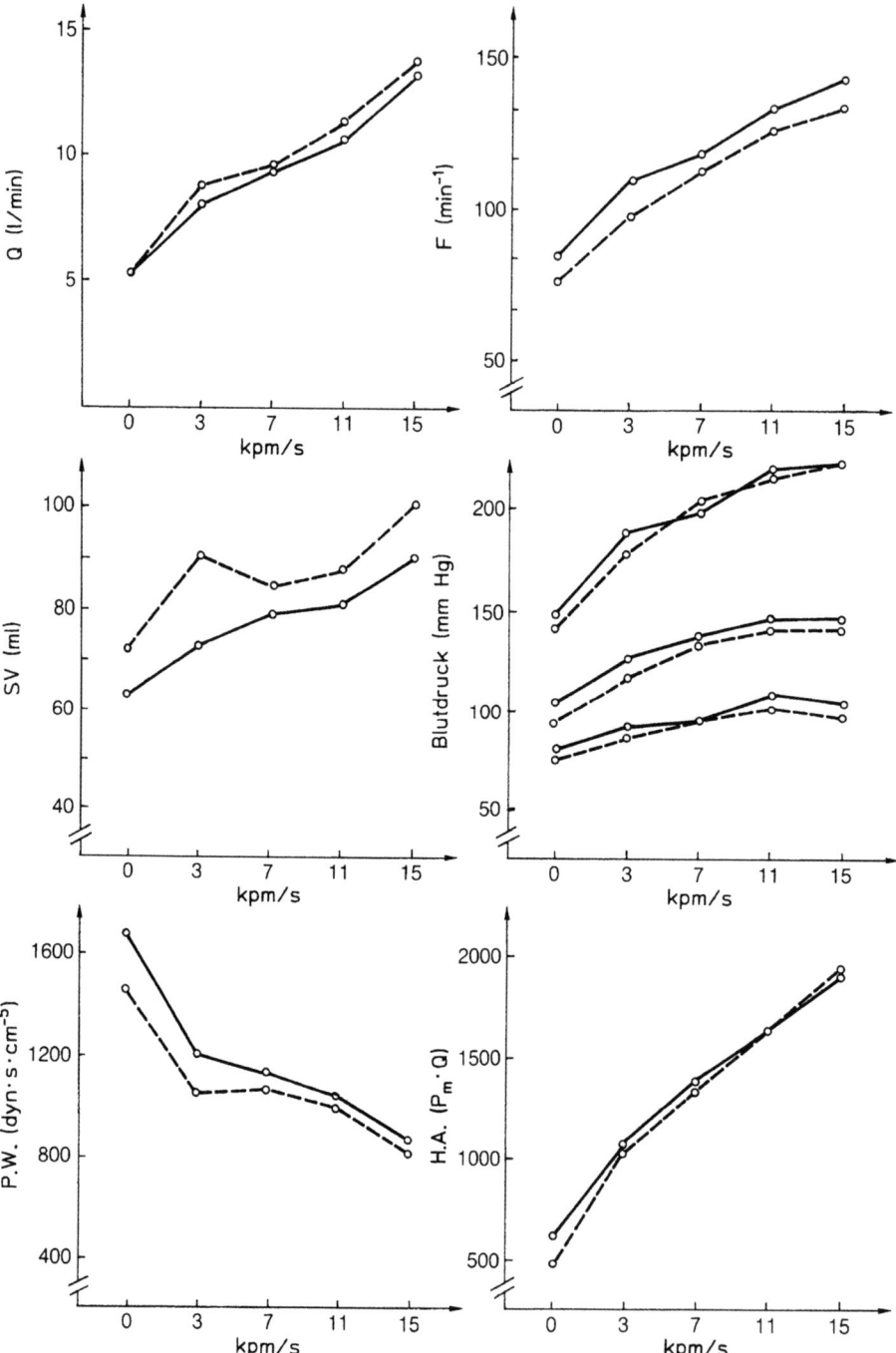

Abb. 8. Verhalten von Herz- und Kreislaufgrößen vor und nach Ausdauertraining von 55- bis 70jährigen untrainiert gewesenen Personen. Q Herzzeitvolumen, F Pulsfrequenz, SV Schlagvolumen, $P.W.$ peripherer Widerstand, $H.A.$ Herzarbeit. (Nach Rost et al. 1975)

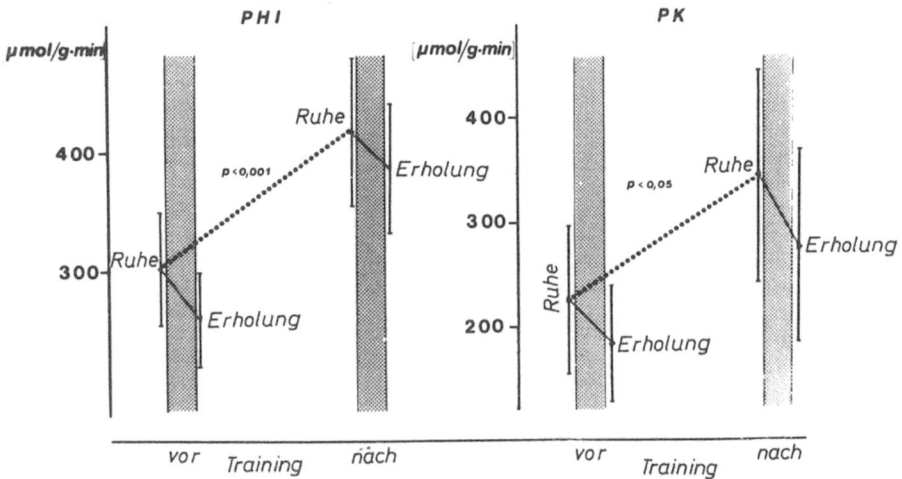

Abb. 9. Muskelbioptisch ermittelte Enzymaktivitäten der anaeroben Enzyme Phosphohexoseisomerase *(PHI)* und Pyruvatkinase *(PK)* vor und nach 12wöchigem Ausdauertraining 55- bis 70jähriger untrainiert gewesener Personen, gemessen im Quadrizepsmuskel. Die schraffierten Säulen beinhalten eine je 30minütige Arbeit auf dem Fahrradergometer. (Nach Liesen et al. 1975)

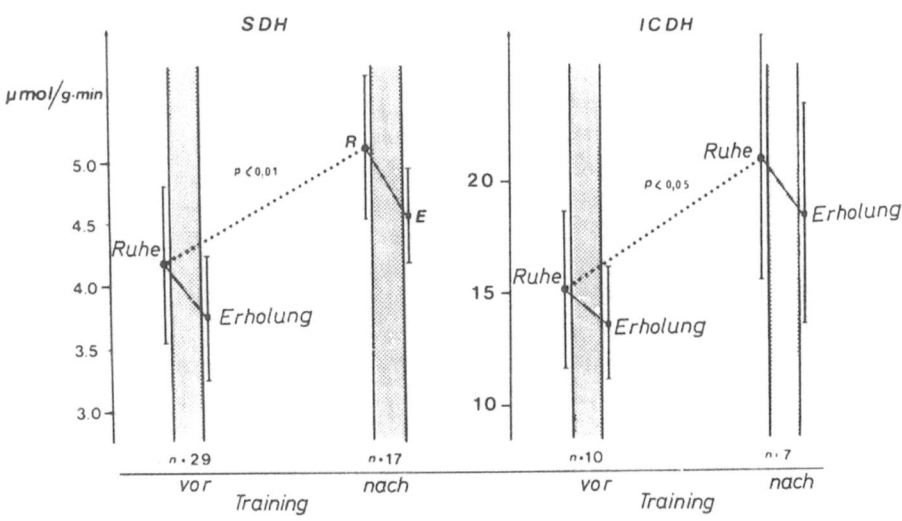

Abb. 10. Das Verhalten der Aktivitäten der aerob wirksamen Enzyme Succinatdehydrogenase *(SDH)* und Isozitratdehydrogenase *(ICDH)* vor und nach Ausdauertraining 55- bis 70jähriger Personen in der Quadrizepsmuskulatur analog Abb. 9. (Nach Liesen et al. 1975)

Optimale Sportarten für den älteren Menschen

Unter optimal verstehen wir solche Sportarten, welche mit einem Minimum an Organbelastung zu einem Maximum an gesundheitlich wünschenswerter Adaptation führen. Die Beantwortung nach der diesbezüglichen Qualität von Sportarten setzt intraarterielle Druckmessungen in Verbindung mit Stoffwechseluntersuchungen während der Ausübung der betreffenden Sportarten voraus. Als besonders günstig sind alle jene Disziplinen anzusehen, welche mit möglichst geringen Blutdruckanstiegen bei möglichst geringer Laktatproduktion eine möglichst große O_2-Aufnahme pro Minute während der Belastung zulassen. Dabei ergab sich uns folgende Rangfolge:

1) Dauerlauf;
2) Radfahren, Bergwandern, Skilanglauf;
3) Schwimmen;
4) Ballspiele wie Tennis, Fußball, Handball, Basketball, Hockey (aber nicht Ballspiele wie Tischtennis, Volleyball, Squash);
5) Rudern.

Der aerobe Dauerlauf war die einzige Belastungsform, bei welcher kein diastolischer Blutdruckanstieg intraarteriell resultierte.

Praktische Hinweise zur Trainingsdurchführung

Vor Aufnahme eines körperlichen Trainings, welches bisher nicht betrieben worden war, sollte zumindest bei Menschen jenseits des 35. Lebensjahres eine sportärztliche Untersuchung stehen. Unsere Aufgabe ist es vornehmlich, pathologische Befunde aufzudecken, welche durch den Sport verschlimmert werden könnten.

Die ärztliche Empfehlung zu Beginn eines Ausdauertrainings sollte lauten, z.B. beim Laufen mit einer Laufstrecke von 50 oder 100 m Länge zu beginnen. Die Laufgeschwindigkeit sollte einem schnellen Gehen oder sehr langsamen Traben entsprechen. Von Trainingseinheit zu Trainingseinheit ist die Laufdistanz je nach Alter und Leistungsfähigkeit um 50 oder 100 m zu verlängern bei gleichzeitig unveränderter langsamer Laufgeschwindigkeit. Auf diese Weise gelingt es, sich an das Laufen zu gewöhnen und nach einigen Wochen 5–10 min lang kontinuierlich ohne Schwierigkeiten laufen zu können. Eine Steigerung der Laufgeschwindigkeit sollte nur unter Pulsfrequenzkontrolle vorgenommen werden unter Beachtung der genannten Pulsfrequenzregeln. Das Endziel sollte sein, kontinuierlich wenigstens 10, besser 30–40 min durchlaufen zu können.

Vor Aufnahme eines jeden Lauftrainings sollte ein eingehendes Aufwärmprogramm mit gymnastischen Übungen unter besonderer Betonung von Dehnungsübungen absolviert werden. Hiermit kann den gerade beim älteren Menschen drohenden Muskelzerrungen und -rissen wirkungsvoll vorgebeugt werden.

Bezüglich der Kontraindikationen gegenüber intensiven, unkontrollierten muskulären Beanspruchungen wird auf S. 21 verwiesen.

Literatur

Aniansson A, Grimby G, Rundgren A (1980a) Isometric and isokinetic quadriceps muscle strength in 70-year-old men and women. Scand J Rehabil Med 12: 161-168

Aniansson A, Rundgren A, Sperling L (1980b) Evaluation of functional capacity in activities of daily living in 70-year-old men and women. Scand J Rehabil Med 12: 145

Åstrand I (1960) Aerobic work capacity in men and women with special reference to age. Acta Physiol Scand [Suppl] 49: 169

Dufaux B, Assmann G, Hollmann W (1980) Biochemische Aspekte der Lipoproteinveränderungen bei Sportlern. Münch Med Wochenschr [Suppl 5] 122: 244

Ehrenberg R (1946) Der Lebensablauf. Springer, Berlin Göttingen Heidelberg

Granath A, Jonsson B, Strandell T (1970) Circulation in healthy old men, studied by right heart catheterization at rest and during exercise in supine and sitting position. In: Brunner B, Jokl E (eds) Physical activity and aging. Karger, Basel

Grimby G, Saltin W (1966) Physiological analysis of physically welltrained middle-aged and old athletes. Acta Med Scand 179: 513

Hartmann M (1926) Leben, Altern und Tod. Fischer, Berlin

Hayflick L (1983) Zelluläre Grundlagen biologischen Alterns. 30. Karl-August Forster-Vorlesung, Mainz

Hollmann W (1963) Höchst- und Dauerleistungsfähigkeit des Sportlers. Barth, München

Hollmann W, Bouchard C (1970) Alter, körperliche Leistung und Training. Z Gerontol 3: 188

Hollmann W, Hettinger T (1980) Sportmedizin - Arbeits- und Trainingsgrundlagen. Schattauer, Stuttgart New York

Hollmann W, Liesen H (1975) Training und Sport als präventive und therapeutische Maßnahme. In: Hauss WH, Oberwittler W (Hrsg) Geriatrie in der Praxis. Springer, Berlin Heidelberg New York

Hollmann W, Venrath H (1965) Funktionsbeeinflussung im Alternsgang durch Sport und Belastbarkeit des älteren Menschen. In: Ries W (Hrsg) Sport und Körperkultur des älteren Menschen. VEB, Leipzig

Hollmann W, Barg W, Weyer G, Heck H (1970) Der Alterseinfluß auf spiroergometrische Meßgrößen im submaximalen Arbeitsbereich. Med Welt 28: 1280

Kindermann W (1982) Energiestoffwechsel bei Körperarbeit. In: Groher W, Noack W Sportliche Belastungsfähigkeit des Haltungs- und Bewegungsapparates. Thieme, Stuttgart

König K, Reindell H, Roskamm H (1962) Das Herzvolumen und die Leistungsfähigkeit bei 60- bis 70jährigen gesunden Männern. Arch Kreislaufforsch 39: 143

Larsson L, Sjödin B, Karlsson J (1978) Histochemical and biochemical changes in human skeletal muscle with age in sedentary males, age 22-65 years. Acta Physiol Scand 103: 31

Lehmann M, Keul J (1981) Alters- und trainingsbedingtes Verhalten der Plasmakatecholamine und Laktatazidose während Körperarbeit. Dtsch Z Sportmed 12: 320

Liesen H, Heikkinen E, Suominen H, Michel D (1975) Der Effekt eines 12wöchigen Ausdauertrainings auf die Leistungsfähigkeit im Muskelstoffwechsel bei untrainierten Männern des 6. und 7. Lebensjahrzehnts. Sportarzt Sportmed 2: 26

Liesen H, Hollmann W (1981) Ausdauersport und Stoffwechsel. Hofmann, Schorndorf

Rost R, Dreisbach W (1975) Veränderungen im Bereich der zentralen Hämodynamik durch körperliches Training. Sportarzt Sportmed 2: 26

Suominen H, Heikinnen E, Liesen H, Michel D, Hollmann W (1977) Effects of 8 weeks' endurance training on skeletal muscle metabolism in 56-70-years old men. Eur J Appl Physiol 37: 173

Thorstensson A, Grimby G, Karlsson J (1976) Force-velocity relations and fiber composition in human knee extensor muscles. J Appl Physiol 40: 12

Weismann A (1982) Über die Dauer des Lebens. Fischer, Jena

Williams RS, Logue EE, Lewies JL, Barton T, Stead NW, Wallace AG, Pizzo FV (1980) Physical conditioning augments the fibrinolytic response to venous occlusion in healthy adults. N Engl J Med 302: 981

Frau und Sport*

B. Semiginovsky, V. Seliger

Einleitung

Die ständig wachsende Zahl von Sportlerinnen in allen Bereichen des Sports und ihr hoher Leistungsstandard sind beeindruckend. Die nun schon mehrmalige Ersteigung des höchsten Berges der Welt durch Frauen, der Leistungsaufschwung in allen traditionellen und nichttraditionellen Sportdisziplinen sowie das zunehmende Interesse an Sportspielen und Massengymnastik trugen zweifellos dazu bei, daß das Jahr 1978 zum „Jahr der Sportlerinnen" erklärt wurde.

Zahlreiche internationale wissenschaftliche Tagungen, die sich v. a. mit psychologischen, psychosozialen und medizinischen Aspekten beschäftigten, beweisen, welche gesellschaftliche Bedeutung der sportlichen Betätigung der Frau zugeschrieben wird.

Im Vordergrund des individuellen wie allgemeinen gesellschaftlichen Interesses steht dabei die Bedeutung der körperlichen und sportlichen Aktivität der Frau als zukünftige Mutter für die Entwicklung der biologischen und psychischen Gesundheit und Erziehung der Kinder zu einer zweckmäßigen Freizeitgestaltung und zu einem gesunden Lebensstil. Das setzt aber die Kenntnis der grundlegenden biologischen Besonderheiten voraus, welche bei der Frau in Zusammenhang mit maximalen körperlichen Beanspruchungen im Sinne des heutigen Hochleistungssports respektiert werden müssen. Davon wird in diesem Beitrag die Rede sein.

---

* Dem verstorbenen Urheber dieses Beitrags, Prof. Dr. med. V. Seliger, in Dankbarkeit gewidmet.

Anthropometrie

Anthropometrisch sind Frauen durchschnittlich durch ein geringeres Körpergewicht und eine geringere Körperlänge sowie durch einen höheren Prozentsatz an Körperfett charakterisiert (Klaus u. Noack 1961; Tittel u. Wutscherk 1972).

Als tschechoslowakische Autoren beziehen wir uns hier speziell auf tschechoslowakische Untersuchungen. Vergleichsuntersuchungen an Turnern der tschechoslowakischen Spartakiade im Jahre 1980 (Bláha 1982) führten zu dem Befund, daß bei den heutigen 12- bis 15jährigen sowohl bei den Mädchen als auch bei den Jungen ein höherer Prozentsatz an Körperfett vorliegt, als bei gleichartigen Untersuchungen von Seliger (1975) ermittelt wurde. Die Dynamik der Veränderungen hinsichtlich der Körperlänge, des Körpergewichts und des Körperfettes in den Altersgruppen von 6–35 Jahren veranschaulicht Abb. 1 (Bláha 1982).

Die erwachsenen Frauen sind durchschnittlich um 8% (8–10 cm) kleiner und um 25–30% (10–15 kg) leichter als die gleichaltrigen Männer. Als absolutes Muskelgewicht ergab sich bei den Frauen 23,3 kg, bei den Männern 40,5 kg (Märker 1976). Der relative Anteil der Muskulatur am Körpergewicht der Frau ist deutlich niedriger als der der Männer (Kvapilík 1978).

Die Frau besitzt einen leichteren Knochenbau als der Mann, die Gelenkverbindungen sind bei den Männern stärker abgesichert, der Halteapparat belastbarer. Die ausgeprägtesten Unterschiede findet man am Becken und im Hüftgelenk. Die stärkere X-Beinstellung der Frau kann bei sportlichen Belastungen Gefährdungen beinhalten. Hinzu kommt die weichere Konsistenz und größere Dehnbarkeit des weiblichen Muskels in Verbindung mit einem weniger straffen Hal-

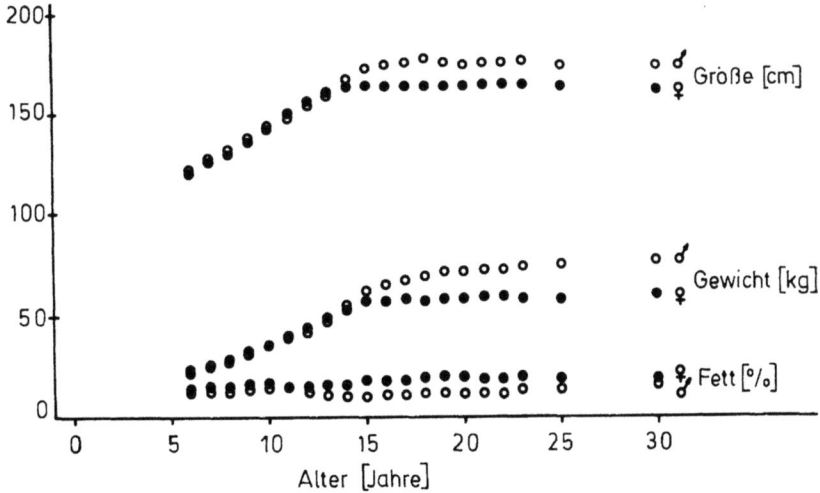

Abb. 1. Geschlechtsunterschiede hinsichtlich der anthropometrischen Charakteristik von Turnern der Altersgruppen von 6–35 Jahren der tschechoslowakischen Spartakiade 1980. Die Gruppen mit einem Alter von 23, 25 und 30 Jahren repräsentieren die kumulativen Altersangaben (23,00–24,99, 25,00–29,99, 30,00–34,99). (Nach Bláha 1982)

teapparat. Dieser Bereich ist genetisch relativ stark determiniert, und eine Anpassungsfähigkeit an vergrößerte Umweltansprüche ist nur in einem bescheidenen Rahmen gegeben (Israel 1979).

Im Vergleich zu Männern sind Frauen in der Lage, Höchstleistungen schon in einem wesentlich jugendlicheren Alter zu erbringen. Das betrifft v. a. Disziplinen wie Schwimmen, Kunstturnen, Gymnastik und Eiskunstlauf. Aber auch in zahlreichen anderen Sportarten wird heute sehr früh mit einem systematischen intensiven Training begonnen. Die Qualität und Quantität der Bewegungsaktivität bewirkt einen wesentlichen Einfluß auf das biologische Alter, ermittelt anhand der röntgenologischen Beurteilung des Handskeletts, und auf den Phänotyp. Einen guten diesbezüglichen Überblick ergeben die anthropometrischen Kennziffern von erfolgreichen Sportlern bei den Olympischen Spielen (Hirata 1979). Hochtrainierte Sportlerinnen haben ein niedrigeres Körpergewicht, eine geringere Körperdichte und einen größeren Anteil an Körperfett als Männer derselben Sportdisziplin (Pipes 1977). In den Schwimmdisziplinen wirkt sich diese Art der Körperzusammensetzung bei Frauen vorteilhaft aus.

Stoffwechsel und O_2-Versorgung

Der Energieumsatz erreicht bei erwachsenen Frauen durchschnittlich ca. 5860 kJ/24 h und bei erwachsenen Männern ca. 7115 kJ/24 h. Interessant ist die Beobachtung, daß der O_2-Verbrauch von Frauen beim ruhigen Stehen, aber auch beim Sitzen und Gehen um 10–12% niedriger liegt als bei Männern (Åstrand u. Rodahl 1977).

Diese Differenzen treten auch bei Umrechnung des Energieaufwands auf die Körperoberfläche zutage. Er beträgt bei erwachsenen Frauen 147 kJ/h/m² und bei Männern 155 kJ/h/m². Diese Unterschiede sind vornehmlich hormonell gesteuert.

Infolge des unterschiedlichen Stoffwechselausgangsniveaus ergibt sich beim Vergleich der beiden Geschlechter das Problem eines geeigneten gemeinsamen Nenners. Eine vergleichende Untersuchung repräsentativer Zahlengruppen von Männern und Frauen, die aufgrund eines vergleichbaren Niveaus der Bewegungsaktivität ausgewählt waren, ergab bei Männern um 50% höhere Werte der maximalen O_2-Aufnahmen (Holmgren 1967; Åstrand u. Rodahl 1977), um 20–23% höhere Werte bei Umrechnung auf das Körpergewicht und um 5–11% höhere Werte in bezug auf die fettfreie Körpermasse (Åstrand 1960; Hollmann 1963; Hollmann u. Hettinger 1976; Åstrand u. Rodahl 1977; Cureton 1981). Die grundlegende Ursache dieses Unterschiedes beruht auf dem größeren Volumen der Muskulatur und der den Sauerstoff utilisierenden Gewebe. Diese Tatsache kommt in dem höheren Gewicht der fettfreien Körpermasse zum Ausdruck, das bei Männern durchschnittlich um 40% größer ist als bei Frauen.

Die Geschlechtsunterschiede in der relativen maximalen O_2-Aufnahme (ml/min/kg KG) sind größtenteils durch den Unterschied im Gehalt an Körperfett bedingt, das bei der durchschnittlichen erwachsenen Frau fast 2mal mehr zum Körpergewicht beiträgt als beim Mann (Cureton u. Sparling 1980).

Die Geschlechtsunterschiede der in ml O_2/kg KG ausgedrückten $\dot{V}O_{2\,max}$ der fettfreien Körpermasse sind wahrscheinlich durch den unterschiedlichen Hämoglobingehalt und damit auch durch den differierenden O_2-Gehalt des arteriellen Blutes bedingt. Der Hämoglobingehalt des Blutes ist beim Mann annähernd um 2 g/dl höher als bei der Frau (Döbeln 1956; Åstrand 1960).

Nach Kitagawa et al. (1978) gibt es bei Untrainierten wie auch bei Hochtrainierten hinsichtlich der maximalen O_2-Aufnahme geschlechtsbezogene Unterschiede zuungunsten der Frauen in einer Größenordnung von 3-10%, bezogen auf die fettfreie Körpermasse. Die Ursache ist vornehmlich die geringere O_2-Transportkapazität des Blutes.

Bei äquivalenter submaximaler Belastung treten bezüglich der O_2-Aufnahme signifikante Geschlechtsunterschiede auf (Hollmann 1961). Bemerkenswert ist, daß beim Gehen auf der Ebene unter vergleichbaren Bedingungen bei Frauen ein um ca. 10% geringerer Energieverbrauch als bei Männern festgestellt wurde (Booyens u. Keatinge 1957). Ein noch ausgeprägterer Unterschied im Energieverbrauch bei äquivalenter Betätigung wurde beim Seilspringen bei einer kontrollierten Herzfrequenz von 125, 135 und 145/min gefunden. Der Energieverbrauch von Frauen fiel hierbei um durchschnittlich 30% geringer aus (Town et al. 1980). Die Werte des respiratorischen Quotienten weisen bei gegebenen submaximalen Belastungen bei Frauen einen steileren Anstieg und damit einen höheren Anteil des anaeroben Stoffwechsels auf (Abb. 2).

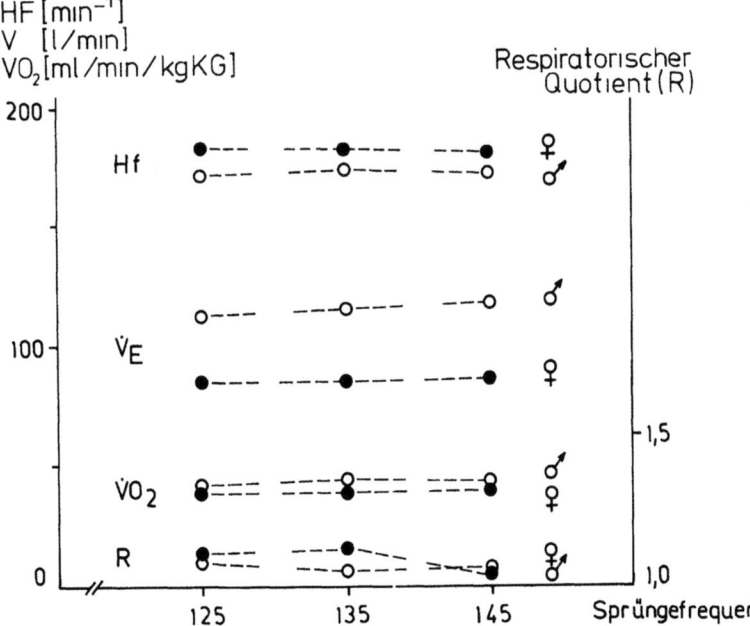

Abb. 2. Geschlechtsunterschiede in der funktionellen Reaktion des Organismus bei Übungen mit dem Springseil mit kontrollierter Frequenz. (Nach Town et al. 1980)

Die steigende Beliebtheit von Langstreckenläufen auch für Frauen und die mit ihrer Vorbereitung einhergehende extensive aerobe Belastung hat zur Folge, daß die ausschließlich aerobe Leistungsfähigkeit im vergangenen Jahrzehnt bei Frauen stark angestiegen ist. Maximale O_2-Aufnahmewerte von 65-70 ml/min/kg KG sind keine Seltenheit mehr (Margaria 1967; Wells et al. 1981).

Die maximal erreichbaren Laktatspiegel fallen bei erwachsenen Frauen und Männern ohne spezifisches Training etwa gleich hoch aus. Maximalwerte z. B. für Ruderer bzw. Ruderinnen oder Mittelstreckenläufer bzw. Mittelstreckenläuferinnen liegen bei Männern höher, weil sie über eine größere Muskelmasse verfügen.

Kardiopulmonales System

Die Frau ist durch ein absolut geringeres Herzvolumen, eine höhere Pulsfrequenz in Körperruhe und einen niedrigeren systolischen Blutdruck gekennzeichnet. Sie weist eine geringere Erythrozytenzahl (ca. 4,5 Mio./ml) und einen kleineren Hämoglobingehalt (Differenz ca. 8%) als der Mann auf. Generell liegt die O_2-Transportkapazität des Blutes bei Frauen im Mittel um 20% niedriger als bei Männern. Das Herzvolumen der erwachsenen Frau des 3. Lebensjahrzehnts beträgt durchschnittlich 555 ml, das des Mannes im gleichen Alter 750 ml. Thoraxraum und Lungen sind bei Frauen ebenfalls kleiner. Die Vitalkapazität erreicht ungefähr 70% vom Wert des Mannes.

Die Trainierbarkeit des kardiopulmonalen Systems ist bei der Frau genauso groß wie beim Mann. Eine gegebene, ausdauertrainingsbedingte Herzvergrößerung bewirkt bei der Frau stärkere Auswirkungen im Sinne einer Ökonomisierung als bei Männern. Eine Herzvergrößerung um 100 ml zieht bei Frauen eine Verkleinerung der Ruheschlagfrequenz um 4,4/min und eine Verlängerung der Auswurfzeit um 12 ms nach sich, während die entsprechenden Werte für den Mann nur 3,2/min bzw. 7 ms betragen (Abb. 3.).

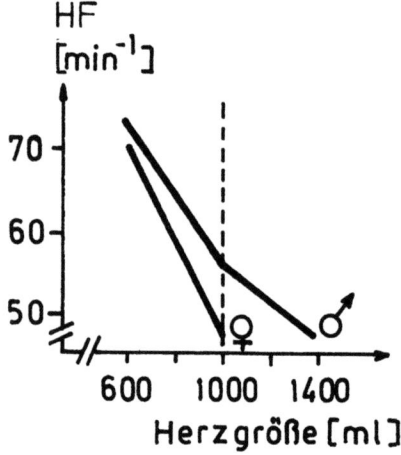

Abb. 3. Verhalten der Ruheherzschlagfrequenz *(HF)* mit zunehmender Sportherzbildung bei Frauen und Männern. (Nach Israel 1979)

Frau und Sport

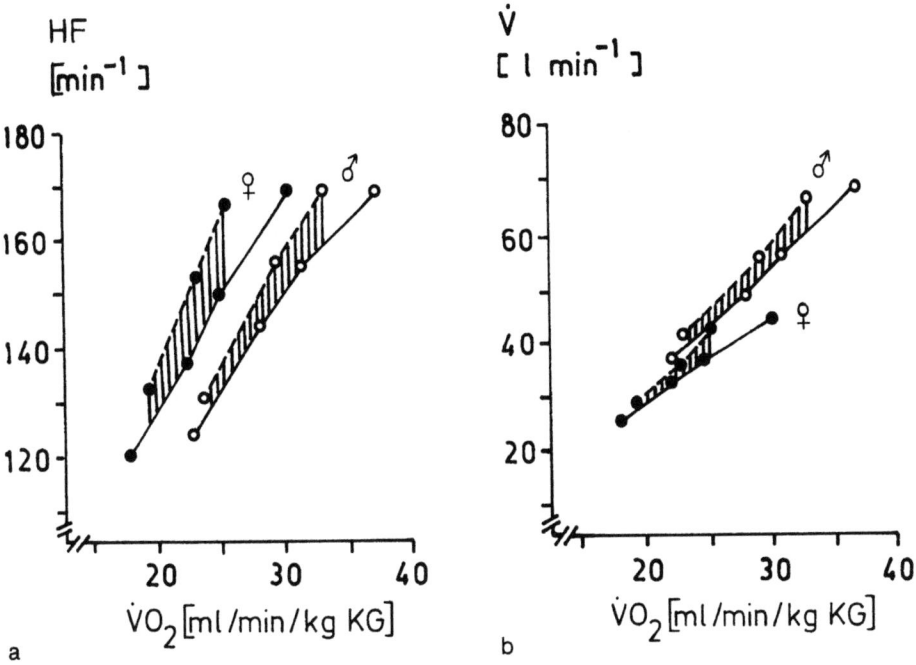

Abb. 4a, b. Geschlechtsunterschiede in der Reaktion des kardiopulmonalen Systems auf das Training. **a** Herschlagfrequenz *(HF)*; **b** Ventilation *(V̇)*. (Nach Massicotte et al. 1979)

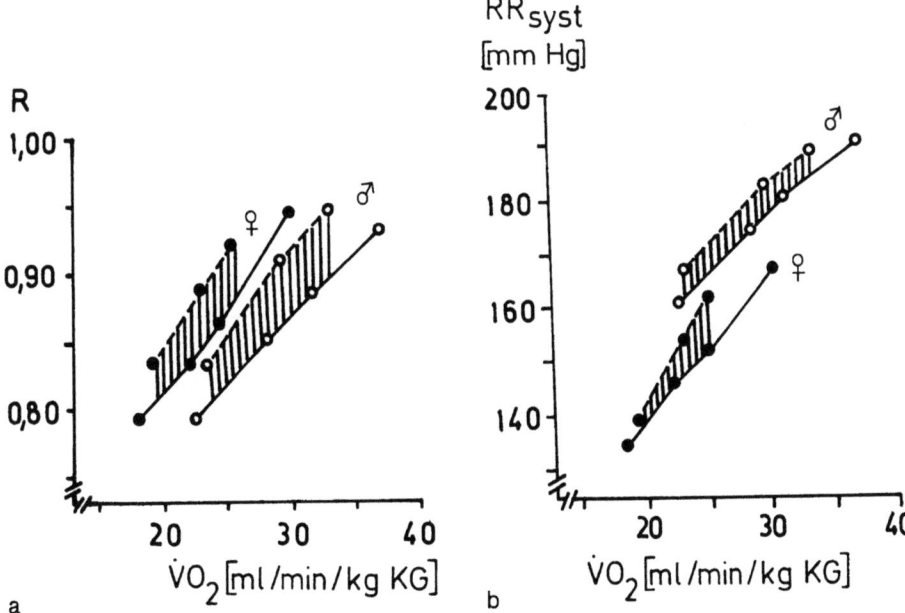

Abb. 5a, b. Geschlechtsunterschiede in der Reaktion des kardiopulmonalen Systems auf das Training. **a** Respirationsquotient *(R)*; **b** systolischer Blutdruck *(RR$_{syst}$)*. (Nach Massicotte et al. 1979)

Auf einer physikalisch gegebenen Belastungsstufe weist die Frau im Durchschnitt eine höhere Herzfrequenz als der Mann auf (Hollmann 1963; MacNab et al. 1969). Die Ursache ist das geringere Schlagvolumen (Åstrand 1960). Der Regressionskoeffizient für die maximale O_2-Aufnahme je 100 ml Zunahme der Herzgröße beträgt bei Männern 423 ml/min, bei Frauen 366 ml/min (Israel 1979). Die Umrechnung dieser Werte auf die fettfreie Körpermasse läßt die Unterschiede in den Befunden zwischen Mann und Frau weitgehend verschwinden (Freedom et al. 1979). Trainingsmaßnahmen lassen jedoch auch bei Frauen relativ schnell das Schlagvolumen anwachsen (Cunningham u. Hill 1975). Wiederholt wurde die deutliche Adaptationsfähigkeit des kardiopulmonalen Systems als Folge eines aeroben Trainings nachgewiesen (Drinkwater 1973). Neuere Befunde bei Männern und Frauen werden in den Abb. 4 und 5 dargestellt (Massicotte et al. 1979).

Die maximal erreichbaren Herzschlagfrequenzen sind bei beiden Geschlechtern praktisch gleich (Tabelle 1). Das Herzminutenvolumen überschreitet bei Frauen selten Spitzenwerte um 25 l/min, während vergleichbar trainierte Männer, ohne absolute Spitzenwerte zu nennen, Größenordnungen zwischen 35 und 40 l/min aufweisen (Thörner 1966; Ekelund u. Holmgren 1967).

Die Arbeitskapazität W_{170} liegt bei Frauen niedriger als Männern (Rutenfranz u. Mocellin 1968; Škranc 1968). Gewöhnlich erreichen Frauen 60–75% der W_{170}-Werte von Männern.

Die unter körperlicher Arbeit zu erzielenden maximalen Werte der Atemfrequenz fallen bei Frauen durchweg höher als bei Männern aus (46/min statt 40/min). Das Arbeitsatemzugvolumen ist von der Größenordnung der Vitalka-

Tabelle 1. Ausgewählte Kennziffern der tschechoslowakischen Population im Alter von 12, 15, 18, 25, 35, 45 und 55 Jahren während Belastung (Arbeit auf dem Fahrradergometer bis zum Maximum). *A* Durchschnittspopulation, *B* Sportler. Der prozentuale Anteil für Mädchen (Knaben 100%) wurde ausgerechnet. $\bar{x}$ Mittelwert, *SD* Standardabweichung. (Nach Seliger 1975)

Alter 12 Jahre	Mädchen				Knaben				Anteil [%]	
	A		B		A		B		A	B
	$\bar{x}$	SD	$\bar{x}$	SD	$\bar{x}$	SD	$\bar{x}$	SD	$\bar{x}$	$\bar{x}$
Zahl (n)	297	–	41	–	303	–	36	–	–	–
Alter (Jahre)	11,8	0,3	11,8	0,2	11,8	0,3	11,8	0,3	–	–
Gewicht [kg]	40,1	6,9	39,0	5,0	38,9	6,3	37,6	6,0	103	104
Größe [cm]	150,1	6,6	150,0	6,5	148,5	6,4	147,0	7,1	101	102
Fett [%]	21,8	3,5	18,8	3,5	17,8	4,6	15,2	3,8	123	124
W_{max} [W]	142,1	28,6	131,1	29,5	162,8	29,2	151,9	24,8	87	86
W_{max}/kg KG	3,59	0,64	3,39	0,70	4,20	0,68	4,06	0,45	86	84
HF_{max} [min^{-1}]	198	10,5	195	8,2	195	9,8	194	10,4	102	101
PWC_{170} [W]	66,6	26,6	69,7	16,9	91,9	39,6	81,8	25,0	73	85
PWC_{170}/kg KG	1,7	0,6	1,8	0,4	2,4	0,9	2,2	0,5	71	82
$\dot{V}_{max}$ [l/min]	52,4	11,8	56,9	11,0	58,7	11,7	59,5	11,9	89	96
$\dot{V}_{max}$/kg KG	1,3	0,3	1,5	0,3	1,5	0,3	1,6	0,4	87	94
AF_{max} [min^{-1}]	48	9,5	46	7,8	49	10,9	49	10,9	98	94
$\dot{V}O_{2max}$ [l/min]	1,46	0,31	1,62	0,28	1,69	0,35	1,69	0,27	86	96
$\dot{V}O_{2max}$/kg KG	37,0	7,2	42,1	8,1	44,2	8,3	45,5	7,6	84	93
$\dot{V}O_{2max}$/HF	7,4	1,6	8,3	1,5	8,7	1,9	8,7	1,6	85	95

Tabelle 1 (Fortsetzung 1)

Alter 15 Jahre	Mädchen				Knaben				Anteil [%]	
	A		B		A		B		A	B
	$\bar{x}$	SD	$\bar{x}$	SD	$\bar{x}$	SD	$\bar{x}$	SD	$\bar{x}$	$\bar{x}$
Zahl (n)	271	-	38	-	327	-	63	-	-	-
Alter (Jahre)	14,8	0,2	14,8	0,3	14,8	0,2	14,9	0,3	-	-
Gewicht [kg]	54,1	7,1	54,2	6,9	56,2	9,1	57,7	9,9	96	94
Größe [cm]	162,8	5,9	163,4	6,0	168,4	8,4	169,6	8,9	97	96
Fett [%]	19,4	3,7	16,8	2,9	13,8	4,2	12,1	3,6	141	139
W [W]	187,8	28,8	197,3	27,6	242,5	39,4	256,9	39,5	77	77
W_{max}/kg KG	3,50	0,52	3,63	0,34	4,35	0,50	4,49	0,46	81	81
HF_{max} [min^{-1}]	197	8,6	195	7,8	195	8,7	192	8,4	101	102
PWC_{170}	96,6	26,1	108,8	39,5	148,0	47,1	165,2	42,1	65	66
PWC_{170}/kg KG	1,8	0,4	2,0	0,5	2,6	0,7	2,9	0,6	69	69
$\dot{V}_{max}$ [l/min]	70,1	13,7	84,4	16,2	87,3	20,3	106,5	22,9	80	79
$\dot{V}_{max}$/kg KG	1,3	0,3	1,6	0,3	1,6	0,3	1,8	0,3	81	89
AF_{max} [min^{-1}]	47	9,4	49	8,0	47	12,5	53	8,1	100	93
$\dot{V}O_{2max}$ [l/min]	1,89	0,32	2,26	0,48	2,51	0,55	3,07	0,59	75	74
$\dot{V}O_{2max}$/kg KG	35,2	5,6	42,2	7,5	44,9	7,7	53,0	8,2	78	80
$\dot{V}O_{2max}$/HF	9,6	1,7	11,7	2,7	12,9	2,9	16,0	3,2	74	73

Tabelle 1 (Fortsetzung 2)

Alter 18 Jahre	Mädchen				Knaben				Anteil [%]	
	A		B		A		B		A	B
	$\bar{x}$	SD	$\bar{x}$	SD	$\bar{x}$	SD	$\bar{x}$	SD	$\bar{x}$	$\bar{x}$
Zahl (n)	328	-	49	-	365	-	58	-	-	-
Alter (Jahre)	17,9	0,3	17,9	0,3	17,9	0,3	18,0	0,4	-	-
Gewicht [kg]	58,5	7,2	62,9	6,7	67,9	7,9	71,1	9,7	86	89
Größe [cm]	163,6	6,0	167,2	5,7	176,8	6,0	178,8	5,7	93	94
Fett [%]	20,0	4,6	15,4	3,9	12,1	4,1	9,9	2,7	165	156
W [W]	189,2	31,0	224,3	25,9	280,3	36,4	326,4	38,7	68	69
W_{max}/kg KG	3,25	0,49	3,58	0,41	4,15	0,48	4,76	1,58	78	75
HF_{max} [min^{-1}]	196	8,6	190	7,1	193	9,2	191	8,9	102	100
PWC_{170}	102,3	28,2	136,0	23,6	187,4	54,2	220,1	43,7	55	62
PWC_{170}/kg KG	1,8	0,4	2,2	0,4	2,8	0,8	3,2	0,9	64	69
$\dot{V}_{max}$ [l/min]	77,7	15,1	94,5	16,3	104,6	24,6	135,6	25,6	74	70
$\dot{V}_{max}$/kg KG	1,3	0,3	1,5	0,2	1,6	0,4	2,0	0,6	81	75
AF_{max} [min^{-1}]	44	8,8	55	6,2	42	10,0	55	8,1	105	100
$\dot{V}O_{2max}$ [l/min]	2,03	0,33	2,45	0,32	3,05	0,53	3,81	0,53	67	64
$\dot{V}O_{2max}$/kg KG	34,9	5,2	39,1	4,7	45,1	6,8	55,3	16,8	77	71
$\dot{V}O_{2max}$/HF	10,4	1,7	12,9	1,9	15,9	2,9	20,1	2,9	65	64

Tabelle 1 (Fortsetzung 3)

Alter 25 Jahre	Frauen				Männer				Anteil [%]	
	A		B		A		B		A	B
	$\bar{x}$	SD	$\bar{x}$	SD	$\bar{x}$	SD	$\bar{x}$	SD	$\bar{x}$	$\bar{x}$
Zahl (n)	222	–	42	–	320	–	61	–	69	69
Alter (Jahre)	25,0	1,3	25,2	1,3	25,2	1,4	24,7	1,4	99	102
Gewicht [kg]	60,9	8,1	64,6	7,3	75,5	9,4	75,0	7,1	81	86
Größe [cm]	163,8	9,0	169,6	6,1	176,9	6,7	177,8	5,5	93	95
Fett [%]	20,1	5,6	18,9	5,2	15,5	5,4	7,0	3,1	130	60
W [W]	185,7	34,6	233,5	27,1	282,9	41,7	419,5	45,9	66	56
W_{max}/kg KG	3,07	0,54	3,63	0,34	3,77	0,50	5,62	0,66	81	65
HF_{max} [min^{-1}]	192	9,8	188	9,0	191	9,5	189	8,9	101	100
PWC_{170}	112,0	31,8	140,6	27,3	198,2	52,5	272,9	55,0	57	52
PWC_{170}/kg KG	1,8	0,5	2,2	0,3	2,6	0,7	3,7	0,7	70	60
$\dot{V}_{max}$ [l/min]	77,2	17,4	92,6	17,8	104,4	25,3	174,1	26,5	74	53
$\dot{V}_{max}$/kg KG	1,3	0,3	1,5	0,3	1,4	0,3	2,3	0,4	92	62
AF_{max} [min^{-1}]	42	9,2	39	10,2	40	8,8	57	8,0	105	68
$\dot{V}O_{2max}$ [l/min]	1,93	0,32	2,45	0,33	2,92	0,52	4,55	0,64	66	54
$\dot{V}O_{2max}$/kg KG	32,0	5,0	38,1	5,0	39,0	6,4	61,0	9,2	82	63
$\dot{V}O_{2max}$/HF	10,1	1,7	13,0	1,9	15,4	2,9	24,2	3,8	66	54

Tabelle 1 (Fortsetzung 4)

Alter 35 Jahre	Frauen				Männer				Anteil [%]	
	A		B		A		B		A	B
	$\bar{x}$	SD	$\bar{x}$	SD	$\bar{x}$	SD	$\bar{x}$	SD	$\bar{x}$	$\bar{x}$
Zahl (n)	188	–	7	–	368	–	54	–	51	13
Alter (Jahre)	35,2	1,5	34,7	1,5	35,3	1,4	35,3	1,4	100	98
Gewicht [kg]	65,3	8,5	63,3	5,4	78,1	9,6	78,4	8,5	84	81
Größe [cm]	162,7	5,8	167,3	4,0	175,3	6,9	179,4	8,4	93	93
Fett [%]	23,5	5,1	15,0	3,3	17,0	4,5	12,4	3,9	139	122
W [W]	174,1	32,9	201,1	22,3	263,3	40,3	314,9	28,7	66	64
W_{max}/kg KG	2,69	0,51	3,18	0,26	3,39	0,47	4,04	0,38	79	79
HF_{max} [min^{-1}]	189	8,1	178	5,6	188	9,1	187	9,2	100	96
PWC_{170}	111,2	25,7	123,3	17,2	188,2	45,1	211,3	38,9	59	58
PWC_{170}/kg KG	1,7	0,4	2,0	0,3	2,4	0,5	2,7	0,5	72	73
$\dot{V}_{max}$ [l/min]	76,7	15,0	87,8	23,7	106,2	25,0	147,6	23,9	72	60
$\dot{V}_{max}$/kg KG	1,2	0,3	1,4	0,4	1,4	0,3	1,9	0,3	87	74
AF_{max} [min^{-1}]	40	8,7	47	6,0	38	9,2	52	9,7	105	90
$\dot{V}O_{2max}$ [l/min]	1,91	0,28	2,67	0,43	2,86	0,56	3,97	0,50	67	67
$\dot{V}O_{2max}$/kg KG	29,4	4,6	42,3	7,5	36,8	7,0	50,9	6,4	80	83
$\dot{V}O_{2max}$/HF	10,1	1,6	14,9	2,3	15,2	3,1	21,3	3,0	66	70

Tabelle 1 (Fortsetzung 5)

Alter 45 Jahre	Frauen				Männer				Anteil [%]	
	A		B		A		B		A	B
	$\bar{x}$	SD	$\bar{x}$	SD	$\bar{x}$	SD	$\bar{x}$	SD	$\bar{x}$	$\bar{x}$
Zahl (n)	208	-	19	-	359	-	28	-	58	68
Alter (Jahre)	45,3	1,5	45,0	1,4	45,2	1,4	45,3	1,6	100	99
Gewicht [kg]	70,6	10,5	63,2	6,1	79,8	9,3	76,8	7,7	89	82
Größe [cm]	161,6	5,4	163,2	5,2	174,5	6,2	176,6	6,5	93	92
Fett [%]	25,8	5,6	19,9	6,2	16,9	4,2	13,0	3,7	153	152
W [W]	161,5	26,6	140,4	17,2	241,7	41,8	296,6	28,1	67	47
W_{max}/kg KG	2,34	0,43	3,24	0,31	3,06	0,52	3,95	0,38	77	82
HF_{max} [min^{-1}]	182	8,2	179	7,9	182	10,1	182	8,8	100	99
PWC_{170}	123,4	34,2	128,6	18,1	196,6	59,6	263,8	76,6	63	49
PWC_{170}/kg KG	1,8	0,5	2,0	0,3	2,5	0,7	3,4	0,9	71	60
V_{max}[l/min]	76,5	14,9	81,8	11,0	106,7	22,7	126,8	36,8	72	65
V_{max}/kg KG	1,1	0,2	1,3	0,3	1,4	0,3	1,7	0,6	82	79
AF_{max} [min^{-1}]	39	9,0	41	9,5	39	9,5	48	16,3	100	85
$\dot{V}O_{2max}$ [l/min]	1,92	0,33	2,12	0,27	2,79	0,48	3,18	0,80	69	67
$\dot{V}O_{2max}$/kg KG	27,7	4,4	34,0	3,9	35,3	6,0	42,2	11,5	79	81
$\dot{V}O_{2max}$/HF	10,6	1,9	11,9	1,8	15,4	2,9	17,6	4,7	69	68

Tabelle 1 (Fortsetzung 6)

Alter 55 Jahre	Frauen				Männer				Anteil [%]	
	A		B		A		B		A	B
	$\bar{x}$	SD	$\bar{x}$	SD	$\bar{x}$	SD	$\bar{x}$	SD	$\bar{x}$	$\bar{x}$
Zahl (n)	56	-	-	-	138	-	21	-	41	-
Alter (Jahre)	54,4	1,2	-	-	54,6	2,0	54,6	1,3	100	-
Gewicht (kg)	54,4	1,3	-	-	78,6	11,2	75,3	9,1	69	-
Größe [cm]	161,0	6,2	-	-	172,0	6,6	174,6	4,9	94	-
Fett [%]	26,1	5,9	-	-	16,5	4,1	14,7	3,9	16	-
W [W]	160,5	25,2	-	-	220,8	39,2	271,8	32,1	73	-
W_{max}/kg KG	2,35	0,43	-	-	2,91	0,52	3,64	0,49	81	-
HF_{max} [min^{-1}]	172	10,0	-	-	172	9,6	171	9,2	100	-
PWC_{170}	130,9	37,7	-	-	197,4	46,8	244,5	65,8	66	-
PWC_{170}/kg KG	1,9	0,4	-	-	2,5	0,6	3,3	1,1	75	-
V_{max} [l/min]	65,8	11,9	-	-	94,5	20,7	110,6	24,8	70	-
V_{max}/kg KG	1,0	0,2	-	-	1,2	0,3	1,5	0,3	78	-
AF_{max} [min^{-1}]	39	6,4	-	-	36	8,3	40	11,7	109	-
$\dot{V}O_{2max}$ [l/min]	1,72	0,25	-	-	2,48	0,40	2,88	0,42	69	-
$\dot{V}O_{2max}$/kg KG	25,2	3,8	-	-	32,7	4,7	38,5	5,0	77	-
$\dot{V}O_{2max}$/HF	10,1	1,8	-	-	14,5	2,4	16,9	2,8	70	-

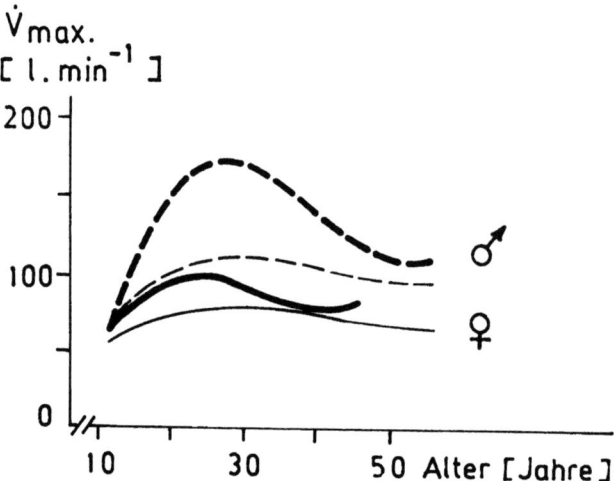

Abb. 6. Abhängigkeit der maximalen Ventilation ($\dot{V}_{max}$) vom Alter bei Frauen und Männern. *Starke Linien:* Leistungssportler. (Nach Seliger u. Bartuněk 1976)

pazität abhängig, nicht hingegen vom Geschlecht. Es kann 50-80% der Vitalkapazität erreichen. Die Ventilation (Atemminutenvolumen) steigt bei ansteigender Arbeit zunächst linear in Abhängigkeit zum O_2-Verbrauch an, später kurvenförmig als Ausdruck einer relativen Hyperventilation. Für physikalische gegebene Belastungsstufen ist der Kurvenanstieg bei Frauen steiler als bei Männern (Hollmann 1959; Åstrand 1960; Seliger 1968 a, b). Die Maximalwerte leistungsfähiger weiblicher Personen überschreiten selten 90 l/min gegenüber einem Vergleichswert von 110 l/min bei Männern (Åstrand 1952; Seliger 1975). Bei Spitzensportlerinnen werden Werte von über 100 l bei Frauen und 170 l bei Männern beschrieben (Hollmann 1963). Bei beiden Geschlechtern ist die Abhängigkeit der Größenordnung vom Lebensalter evident (Abb. 6).

Auf gegebenen Belastungsstufen fällt auch der O_2-Puls bei der Frau niedriger aus als beim Mann. Dabei bestehen bei beiden Geschlechtern enge Korrelationen zwischen der Größenordnung des Herzvolumens und der des maximalen O_2-Pulses (Reindell et al. 1967; Åstrand et al. 1968; Weidemann et al. 1969). Wells et al. (1981) fanden bei Marathon laufenden Männern und Frauen vergleichbare Werte des O_2-Verbrauchs unter Bezug auf Körpergewicht und fettfreie Körpermasse, während die Werte des O_2-Pulses bei Frauen niedriger ausfielen (Tabelle 2), obwohl im Falle dieser Darstellung anhand einer Beurteilung der erzielten Zeiten die untersuchten Frauen ein relativ höheres Leistungsniveau besaßen (Abb. 7).

Grundlegende Bewegungsfähigkeiten

Besonders groß sind die geschlechtsbezogenen Unterschiede bei den Werten der absoluten Muskelkraft. Sie liegen bei den verschiedenen Muskelgruppen bei der Frau in einer Größenordnung von 55-80% der Kraft der Männer (Hollmann u.

Tabelle 2. Vergleich der grundlegenden anthropometrischen und funktionellen Kennziffern bei Marathonläuferinnen und Marathonläufern. (Nach Wells et al. 1981)

	Frauen (n=4)		Männer (n=7)	
	$\bar{x}$	SD	$\bar{x}$	SD
Alter (Jahre)	28,5	5,3	30,9	8,3
Größe [cm]	166,6	5,5	180,1	5,1
Gewicht [kg]	52,0	8,4	69,8	5,4
Fettfreie Körpermasse [kg]	46,1	7,7	67,7	5,6
Fett [%]	11,4	0,7	7,3	3,2
$\dot{V}O_{2max}$/kg KG [ml/min/kg KG]	59,2	7,14	58,4	5,0
$\dot{V}_E$ bei $\dot{V}O_{2max}$ [l/min]	108,8	15,44	143,6	34,3
R bei $\dot{V}O_{2max}$	1,15	0,07	1,2	0,06
O_2-Puls bei $\dot{V}O_{2max}$	16,0	2,4	22,3	3,1
$\dot{V}_E/\dot{V}O_2$ bei $\dot{V}O_{2max}$	35,7	2,5	35,0	5,1
Laufzeit [min]	178,8	10,8	192,7	33,8

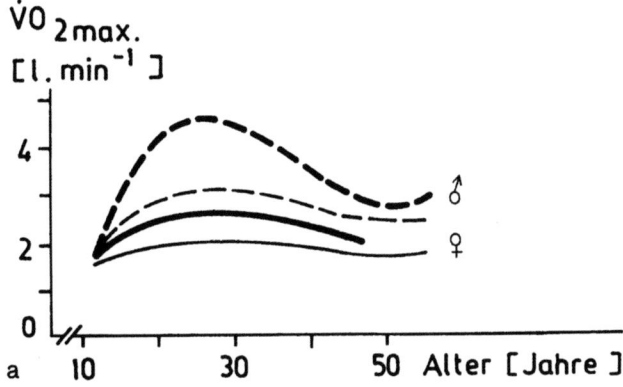

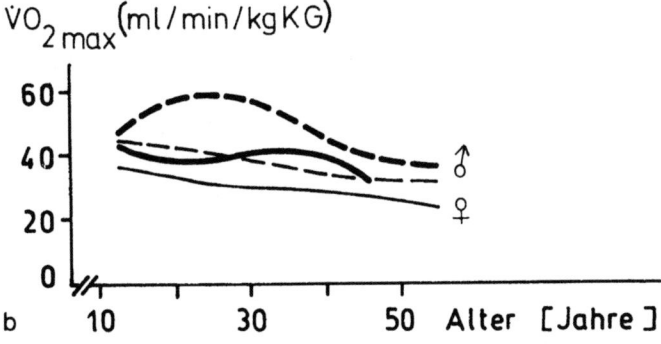

Abb. 7a, b. Abhängigkeit der maximalen aeroben Leistung vom Alter bei Frauen und Männern. *Starke Linien:* Leistungssportler. **a** Maximale aerobe Leistung *($\dot{V}O_{2max}$)*; **b** maximale aerobe Leistung/kg KG *($\dot{V}O_{2max}$/kg KG)*. (Nach Seliger u. Bartuněk 1976)

Tabelle 3. Muskelkraft in kp der Hauptmuskelgruppen im Kollektiv von Frauen (22 Jahre, Größe 167 cm, Gewicht 60 kg) und Männern (24 Jahre, Größe 178 cm, Gewicht 73,4 kg). (Nach Hettinger u. Hollmann 1969)

	Frauen		Männer		Frauen in % der Kraft der Männer $\bar{x}$
	$\bar{x}$	SD	$\bar{x}$	SD	
Kopfbeugung	15,2	2,5	24,2	5,7	63
Kopfstreckung	20,0	3,3	32,3	4,6	62
Kopfseitwärtsneigung	15,6	2,5	24,6	3,5	63
Rumpfbeugung	53,0	10,1	87,1	16,2	61
Rumpfstreckung	73,8	15,7	108,6	16,3	68
Rumpfseitwärtsneigung	48,5	7,2	73,3	14,4	66
Armbeugung	12,9	2,8	20,7	3,1	62
Armstreckung	12,6	2,3	19,8	2,7	64
Armadduktion	12,3	3,0	20,5	4,0	60
Armabduktion	11,7	2,7	19,3	4,2	61
Unterarmbeugung	22,0	4,1	34,7	6,8	63
Unterarmstreckung	19,8	3,5	29,4	4,5	67
Unterarmpronation	42,1	10,6	64,3	17,1	66
Unterarmsupination	45,5	10,4	68,2	15,5	67
Fingerbeugung	41,4	7,8	62,5	10,1	66
Beinbeugung	21,0	4,4	30,6	4,5	69
Beinstreckung	22,9	4,0	33,7	5,0	68
Beinadduktion	19,0	2,7	28,8	5,8	66
Beinabduktion	15,8	2,7	20,5	3,8	77
Unterschenkelbeugung	21,5	5,3	29,1	5,9	74
Unterschenkelstreckung	39,5	6,6	50,6	5,2	78
Plantarflexion	14,5	4,3	22,7	4,0	64
Volarflexion	10,4	3,2	16,8	3,8	62

Hettinger 1976). Dieselben Autoren führten eine Analyse der maximalen statischen Kraft verschiedener Muskelgruppen bei beiden Geschlechtern durch (Tabelle 3). Die geringere statische Muskelkraft von Frauen trifft auf alle Altersgruppen zu. Das zeigten u.a. die Untersuchungen von Montoye u. Lamphiear (1977) (Abb. 8 und 9). Es ist aus den Abbildungen ersichtlich, daß eine deutliche Differenzierung der Kraftleistungsfähigkeit während der Pubertät auftritt.

Ein beispielsweise 5wöchiges Training der lokalen aeroben dynamischen Ausdauer der Greifmuskulatur der rechten Hand kann den Wert bei Männern um 180%, bei Frauen mit vergleichbarem Ausgangswert sogar um 415% verbessern (Philippi et al. 1973). Eine Analyse der Muskelfaserarten läßt allerdings keine geschlechtsbezogenen Unterschiede erkennen. Dies gilt ebenfalls für die Ausgangswerte der enzymatischen Aktivitäten in den Muskelgruppen vergleichbarer Sportlergruppen, wenngleich arbeitsbedingte Aktivitätszunahmen bei Männern i. allg. deutlicher ausfallen (Costill et al. 1979).

Ein anderer wesentlicher Bewegungsfaktor ist die Koordination. Ihre Übbarkeit wird bei Männern und Frauen allgemein als identisch angesehen. Frauen bringen allerdings bessere Voraussetzung für feinmotorische Handlungen und einen ästhetischen Ausdruck mit, was zweifellos mit der sozialen und kulturellen Stellung der Frau zusammenhängt. Hinsichtlich der Gewandtheit mag auch die grö-

Frau und Sport

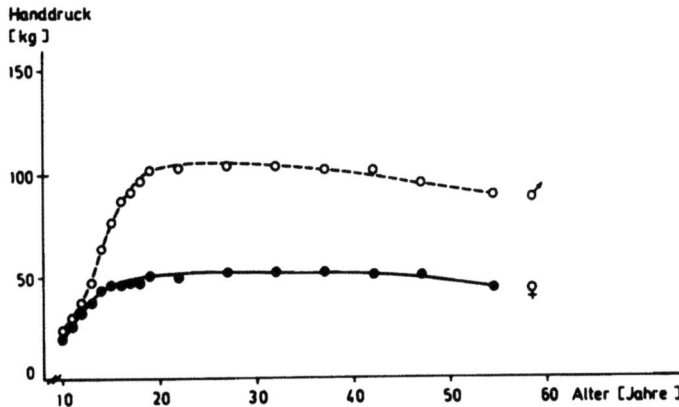

Abb. 8. Geschlechtsunterschiede hinsichtlich der dynamischen Entwicklung der statischen Kraft mittels Handdruck. (Nach Montoye u. Lamphiear 1977)

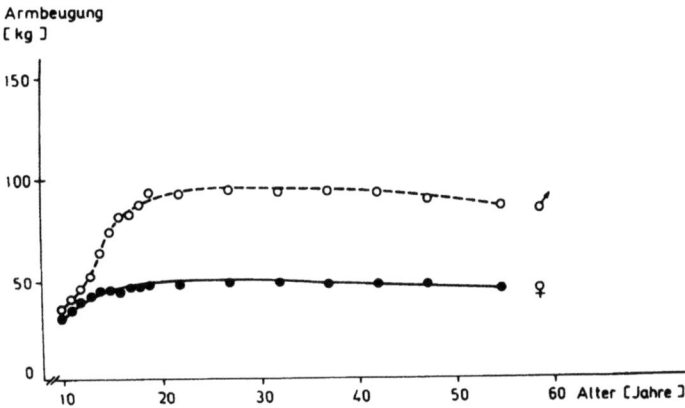

Abb. 9. Geschlechtsunterschiede hinsichtlich der Entwicklung der statischen Kraft für die Armbeugung. (Nach Montoye u. Lamphiear 1977)

ßere Flexibilität einiger weiblicher Gelenke in Verbindung mit einer größeren Dehnungsfähigkeit des weiblichen Bandapparates und der weiblichen Muskulatur eine Rolle spielen (Israel 1979).
Die maximal erreichbare Grundgeschwindigkeit steht in enger Korrelation mit der Größenordnung der dynamischen Kraft und der Koordinationsfähigkeit. Die größere Muskelmasse und in Verbindung hiermit die größere dynamische Kraft sowie biomechanische Aspekte sind der Grund für die deutlichen Leistungsunterschiede zwischen Männern und Frauen in den Sprintdistanzen (Abb. 10).
Grundlage für die allgemeine aerobe Ausdauer bilden die Leistungsfähigkeit des kardiopulmonalen Systems und die Qualität der peripheren Stoffwechselvorgänge. Geschlechtsbezogene Differenzen hinsichtlich der maximalen aero-

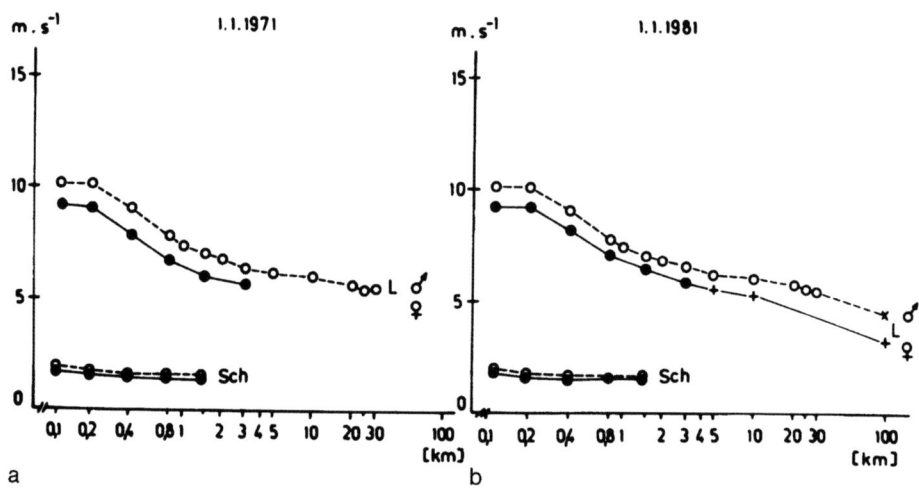

Abb. 10a, b. Abhängigkeit der Geschwindigkeit beim Laufen *(L)* und Schwimmen *(Sch)* in m/s von der Distanz; Geschlechtsunterschiede im Weltrekordstand (Weltbestleistung) am 1.1.1971 **(a)** und am 1.1.1981 **(b)**

ben Kapazität und der Leistungsfähigkeit des kardiopulmonalen Systems sind bereits früher angeführt.
In der Thermoregulation konnten zwischen Männern und Frauen keine qualitativen, wohl aber quantitative Unterschiede nachgewiesen werden (Morimoto et al. 1967; Pandolf 1979). Bei Beginn der Schweißproduktion weisen Frauen eine höhere Temperatur der Körperschale und eine geringere Temperatur des Körperkerns auf als Männer (Paolone et al. 1978). Daher gelingt es ihnen leichter, bei hohen Außentemperaturen die körperlichen Wärmeverhältnisse durch Konvektion und Strahlung aufrecht zu erhalten. Die Fähigkeit der Frau, Wärmeveränderungen zu tolerieren, kann im Hinblick auf eine Überhitzung des Organismus wenigstens als der der Männer ebenbürtig angesehen werden (Shapiro et al. 1980; Kobayashi et al. 1980). Bei vergleichbaren Ausdauerbelastungen verlieren Frauen in einem Milieu mit hoher Umgebungstemperatur weniger Schweiß als Männer (Wyndham et al. 1965), was einerseits mit der geringeren Anzahl aktiver Schweißdrüsen und andererseits mit hormonellen Differenzen zusammenhängt. Die Injektion von Androgenen erhöht die Schweißreaktion, während Östrogene diese Reaktion senken (Israel 1979).
Für die allgemeine aerobe Langzeitausdauer – d.h. kontinuierliche aerobe Belastungen von mehr als 30 min Dauer – ist die Größenordnung des intramuskulären Glykogengehalts und die Fähigkeit der Mobilisierung der FFS und der Triglyceride von entscheidender Bedeutung. Die schnellere Mobilisierung der FFS zur Energiegewinnung bei Muskelarbeit der Frau (Seliger 1977) kann auf den Einfluß des Testosterons und auf die Resynthese des Glykogens im Muskel (Gillespie u. Edgerton 1970) und auf der Geschlechtsspezifität des Fettstoffwechsels in der Leber der Frau beruhen (Bransford u. Howley 1977). Der Anstieg des Testosteronspiegels im Plasma von Frauen, die an Dauerleistungen

teilnehmen (Krahenbuhl et al. 1978) oder in der Erholungsphase danach (Keil et al. 1979), zeigt, daß Testosteron möglicherweise bei der Regulation der Ausdauerleistungsfähigkeit von Frauen eine Rolle spielt.

Training

In zahlreichen Sportdisziplinen ist die Leistungsfähigkeit der Frau in den letzten 10 Jahren in teilweise unvorhergesehener Weise angestiegen (Abb. 10). Im Mittel erreichen Spitzensportlerinnen 70-95% der Leistungen der Männer in der Leichtathletik und im Schwimmen. Geschlechtsbedingte Leistungsdifferenzen sind in technischen Disziplinen und solchen Sportarten am geringsten, die mit einem großen Anteil an koordinativer Qualität verbunden sind (Wasserspringen, Fechten, Judo, Reiten, Skislalom, Tennis, Badminton).

Wenn auch einige Disziplinen vorzugsweise der Frau zu empfehlen sind, wie z. B. Schwimmen, Gymnastik, Eiskunstlauf, Skilauf, kann man doch heute keine Sportart mehr als typisch weiblich bezeichnen.

Andererseits gibt es wohl Gründe dafür, einige Sportdisziplinen wegen der Verletzungsmöglichkeiten als unpassend für Frauen anzusehen (Boxen, Ringkampf, Rugby). Bei den meisten der übrigen Sportdisziplinen, in denen Frauen nicht wettkampfmäßig tätig sind, geschieht das wohl mehr aus Traditions- und ästhetischen Gründen als aus medizinischer Notwendigkeit.

Die Leistungsfähigkeit der Frau kann sich mit dem hormonellen Zyklus in Abhängigkeit von der Konzentration des Follikelhormons ändern (Dale et al. 1979). Bemerkenswert ist aber die große funktionelle Adaptationsbreite, wie sie bei Spitzensportlerinnen beobachtet wird (Israel et al. 1967; Israel 1979).

In den meisten Sportdisziplinen erreicht die Frau früher als der Mann ihre maximale Leistungsfähigkeit, um auch im späteren Leben einen schnelleren Rückgang in den sportartspezifischen Spitzenleistungen zu erleben. Zum Teil hängt dieser Befund mit der Beobachtung zusammen, daß Mädchen deutlich früher als Männer Spitzenwerte für ihre aerobe Leistungsfähigkeit wie auch für die statische Kraft erzielen (Åstrand 1952; Hollmann 1963; Vincent 1968).

Es wurde bereits von der Verschiebung der Spitzenleistungsfähigkeit der Frau in verschiedenen Sportdisziplinen in immer niedrigere Altersklassen gesprochen. Zu den in dieser Hinsicht traditionellen Disziplinen wie Schwimmen, Eiskunstlauf, Sportgymnastik, Kunstturnen gehört in letzter Zeit immer überzeugender das Tennis, welches in den 70er Jahren in der ganzen Welt einen ungeahnten Aufschwung genommen hat.

In Tabelle 4 bringen wir einen Vergleich des Alters und der grundlegenden anthropometrischen und funktionellen Kennziffern bei Tennisspielern und Tennisspielerinnen, die hinsichtlich der Entwicklung der Leistungsfähigkeit verglichen werden können und eine Vorstufe des internationalen Juniorenniveaus darstellen. Zwecks Veranschaulichung sind ebenfalls die fundamentalen Trainingsmittel in Abb. 11 verzeichnet.

Tabelle 4. Vergleich des Alters und der grundlegenden anthropometrischen und funktionellen Charakteristik von Tennisspielerinnen und Tennisspielern mit vergleichbarer Leistungsfähigkeit. (Nach Semiginovský et al., unveröffentlicht)

	Frauen (n = 4)		Männer (n = 4)	
	$\bar{x}$	SD	$\bar{x}$	SD
Alter (Jahre)	15,93	1,363	20,48	1,528
Größe [cm]	167,9	9,97	181,0	4,32
Gewicht [kg]	56,3	10,05	69,3	1,50
Fett [%]	16,4	4,86	10,6	2,19
Fettfreie Körpermasse [kg]	46,65	5,91	61,89	1,90
$\dot{V}O_{2max}$/kg KG [ml/min/kg KG]	44,05	6,27	46,90	5,42
$\dot{V}_E$ bei $\dot{V}O_{2max}$ [l/min]	85,35	19,27	103,1	18,24
R bei $\dot{V}O_{2max}$	1,04	0,03	1,11	0,07
O_2-Puls bei $\dot{V}O_{2max}$ [ml]	13,38	2,69	17,52	2,25
$\dot{V}_E/\dot{V}O_2$ bei $\dot{V}O_{2max}$	30,57	1,98	26,71	4,82
Grundlegende Tennisschläge [kJ/4 min]	94,9	15,1	121,9	24,9
Service [kJ/4 min]	80,0	12,5	74,3	24,4

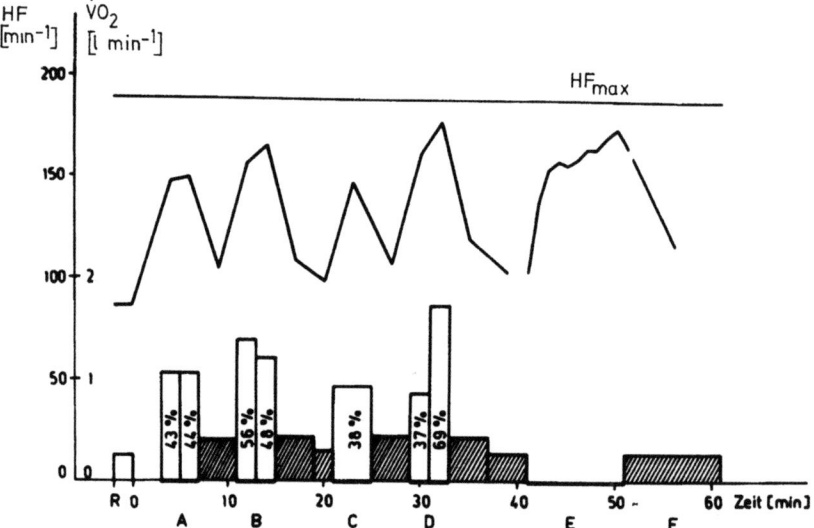

Abb. 11. Funktionelle und energetische Änderungen der Trainingsmittel beim Einzelspiel der Frauen im Tennis. *Schwarze Linien:* Herzfrequenz, *weiße Säulen:* O_2-Verbrauch bei Tätigkeit (auch in % $\dot{V}O_{2max}$ ausgedrückt), *schraffierte Säulen:* O_2-Schuld. *RO* O_2-Verbrauch in Ruhe, *A* grundlegende Tennisschläge beim Einspielen, *B* abwechselnd Rückhand und Vorhand beim Lauf an der Grundlinie, *C* nacheinander wiederholter Service, *D* Stoppball, Laufen von der Grundlinie zum Netz und zurück in Richtung zur Grundlinie als Reaktion auf Lob, *E* Trainingsspiele (nur Herzfrequenz), *F* gesamte O_2-Schuld. (Nach Semiginovský et al., unveröffentlicht)

Als wichtiger Grundsatz für die sportliche Vorbereitung von Frauen erachten wir die sorgfältige qualitative und quantitative Anpassung der zu wählenden Trainingsmittel in bezug auf die Spezifitäten des weiblichen Organismus. Besonders müssen Grenzwerte für die statische Kraft, die Belastbarkeit des Bewegungsapparates und für die regenerative Funktion der Frau respektiert werden. Wir halten es gerade beim Sport der Frau für notwendig, Regenerations-, Kompensations- und Ausgleichsübungen als untrennbare Bestandteile in die sportliche Vorbereitung einzureihen. Nur so kann eine harmonische Entwicklung gerade des weiblichen Körpers erreicht werden unter Vermeidung von Überbelastung und daraus folgenden Schäden und Unfällen.

Erkrankungen und Verletzungen

Häufig wird die Abhängigkeit der sportlichen Leistungsfähigkeit vom hormonellen Einfluß und der Gestation angeführt. Die meisten Frauen verzeichnen das Optimum ihrer Leistungsfähigkeit direkt nach der Menstruation und das Tief vor der Menstruation. Intensive körperliche Beanspruchungen können auch die Ursache von Oligomenorrhö und sogar von Amenorrhö sein. Bei 59% der befragten Sportlerinnen eines Olympischen Teams wurden funktionelle Störungen des Menstruationszyklus festgestellt (Webb et al. 1979). Eine Vermeidung derartiger Störungen ist nur durch eine Begrenzung des Trainingsumfanges möglich. Störungen des Zyklus treten bei Frauen mit einem späteren Eintritt der Menarche häufiger ein, weiter bei noch nicht schwanger gewesenen Frauen und bei solchen, die empfängnisverhütende hormonelle Mittel benutzen. Die bisherigen praktischen Erfahrungen lassen keinen Anhalt dafür erkennen, daß sich diese funktionellen Störungen negativ auf die Gesundheit oder die regenerativen Fähigkeiten der Frau auswirken (Eriksson et al. 1978).

Bei Winter- und Wassersportarten stellen sich besonders bei vorhergehender Abkühlung der unteren Extremitäten oft heftige Menstruationsschmerzen ein (Dysmenorrhö). Zu den funktionellen Störungen kann man auch Schwellungen rechnen, die bei langem Stehen am äußeren Genitale auftreten (Kvapilík 1978).

Kälte und Anstrengungen können ferner zu Entzündungen innerer Teile der Geschlechtsorgane beitragen.

Bei Frauen kommen Unfälle in der Zeit vor der Menstruation und am ersten Tag danach häufiger vor als in der übrigen Zykluszeit. Hier sind präventive Maßnahmen zur Stärkung des Bandapparates der Gelenke von außerordentlicher Bedeutung. Gleiches gilt für die Verbesserung des Muskelkorsetts. Besonders aktuell ist die Problematik der Stärkung des Bandapparates und des Muskelkorsetts der Wirbelsäule und die Durchsetzung von Ausgleichs- und Kompensationsübungen bei Tennisspielerinnen und -spieler zwecks Beschränkung der sonst drohenden einseitigen Belastung.

Bei extremen Langstreckenläufen sind Schädigungen des Bandapparates und der Knochen in Form von Tendovaginitis, Chondromalazien und Ermüdungs-

brüchen hinsichtlich ihrer Häufigkeit bei Frauen mit den Befunden bei Männern vergleichbar; die Tendenz zum Auftreten derartiger Verletzungen fällt sogar bei Frauen geringer aus (Franklin et al. 1979).
Der Überblick über die Mechanismen der Gelenkverletzungen und die Wertung der Häufigkeit der Verletzung der einzelnen Gelenke sporttreibender Frauen erbringen die für eine Prävention notwendige ärztliche Information (Garrick 1975).
Die Frau sollte schon aus gesundheitlichen Gründen genauso Breitensport betreiben wie der Mann. Darüber hinaus spricht nichts dagegen, ihr den Hochleistungssport zu gestatten. Aufgabe der Sportmedizin ist es, ihr behilflich zu sein, sowohl im Breiten- als auch im Spitzensport die qualitativ und quantitativ geeigneten Maßnahmen zu ergreifen.

Zusammenfassung

In anthropometrischer Hinsicht verfügen Frauen durchschnittlich über eine geringere Körperlänge und ein geringeres Körpergewicht, während der Prozentsatz an Körperfett im Vergleich zum Mann höher liegt. Die Bewegungsaktivität besitzt einen wesentlichen Einfluß auf das biologische Alter und den Phänotyp. Der O_2-Verbrauch ist als Absolutwert beim Stehen, Sitzen und Gehen um 10–12% niedriger als beim gleichaltrigen Mann. Ähnliches gilt bei vergleichbaren körperlichen Belastungen. Auf gegebenen submaximalen Belastungsstufen treten bei Fahrradergometerbelastung keine signifikanten Geschlechtsunterschiede hinsichtlich der O_2-Aufnahme pro Minute auf.
Frauen besitzen grundsätzlich in allen Altersgruppen eine geringere statische Kraft als Männer. Die Bewegungsgeschwindigkeit steht in enger Korrelation mit der zu entwickelnden dynamischen Kraft und der koordinativen Qualität. Die Übbarkeit koordinativer Funktionen wird bei Frauen und Männern als gleichgroß angesehen. Die Leistungsfähigkeit der Frau hat in Ausdauersportdisziplinen in den letzten 10 Jahren z. T. ungeahnte Fortschritte ergeben.

Geschlechtsbedingte Leistungsdifferenzen sind am geringsten in technischen Sportdisziplinen, in Sportspielen und im Schwimmen. Der Menstruationszyklus beeinflußt die frauliche Leistungsfähigkeit. Die meisten weiblichen Personen verzeichnen ein Leistungsoptimum direkt nach der Menstruation und ein Leistungstief vor der Menstruation.
Voraussetzung für die richtige Vorbereitung der Frau auf den Hochleistungssport ist die Kenntnis der weiblichen Funktionsdaten im Bereich von Herz, Kreislauf, Atmung, Stoffwechsel und Skeletmuskulatur. Besonders wichtig ist die Kenntnis der absoluten und dynamischen und statischen Kraft, der Besonderheiten der Bewegungsabläufe im Gelenkapparat der Frau und der regenerativen Funktionen nach Trainings- und Wettkampfbeanspruchungen. Wir halten es für notwendig, besonders bei Frauen Regenerations-, Kompensations- und Ausgleichsübungen als untrennbare Bestandteile in die sportliche Vorbereitung einzureihen.

Literatur

Åstrand I (1960) Aerobic work capacity in men and women with special reference to age. Acta Physiol Scand [Suppl 169] 49: 169

Åstrand I, Guharay A, Wahre J (1968) Circulatory response to arm exercise with different arm positions. J Appl Physiol 25: 528-535

Åstrand PO (1952) Experimental studies of physical working capacity in relation to sex and age. Munksgaard, Copenhagen

Åstrand PO, Rodahl K (1977) Textbook of work physiology. McGraw-Hill, New York

Bláha P (ed) (1982) Anthropometrische Charakteristik der Turner der teschechoslowakischen Spartakiade 1980. Olympia, Prag

Booyens J, Keatinge WR (1957) The expenditure of energy by men and women walking. J Physiol (Lond) 138: 165-176

Bransford DR, Howley ET (1977) Oxygen cost of running in trained and untrained men and women. Med Sci Sports 9: 41-44

Costill DL, Fink WJ, Getschel LH, Ivy JL, Witzmann FA (1979) Lipid metabolism in skeletal muscle of endurance trained males and females. J Appl Physiol 47: 787-791

Cunningham DA, Hill S (1975) Effect of training on cardiovascular response to exercise in women. J Appl Physiol 39: 891-896

Cureton KJ (1981) Matching of male and female subjects using $\dot{V}O_{2max}$. Res Q Am Assoc Health Phys Educ 52: 264-268

Cureton KJ, Sparling PB (1980) Distance running performance and metabolic responses to running in men and women with excess weight experimentally equated. Med Sci Sports 12: 288-294

Dale E, Gerlach DH, Martin DE, Alexander CR (1979) Physical fitness profiles and reproductive physiology of the female distance runner. Phys Sportmed 7: 83-95

Döbeln W (1956) Maximal oxygen intake, body size, and total hemoglobin in normal. man. Acta Physiol Scand 38: 193

Drinkwater BL (1973) Physiological response of women to exercise. In: Wilmore JH (ed) Exercise and sport sciences reviews. Academic Press, New York

Ekelund LG, Holmgren A (1967) Central hemodynamics during exercise. Circ Res 20/21 Suppl 1

Eriksson BO, Engström I, Karlberg P, Lundin A, Saltin B, Thorén C (1978) Long-term effect of previous swimmtraining in girls. 9-10 year follow-up on the „Girlswimmers". Acta Paediatr Scand 67: 285-292

Franklin BA, Lussier L, Buskirk ER (1979) Injury rates in women joggers. Phys Sportmed 7: 105-112

Freedom P, Katch VL, Sady S, Weltman A (1979) Cardiac output differences in males and females during middle cycle ergometer exercise. Med Sci Sports 11: 16-19

Garrick, JG (1975) Ankle injuries: Frequency and mechanism of injury. Athlet Train 10: 109-111

Gillespie CA, Edgerton VR (1970) The role of testorone in exercise-induced glycogen super-compensation. Horm Metabl Res 2: 364-372

Hettinger T, Hollmann W (1969) Dynamometrische Messungen an Muskeln. Sportarzt u. Sportmed 20: 18

Hirata K (1979) Selection of olympic champions. Karger, Basel

Hollmann W (1959) Der Arbeits- und Trainingseinfluß auf Kreislauf und Atmung. Steinkopff, Darmstadt

Hollmann W (1961) Sexualdifferenzen bei der Spiroergometrie. In: Bausenwein-Plank I (Hrsg) Jugendsport-Frauensport. Banaschewski, München-Gräfelfing

Hollmann W (1963) Höchst- und Dauerleistungsfähigkeit des Sportlers. Barth, München

Hollmann W, Hettinger T (1976) Sportmedizin - Arbeits- und Trainingsgrundlagen. Schattauer, Stuttgart New York

Holmgren A (1967) Cardiorespiratory determinants of cardiovascular fitness. Can Med Assoc J 96: 697-701

Israel S (1979) Die organischen Grundlagen der geschlechtsspezifischen sportlichen Leistungsfähigkeit. Med Sport 19: 194-205

Israel S, Köhler E, Israel G (1967) Das Ausmaß organischer und funktioneller Anpassungserscheinungen bei Hochleistungssportlerinnen verschiedener Sportarten. Theor Prax Körperkult 16: 163–171

Keil E, Scheibe J, Börner A (1979) Der Einfluß eines extremen Ausdauerlaufes auf die Östradiol-, Testosteron- und Kortisolspiegel im Blut bei Frauen. Med Sport (Berlin) 19: 373–375

Kitagawa K, Yamamoto K, Miyashita M (1978) Maximal oxygen uptake, body composition and running performance in Japanese young adults of both sexes. In: Landry F, Orban WAR (eds) Exercise physiology. Symp Special, Miami

Klaus EJ, Noack H (1961) Frau und Sport. Thieme, Stuttgart

Kobayashi Y, Ando Y, Okuda N, Takaba S, Okara K (1980) Effects of endurance training on thermoregulation in female. Med Sci Sports 12: 361–364

Krahenbuhl GS, Archer PA, Pettit LL (1978) Serum testostone and adult female trainability. J Sport Med 18: 359–364

Kvapilik J (Hrsg) (1978) Frau und Sport (tschechisch). Olympia, Prag

MacNab RBJ, Conger PR, Taylor PS (1969) Differences in maximal and submaximal work capacity in men and women. J Appl Physiol 27: 644–651

Margaria R (1967) Aerobic and anaerobic energy sources in muscular exercise. In: Margaria (ed) Exercise at altitude. Excerpta Medica, Amsterdam

Massicotte DR, Avon G, Corriveau G (1979) Comparative effects of aerobic training on men and women. J Sports Med 19: 23–32

Märker K (1976) Aspekte des Frauensports. In: Findeisen DGR, Linke PG, Pickenhain L (Hrsg) Grundlagen der Sportmedizin. Barth, Leipzig

Montoye HS, Lamphiear DE (1977) Grip and arm strength in males and females age 10 to 69. Res Q Am Assoc Health Phys Educ 48: 109–128

Morimoto T, Slabochová Z, Naman RK, Sargent F (1967) Sex differences in physiological reactions to thermal stress. J Appl Physiol 22: 526–532

Novotný V (1981) Veränderungen des Knochenalters in Verlauf einer mehrjährigen sportlichen Belastung. Med Sport 21: 44–47

Pandolf KB (1979) Effects of physical training and cardiorespiratory physical fitness on exercise heat tolerance: Recent observations. Med Sci Sports 11: 60–65

Paolone AM, Wells CL, Kelly GT (1978) Sexual variations in thermoregulation during heat stress. Aviat Space Environ Med 49: 715–719

Philippi H, Hollmann W, Liesen H (1973) Über den Effekt eines lokales aeroben Trainings auf die muskuläre Durchblutung und die lokale aerobe Ausdauer bei männlichen und weiblichen Personen. Sportarzt Sportmed 24: 30–36

Pipes TV (1977) Body composition characteristics of male and female track and field athletes. Res Q Am Assoc Health Phys Educ 48: 244–247

Reindell H, König K, Roskamm H (1967) Funktionsdiagnostik des gesunden und kranken Herzens. Thieme, Stuttgart

Rutenfranz J, Mocellin R (1968) Untersuchungen über die körperliche Leistungsfähigkeit gesunder und kranker Heranwachsender. I. Bezugsgrößen und Normwerte. Z Kinderheilkd 103: 109–132

Seliger V (1968a) Energy metabolism in selected physical exercises. Int Z Angew Physiol 25: 104–120

Seliger V (1968b) The influence of sports training on the efficiency of juniors. Int Z Angew Physiol einschl. Arbeitsphysiol 26: 309–322

Seliger V (ed) (1975) Methods and results of the Nation-wide research of physical fitness of population, vol I–IV (in Czech). Charles Univ. Press, Praque

Seliger V (1977) Frau und Sport. In: Hollmann W (Hrsg) Zentrale Themen der Sportmedizin. Springer, Berlin Heidelberg New York

Shapiro Y, Pandolf KB, Avellini BA, Pimental NA, Goldman RF (1980) Physiological responses of men and women to humid and dry heat. J Appl Physiol 49: 1–8

Škranc O (1968) The physical fitness of men and women during life span. Teor Praxe Těl Vých [Suppl 1] 16: 15–18

Thörner W (1966) Biologische Grundlagen der Leibeserziehung. Dümmer, Bonn

Tittel K, Wutscherk H (1972) Sportanthropometrie. Barth, Leipzig

Town PG, Sol N, Sinning WE (1980) The effect or rope skipping rate on energy expenditure of males and females. Med Sci Sports 12: 295–298
Vincent MF (1968) Motor performance of girls from twelve through eighteen years of age. Res Q Am Assoc Health Phys Educ 39: 1094–1100
Webb JL, Millan DL, Stolz CJ (1979) Gynecological survey of American female athletes competing at the Montreal Olympic Games. J Sport Med Phys Fitness 19: 405–412
Weidemann H, Roskamm H, Gammelin L (1969) Vergleichsuntersuchungen über die Leistungsbreite des Herz-Kreislauf-Systems bei Hochleistungssportlerinnen, Sportstudentinnen und weiblichen Normalpersonen. Sportarzt Sportmed 20: 425–434
Wells CL, Hecht LH, Krahenbuhl GS (1981) Physical characteristics and oxygen utilization of male and female Marathon runners. Res Q Am Assoc Health Phys Educ 52: 281–285
Wyndham CH, Morrison JF, Williams CG (1965) Heat reactions of male and female Caucassians. J Appl Physiol 20: 357–364

Bewegungstherapie in der Früh- und Spätrehabilitation von Infarktpatienten

A. Drews, S. Drews, M. J. Halhuber, H. Hofmann, D. Michel

Einleitung

Im Jahre 1982 ist ausreichend nachgewiesen, daß bewegungstherapeutische Rehabilitationsprogramme nach Herzinfarkt das Leistungsniveau verbessern, das Selbstvertrauen vermehren und sogar Depressionen günstig beeinflussen. Diese Aussage, die den ersten Satz eines kritischen Beitrags des renommierten kanadischen Klinikers Kavanagh (1982) wiedergibt, belegt, daß Bewegungstherapie heute nicht nur auf eine optimale somatische Rekonditionierung ausgerichtet ist, sondern in allen Phasen der Rehabilitation auch eine psychosoziale Wiederherstellung intendiert. Sie hat übende und – wenn klinisch möglich – trainierende Elemente zum Inhalt und erzielt Wirkungen, die v. a. in den Phasen 2 und 3 nach der WHO-Klassifikation zur Entspannung (Verbesserung der Streßtoleranz und -abfuhr) und zur Entängstigung, Reaktivierung und Änderung des Lebensstils (Abbau koronargefährdender Verhaltensmuster durch das Leitbild des spielerisch sportlichen, gelassenen Menschen) beitragen können (Drews 1971; Drews et al. 1977) (Abb. 1).
Der Erfolg einer aktiven Bewegungstherapie ist entscheidend von 2 Voraussetzungen abhängig:

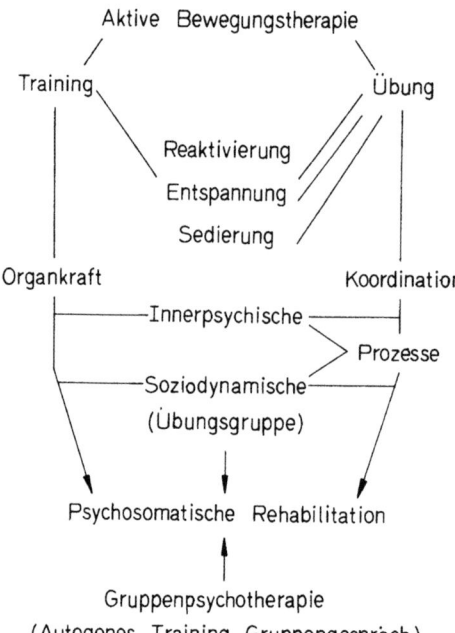

Abb. 1. Aktive Bewegungstherapie und psychosomatische Rehabilitation. (Schematische Darstellung in Anlehnung an Wittich 1965)

1) von der ausreichend genauen Beurteilung der Belastbarkeit des Rehabilitanden und
2) von der richtigen Auswahl und Dosierung des Bewegungsprogramms.

Zu 1) Anamnese, klinischer Befund, Röntgenkontrolle des Herzens (mit Herzvolumenbestimmung), Ergometrie mit laufender EKG-Aufzeichnung und Blutdruckmessungen lassen eine Entscheidung darüber zu, ob zur Beurteilung der Belastbarkeit weitere kardiologische Untersuchungen (Bandspeicher-EKG, Echo- oder Phonokardiographie, invasive Messungen) vor Therapiebeginn notwendig sind.

Zu 2) Je nach der individuellen Belastbarkeit wird das Bewegungsprogramm festgelegt. Eine Bewegungstherapie läßt sich als „Einzelübung" mit geringer Belastungsintensität oder mit genau dosierbaren Wegleistungen (Gehen, Traben, Rudern, Schwimmen, Radfahren, Ergometertraining) oder als „Gruppentherapie" durchführen. Trotz gewisser Schwierigkeiten in der Dosierung hat sich in vielen Rehabilitationszentren und auch in den ambulanten Koronargruppen das Gruppentraining bewährt (A. Drews 1971; A. Drews et al. 1977; M. Drews et al. 1981; König et al. 1977a, b; Lagerstrøm 1978).

Erfahrungen, Methoden und einige Ergebnisse mit Bewegungstherapie werden unter Einbeziehung einiger unterschiedlicher Aspekte dargestellt. Außerdem werden Gefahren, Zwischenfälle, Kontraindikationen, Bewegungsausgleich im Alltag und das Belastungs-EGK erläutert.

Praxis der Bewegungstherapie

Bewegungstherapie der Mettnau-Kur

Die aktive Bewegungstherapie wird seit 1958 in 3 verschiedenen Belastungsstufen, seit 1969 mit steigender Zahl von Infarktrehabilitanden in 5 und seit 1972 in

Tabelle 1. Tägliches Bewegungsprogramm der Mettnau-Kur in 6 Leistungsstufen (Belastungsdauer in Minuten). Postinfarktpatienten nur in den Gruppen III–VI (s. Tabelle 2). Wandern und Laufschule nur einmal pro Woche unter ärztlicher Kontrolle

	Präventionsgruppe			Rehabilitationsgruppe		
	I	II	III	IV	V	VI
Morgenübung	12	12	12	12	12	12
Ergotraining	⊖	⊖	⊖	(20)	20	20
Konditionsgymnastik	45	30	30	30	25	20
Wassergymnastik	45	30	30	30	20	(15)
Spiele	90	90	60	(45)	⊖	⊖
Rudern	30	30	30	30	20	(10)
Laufschule	+++	+++	++	+	(+)	⊖
Wandern (Gehbelastungen)	++	++	+++	+++	++	+

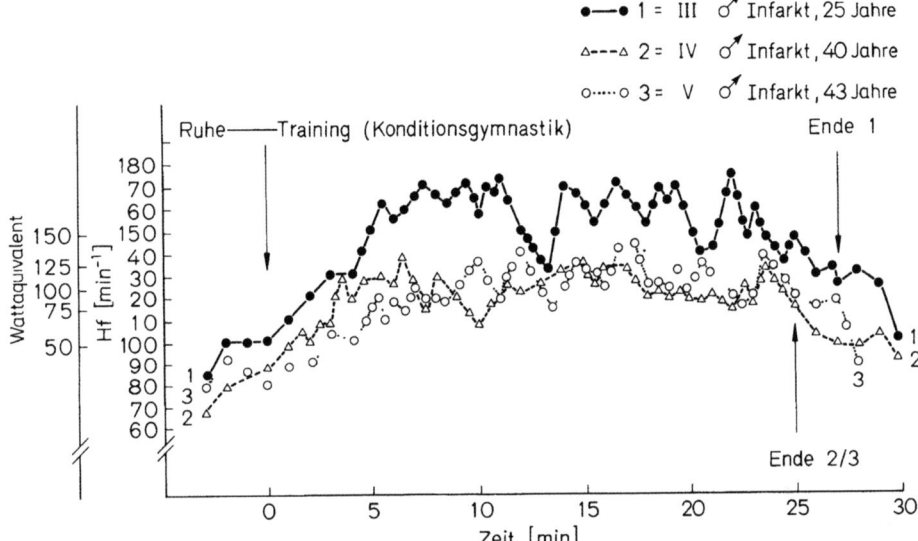

Abb. 2. Telemetrische Herzfrequenzaufnahmen von 3 Herzinfarktrehabilitanden während der Gruppenkonditionsgymnastik in den Belastungsstufen III–V. Patient 1: HLQ = 55,2; Patient 2: HLQ = 51,5; Patient 3: HLQ = 63,3

6 Leistungsstufen durchgeführt. Für Infarktpatienten kommen jedoch nur die letzten 4 Gruppen (III–VI) sowie in Sonderfällen auch Einzelübungen in Frage. Inhalt und Dauer des Bewegungsprogramms zeigt Tabelle 1. Morgenübung und EKG-überwachtes Ergotraining (maximal mit 70% der individuellen Belastungstoleranz) werden ärztlich geleitet, das restliche Programm von erfahrenen Sport- und Gymnastiklehrern. Nur die Laufschule und in Gruppe V das Wandern erfolgt mit Pulsmessungen (Selbstkontrolle); bei den anderen Belastungen werden in Einzelfällen zur Überwachung Telemetrie und Bandspeicher-EKG-Aufzeichnungen eingesetzt (Abb. 2). Teilnahme an Ball- und Bewegungsspielen ist i. allg. erst ab Gruppe IV möglich (A. Drews 1971; M. Drews et al. 1981).

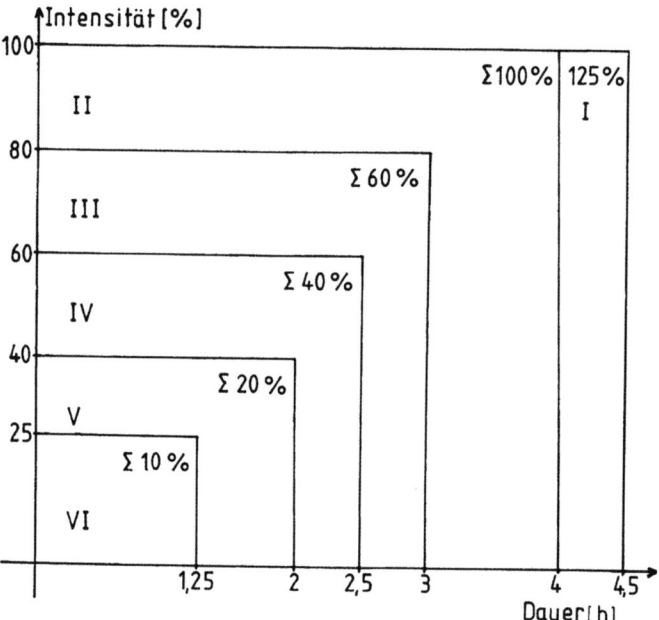

Abb. 3. Bewegungsprogramm der Mettnau-Kur. Relative Trainingsintensität und Trainingssumme, bezogen auf Gruppe II, sowie absolute Trainingsdauer der 6 Leistungsstufen

Die relativen Unterschiede von Belastungsintensität und Trainingssumme und die durchschnittliche tägliche Belastungsdauer in den einzelnen Gruppen gibt Abb. 3 wieder.

Zeitplan: 7.45 Uhr Morgenübung, ab 9.00 Uhr Ergotraining, ab 10.45 Uhr Konditionsgymnastik (Gruppe VI erst um 11.15 Uhr), ab 15.00 Uhr Wassergymnastik und Schwimmen (Gruppe VI 15.30 Uhr), ab 16.15 Uhr Spiele (Gruppen III und IV).

Auf Methodik und Vielseitigkeit des Bewegungsprogramms wird zwar besonderer Wert gelegt, das Mitmachen sollte aber allen Teilnehmern viel Freude bereiten!

Bewegungstherapie der Klinik Höhenried

In ähnlicher Weise umfaßt die Bewegungstherapie an der Klinik Höhenried eine Morgenübung von 7.15 bis 7.45 Uhr unter ärztlicher Aufsicht als Gymnastik ohne Gerät im Freien, eine Vormittagsübung (30 min), während der dem Patienten verschiedene Formen der Gymnastik bekanntgemacht werden (s. auch Therapieinhalt der Mettnau-Kur), wobei Entspannungsmethoden und Bewegungsspielen ein besonders hoher motivationaler Wert für das Erhalten eines Langzeittherapieplanes zukommt. Schwimmen und Wassergymnastik ist nur für einen ausgewählten Patientenkreis erlaubt. Eine weitere Einheit für alle Patienten ist die individuell dosierte Ausdauerbelastung (ca. 15 min) - Fahrradergometertraining oder Lauftraining nach dem „Kölner Modell" (Lagerstrøm 1978) - mit einer Trainingsherzfrequenz von 60% der bei der symptomlimitierten Ergometrie erreichten Herzfrequenzsteigerung.

Nachmittags folgt die „Terrainkur" (30 min Spaziergang, steigerbar bis zur längeren Wanderung), die je nach Belastbarkeit für die trainierbaren Personen auch durch Radfahren, Rudern oder Skiwandern ersetzt werden kann. Durchschnittlich sind die Patienten (15-20 Patienten pro Übungsleiter) im Rahmen der Gruppentherapie täglich zwischen 1,5 und 3,5 h in Anspruch genommen.

Gruppeneinteilung zur Bewegungstherapie

Belastungsgruppen der Mettnau-Kur

Übereinstimmend mit der Klinik Höhenried unterscheiden wir - von Sonderfällen für Einzeltherapie abgesehen - 3 Belastungsstufen für Infarktrehabilitanden (A. Drews 1971; A. Drews u. S. Drews 1981): Gruppe VI, bei geringer Belastbarkeit und für Anschlußheilbehandlung-Patienten bis 8 Wochen nach Infarkt, nur mit „Übungen", also Schulung der Koordination und Flexibilität, geringes Tempo und/oder Beanspruchung kleinerer Muskelgruppen, Atem- und Entspannungsübungen (s. Gruppe Ü in Höhenried).

Bei ausreichender Belastbarkeit erfolgt eine Zuordnung in Gruppe V bzw. IV (s. Gruppe T in Höhenried).

Nur bei guter Belastbarkeit (Alter, Bewegungsapparat, Vortraining) wird die Teilnahme in Gruppe III erlaubt (s. Gruppe S in Höhenried).

Die wesentlichen Kriterien für die Zuordnung von Infarktrehabilitanden enthält Tabelle 2. Außerdem werden für die Beurteilung beachtet: Leistungsbereitschaft, psychische Einstellung zur körperlichen Aktivität, Bewegungsapparat, Vortraining oder andere leistungsbegrenzende Faktoren.

Tabelle 2. Die wichtigsten Daten und Parameter für die Gruppenzuteilung von Postinfarktpatienten der Mettnau-Kur. Ergometrische Mindestbelastungen ohne Belastungsangina, ohne pathologische EKG-Veränderungen gegenüber Körperruhe, unter Beachtung der limitierenden Herzfrequenz und Blutdruckwerte. (Nach A. Drews u. S. Drews 1981)

Gruppe	III	IV	V	VI
Infarktalter (Monate)	>12	>6	>3	1-3[a]
Lebensalter (Jahre)	<40	>40	>55	>65
Herzvolumen/Körperoberfläche [ml/m^2 KO]	-400	-450	-500	-600
Ergobelastung:				
[W]	125	100	75	25/50
[W/kg KG]	>1,5	>1,25	>1,0	>0,5/0,75
Dauer pro Belastungsstufe [min]	6	6	6	6/3

[a] Alle Anschlußheilbehandlung.

Einteilung zur Bewegungstherapie an der Klinik Höhenried

In der Methodik und Didaktik der Bewegungstherapie wird aufgrund sportmedizinischer Untersuchungsergebnisse zwischen Übungstherapie, trainierender Therapie und Sporttherapie unerschieden. Auf dieser Basis und wegen der zunehmenden Zahl von Koronarübungsgruppen, Koronartrainingsgruppen und Sportgruppen im Breiten-, Freizeit- oder Seniorensport entschlossen wir uns, den Code für die Einteilung zur Bewegungstherapie zu ändern: An die Stelle der Gruppenbezeichnungen III–V (Drews et al. 1977) treten die Buchstaben Ü, T und S sowie E für die Patienten, die einer Einzelbehandlung bedürfen (Tabelle 3).
Nach hämodynamischen Kriterien lassen sich Herzkranke in 3 Gruppen einteilen:

1) Personen ohne wesentliche Steigerungsfähigkeit der Pumpleistung ihres Herzens (Herzminutenvolumen, HMV) oder Personen, bei denen aus bestimmten Gründen eine HMV-Steigerung nicht empfehlenswert erscheint,
2) Personen mit mäßig steigerungsfähigem HMV,
3) Personen mit gut steigerungsfähigem HMV.

Natürlich soll und kann nicht bei jedem Patienten eine Einschwemmkatheteruntersuchung zur Bestimmung des HMV auch unter Belastung durchgeführt werden. In den meisten Fällen kann die symptomlimitierte diagnostische Ergometrie Grundlage der Beurtei-

Tabelle 3. Einteilung zur Bewegungstherapie an der Klinik Höhenried

Diagnostische Ergometrie Belastbarkeit	Bewegungstherapie	
Belastungsuntersuchung nicht oder noch nicht indiziert bzw. nicht relevant	Einzelbehandlung Kardiologische Frühmobilisation; Patienten, die aus orthopädischen Gründen nicht an der Gruppentherapie teilnehmen können	E
< 1 W/kg KG	Übungsgruppe Hockergymnastik, Ergometertraining, Atemtherapie, Entspannungsmethoden, „kleine Spiele"	Ü
≧ 1 W/kg KG	Trainingsgruppe Gymnastik, Lauftraining, Atemtherapie, Entspannungsmethoden, Spiele	T
≧ 1,25 W/kg KG	Sportgruppe Inhalt aus Freizeit-, Breiten- und Seniorensport	S

lung der Belastbarkeit sein. Bei Herzvergrößerung oder bestimmten Rhythmusstörungen (ab Grad III der Lown-Klassifizierung) ist jedoch mit einer Diskrepanz zwischen Leistungsfähigkeit [„körperliche Bruttoleistungsfähigkeit" nach Roskamm (1974)] und Belastbarkeit (Leistung, die auch als Dauerbelastung nicht zu einer Gefährdung führt) zu rechnen (s. S. 396), und zwar aufgrund einer eingeschränkten linksventrikulären Funktion.

Eine Einzelbehandlung erfolgt in Höhenried im Rahmen der Frühmobilisation nach akutem Herzinfarkt oder nach Direktübernahme aus einem kardiochirurgischen Zentrum etwa am 10. Tag nach der Bypassoperation.

Eine Einzelbehandlung bleibt auch nötig bei stärkerer Einschränkung der ventrikulären Pumpfunktion, einer elektrischen Instabilität (gravierende Rhythmusstörungen) sowie einer Angina pectoris bei geringer Belastung und bei nicht kardial bedingten Ausschlußkriterien für eine Bewegungstherapie im Gruppenverband. Zur Ü-Gruppe gehören Patienten in der „Anschlußheilbehandlung" bis ca. zur 8. Woche nach komplikationslosem Infarkt und Bypassoperierte bis zu 6 Wochen nach dem Eingriff. Bei einer Reihe weiterer kardiologischer Krankheitsbilder ist eine Übungsbehandlung empfehlenswert, da die Belastung mit weniger als 1 W/kg KG durchgeführt werden sollte.

Als Beispiel für die T-Gruppe seien hier v. a. die Patienten mit komplikationslosem Postinfarktverlauf genannt, die 1 W/kg KG beschwerdefrei leisten können und bei denen das akute Ereignis mehr als 8 Wochen zurückliegt, wobei die Herzgröße radiologisch oder echokardiographisch normal ist und keine „gefährlichen Rhythmusstörungen" beobachtet werden. Dieselben Kriterien gelten auch für Bypassoperierte.

Zur S-Gruppe sind Patienten zu rechnen, die mehr als ein Jahr nach dem akuten Ereignis nicht nur 1,25 W/kg KG ohne Angina pectoris und/oder Ischämiereaktion im Belastungs-EKG leisten können, sondern auch eine normale Ventrikelfunktion aufweisen oder beim koronarchirurgischen Eingriff komplett revaskularisiert werden konnten. Dies sind meist Patienten, die zu einem „Wiederholungsheilverfahren" in Höhenried sind. Dazu gehören auch Patienten ohne Infarkt mit koronarer Herzkrankheit, aber entsprechender Leistungsfähigkeit, Patienten mit hyperkinetischem Herzsyndrom, Patienten mit funktionellen Herzbeschwerden und Personen mit eingeschränkter Leistungsbreite infolge Trainingsmangels.

Ergebnisse mit aktiver Bewegungstherapie

Die Wirkung einer durchschnittlich 4wöchigen Bewegungstherapie (Soforteffekte) soll an einigen nichtinvasiv gemessenen Herz-Kreislauf-Parametern von 600 männlichen Infarktpatienten (Alter 29-76 Jahre, im Mittel 54 Jahre, mittlere Körperlänge 173 cm, mittleres Gewicht 78 kg) dargestellt werden. Die trainingsbedingten Veränderungen in Abhängigkeit von relativem Herzvolumen, Lebensalter und Infarktalter (Frührehabilitation bis 6 Monate, Spätrehabilitation über 6 Monate nach Infarktereignis) sind in den Tabellen 4-8 und in Abb. 4 zusammengefaßt (M. Drews et al. 1981; S. Drews et al. 1981; A. Drews u. S. Drews 1981; S. Drews, unveröffentl. Ergebnisse).

Ergometrische Methodik

Die angewandte Methodik zeigt folgende Übersicht (A. Drews u. S. Drews 1981):

1) *Anfangsbelastung:*
   - geringe Belastbarkeit   25 W,
   - ausreichende Belastbarkeit   50 W,
   - gute Belastbarkeit   75 W;

2) angestrebte Zahl der *Belastungsstufen*   3 (-4);

3) *Leistungsanstieg*   jeweils   25 W;

4) *Belastungsdauer* pro Stufe:
   - bei der 1. Ergometrie   (3 min),
   - bei weiteren Kontrollen   (6 min),
   - im Grenzbereich der Belastungsfähigkeit   (1–3 min);

5) *Anzahl* der Ergometrien:
   - durchschnittlich   1mal pro Woche,
   - in Sonderfällen   2mal pro Woche.

Die Fahrradergometrie erfolgt in sitzender Position bei fortlaufender EKG-Aufzeichnung (BWA V_1–V_6) und halbautomatischer Blutdruckregistrierung (Tensiomat) in 2- bis 3minütigen Intervallen in ständiger Anwesenheit eines Arztes. Untersuchungen vor und nach der Therapie finden zu gleichen Tageszeit statt (Abbruchkriterien s. S. 397). Zur Erfassung des Ausdauerbereiches wurde für die 2. bzw. 3. Belastungsstufe eine 6minütige Belastungsdauer angestrebt (A. Drews u. S. Drews 1981).

Maximaler Sauerstoffpuls

Der O_2-Puls als Maß für das maximale Leistungsvermögen zeigte für das Gesamtkollektiv wie für alle Untergruppen eine hochsignifikante Zunahme (Tabelle 4). Frührehabilitanden hatten bei einem geringerem Ausgangswert einen höheren Leistungszuwachs als Spätrehabilitanden. Eine signifikante Altersabhängigkeit war nicht erkennbar (M. Drews et al. 1981).

Herzvolumen-Leistungs-Quotient (HLQ)

Der HLQ als Ausdruck der relativen Herzleistung lag für das Gesamtkollektiv vor Therapiebeginn noch im pathologischen Bereich (>70). Die Verbesserungen nach Training waren in allen Untergruppen prozentual etwa gleich groß, wobei nun bis auf die Gruppe der Patienten mit vergrößertem Herzvolumen alle Untergruppen im Normbereich lagen (Tabelle 5) (M. Drews et al. 1981).

Tabelle 4. Einfluß eines stationären Heilverfahrens mit 4wöchiger Bewegungstherapie auf den maximalen O_2-Puls (in ml) bei 600 Postinfarktpatienten. *HV/KO* relatives Herzvolumen pro m² Körperoberfläche, *Infarktalter* Zeit zwischen Infarkt und Heilverfahren, *[%]* Differenz zwischen Anfangs- und Enduntersuchung. (Nach M. Drews et al. 1981)

		n	Anfangs-untersuchung $\bar{x} \pm SD$	End-untersuchung $\bar{x} \pm SD$	[%]	p
Gesamt		600	11,7 ± 2,4	13,5 ± 2,4	+15,9	<0.001
HV/KO [ml/m² KO]	300–350	55	11,5 ± 2,2	13,5 ± 2,4	+17,4	<0.001
	350–450	386	11,7 ± 2,4	13,5 ± 2,4	+15,4	<0.001
	450–600	159	11,7 ± 2,5	13,6 ± 2,6	+16,5	<0.001
Lebensalter bei Infarkt (Jahre)	≤45	164	11,8 ± 2,4	13,6 ± 2,3	+15,4	<0,001
	46–55	270	11,9 ± 2,4	13,8 ± 2,3	+15,8	<0,001
	>55	166	11,1 ± 2,4	12,9 ± 2,5	+16,6	<0,001
Infarktalter	≤6 Monate	137	11,0 ± 2,4	13,2 ± 2,6	+20,1	<0,001
	>6 Monate	463	11,9 ± 2,4	13,6 ± 2,3	+14,8	<0,001

Tabelle 5. Einfluß eines stationären Heilverfahrens mit 4wöchiger Bewegungstherapie auf den Herzvolumen-Leistungs-Quotienten (HLQ) bei 600 Postinfarktpatienten. Bezeichnungen wie in Tabelle 4. (Nach M. Drews et al. 1981)

		n	Anfangs-untersuchung $\bar{x} \pm SD$	End-untersuchung $\bar{x} \pm SD$	[%]	p
Gesamt		600	71,8 ± 20,0	61,1 ± 14,3	−14,9	<0,001
HV/KO [ml/m² KO]	300–350	55	56,6 ± 11,8	47,8 ± 8,4	−15,5	<0,001
	350–450	386	68,5 ± 18,1	58,4 ± 11,5	−14,8	<0,001
	450–600	159	85,0 ± 19,7	72,2 ± 15,2	−15,0	<0,001
Lebensalter bei Infarkt (Jahre)	≤45	164	68,7 ± 16,2	59,0 ± 13,3	−14,1	<0,001
	46–55	270	70,7 ± 19,4	60,1 ± 13,3	−15,0	<0,001
	>55	166	76,5 ± 23,4	64,7 ± 16,3	−15,5	<0,001
Infarktalter	≤6 Monate	137	76,1 ± 21,7	62,6 ± 15,0	−17,8	<0,001
	>6 Monate	463	70,5 ± 19,3	60,6 ± 14,1	−14,0	<0,001

Frequenz-Blutdruck-Produkt (HF · RR_s/100)

Das Produkt aus Herzfrequenz und systolischem Blutdruck gilt als gutes Maß für die äußere Herzarbeit des linken Ventrikels (Tabelle 6). Mit zunehmendem Lebensalter war ein geringeres Belastungsniveau vor und nach Therapie festzustellen. Den höchsten Anstieg erzielten die Patienten der Frührehabilitation bei stärkstem Zuwachs der maximalen Wettleistung. Für das Produkt waren die Unterschiede gegenüber den Spätrehabilitanden hochsignifikant (M. Drews et al. 1981).

Tabelle 6. Einfluß eines stationären Heilverfahrens mit 4wöchiger Bewegungstherapie auf das Frequenz-Blutdruck-Produkt ($\frac{HF \cdot RR_s}{100}$) bei 600 Postinfarktpatienten. P_{max} maximale Wattstufe, übrige Bezeichnungen wie in Tabelle 4. (Nach M. Drews et al. 1981)

	P_{max} $\bar{x} \pm SD$	$\frac{HF \cdot RR_s}{100}$ $\bar{x} \pm SD$	P_{max} $\bar{x} \pm SD$	$\frac{HF \cdot RR_s}{100}$ $\bar{x} \pm SD$	P_{max} $\bar{x} \pm SD$	$\frac{HF \cdot RR_s}{100}$ $\bar{x} \pm SD$
HV/KO [ml/m² KO]	300–350 (n=55)		350–450 (n=386)		450–600 (n=159)	
Anfangsuntersuchung	89±25	220±45	86±26	215±50	80±27	201±48
Enduntersuchung	111±27	232±44	110±27	230±52	103±30	213±53
[%]	+25,6	+5,8	+27,6	+7,1	+28,6	+5,9
P	<0,001	<0,05	<0,001	<0,001	<0,001	<0,001
Lebensalter bei Infarkt (Jahre)	≤45 (n=164)		46–55 (n=270)		>55 (n=166)	
Anfangsuntersuchung	95±28	227±51	87±24	211±48	72±23	196±46
Enduntersuchung	122±30	249±50	111±24	225±50	92±24	204±46
[%]	+28,1	+9,5	+27,2	+6,3	+28,5	+4,0
P	<0,001	<0,001	<0,001	<0,001	<0,001	<0,025
Infarktalter	≤6 Monate (n=137)				>6 Monate (n=463)	
Anfangsuntersuchung	72±21	190±44			89±27	218±50
Enduntersuchung	102±27	214±47			111±28	229±53
[%]	+41,3	+13,2			+24,5	+5,0
P	<0,001	<0,001			<0,001	<0,001

Blutdruckverhalten

Bei normotonen Ausgangswerten in Körperruhe und während Fahrradergometrie im Sitzen ändern sich die Druckwerte durch ein 4wöchiges Training nur gering. Pathologisch erhöhte Druckwerte (Ruhe/Arbeit) werden dagegen – ohne zusätzliche Medikation – stärker gesenkt, ohne daß jedoch die Werte der normotonen Patienten erreicht werden (Tabelle 7) (S. Drews, unveröffentl.).

Arbeitsleistung

Nach 4wöchiger Bewegungstherapie war die vom Gesamtkollektiv tolerierte Belastungsintensität und Belastungsdauer bei ergometrischer Untersuchung deutlich erhöht (Abb. 4) (M. Drews et al. 1981).

Herzrhythmusstörungen

Bei schweren ventrikulären Rhythmusstörungen besteht eine absolute (Klassen IVa, b und V nach Lown) bzw. relative (Klassen II und IIIa, b) Kontraindi-

Tabelle 7. Einfluß eines stationären Heilverfahrens mit 4wöchiger Bewegungstherapie auf das Blutdruckverhalten von 700 Postinfarktpatienten mit normotonen *(N)* und hypertonen *(H)* Blutdruckwerten vor und nach Therapie. RR_s/RR_d systolischer/diastolischer Blutdruck (mm Hg) mit Mittelwert und Standardabweichung. (Nach S. Drews, unveröffentl. Ergebnisse)

		N (n = 259)		H (n = 441)	
		RR_s	RR_d	RR_s	RR_d
Ruhe	Vor Therapie	129 ± 10	84 ± 9	155 ± 14	102 ± 10
	Nach Therapie	127 ± 10	82 ± 10	142 ± 14	93 ± 10
	Differenz [%]	−2,1	−1,4	−8,5	−9,1
Belastung	Vor Therapie	164 ± 17	83 ± 8	194 ± 21	96 ± 9
N (89 ± 29 W)	Nach Therapie	161 ± 19	81 ± 9	182 ± 22	89 ± 10
H (89 ± 26 W)	Differenz [%]	−2,3	−1,9	−6,2	−6,6

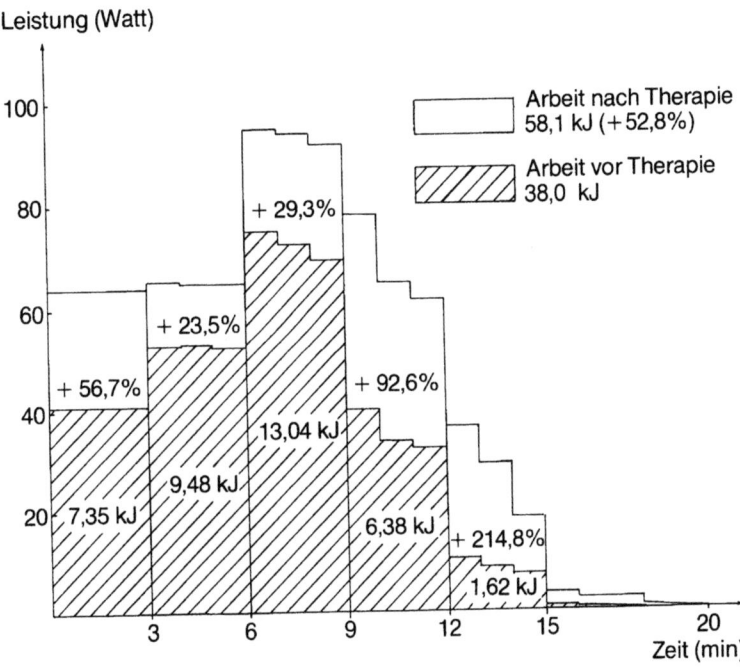

Abb. 4. Vergleich der Ergometrien von 600 Postinfarktpatienten vor und nach 4wöchiger Bewegungstherapie in bezug auf die tolerierte Arbeit. Die mehrstufige Belastung (mindestens 2 Belastungsstufen mit 3–6 min) konnte nicht von allen Patienten über die 2. bzw. 3. Stufe (7.–9. Minute) hinaus erbracht werden, so daß die Mittelwerte für Arbeit und Leistung bezüglich des Gesamtkollektivs wieder abnehmen (Abflachung des Säulendiagramms). (Nach M. Drews et al. 1981)

Tabelle 8. Herzrhythmusstörungen bei ansteigender Ergometerbelastung bei 602 Postinfarktpatienten mit 2845 Ergometrien während eines 4wöchigen Heilverfahrens (registriert wurden 6 Brustwandableitungen ohne Unterbrechung während der gesamten Belastungsdauer). (Nach S. Drews et al. 1981)

Rhythmusstörung	Postinfarktpatienten		Ergo-EKG	
	n	[%]	n	[%]
Keine	202	33,6	1713	60,2
Unbedeutend (supraventrikuläre und ventrikuläre Extrasystolen der Klasse I nach Lown)	238	39,5	745	26,5
Bedeutend (ventrikuläre Extrasystolen der Klassen II-V nach Lown)	162	26,9	378	13,3
Gesamt	602	100,0	2845	100,0

kation für körperliches Training. Durch wiederholte Ergometrien (4,7 pro Patient/4 Wochen) fanden sich bei 26,9% der Infarktpatienten (n = 602) ernste Rhythmusstörungen, während bei der ersten Ergometrie nur 15,3% der Patienten bedeutende Arrhythmien aufwiesen (Tabelle 8). Ernste Arrhythmien waren signifikant häufiger bei vergrößertem Herzvolumen, Zunahme des Lebensalters, Infarktresiduen im EKG und Ischämiereaktionen im Belastungs-EKG; Patienten in der Frührehabilitation hatten etwas weniger bedeutende Rhythmusstörungen (21,7%) als in der Spätrehabilitation (28,4%), der Unterschied war aber nicht signifikant (S. Drews et al. 1981).

Gefahren und Zwischenfälle

Die richtige Beurteilung der individuellen Belastbarkeit und die daraus resultierende Zuteilung zur Belastungsgruppe einerseits sowie die geeignete Auswahl von Übungs- und Trainingsprogrammen andererseits sind entscheidende Voraussetzungen zur Vermeidung von Zwischenfällen (A. Drews 1971; A. Drews et al. 1977; M. Drews et al. 1981; S. Drews et al. 1981; A. Drews u. S. Drews 1981; König et al. 1977a, b; Lagerstrøm 1978; Mellerowicz 1974). Trotz dieser Vorsorgen sind Gefährdungen bei Koronarkranken möglich, weil

1) die Belastung zeitweilig unbewußt oder durch gesteigertes Selbstvertrauen und zu großen Ehrgeiz größer als vorgesehen ist,
2) die kardiale Belastbarkeit plötzlich geringer ist als vorher festgestellt wurde (deshalb engmaschige klinische und ergometrische Kontrollen, Telemetrie),
3) nichtkardiale Organerkrankungen oder Funktionsstörungen (Diabetes, Bluthochdruck, Infekt) aufgetreten sind.

Eine offene Erörterung der Zwischenfälle während aktiver Bewegungstherapie muß einer Darstellung der Ergebnisse folgen, um die Verträglichkeit des Trainings bei einem großen Kollektiv chronisch Herzkranker aufzuzeigen.

Zwischenfälle im Kursanatorium Mettnau

Von 1965 bis 1981 gab es bei 36000 Patienten (ohne Herz-Kreislauf-Klinik Mettnau) mit 15% Koronarpatienten und 25% koronaren Risikopatienten 7 tödliche Zwischenfälle. Nur bei 3 Patienten bestand ein zeitlicher Zusammenhang zur Bewegungstherapie: einmal beim Schwimmen (1969), einmal nach Gymnastik in Gruppe VI (1972) und einmal beim Tanzen (1976). Bei 4 weiteren Patienten trat der Sekundenherztod am Wochenende bzw. in übungsfreien Perioden ohne vorangegangene körperliche Anstrengungen auf (M. Drews et al. 1981; S. Drews et al. 1981; A. Drews u. S. Drews 1981).

Zwischenfälle an der Klinik Höhenried

In der Klinik Höhenried wurden in den Jahren 1967-1979 insgesamt 64676 Heilmaßnahmen durchgeführt, wobei 67 Todesfälle auftraten. Bei 49 Patienten war ein Infarkt vorausgegangen. Bei der Analyse der Todesumstände ergibt sich im zeitlichen Zusammenhang mit körperlicher Aktivität folgende Kasuistik:

Spazieren im Klinikgelände mit Aufsicht	2 Todesfälle
Spazieren im Klinikgelände ohne Aufsicht	3 Todesfälle
Fahrradtour (trotz Anordnung nicht abgestiegen)	2 Todesfälle
Intervalltraining (gegen ärztlichen Rat)	1 Todesfall
Während und nach Schwimmen (einmal Tauchen trotz Verbot)	4 Todesfälle
Kegeln	2 Todesfälle
Nach der Morgenübung auf der Wiese	1 Todesfall
Vor der Morgenübung ohne Anstrengung	2 Todesfälle

Diese 17 Patienten entsprechen 25% der Gesamttodesfälle; 12 hatten einen plötzlichen Herztod in Anwesenheit eines Therapeuten (erfolgreiche Reanimation zusätzlich in 5 Fällen).
Von den Boer (1981, unveröffentl. Dissertation) wurde die Periode 1967-1974, über die Pall schon 1975 berichtet hatte, verglichen mit der Periode 1975-1979. Die Mortalität ist in der zweiten Periode um 33% zurückgegangen, obwohl die Schwere der Krankheitsbilder deutlich zugenommen hat.

Die Zahl der bei irgendeiner Bewegungsart verstorbenen Patienten ist in der zweiten Periode um 7% zurückgegangen. In 4 Fällen war „Übermotivation zur körperlichen Aktivität" Auslöser für den Sekundenherztod, in 3 Fällen war ein vom Therapeuten ausgesprochenes Verbot eindeutig nicht beachtet worden.

Kontraindikationen für Bewegungstherapie

Absolute Kontraindikationen

Damit die hier angeführte Liste der Gegenanzeigen nicht zu starren Pauschalverboten Anlaß gibt, muß sie durch den Begriff der absoluten und relativen Kontraindikationen ergänzt werden.

Als absolute Kontraindikationen gelten für uns alle chronischen oder akuten Krankheitszustände und Komplikationen, welche auf jeden Fall und von sich aus eine Bewegungstherapie verbieten (M. Drews et al. 1981; A. Drews u. S. Drews 1981; Jädicke 1979; Samek 1974; Samek et al. 1975).

Es gelten folgende absolute Kontraindikationen:

1) kardiale Ruheinsuffizienz, hochgradige Leistungseinschränkung (<25 W);
2) hochgradige Koronarinsuffizienz (<25 W);
3) schwere Angina pectoris (Ruheangina, Creszendoangina);
4) schwere ventrikuläre Rhythmusstörungen (Klasse IV und V nach Lown);
5) „maligne" Hypertonie ($>200/>120$ mm Hg);
6) akute, entzündliche Erkrankungen.

Relative Kontraindikationen

Von einer relativen Kontraindikation pflegt man dann zu sprechen, wenn Vor- und Nachteile eines therapeutischen Vorgehens in einer konkreten Situation gegeneinander abzuwägen sind (A. Drews et al. 1977).

Es gelten folgende relative Kontraindikationen:

1) Angina pectoris bei geringer Belastung (<50 W) und/oder ischämische ST-Senkung ($>0,2$ mV);
2) Erregungsbildungs- und Reizleitungsstörungen, die unter Belastung auftreten oder sich verstärken (z. B. vES der Klasse II und III nach Lown);
3) Herzvergrößerung (HV/KO $>550-600$ ml/m^2 KO), ausgedehnter Myokardinfarkt (R-Verlust bis V_5), Vorderwandaneurysma;
4) unbehandelte/unzureichend behandelte Hypertonie ($>190/>110$ mm Hg);
5) mittelgradige respiratorische Insuffizienz.

Unter welchen Bedingungen kann bei Patienten mit schwerer Angina pectoris und Befunden, die eine Bypassoperation nicht erlauben, doch Bewegungstherapie empfohlen werden? Buchwalsky (1981) belastete Infarktpatienten mit limitierender Stenokardie täglich auf dem Fahrradergometer im Sitzen mit 50 und 75 W bis zur Schmerzschwelle. Bei 20 Patienten, die auf diese Art über 5 Wochen „trainiert" wurden, verbesserte sich die Belastbarkeit durchschnittlich um 15 W (Leistungszuwachs um 21%). Auch Schenk (1981) hat über gute Erfolge bei solchen Patienten durch exakt dosiertes und ärztlich besonders genau kontrolliertes Fahrradergometertraining berichtet.

Medikation der Infarktpatienten

Die Indikationsbreite der Bewegungstherapie kann heute durch entsprechende begleitende Medikation wesentlich erweitert werden.
Die Methode der Wahl ist die gleichzeitige Gabe von β-Blockern und Nitrokörpern. Spart man bei diesen Patienten mit β-Blockern und Nitrokörpern, so schöpft man die Möglichkeiten der Bewegungstherapie nicht aus.
Bei 602 Infarktpatienten der Mettnau-Kur (1973–1977) (S. Drews et al. 1981; A. Drews u. S. Drews 1981), die regelmäßig an der Bewegungstherapie teilnahmen, ergab eine systematische Auswertung:

60,8% waren digitalisiert,
33,7% nahmen ständig Nitropräparate,
28,5% nahmen β-Blocker,
12,8% wurden mit Antiarrhythmika behandelt,
nur 20,2% blieben ohne jede Medikation!

Körperliche Aktivität im Alltag

Die günstigen Auswirkungen der Bewegungstherapie können nur erhalten bleiben, wenn ein Mindestmaß an Training regelmäßig und möglichst täglich durchgeführt wird (A. Drews 1971; A. Drews et al. 1977; Hollmann et al. 1981; Lagerstrøm 1978; Rost 1979). Eine wichtige Hilfestellung geben dazu die „ambulanten Koronargruppen". Die Gruppeneinteilung ist an der Klinik Höhenried so vereinfacht worden, daß sie auch für die Gruppen relevant ist, die der über das Heilverfahren hinaus motivierte Patient möglicherweise an seinem Wohnort vorfindet. Durch diese Annäherung an die Praxis fern der Rehabilitationsklinik erhoffen wir uns, dem Patienten den Weg zu der für ihn richtigen Gruppe zu erleichtern.
Inzwischen existieren mehr als 800 ambulante Koronargruppen in der Bundesrepublik Deutschland (Hollmann et al. 1983).
Die in der Frührehabilitation gemachten ersten positiven Erfahrungen durch die Bewegungstherapie dienen der Entängstigung und der Wiedererlangung von physischen und psychischer Leistungsfähigkeit. Wir bieten möglichst viele Bewegungstherapieinhalte an, damit sich der Patient diejenigen für zu Hause aussucht, die ihn am meisten motivieren, sein eigenes Bewegungsprogramm in adäquater Art und Intensität weiter durchzuführen.
Dazu sollte er am Ende des Heilverfahrens auch selbständig in der Lage sein, da es immer noch viel zu wenig Möglichkeiten einer Weiterbetreuung am Wohnort gibt.

Das Belastungs-EKG

Heute gehört die Erstellung eines Belastungs-EKG unter standardisierten Arbeitsbedingungen, wie sie bei der Fahrrad- und Laufbandergometrie oder bei der Kletterstufe gegeben sind, zu den routinemäßigen kardiologischen Untersuchungsmethoden. Jedoch dürfen bei der Beurteilung der Befunde, insbesondere eher derjenigen von Patienten mit bereits abgelaufenem Herzinfarkt, die Grenzen dieses Verfahrens nie außer acht gelassen werden. Hierbei ist zu beachten, daß das Belastungs-EKG diagnostische Rückschlüsse auf den myokardialen Versorgungsstand, nicht aber auf die anatomische Morphologie der Koronargefäße zuläßt. Will man die Treffsicherheit des Belastungs-EKG durch den Vergleich mit der Koronarangiographie beschreiben, so schwankt die Sensitivität nach Literaturangaben je nach Auswahl des untersuchten Patientenkollektivs erheblich, die Spezifität ist hoch. So fand Rentrop et al. (1975) eine Sensitivität von 30% bei Eingefäßbefall, von 55% bei Zweigefäßbefall und von 79% beim Dreigefäßbefall.

Bei einer symptomlimitierten Ergometrie nach Herzinfarkt sind folgende Punkte wichtig:

1) Mit welcher Methodik ist das Belastungs-EKG zu erstellen?
2) Zu welchem Zeitpunkt kann der Belastungstest nach dem Herzinfarkt frühestens vorgenommen werden?
3) Welchen diagnostischen Wert hat das Belastungs-EKG?
4) Wie sicher ist der Belastungstest überhaupt?

Methodik

Was die Verfahrensweise für den Belastungstest anbelangt, so konnte trotz aller Standardisierungsvorschläge leider bisher in Deutschland noch kein einheitliches Vorgehen erreicht werden. Während an der Klinik Höhenried in den ersten 10 Jahren (A. Drews et al. 1977) die Fahrradergometrie in Anlehnung an die Reindell-Schule (Samek 1974) mit 6 min pro Belastungsstufe durchgeführt worden war, verkürzten wir 1978 die Stufendauer auf 4 min, nachdem sich gezeigt hatte, daß die diagnostische Aussagekraft für Patienten mit koronarer Herzerkrankung bei dieser verkürzten Belastungsdauer gleich hoch war (Hofmann im Druck; Hofmann et al. 1977).

Heute wird in Höhenried folgende Methode der diagnostischen Ergometrie angewandt:

Der Belastungstest wird im Sitzen auf dem Fahrradergometer durchgeführt, wobei sich die Untersuchung in eine 3minütige Ruhephase, eine Belastung von jeweils 4 min Dauer für jede Stufe sowie in eine 5minütige Erholungsphase gliedert. Während der Ergometrie wird unter kontinuierlicher Monitorüberwachung in Minutenabständen systolischer und diastolischer Blutdruck, Herzfrequenz sowie die Brustwandableitungen V_2, V_5 und V_6 registriert.

Unter Beachtung der individuellen Leistungsfähigkeit beginnt der Test mit 25, 50, 75 oder 100 W, wobei man i. allg. von einer Leistung von 1 W/kg KG ausgeht. Nach jeweils 4 min pro Wattstufe wird um weitere 25, selten 50 W gesteigert; letzteres erfolgt nur bei gut belastbaren, jüngeren Personen. Patienten, deren Infarktereignis noch weniger als 6 Wochen zurückliegt, werden bei der ersten Ergometrie nur mit 25 und 50 W belastet. Der Arbeitsversuch wird in der Regel so geplant, daß die Ausbelastung auf der 4. Wattstufe erreicht wird. Die EKG-Elektroden werden nach der Technik von Rosenkranz u. Drews (1965) in einem Gummiband um den Thorax so eingeknüpft, daß die Brustwandableitungen V_2, V_5 und V_6 in gewohnter Lokalisation, die Extremitätenableitungen auf dem Rücken des Patienten angebracht sind; letztere dienen lediglich zur Gewinnung der Wilson-Nullelektrode, nicht aber zur Registrierung der üblichen Ableitungen.

Ziel eines jeden Belastungstests muß die Ausbelastung des Patienten sein, die dann erreicht ist, wenn die Herzfrequenz auf einen Wert gestiegen ist, der sich nach der Formel: 200 minus Patientenalter errechnet. Wenn häufig die auf S. 397 aufgeführten Kriterien zum Ergometrieabbruch zwingen, so ist herauszustellen, daß nicht selten der Belastungstest zu einem falsch-negativen Ergebnis geführt hat, weil die Untersuchung vor Erreichen der Ausbelastungskriterien beendet worden ist. Zur Beurteilung, ob eine Ausbelastung erreicht wurde, gehört auch die Berücksichtigung bradykardisierender Medikamente.

Frühester Zeitpunkt des Belastungstests nach Infarkt

Der Belastungstest kann nach unkompliziertem Infarktverlauf ungefähr 3 Wochen nach dem akuten Ereignis und kurz vor der Entlassung aus dem Akutkrankenhaus mit 25 und 50 W vorgenommen werden, zumal seine Ergebnisse einen prognostischen Wert besitzen (Theroux et al. 1979).

Diagnostische Bedeutung

Zuerst einmal ist zu bejahen, daß das Belastungs-EKG nach Herzinfarkt einen diagnostischen Aussagewert besitzt. Zum zweiten sollte bei der Beurteilung eines solchen Belastungs-EKG zwischen EKG-Ableitungen ohne direkte Infarktzeichen und solchen mit Infarkresiduen unterschieden werden.

Für das Belastungs-EKG ohne direkte Infarktveränderungen gelten die üblichen Kriterien für einen positiven Test.

Hierbei spricht man von einer Ischämiereaktion, wenn unter Belastung eine waagrechte (horizontal) oder abwärts (deszendierend) verlaufende ST-Senkung von 0,1 mV und mehr auftritt oder auch seltener eine ST-Hebung von mindestens 0,1 mV nachweisbar wird; doch muß bereits hier ausdrücklich betont werden, daß eine ST-Hebung nur dann einen positiven Befund darstellt, wenn ein Vorderwandinfarkt bisher nicht abgelaufen ist. Sind bei Patienten nach abgelaufenem Herzinfarkt eine Angina pectoris und/oder eine Ischämiereaktion im Belastungs-EKG vorhanden, dann können sie durch eine Ischämie entweder im Randgebiet des Infarkts oder im Versorgungsgebiet eines anderen Herzkranzgefäßes bedingt sein, das ebenfalls eine kritische Stenosierung aufweist.
Handelt es sich dabei um Patienten mit einem abgelaufenen inferioren Hinterwandinfarkt, dann besteht eine 60%ige Wahrscheinlichkeit für eine Mehrgefäßerkrankung, nämlich eine mindestens 75%ige Stenose eines 2. oder 3. Herzkranzgefäßes, wie Samek et al. (1975) festgestellt haben. Diese Autoren äußerten weiterhin die Auffassung, daß Kranke

nach Anteroseptalinfarkt, die ebenfalls eine Angina pectoris und ischämische ST-Senkungen im Belastungs-EKG Monate nach dem akuten Ereignis zeigten, und solche nach anteroseptalen oder inferioren Infarkten, die entweder pektanginöse Beschwerden oder eine Ischämiereaktion im Belastungs-EKG aufwiesen, ihre Befunde zwar einerseits wahrscheinlicher aufgrund einer Ischämie im Randgebiet des Infarkts haben, aber andererseits mit einer signifikanten Stenose von 75% und mehr in einem 2. oder 3. Herzkrankgefäß rechnen müssen.

Zur weiteren Abklärung ist bei allen diesen Patienten die Durchführung einer Koronarangiographie erforderlich, da auch die Indikation für eine aortokoronare Bypassoperation zu entscheiden ist.

Sind bei diesen Patienten aber Monate nach ihrem akuten inferioren oder anteroseptalen Infarkt weder eine Angina pectoris noch eine Ischämiereaktion im Belastungs-EKG nachzuweisen, so ist nach den genannten Untersuchungen von Samek et al. (1975) die Wahrscheinlichkeit für eine Mehrgefäßbeteiligung äußerst gering. Eine Koronarangiographie ist hier i. allg. nicht indiziert.

Für das Belastungs-EKG mit Infarktresiduen in seinen Ableitungen muß man von 2 Möglichkeiten in der Ruhephase ausgehen: Die eine bedeutet eine normale ST-T-Strecke, die andere eine mehr oder weniger starke ST-Hebung und/oder negative T-Wellen. Die letzte Patientengruppe, meistens mit abgelaufenem Vorderwandinfarkt, ist bezüglich ihrer unter Belastung auftretenden EKG-Veränderungen sehr wichtig. Bei ihnen kann es nämlich zu einer Verstärkung bzw. Neuausbildung der ST-Hebung und/oder zu einer Positivierung der zuvor negativen T-Welle kommen. Nach den Untersuchungen von Becker et al. (1974) weist das Auftreten dieser Veränderungen auf die Existenz von dyskinetischen oder aneurysmatischen Wandveränderungen im Infarktgebiet hin, wie die Vergleiche mit entsprechenden lävokardiographischen Befunden dieser Autoren gezeigt haben. Natürlich kann heute der im Belastungs-EKG geäußerte Verdacht auf eine linksventrikuläre Funktionsstörung durch weitere nichtinvasive Methoden, wie die Echokardiographie oder die Technetiumventrikelszintigraphie, erhärtet werden.

Zeigen sich im Belastungs-EKG Hinweise elektrischer Instabilitäten in Form von Rhythmusstörungen, wie polytope ventrikuläre Extrasystolen, besonders als Zweiersalven, Kammertachykardien (mindestens 3 aufeinanderfolgende ventrikuläre Extrasystolen) oder ein R-auf-T-Phänomen, dann benötigen diese „High-risk-Patienten" eine besondere Beachtung hinsichtlich der antiarrhythmischen Behandlung und der weiteren Überwachung; letztere sollte unbedingt eine 24-h-EKG-Bandspeicherregistrierung, evtl. auch eine EKG-Telemetrie, einschließen.

Sicherheit des Belastungstests

Zur Vermeidung von Komplikationen bei der Durchführung eines Belastungstests ist v. a. die Beachtung der Kontraindikationen, aber auch der Abbruchkriterien erforderlich.

Für die Belastungsuntersuchungen gelten die folgenden *Kontraindikationen:*

absolut:

1) frischer Herzinfarkt,
2) instabile Angina pectoris,
3) ernste Rhythmusstörungen, wie gehäufte polytope oder salvenartige ventrikuläre Extrasystolen,
4) akute Karditis,
5) dekompensierte Herzinsuffizienz,
6) unkontrollierte arterielle Hypertonie (über 220 mm Hg systolisch und/oder 120 mm Hg diastolisch),
7) frische thromboembolische Prozesse;

relativ (gebieten zumindest besondere Vorsicht!):

1) angeborene und erworbene Vitien,
2) tachykarde Form von Vorhofflimmern oder -flattern,
3) fixierte Herzfrequenz bei Schrittmachern,
4) Erregungsleitungsstörungen mit ausgeprägter Bradykardie und/oder höhergradier AV-Blockierung,
5) jeder akute fieberhafte Infekt,
6) sekundär chronische Leiden, wie behindernde Skeletterkrankungen oder chronisches Cor pulmonale.

Folgende *Kriterien zwingen zum vorzeitigen Ergometrieabbruch:*

1) Zunehmende schwere retrosternal oder an anderen Prädilektionsstellen auftretende Schmerzen im Sinne einer Angina pectoris, auch ohne typische EKG-Veränderungen;
2) Dyspnoe, Zyanose, außergewöhnliche Blässe oder subjektive Erschöpfung;
3) plötzlicher Schwindel als mögliches Zeichen einer zerebralen Ischämie;
4) elektrokardiographische Veränderungen: Rhythmusstörungen (gehäufte polytope Extrasystolen, als Salven von 3 oder mehr Extrasystolen oder als vereinzelte Extrasystolen, die in die T-Welle der vorausgehenden Herzaktion fallen; paroxysmales Auftreten supraventrikulärer oder ventrikulärer Tachykardien oder auch von Vorhofflimmern oder -flattern), Repolarisierungsstörungen (horizontale und deszendierende ST-Senkungen über 0,2 mV bei gleichzeitig vorhandenen subjektiven Beschwerden; monophasische ST-Hebung), Erregungsausbreitungs- oder schwerwiegende Überleitungsstörungen (z. B. Linksschenkelblock, AV-Block 2. und 3. Grades);
5) Blutdruckverhalten: Blutdruckanstieg systolisch über 220 mm Hg, diastolisch über 120 mm Hg; Blutdruckabfall über 20% bei gleichbleibender Belastung oder mangelnder Blutdruckanstieg bei steigender Belastung.

Beachtet man diese Kontraindikationen und Abbruchkriterien (A. Drews et al. 1977; A. Drews u. S. Drews 1981; Hofmann 1972; Jädicke 1979) sowie eine Reihe von weiteren Vorsichtsmaßnahmen (Hofmann im Druck), wie z. B. die sorgfältige Durchführung der Ergometrie durch ein geschultes Team, die Anwesenheit eines Arztes sowie der nötigen apparativen und medikamentösen Notfallvorkehrungen, dann ist das Risiko bei einem solchen Belastungstest gering. So erlitten in der Klinik Höhenried 3 Patienten (1 Patient mit frischem Herzinfarkt, 2 mit Kammerflimmern, das jeweils durch Defibrillation beherrscht werden konnte) ernste, aber keine tödlichen Komplikationen innerhalb der letzten 15 Jahre, in denen insgesamt 103 184 fahrradergometrische Belastungsprüfungen durchgeführt worden sind; in dieser Zahl ist ein hoher Prozentsatz von Herzinfarktpatienten enthalten.

Bei über 60 000 Ergometrien im Kursanatorium Mettnau, 50% davon bei koronaren Risikopatienten, gab es keinen lebensbedrohlichen Zwischenfall.

Zusammenfassung

Bewegungstherapie ist in den letzten Jahren zu einem wesentlichen Bestandteil der kardiologischen Rehabilitation geworden. Entscheidende Voraussetzung für eine erfolgreiche, risikoarme Durchführung bewegungstherapeutischer Maßnahmen ist eine ausreichend genaue Beurteilung der körperlichen Belastbarkeit der Rehabilitanden. Dabei steht mit der Fahrradergometrie eine standardisierte, gut reproduzierbare Untersuchungsmethode zur Verfügung, die zum einen Aufschlüsse über die körperliche Leistungsfähigkeit bietet, zum anderen bei Beachtung der Abbruchkriterien auch bei Risikopatienten nur selten zu lebensbedrohlichen Zwischenfällen führt. Natürlich sind Anamnese, klinischer Untersuchungsbefund und weitere kardiologischen Untersuchungsmethoden zur vollständigen Beurteilung des Koronarpatienten unerläßlich. Bei richtiger Auswahl und Dosierung der Übungs- und Trainingsprogramme wird die Leistungsfähigkeit insbesondere durch die Ökonomisierung der Herzarbeit deutlich verbessert. Daneben wurden in letzter Zeit zunehmend die positiven Auswirkungen im psychosozialen Bereich im Sinne der Entspannung, Entängstigung, Reaktivierung und Änderung des Lebensstils hervorgehoben. Zur Erhaltung dieser günstigen Auswirkungen sollte über die Zeit des stationären Heilverfahrens hinaus ein Mindestmaß an körperlicher Aktivität durchgeführt werden, z.B. im Rahmen der „ambulanten Koronargruppen". Die Verträglichkeit bewegungstherapeutischer Rehabilitationsprogramme beim Koronarkranken kann durch langjährige Beobachtungen gut beurteilt werden: Bei strenger Beachtung der Kontraindikationen, engmaschigen Kontrollen der kardialen Belastbarkeit und Einhaltung der ärztlich empfohlenen Übungs- bzw. Trainingsdosierung und -durchführung ist die Zahl letaler Zwischenfälle und damit das Risiko für den Patienten gering.

Literatur

Becker HJ, Hoffmann KU, Schäfer GE, Kaltenbach U (1974) Das Belastungselektrokardiogramm bei Zustand nach Herzinfarkt. Dtsch Med Wochenschr 99: 2079
Brusis OA, Weber H (1980) Handbuch der Koronargruppenbetreuung. Perimed, Erlangen
Buchwalsky R (1981) Ist jeder Herzinfarktpatient trainierbar? In: Halhuber C (Hrsg) Ambulante Koronargruppen - Erfahrungen und Probleme. Perimed, Erlangen

Drews A (1971) Rehabilitation von Infarktpatienten durch Gruppentraining. Ärztl Prax 92: 4259

Drews A, Drews S (1981) Ergometrische Methodik zur Bestimmung der Trainingsdosierung von Postinfarktpatienten. 3. Internationales Symposium für Ergometrie, Berlin

Drews A, Halhuber MJ, Hofmann H, Milz H, Rujbr R (1977) Bewegungstherapie in der Rehabilitation von Herz-Kreislauf-Kranken. In: Hollmann W (Hrsg) Zentrale Themen der Sportmedizin, 2. Aufl. Springer, Berlin Heidelberg New York, S 250

Drews M, Drews A, Barmeyer J (1981) Der Einfluß eines stationären Heilverfahrens mit 4wöchiger Bewegungstherapie auf das Herz-/Kreislaufverhalten von 600 männlichen Infarktpatienten. Herz/Kreislauf 7: 342

Drews S, Drews A, Barmeyer J (1981) Herzrhythmusstörungen unter Egometerbelastung bei männlichen Infarktpatienten im chronischen Infarktstadium. Herz/Kreislauf 11: 519

Hofman H (1972) Die Früh- und Funktionsdiagnostik in der Präventiv-Kardiologie. In: Halhuber MJ., Milz HP (Hrsg) Praktische Präventiv-Kardiologie. Urban & Schwarzenberg, München Berlin Wien

Hofman H (1982) Belastungs-EKG: wann und wie? - Beherrschung von Zwischenfällen. In: Die Heilkunst 5: 1-4

Hofmann H, Sohre R, Wieser H, Bungeroth KA (1977) Critical evaluation of the diagnostic value of different exercise tests in patients with coronary heart disease. Cardiology 62: 116

Hollmann W, Rost R, Dufaux B, Liesen H (1983) Prävention und Rehabilitation von Herz-Kreislaufkrankheiten durch körperliches Training. Hippokrates, Stuttgart

Hollmann W, Rost R, Liesen H, Dufaux B, Heck H, Mader A (1981) Assessment of different forms of physical activity with respect to preventive and rehabilitive cardiology. Int J Sports Med 2: 67

Jädicke W (1979) Indikationen und Kontraindikationen zur Bewegungstherapie bei Patienten mit koronarer Herzkrankheit. In: Heiss HW (Hrsg) Bewegungstherapie bei Herz- und Gefäßkrankheiten. Witzstrock, Baden-Baden Köln New York

Kavanagh T (1982) Evidence to date for the beneficial effect of exercise following myocardial infarction. In: Halhuber MJ, Mathes P (Hrsg) Controversies in cardiac rehabilitation. Springer, Berlin Heidelberg New York

König K, Ruck O, Brusis O (1977a) Der Effekt körperlichen Trainings im Rahmen der Frührehabilitation nach Herzinfarkt. Herz/Kreislauf 4: 192

König K, Dieterle J, Brusis O (1977b) Die Wirkung körperlichen Trainings auf Funktion und Leistung des Herzens bei 1000 Patienten mit Zustand nach Herzinfarkt. Herz/Kreislauf 11: 607

Lagerstrøm HD (1978) Bewegungstherapie und Sport im Rahmen der Rehabilitation von Herzinfarktpatienten. Dissertation Deutsche Sporthochschule Köln

Mellerowicz H (1974) Ergometrische Methodik zur Dosierung des Trainings und zur Objektivierung des Rehabilitationserfolges. In: Mellerowicz H, Weidener J, Johl E (Hrsg) Rehabilitive Kardiologie. Karger, Basel München Paris London New York Sidney

Pall E (1975) Todesfälle in einer Reha-Klinik für Herz-und Kreislaufkrankheiten. Münch Med Wochenschr 117: 1911

Rentrop P, Friedrich B, Roskamm H (1975) Ergometrische Befunde bei Koronarkranken in Abhängigkeit von Ausdehnung und Lokalisation des Gefäßbefalls. Med Klin 70: 1955

Rosenkranz KA, Drews A (1965) Über eine modifizierte Ableitmethodik zur Registrierung von Brustwandelektrokardiogrammen während dosierter körperlicher Belastung. Z Kreislaufforsch 53: 615

Roskamm H (1974) Leistungsfähigkeit und Belastbarkeit bei Patienten mit koronarer Herzerkrankung. Herz/Kreislauf 6: 120

Rost R (1979) Kreislaufreaktion und -adaptation unter körperlicher Belastung. Osang, Bonn

Samek L (1974) Leistungsfähigkeit und Belastbarkeit bei Patienten mit koronarer Herzerkrankung. Herz/Kreislauf 4: 172

Samek L, Roskamm H, Rentrop P et al. (1975) Belastungsprüfungen und Koronarangiogramm im chronischen Infarktstadium. Kardiol 64: 809

Schenk KE (1981) Bewegungstherapie in koronaren Übungsgruppen bei Patienten mit schwerer Angina pectoris. In: Halhuber C (Hrsg) Ambulante Koronargruppen-Erfahrungen und Probleme. Perimed, Erlangen

Scherer D, Kaltenbach M (1979) Häufigkeit lebensbedrohlicher Komplikationen bei ergometrischen Belastungsuntersuchungen. Dtsch Med Wochenschr 104: 1161

Theroux P, Waters DD, Halphen C, Debaisieux JC, Mizgala HF (1979) Prognostic value of exercise testing sonn after myocardial infarction. N Engl J Med 301: 341

Wittich GH (1965) Grundlagen einer mehrdimensionalen Therapie bei Herzneurosen und funktionellen Kreislaufsyndromen. Heilkunst 78: 124

Doping, oder das Pharmakon im Sport

M. Donike

Einleitung

Doping ist ein Begriff, der viele Assoziationen hervorruft. Von einem Spiel mit der eigenen Gesundheit, gar mit dem Leben reichen die Betrachtungsweisen bis hin zu kriminellen Aspekten, wie Übervorteilung der Konkurrenten, Betrug um ausgesetzte Preise und auch Verstoß gegen Gesetze, seien es Antidopinggesetze wie in Belgien und Frankreich, oder gegen das deutsche Opiumgesetz. Die vielfach von Emotionen bestimmte Diskussion über das Dopingproblem läßt wenig Raum für eine sachgerechte Beurteilung aller Aspekte dieser sehr komplexen Materie. Schon der Name „Doping", wie viele Ausdrücke des Sports aus dem Englischen übernommen, läßt einen genügend breiten Raum, um mystische Spekulationen, skurrile Gedankengänge und irreale Argumente unterzubringen. Der Sportarzt, dem die Rolle des Beraters der aktiven Sportler und der Fachverbände zufällt, steht vor einer schwierigen, aber auch dankbaren Aufgabe: Er muß sowohl dem Wunsch der Athleten nach möglichst großer individueller Leistung als auch dem Drängen der Verbandsfunktionäre nach Einhaltung der Satzung und der sportlichen Regeln gerecht werden. Neben allgemeinen sportmedizinischen, insbesondere sportpsychologischen Kenntnissen und Erfahrungen sind die pharmakologischen und die biochemischen Grundlagen der Arzneimittelwirkung nötig, um eine sachlich fundierte Argumentation der emotionalen Diskussion entgegenstellen zu können.

Die in früheren Jahren eher vorsichtige, um nicht zu sagen ängstliche Einstellung gegenüber Pharmakon hat sich in der breiten Öffentlichkeit geändert, wie sowohl die extrem hohen Zuwachsraten der pharmazeutischen Industrie als auch die häufigen Meldungen, die über Medikamentenmißbrauch berichten, beweisen. Es wäre eine Illusion zu glauben, daß diese Entwicklung vor dem Sport haltmachen würde. Der *Medikamentenmißbrauch* im Sport, das Doping, ist jedoch nicht erst in den letzten Jahren aufgetreten. Im modernen Sport wird es um die Mitte des letzten Jahrhunderts zum erstenmal erwähnt, ebenso waren in der Antike Maßnahmen, die man heute als Doping bezeichnen würde, nicht unbekannt (Prokop 1971). Doping wird vorwiegend mit dem Spitzensport in Verbindung gebracht, weil hier die notwendige Motivation und der Anreiz, die Leistung durch Medikamente zu steigern, gegeben sind: extremer persönlicher Ehrgeiz, finanzielle Belohnung, soziale Reputation, Rücksichten auf die Mannschaftskameraden oder gar die sog. „nationale Indikation", bei der der Sport zum Ersatzkrieg deklariert wird. Berücksichtigt man noch, daß v. a. Ausdauersportarten medikamentös vorteilhaft zu beeinflussen sind, so erscheint die bekanntgewordene Verbreitung des Dopings logisch. Die Berufssportarten, die langandauernde körperliche Anstrengung mit sich bringen, wie Sechstagerennen und Straßenrennen im Radrennsport, Boxen, Pferdesport und Fußball, scheinen besonders anfällig zu sein. Das sind die Sportarten, bei denen der finanzielle Vorteil mit einer guten sportlichen Leistung verknüpft ist und die Wettbewerbe sich über eine Stunde und mehr hinziehen. Es ist dann nicht weiter verwunderlich, daß v. a. mit der enormen Leistungssteigerung im internationalen Amateursport auch dort die entsprechenden Disziplinen vom Doping bedroht werden, besonders, wenn man berücksichtigt, daß viele Betreuer und Trainer sowohl bei Amateuren als auch bei Berufssportlern tätig sind.

Wenn auch die Zusammenstellung über tödlich verlaufende Zwischenfälle und ernste Gesundheitsschäden schockiert, so ist Doping im Sport immer noch eine relativ seltene Ausnahme, mehr dem Spitzensport als dem Breitensport zu eigen. Der Grundsatz, daß Doping kein Mittel der Leistungssteigerung im sportlichen Wettkampf sein kann und auch nicht – gleich mit welcher Begründung – werden darf, wird von allen am Sport Interessierten bejaht. Die sportliche Beratung und Betreuung der Athleten ist, neben dem Abschreckungseffekt der Dopingkontrolle, die wirkungsvollste Maßnahme, diesen unerwünschten Medikamentenmißbrauch zu verhindern.

Definition des Dopings

Auf den ersten Blick mag es einfach erscheinen, eine knappe, treffende und eindeutige Definition des Dopings zu geben. Es hat sich aber erwiesen, daß alle bisher vorgeschlagenen Formulierungen Raum für eine unzulässige und vom sportlichen Standpunkt aus gesehen unerwünschte Auslegung ließen. Auf internationaler Ebene kommen noch Übersetzungsschwierigkeiten hinzu, die u. U. weitere Interpretationsmöglichkeiten offen lassen. Die Entwicklung des Dopingbegriffs geht aus der folgenden Aufstellung hervor:

1952 Definition des Deutschen Sportärztebundes: „Die Einnahme eines jeden Medikaments – ob es wirksam ist oder nicht – mit der Absicht der Leistungssteigerung während des Wettkampfs ist als Doping zu bezeichnen."
1963 Komitee des Europarates für außerschulische Erziehung: „Doping ist die Verabreichung oder der Gebrauch körperfremder Substanzen in jeder Form und physiologischer Substanzen in abnormaler Form oder auf abnormalem Wege an gesunde Personen mit dem einzigen Ziel der künstlichen und unfairen Steigerung der Leistung für den Wettkampf. Außerdem müssen verschiedene psychologische Maßnahmen zur Leistungssteigerung des Sportlers als Doping angesehen werden."
1970 Deutscher Sportbund: „Doping ist der Versuch, eine Steigerung der Leistungsfähigkeit des Sportlers durch unphysiologische Substanzen für den Wettkampf zu erreichen."

Dopingsubstanzen im Sinne dieser Richtlinien sind Phenyläthylaminderivate (Weckamine, Ephedrine, Adrenalinderivate), Narkotika, Analeptika (Kampfer- und Strychninderivate), Sedativa, Psychopharmaka und Alkohol.
Doping ist die Anwendung (Einnahme, Injektion oder Verabreichung) einer Dopingsubstanz durch Sportler oder deren Hilfspersonen (insbesondere Mannschaftsleiter, Trainer, Betreuer, Ärzte, Pfleger und Masseure) vor einem Wettkampf oder während eines Wettkampfs.
1971 Medizinische Kommision des Internationalen Olympischen Komitees: „Alle, auch zu therapeutischen Zwecken verwendete Substanzen, die die Leistungsfähigkeit aufgrund ihrer Zusammensetzung oder Dosis beeinflussen, sind Dopingmittel. Dazu gehören im einzelnen:

1) Sympathomimetische Amine (z. B. Amphetamine, Ephedrine u. ä.)
2) Zentralnervös stimulierende Substanzen (z. B. Strychnin, Analeptika u. ä.)
3) Narkotische Analgetika (z. B. Morphin, Metadon u. ä.)."

Die aufgeführten Definitionen haben alle gemeinsam, daß sie sich auf einem hohen ethischen Niveau bewegen. (Schönholzer 1965). Dieses ist aus sportlichen und ethischen Gründen notwendig, obwohl Begriffe wie unphysiologisch, unnatürlich und unfair als unbestimmte Pauschalbegriffe einer exakten Definition entgegenstehen.
Für die tägliche Praxis benötigen die Sportverbände und deren Organe aber eine pragmatische und praktikable Regelung, die klare Vorschriften enthält, sich insgesamt aber in dem Rahmen der oben gegebenen allgemeinen und breiten Definition bewegt. Die 1970 veröffentlichte Definition aus den Rahmenrichtlinien des Deutschen Sportbundes berücksichtigt diesen pragmatischen Aspekt schon, ebenso wie die Definition der medizinischen Kommission des Internationalen Olympischen Komitees. Dies wurde erreicht, indem als Beispiel für verbotene Drogen Wirkstoffgruppen mit in die Definition aufgenommen wurden.

Noch mehr an der sportlichen Praxis orientieren sich Dopinglisten, die die verbotenen Wirkstoffe, soweit das möglich ist, aufzählen. Die von Laien oft geäußerte Ansicht, solche Listen müßten alle Medikamente, die als Dopingmittel in Frage kämen, aufführen, läßt sich nicht realisieren. Eine solche Übersicht könnte, auch bei einem noch so hohen Aufwand, nicht auf einem aktuellen Stand gehalten werden. Die Produktivität der internationalen pharmazeutischen Industrie sowie deren Praxis, einen Wirkstoff in mehreren pharmazeutischen Darreichungsformen anzubieten, verhindern das. Hinzu kommt noch, daß die gleichen Präparate einer Firma in verschiedenen Ländern unterschiedliche Handelsnamen tragen. Da weiter nicht das Medikament, sondern der darin enthaltene Wirkstoff, das aktive Prinzip, als Dopingmittel zu betrachten ist, bleibt als einzig sinnvolles Ordnungsschema die chemische Strukturformel des Wirkstoffs. Diese bezeichnet ihn eindeutig und unverwechselbar.

Die Identifizierung eines Dopingmittels ist gleichbedeutend mit der Angabe der chemischen Strukturformel. Äquivalent mit dieser sind Trivialnamen, die z. B. für einige Alkaloide, wie Strychnin, Ephedrin, Morphin etc., allgemein eingebürgert sind, sowie die von der Weltgesundheitsorganisation vorgeschlagenen „internationalen Freinamen", wie z. B. Amphetamin, Methamphetamin, Mephentermin. Die Benutzung der internationalen Freinamen, die nicht zuletzt eingeführt wurden, um die oft langen, schwierigen und komplizierten chemischen Formeln zu vermeiden, erleichtert die über den nationalen Bereich hinausgehende Zusammenarbeit (s. Anhang A).
Die von den Sportverbänden oft verlangte Aufzählung der Handelsnamen der pharmazeutischen Präparate hat neben der oben erwähnten Schwierigkeit, diese jeweils auf dem laufenden zu halten, noch den Nachteil, daß sie als Anleitung zur Selbstmedikamentation und damit zum Doping dienen könnte.

An die Aufnahme von Wirkstoffen in eine spezifizierte Dopingliste sind strenge Maßstäbe zu setzen. Die Kriterien, die hierbei erfüllt sein müssen, lassen sich in 3 Regeln zusammenfassen:

1) Nachgewiesene Leistungssteigerung, die die Möglichkeit, Wettkampfergebnisse zu verfälschen, wahrscheinlich macht;
2) toxische Stoffe, wobei die Frage nach der akuten oder der chronischen Toxizität bzw. die von Spätfolgen berücksichtigt werden muß;
3) Nachweismöglichkeit.

Die beiden ersten Bedingungen, Leistungssteigerung und Toxizität, können natürlich auch gemeinsam bei einer Substanz anzutreffen sein. Die Aufzählung von toxischen Substanzen ist weitgehend unproblematisch, weil die Giftigkeit dieser Stoffe bekannt und mit Hilfe der letalen Dosis quantitativ beschrieben werden kann. Hierzu wären auch die Mittel mit einer geringen therapeutischen Breite zu zählen, auch wenn eine Leistungsverbesserung unsicher ist, die Substanz somit nach beiden Kriterien als Grenzfall zu betrachten wäre. Der Nachweis eines leistungssteigernden Effektes ist in manchen Fällen schwierig, wie im nächsten Abschnitt noch näher dargelegt wird.
Das dritte Kriterium für die Aufnahme eines Wirkstoffs in eine spezifizierte Dopingliste, die zumindest theoretisch vorhandene Nachweismöglichkeit, läßt sich aus der allgemein gültigen pädagogischen Regel ableiten, daß die Aufstellung von nicht kontrollierbaren Verboten sinnlos ist. Ein Beispiel hierfür sind die anabolen Steroide, deren Nachweis - z. Z. jedenfalls noch - dann Schwierigkeiten bereitet, wenn Dopingkontrollen am Wettkampftag vorgenommen werden, in der Regel zu einem Zeitpunkt, an dem die letzte Einnahme schon lange zurückliegt.
Akzeptiert man den Gedanken, daß eine breit angelegte, umfassende Definition aus sportlich-ethischen Gründen notwendig ist, und weiter, daß diese für die Praxis durch eine pragmatische, nach strengen Kriterien ausgewählte Dopingli-

ste ergänzt wird, so werden auch die Diskussionen über die unbestimmten und auslegungsfähigen Begriffe, wie unphysiologisch, unnatürlich usw. überflüssig. Anhand dieser Liste ist es darüber hinaus dem Sportarzt möglich, eine Abgrenzung von notwendigen therapeutischen Maßnahmen zur Wiederherstellung oder zur Erhaltung der Gesundheit und der Leistungsfähigkeit gegenüber dem verbotenen Stimulans vorzunehmen.

Beurteilung der Leistungssteigerung durch Wirkstoffe

Die Anzahl der Wirkstoffe, mit denen eine Leistungssteigerung erzielt und somit ein Wettkampfergebnis verfälscht werden kann, ist nicht beliebig groß. Zunächst sind die aus Sportler-, Trainer- oder Betreuerkreisen bekanntgewordenen Drogen daraufhin zu überprüfen, ob die oben genannten Kriterien „Leistungssteigerung, Gesundheitsgefährdung und Nachweisbarkeit" zutreffen. Dabei ist zu berücksichtigen, daß Leistungsverbesserungen, über die Sportler nach Einnahme von Medikamenten berichten, auch wenn sie mit einem unerwartet guten sportlichen Ergebnis belegt werden, nicht ohne weiteres beweiskräftig sind.

Die Kriterien, die bei der Prüfung eines Arzneimittels auf Wirksamkeit gelten, wie z. B. das Aufstellen einer Dosis-Wirkungs-Kurve (Mutschler 1970) bzw. die Erprobung im Doppelblindversuch, sind nicht erfüllt. Inwieweit die erhöhte sportliche Leistung auf reellen, auf das Medikament zurückzuführenden Wirkungen oder auf einem „Placeboeffekt" beruht, ist unter den unkontrollierbaren und durchweg nicht reproduzierbaren Versuchsbedingungen des sportlichen Wettkampfs nicht zu entscheiden. Wie stark Placebos die Motivation steigern, geht aus den Untersuchungen von Beecher u. Smith hervor, die in etwa 25% der Fälle eine Leistungsverbesserung feststellten (Beecher u. Smith 1965). Darüber hinaus ist aber auch bekannt, daß Placebos unerwünschte Nebenwirkungen hervorrufen. Diese werden von Mutschler (1970) mit 10-25% der Fälle angegeben, wobei Müdigkeit, Kopfschmerzen, Erregung und Depressionen sowie Magen-Darm-Beschwerden im Vordergrund stehen.

Die andere Frage, wie es um den Nachweis der Leistungssteigerung durch geeignete Labortests steht, ist dahingehend zu beantworten, daß nur drastische Effekte mit den heute zur Verfügung stehenden Meßanordnungen, in erster Linie mit Hilfe der Spiroergometrie, nachgewiesen werden können. Der Grund hierfür ist, daß die aktuelle Motivation sehr stark die Leistungsbereitschaft der Probanden beeinflußt, so daß schwächere negative oder positive Leistungsverschiebungen nicht erkannt werden können. Legt man strenge Maßstäbe an, so kann nur für die Gruppe der Weckamine sowie für die Analeptika Koffein und Strychnin ein leistungssteigernder Effekt als sicher nachgewiesen gelten. Die Dopingmittel aus anderen Wirkstoffgruppen zeigen im Laborversuch nur selten einen solchen Effekt (Stegemann 1971), ein Tatbestand, der die Suche nach spezifischeren und genaueren Tests nahelegt.

Als Ausweg bietet sich hier der pharmakologische Vergleich mit einem anerkannten Stimulans an. Es ist offensichtlich, daß dieser pharmakologische Vergleich eines der wertvollsten Kriterien für die Entscheidung ist, ob eine Substanz als Dopingmittel zu betrachten ist oder nicht.

Zum Vergleich geeignete Standardsubstanzen sind die Weckamine Amphetamin und Methamphetamin, die seit ihrer Einführung in den pharmazeutischen Arzneimittelschatz in den 30er Jahren allgemein als typische Stimulanzien betrachtet werden. Das Amphetamin, das im Verlauf des körpereigenen Metabolismus auch als Methamphetamin entsteht, wurde von Genovese u. Mantegazza (1971) als Vergleichssubstanz vorgeschlagen. Dabei darf nicht vernachlässigt werden, daß Amphetamin mehrere unterschiedliche Angriffspunkte besitzt, die nach den neuesten Untersuchungen unabhängig voneinander sind (Genovese u. Mantegazze 1971; Mantegazza et al. 1970). Zur Erklärung sei an dieser Stelle an die typischen, als Dopingreaktionen erwünschten Eigenschaften von Amphetamin erinnert:

1) Verbesserung der spontanen, koordinierten Bewegung. Ein Effekt, der schon nach kleinen Dosen Amphetamin beobachtet wird.
2) Verbesserung der Leistungsfähigkeit bei der Bewältigung einer schwierigen Aufgabe. Ein Phänomen, das sich unschwer an ermüdeten Tieren zeigen läßt.
3) Anstieg des toxischen Effektes von Amphetamin, wenn Tiere unter kollektiven Reizbedingungen gehalten werden. Unter solchen Bedingungen befinden sich die Tiere in dem Stadium einer gegenseitigen, fortlaufenden Reizung. Diese Situation ist nahezu identisch mit derjenigen, in der sich gedopte Athleten im Wettkampf befinden, beispielsweise bei Ballspielen wie Fußball oder Basketball.
4) Abnahme der Nahrungsaufnahme und des Wasserverbrauchs, der anorexische und der adipöse Effekt.
5) Anstieg in der Körpertemperatur.

Vielen der bekannten Dopingmittel sind diese Eigenschaften gemeinsam ,wobei die Verbesserung der spontanen, koordinierten Bewegung die typischste und charkteristischste Eigenschaft von Dopingmitteln ist. Versucht man, die bekannten Dopingmittel in einer Liste zu erfassen und sie nach der Häufigkeit ihrer Anwendung zu klassifizieren, so stellt man eine verwunderliche Tatsache fest: Sowohl nach der Anzahl als auch nach der Häufigkeit ihrer Verwendung kombinieren die Substanzen mit Phenyläthylaminstruktur, die als nahe Verwandte der körpereigenen Hormone Adrenalin und Noradrenalin ihre Wirkung entfalten.

Medizinische Begründung des Dopingverbots

Die Einwände gegen die Verwendung von Dopingmitteln gehen im wesentlichen von 3 Gesichtspunkten aus, die begründet sind:

1) In den heute gültigen sittlichen Normen,
2) in den heutigen Anschauungen über sportliche Fairneß, die z.T. in den Wettkampfregeln fixiert sind,
3) in den heutigen medizinischen Erkenntnissen über eine mögliche akute latente Gesundheitsgefährdung.

Die v. a. in den älteren Definitionen auftauchenden Begriffspaare „natürlich-unnatürlich, fair-unfair, physiologisch-unphysiologisch" entsprechen diesen 3 Bereichen. Es steht außer Zweifel, daß sowohl die sittlichen als auch die sportlichen Normen sich in Zukunft weiterentwickeln. Dies könnte in einer Richtung geschehen, die auf eine Tolerierung des Dopings hinausliefe; eine Perspektive, die sicher nicht von heute auf morgen, aber über einen längeren Zeitraum hinweg denkbar wäre.

Nicht verändern wird sich aber der medizinische Aspekt: die *Gesundheitsgefährdung*. Ein Blick auf die verbotenen Wirkstoffgruppen und die im einzelnen dort aufgezählten toxischen Drogen (vgl. Anhang A und B) bestätigt schon diese Feststellung. Aber auch die weniger toxischen Drogen können eine akute Gefährdung bewirken, dann nämlich, wenn die pharmakologischen Normdosen kritiklos überschritten werden oder wenn ungünstige, z. B. extreme klimatische Bedingungen hinzukommen. Das Ziel des Dopings ist, die durch Veranlagung und durch Training festgelegte, individuelle Leistungsgrenze anzuheben. Die Ermüdung, die als Indikator für das Erreichen dieser Leistungsgrenze betrachtet werden kann, wird ausgeschaltet. Dies ist der erwünschte Effekt, da mit dem Verschwinden der bekannten Symptome der Ermüdung auch deren Folge, die Reduzierung der körperlichen Aktivität, aufgehoben wird. Die Stimulierung durch Drogen mobilisiert die autonom geschützten Leistungsreserven, ein Mechanismus, der sonst nur durch starke Adrenalinausschüttung infolge von Affekten oder von Emotionen ausgelöst werden kann. Das Angreifen dieser für einen akuten Notfall vorhandenen Leistungsreserven ist nicht identisch mit einer echten Steigerung der Leistungsfähigkeit. Ein weiterer Einwand gegen die Verwendung von Drogen beim Sport geht auf die Beobachtung zurück, daß sehr rasch eine *„Gewöhnung"* eintritt. Wenn dies auch nicht mit einer Sucht zu vergleichen ist, wie sie bei Einnahme der typischen Rauschgifte auftritt, so entwickelt sich doch eine psychische Abhängigkeit. Jetzt liefert nicht mehr der persönliche Ehrgeiz die direkte Motivation für den Einsatz beim sportlichen Wettkampf, sonder der Umweg über die Stimulation durch ein Medikament muß beschritten werden. Das Gefühl des Versagens ohne die Tablette oder den stärkenden Trank beherrscht den Athleten. Ist erst dieses Stadium der Abhängigkeit erreicht, so liegt es auch nahe, fehlende Trainingsvorbereitungen, eine mangelhafte Tagesform oder einen unseriösen Lebenswandel durch eine Erhöhung der Wirkstoffdosis auszugleichen.

Neben diesen mehr summarischen Einwänden gegen das Dopen - daß durch die Verwendung von stimulierenden Substanzen die autonom geschützten Reserven angegriffen werden bzw. daß sich sehr leicht eine Abhängigkeit der Leistungsbereitschaft von der Drogeneinnahme einstellt - verdient ein drittes Argument hervorgehoben zu werden: *Die Applikation von Wirkstoffen ist gleichbedeutend mit einem Eingriff in die normalen Stoffwechselvorgänge.* Die modernen pharmakologischen Anschauungen über die Wirkungsweise von Pharmaka auf molekularer Ebene belegen diese Feststellung. Es ist offensichtlich, daß die Gruppe der Phenyläthylamine ihre pharmaokologische Wirkung der nahen strukturellen Verwandtschaft mit Adrenalin und Noradrenalin verdankt (Abb. 1). Von allen Phenyläthylaminderivaten nimmt Amphetamin als Stimu-

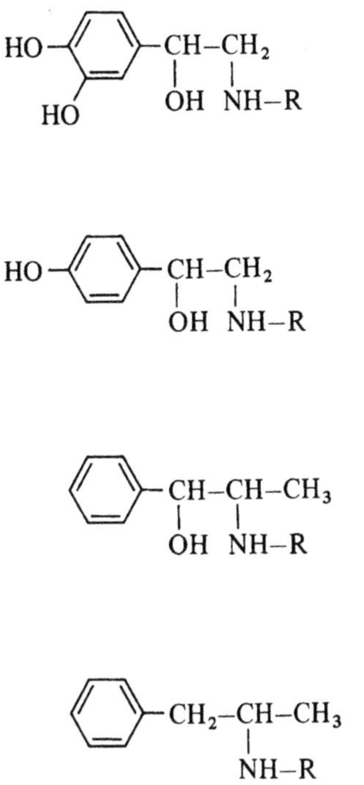

Doping, oder das Pharmakon im Sport

HO—⟨benzene⟩—CH(OH)—CH₂—NH—R (with HO- also)
R = H Noradrenalin
R = CH₃ Adrenalin

HO—⟨benzene⟩—CH(OH)—CH₂—NH—R
2 R = CH₃ Synephrin
1 R = H Norfenefrin

⟨benzene⟩—CH(OH)—CH(NH—R)—CH₃
R = H Norephedrin
R = CH₃ Ephedrin

⟨benzene⟩—CH₂—CH(NH—R)—CH₃
R = H Amphetamin
R = CH₃ Methamphetamin

Abb. 1. Strukturelle Verwandtschaft zwischen einigen Phenyläthylaminen: Ausgehend von den körpereigenen Hormonen Adrenalin und Noradrenalin, entstehen durch stufenweise Reduktion und Verlängerung der aliphatischen Seitenkette über die Zwischenglieder Norfenefrin-Synephrin und Norephedrin-Ephedrin die Weckamine Amphetamin-Methamphetamin

lans eine bemerkenswerte Sonderstellung ein: Es ist die am längsten bekannte, die am häufigsten verwendete und, bezogen auf die Dosierung, aktivste Droge. Ein Grund hierfür ist die zentralstimulierende Aktivität des Amphetamins, die in erster Linie durch die Hemmung der Monoaminoxidase (MAD) erklärt wird. Ein weiterer Grund wird durch den in den letzten Jahren aufgeklärten Metabolismus dieser Substanz verständlich, der die Wechselbeziehungen zwischen Amphetamin und den Katecholaminen aufzeigt.

Der aktive Metabolit, der in Konkurrenz zu dem Noradrenalin in den sympathischen Nervenendigungen tritt, ist das nach zweifacher Hydroxylierung des Amphetamins entstehende p-Hydroxynorephedrin (HNE). Die nahe chemische Verwandschaft der beiden Substanzen geht aus den Formeln hervor (Abb.2). Der Noradrenalinrezeptor vermag also nicht zwischen dem richtigen Träger der biologischen Information, dem Noradrenalin, und dem falschen Boten, dem p-Hydroxynorephedrin, zu unterscheiden. Diese Nichtunterscheidbarkeit beeinflußt sowohl den Metabolismus als auch die Speicherung der Katecholamine, wie Axelrod erstmals 1960 durch ^{3}H-Markierungsversuche nachweisen konnte (Axelrod 1970). Mit Amphetamin gleichzusetzen sind die N-Alkylamphetaminderivate, weil sie enzymatisch wie Methamphetamin, Äthylamphetamin, Fenetyllin etc. oder hydrolytisch wie AN 1 Amphetamin freisetzen (Vree

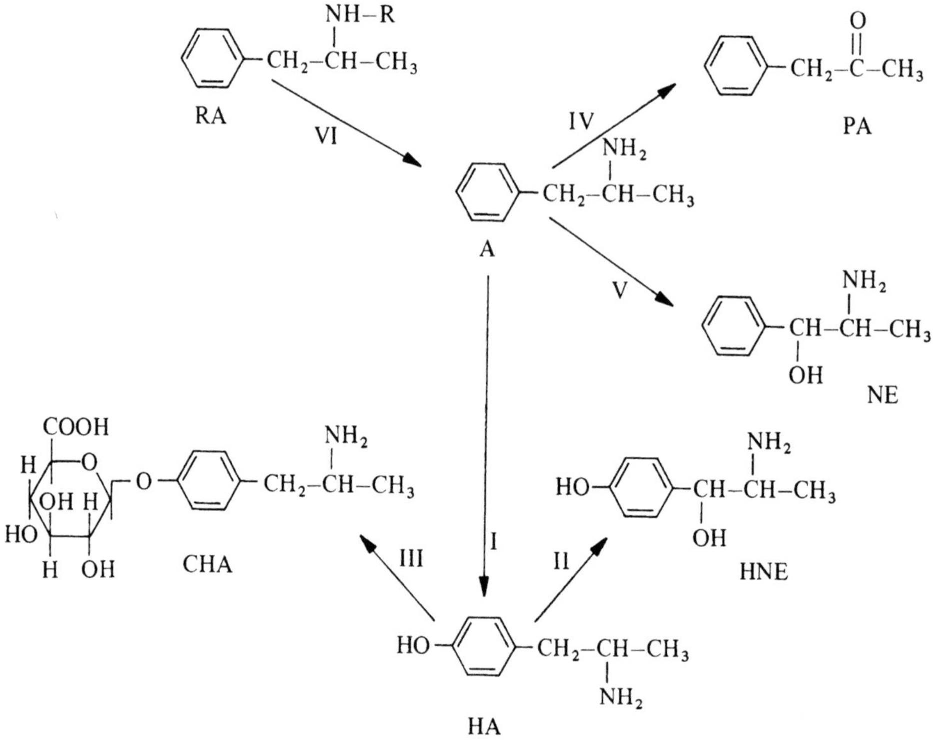

Abb. 2. Schematische Darstellung der Stoffwechselwege des Amphetamins und der N-Alkylamphetamine

A	Amphetamin
HA	p-Hydroxyamphetamin
HNE	p-Hydroxynorephedrin
NE	Norephedrin
CHA	Konjugate des p-Hydroxyamphetamins
PA	Phenylaceton
RA	N-Alkylamphetamine

Stoffwechselwege
I   p-Hydroxylierung im Phenylrest
II β-Hydroxylierung des p-Hydroxyamphetamins
III Konjugatbildung
IV Oxidative Desaminierung
V β-Hydroxylierung des Amphetamins
VI N-Dealkylierung

u. van Rossum 1970; Donike u. Stratmann 1970; Beyer et al. 1971). Die in vivo ablaufende N-Dealkylierung ist ein normaler Stoffwechselvorgang. Die an den mikrosomalen Membranen fixierten mischfunktionellen Oxygenasen katalysieren die Abspaltung des Substituenten R (Stoffwechselweg VI in Abb. 2), wodurch Amphetamin als Wirksubstanz frei wird. Dieses metabolisch erzeugte Amphetamin unterliegt natürlich den gleichen enzymatischen Veränderungen, wie sie oben für das freie Amphetamin beschrieben wurden.

Auch für die anderen stimulierenden Wirkstoffe ohne Amphetamin- bzw. Phenyläthylaminstruktur muß nach der „Rezeptortheorie" (Wenke 1971) ein Eingriff in wichtige Stoffwechselvorgänge angenommen werden. Wie weitgehend ein pharmakologischer Eingriff den Sportler schädigt, kann wegen der vielen möglichen Einflüsse nur schwer vorhergesagt werden. Gesichert ist aber die Aussage, daß das Dopen mit einem hohen und unkalkulierbaren Risiko behaftet ist. Mögliche schädliche Nebenwirkungen bei der therapeutischen Verwendung von Medikamenten zur Behebung eines Krankheitszustandes sind ethisch zu vertreten. Schäden durch Doping – und dazu zählen auch eventuelle Spätfolgen und ein sozialer Abstieg – können aber durch keine Argumentation, und sei sie noch so spitzfindig, gerechtfertigt werden.

Zur Notwendigkeit von Dopingkontrollen

Beweiskräftige Zahlen aus der Bundesrepublik Deutschland über die Verbreitung des Dopings stehen bisher nicht zur Verfügung, da nur sporadisch und in der Regel nach Vorankündigung Dopingkontrollen durchgeführt werden. Die Wirksamkeit von Dopingkontrollen ist aber offensichtlich, wie beispielsweise die heute schon historischen Ergebnisse aus Italien beweisen (Venerando u. de Sio 1965). Beim Profifußball nahm die Verwendung von aufputschenden Mitteln aus der Amphetaminreihe nach der Einführung von regelmäßigen Kontrollen 1962 rapide ab. Die relative Anzahl der positiven Urinbefunde gibt diese Tendenz wieder: 27% in 1961, 1,7% in 1962 und nahezu 0% seit 1963. Ähnlich erfolgreich wirkten sich die Maßnahmen im Radrennsport aus. Bei Berufsradrennfahrern wurde in den letzten Jahren nur hin und wieder ein positiver Dopingfall festgestellt (1971 unter 1%), während frühere Kontrollen bis zu 50% positive Befunde ergaben. Zwar werden bei Amateurstraßenfahrern erstaunlicherweise heute noch bis zu 2% positive Fälle bei unerwartet durchgeführten Kontrollen festgestellt, doch das ist eine deutliche Verbesserung gegenüber den 14 Dopingsündern von 30 untersuchten Teilnehmern bei der italienischen Straßenmeisterschaft im Jahre 1962 (46,6%).
Vielversprechend ist, daß die bloße Ankündigung von Dopinguntersuchungen abschreckend wirkt. Eine in der Bundesrepublik unerwartet bei einem Straßenradrennen, einem Auswahlwettbewerb für die Nationalmannschaft, angesetzte Dopingkontrolle ergab 6 positive Fälle von 14 untersuchten Sportlern. Drei Monate später verlief eine fast den gleichen Teilnehmerkreis umfassende – aber angekündigte – Kontrolle bei 16 untersuchten Teilnehmern negativ. Die erste, bei einem 10tägigen Etappenrennen überraschend und unerwartet angesetzte Kontrolle war in 3 von 4 Fällen positiv (75%). Die dann im weiteren Verlauf des Rennens angeordneten 3 Kontrollen mit insgesamt 11 untersuchten Fahrern verliefen negativ. Bei anderen Sportarten findet sich eine Bestätigung dieses Abschreckungseffektes: 24 Proben, 1971 bei einer Deutschen Leichtathletikmeisterschaft, nach Ankündigung und Belehrung der Teilnehmer durchgeführt, waren alle negativ. Ohne Anmeldung fanden sich einige Zeit später 2 positive Fälle unter 9 Urinproben.

Aus Belgien und Frankreich, wo wegen des umfangreichen Mißbrauchs seit 1965 gesetzliche Bestimmungen das Dopen verbieten, werden ähnliche Erfolge nach Einführung der Dopingkontrollen berichtet. Voraussetzung für diese Kontrollen war und ist, daß empfindliche und spezifische Analysenverfahren für den chemischen Nachweis der Dopingmittel zur Verfügung stehen. Die Dünnschicht- bzw. die Gaschromatographie, beides analytische Techniken, die ebenfalls auf dem Gebiet der Arzneimittelkontrolle erfolgreich eingesetzt werden, sind zur Lösung dieses Problems geeignet. Um die wissenschaftlichen Grundlagen des Dopingnachweises bemühten sich schon frühzeitig die Arbeitskreise von Cartoni u. Liberti (1971), Becket et al. (1967), Moermann (1965) und Lebbe (1968).

Die besonders stark vom Dopingmißbrauch betroffenen Sportverbände haben in den letzten Jahren Abnahmeverfahren entwickelt, die einen einwandfreien Ablauf der Dopingkontrollen gewährleisten. Anfangs aufgetretene Fehler bei der Abnahme und dem Transport, die zu Einsprüchen und unliebsamen Diskussionen geführt hatten, können durch konsequente Befolgung der schriftlich festgelegten, z.T. auch schon in die Antidopingbestimmungen der Verbände aufgenommenen Verfahrensvorschriften vermieden werden.

Die Summe der in vielen Jahren gewonnenen Erfahrungen hat die medizinische Kommission des Internationalen Olympischen Komitees in einer Broschüre erstmals 1971 für die Spiele der 20. Olympiade, München, 1972 zusammengefaßt, die auch für die Sportverbände, die bisher noch keine Antidopingkontrollen durchführten, z.T. noch nicht einmal Antidopingbestimmungen in ihren Satzungen aufweisen, als Anleitung dienen kann. Die Medizinische Kommission des IOC übernahm in der Neuauflage für die Olympischen Spiele 1976 in Montreal die Verfahrensvorschriften bezüglich Durchführung der Kontrollen und die Anforderungen an die Analytik, fügte jedoch eine neue Wirkstoffgruppe, die der anabolen Steroide, zu der Liste der Dopingmittel hinzu (s. Anhang B).

Die Grundzüge einer Dopingkontrolle, die sich in 5 Teilbereiche: Auswahl der Athleten, Abnahme der Proben, chemische Analyse, Beurteilung der Ergebnisse und Sanktionen aufgliedern lassen, treffen auf alle Sportarten zu. Hierdurch wird zunächst bei den Olympischen Spielen eine gleichmäßige Behandlung der Athleten aller Disziplinen erreicht.

Schlußbetrachtung

Doping ist eine Fehlentwicklung des Sports, über die in den letzten Jahren immer häufiger konkrete Tatsachen bekannt wurden. In erster Linie von verantwortungsbewußten Sportärzten gingen schon frühzeitig Anregungen aus mit dem Ziel, diesen den Sportler und die sportlichen Ideale schädigenden Übelstand abzustellen. Die Zunahme des Dopings, die eine Parallele in der Entwicklung des allgemeinen Medikamentenmißbrauchs findet, verlangte immer dringender Gegenmaßnahmen. Fehlende wissenschaftliche Grundlagen über die Pharmakologie und Biochemie der als Dopingmittel in Frage kommenden

Wirkstoffe und ungenügende Analysenverfahren verhinderten jahrzehntelang ein wirksames Vorgehen. Maßnahmen gegen das Dopen blieben auf der verbalen und deklamatorischen Stufe stehen. Aus dieser Situation heraus erklärt sich, daß Maßnahmen gegen das Dopen als Kampf aufgefaßt und bezeichnet wurden, ein Kampf, der weithin gegen einen nicht faßbaren, unsichtbaren Gegner geführt wurde.

Heute kann jedoch eine erfreuliche, positive Zwischenbilanz aufgestellt werden:

1) Die analytischen Verfahren sind soweit fortgeschritten, daß pharmakologische Normdosen der bekannten Stimulanzien nach Körperpassage nachgewiesen werden können.
2) Die von den Sportverbänden nach anfänglichen Schwierigkeiten bei der organisatorischen Durchführung der Dopingkontrollen gemachten Erfahrungen haben dazu geführt, daß auch die Abnahmeprozedur einwandfrei gestaltet werden konnte.
3) Die neueren Forschungsergenisse über den Mechanismus der Arzneimittelwirkungen erlauben eine sachliche und überzeugende Argumentation, vorausgesetzt, sie wird den Sportlern, ihren Betreuern und den Verbandsfunktionären verständlich vorgetragen. Zu einem besseren Verständnis trägt auch bei, daß Begriffe wie Spätschäden und Nebenwirkungen im Zeitalter des Umweltschutzes auch dem medizinischen Laien geläufig sind. Sie ergänzen sinnvoll die Argumentation mit dem akuten Risiko, das durch dramatische Zwischenfälle belegt werden kann.
4) Die Maßnahmen gegen das Doping sind keine isolierten Einzelaktionen mehr: Gesetzlich verboten ist das Dopen in Belgien und Frankreich und demnächst auch in Italien. Übereinkünfte und Vereinbarungen der Spitzenverbände des Sports bestehen u. a. in Österreich, Großbritannien und in der Bundesrepublik Deutschland. Für die Spiele der XX. Olympiade in München 1972 konnte erstmals bei Olympischen Spielen eine einheitliche, von allen Fachverbänden akzeptierte Regelung erzielt werden, die in der Zwischenzeit von vielen internationalen Sportverbänden mit Erfolg praktiziert wird.

Das Erreichte läßt erwarten, daß auch die noch offenstehenden und die in Zukunft auftretenden Probleme sachlich gelöst werden.

Anhang A: Dopingliste des Deutschen Sportbundes (DSB)

Einteilung:

1.1.	Amphetamine einschließlich der C- und N-Alkylderivate		
1.1.1.	Amphetamin	DL-α-Methylphenyläthylamin = DL-1-Phenyl-2-aminopropan = DL-β-Phenylisopropylamin	
1.1.2	Methamphetamin	(+)-N,α-Dimethylphenyläthylamin = (+)-1-Phenyl-2-methylaminopropan	Pervitin
1.1.3	Phentermin	$\alpha.\alpha$-Dimethylphenyläthylamin = β-Phenyl-tert-butylamin	

1.1.4	Mephentermin	N,α,α-Trimethylphenyläthylamin = N-Methyl-ω-phenyl-tert-butylamin	
1.1.5	Fenetyllin	7-[2-(α-Methylphenyläthylamino)-äthyl]-theophyllin	Captagon
1.1.6	Fenfluraminum	N-Äthyl-α-methyl-3-(trifluormethyl)-phenäthylamin = 1-(3-Trifluormethylphenyl)-2-äthylaminopropan	Ponderax
1.1.7	Amphetaminil	α-(α-Methylphenyläthylamino)-α-phenylacetonitril	AN 1
1.1.8	Äthylamphetamin	DL-1-Phenyl-2-äthylaminopropan	
1.1.9	Dimethylamphetamin	DL-1-Phenyl-2-dimethylaminopropan = N,N,α-Trimethylphenyläthylamin	Metrotonin
1.1.10	Methoxyphenamin	DL-N,α-Dimethyl-o-methoxyphenäthylamin = DL-1-(2-Methoxyphenyl)-2-methylaminopropan	
1.1.11	Chlorphentermin	p-Chlor-α,α-dimethylphenyläthylamin = 1-(p-Chlorphenyl)-2-methyl-2-aminopropan	
1.2		Ephedrin und Analoge	
1.2.1	Ephedrin	L-erythro-2-Methylamino-1-phenylpropan-1-ol (sowie die threo-Form Pseudoephedrinhydrochlorid)	Ephedrin „Knoll"
1.2.2	Norephedrin	1-Phenyl-2-amino-propanol	In zahlreichen Kombinationspräparaten enthalten
1.2.3	Cafedrinum	7-[2-(β-Hydroxy-α-methylphenyläthylamino)-äthyl]-theophyllin	Akrinor
1.3		Ringhydroxylierte Phenyläthylaminderivate	
1.3.1	Hydroxyamphetamin	p-(2-Aminopropyl)-phenol = 1-(4-Hydroxyphenyl)-2-aminopropan	
1.3.2	Pholedrin	DL-p(2-Methylaminopropyl)-phenol = DL-N,α-Dimethyl-p-hydroxyphenäthylamin = DL-1-(4-Hydroxyphenyl)-2-methylaminopropan	Veriazol
1.3.3	Etilefrin	DL-1-(3-Hydroxyphenyl)-2-äthylaminoäthanol	Effortil
1.3.4	Synephrin	1-(4-Hydroxyphenyl)-2-methylaminoäthanol	Sympatol
1.3.5	Phenylephrin	1-(3-Hydroxyphenyl)-2-methylaminoäthanol	
1.3.6	Metaraminol	L-1-(3-Hydroxyphenyl)-2-methylaminopropan-1-ol	
1.3.7	Octopamin	1-(p-Hydroxyphenyl)-2-aminoäthanol	Norphen
1.3.8	Norfenefrin	DL-1-(m-Hydroxyphenyl)-2-aminoäthanol	Novadral
1.4		Maskierte Phenyläthylaminderivate	
1.4.1	Phenmetrazin	3-Methyl-2-phenylmorpholin = 2-Phenyl-3-methyltetrahydro-1,4-oxazin	Cafilon
1.4.2	Pemolin	2-Imino-5-phenyloxazolidin-4-on = 5-Phenylpseudohydantoin	Tradon Stimul
1.4.3	Prolintan	1-(α-Propylphenäthyl)-pyrrolidin = 1-Phenyl-2-pyrrolidinopentan	Katovit
1.4.4	Fenbutrazat	α-Phenylbuttersäure-2-(3-methyl-2-phenyl-morpholino)-äthylester	Cafilon
1.4.5	Methylphenidat	α-Phenyl-α-(2-piperidyl)-essigsäuremethylester	Ritalin
1.4.6	Fencamfamin	N-Äthyl-3-phenylnorborn-2-ylamin = 2-Äthylamino-3-phenylnorcamphan	Reactivan

1.5	Wirkstoffe mit ähnlicher Wirkung und Struktur (insbesondere Appetitzügler)		
1.5.1	Propylhexedrin	N,1-Dimethyl-2-cyclohexyläthylamin = 1-Cyclohexyl-2-methylaminopropan	Eventin
1.5.2	Heptaminol	6-Amino-2-methylheptan-2-ol	Heptylon
1.5.3	Amfepramon	α-Diäthylaminopropiophenon = 1-Phenyl-2-diäthylaminopropan-1-on	Regenon Tenuate
2	Stark wirksame Analgetika Alle stark wirkenden Analgetika (Opiate, Hypnoanalgetika, Narkotika) der Morphin-, Pethidin- und Methadongruppen sind verschreibungspflichtig. Sie zählen grundsätzlich zu den Dopingmitteln. Von den deutschen Arzneimittelspezialitäten zählen beispielsweise hierzu: Morphinum hydrochloricum „MKB", Dilaudid, Eukodal, Dolantin, L-Polamidon, Palfium, Jetrium.		
3	Analeptika (einschließlich Kampfer- und Strychninderivate)		
3.1	Pentetrazol	6,7,8,9-Tetrahydro-5-azepotetrazol = 7,8,9,10-Tetrazabicyclo-[5.3.0.]- 8,10-decadien = 1,5-Pentamethylentetrazol	Cardiazol
3.2	Nicethamid	N,N-Diäthylnicotinamid = Nicotinsäurediäthylamid	Coramin Cormed
3.3	Etamivanum	N,N-Diäthylvanillamid = Vanillinsäurediäthylamid	Vandid
3.4	Bemegrid	4-Äthyl-4-methylpiperidin-2,6-dion = β-Äthyl-β-methylglutarimid	Eukraton
3.5	Strychnin		
3.6	Strychnin-N-oxid		Movellan
3.7	Strychninsäure		Movellan-Ampullen
4	Anabole Steroide		
4.1	Chlortestosteronacetat	4-Chlor-17β-hydroxy-4-androsten-3-on-17-acetat = 4-Chlortestosteronacetat	Steranabol,
4.2	Methandienon (Methandrostenolon)	17β-Hydroxy-17α-methyl- 1,4-androstadien-3-on = 1-Dehydro-17α-methyltestosteron	
4.3	Methyltestosteron	17β-Hydroxy-17α-methyl- 4-androsten-3-on = 17α-Methyl- 4-androsten-17β-ol-3-on	
4.4	Nandrolon = Nortestosteron und alle Ester	17β-Hydroxy- 4-östren-3-on = 17β-Hydroxy-19-nor- 4-androsten-3-on	Deca-Durabolin, Anadur
4.5	Oxymetholon	17β-Hydroxy-2-hydroxymethylen-17α-methyl-5α-androstan-3-on	
4.6	Stanozolol	17α-Methyl-α-androstano-[3.2-C]pyrazol l-β-ol = -17β-Hydroxy-17α-methyl-5α-androstano-[3.2-C]-pyrazol	Stromba

Anhang B: Liste der Dopingmittel für die Spiele der XXIV. Olympiade, 1988, Calgary und Seoul (Medizinische Kommision IOC)

A. Psychomotorische Stimulantien z. B.:
  Amfepramon
  Amphetamin
  Benzphetamin
  Chlorphentermin
  Cocain
  Diethylpropion
  Dimethylamphetamin
  Ethylamphetamin
  Fencamfamin
  Meclofenoxat
  Methylamphetamin
  Methylphenidat
  Norpseudoephedrin
  Pemolin
  Phendimetrazin
  Phenmetrazin
  Phentermin
  Pipradol
  Prolintan
  und ähnliche Verbindungen.

B. Sympathomimetische Amine z. B.:
  Chlorprenalin
  Ephedrin
  Etafedrin
  Isoetharin
  Isoprenalin
  Methoxyphenamin
  Methylephedrin
  und ähnliche Verbindungen.

C. Verschiedene Stimulantien des Zentralen Nervensystems z. B.:
  Amiphenazol
  Bemegrid   Coffein[+1]
  Doxapram   Cropropamid[+2]
  Ethamivan   Crotethamid[+2]
  Leptazol
  Nicethamid
  Picrotoxin
  Strychnin
  und ähnliche Verbindungen.

D. Narkotika und Analgetika z. B.:
  Anileridin
  Codein
  Dextromoramid
  Dihydrocodein
  Dipipanon
  Ethylmorphin
  Heroin
  Hydrocodon
  Hydromorphon
  Levorphanol
  Methadon
  Morphin
  Oxocodon
  Oxomorphon
  Pentazocin
  Pethidin
  Phenazocin
  Piminodin
  Thebacon
  Trimeperidin
  und ähnliche Verbindungen.

E. Anabole Steroide z. B.:
  Clostebol
  Dehydrochlormethyltestosteron
  Fluoxymesteron
  Mesterolon
  Metenolon
  Metandienon
  Methyltestosteron
  Nandrolon
  Norethandrolon
  Oxymesteron
  Oxymetholon
  Stanozolol
  Testosteron[+1]
  und ähnliche Verbindungen.

F. Beta-Blocker z. B.:
  Alprenolol
  Atenolol
  Labetalol
  Metoprolol
  Oxprenolol
  Propranolol
  und ähnliche Verbindungen.

P. S. Auf Verlangen der interessierten Internationalen Verbände (F.I.E. und U.I.P.M.B.) wird ein Alkoholtest bei den Wettkämpfen dieser Verbände durchgeführt.

[+1] Die Definition eines positiven Falles verlangt:
   Für Coffein: Wenn die Konzentration 15 µg/ml überschreitet.
   Für Testosteron: Wenn das Verhältnis der Gesamt-Konzentration des Testosterons zu der des Epitestosterons den Wert 6 übersteigt.

[+2] Bestandteile von „Micoren"

Literatur

Axelrod J (1970) Amphetamine: Metabolism, physiological disposition, and its effects on catecholamine storage. In: Costa E, Garrattini S (ed) International Symposium on amphetamines and related compounds. Raven, New Jork

Beckett AH, Tucker GT, Moffat AC (1967) Routine detection and identification in urine of stimulants and other drugs, some of which may be used to modify performance in sport. J Pharm Pharmacol 19: 273

Beckett AH, Smith GM (1965) Drugs and athletic performance. In: Schönholzer G (ed) Doping. Pergamon, Oxford

Beyer K-H, Strassner W, Klinge D (1971) Untersuchungen über Amphetamine. Dtsch Apoth Z 19:677

Cartoni GP, Liberti A (1971) Analytical determination of doping agents. XVII. Congresso Nazionale di Medicina dello Sport (Bologna 1969). Minerva, Torino

Donike M, Stratmann D (1970) Die Amphetaminausscheidung als Indikator für den Captagonmißbrauch. Sportarzt Sportmed 21:287

Genovese E, Mantegazza P (1971) Doping agents. XVII. Congresso Nazionale di Medicina dello Sport (Bologna 1969). Minerva, Torino

Mantegazza P, Müller EE, Naimzade MK, Riva M (1970) Studies on the lack of correlation between hyperthermia, hyperactivity, and anorexia induced by amphetamine. In: Costa E, Garrattini S (ed) International Symposium on amphetamines and related compounds. Raven, New York

Moermann E (1965) Comparative studies on detection and dosage of doping agents. In: Schönholzer G (ed) Doping. Pergamon, Oxford London

Mutschler E (1970) Arzneimittelwirkungen. Wissenschaftliche Verlagsgesellschaft, Darmstadt

Prokop L (1971) The struggle against doping and its history. XVII. Congresso Nazionale di Medicina dello Sport (Bologna 1969). Minerva, Torino

Schönholzer G (1965) Doping. Pergamon, Oxford London Edinburgh

Stegemann J (1971) Leistungsphysiologie. Thieme, Stuttgart

Venerando A, Sio F de (1965) Organisation et résultats du côntrol antidoping. In: Schönholzer G (ed) Doping. Pergamon, Oxford London Edinburgh

Vree TB, Rossum JM van (1970) Kinetics of metabolism and excretion of amphetamines on man. In: Costa E, Garrattini S (ed) International Symposium of amphetamines and related compounds. Raven, New York

Wenke M (1971) Drug-receptor interactions. In: Bacq ZM (ed) Fundamentals of biochemical pharmacology. Pergamon, Oxford

Sportverletzungen

H. Schoberth

Die maximale Belastung des Körpers im Leistungssport birgt die Gefahr von Gesundheitsschäden in sich. Sie können akut auftreten, so daß man mit Recht von einem Sportunfall reden kann. Andere Störungen entstehen erst nach längerdauernder Beanspruchung. Hier handelt es sich um Sportschäden, die man auch als Erkrankungen, bedingt durch die Sportausübung, auffassen kann.

Die akuten Verletzungen sind je nach sportlicher Exposition recht unterschiedlich. Im Skilauf zeigt sich z. B. deutlich, wie sehr die Unfallquote von der individuellen Kondition und der technischen Beherrschung des Gerätes abhängt. Im Kampfsport sind häufig die Verletzungen direkte Folge eines körperlichen Angriffs des Gegners auf den Aktiven. In anderen Disziplinen, z. B. bei sportlichen Spielen, entstehen sie durch die Besonderheiten der Sportausrüstung, speziell des Sportschuhes (Fixierung des Fußes durch den Fußballstiefel am Boden – Verdrehung des Kniegelenkes – akuter Knorpelschaden im oberen und unteren Sprunggelenk – durch abruptes Abstoppen des Fußes bei ungünstigem Verhältnis Fußboden/Sportschuhsohle). Durch chronische Belastungen treten bei an sich sehr unterschiedlichen Sportarten gleichartige oder identische Reaktionen auf, z. B. Verspannungen in der überforderten Muskulatur, Stoffwechselentgleisungen an den Sehnenursprüngen und -ansätzen und Knorpelschäden im Gelenk.

Bei aller Verschiedenartigkeit der Entstehung lassen sich viele Sportunfälle und Sportschäden vermeiden. Die beste Prophylaxe ist die optimale technische Beherrschung der geforderten Bewegungsabläufe und die Intaktheit der Strukturen der Bewegungsorgane. Oft werden Verletzungen nicht vollkommen ausgeheilt, und der Aktive wird mit Sportschäden, z. B. mit Bewegungsbehinderungen, erneut zum Einsatz gebracht. Es nimmt dann nicht wunder, wenn nun besonders leicht neuerliche Zerrungen oder gar Reizergüsse im Gelenk auftreten. Auch durch eine Verbesserung des Sportgerätes oder der Ausrüstung ist eine Herabsetzung des Unfallquote möglich. Ein typisches Beispiel ist die Abnahme bestimmter Verletzungen seit der Einführung von Sicherheitsbindungen im Skisport oder die Verbesserung der Sportschuhe generell. Schließlich müssen auch durch Überprüfung oder Neufassung von Wettkampfbestimmungen und Spielregeln eventuelle Gefahrenquellen ausgeschaltet werden. Hier wäre z. B. eine Änderung der Wettkampfbestimmungen im Frauenturnen vonnöten. Durch den Einbau von Kraftteilen ließe sich das Wettkampfalter sicher erhöhen und damit Schäden, die an der jugendlichen Wirbelsäule bei Extrembelastungen auftreten müssen, auf ein verträgliches Minimum reduzieren.

Die Prävention von Sportverletzungen ist die vornehmste Aufgabe des Sportarztes. Sie läßt sich nur erfüllen, wenn neben der fachlich-medizinischen Kenntnis persönliche Erfahrungen in der speziellen sportlichen Disziplin vorhanden sind.

So ist es unerläßlich, daß der Sportmediziner die Bewegungsabläufe und die besonderen Gefährdungen in den einzelnen Sportdisziplinen kennt. Nur dann wird auch eine partnerschaftliche Zusammenarbeit mit dem Trainer und dem Betreuer möglich sein.

Penetrierende Verletzung

Die häufigste Verletzung im Sport ist die Exkoration, die Hautabschürfung. Sie gehört z. B. bei den Rasenspielen so selbstverständlich zum Wettkampf, daß man sie kaum mehr beachtet. Im allgemeinen heilen oberflächliche Wunden unter einem Schutzverband, einem Wundgel oder, noch besser, einem Sprühpflaster schnell und folgenlos ab. Dennoch dürfen auch scheinbar harmlose Verletzungen nicht unterschätzt werden. Bei jeder Wunde ist die schützende Hautdecke durchbrochen. Damit können pathogene Keime in den Organismus gelangen. Je nach der Sportart und der Beschaffenheit des Sportfeldes sind auch schwere Infektionen gar nicht selten. Auf jeden Fall ist auch heute noch an die Möglichkeit einer Tetanusinfektion bei Verletzungen speziell im Freien zu denken. Das gilt natürlich ganz besonders bei tiefer reichenden Wunden, wenn die Tetanuserreger die für sie lebensnotwendigen anaeroben Bedingungen finden. Aus diesem Grunde muß eine ausreichende Prophylaxe betrieben werden. Sie geschieht in der bekannten Weise (Tabelle 1). Bei allen Rasenspielen empfehlen wir die Wiederauffrischungsimpfung schon 2 Jahre nach der Vollimmunisierung. Nur dann kann eine Auffrischungsinjektion bei einer eventuellen Verletzung, bei den häufigen Riß- und Kratzwunden, außer acht bleiben. Bei der Ungefährlichkeit der Tetanusimpfung muß die Unterlassung einer ausreichenden Immunisierung gegen Tetanus heute als Kunstfehler angesehen werden.

Die Behandlung bzw. die erste Versorgung der Wunde erfolgt nach den bekannten Regeln. Ist ein chirurgische Intervention, d. h. eine Ausschneidung der Wundränder oder eine Naht, erforderlich, wird man nur in den seltensten Fällen am Wettkampfort selbst tätig werden. Im übrigen halte ich es für zweckmäßig, im Sportarztkoffer alles für einen kleinen Eingriff parat zu haben, so daß alle zur optimalen sterilen Wundversorgung notwendigen Verbandsstoffe und Instrumente vorrätig sind. Im Einzelfall ist zu überlegen, ob man mit Strips auskommt oder ob man nicht doch lieber die chirurgische Naht oder Klammerung vor-

Tabelle 1. Tetanusschutzimpfung

Grundimmunisierung:
  0,5 ml Tetanol

Nach 6 Wochen:
  0,5 ml Tetanol

Nach 1 Jahr:
  0,5 ml Tetanol
Auffrischung durch neuerliche Impfung nach 2 Jahren 0,5 ml Tetanol

zieht. Zur Desinfektion bevorzugen wir das Merfen, das den Vorteil hat, keine sensiblen Reizerscheinungen, also auch keine Schmerzen, zu verursachen, so daß das vom Sportler gefürchtete Brennen entfällt. Bei kleineren und oberflächlichen Wunden muß die weitere sportliche Betätigung nicht unterbrochen werden. Oft ist es aber notwendig, die Wunde vor Druck oder mechanischer Einwirkung zu schützen. Dazu eignen sich besonders die Polsterung mit festen Schaumgummipolstern oder das Hohllegen. Die verletzte Stelle kann dann entweder durch 2 längliche Streifen oder durch Entlastung in einer kreisförmigen Aussparung geschützt werden. Bei Platzwunden im Gesicht, z. B. beim Boxen, muß die auftretende Blutung möglichst rasch in der Rundenpause zum Stehen gebracht werden. Gegebenenfalls kann man hier mit dünnen Fibrinschaumkompressen Erfolg haben. Auch adstringierende Substanzen haben sich bewährt. Kurzzeitige Kälteanwendungen bewirken indes oft das Gegenteil. Die anschließende Hyperämisierung verstärkt die Blutung.

Kontusion

Unter einer Kontusion versteht man die Einwirkung einer stumpfen Gewalt auf den Körper, ohne daß es zu einer Durchtrennung der Hautdecke kommt. Dabei werden z. B. Weichteile gegen härtere Strukturen, etwa den Knochen, gedrückt und können auf diese Weise Schaden erleiden. Grundsätzlich ähnliche Schäden finden sich aber auch an Organen, die in Körperhöhlen eingebettet sind und bei einer Beschleunigung gegen die Knochen stoßen. Bekannt ist die Contusio cerebri, die durch die unterschiedlichen Trägheitsmomente von Schädel und Schädelinhalt verständlich wird. Solche Verletzungen treten bei stumpfer Gewalteinwirkung gegen den Schädel nicht nur bei Boxern auf. Auch bei Stürzen, z. B. beim Radrennen, im Rodel- oder Bobsport, können entsprechend schwere und dementsprechend mitunter lebensbedrohliche Bilder entstehen.

Im Bereich des Thoraxraumes oder der Bauchhöhle sind bei Kontusionen Risse der Organe oder Gefäße zu beobachten. Die Diagnose ist oft nicht leicht zu stellen, da verläßliche Symptome in der Regel erst nach längerer Zeit auftreten. Man sollte es sich darum zur Gewohnheit machen, Verletzungen innerer Organe nach stumpfen Traumen so lange anzunehmen, bis sie mit Sicherheit ausgeschlossen sind. Die Verletzungsgefahr ist im übrigen dann am größten, wenn die Gewalteinwirkung überraschend kam und nicht durch eine Abwehrspannung von seiten des Verletzten kompensiert werden konnte. Das gilt für alle Sportarten. Durch einen scharf getretenen Torschuß im Fußball, weniger durch einen Strafstoß, da dieser voraussehbar ist, kann so eine Leberruptur oder ein Darmriß entstehen, wenn der Betroffene unerwartet den Ball gegen die erschlafften Bauchdecken bekommt. Nicht selten sind stumpfe Verletzungen der Niere. Sie sind geradezu charakteristisch bei Kampfszenen im Strafraum beim Fußballspielen. Sie kommen entweder durch einen Tritt in die Nierengegend beim liegenden Torwart vor, können aber auch dann entstehen, wenn ein Spieler vom Gegner mit angezogenen, d. h. stark flektierten Kniegelenken angesprungen wird. Nierenverletzungen treten im übrigen auch dann auf, wenn ein Spieler bei angespannter Rückenmuskulatur auf den Boden fällt. Bei jeder Querfortsatzfraktur, die für diese Fälle typisch ist, ist an eine Mitverletzung der Nieren zu denken. Im übrigen gibt der oft blutig gefärbte Urin Hinweise auf den Verletzungsumfang. Im Zweifelsfall ist eine Überweisung zum Facharologen notwendig.

Von besonderer Wichtigkeit für den weiteren Verlauf und die sportliche Rehabilitation sind die Prellungen an den Extremitäten. Sie können Schäden an den Weichteilen, an den Knochen und an den Gelenken hervorrufen. Die mechanische Einwirkung führt stets zu einer Schädigung des unmittelbar betroffenen Gebietes. Dabei kann das Gewebe entweder direkt gegen den Knochen gedrückt werden oder es erfolgt eine Abscherung gegen den Knochen. Im letzteren Fall sind Muskel- oder Bandabrisse möglich. Auch Knochenabsplitterungen können auftreten.

Die häufigste Schädigungsfolge bei der Kontusion ist die Blutung. Sie kommt zustande durch die Ruptur der meist dünnwandigen oberflächlichen Venen oder Venenstämme. Liegen die Gefäße sehr oberflächlich, d.h. epifaszial, dann kann die Blutung als Hämatom bzw. als blauer Fleck erscheinen. In der Regel erfolgt aber die Gefäßschädigung tiefer, nicht selten epi- oder subperiostal. In diesen Fällen ist die primäre Erkennung nicht einfach.

War die Blutung erheblich, so kommt es zu einer Schwellung, die im Fall der tiefen Verletzung zunächst gar nicht auffällt. Oberflächliche Läsionen dokumentieren sich in einem ausgedehnten Extravasat, das auf jeden Fall beseitigt werden muß. Dies gelingt dem Körper nicht immer ohne Komplikationen. So kann man erleben, daß schwappende Hämatome sich dann mit einer bindegeweblichen Kapsel umgeben. So können sie als tumorähnliche Vorwölbung monatelang bestehenbleiben. In anderen Fällen tritt sogar eine Verkalkung oder eine Verknöcherung ein; wenn die Muskulatur in Mitleidenschaft gezogen worden ist, imponiert die Verletzung als Myositis ossificans traumatica. Diese kann verstärkt werden durch eine unzweckmäßige Behandlung, v.a. durch eine frühzeitige Anwendung von Wärme und Massage. Es ist unter allen Umständen vor jeder manuellen Manipulation zu warnen. Auch von der sonst beliebten Anwendung von heißen Packungen möchten wir abraten. Eine typische Lokalisation der umschriebenen Kontusion am Oberschenkel ist die „Pferdekußverletzung" im Fußball. Die Verletzung kommt i.allg. dadurch zustande, daß der Verletzte von seinem Gegenspieler mit angezogenem Kniegelenk angesprungen wurde. Dabei kommt es zu einer direkten Kontusion der Oberschenkelmuskulatur, meist im Quadrizepsbereich, durch das gebeugte und damit geschützte Kniegelenk des Gegners. Im Prinzip handelt es sich um die gleiche Schädigung, wie sie bei einer direkten Hufschlagverletzung beim Kavalleristen bekannt war. Von da stammt auch der Name „Pferdekuß". Im Gegensatz zur Muskelzerrung liegt hier eine direkte Quetschung vor, die einer entsprechenden Behandlung bedarf.

Behandlung der Kontusion

Die Behandlung der akuten Verletzung hat zunächst das Ziel, die oft erheblichen Schmerzen zu lindern und nach Möglichkeit die Fortsetzung des Trainings oder des Wettkampfs zu ermöglichen. Dies ist bei der komplikationslosen Kontusion relativ leicht zu erreichen. Hier hat sich die rasche und kurzdauernde Kälteanwendung bewährt. Wir verwenden dazu den Kältespray, der zu einer augenblicklichen Analgesie führt. Er ist jeder anderen Behandlungsart bei weitem überlegen. Wahrscheinlich wird durch die Kryotherapie eine Erhöhung der Rezeptorenschwelle und eine Hemmung der Leitungsgeschwindigkeit der Schmerznerven erzielt. Damit kann der afferente Impuls abgeblockt werden. So ist es zu erklären, daß ein gefoulter Spieler nach kurzer „Behandlung" wieder voll einsatzfähig ist, obwohl er sich eben noch am Boden wälzte.

Nicht jede Kontusion geht so harmlos aus. In sehr vielen Fällen ist durch die mechanische Alteration eine Blutung ausgelöst worden, der es entgegenzutreten gilt. Sie muß unter allen Umständen möglichst gering gehalten werden, denn vom Umfang des Hämatoms hängt weithin die Dauer der rehabilitativen Phase ab. Die Behandlung muß auch hier unverzüglich nach der Verletzung, also noch am Wettkampfort und am Trainingsplatz, beginnen. Nachdem oft nicht klar ist, inwieweit eine Gefäßzerreißung stattgefunden hat, wird dies bereits 1 min nach der Verletzung entschieden werden können. Wird der Spieler nicht sofort beschwerdefrei, dann ist mit einer Blutung und mit stärkeren Auswirkungen zu rechnen. Nun kommen 2 Maßnahmen zur Anwendung, die sich gegen die Ausbildung des Hämatoms und die daraus resultierenden Folgen wenden: die Kompression und die Kältebehandlung.

Zur Kompression verwendet man eine Schaumgummiplatte, die auf die verletzte Stelle gebracht wird. Sie kann mit Alkohol getränkt werden. Besser ist es, ein heparinhaltiges Gel aufzulegen. Gegebenenfalls kommt auch eine entsprechende Salbe zur Anwendung. Auf die Notwendigkeit wird noch einzugehen sein. Über den Schaumgummi wird mit einer wenig elastischen Binde eine Kompression durchgeführt. Dazu eignet sich v.a. eine in sich haftende Binde. Sie soll nicht auf der Haut kleben, damit eventuelle Reizerscheinungen, v.a. bei behaarten Patienten, vermieden werden. Von dem Verband ist zu fordern, daß er eine genügende Stabilität gewährleistet. Uns hat sich die Sportslife-Haftbandage in diesen Fällen ausgezeichnet bewährt. Die Kompression muß so stark sein, daß ein genügender Druck in der Tiefe gewährleistet wird, ohne daß es aber zu einer Stauung kommt. Durch die Schaumgummiauflage lassen sich lokale Schäden i.allg. sicher vermeiden. Das angelegte Polster hat darüber hinaus den Vorteil, daß die Muskulatur bei rhythmischen Kontraktionen gegen das nachgebende Kissen ein entstandenes Hämatom auspressen kann. Andererseits ist der Kompressionsdruck so stark, daß ein weiteres Extravasat nicht auftreten kann.

In den ersten Stunden nach der Verletzung bis maximal 8 h wird zusätzlich eine lädierte Stelle gekühlt. Am besten verwendet man dazu ein Kältekissen oder man legt ein Plastiksäckchen, das mit in Wasser ausgeschwemmten Eisstückchen gefüllt ist, auf. Auch das Auflegen von tiefgefrorenen Frottiertüchern hat sich bewährt. Diese stehen naturgemäß am Wettkampfort nicht zur Verfügung, weswegen wir zunächst einem Kältekissen den Vorzug geben. Durch Kompression und Kühlung läßt sich die Blutung i. allg. gut beherrschen.

Die letzte Sorge gilt der Verhütung einer eventuellen Entzündung, die durch die Blutung ausgelöst werden kann. Hier ist die heparinhaltige Salbe bzw. das heparinhaltige Sportverletzungsgel von unschätzbarer Bedeutung. Durch Hemmung der Mediatoren der Entzündung (Bradykinin, Histamin und Prostaglandin) gelingt es, eine Abdichtung der Gefäße zu erreichen. Wenn es gelingt, die sonst unweigerlich entstehende Emigration von großen Eiweißmolekülen zu begrenzen, ist die rehabilitative Phase abgekürzt. Kryotherapie und Heparinanwendung gewährleisten i. allg. eine optimale Entzündungsprophylaxe.

Schmerzbekämpfung, Begrenzung der Hämatombildung durch Verhinderung größerer Extravasate und Bekämpfung der posttraumatischen Entzündung sind die wesentlichen Komponenten der Erstversorgung der Kontusion.

Spätestens 24 h nach dem Trauma beginnt die aktive Bewegungstherapie. Sie wird bei liegendem Verband durchgeführt und besteht in aktiv muskulär geführten Bewegungen gegen Widerstand.
In der ersten Phase läßt man isometrische Kontraktionen, Intensionsübungen usw. machen, damit auf jeden Fall die Innervationsschablone erhalten bleibt. Sollte die spontane Innervation infolge einer durch die nozizeptive Afferenz bedingten Hemmung nicht möglich sein, kann eine elektrische Impulsgebung im Sinne einer Schwellstrombehandlung für die ersten Tage notwendig werden. Im allgemeinen wird aber schon nach 1-2 Tagen die aktive Bewegung des verletzten Abschnittes - anfangs gegen leichten, später gegen zunehmenden Widerstand - möglich. Dabei lassen wir in einer kinetischen Kette üben, entweder gegen den Widerstand des Behandlers oder im endlosen Gummiband (sog. Deuserband). Später folgen dann Übungen, die eine größere Effektivität garantieren. Dabei spielt die propriozeptive neuromuskuläre Fazilitation (PNF-Technik) im Sinne von Kabath eine entscheidende Rolle. Das Prinzip besteht darin, daß durch eine maximale Kontraktion kräftiger Muskeln innerhalb einer Schlinge eine Verstärkung der Funktion schwächerer synergistischer Muskeln erreicht werden kann. So lassen sich auch schwache Glieder einer Funktionskette relativ rasch wieder aktivieren. Sobald die Innervation in der Schlinge wieder erreicht ist, erfolgen die Übungen des Funktionsablaufs. So lassen wir nach Oberschenkelprellungen Treppen steigen, auf den Hocker treten oder Kniebeugen machen. Die Übungsbehandlung führt rasch zu der normalen Verschieblichkeit von Muskulatur und Sehnen im Faszienschlauch und im Gleitgewebe. Gerade hier treten unbehandelt oft Verwachsungen oder narbige Fixierungen auf, welche die Entfaltung der vollen Leistungsfähigkeit behindern. Die Behandlung kann durch Unterwassergymnastik bei indifferenten Temperaturen bei 37-38 °C wirkungsvoll unterstützt werden.
Ist der normale Funktionsablauf gewährleistet, erfolgt ein Krafttraining, am besten am isokinetischen Gerät oder durch Arbeit mit Expander oder Hantel. Hier sind bereits sportartspezifische Übungen vonnöten. Die Behandlung kann nach

Tagen, spätestens nach Wochen - in Abhängigkeit von der Schwere der Verletzungen - in das normale Training münden.

Fehler bei der Behandlung

Der häufigste Fehler besteht in der Unterlassung der genügenden Kompression und Prophylaxe der Entzündung. Die gravierendsten Fehler werden in der Nachbehandlungsphase begangen. Von besonderer Bedeutung ist die Beachtung der aktiv geführten Bewegung. Die volle Sportfähigkeit darf erst angenommen werden, wenn sich der Muskel in seiner Faszienloge normal verschieben kann. Zusätzlich ist zu beachten, daß der normale Tonus der Muskulatur wiederhergestellt ist. Ein Gelenk kann dann reizlos belastet werden, wenn es in seinen Muskelschlingen einwandfrei bewegt werden kann. Solange noch umschriebene Verspannungen oder Verhärtungen vorhanden sind, ist die Gefahr einer Muskelzerrung groß. Bei jeder Kontusion ist eine vorzeitige Wärmeanwendung und eine lokale Massage zu vermeiden. Dadurch wird dem Auftreten einer Myositis ossificans oder einer verstärkten Narbenbildung Vorschub geleistet.

Knochenprellungen

Knochenprellungen kommen am häufigsten am Unterschenkel und am Schädel, speziell am Stirnbein, nämlich an den Augenbrauenregionen, und am Jochbein vor. Durch den direkten Schlag wird die empfindliche Knochenhaut gereizt, was einerseits zu starken Schmerzen führt, andererseits aber auch periostale Reaktionen auslösen kann. Auch Blutungen, die zu erheblichen Hämatomen führen, sind nicht selten. Bekannt ist die Beule an der Stirn, die sofort nach der Verletzung auftritt. Die Kontusion des Unterschenkels tritt v. a. bei Rasenspielen, beim Fußball, beim Handball und beim Hockey auf. Hier sollte man sich, wie beim Eishockey, durch geeignete Bandagen, z. B. durch Schienbeinschützer, wappnen. Oft hat ein solcher mechanischer Schutz bei direktem Tritt schwerwiegende Verletzungen, z. B. Frakturen, verhüten können. Wer ohne entsprechende Schoner spielt, handelt grob fahrlässig und muß sich im Schadensfalle den Vorwurf des Mitverschuldens gefallen lassen. Auf keinen Fall darf es als schick gelten, wenn man im Fußball z. B. mit heruntergekrempelten Stutzen spielt.

In schwereren Fällen kann durch die stumpfe Gewalteinwirkung eine Mitverletzung des Knochens erfolgen. Besonders ist auf die Knochenenden zu achten. Nicht selten haben wir auch Frakturen des Wadenbeins im oberen, v. a. aber im mittleren Drittel gesehen. Oft werden sie erst dann erkennbar, wenn nach einer Resorption der nekrotischen Knochenanteile um den Fissurspalt nach etwa 14 Tagen Aufhellungszonen nachgewiesen werden können. Bei Kontusionen des Knochens kann es auch zu einer direkten Nervenschädigung kommen, dann, wenn die Verletzung eine besonders exponierte Stelle betroffen hat. So ist die temporäre Peronäusschädigung nach Tritt gegen das Wadenbeinköpfchen nicht selten. Glücklicherweise werden Dauerfolgen nicht beobachtet. Bei Absprengungen an den Knochenkanten, v. a. in der Knöchelgegend, handelt es sich in der Regel um Ausrisse nach einer Distorsion. Hier sind wirklich die Anheftungsstellen von Band oder Kapsel in Mitleidenschaft gezogen. Ganz ähnliche Erscheinungen beobachtet man allerdings nach Verknöcherungen oder Verkalkungen im Kapselbereich. Sie werden häufig als Aussprengungen angesehen und entsprechend bewertet. Hier kann die subtile Funktionsprüfung der Gelenke Aufschluß geben.

Behandlung

Die Behandlung der Knochenprellungen unterscheidet sich nicht von der Behandlung der Kontusionen im allgemeinen. Manchmal bleiben allerdings schmerzhafte Reizzustände des Periosts zurück. Die resultierende Periostitis ist i. allg. röntgenologisch nicht erfaßbar. Nur in ausgedehnten Fällen sind Verknöcherungsanomalien, v. a. periostale Auflagerungen, sichtbar. Dies gilt speziell für subperiostale Hämatome, die wir bei Sportverletzungen aber i. allg. kaum beobachten konnten.
Bei schmerzhaften periostalen Reizzuständen hat sich die perkutane Cholinbehandlung mit Chomelanum ausgezeichnet bewährt. Ist die Verletzung nicht sofort versorgt worden, sondern sind oft auch schon vorzeitige Trainingsversuche unternommen worden, haben sich Verbände mit Spolera als nützlich erwiesen. Im allgemeinen ist in diesen Fällen aber die Verletzungspause durch insuffiziente Behandlungsmaßnahmen wesentlich länger als bei sofort einsetzender konsequenter Therapie. Aus diesem Grunde ist unter allen Umständen die sofortige Kontusionsbehandlung nach den oben geschilderten Methoden anzuwenden. Durch Aufklärung des Aktiven lassen sich im übrigen viele Verletzungsfolgen vermeiden.

Gelenkprellungen

Die Gelenkprellungen entstehen entweder durch direkte stumpfe Gewalteinwirkung oder durch Sturz auf das Gelenk, ohne daß es zu einer gewaltsamen passiven Bewegung kommen muß. Besonders gefährdet sind dank der exponierten anatomischen Lage das Kniegelenk, die Fußgelenke und das Schultereckgelenk. Wie die autoptischen Befunde bei einer Operation bestätigen, tritt bei direkter Gewalteinwirkung eine umschriebene Blutung in der Synovialmembran, v. a. in den Kapselumschlagfalten auf. Daneben kann es selbstverständlich zur intraartikulären Blutung kommen. Vom Ausmaß des Extravasats hängen die weiteren Folgen ab. Ist die Schadensstelle nur umschrieben, dann kann die Prellung nach Stunden bis Tagen folgenlos abgeklungen sein. Stärkere Blutungen führen aber nicht selten zu sekundär entzündlichen Reizerscheinungen. Sie können nur in lokalen Verdickungen der Umschlagfalte bestehen. Es kann aber auch zur Ausbildung von Gelenkergüssen kommen, v. a. wenn die Kontusion ausgedehnt war. Die Blutung löst dann ihrerseits eine Synovitis aus, die sich in einer laufenden Transsudation bemerkbar macht. Bekannt sind v. a. am Kniegelenk die rezidivierenden Ergüsse. Bei Punktionen wird dann eine bernsteingelbe, i. allg. eiweißarme Flüssigkeit gefördert.

Zerreißungen gehören nicht zum klassischen Bild der Prellung, denn sie setzen i. allg. die unphysiologische Bewegung, d. h. die Überschreitung des normalen Bewegungsraumes voraus. Dagegen können durch die Schlagwirkung leicht Knorpelläsionen entstehen. Unter Umständen kann es durch eine Prellung auch zu einer Zerreißung des Kapsel-Band-Apparates kommen. Das ist v. a. am Schultergelenk der Fall.

Die Prellung des Schultereckgelenkes entsteht durch Sturz auf die Seite, wenn der Fall nicht durch Abrollen gebremst wird. Typisch ist der lokale Druckschmerz an der Verbindung Akromion-Klavikula. Die aktive Beweglichkeit im Schultergelenk ist schmerzhaft eingeschränkt, die passive Beweglichkeit frei, aber mit starken Schmerzen verbunden. Die Differentialdiagnose gegenüber einer Sprengung im Schultergelenk, die beim gleichen Mechanismus entstehen kann, ist nur röntgenologisch möglich. Bei der reinen Kontusion bleibt der Kapsel-Band-Apparat zwar intakt, die Synovialmembran im Gelenk ist aber verletzt. Aus diesem Grunde treten erhebliche Beschwerden auf, später kann es sogar zu Verknöcherungen bzw. zu Kalkeinlagerungen kommen. Zur Differentialdiagnose fertigen wir 2 Röntgenaufnahmen des Schultergelenkes im a.-p.-Strahlengang an: die eine bei locker hängendem Arm, die andere bei Belastung des Armes mit einem Gewicht von 2 kg. Höhere Belastung halten wir nicht für notwendig. Bei einer Sprengung tritt dann, wie im gezeigten Beispiel, ein Klaffen der Gelenkverbindung deutlich in Erscheinung.

Behandlung

Bei einer Gelenkprellung ist die temporäre Ruhigstellung des Gelenkes zusätzlich notwendig. Wir wenden zwar auch hier eine Kryotherapie zusammen mit einer Kompression an, es ist aber erforderlich, die synoviale Reizung zu bekämpfen. Dazu bedarf es manchmal der medikamentösen Unterstützung. Hierbei haben sich Enzympräparate hervorragend bewährt. Von besonderer Bedeutung ist die Stützung des Gelenkes und die Führung der Bewegung in der rehabilitativen Phase. Dazu bewähren sich die elastischen und halbelastischen Gelenkbandagen, die über ein Schaumgummipolster angelegt werden. Am Kniegelenk verwenden wir dazu, einem Vorschlag von Lange folgend, ein Schaumgummikreuz mit zentraler Aussparung für die Kniescheibe (Abb. 1). Am Fußgelenk sollte man die Knöchel durch u-förmige Schaumgummiplatten abpolstern, so daß der Knochen hohlgelegt wird. Das Schultereckgelenk kann nur durch eine Fixation des Armes am Thorax ruhiggestellt werden. Hat die exakte Röntgenuntersuchung die Intaktheit des Kapsel-Band-Apparates ergeben und eine knöcherne Verletzung ausschließen lassen, dann sollte mit der funktionellen Behandlung möglichst schon nach 24 h, spätestens aber nach 48 h vom Ver-

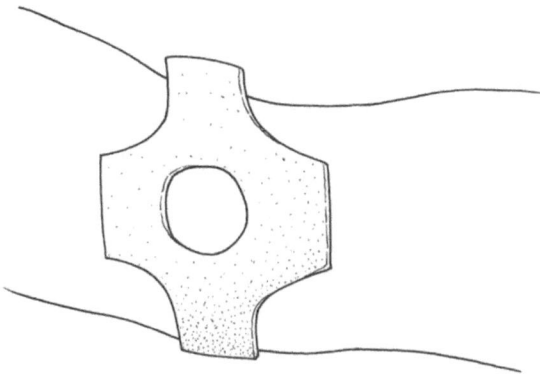

Abb. 1. Schaumgummikreuz mit zentraler Aussparung für die Patella beim Kniekompressionsverband

letzungszeitpunkt an gerechnet, begonnen werden. Dabei wird im schmerzfreien Bewegungsraum aktiv geführt geübt. Im Anschluß daran ist auf eine Intensivierung der Durchblutung zu achten. Weil i. allg. die Wärmeanwendung zu einer Dilatation der Gefäße und damit zu einer Verschlechterung der Stoffwechsellage führt, ist die Kryotherapie vorzuziehen. Wir verwenden dazu die Auflage von Kältekissen bzw. von im Tiefkühlschrank präparierten Frottiertüchern, die ggf. mit einer Salzwasserlösung getränkt worden sind. Auf jeden Fall ist die Kälteanwendung über einen längeren Zeitraum fortzusetzen. Zur Verhütung von lokalen Kälteschäden empfehlen wir, daß der Patient vor jeder Kryotherapie die Haut mit Massageöl oder mit Vaseline präpariert. Anschließend wird eine dünne Serviette oder ein Taschentuch auf die Haut gebracht. Erst über diesen 2fachen Schutz soll dann der Kälteträger zur Anwendung kommen.

Distorsion

Die Distorsion ist am besten nach dem pathologisch-anatomischen Geschehen zu definieren. Danach handelt es sich bei der Distorsion stets um eine Überschreitung des physiologischen Bewegungsraums durch eine passive, also von außen einwirkende Gewalt. Der Vorgang kommt in der deutschen Sprache in dem Wort „Übertreten" deutlich zum Ausdruck. Zum Verständnis des vorliegenden Schadens muß man sich nicht nur die anatomischen Gegebenheiten, sondern auch die auslösende Gewalt nach Umfang, Einwirkung und Stärke verdeutlichen. Am Beispiel des oberen Sprunggelenkes wird dies erkennbar. Die anatomische Konstruktion erlaubt hier nur Scharnierbewegungen im Sinne einer Hebung oder Senkung der Fußspitze. Die maximale Senkung der Fußspitze, also die passive Überstreckung, führt zur Verletzung der vorderen Gelenkkapsel, in der Regel mit Ein- oder Ausrissen. Die Schädigung ist auf Röntgenbildern älterer Fälle als spitze Ausziehung der ventralen Tibiakante zu erkennen. Auch knöcherne Reaktionen am Talushals deuten auf eine stattgefundene Verletzung im beschriebenen Sinn. Die sog. Talusnase ist röntgenologischer Ausdruck für solche Ereignisse. Die Talusnase wird häufig aber auch dann beobachtet, wenn dem Verletzten gar kein stärkeres Trauma in Erinnerung ist. Es zeigt sich hier, daß knöcherne Reaktionen auf dem Röntgenbild unter allen Umständen nur im Zusammenhang mit Anamnese und klinischem Befund bewertet werden dürfen. Sonst kommt man zu Fehleinschätzungen des röntgenologischen Befundes, was u.a. dazu führen kann, daß, wie bei Fußballspielern wiederholt geschehen, arthrotische Veränderungen angenommen werden, wenn in Wirklichkeit nur Kapselverkalkungen, aber keine degenerativen Veränderungen am Gelenk vorliegen.

Bei passiver Dorsalflexion werden die vorderen, d.h. breiteren Anteile der Talusrolle in die Knöchelgabel gepreßt. Dadurch muß die tibiofibulare Syndesmose gedehnt werden. Mitverletzungen der dorsalen Kapselanteile sind bei jeder Distorsion häufig. Wird das obere Sprunggelenk passiv auf Pronation bzw. Supination beansprucht, was nach Erschöpfung des Bewegungsraums im unteren Sprunggelenk zwangsläufig der Fall ist, kommt es zu einer Dehnung der Syndesmose, zur Läsion des Lig. tibiofibulare anterius, zum Riß bzw. zur Knöchelfraktur. So resultiert aus der passiven Überschreitung des Bewegungsraums die Schädigung der den Verkehrsraum begrenzenden Strukturen.

Für die Behandlung der Distorsion kommt es im wesentlichen darauf an, den Umfang des Gewebeschadens richtig einzuschätzen. Die Distorsion unterteilt man nach dem Umfang der Schädigung der Haltestrukturen des Gelenkes. Bei der leichtesten Form ist es nur im mikroskopischen Bereich zu Einrissen im Band gekommen. Man spricht dann von einer Bänderdehnung bzw. einer Zerrung. Sie kann mit Zerreißungen von Kapselgefäßen oder von epifaszialen Venenstämmen einhergehen. Der Umfang eines Hämatoms läßt de facto keinen Rückschluß auf die tatsächliche Gewebeschädigung zu. Fehlt eine nennenswerte posttraumatische Schwellung, wird man allerdings i.allg. eine nur geringfügige Schädigung annehmen können. In diesem Zusammenhang sei an die Seitenbandzerrung am Kniegelenk erinnert, die außer einer lokalen Druckschmerzhaftigkeit keine Symptome verursacht. Man sprach in der früheren medizinischen Nomenklatur in diesen Fällen von Skipunkt, wenn lediglich eine Druckschmerzhaftigkeit am Epicondylus medialis femoris vorhanden war, aber Ergußbildungen im Gelenk oder auch Schwellungen extraartiklär nicht vorhanden waren. Bei diesen Formen der Distorsion ist der passive Halteapparat des Gelenkes im ganzen intakt, während u.U. mikroskopische Schäden vorliegen. Pathologische Bewegungen im Sinne von Instabilitäten sind nicht nachweisbar.

Bei allen schweren Formen der Distorsion ist der Kapsel-Band-Apparat mehr oder weniger stark beeinträchtigt. Man muß hier Rupturen annehmen. Daraus resultiert dann immer die Instabilität, die freilich oft infolge des vermehrten Innendrucks durch den blutigen Gelenkerguß nicht richtig erkannt und damit auch nicht richtig eingeschätzt wird. Im Zweifelsfall wird man zur Sicherung der Diagnose die gehaltene Röntgenaufnahme zu Rate ziehen müssen. Sie sollte sofort nach einer Verletzung angefertigt werden. Nur dann ist ein klarer therapeutischer Plan aufzustellen. Schließlich ist zu bedenken, daß schon 2-3 Tage nach einer Verletzung eine Verklebung der Rupturstellen als primäres Stadium einer Heilung auftritt. Durch passive Bewegungen könnte man derartige reparative

Sportverletzungen

Maßnahmen in Mitleidenschaft ziehen. Aus diesem Grunde ist von einer Funktionsaufnahme nach 48 h nichts zu erwarten, bzw. es ist eine Schädigung der Heilung in Erwägung zu ziehen.

Die Funktionsaufnahmen lassen den vollen Umfang des funktionellen Schadens, ggf. auch die Lokalisation einer Verletzung nicht zu. So kann z.B. der Abriß der Gelenkkapsel nicht sicher festgestellt werden. Wir meinen, daß im Zweifelsfalle eine Arthrographie notwendig ist. Nur dann lassen sich echte Rupturen nachweisen, die ggf. zu einer operativen Rekonstruktion führen. Die Beurteilung schwerer Distorsionen ist nicht leicht. Bei jeder Instabilität muß eine operative Rekonstruktion deswegen in Erwägung gezogen werden, weil sonst schwerwiegende Instabilitäten zurückbleiben, die nicht nur den Keim einer Arthrosis deformans darstellen. Die weitere Belastbarkeit in Sport und Alltag hängt davon ab, ob die normale Gelenksicherung wieder erreicht wird. Daß dabei der muskulären Komponente eine sehr große Bedeutung zukommt, zeigen die Erfahrungen, die man mit krankengymnastischer Behandlung in der Unfallchirurgie in den letzten Jahrzehnten gewonnen hat.

Behandlung leichter Distorsionen

Auch bei der leichten Distorsion nehmen wir eine, wenn auch nur mikroskopische, Schädigung des Kapsel-Band-Apparates an. Die Ausheilung macht eine Ruhigstellung, besser die Entlastung der geschädigten Gelenkkapsel, notwendig. Außerdem soll der Überdehnung des Kapsel-Band-Apparates durch die Annäherung von Ursprung und Ansatz der sichernden Strukturen entgegengewirkt werden. Die komplette Ruhigstellung, z.B. im Gipsverband, verschlechtert den Gelenkstoffwechsel und läßt die bewegende Muskulatur atrophieren. Für die leichteren Formen einer Distorsion hat Hohmann schon vor Jahrzehnten den Segeltuchverband empfohlen. Durch die Verbesserung des Verbandmaterials ist es heute möglich, dem Verletzten rasch die volle Belastbarkeit des Gelenkes wiederzugeben, ohne daß darum die Fixation aufgegeben werden müßte. Im Prinzip kommt es darauf an, durch Zügel mit einem nichtelastischen Verbandmaterial, z.B. dem Sporttape, von außen her den Bandzug zu verstärken und Überdehnungen zu vermeiden. Gleichzeitig wird durch querverlaufende Züge die Bewegung im Gelenk geführt, schmerzhafte Endausschläge werden vermieden. Bei der Anlegung ist darauf zu achten, daß Knochenvorsprünge exakt hohlgelegt werden. Dazu ist eine bestimmte Technik notwendig. Im richtig angelegten Verband kann der Patient mit einer leichten Distorsion sofort belasten. Spätestens nach 8 Tagen wird der Verband gewechselt. 14 Tage nach der Distorsion beginnt die Nachbehandlung nach Abnahme des fixierenden oder stützenden Verbandes mit warmen bis heißen Packungen, aktiven Bewegungsübungen, auch gegen Widerstand, und lockernden Massagen der angrenzenden Muskelgruppen. Schließlich müssen lokale Verklebungen der Gelenkkapsel mit gezielten Friktionen, evtl. mit der sog. Stäbchenmassage, gelöst werden. Erst wenn das volle Bewegungsspiel im Gelenk wiederhergestellt ist, darf mit dem normalen sportlichen Training begonnen werden. Erfahrungsgemäß werden diese Grundsätze häufig nicht beachtet und die Starterlaubnis zu früh erteilt. Langdauernde Reizzustände und Leistungseinbußen sind dann die unausbleibliche Folge. Wir haben v. a. am Kniegelenk Kapselverklebungen nach Distorsionen beobachtet, die dann zur Ursache der häufig gesehenen Reizergüsse wurden. Auch nach Operationen sind grundsätzlich die gleichen Behandlungsprinzipien zu befolgen. Die Belastung ist immer dann möglich, wenn nicht nur Beugung und Streckung, sondern auch die Kreiselbewegungen möglich werden. In der manuellen Medizin spricht man in diesen Fällen von der Wiederherstellung des normalen Gelenkspieles. Es ist immer dann gegeben, wenn passiv ein Gelenk ohne Schwierigkeiten durchbewegt werden kann. Ödematöse Schwellungen sind ein Hinweis darauf, daß dieses Ziel noch nicht erreicht worden ist.

Nach Distorsionen wird wegen der bestehenden Reizbarkeit des Gelenkes häufig ein totales Sportverbot ausgesprochen. Der Ratschlag: „Geben Sie ihren Sport auf", ist sicher in den meisten Fällen unberechtigt. Er führt zudem zu einer starken psychischen Belastung des Patienten, dessen Freizeit in entscheidender Weise beschnitten wird. Aus diesem Grunde sollte man sich vor jedem Sportverbot exakt vergewissern, ob eine andere Möglichkeit, d. h. die Wiederherstellung der normalen Belastbarkeit, nicht doch zu erreichen wäre.

Behandlung der schweren Distorsion

Bei jeder schweren Distorsion muß davon ausgegangen werden, daß eine Zerreißung, d. h. eine Kontinuitätstrennung des Kapsel-Band-Apparates, stattgefunden hat. Zur Ausheilung ist eine genügend lange und konsequente Ruhigstellung erforderlich. Sie dauert i. allg. nicht unter 4 Wochen und muß am Kniegelenk bis zu 6 Wochen und länger fortgesetzt werden. Bei der kompletten Ruptur ist auf jeden Fall der operativen Versorgung der Vorzug zu geben, da häufig bei konservativem Vorgehen keine völlige Rekonstruktion zu erreichen ist. Das gilt speziell dann, wenn wichtige Führungselemente des Gelenkes rupturiert sind. Zudem ist eine Fixation, z. B. eines Kniegelenkes, über 6 Wochen für den Betroffenen nicht gleichgültig, und sie wäre nur dann zu vertreten, wenn mit größtmöglicher Wahrscheinlichkeit eine völlige Wiederherstellung zu erwarten wäre. Eine Fixation von 2–3 Wochen, wie wir sie häufig beobachten, ist generell zu kurz. Sie führt zu einer Inaktivierung des Gelenkes, ohne daß es zu der angestrebten Ausheilung kommt. Wenn nach dieser Zeit tatsächlich eine völlige Wiederherstellung eintritt, ist das u. E. ein Beweis dafür, daß die Indikation falsch war. In diesen Fällen hätte auch ein Tapeverband die gleichen Effekte erbracht. Das Ergebnis einer unvollkommenen Fixation ist nicht selten das Schlottergelenk oder die rezidivierende Synovitis, die nicht nur am Kniegelenk vorkommt.

Bei allen Fußgelenkdistorsionen muß eine Gabelsprengung ausgeschlossen werden. Sie führt unbehandelt zur vorzeitigen Arthrosis deformans und zum erheblichen Funktionsverlust. Schmerzhafte Versteifungen im oberen Sprunggelenk sind die unausbleibliche Folge. Nach unseren Erfahrungen kann eine komplette Gabelsprengung nur durch die operative Behandlung kompensiert bzw.

ausgeheilt werden. Darum ist die exakte Diagnose - und diese ist nur durch eine
röntgenologische Funktionsaufnahme möglich - von Bedeutung. Ähnliches gilt
für die Zerreißungen des Bandapparates am Daumen beim sog. Skidaumen.
Gelingt es nicht, den seitlichen Bandapparat wieder zu vereinigen, entsteht das
Schlottergelenk, das v. a. bei körperlicher Arbeit zu einem großen Handikap
wird. Oft hilft in solchen Fällen nur noch die Arthrodese des Daumengrundgelenkes, um einen einigermaßen brauchbaren Funktionszustand wiederherzustellen. Darum ist die Erstbehandlung und die operative Rekonstruktion des
Kapsel-Band-Apparates vonnöten. Auch bei der schweren Distorsion ist die
subtile Nachbehandlung bis zur völligen Wiederherstellung der Beweglichkeit
entscheidende Voraussetzung für die spätere volle Belastbarkeit, sofern es sich
um statisch oder dynamisch wichtige Gelenke handelt. Die krankengymnastische Übungsbehandlung ist nicht eine zusätzliche Methode, sondern, wie die
Nachbehandlung von schweren Bandzerreißungen zeigt, oft erst die Voraussetzung für die Wiedererlangung der vollen Leistungsfähigkeit.

Kniebinnenverletzungen

Eine besondere Beachtung erfordern die Verletzungen des Kniegelenkes. Durch
die exponierte Lage, seine statische und dynamische Bedeutung, hervorgerufen
durch den komplizierten anatomischen Bau, ist hier eine Vielzahl von Verletzungsmöglichkeiten gegeben. Wegen der Gleichförmigkeit der klinischen Erscheinungen spricht man landläufig von Kniebinnenverletzungen, wenn
Schmerz, Schwellung und Funktionsminderung nach einem Trauma aufgetreten sind. Nach dem Entstehungsmechanismus kann man Kontusionen und
Distorsionen, v. a. aber Torsionstraumen unterscheiden.
Im amerikanischen Schrifttum und in der neueren deutschen Literatur hat sich
v. a. für die Bandverletzungen der Begriff der Instabilität eingebürgert. Er gründet sich auf den anatomischen Bau des Gelenkes und die komplizierte Sicherung der Bewegungsabläufe. So werden medial, zentral und lateral Stabilisierungskomplexe herausgestellt, die von passiven ligamentären und kapsulären
Strukturen gebildet werden und durch die Muskulatur ihre Verstärkung und aktive Führung erfahren.
Kniegelenkverletzungen sind in Abhängigkeit von der Stärke, der einwirkenden
Gewalt und von der Richtung sehr unterschiedlich zu beurteilen. Am häufigsten
sind ohne Zweifel die einfachen Verletzungen, die überwiegend eine Struktur in
Mitleidenschaft ziehen. Sie betreffen die Gelenkkapsel, den Hoffa-Fettkörper
(Corpus adiposum genus), die Menisci oder isoliert den Bandapparat, den
Knorpelbezug des Gelenkes oder den Knochen. Die Auswirkungen sind allgemein bekannt. In diesem Zusammenhang sind 2 Ergänzungen notwendig: Die
Kontusion der Patella und die Läsion des Corpus adiposum genus, des sog.
Hoffa-Fettkörpers, sind nicht allgemein bekannt.
Durch direkten Sturz auf das gebeugte Kniegelenk wird zunächst der subakutane Schleimbeutel, der auf der Patella liegt, getroffen. Dennoch sind posttraumatische Ergüsse der Bursa praepatellaris im ganzen gesehen recht selten. Im allge-

meinen sind gravierend nur die entzündlichen, meist eitrigen Reaktionen. Gravierender sind die subchondralen Blutungen an der Patellarückfläche, die zu schwerwiegenden Knorpelschäden führen können. Erhebliche Knieprelltraumen führen, wie Schevior und Rompe mitteilen, viel häufiger, als bisher angenommen wird, bei uncharakteristischem klinischem und röntgenologischem Frühbefund und bei wenig charakteristischen Spätfolgen, v. a. bei mechanisch ungenügender Kniescheibenform, zur Chondropathia patellae.

Sicher ist der Knorpelschaden der Kniescheibe in seiner Ursache nicht endgültig geklärt. Die Erkrankung betrifft zudem häufiger jugendliche Patienten, die viel Sport treiben und bei denen adäquate Traumen häufig sind. Typisch ist anamnestisch der Schmerz bei Belastung des gebeugten Kniegelenkes in charakteristischer Weise beim Treppabwärtsgehen. Objektiv findet man den typischen Schmerz bei seitlicher Verschiebung der Patella, v. a. unter Kompression. Gelegentlich kann man nach Kniegelenkprellungen auch Knorpeldefekte an den Femurkondylen oder sonst in der Gleitbahn der Patella beobachten. Dann ist die Diagnose oft nur arthroskopisch zu sichern.

Durch direkten Stoß, aber auch durch Torsionstraumen kann der Hoffa-Fettkörper verletzt werden. Bei dem Corpus adiposum genus handelt es sich um eine zottenartige Bildung in der Gelenkkapsel unterhalb der Kniescheibe. Anatomisch ist hier Baufett zwischen der Tunica fibrosa und der synovialen Kapsel eingelagert. Die so entstehenden Kapselzotten ragen in die Gelenkhöhle hinein und haben die Aufgabe, das Kniegelenk bei mechanischer Belastung von ventral her, v. a. in Streckstellung, zu schützen. Sie sind mit strangartigen Zügen mit der Fossa intercondylica verankert. Diese Plica synovialis zum Kreuzbandansatz in der Fossa intercondylica ist physiologisch. Die Zotten enthalten sehr viele Nervenendigungen und Blutgefäße. So wird es erklärlich, daß es bei Prellungen oder Quetschungen der Zottenspitzen zwischen Femurkondylen und Tibiagelenkfläche oft zu Blutungen und zu anschließender Narbenbildung und Induration kommt. Dann können sich oft die auf diese Weise hypertrophierten verhärteten Zotten den Gelenkexkursionen nicht mehr anpassen, sondern sie werden zwischen den Gelenkflächen eingeklemmt. Daraus ergeben sich die subjektiven Klagen der betroffenen Patienten. Objektiv findet man lediglich eine Druckschmerzhaftigkeit des hypertrophierten und meist zu beiden Seiten des Lig. patellae auch deutlich sichtbaren Fettkörpers (Abb. 2). Oft wird die Druckschmerzhaftigkeit erst dann deutlich, wenn man den Patienten auffordert, den Quadrizeps anzuspannen, oder wenn man die Kniescheibe passiv nach unten drückt. Nunmehr kann man die schmerzhafte Zotte, die mit der anderen Hand nach oben geschoben wird, gegen den Unterrand der Kniescheibe drücken. Die lokale Druckschmerzhaftigkeit kann aber auch in den Gelenkspalt verlagert sein, so daß eine Abgrenzung gegenüber einer Meniskopthie schwierig wird. Mitunter ist die Differentialdiagnose erst bei der Arthrotomie typisch. Charakteristisch in der Anamnese ist die Angabe des Patienten, daß er Schmerzen verspürt, wenn er treppaufwärts geht, im Gegensatz zur Chondropathia patellae, die beim Treppabwärtsgehen Schmerzen verursacht. Weiter ist typisch die Angabe, daß Beschwerden auftreten, wenn das Kniegelenk längere Zeit gebeugt

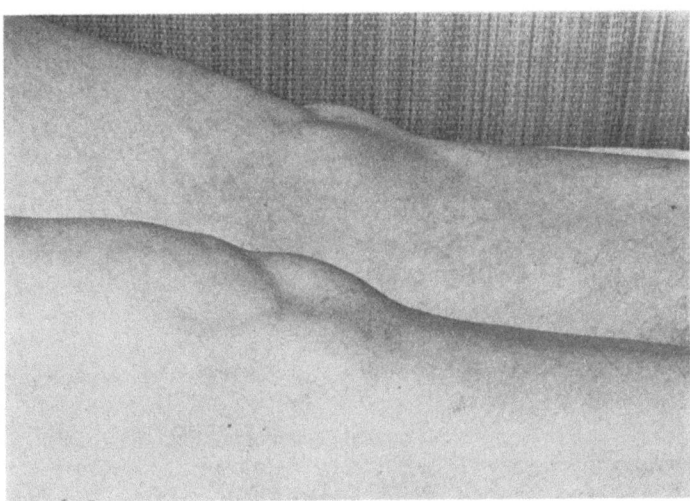

Abb. 2. Hoffa-Fettkörper (Corpus adiposum genus) wölbt sich kissenartig neben dem Lig. patellae vor

gehalten wird, z. B. beim Autofahren über 1 h. Das Sitzen bei gebeugtem Kniegelenk macht überhaupt bei der Hoffa-Erkrankung erhebliche Beschwerden. Dies weist darauf hin, daß die Stoffwechselstörung, d. h. die Reduktion der Diffusion, zu der örtlichen Stoffwechselentgleisung führt. Die Hoffa-Erkrankung, die als lokale Synovitis aufgefaßt werden muß, ist konservativen Maßnahmen gegenüber oft außerordentlich resistent. Aus diesem Grund ist die operative Behandlung oft nicht zu umgehen. Dabei wird der hypertrophierte Saum des Corpus adiposum genus reseziert. Die Nachbehandlung gestaltet sich ähnlich wie nach einer Meniskusoperation.

Der Meniskus ist bekanntlich mit der Basis an der Gelenkkapsel angeheftet. Er stellt quasi eine Kapselfalte dar. Nur am vorderen und hinteren Ende ist der Meniskus mit seinem Vorderhorn bzw. seinem Hinterhorn mit der Tibiagelenkfläche fest verbunden. Ventral sind beide Vorderhörner durch ein Lig. transversum genus verhaftet. Der Meniskus hat die Aufgabe, die Kongruenz zwischen Femurkondylen und Tibiagelenkfläche herzustellen und bei Drehbewegungen der Oberschenkelrolle auf dem Schienbeinplateau zu folgen. So wird der mediale Meniskus bei einer Außenkreiselung des Unterschenkels gegen den Oberschenkel und umgekehrt der laterale Meniskus bei der Innenkreiselung des Unterschenkels in das Gelenk in Richtung der Eminentia intercondylaris verlagert. Die Kreiselung ist aber nur bei einer gewissen Beugehaltung des Kniegelenkes möglich. Daraus ergibt sich der typische Verletzungsmechanismus bei der Entstehung einer isolierten Meniskusläsion. In Beugehaltung und Kreiselung ist der Meniskus, je nach Lage und Art der Bewegung, in das Gelenk hineinverlagert. Erfolgt aus dieser Position in X- bzw. in O-Beinbelastung (seitliches Abknicken des Unterschenkels gegen den Oberschenkel) eine plötzliche Streckbewegung, so kommt es zu einer abnormen und nicht mehr zu tolerierenden

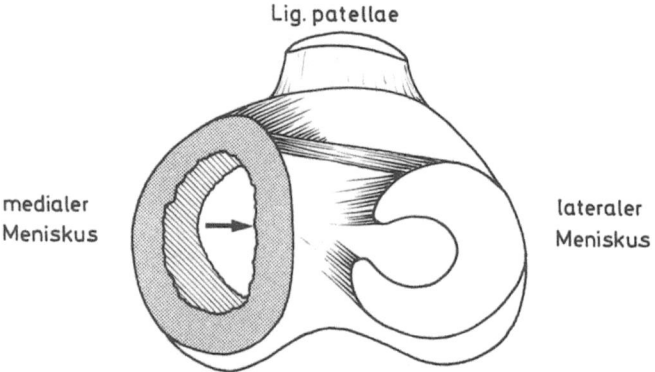

Abb. 3. Korbhenkelriß des medialen Meniskus. Das abgetrennte Stück ist in die Fossa intercondylica verlagert (Knopflochmechanismus)

Zugwirkung auf den an seiner Spitze zwischen Femurkondylen und Tibiagelenkfläche fixierten Meniskus. Je nach der biologischen Wertigkeit, d.h. der Rißfestigkeit des Gewebes, die mit dem Alter, d.h. jenseits des 20. Lebensjahres bereits, abnimmt, kann so eine Zerreißung erfolgen.
Am häufigsten sind Risse parallel zum freien Rand, also von ventral nach dorsal verlaufend. Das abgerissene Stück steht dann noch am Vorder- und Hinterhorn in Verbindung mit der Basis. Nicht selten luxiert das abgerissene Stück zur Eminentia intercondylaris hin, der Femurkondylus steht dann wie in einem Knopfloch auf der Tibia. Dieser sog. Korbhenkelriß führt zu der bekannten Erscheinung der Einklemmung (Abb. 3). Man versteht darunter eine federnde Streckbehinderung in einer Beugehaltung von ca. 15° oder auch weniger. Auch die Endbeugung ist in der Regel eingeschränkt. Oft tritt die Einklemmung im Anschluß an ein Verdrehtrauma auf, dann nämlich, wenn das abgerissene Stück sich nun endgültig in das Gelenkinnere verlagert.
Meniskusabrisse können sich aber auch lediglich am Vorder- bzw. Hinterhorn abspielen. Entsprechend dem unterschiedlichen pathologisch-anatomischen Befund ist dann auch die Symptomatik verschieden. Man findet bei der Untersuchung neben lokalen Druckschmerzen im Gelenkspalt Bewegungsbeschwerden und Funktionseinbußen. Typisch ist die Hypotonie bzw. Atrophie des M. vastus medialis bei der Verletzung des Innenmeniskus. An der Außenseite sind entsprechende Veränderungen seltener zu beobachten. Beim Hinterhornabriß ist die Symptomatik oft sehr gering. Dann kann eine Arthrographie mitunter die einzig faßbaren Befunde und objektiven Hinweise geben. Von großer Bedeutung in der Anamnese ist die Angabe von rezidivierenden Bewegungsbehinderungen und vom Auftreten von Ergüssen. Sie sind nur bei der primären Ruptur blutig, später werden meist bernsteingelbe, in der Regel eiweißarme Punktate gefördert. Aus versicherungsrechtlichen Gründen ist nach einem Verdrehtrauma des Kniegelenkes die alsbaldige Punktion, ggf. eine Arthroskopie angezeigt. Ein blutiger Erguß läßt eine traumatische Genese bei einem adäquaten Unfall wahrscheinlich erscheinen.

Ähnliche Symptome wie bei der Meniskusverletzung können auch bei Kapselrissen und Bandzerreißungen auftreten. Hier ist der Verletzungsmechanismus unterschiedlich, denn es wird in der Regel das gestreckte Kniegelenk auf Abduktion bzw. Adduktion beansprucht. Bei der Bandzerreißung wie beim Kapselriß kommt es ebenfalls zum Hämarthros. Bezeichnend ist die vermehrte Aufklappbarkeit des Gelenkes bei voller Streckung.
Größere Schwierigkeiten in Diagnose, Prognose und damit auch in der Therapie bereiten die komplexen Instabilitäten, die durch Mehrfachverletzungen charakteristisch sind. Wegen der Vermehrung der Kreiselungsbewegung der Tibia gegen den Femur spricht man auch von Rotationsinstabilitäten. Am häufigsten ist die anteromediale Instabilität, bei der das Trauma das Kniegelenk in Flexion, Valgusstellung und Außenkreiselung des Unterschenkels trifft. Hier sind das mediale Seitenband, die mediale Gelenkkapsel, das vordere Kreuzband und der Innenmeniskus bedroht und je nach Ablauf des pathologischen Bewegungszwanges betroffen. Die subtile Untersuchung in Streckung des Gelenkes und in Beugehaltung von 30° zeigt die Laxheit des medialen Kapsel-Band-Apparates bzw. die Ruptur. Ist die Funktionseinbuße deutlich, muß eine operative Rekonstruktion in Erwägung gezogen werden. Neben der klinischen Untersuchung werden heute spezielle diagnostische Maßnahmen wie Arthrographie und Arthroskopie nicht mehr zu entbehren sein. Der Eingriff richtet sich nach dem pathologisch-anatomischen Schaden. Er erfordert nicht nur eine subtile Technik, sondern macht eine gewissenhafte Nachbehandlung notwendig. Dann sind auch in veralteten Fällen in einem relativ hohen Prozentsatz gute funktionelle Ergebnisse zu erwarten.

Luxationen

Verrenkungen sind im Sport nicht selten zu beobachten. Sie entwickeln sich meistens bei einem charakteristischen Unfallmechanismus. Die Diagnose ist nicht schwer aus der Fehlstellung des Gelenkes, der federnden Blockierung der Bewegung und dem Schmerz zu stellen. Meistens ist das Trauma in der Anamnese eindeutig zu erfragen.
Von großer praktischer Bedeutung sind die Verrenkungen im Schulterbereich. Hier verdienen v.a. die Verletzungen der Schlüsselbeingelenke eine besondere Beachtung wegen der Problematik der Behandlung. Verrenkungen des Sternoklavikulargelenkes entstehen häufig durch abrupte Retroversion des abduzierten Armes. Dieser Mechanismus ist nicht ganz selten beim Hallenhandball zu beobachten. Am häufigsten ist die Verschiebung der Klavikula nach ventral und kranial, selten die Luxation nach hinten. Weil durch die Gewalteinwirkung der Bandapparat und die Gelenkkapsel zerreißen, ist die Retention nach der Reposition außerordentlich schwierig. Konservative Maßnahmen führen nur in Ausnahmefällen zum Erfolg. Besser ist die temporäre Fixation mit Kirschner-Drähten oder operative Zügelungen. Nicht selten ist aber auch bei bestehenbleibender Luxation die Leistungsfähigkeit nicht nennenswert eingeschränkt. Dies gilt v.a. für die Fälle, bei denen eine intensive konservative Behandlung durchge-

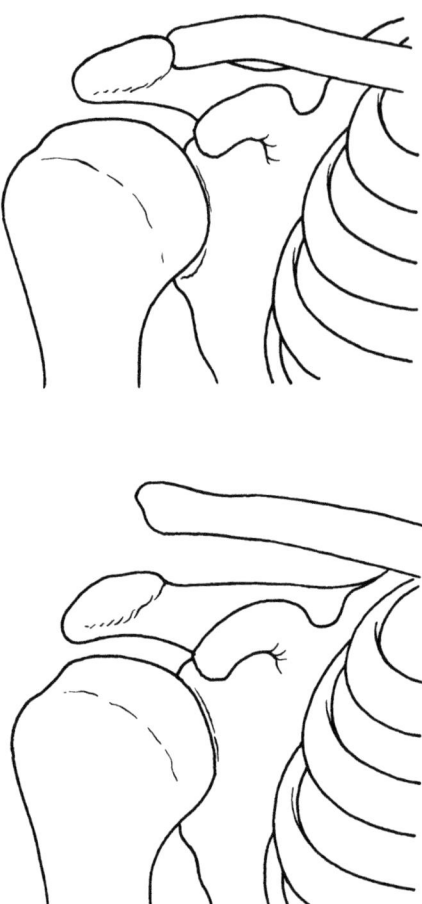

Abb. 4. Die Belastungsaufnahme zeigt die Sprengung des Schultergelenkes (*oben* normales Bild ohne Belastung)

führt worden ist. Auf keinen Fall sollte bei veralteten Luxationen die Fehlstellung allein Veranlassung für eine operative Intervention sein. Ähnliches gilt auch für die Sprengung des Schultereckgelenkes, auf die im Zusammenhang mit der Distorsion eingegangen worden ist. Bei frischen Zerreißungen (Abb. 4) ist eine primäre Naht anzustreben. In veralteten Fällen wird man die operative Rekonstruktion, für die verschiedene Verfahren angegeben worden sind, nur dann vornehmen, wenn effektiv erhebliche Beschwerden und Funktionseinbußen bestehen. Im allgemeinen geben wir dem konservativen Vorgehen den Vorzug.

Die Verrenkung in der Humeroskapularverbindung stellt die klassische Schulterluxation dar. Sie erfolgt meist nach vorne unten und wird hervorgerufen durch einen Sturz auf den retrovertierten Arm oder durch maximale Außenrotation und Abduktion. Die Diagnose ist aus der typischen Fehlstellung und der Functio laesa leicht zu stellen. Trotzdem kann sie bei Mehrfachverletzungen, v. a. in Kombination mit Schädel-Hirn-Traumen, z. B. beim Skisport, übersehen werden, weil dann vitale Indikationen im Vordergrund stehen. Im allgemeinen gelingt die primäre Reposition leicht, und die Funktion kehrt rasch im vollen Umfang zurück. Die Ruhigstellung sollte mindestens für 1 Woche erfolgen. Anschließend ist eine intensive Übungsbehandlung zur Aktivierung der Rotatorenmanschette notwendig. Leider entwickelt sich aus der einmaligen Verrenkung nicht selten die habituelle Luxation, die freilich auch auf angeborener Basis - nämlich einer Dysplasie der Pfanne - entstehen kann. Nach neueren Statistiken ist dies in 30% der Fälle einer Schulterluxation anzunehmen. Bei der habituellen Luxation tritt die Verrenkung schon nach Bagatellbeanspruchungen oder sogar bei physiologischen Bewegungen auf. Dabei handelt es sich in der Regel um einen Abduktions- und Außenrotationsmechanismus. So kann beim Dehnen und Recken am Morgen, beim Umdrehen im Bett, bei Schwimmbewegungen usw. die Luxation entstehen. Dies zu wissen, ist notwendig für die Beurteilung der Sportfähigkeit, z. B. im Geräteturnen. Die Behandlung der habituellen Luxation ist operativ. Von konservativen Maßnahmen ist kein Erfolg zu erwarten. Nach dem operativen Eingriff, der den vorderen unteren Pfannenrand zu stabilisieren hat, tritt meist eine völlige Wiederherstellung der Leistungsfähigkeit ein. Geringgradige Bewegungseinbußen, v. a. in Endstellungen der Abduktions- und Rotationsbewegungen, bleiben aber oft zurück.

Mitunter beobachtet man Patienten mit einer subluxablen Schulter. Die meist jugendlichen Patienten können willkürlich den Oberarmkopf teilweise aus der Pfanne entfernen und mit einem hörbaren Schnappen wieder einspringen lassen. Hier ist neben einer angeborenen Kapselschwäche sicher auch eine Fehlinnervation im Spiel.

Die Luxationen im Ellbogengelenk sind für die primäre Therapie weniger problematisch. Wichtig ist der Hinweis, daß in der Nachbehandlung nach einer 14tägigen Ruhigstellung Wärme- und Massageapplikationen nicht verordnet werden dürfen. Das gleiche gilt für passive Mobilisationsversuche. Gerade in der Umgebung des Ellbogengelenkes ist die Myositis ossificans traumatica sehr häufig. Sie ist fast immer die Komplikation nach polypragmatischem Vorgehen und nicht unmittelbar auf Luxationen oder Frakturen zurückzuführen. Luxationen des Radiusköpfchens trifft man v. a. in Kombination mit Frakturen der Elle durch den bekannten Pariermechanismus beim Fechten als Monteggia-Fraktur an. Verrenkungen können aber auch isoliert auftreten. Sie sind im ganzen aber selten. Verrenkungen der Finger kommen v. a. nach Sturz auf die Hand sowie bei Fangversuchen des Balls vor. Nicht selten sind sie mit Knochenabsprengungen kombiniert. Besondere Beachtung verdient die Luxation des Daumengrundgelenkes, der sog. Skidaumen. Hierbei handelt es sich i. allg. um Zerreißungen des Bandapparates. Bei kompletten Durchtrennungen ist die alsbaldige operative Versorgung notwendig.

An der unteren Extremität interessieren im Sport v. a. die Luxationen der Kniescheibe, die als habituelle Luxationen ähnlich wie an der Schulter auftreten. Es handelt sich dabei um eine Kontinuitätstrennung des Patellofemoralgelenkes, während die Verbindung Femur-Tibia intakt bleibt. Die Verrenkung erfolgt in der Regel nach lateral über den abgeflachten fibularen Femurkondylus hinweg. Wie tangentiale Röntgenaufnahmen beweisen, sind Formabweichungen als angeborene Komponente Voraussetzungen für die Luxation. So ist dann auch das auslösende Trauma i. allg. relativ gering. Im allgemeinen kommt die Erstverrenkung beim Sprung aus geringer Höhe zustande. Spätere Luxationen treten dann aber u. U. bei gewöhnlichen Beuge-Streck-Bewegungen auf. Wie bei der habituellen Schulterluxation kann auch hier nur die operative Behandlung die erheblich gestörte Funktionstüchtigkeit des Gelenkes wiederherstellen.

Luxationen des Kniegelenkes selbst kommen im Sport relativ selten vor. Die Prognose hängt nicht zuletzt von der Erstversorgung, v. a. vom Ausmaß des Schadens, ab. Gelegentlich trübt eine Läsion des N. fibularis die Prognose. Ganz selten ist die isolierte Luxation in der Syndesmose zwischen Tibia und Fibula in der proximalen Verbindung. Sie kann ebenfalls habituell sein. Auf die Bedeutung der Gabelsprengung, der Luxation der distalen Verbindung zwischen Tibia und Fibula, ist bereits hingewiesen worden. Sie ist die Voraussetzung für Subluxationen des Talus in der Knöchelgabel. Die Instabilität läßt sich nur durch gehaltene Röntgenaufnahmen nachweisen. Dabei genügt die Aufnahme im a.-p.-Strahlengang nicht. Es ist stets die gehaltene Aufnahme auch auf der seitlichen Aufnahme notwendig. Sie ergibt oft erst den wahren Umfang des Schadens.

Verrenkungen der Zehen sind im ganzen selten, werden in bestimmten Sportarten, z. B. beim Judo, aber in einer gewissen Häufung beobachtet. Sie bereiten weder hinsichtlich der Diagnose noch in der Behandlung besondere Schwierigkeiten.

Frakturen

Knochenbrüche sind im Sport kein ganz seltenes Ereignis. Dabei ist zwischen Leistungssport und Freizeitsport zu unterscheiden. Unter den gemeldeten Unfällen, die eine länger dauernde Arbeitsunfähigkeit bedingen, werden sie mit 25% aller Sportverletzungen angegeben. Je nach der besonderen Exposition treten Frakturen in bestimmten Disziplinen gehäuft auf. So kann man direkt von typischen, d. h. sportartspezifischen Brüchen sprechen, z. B. bei der Fraktur des 1. Mittelhandknochens im Daumensattelgelenk beim Boxen (Bennett-Fraktur). Wie die Erfahrungen im Skisport zeigen, hängt die Häufung der Unfälle von der Beherrschung der Technik und der allgemeinen Kondition des Aktiven ab. Bei Rennläufern sind schwere Verletzungen und Frakturen im ganzen seltener als bei Ungeübten und Anfängern. Daß aber auch die Ausrüstung eine maßgebliche Rolle spielt, zeigt die Abnahme der Knöchelfrakturen mit der Einführung von Sicherheitsbindungen. Auch die modernen Skistiefel haben einen großen Einfluß. Dagegen haben die Unterschenkelfrakturen, die sog. Schuhrandbrüche, erheblich zugenommen.

Die Diagnose einer Fraktur bereitet i. allg. dann keine Schwierigkeiten, wenn man nur an die Möglichkeit einer knöchernen Verletzung denkt. Letzte Klarheit verschafft erst die Röntgenaufnahme, die in jedem Verdachtsfall angefertigt werden muß. Ihr sollte eine sehr genaue klinische Untersuchung vorausgehen, denn nicht immer ist der Ort der stärksten Schmerzen mit dem Schadensareal

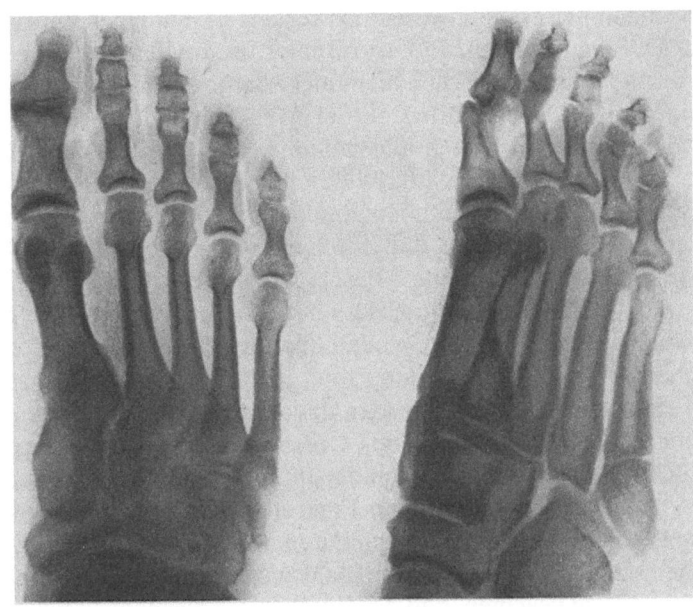

Abb. 5. Basisnahe Fraktur des Metatarsale V nach Distorsion (Fußballspieler, 28 Jahre)

identisch. Das gilt v. a. für die nicht seltenen Ausrisse von Kapsel und Bandansatzstellen. Manchmal ist auf der Erstaufnahme auch kein eindeutiger Befund zu erheben. Die Fraktur wird mitunter erst dann erkennbar, wenn um den Bruchspalt resorptive Prozesse eine Verbreiterung einer Fissur bewirkt haben. So werden auch Abbrüche des Tuberculum majus am Oberarm und Navikularfrakturen übersehen. Ähnliches gilt für Brüche des Wadenbeines, speziell in Schaftmitte.

Diagnostische Probleme treten erfahrungsgemäß bei Frakturen des 5. Mittelfußknochens auf, sofern sie basisnahe gelegen sind. Abbrüche an der Tuberositas V kommen gerade im Sport häufig vor. Sie entstehen durch eine reaktive Anspannung des M. peronaeus brevis, die durch eine plötzliche Supinationsbewegung veranlaßt wird. Hier ist die Abgrenzung gegenüber persistierenden Epiphysen und dem seltenen Os vesalianum schwierig. Sie kann nur unter exakter Verwertung des klinischen Befundes erfolgen (Abb. 5). Ein weiteres Problem besteht darin, daß die Kallusbildungen bei Frakturen des Metatarsale V lange auf sich warten lassen und erst spät im Röntgenbild erkennbar werden. So dauert es nicht selten 10–12 Monate, bis der Bruchspalt endgültig knöchern überbrückt ist. Die freie Belastbarkeit ist in diesen Fällen aber schon nach 6 Wochen gegeben.

Die Behandlung einer Fraktur kann im Sport zu einem Problem werden. Grundsätzlich ist zu bedenken, daß jede langdauernde Ruhigstellung zu einer erheblichen Muskelatrophie, besser ausgedrückt, zu einer Innervationsschwäche führt, die beim hochtrainierten Menschen wesentlich ausgeprägter ist als beim ungeübten. Die Rehabilitationsphase ist darum, wenn man nicht besondere Maßnahmen ergreift, wesentlich verlängert. Für einen Leistungssportler kann das zunächst bedeuten, daß er Anschluß an das Team verliert, auf der Reservebank landet und schließlich nicht mehr berücksichtigt wird. Trotzdem ist zu bedenken, daß Dauerschäden an der Muskulatur doch recht selten beobachtet werden. Insofern ist nach allgemeinmedizinischen Gesichtspunkten mit einer wesentlichen Funktionseinbuße durch eine konservative Behandlung nicht zu rechnen. In diesem Zusammenhang muß der weit verbreiteten irrigen Meinung entgegengetreten werden, daß durch eine Gipsruhigstellung allein eine Gelenkversteifung eintreten könne. Dies ist sicher nicht der Fall, wie bei den zwangsweise aufgetretenen Immobilisationen bei der Poliomyelitis oder gar bei der Gipsruhigstellung bei der Gelenktuberkulose beobachtet werden konnte. Selbst nach jahrelanger Ruhigstellung sind gesunde Gelenke nicht so weit zu schädigen, daß sie endgültigen Schaden davontragen. Es ist gut, wenn man sich diese Erkenntnisse aus der klinischen Orthopädie vergangener Tage ins Gedächtnis zurückruft. Dann wird man mit der Indikationsstellung vorsichtiger sein. Trotzdem wird man bei bestimmten Frakturen dem operativen Vorgehen den Vorrang geben müssen. Wir haben mit den Methoden der Schweizerischen Arbeitsgemeinschaft für Osteosynthese (AO) ausgezeichnete Erfahrungen gemacht. Allerdings ist zu beachten, daß der Bruch in der Regel nicht belastungsstabil wird, d.h. der Patient bis zur Heilung nicht auftreten kann. Die Bewegungsstabilität tritt in der Regel aber sofort ein. Das bedeutet, daß man eine krankengymnastische Übungsbehandlung alsbald durchführen kann. Sie ist zur Aktivierung der oft mitverletzten Muskulatur von Bedeutung.

Den Vorzug der schnelleren Belastbarkeit hat die Marknagelung nach Küntscher. Die Problematik liegt in der mangelnden Rotationsstabilität, die man nur erreichen kann, wenn die Markhöhle genügend aufgebohrt wird. Das geht aber zu Lasten der Kortikalisdicke, die im Leistungssport nicht beliebig geopfert werden kann. Hier ist zu bedenken, daß Röhrenknochen, v.a. der unteren Extremität, oft bis zum Extrem der Belastung beansprucht werden. Ich denke hier an die häufigen Schläge beim Fußballspielen, die das Schienbein treffen. Solange der Nagel liegt, sind Sprungbelastungen nur bedingt möglich, da die Elastizität des Knochens durch Einbringen des Metalls reduziert wird.

Hier kann man kein allgemeingültiges Urteil über eine optimale Art, Knochenbrüche zu versorgen, geben. Je nach der persönlichen Erfahrung oder operativen Technik lassen sich eben auch hier mehrere Wege finden. Dennoch haben wir den Eindruck, daß mit der operativen Knochenbruchbehandlung zu leichtfertig umgegangen wird. Man kann sicher in vielen Fällen durch eine Minimalosteosynthese eine ausreichende Stabilität erreichen. Ich halte es für bedenklich, wenn man um einer Röntgenkosmetik willen kritik- und gedankenlos Weichteile opfert, die sich im Röntgenbild eben nicht darstellen. Dann ist, wie wir das häufig sehen, zwar die anatomische Ausheilung eingetreten, die funktionellen Ergebnisse sind aber so schlecht, weil Gleitlager beschädigt worden sind oder Verwachsungen in Kauf genommen wurden, daß die optimale Belastbarkeit nicht mehr eingetreten ist; es gibt genügend Beispiele aus dem Hochleistungssport, die dies bestätigen. Zudem sollte auch die Infektionsquote nicht ganz heruntergespielt werden. Trotz aller Prophylaxe gibt es bei der operativen Knochenbruchbehandlung eine nicht unerhebliche Zahl von Behandlungen – und mag sie auch nur im Promillebereich liegen –, die zeitlebens Schäden hervorrufen.

Die konservative Behandlung soll über dem aktiven Vorgehen nicht vergessen werden, sie ist in manchen Fällen anderen Methoden vorzuziehen. Von besonderer Bedeutung ist, gleich welchem Verfahren man den Vorzug gibt, die alsbaldige Rehabilitation. Von einer Nachbehandlung zu reden, wenn man physiotherapeutische Anwendungen im Zusammenhang mit einer Fraktur nennt, ist ein verhängnisvoller Fehler. Durch isometrische Anspannungen nach Art des von Hettinger (1968) empfohlenen Krafttrainings lassen sich Muskelatrophien in Grenzen halten, ganz zu vermeiden sind sie nicht. Dabei darf aber nicht vergessen werden, daß sobald als möglich Komplexbewegungen nach Kabath allen anderen Verfahren überlegen sind. Als Ausdauertraining fassen wir das Gehen mit Stockstützen unter Entlastung der betroffenen Extremität auf, wenn es sich um Verletzungen der Beine handelt. Wir geben dieser Belastungsart den Vorzug vor dem Gehgipsverband, der nur allzuoft zu einer schwer zu korrigierenden Änderung der Gangkoordination führt. Auch die Arbeit am Ergometer – u. U. ist Kurbelarbeit zu leisten – gehört in das Trainingsprogramm. Schon frühzeitig sind sportliche Spiele zur Erhaltung der koordinativen Leistungsfähigkeit notwendig. Das Ziel muß es sein, die allgemeine Kondition des Hochtrainierten soweit als irgend möglich zu erhalten, bis nach der knöchernen Konsolidierung der Fraktur mit der dosierten Belastung begonnen werden kann. In diesem Zusammenhang spielt auch das mentale Training sicher eine große Rolle. Wenn es gelingt, das Gefühl für die Bewegung zu erhalten und den Willen zur sportlichen Leistungsfähigkeit zu konservieren, ist für die Wiedereingliederung des Verletzten die entscheidende Hürde genommen. Knochenbrüche sind im Sport nicht selten, durch gezielte Therapie lassen sich die Folgen in Grenzen halten, und baldige Wiederaufnahme der sportlichen Betätigung ist in den meisten Fällen möglich. Es ist unverantwortlich, wegen einer Fraktur vorzeitig von der Beendigung der sportlichen Laufbahn zu reden. Hier ist mit dem psychischen Schaden über die Vereinsamung bis zum Behindertenkomplex eine breite Ebene gesundheitlicher Frustration eröffnet.

Muskel- und Sehnenverletzungen

Muskelverletzungen kommen v. a. in Form von Zerrungen und von Muskelfaserrissen vor. Ist schon die Prognose in den meisten Fällen schwierig, so wird die richtige Abschätzung des pathologisch-anatomischen Substrates der Verletzungen zum Problem. Dennoch lassen sich deutliche Unterschiede erkennen, die nach unseren Erfahrungen in der Praxis nicht genügend berücksichtigt werden.

Muskelzerrung: Bei der Muskelzerrung hat man lange Zeit angenommen, daß es sich um eine Miniruptur handeln könnte. Man sprach von Kontinuitätsdurchtrennungen im mikroskopischen Bereich. Das könnte nur bedeuten, daß die einzelne Muskelfaser eingerissen ist. Wenn man bedenkt, daß eine Muskelfaser i. allg. eine Dicke von 40-100 nm hat bei einer Länge bis zu 15 cm, dann wird man erkennen, daß eine Ruptur in diesem Bereich sicher ohne Bedeutung ist. Eine klinische Erfahrungstatsache spricht im übrigen dagegen. Bei jeder intramuskulären Injektion werden viele Muskelfasern geschädigt bzw. durchtrennt. Erfahrungsgemäß sind aber die Beschwerden, die nach einer Injektion auftreten, spätestens nach einigen Stunden verschwunden, während Muskelzerrungen über Wochen anhalten können. Die Beschwerden nach einer Muskelzerrung werden um so stärker, je mehr man den Muskel mechanisch alteriert. Das gilt auch für Massagen. Ganz besonders nachteilig haben sich örtliche Injektionen ausgewirkt. Leider wird diese Methode auch heute noch zur Anwendung gebracht. Mit der Schmerzausschaltung werden zwar die afferenten nozizeptiven Impulse aus der Peripherie vorübergehend gebremst. Durch Kontraktion nicht ausgeschalteter Muskelbezirke besteht aber die Gefahr der zusätzlichen Schädigung der Verletzungsstelle. Nach unseren Erkenntnissen handelt es sich bei Muskelzerrung um eine Insuffizienz der peripheren Tonusregulierung.

Es liegt also ein peripheres neurophysiologisches Geschehen vor. Während funktionell gravierende Veränderungen, d. h. Leistungsminderungen auftreten, ist das pathologisch-anatomische Bild undurchsichtig. Blutungen fehlen genauso wie Kontinuitätstrennungen. Bei der Muskelzerrung kommt es darauf an, die Tonusregulation in den Muskelschlingen von Agonist und Antagonist wiederherzustellen. Dazu bewährt sich in hervorragender Weise die Elektrotherapie mit dem Spasmotron. Darauf ist bei der Behandlung hinzuweisen.

Ganz anders stellt sich der *Muskelfaserriß*, der in Wahrheit gar nicht die Muskelfaser, sondern Faserbündel betrifft, dar.
Beim Muskelbündelriß, wie er besser heißt, ist eine Kontinuitätstrennung von Muskelfaserkonglomeraten, von Faserbündeln also, zu beobachten. Hier kommt es praktisch immer zur Blutung. Bei größeren Rissen sind Dellenbildungen zu beobachten. Ganz besonders deutlich wird das, wenn ein Kopf eines mehrköpfigen Muskels ganz oder teilweise einreißt. Am bekanntesten sind die Muskelrisse im Bereich des M. rectus femoris und des Biceps. Auch im Semimembranosus kommen ähnliche Erscheinungen vor, genauso wie im Triceps surae. Beim Semimembranosus handelt es sich i. allg. aber eher um eine Muskelzerrung. Die Adduktoren sind vom Muskelriß seltener betroffen als von der Muskelzerrung. Die Differentialdiagnose ist, wenn man das pathologisch-anatomische Substrat berücksichtigt, i. allg. nicht schwer. Klinisch imponiert die lokale Druckschmerzhaftigkeit, meistens im Bereich einer umschriebenen Tonuserhöhung. Bei der Muskelzerrung ist die Verhärtung entsprechend dem reflektorischen Hypertonus mehr ausgedehnt, bei der Muskelzerreißung mehr umschrieben.
Allerdings gehen beide Verletzungen häufig insofern ineinander über, als sie parallel beobachtet werden. So ist um einen Muskelfaserriß nicht selten eine Tonusschädigung im Sinne einer Zerrung zu beobachten. Hier kann dann die Elektrotherapie die Zerrung zwar lindern, aber nicht endgültig innerhalb kürzester Zeit heilen. Die Heilung hängt von der anatomischen Heilung der Faser-

bündelzerreißung ab. Klinisch findet man neben den Schmerzen Beschwerden bei Bewegung gegen Widerstand. Oft ist die passive Dehnung weniger schmerzhaft als die aktive kraftvolle Kontraktion. Das gilt v. a. dann, wenn die exzentrische Haltearbeit des Antagonisten exakt ausgeführt werden kann. Eine äußerlich sichtbare Schwellung fehlt in der Regel auch bei ausgedehnten Zerreißungen, da die Blutung in die Faszienloge erfolgt. Meistens nimmt die lokale Spannung in den ersten Tagen nach den Verletzungen noch zu. Hat sich das Ödem resorbiert und ist das Hämatom in der Tiefe enzymatisch verarbeitet, dann kann man eine lokale Einziehung des Muskelbauches und Dellen sicher ausmachen.

Anamnestisch liegt, wie gesagt, beim Muskelfaserriß die Kontinuitätstrennung der Faser vor. Auch hier kann der Anfangsbefund recht uncharakteristisch sein. In der Anamnese wird häufiger aber von einem Rißgefühl gesprochen, ohne daß man daraus aber sichere differentialdiagnostische Schlüsse ziehen kann. Immerhin spricht ein stich- und rißartiger plötzlicher Schmerz während einer starken Kontraktion für eine Muskelzerreißung. Der Schmerz tritt i. allg. aber eher protrahiert, d. h. verlängert auf im Gegensatz zur Zerrung, wo die plötzliche Schmerzhaftigkeit zum sofortigen Aufgeben der sportlichen Betätigung zwingt. Interessanterweise haben wir bei Muskelfaserrissen erlebt, daß ein Spieler zunächst wieder weitermacht und erst nach einer Zeit von einigen Minuten unter Zunahme der Beschwerden aufgeben muß.

Leichter ist die komplette Durchtrennung oder der Abriß eines Muskelkopfes zu diagnostizieren. Dann sieht man eine umschriebene Schwellung, meist im proximalen Abschnitt des Muskels, z. B. am medialen Gastrocnemiuskopf. Es handelt sich dabei um eine örtliche Verkrampfung des Muskels und nicht um den abgerissenen zentralen Stumpf. Diese Erkenntnis ist für die Behandlung wichtig. Man darf sich von solchen Befunden nicht vorschnell zu einer operativen Intervention verführen lassen. Andererseits ist zu bedenken, daß ähnliche Befunde, freilich mit einer andersartigen anatomischen Situation, auch bei kompletten Muskelrissen oder bei Spontanrupturen im Bereich der Sehnen vorkommen.

Behandlung

Ziel der Behandlung ist die Beherrschung der Blutung, wie sie beim Muskelbündelriß oder beim kompletten Muskelriß zwangsläufig auftritt. Die weitere Sorge gilt der Verhütung einer drohenden Myositis, die sich einmal im Gefolge der Blutung, andererseits aber völlig unabhängig davon als Folge des Traumas entwickelt. Wie wir heute wissen, spielt dabei die Prostaglandinsynthese und die Aktivierung von Entzündungsmediatoren eine maßgebende Rolle. Anders ist das Behandlungsziel bei der Muskelzerrung. Hier handelt es sich um eine Entgleisung in der Tonusregulierung. Sie ist also überwiegend ein neurophysiologisches Problem. Am Anfang steht die Schmerzausschaltung. Sehr frühzeitig ist aber die adäquate Innervation vonnöten. Aus diesem Grund unterscheiden sich nach der gleichartigen Ersten Hilfe die weiteren Behandlungsmaßnahmen.

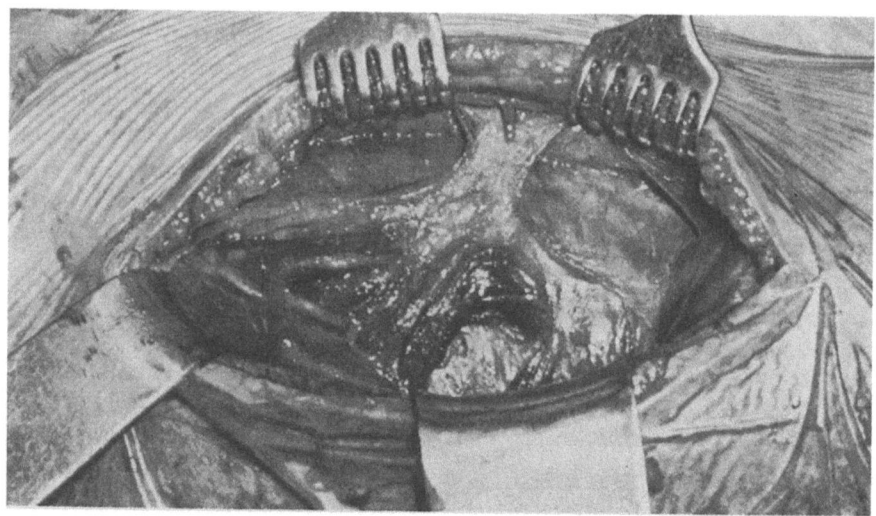

Abb. 6. Fixierung des M. rectus femoris durch breite Narbenstränge in der Faszienloge

Unmittelbar nach der Verletzung legen wir einen Schaumgummikompressionsverband an, ähnlich wie bei der Kontusion. Über dem Klebeverband, der aus elastischem Material besteht, müssen schräge, nicht dehnbare Tapezüge angebracht werden. Sie haben die Aufgabe, die Muskulatur zu entspannen, indem sie die Partien um den Riß einander nähern. So wird zum Beispiel der Triceps surae durch einen von distal nach proximal angebrachten Zug aufgehängt. Nach 2 Tagen kann der Verband gewechselt werden. Nunmehr wird mit isometrischen Übungen begonnen. Dabei dürfen keine Schmerzen auftreten. Massagen an der Verletzungsstelle sind verboten, während die abgelegten Bezirke leicht durchgearbeitet werden sollen. Hier ist besonders die manuelle Lymphdrainage von Bedeutung, die ein Ödem rasch beseitigen kann. Auf jeden Fall ist diese Behandlungsmethode der vielfach üblichen Streichmassage deutlich überlegen. Nach 10-14 Tagen kann man lockernde Massagen erlauben. Sie haben das Ziel, etwaige Verwachsungen zu lösen (Abb. 6) und den Muskeltonus zu senken. Nimmt unter der Behandlung die Spannung im Muskel zu, so muß die Therapie abgesetzt werden. Nunmehr beginnt man wieder mit eine Kryotherapie, die ggf. über 8 Tage hin fortgesetzt werden soll.
Die Eisbehandlung spielt bei der Therapie der akuten Verletzungen nicht nur zur Ausschaltung des Schmerzes, sondern v. a. zur Verhütung einer posttraumatischen Entzündung eine maßgebende Rolle.
Beim ausgedehnten Muskelriß, wenn etwa die Hälfte des Muskelbauches durchtrennt ist, oder beim kompletten Abriß eines Kopfes ist die operative Behandlung angezeigt (Abb. 7). Sie ist auch in veralteten Fällen noch aussichtsreich. Nach der Operation tritt dann i. allg. volle Belastbarkeit ein. Wir vereinen hier den Muskelstumpf mit Matratzennähten mit dem Restmuskel, was bei mehrköpfigen Muskeln sehr leicht gelingt. Problematischer ist die Behandlung

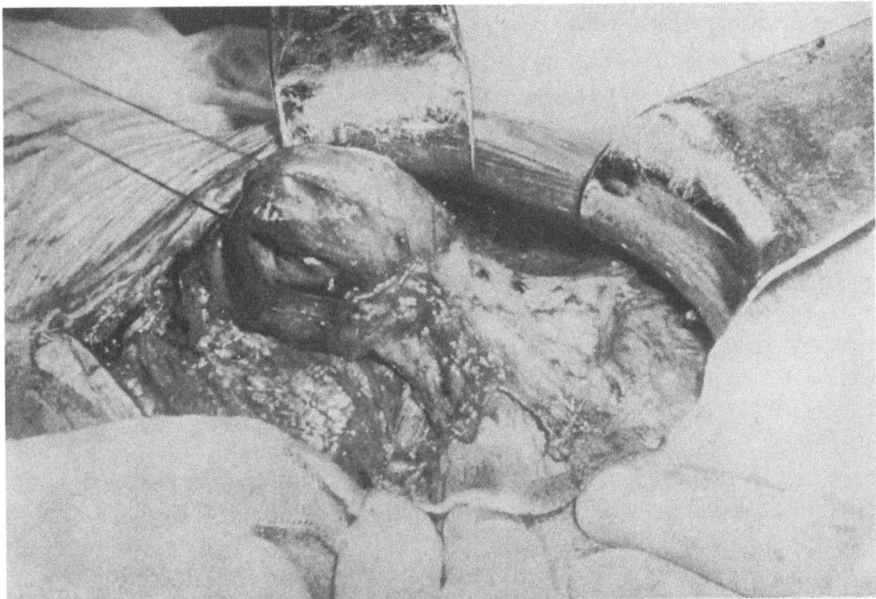

Abb. 7. Kompletter Riß des M. rectus femoris. Ausgedehnte Narben zwischen den Muskelstümpfen

beim kompletten Durchriß eines spindelförmigen Muskels. Diese Ereignisse sind indes extrem selten. Vor der Freigabe zur normalen Trainingsbelastung muß die Muskulatur frei von Verspannungen und lokalen Härten sein. Noch wichtiger ist, daß die Muskelschlinge, d.h. Agonist und Antagonist, in ihrem Zusammenspiel voll funktionieren. Erst dann, wenn exzentrische Haltearbeit auch vom verletzten Muskel geleistet werden kann, ist die volle Belastbarkeit gegeben. Vorher käme es zu abrupten Beanspruchungen, welche die Verletzungsstelle wieder reizen können und das Rezidiv zwangsläufig bedingen.

Die Wiederherstellung der Muskelschlinge spielt auch die maßgebende Rolle bei der Behandlung von Muskelzerrungen.

Behandlung der Muskelzerrung: Bei der Muskelzerrung handelt es sich, wie dargestellt wurde, um eine Fehlinnervation in der Muskelkette. Durch Versagen oder durch die Insuffizienz der peripheren Tonusregulierung kommt es zu einer pathologischen Verspannung der Muskulatur. Das exzentrische Nachgeben, d.h. das Nachgeben unter Spannung, ist bei der Bewegung nicht mehr möglich, es kommt nicht zu einer Lockerung, sonder zu einer extremen Anspannung des erkrankten Muskelbezirkes. Aus diesem Grund ist die schonende Dehnung des Muskels mit dem Ziel, einmal eine adäquate Aktivität der analog spiralen Nervenendigung in der Muskelspindel zu induzieren, zum anderen ist die Regulation der Entspannung über Reizung des Golgi-Apparates in den Sehnen anzustreben. Wir haben, einem Vorschlag von Hufschmidt folgend, der diese

Behandlung beim Spastiker eingesetzt hat, mit dem Spasmotron eine ausgezeichnete Therapieform in der Behandlung von Zerrungen. Beim Spasmotron handelt es sich um ein Reizgerät zur Verabfolgung niederfrequenter Reizströme mit einer Frequenz unter 50 Hz. Dabei erzielen wir einen unvollkommenen Tetanus, und zwar sowohl im Agonisten als auch im Antagonisten. Dazu ist das Gerät so konstruiert, daß mit 2 getrennten Stromkreisen der Agonist und der Antagonist gereizt werden kann. Zwischen der Reizung des einen bzw. des anderen Muskels liegt ein zeitliches Intervall von 0,5 ms. Bei einer Verletzung im Bereich des Semimembranosus an der Rückseite des Oberschenkels, wie sie in der Leichtathletik bei Sprintern häufig beobachtet wird, liegt das eine Elektrodenpaar über dem Semimembranosus als dem Agonisten, das andere Elektrodenpaar über dem Quadriceps als dem Antagonisten. Die Behandlung erfolgt täglich für ca. 5 min mit einer Intensität, daß eben eine kräftige Zuckung ausgelöst wird. Wir haben mit diesem Verfahren ausgezeichnete Erfolge erreicht. Bei der leichten Zerrung kann man nach wenigen Tagen bereits eine volle Ausheilung sehen. Nach dieser Behandlung wird mit einer intensiven krankengymnastischen Behandlung auf neurophysiologischer Grundlage (Komplexbewegungen) begonnen. Diese Behandlung kann für 3-4 Tage fortgesetzt werden, alsdann erfolgt ein gezieltes Krafttraining am Kraftübungsgerät (Kraftmaschine). Auf diese Weise lassen sich Zerrungen, die mitunter zu wochenlangem Pausieren zwingen, in wenigen Tagen beseitigen.

Die Ursache der Sehnenrupturen, die in den letzten Jahren stark angestiegen sind, ist bis heute unklar. Sicher spielt die lokale Unterkühlung hier überhaupt keine Rolle. Oft ist die Ruptur auf dem Boden einer Degeneration der Sehne entstanden. Dann genügt u. U. ein Bagatelltrauma, mitunter eine alltägliche Bewegung, wie ein Hüpfen oder Springen, um den Riß auszulösen. In anderen Fällen ist die maximale Belastung, denen die Sehne dann nicht mehr gewachsen ist, unverkennbar, z. B. beim Bodenturnen. Der Verletzte schildert meistens spontan ein Rißgefühl, einen Peitschenschlag oder das Empfinden, als sei ihm jemand „in die Sehne" getreten. Objektiv findet man eine umschriebene Druckschmerzhaftigkeit. Ein Hämatom ist auch bei den Sehnenrupturen selten zu sehen, da die Blutung in das Peritenon erfolgt. Der Bewegungsausfall ist oft weniger komplett, als man annimmt. So kann durch Hilfsmuskeln noch eine ausreichende, wenn auch deutlich kraftarme Bewegung erfolgen. Aus diese Weise werden mitunter komplette Rupturen, z. B. der Achillessehne, übersehen. Partielle Risse sind im übrigen extrem selten. Nach unseren Erfahrungen sollten auch diese Fälle operiert werden. Sehnenrisse kommen v. a. an der Achillessehne vor. Abrisse der Quadrizepssehne sind wesentlich seltener, ebenso die Bizepssehnenrisse am Ellbogen. Häufiger beobachtet man die Rupturen der langen Bizepssehne, den Abriß von Extensorensehnen am Fingerendglied und den Riß des Abductor pollicis longus.

Die Behandlung der Rupturen der Achillessehne und der Quadrizepssehne ist stets operativ. Bei den anderen Rissen ist im Einzelfall zu entscheiden. Unter Umständen kann mit Ruhigstellung eine ausreichende Funktion erzielt werden. Im allgemeinen wird man hierbei den Rat eines erfahrenen Sporttraumatologen nicht entbehren können, denn die Entscheidung zum aktiven Vorgehen hängt weithin von der operativen Technik und dem Belastungsumfang in der speziellen Sportart ab.

Chronische Überlastungsschäden im Sport

Überlastungsschäden finden sich am häufigsten in der Muskulatur, an den Muskelsehnenursprüngen und Ansätzen am Knochen sowie an den Gelenkkapseln und Bändern. Nach jeder anstrengenden Muskelarbeit bilden sich umschriebene oder auch ausgedehnte Tonuserhöhungen, die zunächst keine Schmerzen hervorrufen müssen. Eine besondere Form ist die mit einer Schwellung einhergehende Verspannung, der sog. Muskelkater. Er tritt vornehmlich in der untrainierten Muskulatur auf. Charakteristisch ist, daß in Ruhe keine Beschwerden angegeben werden, dagegen bei jedem Bewegungsversuch Schmerzen auftreten. Grundsätzlich klingen diese Symptome nach wenigen Tagen ab. Knetende Massagen sind beim Muskelkater kontraindiziert, dagegen bringen heiße Bäder, lockernde Gymnastik oder Wärmeanwendungen, z. B. Sauna, rasche Linderung.
Umschriebene Tonuserhöhungen, wie Myogelosen oder Hartspann, setzen die Elastizität des Muskels herab. So kommt es bei abrupten Bewegungen leicht zu abnormen Zugwirkungen an den Sehnenursprüngen und -ansätzen. Diesen fälschlicherweise als Periostreizungen angesehenen „Periostosen" liegen degenerative Prozesse der Sehnen bzw. des Schaltknorpels zwischen Sehnen und Knochen zugrunde. Sie werden darum besser als Tendopathien bezeichnet. Ansatzschmerzen können überall auftreten, wo abnorme Zugwirkungen am Knochen wirksam werden. Besonders häufig werden sie an der oberen Extremität gefunden, z. B. beim Turner, Werfer, Schwerathleten usw. am Tuberculum minus humeri, am Processus coracoides und am inneren oberen Schulterblattwinkel. Bekannt ist die Tendopathie der Unterarmextensoren beim Tennisspieler, die sog. Epicondylitis lateralis.
An der unteren Extremität findet man v. a. den Adduktorenansatzschmerz, die Leistenzerrung oder Pubalgie. Sie entsteht nicht selten bei einer sog. weichen Leiste, der Hernia inguinalis incipiens, oder bei Ansatzschmerzen am Tuberculum pubicum. Häufig sind entsprechende Beschwerden auch an den Dorn- und Querfortsätzen der Wirbelsäule. Klinisch findet man oft nur einen umschriebenen Druckschmerz, der dem Ursprung oder Ansatz größerer Muskelgruppen entspricht. Manchmal läßt sich dort auch ein Dehnungsschmerz auslösen.

Behandlung

In frischen Fällen bringt die Diadynamik oft rasche Heilung. Auch die Iontophorese mit Jodkali oder Histamin hat sich gut bewährt. Örtliche Einreibungen mit hyperämisierenden Salben enttäuschen oft. Lokale Injektionen, v.a. mit Kortison, können rasche Besserung bringen. Zu warnen ist vor der unkritischen Anwendung von Depotpräparaten mit großen Kristallen. Als Regel gilt, daß

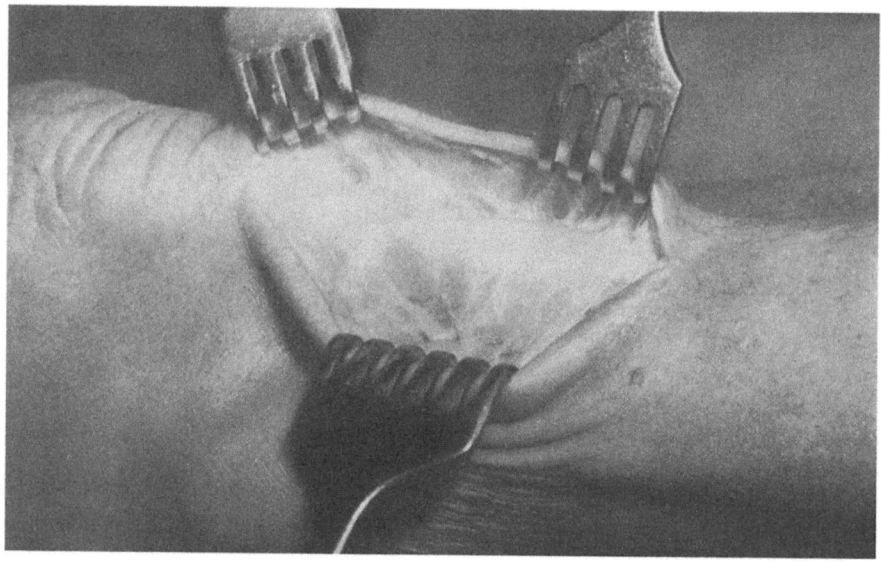

Abb. 8. Ausgedehnte narbige Fixierung der Achillessehne bei Peritenonitis achillea (Langstreckenläufer, 30 Jahre)

nicht mehr als 3 bis maximal 5 Injektionen gegeben werden sollten. Längere Ruhigstellung ist unzweckmäßig. Zwar lassen dabei die Beschwerden rasch nach, sie stellen sich aber nach Wiederaufnahme des Trainings schnell wieder ein. In hartnäckigen Fällen kommt evtl. die Röntgenbestrahlung in Frage. Wir bevorzugen in Anbetracht des jugendlichen Alters unserer Patienten die operative Einkerbung mit anschließender Fixation. Ähnlich gehen wir auch bei den entzündlichen Reizungen des Peritenons vor, die man v.a. an der Achillessehne findet. Bei der Operation fallen die strangartigen Narbenbildungen auf (Abb. 8). Hier ist vor jeder Kortisoninjektion zu warnen, da allzuleicht Sehnennekrosen entstehen, die dann zu einer Ruptur führen.

Daß Leistungssport zu Gelenkschäden im Sinne der Arthrosis deformans führen kann, ist unbewiesen. Sicher wirken aber nicht ausbehandelte Verletzungen, v.a. Kapsel- und Knorpelschäden, als Wegbereiter. Darum muß auch die scheinbar leichte Verletzung ernstgenommen werden. Erst nach der Ausheilung ist ein neuerlicher Einsatz des Aktiven im Sport möglich. Der Zeitpunkt wird vom örtlichen Befund, nicht aber vom Funktionär oder Trainer bestimmt. Auch im Sport ist das nil nocere oberstes Gebot. Es steht vor der eventuellen Medaille oder der Meisterschaft.

Sachverzeichnis

A

Achillessehnenruptur 444
ACTH 74, 81, 179
ADH 180
Adipositas 3
ADP 84, 200
Adrenalin 179
Aerob-anaerobe Energiebereitstellung 153
– – Schwelle 4, 155
Aerobe Ausdauer, Alter 347–351
– Energiegewinnung 200–202
– Kapazität 80, 214–220
– –, maximale im Wachstumsalter 329–331
– Leistungsfähigkeit im jugendlichen Alter, Dimensionsanalyse 324, 325
Akklimatisation, Höhe 269–273
Aktin 36, 38, 41
Aktionspotential 52, 53, 54, 56
Aktivität, elektrische 34, 35, 36, 37
Alanin und Training 218–220
Albumine im Blut 183–190
Aldolase 190
Aldosteron 180, 181
Alkalireserve und Höhe 269
Alpha-1-Antitrypsin 186–190
Alpha-2-Makroglobulin 186–190
Alpha-Fasern 49
Alpha-Motoneuron 54, 55, 56, 57
Alter und Energiestoffwechsel 239–242
– Sport 342–358
Aminosäuren und muskuläre Arbeit 216–218
AMP 200
Amphetamine 293
Amphetamin und N-Alkyl-Amphetamine, Stoffwechselwege 408
Anämie 175
Anaerob-laktatide Energiebelieferung, Wachstum 328
Anaerobe Energiegewinnung 200–202
– Kapazität 25, 83, 210
– –, Kindesalter 232
– Leistungsfähigkeit und Wachstum 327, 328
Anaerober Stoffwechsel 201

Androgene 179
Aneurysma 1
Anpassung an wiederholte körperliche Belastung 210–224
Anthropometrie, Frauensport 359, 360
Aortendruck 113
Apolipoprotein-A-I 16
Arbeit, negative 33
–, positive 33
Argininvasopressin 182
Arteriosklerose 1
Atemäquivalent 152, 153
Atemäquivalentwert 149
Atemarbeit 145
Atemfrequenz 149
–, willkürliche und Leistung 154, 155
Atemgrenzwert 147, 148, 160
Atemhilfsmuskulatur 145
Atemminutenvolumen 14, 145, 147, 150, 151, 152, 155, 159
Atemstoßtest 147, 148
Atemstoßwert 148
Atemvolumen 146, 149
Atemzentrum 158, 159
Atherosklerose 1, 2
Atmung 144–166
–, Kostenaufwand 146
–, leistungsbegrenzender Faktor 160, 161
Atmungsmuskulatur, O_2-Bedarf 160
Atmungssteuerung bei Körperarbeit 158–160
ATP 43, 199, 200
ATPase 82
ATP-Gehalt, Muskelzelle 65
ATP- und Kreatinphosphatkonzentrationen, Frauen 236
ATP und Training 210–214
Aufwärmen 64–67
– und Leistungssteigerung 71
Ausdauer 7
–, allgemeine 80
–, dynamische 80
–, statische 80, 88
Ausdauertraining 312
–, einbeinig auf dem Fahrradergometer 14
–, periphere und zentrale Adaptationen 11

Ausdauertraining
-, zentrale Adaptationen 13
Auslösungsphase 79
Axon, afferent 47
Azetylcholin 47

B
Bahnung 57, 60, 79
Bahnungs- und Hemmungsvorgänge 46-48
Bainbridge-Reflex 122
Begriffsbestimmungen (Definitionen) 5, 6
Belastbarkeit 6
Belastungsabbruch, Kriterien 397, 398
Belastungs-EKG 394-398
-, diagnostische Bedeutung 395, 396
-, Methodik 394, 395
Belastungsschäden, chronische 445, 446
Belastungstest, absolute Kontraindikationen 397
-, relative Kontraindikationen 397
Bereitschaftsphase 79
Bergabradfahren ohne Freilauf 35
Betablockade 137
Beta-Rezeptorenblocker 88, 89
Bettruhe und präventive Kardiologie 5
Bewegung, automatisiert 50
Bewegungsmangel 3, 4
Bewegungstherapie 166
-, absolute Kontraindikationen 392
-, Arbeitsleistung 388
-, Blutdruckverhalten 388
-, Ergebnisse 385-390
-, ergometrische Methodik 386
-, Frequenz-Blutdruckprodukt 387, 388
-, Früh- und Spätrehabilitation von Infarktpatienten 379-400
-, Gefahren und Zwischenfälle 390, 391
-, Gruppeneinteilung 383
-, Herzrhythmusstörungen 388, 389
-, Herzvolumen-Leistungsquotient 386
-, Klinik Höhenried 382, 383
-, körperliche Aktivität im Alltag 393
-, Kontraindikationen 392, 393
-, maximaler Sauerstoffpuls 386
-, Medikation der Infarktpatienten 393
-, Mettnau-Kur 380-382
-, Praxis 380-383
-, relative Kontraindikationen 392
-, Sicherheit des Belastungstests 396
Bewußtsein 76
Bindegewebe, intramuskuläres 81
Biologisches Grundgesetz 3, 4
Blut, Fließeigenschaften 14
-, körperliche Aktivität 168-195
Blutbild bei Arbeit 172

-, rotes 173
-, weißes 176
Blutdruck 13, 117, 147, 150
-, intraartcrielle Werte 20, 21
Blutdruckregulation 114, 115
Blutung 419
-, Kompressionsverband 420, 421
Blutvolumen 117, 171, 168-172
Blutzuckerbelastungskurve 5
Bodybuilding 80
Bradykinin 84
Bremsarbeit 122

C
Chec-valve-Mechanismus 164, 165
Chemorezeptoren 159
Cholesterin bei Training 191, 192
Cholesterinspiegel, Training 16
CO_2-Partialdruck 123, 159, 160
Compliance 145
Cross-Extensor-Reflex 59

D
Dauerleistungsgrenze 125, 126, 127
-, Bestimmung 126, 127
Dehnungsrezeptoren im Herzen 182
Depolarisation 47
Diabetes mellitus 3
Diastolendauer 13
Diffusionskapazität 156, 157, 161
Diffusionsstrecke 68
Dilatation, myogene 132
-, regulative 132
-, tonogene 132
Distorsion 425-429
-, Behandlung 427-429
-, - leichter Fälle 427, 428
-, - schwerer Fälle 428, 429
Distress 3
Distribution, Lunge 158
Doping, Beurteilung der Leistungssteigerung durch Wirkstoffe 404, 405
-, Definition 401-404
-, Gesundheitsgefährdung 406, 407
- oder das Pharmakon im Sport 400-415
Dopingkontrollen, Notwendigkeit 409, 410
Dopingliste, Deutscher Sportbund 411-413
-, Olympische Spiele 1988 414
Dopingverbot, medizinische Begründung 405-409
2,3-DPG 119
Drehmoment 33, 39, 88, 94, 96
-, maximales isokinetisches 95
Durchblutungsschuld 64, 68

Sachverzeichnis

E
Echokardiographie 132, 135
Eigenreflexe 49
Eineiige Zwillinge, Krafttraining 39
Eisbehandlung 442
Eisen 254, 255
Eisengehalt im Essen 252
Eiweiß, Energieeinhalt 204
- und Training 253, 254
Elastisches Element 29, 92
Elektrische Aktivität, Muskel 88
- -, Plantar- und Dorsalflexion 62
Elektroencephalogramm (EEG) 77
Elektrolytzufuhr 258, 259
Elektromechanische Kopplung 43
Elektromyogramm (EMG) 53, 62, 63
Elektropherogramm 191
Ellbogengelenkluxationen 435
EMG 62, 63
Endothelzellen, Schwellung 69
Energiebereitstellung, verschiedene Formen 199-202
Energiefreisetzung 198
Energieliefernde Substrate 201
Energiespeicherung 198
-, Muskel 36
Energiestoffwechsel, Kindes- und Jugendalter 231-235
- und körperliche Leistung 196-243
Energieumsatz im Sport 246, 247
Energieverwertung 198
Enzymaktivität 11
Enzyme im Blut bei Training 190, 191
-, oxidative 25
Eosinophile 177, 178
Ergometrische Blutdruckwerte, Alter 350
Erholungspulssumme 127, 128
Ermüdung 29, 64, 67
Ernährung 245-260
-, praktische Ratschläge 257-259
-, unphysiologische 3
Erregungsübertragung 46
Ersatzrhythmen 140
Erythrozyten, Gesamtmenge 169
Erythrozytenindices 173-175
Erythrozytenvolumen 170, 170
Expander 9
Exspirationslage 146
Exspiratorisches Reservevolumen 146

F
Fette, Energieeinhalt 204
- und Sport 247-252
Fettsäuren, freie 13
Fibrosen, Lunge 165
Filtrationskoeffizient 169
Fitness 6
Flexibilität 7
-, Alter 344, 345
Fluchtreaktion 59
Fluchtreflex 59
Flüssigkeitsverschiebungen bei Training 183-190
Flüssigkeitsvolumen, Magenpassage 259
Flüssigkeitszufuhr 258, 259
Formatio reticularis 74, 75, 76
Frakturen 436-439
Frank-Starling-Straub-Gesetz 111, 112
Frau und Leistungsverhalten, Energiestoffwechsel 235-238
- Sport 358-379
Frauensport, aerobe Leistungsfähigkeit 364-368
-, Erkrankungen und Verletzungen 375, 376
-, grundlegende Bewegungsfähigkeiten 368-373
-, kardiopulmonales System 362-368
-, Laufgeschwindigkeiten 372
-, maximale Herzschlagfrequenz 364
-, - Ventilation 368
-, Muskelkraft 370, 371
-, Stoffwechsel und O_2-Versorgung 360-362
-, Training 373
-, Zykluszeit und Unfälle 375, 376
Freie Fettsäuren 191
- - und Alter 241
- - körperliche Belastung 216
Fremdreflex 58
FT-Fasern 24-29, 82, 218
-, verschiedene Sportarten 222-224

G
Gedächnis 73, 74
-, biochemische Mechanismen 74
Gamma-Aminobuttersäure (GABA) 48
Gamma-Fasern 49
Gamma-GT 190, 191
Gangrän 1
Gasaustausch 144
Gasstoffwechsel 144-166
Gastransport im Blut 158
Gastritis 5
Gelenkkapsel, Rezeptoren 54
Gelenkknorpel 81
Gelenkprellungen 423-425
-, Behandlung 424, 425
Gelenkstabilisation 55
Gerontologie 4
Gesamteiweißkonzentration 170
Gesundheit 5
Gewebeatmung 144
Gicht 3

Globuline im Blut 183-190
Glukagon 179
Glukosespiegel 179
Glutamatdehydrogenase 191
Glykogen und Muskelfasertypen 250, 251
Glykogendepot 13
-, intramuskulär 248-252
Glykogenkonzentration, Muskel 258
Glykogenspeicherung, Diätratschläge 257-259
Glykogenvorrat, Leber 250
Glykolyse, Geschwindigkeit 82
Glykolytische Kapazität 83, 210-214
Glykoproteide 185
Glukosespiegel, 100-m bis 10000-m-Lauf 206
Glukosezufuhr 258, 259
Glyzerin und Alter 241
- körperliche Belastung 216
Greif-Loslaß-Zyklus 42
Grundschnelligkeit 10
-, Alter 347

H

Hämatokrit 170
Hämatom 419
Hämodynamik bei Training im Alter 354
Hämoglobin 175
Hämoglobinkonzentration und Höhe 270
Hämoglobinmenge 170
Hämokonzentration 176, 191
Hämolyse 185
-, intravasale 174
Hämolysefaktor 175
Haptoglobin 185
Harnstoffwert, Kindesalter 234
Hartspann 68
Hautabschürfung 417
HDL 14, 16
HDL-Cholesterin 191, 192
HDL-Cholesterinspiegel, Training im Alter 352
HDL/LDL-Cholesterin 228, 242
Hemmung 57, 60, 79
-, präsynaptisch 48
Herz, Anspannungsphase 124
-, Austreibungsphase 124
-, Beschleunigungsarbeit 113, 114
-, Erschlaffungsphase 124
-, Füllungsphase 124
-, Rhythmusstörungen 10
-, Sympathikotonus 136
-, Sympathikusinnervation 121, 122
-, Wandhypertrophie 132
-, Wirkungsgrad 114
- und körperliche Aktivität 111
Herzarbeit und Umsatz 113, 114

Herzfrequenz 120
-, statische Arbeit 45
- und Alter 350
- O_2-Aufnahme 45
Herzgröße 16, 139
Herzinfarkt 1, 42
-, Ursachen 1
Herz-Kreislaufkrankheiten 1
Herz-Kreislaufsystem, Anpassung an Leistung 118-121
Herzmechanik 111-113
Herzschlagfrequenz 14
Herzschlagzahl 13
Herztodesfälle, plötzliche 142
Herzvolumen 147
Herzzeitvolumen 4, 116, 117, 120, 137, 138
-, Höhe 270
- und Wachstum 332
Hippokampus 73, 74
Hirnrinde 76, 78
Hirnrindenpotentiale 78
Hirnstamm 76
Hitze, Akklimatisation 305-307
-, Elektrolytverhalten 299, 300
-, Kleidung 305, 306
-, Kreislaufsystem 294
-, maximale O_2-Aufnahme 292, 293
-, Muskelkrämpfe 300
-, physiologische und psychologische Reaktionen 291-300
-, psychologische Reaktionen 296, 297
-, Schweißproduktion 292, 293
-, Serumenzyme 300, 301
-, Wasser- und Elektrolytverluste 297-300
Hitzeakklimatisation 306, 307
Hitzeschäden 300-303
Hitzestreß-Limitierungen 307-309
Hitzetransport, konvektiv 308
Hitzschlag 292
-, metabolische Azidose 304
-, Prävention 304
-, Serumenzyme 301, 302
-, Symptome 302, 303
-, Therapie 303-305
Höhe, Barometerdruck 262
-, körperliche Leistungsfähigkeit 263, 264
-, leistungsbegrenzende Faktoren 264, 265
-, physikalische Gesichtspunkte 261, 262
-, pO_2 der Trachealluft 262
- und körperliche Leistungsfähigkeit 261-290
- O_2-Transport 265-271
Höhentraining, Atemäquivalent vorher und nachher 284

Sachverzeichnis

-, Atemminutenvolumen 278
-, - vorher und nachher 283
-, Hämoglobinkonzentration vorher und nachher 284
-, Herzfrequenz 278
-, - vorher und nachher 280
-, Herzminutenvolumen 288
-, kardiopulmonale Leistungsfähigkeit in Meereshöhe 276-290
-, Laktatkonzentration vorher und nachher 280
-, Leistung im Flachland 279
-, - vorher und nachher 282
-, maximale O_2-Aufnahme 278, 279
-, O_2-Kapazität 288
Hoffa-Fettkörper 431
Hormone im Blut bei Arbeit 178-183
Humeroskapularluxation 434, 435
Hydrotherapie 59
Hyperalgesie 59
Hypercholesterinämie 3
Hyperglykämie 3
Hyperkinetisches Syndrom 5
Hyperosmolalität 85
Hyperpathie 70
Hyperplasie 80
Hypertonie 3
Hypertriglyceridämie 3
Hypertrophe Kardiomyopathie 142
Hypertrophie 80, 81
-, physiologische des Herzens 130
Hyperurikämie 3
Hypnose 81
Hypokinetisches Syndrom 5
Hypoxie 66

I
IgG, IgM, IgA 186-190
Immunglobuline 186-190
Impander 9
Impulse, exzitatorische 24
-, inhibitorische 24
Informationsspeicherung 74
Informationsverarbeitung 75
Innervation, reziproke 54
Innervationsstille 56
Inspirationslage 146
Inspiratorisches Reservevolumen 146
Insulinspiegel 179
Insult 1
Intervallbelastung 124
Intervalltraining 318

J
Jendrassik-Handgriff 52, 53
Jontophorese 445, 446

K
Kaliumkonzentration, Muskelzelle 65
Kaliumkonzentrationen bei Ausdauersportlern 230, 231
Kalkverlust, Knochen 5
Kaloriengehalt, Training und Wettbewerb 253-257
- und Hochleistungssport 256
Kalzium 42, 43
Kapillarisierung 13, 25, 85, 124, 125
Kapillarzahl 85
Karotissinusrezeptor 114
Katecholamine 66
- bei Arbeit 179
Katecholaminfreisetzung 13
Ketonkörper 200
Kindesalter, adrenerge Reaktion 233
- und sportliche Leistungen, biologische Voraussetzungen 232
Kleinhirnrinde 78
Kniebinnenverletzungen 429-433
Knie-Kompressionsverband 425
Kniescheibenluxationen 435, 436
Knochenprellungen 422, 423
-, Behandlung 423
Knopflochmechanismus 432
Körperhaltung und Koordination 61-64
Körperschwerpunkt 61
Körpertemperatur bei Arbeit 291-296
Kohlendioxid 152
Kohlenhydrate, Energieinhalt 204
- und Sport 247-252
Koma 12
Kontaktzeit, Lungenkapillaren 157
Kontraindikationen, Training 21
Kontraktiles Element 29
Kontraktilität 13, 15
Kontraktilitätsparameter 137
Kontraktilitätsreserve 137
Kontraktion, auxotonisch 32
-, dynamisch 33
-, exzentrisch 34, 35
-, -, isokinetisch, konzentrisch 31-37
-, isokinetisch 36
-, isometrisch 32
-, isotonisch 32
-, konzentrisch 34
-, statisch 33
Kontraktionsgeschwindigkeit 38, 80
Kontraktionsmechanismen 41-44
Kontusion 418-422
-, Behandlung 420-422
-, Behandlungsfehler 422
Koordination 7, 66, 67
-, Alter 344
-, O_2-Bedarf 8
Kopfrechnen 60

Korbhenkelriß, Meniskus 432
Kortex, motorische 79
Kortisol 179
Kortisonbehandlung 445, 446
Kraft 7
-, Alter 345-347
-, dynamische 7, 8, 9
-, statische 7, 8, 9
-, - und Hämodynamik 11
- und maximale O_2-Aufnahme 9
Kraft-Ausdauertraining 91
Kraft-Geschwindigkeitsbeziehung, Alter 346
Kraft-Geschwindigkeits-Relation 38, 39
-, Muskel 37
Kraft/Muskelfaserquerschnitt 40
Krafttraining 38, 312
-, Anpassungserscheinungen 220-224
-, dynamisch 91-98
-, dynamisches, und Alter 347
-, Hebelarm 90
-, maximale O_2-Aufnahme 221
-, Muskellängen 90
Kraftzunahme 93
Krankengymnastik 59
Kreatinkinase 82, 190
Kreatinphosphat 199, 200
- und Training 210-214
Kreatinphosphatgehalt, Muskelzelle 65
Kreislauftraining, chronische Anpassung 124-128
Kryotherapie 425
Kurz-, Mittel- und Dauerleistungstraining 321-323

L
Laktat 68, 200
-, arteriovenöse Differenz 151, 152
Laktatdehydrogenase 82, 180
Laktatkonzentration, Hitze 295
-, Kindesalter 328
-, Muskelzelle 65
Laktatproduktion 151
Laktatspiegel 149, 150, 152, 153, 154, 155
-, Laufbandbelastung 225
-, 100-m bis 10000-m-Lauf 206
- und Leistung vor und nach Höhentraining 285
- O_2-Aufnahme vor und nach Höhentraining 286
- O_2-Partialdruck in der Inspirationsluft 163
- pH-Wert 12
- Wettkampfleistung 226, 227
Laktatverhalten, 400-m-Spitzensportler 213
Laktatzyklus 203

Laplace-Gesetz 111, 124
Latenzzeit 75
LDL-Cholesterin 191
LDL-Cholesterinspiegel, Training im Alter 352
Lebenserwartung, mittlere 4
Leistungsfähigkeit 6
-, Bestimmung mit Hilfe des Herzfrequenzverhaltens 125, 126
- und metabolische Kenngrößen 224-227
- Wachstum 330
Leistungsprognose und Stoffwechselveränderungen 228
Leistungszuwachs bei gleicher Trainingsquantität in Dauer- oder Intervallform 318-319
- - - und verschiedener Trainingshäufigkeit 317-319
- - - unterschiedlichem Trainingszustand 319
- - - verschiedener Trainingsleistung 315-316
Leitungsgeschwindigkeit 66
Lernprozesse 74
Leukozyten bei Arbeit 176, 178
Limbisches System 76, 78
Lipide 191, 192
Lokalanästhesie, Schmerzhemmung 55
Lungenaffektionen, Sport und körperliches Training 164-166
Lungendiffusion 156-158
Lungenemphysem 164
Lungenfunktion 144-166
Lungenventilation 149-156
- und Höhe 266
Lungenvolumen, minimales 146, 147
Lungenvolumina 146-149
-, statische und dynamische 148, 149
Luxationen 433-436
-, habituelle 435
Lymphozyten bei Arbeit 176
Lymphozytensturz 176

M
Magnesiumkonzentration bei Ausdauersportlern 230, 231
Malatdehydrogenase 82
Marathonlauf, Rektaltemperatur 298
- und Schweißverlust 293
Marknagelung 438
Massage 59
Maximale O_2-Aufnahme 147, 161-164
- -, Altersgang 348
- - bei Frauen 361, 362
- - und Höhe 267, 268
- -, leistungsbegrenzende Faktoren 162-164

Sachverzeichnis

- -, Wachstum 325-327
- -, Wachstumsgeschwindigkeit 327
- - und Wachstumsgeschwindigkeit 337
Maximalkraft 40, 123
-, Alter 41
-, Geschlecht 41
Membranpotential 47
Menarche 375
Meniskus 431, 432
Meniskusverletzung 431-433
Menstruationsstörungen 375
Messenger-RNS 74
Metabolische Azidose 70
- Dilatation 84
Mineralstoffe 255
Minimal-Trainingsprogramme 16, 17, 18
Mitochondrien 11
Mitochondrienschwellung 68
Mitochondrienvolumen 80, 83
Mittelfußknochenfrakturen 437
Morbus Boeck 165
Motivation 79, 80
Motoneuron, tonisch 29
Motorische Einheit 24, 28, 58, 92
- Endplatte 24
- Hauptbeanspruchungsformen 7
- Vorderhornzellen, trophische Funktion 72, 73
Mund- und/oder Nasenatmung 155
Muskel, Dauerleistungsfähigkeit 85
-, Durchblutung und Kapillarisierung 84-86
-, Kaliumgehalt 83
-, L-System 42
-, Verkürzung 42
-, Z-Streifen 42
Muskelaktionspotential 30, 31
Muskelarbeit, Wirkungsgrad 44-46
Muskeldehnung und interneurale Entladungsrate 51
Muskeldurchblutung 77
-, statisch 122-124
Muskelenzyme, Arbeit und Training 219, 220
Muskelfasern 24
-, extrafusale 53
-, Glykogenkonzentration 209
-, langsame 24-29
-, - und maximale O_2-Aufnahme 27
-, schnelle 24-29
-, Typ I 24-29, 208
-, Typ II 24-29, 208
-, Umwandlung 81
Muskelfaserquerschnitt 27, 40
Muskelfaserriß 440, 441
-, Behandlung 441-443
Muskelfasertyp, Frauen 235

Muskelfasertypen und Mitochondrienvolumen 12
Muskelfaserzahl 80
Muskelfunktion, trainingsbedingte Änderungen 79-86
Muskelhärten 44, 67
Muskelkapillarisierung, Training 125
Muskelkater 64-67, 68, 92, 445
- der Atmungsmuskeln 160
Muskelkontraktion 29-37
-, Abstufung 29-31
Muskelkrämpfe 70
Muskelkraft 40, 41, 79, 80, 81, 86
-, maximale 80
Muskellänge u. Spannungsentwicklung 32
Muskelmassenverlust, Alter 345
Muskeln und Rehabilitation 89
Muskelquerschnitt 79, 80
Muskelriß 55
Muskelschmerz 67
Muskel- und Sehnenverletzungen 439-445
Muskelspannung, Herabsetzung 65
Muskelspasmus 70
Muskelspindeln 34, 60
Muskelspindelafferenz 50
Muskelspindelfasern 54, 55
Muskelspindelreflex 49, 57
Muskelstoffwechsel bei Training im Alter 355
- und Wachstum 332
Muskeltätigkeit, Nervenaktivität und spinale Kontrolle 46
-, zentrale Aspekte 75
Muskeltemperatur 36
Muskeltonus 50, 60, 61
Muskeltraining 86-97
-, biochemische Änderungen 82-86
-, exzentrisch 91-94
-, statisch 87-89
Muskeltyp und Energiebereitstellung 207-210
Muskelzerrung 439-441
-, Behandlung 443-445
Muskulatur, Durchblutung 64, 65
Myelozyten 178
Myogelose 68, 445
Myoglobin und Training 218-220
Myoglobingehalt 11
Myokard, elektrische Stabilität 13
-, frühdiastolische Relaxationsgeschwindigkeit 16
-, O_2-Bedarf 4, 5, 14
-, - bei Trainierten und Untrainierten 15
Myokinase 82
Myosin 38, 41

Myosin-ATPase 42, 43
Myosinbrücken 36
Myosinketten, schwere und leichte 26

N
Nährstoffe 204–205
– ohne Kaloriengehalt 252, 253
Nahrung, Aufgaben 245, 246
Neuromuskuläre Funktion 23
Neuron 24
Noradrenalin 179
– und Rezeptoren 182, 183
Nozizeptive Reize 59
Nylin-Index 139

O
O_2-Aufnahme 120
–, maximale 4
–, – bei Ausdauersportlern 17
O_2-Bedarf, myokardialer 9
O_2-Bindungskurve 119
O_2-Dauerleistungsgrenze 152–152
O_2-Dissoziationskurve 118, 119
O_2-Partialdruck 66, 118, 119, 123, 159, 160
O_2-Sättigung 120
Oberflächenschmerz 59
Ödem, intrazelluläres 68
Östradiol 179
Osteoporose 5
Oxidative Kapazität 83

P
Parallelelastisches Element 29
Paraplegiker 46
Patellaverletzung 429, 430
Perfusion, Lunge 157
Peripherer Widerstand 13, 122
Pferdekußverletzung 419
Phenyläthylamine 407
Phosphorfructokinase 82, 83
pH-Wert 150, 151
Plaques, fibröse 1
Plasmarenin 181
Plasmavolumen 170, 171, 176
– bei Arbeit 184–190
Platzwunden 418
Postsynaptische Hemmung 48
Präsynaptische Hemmung 57
Preßatmung 10
Pressorezeptoren 122
Pressorezeptorenreflexe 115
Proteine im Blut 183–190
Proteinmenge, intravasal 171
–, intravaskulär 170
Proteinsynthese 81
Pseudo-Hypertrophie 80
Pulmonalsklerose 166

Pulsfrequenz, Alter 349
–, Arbeit und Erholung 127, 128
Punkt des optimalen Wirkungsgrades der Atmung (PoW) 152–154
Purkinje-Zellen 79
Pyramidenbahn 47, 79
Pyramidentraining 90
Pyruvat 150, 200
Pyruvatkinase 191

Q
Quadrizepssehnenruptur 444

R
Rampenbewegung 79
Reflextonus 60
Refraktärphase 31
Regulationsschwächen, orthostatisch 5
Reifeindikatoren, Wachstum 333
Reizung, exterozeptiv 51, 52, 53
Rektaltemperaturen, Hitze 297, 298
Relative maximale O_2-Aufnahme 164
Renin-Angiotensin-Aldosteronsystem 180
Renshaw-Axon 56
Renshaw-Hemmung 31
Renshaw-Zellen 56
Repetition Maximum 90
Residualkapazität, funktionelle 146
Residualvolumen 147
Respiratorischer Quotient 248
Retikuloendotheliales System 188–190
Rezeptor 58
–, Raumschwelle 58
Reziproke Innervation 55
Rhythmusstörungen 141
Rigidität, Muskel 67
Risikofaktoren 2
–, externe 3
–, interne 3
Rückbildungsstörungen 140, 141
Ruhebradykardie 135
Ruheherzfrequenz 134

S
Salzbelastung und Hitze 299
Sarkomer 41
Sarkoplasma 42
Sauerstoffatmung 150
Sauerstoffaufnahme, maximale bei verschiedenen Sportarten 10
Sauerstoffpuls 147
Schilddrüsenhormone 180
Schlafzustand 76
Schlagfrequenz × systolischer Druck 9
Schlagvolumen 4, 16, 113, 120, 134
Schlüsselbeingelenksluxation 433–435

Sachverzeichnis 455

Schmerz 59
Schmerzentstehung 70
Schmerzrezeptoren 69
Schnelligkeit 7, 10
-, Alter 347
Schnelligkeitsausdauer 10
-, Alter 347
Schultereckgelenkprellung 424
Schultergelenk, Subluxation 435
Schultergelenksprengung 434
Schweißverdampfung 292
Schwimmtechnik, O_2-Bedarf 7
Sclerodermia pulmonum 165
Segeltuchverband 427
Sehnenrezeptor 54
Sehnenrupturen 444
Sehnenspindel (Golgi-Organ) 53
Sehnenspindelreflex 57
Serienelastisches Element 29
Serumenzyme, Kindes- und Jugendalter 331
Serumharnstoff und Training 217-220
SGOT, SGPT 190
Sorbitdehydrogenase 191
Spasmotron 444
Sphygmographie 134
Spinale motorische Kontrolle 57-59
Spinaler Regelmechanismus 49
Sport 6
-, Definition 4
-, präventive Kardiologie 1
Sportanämie 175
Sportarten, optimale 21, 356
Sportherz 129-142
-, Definition und Wertung 130-133
-, elektrokardiographische Phänomene 139-141
-, Entstehung im Kindesalter 133
-, Funktionsweise 134-139
-, genetische Determinierung 133
-, Kindesalter 336
-, klinische Befunde und Schädigungsmöglichkeiten 139-142
-, Ökonomie 138, 139
-, Rückbildung 133
Sportverletzungen 416-446
-, penetrierende 417, 418
Sprinttraining 92
Statische Kontraktion, Herzfrequenz 85
ST-Fasern 82
ST-Muskelfasern 24-29, 82, 218
Strahlungshitze 308
Streß 3
Streßhormone 74
Substrataustausch 198
Substratumsatz und Energieverwertung 202-207

Sukzinatdehydrogenase 82
Sympathikotonus 122
-, Ausdauertrainierte 116
Sympathischer Antrieb, Herz 13
Synapsen 72
Synapsenatrophie 72
Synapsenhypertrophie 6, 72
Syringomyelie 122

T
Temperatur und Leistungsfähigkeit 290-310
Tennisspielerinnen und -spieler, anthropometrische und funktionelle Charakteristik 374
Tetanusschutzimpfung 417
Thermorezeptor 58
Thrombose 5
Thrombozyten, Adhäsivität u. Aggregabilität 14
Tiefenschmerz 59
Totalkapazität 146
Toter Raum 145
Trainierbarkeit, Wachstum 334-338
Training 5, 6, 310-323
- im Alter 351
-, Belastungsdauer 18, 19
-, Belastungshäufigkeit 18
-, Belastungsintensität 17, 18, 19, 20, 21
-, erhöhte Körpertemperatur 21
-, Höhenbedingungen 21
-, isokinetisch 94-97
- in Kindheit und Jugend 324-342
-, naturgesetzliche Grundlage 310, 311
-, präventive Kardiologie 1
-, präventives und rehabilitatives 322, 323
-, praktische Empfehlungen 19, 20, 21
-, Qualität 311-313, 321
-, Quantität 313-321
-, Schwellenwert 319, 320
-, voller Magen 21
- und Wachstum 333-338
-, Wirkungsgrad 320, 321
Trainingsauswirkungen auf Knochen, Fett und Muskel, Wachstum 334
Trainingsbradykardie 140
Trainingsdurchführung, praktische Hinweise 356, 357
Trainingseffekte, Alter 351-355
Trainingsquantität, Definition 313, 314
- und Leistungszuwachs 314, 315
Trainingsrichtlinien, Alter 351
Transferrin 186-190
Transmitter 47, 48
Trigeminusneuralgie 59
Triglyzeride 191, 192

Triglyzeridtropfen 83
Trijodthyronin 180
Tropomyosin 41, 42
Troponin 41, 42
TSH 180
Tumoren, bösartige 1

U
Überlastungsschäden, Behandlung 445, 446
Überleitungsstörungen 140
Übung 5, 71
Unterstützungszuckung 32

V
Vagotonie 136
Valsalva-Phänomen 10
Vasomotoren 120
Vasopressin 74
Ventilation, alveoläre und Totraum 156
Verletzungen, innere 418
Vitalkapazität 146, 147
Vitamine 255
Vorderhornzellen 50
-, motorische 24

W
Wachheitsgrad 61
Wachheitszustand 76
Wachstum und Anpassungen an körperliche Belastung 329-333
- biochemische Veränderungen bei Arbeit 331
- muskuläre Leistungsfähigkeit 331-333
Wachstumsalter und metabolische Kapazität 324-328
Wachstumshormon 80, 179
Wadenbeinprellung 422, 423
Wasserdefizit 297, 298
Willkürinnervation 53, 77-79
Windkesselfunktion 117
Winkelgeschwindigkeit 39, 96
Wirkungsgrad 46, 77
WPW-Syndrom 141

Z
Zellkerne 81
Zelluläre Adaptation 270, 271
Zellvolumen 171
Zigarettenrauchen 3
- Luftwegwiderstand 145, 146
Zinkkonzentrationen bei Ausdauersportlern 230, 231
Zitratzyklus 214-220
Z-Streifenrisse 68
Zwillingstraining 81, 82, 90, 316-318

MIX
Papier aus verantwortungsvollen Quellen
Paper from responsible sources
FSC® C105338

If you have any concerns about our products, you can contact us on
ProductSafety@springernature.com

In case Publisher is established outside the EU, the EU authorized representative is:
**Springer Nature Customer Service Center GmbH
Europaplatz 3, 69115 Heidelberg, Germany**

Printed by Libri Plureos GmbH
in Hamburg, Germany